NUTRIÇÃO
VOLUME 1
ENTENDENDO OS NUTRIENTES

Dados Internacionais de Catalogação na Publicação (CIP)
(Câmara Brasileira do Livro, SP, Brasil)

Whitney, Ellie
  Nutrição, vol. 1: entendendo os nutrientes / Ellie Whitney, Sharon Rady Rolfes; tradução All Tasks. - São Paulo : Cengage Learning, 2017.

  2. reimpr. da 1. ed. de 2008.
  Título original: Understanding nutrition.
  10. ed. americana.
  Vários revisores.
  ISBN 978-85-221-0599-1

  1. Digestão 2. Ingestão de nutrientes 3. Metabolismo 4. Nutrição - Dieta terapêutica 5. Nutrientes - Biodisponibilidade I. Rolfes, Sharon Rady. II. Título.

08-03123   CDD-612.3

Índice para catálogo sistemático:

1. Nutrição: Fisiologia humana 612.3

NUTRIÇÃO
VOLUME 1

ENTENDENDO OS NUTRIENTES

Tradução da 10ª edição norte-americana

Ellie Whitney

Sharon Rady Rolfes

TRADUÇÃO
All Tasks

REVISÃO TÉCNICA
Daniela Maria Alves Chaud (coordenadora)
Edeli Simioni de Abreu
Mônica Glória Neumann Spinelli
Rosana Farah Simony

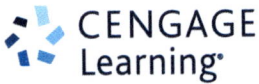

Austrália • Brasil • Japão • Coréia • México • Cingapura • Espanha • Reino Unido • Estados Unidos

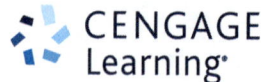

Nutrição
Volume 1
Entendendo os Nutrientes

Ellie Whitney e Sharon Rady Rolfes

Gerente Editorial: Patrícia La Rosa

Editora de Desenvolvimento: Ligia Cosmo Cantarelli

Supervisor de Produção Editorial: Fábio Gonçalves

Produtora Editorial: Fernanda Batista dos Santos e Gabriela Trevisan

Supervisora de Produção Gráfica: Fabiana Albuquerque

Título Original: Understanding Nutrition Tenth Edition

(ISBN 0-534-62226-7)

Tradução: All Tasks

Copidesque: Maria Alice da Costa

Revisão Técnica: Daniela Maria Alves Chaud, Edeli Simioni de Abreu, Mônica Glória Neumann Spinelli e Rosana Farah Simony

Revisão: Adriane Peçanha, Beatriz Simões Araújo, Cristiane Maruyama e Maria Fernanda de Carvalho Bottallo

Diagramação: Megaart Design

Capa: Eduardo Bertolini

Pesquisa Iconográfica: Cláudia Sampaio

© 2005 de Wasdsworth, parte da Cengage Learning
© 2008 Cengage Learning Edições Ltda.

Todos os direitos reservados. Nenhuma parte deste livro poderá ser reproduzida, sejam quais forem os meios empregados, sem a permissão, por escrito, da Editora. Aos infratores aplicam-se as sanções previstas nos artigos 102, 104, 106 e 107 da Lei nº 9.610, de 19 de fevereiro de 1998.

Esta editora empenhou-se em contatar os responsáveis pelos direitos autorais de todas as imagens e de outros materiais utilizados neste livro. Se porventura for constatada a omissão involuntária na identificação de algum deles, dispomo-nos a efetuar, futuramente, os possíveis acertos.

A Editora não se responsabiliza pelo funcionamento dos links contidos neste livro que possam estar suspensos.

Para informações sobre nossos produtos, entre em contato pelo telefone **0800 11 19 39**

Para permissão de uso de material desta obra, envie seu pedido para **direitosautorais@cengage.com**

© 2008 Cengage Learning. Todos os direitos reservados.

ISBN-13: 978-85-221-0599-1
ISBN-10: 85-221-0599-5

Cengage Learning
Condomínio E-Business Park
Rua Werner Siemens, 111 – Prédio 11 – Torre A – Conjunto 12
Lapa de Baixo – CEP 05069-900 – São Paulo – SP
Tel.: (11) 3665-9900 – Fax: (11) 3665-9901
SAC: 0800 11 19 39

Para suas soluções de curso e aprendizado, visite
www.cengage.com.br

Impresso no Brasil
Printed in Brazil
1 2 3 4 5 6 7   12 11 10 09 08

Em memória de
Gary Woodruff, editor
que, primeiro, me
encorajou a escrever.

Ellie

À minha filha Marni Jay, cujo brilho é a alegria do meu coração. Os primeiros anos de sua vida foram maravilhosos e não vejo a hora de vê-la perseguir seus sonhos, enquanto se aventura em sua vida universitária.

*Mom
(Sharon)*

Sobre as Autoras

Ellie Whitney foi criada na cidade de Nova York, é bacharel em Inglês pela Radcliffe/Harvard University e doutora em Biologia pela Washington University. Desde 1970, mora em Tallahassee; foi professora da Florida State University e da Florida A&M University; escreveu colunas sobre assuntos ambientais para o jornal *Tallahassee Democrat* e é autora de quase uma dúzia de livros sobre nutrição, saúde e assuntos relacionados, alguns com sete ou mais edições. Além de ensinar e escrever, passou mais de três décadas explorando a natureza da Flórida e estudando sua ecologia. Seu último livro chama-se *Priceless Florida: The natural ecosystems*, pela Pineapple Press, em 2004.

Sharon Rady Rolfes é mestre em nutrição e ciência alimentar pela Florida State University. É membro e fundadora da Nutrition and Health Associates, um centro de recursos de informação que mantém um banco de dados de pesquisa sobre mais de mil assuntos relacionados à nutrição. Outras publicações de sua autoria incluem os *Understanding Normal and Clinical Nutrition* e *Nutrition for Health and Health Care*, além de um CD-ROM multimídia chamado *Nutrition Interactive*. Além de escrever, eventualmente profere palestras em universidades e em conferências profissionais e atua como consultora para diversos projetos educacionais. Entre suas atividades como voluntária estão a coordenação de refeições para pessoas carentes e sem-teto e a parceria com a Stepping Toward Health, uma iniciativa comunitária que estimula os indivíduos a "serem mais ativos e a comer de forma mais nutritiva". Mantém seu registro como nutricionista e é sócia da American Dietetic Association (Associação Dietética Americana).

Sumário

CAPÍTULO 1

Digestão, Absorção e Transporte 1

Digestão 1
- Anatomia do Trato Digestivo 2
- A Ação Muscular da Digestão 5
- As Secreções da Digestão 7
- O Estágio Final 9

Absorção 11
- Anatomia do Sistema Absortivo 12
- Uma Visão mais Próxima das Células Intestinais 13

Os Sistemas Circulatórios 14
- O Sistema Vascular 14
- O Sistema Linfático 17

Regulação da Digestão e da Absorção 17
- Hormônios Gastrointestinais e Vias Nervosas 17
- O Sistema em sua Melhor Forma 19

> **DESTAQUE 1** Problemas Digestivos Comuns 22

CAPÍTULO 2

Os Carboidratos: Açúcares, Amidos e Fibras 29

A Visão Química dos Carboidratos 30

Os Carboidratos Simples 30
- Monossacarídeos 31
- Dissacarídeos 32

Os Carboidratos Complexos 33
- Glicogênio 34
- Amidos 34
- Fibras 34

Digestão e Absorção de Carboidratos 36
- Digestão do Carboidrato 37
- Absorção do Carboidrato 38
- Intolerância à Lactose 39

A Glicose no Organismo 41
- Apresentação do Metabolismo dos Carboidratos 41
- A Permanência da Glicose no Sangue 42

Efeitos sobre a Saúde e a Ingestão Recomendada de Açúcares 46
- Efeitos dos Açúcares sobre a Saúde 46
- Acusações contra o Açúcar 49
- Ingestão Recomendada de Açúcares 50

Efeitos sobre a Saúde e a Ingestão Recomendada de Amido e Fibras 51
- Efeitos do Amido e das Fibras sobre a Saúde 51
- Ingestão Recomendada de Amido e Fibras 54
- Das Diretrizes aos Gêneros Alimentícios 55

> **DESTAQUE 2** Alternativas ao Açúcar 61

CAPÍTULO 3

Os Lipídios: Triglicerídeos, Fosfolipídios e Esteróis 69

Visão Química dos Ácidos Graxos e Triglicerídeos 69
- Ácidos Graxos 70
- Triglicerídeos 73
- Grau de Insaturação: Revisão 73

Visão Química dos Fosfolipídios e dos Esteróis 76
- Fosfolipídios 76
- Esteróis 77

Digestão, Absorção e Transporte de Lipídios 78
- Digestão de Lipídios 78
- Absorção de Lipídios 80
- Transporte de Lipídios 82

Lipídios no Organismo 84
- Funções dos Triglicerídeos 84
- Ácidos Graxos Essenciais 84
- Uma Introdução ao Metabolismo dos Lipídios 86

Efeitos sobre a Saúde e a Ingestão Recomendada de Lipídios 88
- Efeitos dos Lipídios sobre a Saúde 88
- Ingestão Recomendada de Gordura 92
- Das Diretrizes às Mercearias 93

DESTAQUE 3 Alimentos com Alto Teor de Gordura – Amigos ou Inimigos? 102

CAPÍTULO 4
Proteínas e Aminoácidos 109

A Visão Química das Proteínas 109
- Aminoácidos 110
- Proteínas 111

Digestão e Absorção de Proteínas 113
- Digestão de Proteínas 113
- Absorção de Proteínas 113

Proteínas no Organismo 115
- Síntese de Proteínas 115
- Funções das Proteínas 117
- Metabolismo das Proteínas: uma Introdução 121

Proteínas nos Alimentos 123
- Qualidade das Proteínas 123
- Regras sobre Proteínas para Rótulos de Alimentos 126

Efeitos sobre a Saúde e a Ingestão Recomendada de Proteínas 126
- Desnutrição Protéico-Energética 126
- Efeitos das Proteínas sobre a Saúde 129
- Ingestão Recomendada de Proteína 131
- Suplementos de Proteínas e Aminoácidos 133

DESTAQUE 4 Dietas Vegetarianas 138

CAPÍTULO 5
As Vitaminas Hidrossolúveis: Vitaminas do Complexo B e Vitamina C 145

As Vitaminas – Visão Geral 145

As Vitaminas do Complexo B – Individualmente 149
- Tiamina 150
- Riboflavina 151
- Niacina 154
- Biotina 156
- Ácido Pantotênico 158
- Vitamina B_6 159
- Folato 161
- Vitamina B_{12} 166
- Colina, Inositol e Carnitina 169

As Vitaminas do Complexo B – Em Conjunto 170
- Funções das Vitaminas do Complexo B 170
- Deficiência de Vitaminas do Complexo B 172
- Toxicidade das Vitaminas do Complexo B 173
- Alimentos Fontes de Vitaminas do Complexo B 173

Vitamina C 174
- Funções da Vitamina C 175
- Recomendações da Vitamina C 177
- Deficiência de Vitamina C 177
- Toxicidade da Vitamina C 177
- Alimentos Fontes de Vitamina C 178

DESTAQUE 5 Suplementos Vitamínicos e Minerais 185

CAPÍTULO 6
As Vitaminas Lipossolúveis: A, D, E e K 193

Vitamina A e Betacaroteno 193
- Funções no Organismo 195
- Deficiência de Vitamina A 196
- Toxicidade da Vitamina A 198
- Recomendações da Vitamina A 199
- Vitamina A nos Alimentos 199

Vitamina D 201
- Funções no Organismo 202
- Deficiência de Vitamina D 202
- Toxicidade da Vitamina D 204
- Fontes e Recomendações de Vitamina D 204

Vitamina E 207
- Vitamina E como Antioxidante 207
- Deficiência de Vitamina E 208
- Toxicidade da Vitamina E 208
- Recomendações da Vitamina E 208
- Vitamina E nos Alimentos 209

Vitamina K 209
- Funções no Organismo 209
- Deficiência de Vitamina K 210
- Toxicidade da Vitamina K 211
- Fontes e Recomendações da Vitamina K 211

As Vitaminas Lipossolúveis – Resumo 211

DESTAQUE 6 Nutrientes Antioxidantes na Prevenção de Doenças 217

CAPÍTULO 7

Água e Macrominerais 223

Água e Fluidos Corporais 223
- *Equilíbrio Hídrico e Ingestão Recomendada 224*
- *Volume Sangüíneo e Pressão Arterial 227*
- *Equilíbrio Hidroeletrolítico 229*
- *Desequilíbrio Hidroeletrolítico 232*
- *Equilíbrio Ácido-Base 233*

Os Minerais – Visão Geral 234

Sódio 236

Cloreto 239

Potássio 240

Cálcio 242
- *Funções do Cálcio no Organismo 242*
- *Fontes e Recomendações de Cálcio 244*
- *Deficiência de Cálcio 247*

Fósforo 248

Magnésio 250

Enxofre 252

DESTAQUE 7 A Osteoporose e o Cálcio 258

CAPÍTULO 8

Microminerais 267

Microminerais – Visão Geral 267

Ferro 269
- *Funções do Ferro no Organismo 269*
- *Absorção e Metabolismo do Ferro 269*
- *Deficiência de Ferro 272*
- *Toxicidade de Ferro 274*
- *Fontes e Recomendações de Ferro 276*
- *Contaminação e Suplementação de Ferro 277*

Zinco 278
- *Funções do Zinco no Organismo 279*
- *Absorção e Metabolismo do Zinco 279*
- *Deficiência de Zinco 280*
- *Toxicidade de Zinco 281*
- *Fontes e Recomendações de Zinco 281*
- *Suplementação de Zinco 282*

Iodo 282

Selênio 284

Cobre 285

Manganês 286

Flúor 287

Cromo 289

Molibdênio 289

Outros Microminerais 290

Minerais Contaminantes 290

Considerações Finais sobre os Nutrientes 291

DESTAQUE 8 Fitoquímicos e Alimentos Funcionais 297

CAPÍTULO 9

Metabolismo: Transformações e Interações 305

Reações Químicas no Organismo 306

Degradação de Nutrientes para a Obtenção de Energia 310
- *Glicose 311*
- *Glicerol e Ácidos Graxos 314*
- *Aminoácidos 317*
- *Quebra de Nutrientes para a Produção de Energia – Resumo 319*
- *As Etapas Finais do Catabolismo 320*

Saldo da Energia do Corpo 323
- *A Economia do Excesso 323*
- *A Transição do Excesso para o Jejum 326*
- *A Economia do Jejum 327*

DESTAQUE 9 Álcool e Nutrição 332

Apêndice A Células, Hormônios e Nervos A-2
Apêndice B Conceitos Básicos de Química B-1
Apêndice C Estruturas e Vias Bioquímicas C-1
Apêndice D Medidas de Qualidade de Proteína D-1

Glossário GL-1

DRIs: *Dietary Reference Intakes* A

Índice Remissivo IN-1

Prefácio

De certa forma, as coisas não mudaram muito desde que foi escrita a primeira edição deste livro de introdução à nutrição. A décima edição mantém os mesmos objetivos: revelar o fascínio da ciência da nutrição e compartilhar a diversão e empolgação da nutrição com o leitor. Aprendemos com as centenas de professores e mais de um milhão de alunos, que usaram este livro ao longo dos anos, que os leitores querem *entender* a ciência da nutrição para que possam fazer escolhas saudáveis em suas vidas diárias.

No entanto, houve muitas mudanças no mundo da nutrição e em nossas vidas diárias nas últimas três décadas. O número de opções de alimentos aumentou drasticamente – mesmo se passamos cada vez menos tempo na cozinha preparando as refeições. As relações entre dieta e doença tornaram-se mais evidentes, estimulando o interesse nas escolhas dietéticas que podem ajudar as pessoas a viver vidas mais longas e saudáveis. A ciência da nutrição cresceu rapidamente, com novos "fatos" surgindo todos os dias. Os assuntos do momento na época – como a genômica nutricional, a grelina e os alimentos funcionais – ainda tinham de ser explorados e, assim, não foram sequer mencionados na primeira edição. Esta edição discute cada um desses tópicos e muito mais. Como em cada edição anterior, todos os capítulos foram substancialmente revisados para refletir as diversas mudanças que ocorreram no campo da nutrição e em nossas vidas diárias ao longo dos anos. Esperamos que este livro lhe seja bastante útil.

Os Capítulos *Nutrição* contém as principais informações de um curso de Introdução à Nutrição. O Volume 1 aborda principalmente os nutrientes. No Capítulo 1, os leitores acompanham a jornada da digestão e da absorção conforme o organismo transforma os alimentos em nutrientes. Os Capítulos 2 a 4 descrevem os carboidratos, gorduras e proteínas – sua química, funções no organismo e contribuições na dieta. Os Capítulos 5 a 8 concluem as lições introdutórias ao descrever as vitaminas, os minerais e a água – suas funções no organismo, sintomas de deficiência e toxicidade e fontes. O Capítulo 9 mostra como o organismo produz energia a partir dos nutrientes.

O segundo volume aborda principalmente as aplicações dos conhecimentos adquiridos no primeiro volume. Os primeiros sete capítulos do Volume 2 entrelaçam essas informações básicas à aplicação prática, mostrando como a nutrição influencia a vida das pessoas.

Os Destaques Cada capítulo é seguido de um destaque que oferece aos leitores uma visão aprofundada de um assunto atual e freqüentemente controverso, que se relaciona ao capítulo que o precede. Os benefícios de (alguns) alimentos altamente gordurosos (Destaque 3) e as conexões entre os alimentos funcionais e os fitoquímicos que eles contêm (Destaque 8) são alguns deles.

Recursos Especiais A parte artística e o *layout* desta edição foram reelaborados para aumentar o apelo visual e melhorar o aprendizado. Além disso, recursos especiais ajudam os leitores a identificar os principais conceitos e a aplicar o conhecimento em nutrição. Por exemplo, uma **definição** é fornecida sempre que um novo termo for introduzido. O glossário, ao final do livro, inclui todos os termos definidos.

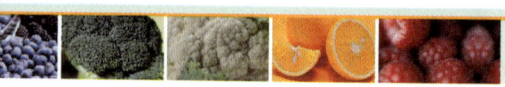

A Nutrição em sua Vida

Uma novidade desta edição são as seções "A Nutrição em sua Vida", no começo e no final de cada capítulo. A seção de abertura introduz a essência do capítulo em uma situação clara e familiar. A seção de encerramento, então, retoma essa mensagem e pede aos leitores para refletir se suas escolhas pessoais estão cumprindo as metas dietéticas apresentadas no capítulo.

RESUMO Toda grande seção dentro de um capítulo é concluída com um parágrafo de resumo que revisa os conceitos principais. De forma similar, tabelas de resumo indicam aos leitores o que é importante rever.

Também foram incluídas nesta edição as prioridades relacionadas à nutrição Healthy People 2010, que são apresentadas sempre que seus temas forem discutidos. Healthy People 2010 é um relatório desenvolvido pelo Ministério da Saúde e Serviços Sociais dos Estados Unidos que estabelece objetivos nacionais na promoção da saúde e na prevenção de doenças para o ano de 2010.

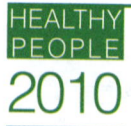 Essas prioridades relacionadas à nutrição são apresentadas ao longo do texto sempre que seus temas forem discutidos.

COMO FAZER
Muitos capítulos incluem seções "Como Fazer", que orientam os leitores em tarefas de solução de problemas.

CÁLCULO DIETÉTICO

Vários capítulos são encerrados com uma seção de "Cálculo Dietético". Essas seções freqüentemente reforçam as lições "Como Fazer" e possibilitam a prática de cálculos relacionados à nutrição. Os problemas permitem que os leitores apliquem seus conhecimentos em situações hipotéticas e, então, confiram suas respostas (encontradas no final do capítulo). Os leitores que dominarem esses exercícios com sucesso estarão bem preparados para os problemas relacionados à nutrição da "vida real".

NUTRIÇÃO NA REDE

Cada capítulo e vários destaques também são encerrados com a seção "Nutrição na Rede" – uma lista de sites (em inglês) para um estudo mais aprofundado dos assuntos abordados no texto que os acompanha. Essas listas não significam que garantimos tais organizações ou seus programas. Tentamos fornecer fontes respeitáveis, mas não podemos nos responsabilizar pelo conteúdo desses sites.

QUESTÕES PARA ESTUDO

Cada capítulo termina com questões dissertativas para estudo e de múltipla escolha. As questões para estudo oferecem aos leitores a oportunidade de rever os principais conceitos apresentados nos capítulos, ao se prepararem para as provas. As respostas às questões de múltipla escolha estão no final do capítulo.

Apêndices Os apêndices são fontes de consulta valiosas para diversos fins. O Apêndice A resume as informações básicas sobre os sistemas hormonal e nervoso, complementando os Apêndices B e C sobre química básica, estruturas químicas dos nutrientes e principais vias metabólicas. O Apêndice D descreve as medidas de qualidade protéica.

Comentários Finais Tentamos manter a quantidade de referências em um número razoável. Não incluímos uma lista separada de sugestões de leitura, mas procuramos incluir referências que fornecerão aos leitores detalhes adicionais ou uma boa visão geral sobre o tema. Nutrição é um tema fascinante e esperamos que tenhamos conseguido passar nosso entusiasmo sobre ele em cada página.

Revisores de Nutrição

Fernando Agudelo-Silva
Laney College

Nancy Amy
University of California at Berkeley

James Baily
University of Tennessee at Knoxville

Kathleen D. Bauer
Montclair State University

Eugenia Bearden
Clayton College and State University

Nancy Becker
Portland State University

Patricia Benarducci
Miami-Dade Community College

Margaret Ann Berry
University of Central Oklahoma

Sharleen J. Birkimer
University of Louisville

Debra Boardley
University of Toledo

Jeanne S. Boone
Palm Beach Community College

Ellen Brennan
San Antonio College

Dorothy A. Byrne
University of Texas at San Antonio

Nancy Canolty
University of Georgia

Leah Carter
Bakersfield College

Mary Ann Cessna
Indiana University of Pennsylvania

Jo Carol Chezum
Ball State University

Michele Ciccazzo
Florida International University

Donald D. Clarke
Fordham College of Fordham U.

Ava Craig
Sacramento City College

Tina Crook
Univ. of Central Arkansas

Wendy Cunningham
California State University Sacramento

Jim Daugherty
Glendale Community College

Beth Ellen DiLuglio
Palm Beach Community College

Robert DiSilvestro
Ohio State University

Eugene J. Fenster
Longview Community College

Pam Fletcher
Albuquerque Technical Vocational Institute

Betty Forbes
West Virginia University

Eileen Ford
University of Pennsylvania

William Forsythe
University of Southern Mississippi

Coni Francis
University of Colorado Health Sciences Center

Jean Fremont
Simon Fraser University

Julie Rae Friedman
State University of New York at Farmingdale

Trish Froehlich
Palm Beach Community College

Patricia Garrett
University of Tennessee, Chattanooga

Francine Genta
Cabrillo College

Leonard E. Gerber
University of Rhode Island

Victoria Getty
Indiana University

Jill Golden
Orange Coast College

Sandra M. Gross
West Chester University

Deborah Gustafson
Utah State University

Leon Hageman
Burlington County College

Charlene Hamilton
University of Delaware

Shelley Hancock
The University of Alabama

Margaret Hedley
University of Guelph

Carol A. Heinz-Bennett
Mesa Community College

Nancy Hillquist
Elgin Community College

Carolyn Hoffman
Central Michigan University

Kim M. Hohol
Mesa Community College

Tracy Horton
University of Colorado Health Sciences Center

Andie Hsueh
Texas Woman's University

Eleanor B. Huang
Orange Coast College

Donna-Jean Hunt
Stephen F. Austin University

Bernadette Janas
Rutgers University

Michael Jenkins
Kent State University

Carol Johnston
Arizona State University

Connie Jones
Northwestern State University of Louisiana

Jayanthi Kandiah
Ball State University

Younghee Kim
Bowling Green State University

Beth Kitchin
University of Alabama at Birmingham

Kim Kline
University of Texas, Austin

Vicki Kloosterhouse
Oakland Community College

Susan M. Krueger
University of Wisconsin–Eau Claire

Joanne Kuchta
Texas A&M University

Michael LaFontaine
Central Connecticut State University

Betty Larson
Concordia College

Chunhye Kim Lee
Northern Arizona University

Robert D. Lee
Central Michigan University

Anne Leftwich
University of Central Arkansas

Joseph Leichter
University of British Columbia

Alan Levine
Marywood University

Janet Levins
Pensacola Junior College

Samantha Logan
University of Massachusetts, Amherst

Jack Logomarsino
Central Michigan University

Elaine M. Long
Boise State University

Swarna Mandali
Central Missouri State University

Laura McArthur
East Carolina University

Harriet McCoy
University of Arkansas, Fayetteville

Bruce McDonald
University of Manitoba

Lisa McKee
New Mexico State University

Mary Mead
University of California Berkeley

Rhonda L. Meyers
Lower Columbia College

Lynn Monahan-Couch
West Chester University

Cynthia K. Moore
University of Montevallo

William Moore
Wytheville Community College

Edith Moran
Chicago State University

Mithia Mukutmoni
Sierra College

Yasmin Neggers
University of Alabama, Tuscaloosa

Paula Netherton
Tulsa Junior College

Steven Nizielski
Grand Valley State University

Amy Olson
College of St. Benedict at St. John's University

Marvin Parent
Oakland Community College

Linda Peck
University of Findlay, Ohio

Susan S. Percival
University of Florida

Erwina Peterson
Yakima Valley Community College

Roseanne L. Poole
Tallahassee Community College

Julie Priday
Centralia College

Stephanie Raach
Rock Valley College

Ann Raymon
Chemeketa Community College

Nuha F. Rice
Portland Community College & Clackamas Community College

Ramona G. Rice
Georgia Military College, Milledgeville, Georgia

Robin R. Roach
The University of Memphis

Christian K. Roberts
University of California, Los Angeles

Janet Sass
Northern Virginia Community College

Tammy Sakanashi
Santa Rosa Junior College

Padmini Shankar
Georgia Southern University

Nancy Shearer
Cape Cod Community College

Linda Shelton
California State University, Fresno

Melissa Shock
University of Central Arkansas

Brenda J. Smith
Oklahoma State University

Diana-Marie Spillman
Miami University

Karen Stammen
Chapman University

Wendy Stuhldreher
Slippery Rock University of Pennsylvania

Carla Taylor
University of Manitoba

Janet Thompson
University of Waterloo

Michele Trankina
St. Mary's University

Josephine Umoren
Northern Illinois University

Anne VanBeber
Texas Christian University

Michelle L. Vineyard
University of Tennessee, Chattanooga

Ava Craig-Waite
Sacramento City College

Dana Wassmer
California State University, Sacramento

Suzy Weems
Stephen F. Austin University

D. Katie Wiedman
University of Saint Francis

Garrison Wilkes
University of Massachusetts/Boston

Richard A. Willis
University of Texas at Austin

Shahla M. Wunderlich
Montclair State University

Lisa Young
New York University

Revisores Técnicos da Edição Brasileira

Coordenadora de Revisão

Profa. Dra. Daniela Maria Alves Chaud (CRN 3-5073)
Nutricionista, mestre e doutora em Ciências Aplicadas à Pediatria pela Universidade Federal de São Paulo. Especialista em Padrões Gastronômicos pela Universidade Anhembi Morumbi e em Saúde Pública pela Universidade de Ribeirão Preto (Unaerp). Atualmente é coordenadora do curso de Nutrição da Universidade Presbiteriana Mackenzie e professora titular da Universidade Metodista de São Paulo (Umesp). É membro do Conselho Regional de Nutricionistas – 3ª Região (mandato 2008/2011).

Revisores

Profa. Dra. Edeli Simioni de Abreu (CRN 3-1986)
Graduada em Nutrição pela Faculdade de Ciências da Saúde São Camilo. Mestre e doutora em Saúde Pública (área de concentração Nutrição) pela Faculdade de Saúde Pública da USP. Especialista em Administração de Recursos Humanos e Administração de Serviços de Nutrição e Dietética. Professora da Universidade Presbiteriana Mackenzie e do Centro Universitário São Camilo.

Profa. Dra. Mônica Glória Neumann Spinelli (CRN 3-0071)
Graduada em Nutrição pela Faculdade de Saúde Pública da USP. Especialista em Administração Hospitalar e em Padrões Gastronômicos. Mestre e doutora em Saúde Pública (área de concentração Nutrição) pela Faculdade de Saúde Pública da USP. Professora dos cursos de Nutrição e de Gastronomia da Universidade Metodista de São Paulo e dos cursos de Nutrição da Universidade Presbiteriana Mackenzie, da Universidade Paulista e da Universidade de Mogi das Cruzes.

Profa. Dra. Rosana Farah Simony (CRN 3-2775)
Graduada em Nutrição e especialista em Nutrição Clínica e em Padrões Gastronômicos. Mestre em Epidemiologia pela Faculdade de Saúde Pública da Universidade de São Paulo e doutora em Ciências Endocrinológicas pela Universidade Federal de São Paulo/Escola Paulista de Medicina. Professora da Universidade Presbiteriana Mackenzie e do Centro Universitário São Camilo.

Capítulo 1

Digestão, Absorção e Transporte

A Nutrição em sua Vida

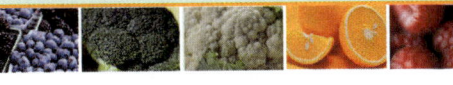

Você já se perguntou o que acontece com o alimento que você ingere após engoli-lo? Ou como seu corpo extrai nutrientes dele? Você já se surpreendeu com a forma como isso acontece? Siga o alimento conforme ele percorre o sistema digestivo. Aprenda como o sistema digestivo transforma, de forma saudável, qualquer tipo de alimento – seja um bife com batatas ou tofu e couve-de-bruxelas – em nutrientes que vão nutrir as células de seu corpo.

Resumo do Capítulo

Digestão: *Anatomia do Trato Digestivo • A Ação Muscular da Digestão • As Secreções da Digestão • O Estágio Final*

Absorção: *Anatomia do Sistema Absortivo • Uma Visão Mais Próxima das Células Intestinais*

Os Sistemas Circulatórios: *O Sistema Vascular • O Sistema Linfático*

Regulação da Digestão e da Absorção: *Hormônios Gastrointestinais e Vias Nervosas • O Sistema em sua Melhor Forma*

Destaque 1: *Problemas Digestivos Comuns*

Este capítulo leva você pelo trajeto que transforma o alimento ingerido nos nutrientes abordados em capítulos posteriores. Em seguida, acompanha os nutrientes conforme eles percorrem as células intestinais e o corpo para realizar seu trabalho. Essa introdução apresenta uma visão geral do processo comum a todos os nutrientes; os próximos capítulos tratam das especificidades da digestão e da absorção de nutrientes individuais.

Digestão

Digestão é a forma engenhosa do corpo de decompor o alimento em nutrientes, preparando-os para a **absorção**. No processo, são superados vários obstáculos sem qualquer esforço consciente de sua parte. Considere esses obstáculos:

1. Seres humanos respiram, comem e bebem pela boca. O ar que entra pela boca deve ir aos pulmões; comida e bebida devem ir ao estômago. A garganta é projetada de forma que o ato de engolir não interfira na respiração e vice-versa.

2. Abaixo dos pulmões está o diafragma, um músculo largo que separa a cavidade torácica da abdominal. O alimento deve passar por essa parede para alcançar o estômago.

3. Os materiais dentro do trato devem continuar se movendo para a frente, lentamente, mas de forma regular, a um ritmo que permita concluir todas as reações.

> **digestão:** processo pelo qual o alimento é decomposto em unidades absorvíveis.
> • digestão = decompor
>
> **absorção:** a assimilação de nutrientes pelas células do intestino delgado que serão transportados pelo sangue ou pela linfa.
> • absorver = sugar

4. Para se movimentar pelo sistema, o alimento deve ser lubrificado com fluidos que, em excesso, tornariam o processo muito rápido; em quantidades menores, formariam uma pasta seca e compacta demais para se movimentar. A quantidade de fluidos deve ser regulada para manter os conteúdos intestinais em sua consistência certa para se movimentar suavemente.

5. Quando as enzimas digestivas fragmentam o alimento, elas requerem que ele esteja dividido em pequenas partes suspensas em líquido suficiente de forma que todas as partículas estejam acessíveis. Uma vez que a digestão é concluída e os nutrientes necessários são absorvidos, o sistema deve excretar os resíduos que permanecem; no entanto, eliminar toda a água com o resíduo sólido causaria desordem e desperdício. Certa quantidade de água deve ser retirada, deixando uma pasta sólida o suficiente para passar de forma fácil e suave.

6. As enzimas do trato digestivo são designadas para digerir carboidrato, gordura e proteína. As paredes do trato, compostas por células vivas, também são feitas de carboidrato, gordura e proteína. Essas células precisam de proteção contra a ação dos poderosos sucos digestivos que são ali secretados.

7. Uma vez que os resíduos alcançam o final do trato, eles devem ser excretados; entretanto, seria inconveniente e desagradável se essa função ocorresse continuamente. O abastecimento deve ser feito para evacuação periódica e voluntária.

As seções a seguir mostram como o corpo lida de forma elegante e eficiente com esses obstáculos.

Anatomia do Trato Digestivo

O trato gastrointestinal (GI) é um tubo muscular flexível que começa na boca, se estende pelo esôfago, estômago, intestino delgado, intestino

> **Trato gastrointestinal (GI):** o trato digestivo. Alguns dos principais órgãos são o estômago e os intestinos.

GLOSSÁRIO DE TERMOS DE ANATOMIA GI

Os termos estão listados em ordem, do início ao fim do trato digestivo.

boca: a cavidade oral que contém a língua e os dentes.

faringe: a via que vai do nariz e da boca até a laringe e o esôfago, respectivamente.

epiglote: cartilagem na garganta que protege a entrada da traquéia e evita que líquido ou comida entre ali quando uma pessoa engole.
- **epi** = em cima (sobre)
- **glote** = parte posterior da língua.

esôfago: o tubo de alimentação; o condutor que vai da boca ao estômago.

esfíncter: músculo circular que circunda e é capaz de fechar uma abertura do corpo. Os esfíncteres encontram-se em pontos específicos do trato GI e regulam o fluxo de partículas alimentares.

esfíncter esofágico: músculo esfíncter da parte superior ou inferior do esôfago. O *esfíncter esofágico inferior* é também chamado *esfíncter cárdico*.

estômago: porção elástica do trato digestivo semelhante a uma bolsa, que agita o alimento engolido, misturando-o com ácido e enzimas para formar o quimo.

esfíncter pilórico: esfíncter que separa o estômago do intestino delgado e regula o fluxo do alimento parcialmente digerido para o intestino delgado; também denominado *piloro* ou *válvula pilórica*.
- **piloro** = porteiro

vesícula biliar: órgão que armazena e concentra a bile. Quando recebe o sinal de que a gordura está presente no duodeno, a vesícula se contrai e injeta bile através do ducto biliar no duodeno.

pâncreas: glândula que secreta as enzimas e sucos digestivos no duodeno.

intestino delgado: intestino de pequeno diâmetro e três metros de comprimento que é o principal local de digestão de alimento e absorção de nutrientes. Seus segmentos são o duodeno, o jejuno e o íleo.

lúmen: espaço dentro de um vaso, tal como o intestino.

duodeno: porção superior do intestino delgado (cerca de "12 dedos" de comprimento na terminologia antiga).
- **duodecim** = doze

jejuno: os primeiros dois quintos do intestino delgado depois do duodeno.

íleo: último segmento do intestino delgado.

válvula ileocecal: esfíncter que separa o intestino delgado do grosso.

intestino grosso ou **cólon:** porção inferior do intestino que conclui o processo digestivo. Seus segmentos são o cólon ascendente, o cólon transverso, o cólon descendente e o cólon sigmóide.
- **sigmóide** = com a forma da letra S (sigma, em grego).

apêndice: estreita bolsa cega que se estende do início do cólon e que armazena células linfáticas.

reto: parte terminal muscular do intestino, que se estende do cólon sigmóide até o ânus.

ânus: final do trato GI.

grosso e reto, indo até o ânus. A Figura 1-1 traça o caminho feito pelo alimento de uma extremidade a outra. De certa forma, o corpo humano envolve o trato GI. O espaço interior do trato GI, chamado lúmen, é contínuo de uma extremidade a outra (os termos da anatomia GI aparecem em negrito e estão definidos no glossário na página anterior). Um nutriente ou outra substância só entra adequadamente no corpo quando penetra na parede do trato GI; muitos materiais passam pelo trato GI sem serem digeridos ou absorvidos.

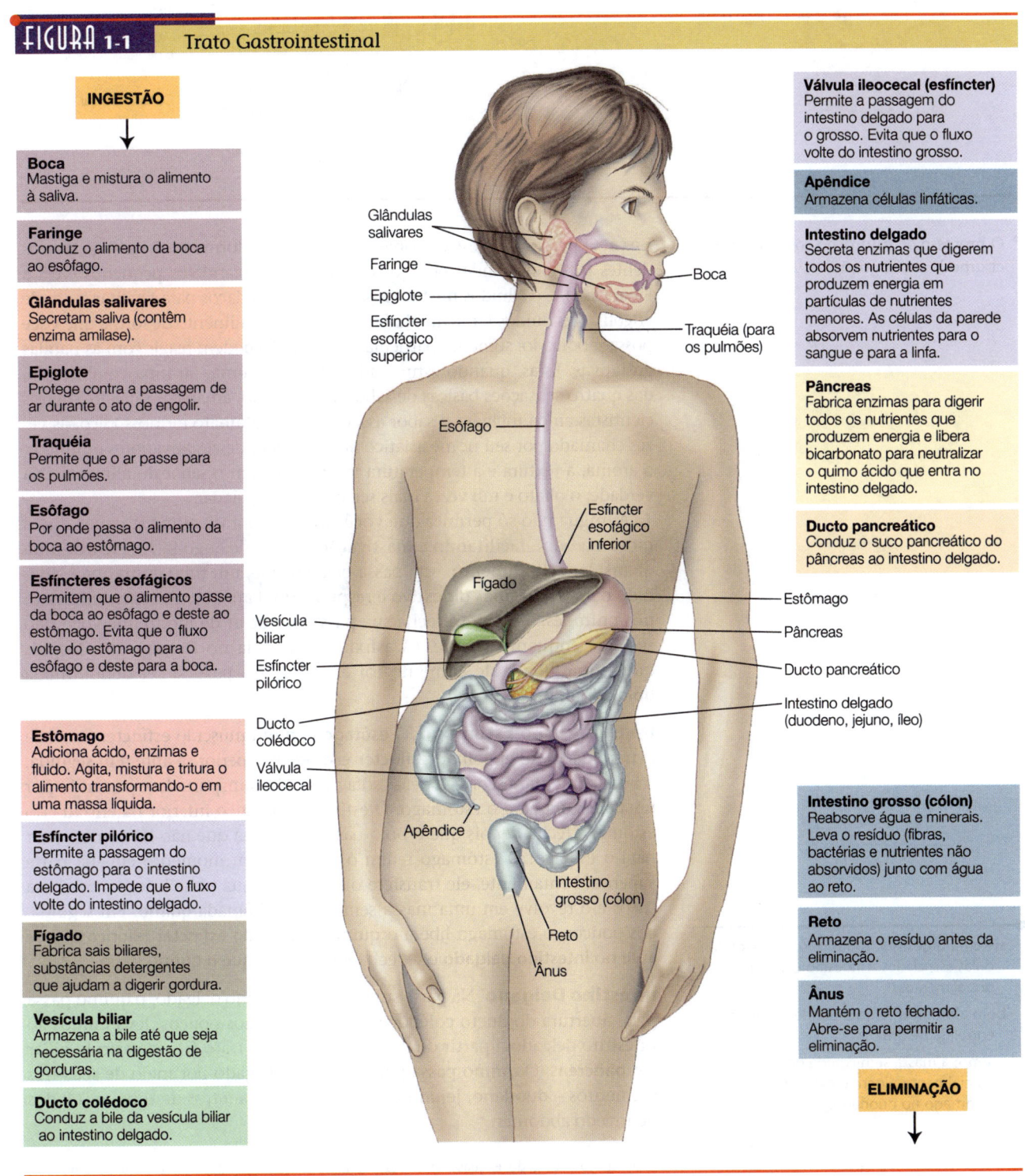

FIGURA 1-1 Trato Gastrointestinal

INGESTÃO

Boca
Mastiga e mistura o alimento à saliva.

Faringe
Conduz o alimento da boca ao esôfago.

Glândulas salivares
Secretam saliva (contêm enzima amilase).

Epiglote
Protege contra a passagem de ar durante o ato de engolir.

Traquéia
Permite que o ar passe para os pulmões.

Esôfago
Por onde passa o alimento da boca ao estômago.

Esfíncteres esofágicos
Permitem que o alimento passe da boca ao esôfago e deste ao estômago. Evita que o fluxo volte do estômago para o esôfago e deste para a boca.

Estômago
Adiciona ácido, enzimas e fluido. Agita, mistura e tritura o alimento transformando-o em uma massa líquida.

Esfíncter pilórico
Permite a passagem do estômago para o intestino delgado. Impede que o fluxo volte do intestino delgado.

Fígado
Fabrica sais biliares, substâncias detergentes que ajudam a digerir gordura.

Vesícula biliar
Armazena a bile até que seja necessária na digestão de gorduras.

Ducto colédoco
Conduz a bile da vesícula biliar ao intestino delgado.

Válvula ileocecal (esfíncter)
Permite a passagem do intestino delgado para o grosso. Evita que o fluxo volte do intestino grosso.

Apêndice
Armazena células linfáticas.

Intestino delgado
Secreta enzimas que digerem todos os nutrientes que produzem energia em partículas de nutrientes menores. As células da parede absorvem nutrientes para o sangue e para a linfa.

Pâncreas
Fabrica enzimas para digerir todos os nutrientes que produzem energia e libera bicarbonato para neutralizar o quimo ácido que entra no intestino delgado.

Ducto pancreático
Conduz o suco pancreático do pâncreas ao intestino delgado.

Intestino grosso (cólon)
Reabsorve água e minerais. Leva o resíduo (fibras, bactérias e nutrientes não absorvidos) junto com água ao reto.

Reto
Armazena o resíduo antes da eliminação.

Ânus
Mantém o reto fechado. Abre-se para permitir a eliminação.

ELIMINAÇÃO

FIGURA 1-2 Os Dentes

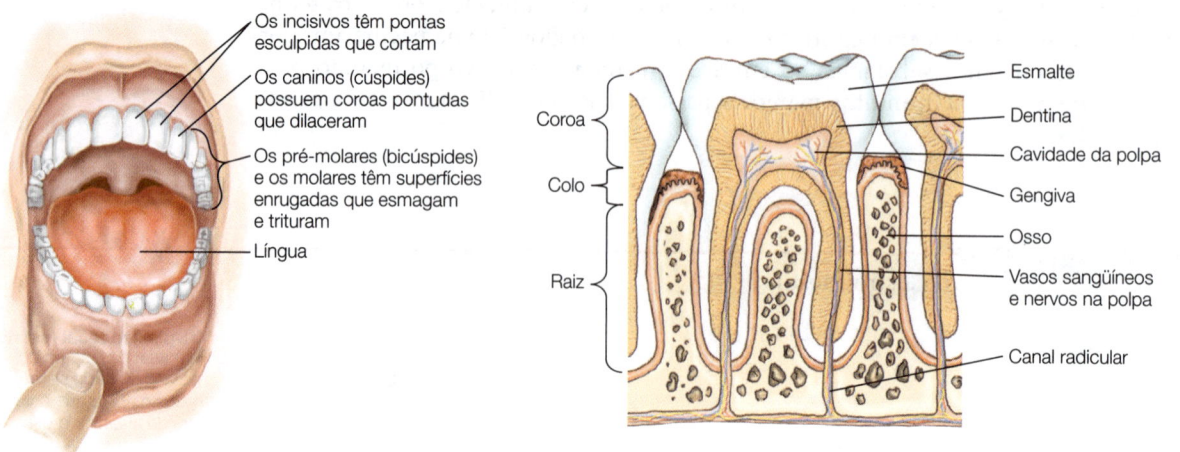

- O processo de trituração com os dentes é chamado **mastigação**.

Boca O processo digestivo começa na **boca**. Conforme você mastiga, seus dentes trituram grandes pedaços de alimento deixando-os pequenos (veja a Figura 1-2), e os fluidos misturam-se com esses pedaços para facilitar o ato de engolir. Tais fluidos também ajudam a dissolver o alimento de forma que você possa saboreá-lo; somente partículas em solução podem reagir com as papilas gustativas. Estas, quando estimuladas, detectam uma, ou uma combinação, das quatro sensações básicas de sabor: doce, azedo, amargo e salgado. Alguns cientistas ainda incluem o sabor associado ao glutamato monossódico, às vezes chamado por seu nome asiático *umami*. Além desses ativadores químicos, o aroma, a textura e a temperatura também afetam o sabor do alimento. Na verdade, o olfato é mil vezes mais sensível que o paladar.

A língua não só permite que você sinta o sabor do alimento, mas que o mova na boca, facilitando a mastigação e o ato de engolir. Ao engolir uma quantidade de alimento, esta passa pela **faringe**, um tubo curto que é dividido para os **sistemas digestivo** e respiratório. Para que não entre alimento nos pulmões, a **epiglote** fecha sua passagem de ar de modo que você não sufoque enquanto engole. (A asfixia é discutida no Destaque 1.) Depois que a quantidade de alimento foi engolida, ela passa a ser denominada **bolo alimentar**.

Do Esôfago ao Estômago O **esôfago** tem um músculo **esfíncter** em cada extremidade. Ao engolir, o **esfíncter esofágico** superior se abre. Em seguida, o bolo alimentar escorrega pelo esôfago, sendo transportado e passando por uma abertura para o estômago. O esfíncter esofágico inferior na entrada do estômago fecha depois que o bolo passa, de forma que não há como voltar para o esôfago. O estômago retém o bolo por um momento em sua parte superior. Lentamente, ele transfere o alimento à sua parte inferior, adiciona sucos e o revolve em uma massa semilíquida chamada **quimo**. Em seguida, aos poucos, o estômago libera o quimo através do **esfíncter pilórico** que se abre no **intestino delgado** e se fecha logo depois que o quimo passa.

Intestino Delgado Na parte superior do intestino delgado, o quimo passa pela abertura do ducto colédoco comum, que, aos poucos, leva fluidos ao intestino delgado a partir de dois órgãos fora do trato GI – a **vesícula biliar** e o **pâncreas**. O quimo passa pelo intestino delgado por meio de seus três segmentos – **duodeno**, **jejuno** e **íleo** – quase três metros de tubo enrolados dentro do abdômen.*

---

sistema digestivo: todos os órgãos e glândulas associados a ingestão e digestão dos alimentos.

bolo alimentar: a quantidade de alimento engolida de uma vez.

quimo: a massa semilíquida do alimento parcialmente digerido expelida pelo estômago no duodeno.

---

* O intestino delgado é quase duas vezes e meia menor em adultos vivos que em mortos, quando os músculos estão relaxados e alongados.

Intestino Grosso (Cólon) Tendo percorrido todo o intestino delgado, o que sobrou do quimo chega a outro esfíncter: a **válvula ileocecal**, no início do **intestino grosso (cólon)**, no lado direito inferior do abdômen. Conforme o quimo entra no cólon, ele passa por outra abertura. Se tivesse deslizado por essa abertura, acabaria no **apêndice**, bolsa cega mais ou menos do tamanho do dedinho. Porém, o quimo desvia dessa abertura e percorre o intestino grosso até o lado direito do abdômen, cruza a parte da frente até o lado esquerdo, desce para a parte inferior do lado esquerdo e, finalmente, embaixo de outras dobras do intestino, chega à parte posterior do corpo, acima do **reto**.

Durante a passagem do quimo pelo reto, o cólon retira sua água, deixando o resíduo semi-sólido. Os músculos fortes do reto e do canal anal seguram esse resíduo até a hora de defecar. Em seguida, os músculos do reto relaxam e os dois esfíncteres do **ânus** se abrem para permitir a passagem do resíduo.

A Ação Muscular da Digestão

O primeiro passo na transformação do alimento em líquido ocorre na boca, onde a mastigação, a adição de saliva e a ação da língua reduzem o alimento a uma mistura grossa. Então, engolimos e, depois disso, geralmente não estamos conscientes de toda a atividade que se segue. Assim como acontece com muitas coisas que se passam em nosso corpo, os músculos do trato digestivo satisfazem necessidades internas sem que tenhamos de exercer qualquer esforço consciente. Eles mantêm tudo em movimento no ritmo exato, lento o suficiente para realizar o trabalho e rápido o suficiente para progredir.

■ A habilidade dos músculos do trato GI de se moverem é denominada **motilidade**.

Peristaltismo O trato GI inteiro é anelado com músculos circulares que podem comprimi-lo firmemente. Ao redor desses anéis de músculos estão os músculos longitudinais. Quando os anéis contraem e os músculos longos relaxam, o tubo é comprimido. Quando os anéis relaxam e os músculos longos contraem, o tubo "incha". Essa ação – chamada **peristaltismo** – ocorre continuamente e empurra os conteúdos intestinais. (Se já viu uma massa de alimento passar ao longo do corpo de uma cobra, você tem uma boa noção de como esses músculos trabalham.)

FIGURA 1-3 Músculos Estomacais
O estômago tem três camadas de músculos.

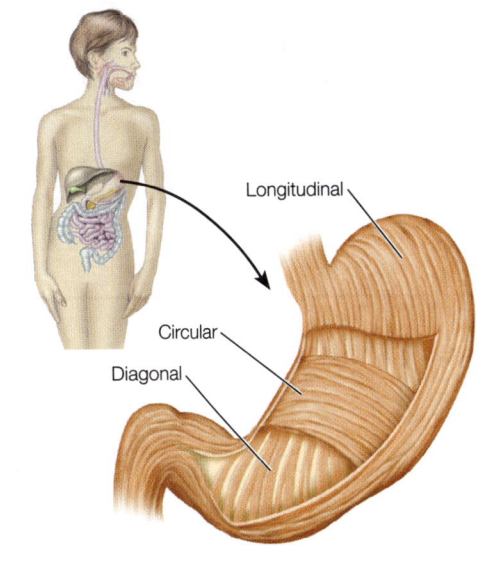

As ondas de contração ocorrem ao longo do trato GI em proporções e intensidades variadas, dependendo da parte do trato GI e de o alimento estar presente ou não. Por exemplo, as ondas ocorrem três vezes por minuto no estômago, mas aceleram até dez vezes por minuto quando o quimo chega ao intestino delgado. Se você comeu apenas uma refeição, as ondas são lentas e contínuas; quando o trato GI está vazio, o intestino fica parado, exceto para movimentações periódicas de ondas rítmicas vigorosas. O peristaltismo, juntamente com os músculos esfíncteres ao redor do trato digestivo em pontos-chave, mantém a movimentação.

Ação do Estômago O estômago tem as paredes mais espessas e os músculos mais fortes de todos os órgãos do trato GI. Além dos músculos circulares e longitudinais, ele tem uma terceira camada de músculos diagonais que também contraem e relaxam alternadamente (veja a Figura 1-3). Essas três camadas de músculos trabalham para forçar o quimo a se mover para baixo, mas o esfíncter pilórico normalmente permanece bem fechado, evitando que o quimo passe para o duodeno do intestino delgado. Como resultado, o quimo é agitado e empurrado para baixo, alcança o esfíncter pilórico e permanece no estômago. Enquanto isso, a parede do estômago libera sucos gástricos. Quando o quimo está completamente liquefeito, o esfíncter pilórico abre-se brevemente, mais ou menos três vezes por minuto, para permitir a passagem de pequenas porções. Nesse ponto, o quimo já não se parece de forma alguma com o alimento.

peristaltismo: contrações musculares em forma de onda do trato GI que empurra seu conteúdo adiante.
• **peri** = ao redor

segmentação: contração ou separação periódica do intestino a intervalos regulares ao longo de seu comprimento por seus músculos circulares.

FIGURA 1-4 — Peristaltismo e Segmentação

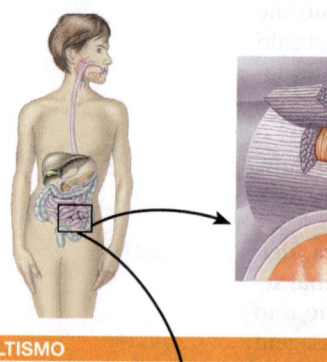

O intestino delgado tem duas camadas de músculos que trabalham nos movimentos peristálticos e segmentares.

Os músculos circulares estão na parte interna.

Os músculos longitudinais estão na parte externa.

PERISTALTISMO

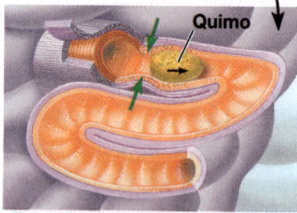
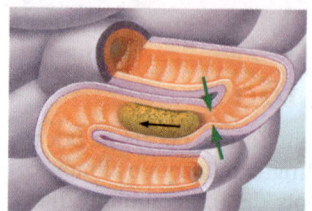
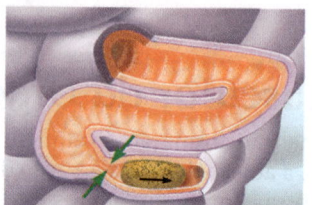

Os músculos circulares internos contraem, comprimindo o tubo e empurrando o alimento para a frente no intestino.

Quando os músculos circulares relaxam, os músculos longitudinais externos contraem e o tubo intestinal relaxa.

Conforme os músculos circulares e longitudinais comprimem e relaxam, o quimo se move para a frente da constrição.

SEGMENTAÇÃO

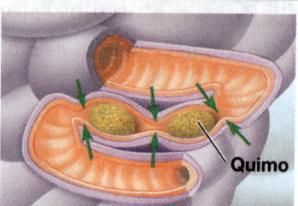
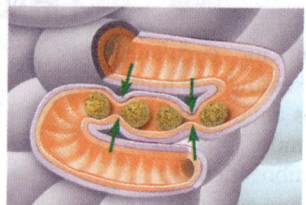
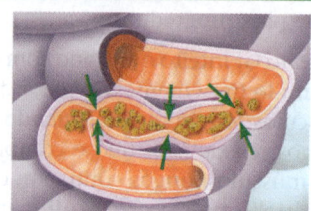

Os músculos circulares contraem-se, criando segmentos dentro do intestino.

Conforme cada músculo circular relaxa e contrai, o quimo é fragmentado e misturado com sucos digestivos.

Essas contrações alternadas, que ocorrem de 12 a 16 vezes por minuto, continuam a misturar o quimo e colocam os nutrientes em contato com o revestimento interno do intestino para absorção.

Segmentação Os músculos circulares do intestino contraem e comprimem ritmicamente seus conteúdos. Essas contrações, denominadas **segmentação**, misturam o quimo e promovem um contato próximo com os sucos digestivos e as células de absorção das paredes intestinais antes de permitir que os conteúdos se movam lentamente adiante. A Figura 1-4 ilustra o peristaltismo e a segmentação.

Contrações do Esfíncter Os músculos esfíncteres abrem e fecham periodicamente, permitindo que os conteúdos do trato GI movam-se adiante a um ritmo controlado. Na parte superior do esôfago, o esfíncter esofágico superior abre em resposta ao ato de engolir. Na parte inferior do esôfago, o esfíncter esofágico inferior (às vezes, chamado esfíncter cárdico, em razão de sua proximidade com o coração) evita o **refluxo** dos conteúdos estomacais. Na parte inferior do estômago, o esfíncter pilórico, que permanece fechado na maior parte do tempo, segura o quimo no estômago tempo suficiente para que ele seja completamente misturado com suco gástrico e liquefeito. O esfíncter pilórico também evita que os conteúdos intestinais voltem ao estômago. No final do intestino delgado, a válvula ileocecal executa uma função semelhante,

refluxo: um fluxo contrário.

FIGURA 1-5 — Um Exemplo de Músculo Esfíncter

Quando os músculos circulares de um esfíncter contraem, a passagem fecha; quando eles relaxam, a passagem abre.

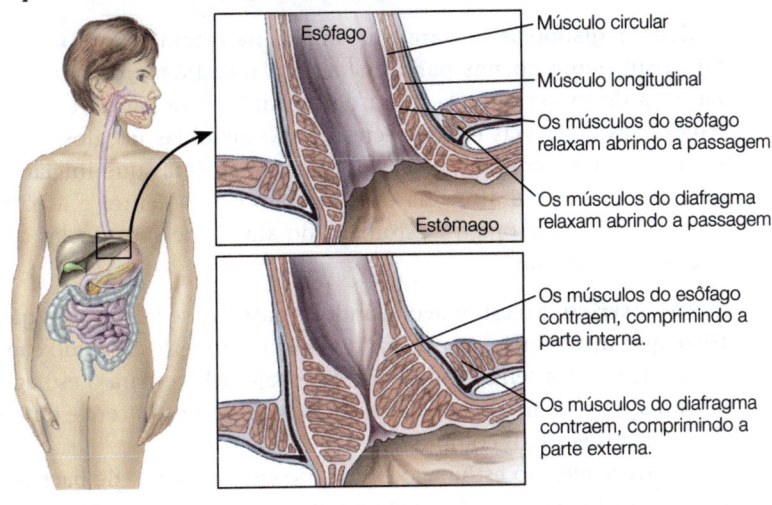

esvaziando os conteúdos do intestino delgado no intestino grosso. Finalmente, a rigidez do músculo retal é um tipo de dispositivo seguro; juntamente com os dois esfíncteres do ânus, ele permite o controle voluntário da evacuação. A Figura 1-5 ilustra como os músculos esfíncteres contraem e relaxam para fechar e abrir as passagens.

As Secreções da Digestão

Para decompor o alimento em pequenos nutrientes que o corpo possa absorver, cinco órgãos diferentes produzem secreções: as glândulas salivares, o estômago, o pâncreas, o fígado e o intestino delgado. Essas secreções entram no trato GI em vários pontos ao longo do caminho, trazendo abundância de água e uma variedade de enzimas.

As **enzimas** são apresentadas no Capítulo 4, mas, por enquanto, uma simples definição é o suficiente. Uma enzima é uma proteína que facilita uma reação química – formando, quebrando ou alterando a organização de uma molécula ou trocando partes das moléculas. Como um **catalisador**, a própria enzima permanece inalterada. As enzimas envolvidas na digestão facilitam a reação química conhecida como **hidrólise** – adição de água (*hidro*) na quebra (*lise*) de uma molécula. O glossário a seguir identifica algumas das **enzimas digestivas** comuns e os termos relacionados; os capítulos posteriores apresentarão enzimas específicas. Ao aprender sobre enzimas, fica mais fácil saber que a terminação -ase denota uma enzima. As enzimas são freqüentemente

■ Todas as enzimas e alguns hormônios são proteínas, mas enzimas não são hormônios. As enzimas facilitam a produção e a quebra de ligações em reações químicas; os hormônios atuam como mensageiros químicos, às vezes, regulando a ação da enzima.

catalisador: composto que facilita as reações químicas sem sofrer modificação no processo.

GLOSSÁRIO DE ENZIMAS DIGESTIVAS

enzimas digestivas: proteínas encontradas nos sucos digestivos que agem nas substâncias alimentares, decompondo-as em compostos mais simples.

-ase: sufixo que denota uma enzima. O início da palavra freqüentemente identifica os compostos sobre os quais a enzima age. Exemplos:

- **carboidrase**, enzima que hidrolisa carboidratos.
- **lipase**, enzima que hidrolisa lipídios (gordura).
- **protease**, enzima que hidrolisa proteínas.

hidrólise: reação química na qual um reagente principal é decomposto em dois produtos, com a adição de um átomo de hidrogênio (H) a um, e um grupo hidroxila (OH) a outro (da água, H_2O). (O substantivo é **hidrólise**; o verbo, **hidrolisar**.)

- **hidro** = água
- **lise** = quebra

FIGURA 1-6 — As Glândulas Salivares

As glândulas salivares secretam saliva na boca e iniciam o processo digestivo. Em função do breve tempo que o alimento permanece na boca, as enzimas salivares contribuem pouco para a digestão.

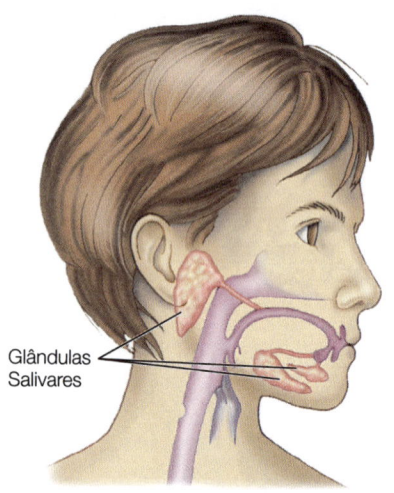

Glândulas Salivares

pH: unidade de medição que expressa a acidez ou alcalinidade de uma substância. (O Capítulo 7 oferece uma definição mais detalhada.)

identificadas pelo órgão que as produzem e os compostos em que agem; *lipase gástrica*, por exemplo, é uma enzima estomacal que age sobre os lipídios, ao passo que a *lipase pancreática* vem do pâncreas (e também age sobre os lipídios).

Saliva As **glândulas salivares**, mostradas na Figura 1-6, produzem saliva suficiente apenas para umedecer a quantidade de alimento na boca de forma que ela possa descer facilmente para o esôfago. (Glândulas digestivas e suas secreções são definidas no glossário a seguir.) A saliva contém água, sais, muco e enzimas que iniciam a digestão de carboidratos. Ela também protege os dentes e a parte interna da boca, esôfago e estômago do ataque de substâncias que podem prejudicá-las.

Suco Gástrico No estômago, **glândulas gástricas** secretam **suco gástrico,** que atua principalmente na digestão de proteína. O ácido é tão forte que causa a sensação de azia, caso haja refluxo para o esôfago. O Destaque 1, ao final deste capítulo, discute a azia, a úlcera e outros problemas digestivos comuns.

A forte acidez no estômago evita o desenvolvimento de bactérias e elimina a maior parte das que entram no corpo juntamente com o alimento. Ela também destruiria as células do estômago, mas as células da parede do estômago secretam o **muco**, uma substância espessa, lúbrica e branca que reveste as células, protegendo-as do ácido e das enzimas que também podem prejudicá-las.

A Figura 1-7 mostra como a força do ácido é medida – em unidades de **pH**. Observe que a acidez do suco gástrico registra abaixo de "2" na escala do pH – mais forte que o vinagre. As enzimas do estômago trabalham mais eficientemente no ácido forte do estômago, porém as enzimas salivares, que são engolidas com o alimento, não funcionam nesse ácido forte. Conseqüentemente, a digestão salivar do carboidrato gradualmente cessa conforme o ácido estomacal penetra em cada novo bolo alimentar engolido. De fato, as enzimas salivares tornam-se apenas outras proteínas a serem digeridas.

GLOSSÁRIO DAS GLÂNDULAS DIGESTIVAS E SUAS SECREÇÕES

Estes termos estão listados em ordem, do início ao fim do trato digestivo.

glândula: célula ou grupo de células que secreta materiais para usos especiais no corpo. As glândulas podem ser **glândulas exócrinas**, que secretam seus materiais "fora" (no trato digestivo ou na superfície da pele) ou **glândulas endócrinas**, que secretam seus materiais "dentro" (no sangue).
• exo = fora
• endo = dentro

glândulas salivares: glândulas exócrinas que secretam saliva.

saliva: a secreção das glândulas salivares. Suas principais enzimas iniciam a digestão de carboidratos.

glândulas gástricas: glândulas exócrinas localizadas na parede do estômago que secretam o suco gástrico.

suco gástrico: a secreção digestiva das glândulas gástricas do estômago.

ácido clorídrico: ácido composto por átomos de hidrogênio e de cloreto (HCl), normalmente produzidos pelas glândulas gástricas.

muco: substância lúbrica secretada pelas células do revestimento GI (e outros revestimentos do corpo), que as protege contra a exposição ao suco digestivo (e outros agentes destrutivos). O revestimento do trato GI com sua camada de muco é uma **membrana mucosa**. (O substantivo é **muco**; o adjetivo, **mucoso**.)

fígado: órgão que produz a bile. (O fígado tem muitas outras funções, descritas no Capítulo 9.)

bile: emulsificante que prepara gorduras e óleos para a digestão; uma secreção exócrina produzida pelo fígado, armazenada na vesícula biliar e liberada no intestino delgado quando necessário.

emulsificante: substância com porções solúveis em água e em gordura que promove a mistura de óleos e gorduras em solução aquosa.

suco pancreático: a secreção exócrina do pâncreas, contendo enzimas para digestão de carboidrato, gordura e proteína, como também bicarbonato, é um agente neutralizante. O suco flui do pâncreas ao intestino delgado por meio do ducto pancreático. (O pâncreas também tem uma função endócrina, a secreção de insulina e outros hormônios.)

bicarbonato: uma secreção alcalina do pâncreas, parte do suco pancreático. (O bicarbonato também ocorre em abundância em outros fluidos celulares.)

Suco Pancreático e Enzimas Intestinais Até o momento em que o alimento deixa o estômago, a digestão dos três nutrientes que fornecem energia (carboidratos, gorduras e proteínas) foi iniciada, e a ação ganha força no intestino delgado. Ali o pâncreas contribui com sucos digestivos por ductos que vão até o duodeno. O **suco pancreático** contém enzimas que agem sobre os três nutrientes que fornecem energia, e as células da parede do intestino também possuem enzimas digestivas em suas superfícies.

Além das enzimas, o suco pancreático contém **bicarbonato** de sódio, que é básico ou alcalino – o oposto do ácido estomacal (reveja a Figura 1-7). O suco pancreático, dessa forma, neutraliza o quimo ácido que chega ao intestino delgado vindo do estômago. A partir desse ponto, o quimo permanece a um pH neutro ou levemente alcalino. As enzimas de ambos os intestinos e do pâncreas trabalham melhor nessas condições.

Bile A **bile** também flui para o duodeno. O **fígado** produz bile continuamente, que é, em seguida, concentrada e armazenada na vesícula biliar. Essa vesícula biliar joga bile no duodeno quando a gordura chega ali. A bile não é uma enzima, mas um **emulsificante** que faz a gordura ficar suspensa na água, de forma que as enzimas possam quebrá-la, separando-a nas partes de seus compostos. Graças a essas secreções, os três nutrientes que produzem energia são digeridos no intestino delgado (o resumo na página seguinte fornece uma tabela de secreções digestivas e suas ações).

Fatores de Proteção Tanto o intestino delgado quanto o grosso, tendo pH neutro, permitem o crescimento de bactérias (conhecido como flora intestinal). De fato, um trato intestinal saudável suporta uma população próspera de bactérias que normalmente não é prejudicial e pode, na verdade, fazer bem. As bactérias no trato GI produzem várias vitaminas,■ incluindo uma quantidade significativa de vitamina K, embora a quantidade seja insuficiente para satisfazer as necessidades totais do corpo para essa vitamina.

Desde que a flora intestinal normal esteja progredindo, as bactérias infecciosas terão dificuldades de se estabelecer e atacar o sistema. A dieta é um dos vários fatores que influenciam a população de bactérias e seu meio ambiente. Por exemplo, a bactéria GI digere algumas fibras dietéticas e produz pequenos fragmentos de gordura que as células do cólon utilizam para fins energéticos.* Além da dieta, as secreções do trato GI – saliva, muco, ácido gástrico e enzimas digestivas – não só ajudam a digestão, como defendem o organismo contra invasores. O trato GI também mantém vários tipos diferentes de células defensoras que oferecem imunidade específica contra doenças intestinais, como as doenças inflamatórias das vísceras.

O Estágio Final

Neste ponto, os nutrientes fornecedores de energia – carboidrato, gordura e proteína – foram fragmentados e estão prontos para ser absorvidos. A maioria dos outros nutrientes – vitaminas, minerais e água – não precisa dessa fragmentação; algumas vitaminas e minerais são alterados levemente durante a digestão, porém a maioria é absorvida em sua forma natural. Resíduos não digeridos, como alguns tipos de fibras, não são absorvidos, mas continuam pelo trato digestivo, produzindo uma massa semi-sólida que ajuda a exercitar os músculos e a mantê-los fortes o bastante para realizar movimentos peristálticos de forma eficiente. A fibra também retém água, fator importante para a consistência pastosa do **excremento**, e carrega consigo alguns ácidos da bile, minerais e aditivos e impurezas para fora do corpo.

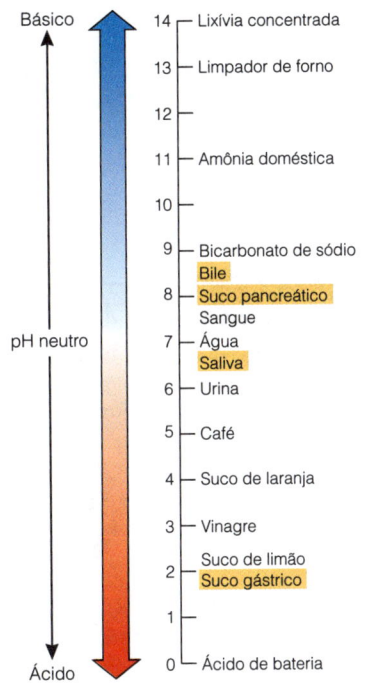

FIGURA 1-7 A Escala de pH

pHs de substâncias comuns:

- 14 — Lixívia concentrada
- 13 — Limpador de forno
- 12
- 11 — Amônia doméstica
- 10
- 9 — Bicarbonato de sódio
-    — Bile
- 8 — Suco pancreático
-    — Sangue
- 7 — Água
-    — Saliva
- 6 — Urina
- 5 — Café
- 4 — Suco de laranja
- 3 — Vinagre
-    — Suco de limão
- 2 — Suco gástrico
- 1
- 0 — Ácido de bateria

A acidez ou alcalinidade de uma substância é medida em unidades de pH. O pH é o logaritmo negativo da concentração de íons hidrogênio. Cada incremento apresenta um aumento dez vezes maior na concentração de partículas de hidrogênio. Por exemplo, um pH de 2 é mil vezes mais forte que o pH de 5.

■ As vitaminas produzidas pelas bactérias incluem:
- Biotina.
- Folato.
- Vitamina B_6.
- Vitamina B_{12}.
- Vitamina K.

excremento: matéria evacuada do cólon; também chamada de **fezes**.

---

*Esses pequenos fragmentos de gordura são ácidos graxos de cadeia curta, descritos no Capítulo 3.

No momento que os conteúdos do trato GI alcançam o final do intestino delgado, pouca coisa permanece além de água, um pouco de sais dissolvidos, secreções do corpo e materiais não digeridos como as fibras. Estes entram no intestino grosso (cólon).

No cólon, as bactérias intestinais fermentam algumas fibras, produzem água, gás e pequenos fragmentos de gordura que fornecem energia às células do cólon. O próprio cólon recupera materiais que o corpo pode reciclar – água e sais dissolvidos (veja a Figura 1-8). O resíduo que é finalmente excretado tem pouco ou nenhum valor. O corpo já extraiu tudo o que ele pode utilizar do alimento. A Figura 1-9 resume a digestão seguindo o trajeto de um sanduíche através do trato GI e no corpo.

FIGURA 1-8 — O Cólon

Começa no cólon ascendente, subindo. Torna-se cólon transversal ao virar e cruzar o corpo. O cólon descendente vai para baixo e torna-se cólon sigmóide que se estende até o reto. Ao longo do percurso, o cólon mistura os conteúdos intestinais, absorve água e sais e forma o excremento.

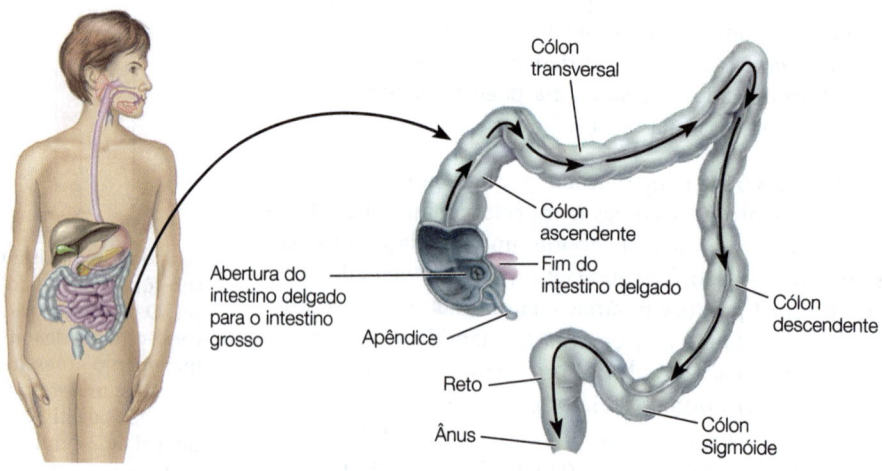

RESUMO

Como mostra a Figura 1-1, o alimento entra pela boca e percorre o esôfago e os esfíncteres esofágicos superior e inferior até o estômago; em seguida, vai do esfíncter pilórico até o intestino delgado, passa do apêndice ao reto, terminando no ânus. As contrações ondulares do peristaltismo e a contração periódica da segmentação mantêm tudo em movimento em um ritmo razoável. Ao longo do caminho, secreções das glândulas salivares, estômago, pâncreas, fígado (armazenado na vesícula biliar) e intestino delgado liberam fluidos e enzimas digestivas.

Resumo das Secreções Digestivas e suas Ações

Órgão ou Glândula	Órgão-alvo	Secreção	Ação
Glândulas salivares	Boca	Saliva	O fluido facilita o ato de engolir; enzimas salivares iniciam a quebra do **carboidrato**.
Glândulas gástricas	Estômago	Suco gástrico	O fluido mistura-se com o bolo alimentar; o ácido clorídrico desenrola as **proteínas**; as enzimas quebram as proteínas; o muco protege as células estomacais.
Pâncreas	Intestino delgado	Suco pancreático	O bicarbonato neutraliza os sucos gástricos ácidos; as enzimas pancreáticas quebram **carboidratos**, **gorduras** e **proteínas**.
Fígado	Vesícula biliar	Bile	A bile é armazenada até que seja utilizada.
Vesícula biliar	Intestino delgado	Bile	A bile emulsifica a **gordura** de forma que as enzimas possam atacar.
Glândulas intestinais	Intestino delgado	Suco intestinal	As enzimas intestinais quebram fragmentos de **carboidrato**, **gordura** e **proteína**; o muco protege a parede intestinal.

FIGURA 1-9 — O Destino Digestivo de um Sanduíche

Para rever o processo digestivo, siga um sanduíche de pasta de amendoim com banana no pão integral com gergelim pelo do trato GI.

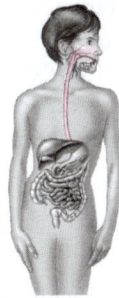

BOCA: MASTIGAÇÃO E ATO DE ENGOLIR, COM POUCA DIGESTÃO

A digestão do **carboidrato** inicia-se no momento em que a enzima salivar começa a quebrar o amido do pão e da pasta de amendoim.
A **fibra** que cobre a semente de gergelim é triturada pelos dentes, o que expõe os nutrientes de dentro das sementes às enzimas digestivas que estão por vir.

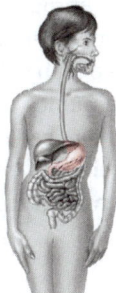

ESTÔMAGO: COLETA E AGITAÇÃO, COM UM POUCO DE DIGESTÃO

A digestão do **carboidrato** continua até que o sanduíche triturado tenha se misturado com os sucos gástricos; o ácido estomacal dos sucos gástricos inativa a enzima salivar, e a digestão do carboidrato cessa.
As **proteínas** do pão, do gergelim e da pasta de amendoim começam a se "desenrolar" quando elas se misturam com o ácido gástrico, o que as deixa disponíveis para a ação da enzima gástrica protease, a qual começa a digerir as proteínas.
A **gordura** da pasta de amendoim forma uma camada separada na parte superior da mistura aquosa.

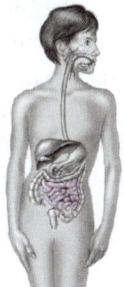

INTESTINO DELGADO: DIGESTÃO E ABSORÇÃO

Os **açúcares** da banana requerem tão pouca digestão que eles atravessam as células intestinais imediatamente.
A digestão do **amido** acelera quando o pâncreas envia enzimas pancreáticas ao intestino delgado através do ducto pancreático. As enzimas nas superfícies das pequenas células intestinais completam o processo de quebra do amido em pequenos fragmentos que podem ser absorvidos pelas paredes das células intestinais e na veia porta.
A **gordura** da pasta de amendoim e das sementes de gergelim é emulsificada com os fluidos digestivos aquosos pela bile. Agora, as lipases pancreática e intestinal podem começar a quebrar a gordura em fragmentos menores que são absorvidos pelas células da parede do intestino delgado e pela linfa.
A digestão da **proteína** depende das proteases pancreática e intestinal. Pequenos fragmentos de proteína são liberados e absorvidos pelas células da parede do intestino delgado e na veia porta.
Vitaminas e **minerais** são absorvidos.

Observação: Açúcares e amido são membros da família dos carboidratos.

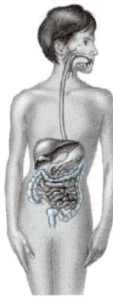

INTESTINO GROSSO: REABSORÇÃO E ELIMINAÇÃO

Fluidos e **alguns minerais** são absorvidos.
Algumas fibras das sementes de gergelim, do pão integral, da pasta de amendoim e da banana são parcialmente digeridas pelas bactérias e alguns desses produtos são absorvidos.
A maioria das fibras passa pelo intestino grosso e é excretada como fezes; alguns minerais, gordura e colesterol juntam-se às fibras e também são excretados.

Absorção

De três ou quatro horas após uma refeição á base de arroz e feijão (ou lasanha de espinafre ou bife com batatas) com hortaliças, salada, bebida e sobremesa, seu corpo deve encontrar um modo de absorver as moléculas derivadas da digestão de carboidrato, proteína e gordura – e também as moléculas de vitamina, minerais e água. A maior parte da absorção ocorre no intestino delgado, um dos sistemas de órgãos mais elegantemente projetados do corpo. Com seus três metros de comprimento, que proporcionam uma área superficial equivalente a uma quadra de tênis, o intestino delgado suga e absorve as moléculas dos nutrientes. Para remover as moléculas rapidamente e proporcionar espaço para que mais delas sejam absorvidas, uma agitação de sangue em circulação contínua lava a parte de baixo dessa superfície, carregando os nutrientes absorvidos para o fígado e para outras partes do corpo. A Figura 1-10 descreve como os nutrientes são absorvidos por difusão simples, difusão facilitada ou transporte ativo. Os capítulos posteriores fornecerão detalhes sobre nutrientes específicos. Antes de seguir os nutrientes pelo corpo, devemos olhar mais de perto a anatomia do sistema de absorção.

Anatomia do Sistema Absortivo

A superfície interna do intestino delgado parece lisa e escorregadia, mas, vista de um microscópio, percebemos que ela é, na verdade, enrugada em centenas de dobras. Cada dobra, por sua vez, é contornada em centenas de projeções em forma de dedos, tão numerosas quanto os pêlos de um veludo. Essas projeções do intestino delgado são as **vilosidades**. Uma única vilosidade, aumentada ainda mais, é composta por centenas de células, cada uma coberta com seus próprios pêlos microscópicos, as **microvilosidades** (veja a Figura 1-11). Nas fissuras entre as vilosidades estão os **criptas** – glândulas tubulares que secretam sucos intestinais no intestino delgado. As células **caliciformes** secretam muco.

As vilosidades estão em constante movimento. Cada vilosidade está revestida por uma fina superfície de músculo, de modo que ela possa se ondular, torcer e movimentar de forma sinuosa, como os tentáculos da anêmona-do-mar. Qualquer molécula de nutriente pequena o suficiente para ser absorvida é retida entre as microvilosidades que revestem as células e, em seguida, absorvidas para dentro das células. Alguns nutrientes parcialmente digeridos são retidos nas microvilosidades, digeridos posteriormente pelas enzimas ali existentes e, em seguida, absorvidos para dentro das células.

> **vilosidades:** projeções semelhantes a dedos das pregas do intestino delgado.
>
> **microvilosidades:** minúsculas projeções semelhantes a cabelos em cada célula de cada vilosidade que podem agarrar partículas de nutrientes e transportá-las até as células.
>
> **criptas:** glândulas tubulares que ficam entre as vilosidades e secretam sucos intestinais no intestino delgado.
>
> **células caliciformes:** células do trato GI (e pulmões) que secretam mucos.

FIGURA 1-10 Absorção de Nutrientes

A absorção de nutrientes nas células intestinais normalmente ocorre por difusão simples ou transporte ativo.

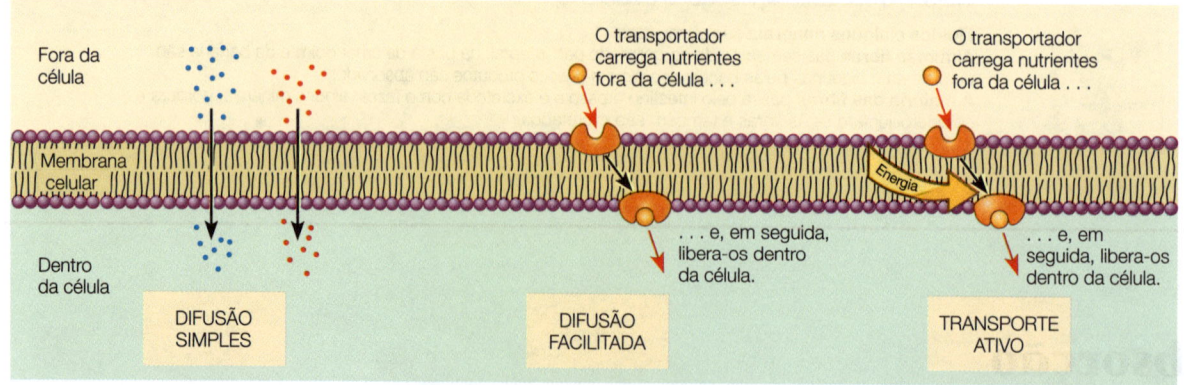

DIFUSÃO SIMPLES — Alguns nutrientes (como água e pequenos lipídios) são absorvidos por difusão simples. Eles atravessam as células intestinais livremente.

DIFUSÃO FACILITADA — Alguns nutrientes (como vitaminas solúveis em água) são absorvidos por difusão facilitada. Eles precisam de um transportador específico para transportá-los de um lado da membrana celular a outro. (Alternativamente, a difusão facilitada pode ocorrer quando o transportador altera a membrana da célula de uma forma que os nutrientes possam atravessá-la.)

TRANSPORTE ATIVO — Alguns nutrientes (como glicose e aminoácidos) devem ser absorvidos ativamente. Esses nutrientes movem-se contra um gradiente de concentração que requer energia.

Uma Visão Mais Próxima das Células Intestinais

As células das vilosidades estão entre as mais surpreendentes no corpo porque reconhecem e selecionam os nutrientes que o corpo precisa e regulam sua absorção.■ Como já descrito, cada célula de uma vilosidade é revestida com milhares de microvilosidades, projetadas a partir da membrana das células (reveja a Figura 1-11). Nessas microvilosidades e na membrana estão centenas de diferentes tipos de enzimas e "bombas", que reconhecem e agem sobre diferentes nutrientes. As descrições de enzimas

■ O problema referente às impurezas do alimento, que podem ser absorvidas indefensavelmente pelo corpo, é assunto do Capítulo 10 do Volume 2.

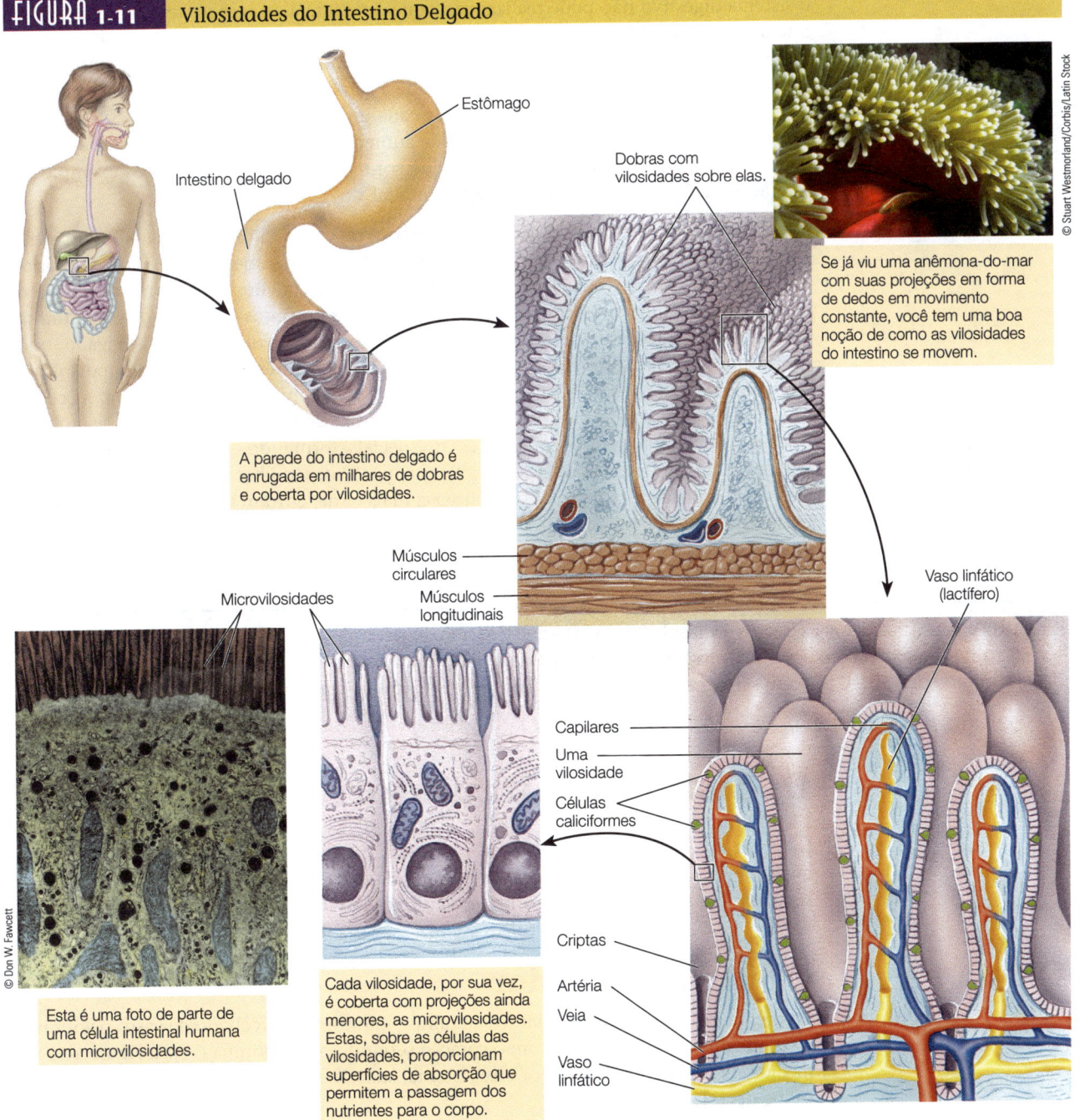

FIGURA 1-11 Vilosidades do Intestino Delgado

A parede do intestino delgado é enrugada em milhares de dobras e coberta por vilosidades.

Se já viu uma anêmona-do-mar com suas projeções em forma de dedos em movimento constante, você tem uma boa noção de como as vilosidades do intestino se movem.

Esta é uma foto de parte de uma célula intestinal humana com microvilosidades.

Cada vilosidade, por sua vez, é coberta com projeções ainda menores, as microvilosidades. Estas, sobre as células das vilosidades, proporcionam superfícies de absorção que permitem a passagem dos nutrientes para o corpo.

específicas e as "bombas" para cada nutriente são apresentadas nos capítulos seguintes, quando apropriado, mas a questão aqui é que as células são equipadas para lidar com todos os tipos de combinações de alimentos e nutrientes.

Especialização no Trato GI Um detalhamento mais aprofundado do sistema é que as células das porções diversas do trato intestinal são especializadas em absorver diferentes nutrientes. Os nutrientes de absorção rápida são aproveitados na região superior do trato; aqueles que levam mais tempo para ser digeridos são absorvidos na região inferior. Nutricionistas e profissionais da área médica que tratam de distúrbios digestivos estudam as funções de absorção especializadas de diferentes partes do trato GI de forma que, se uma parte se tornar disfuncional, a dieta possa ser adaptada adequadamente.

O Mito da "Combinação de Alimento" A idéia de que as pessoas não deveriam comer certas combinações de alimentos (por exemplo, fruta e carne) na mesma refeição, porque o sistema digestivo não pode realizar mais que uma tarefa ao mesmo tempo, é um erro. A arte da "combinação de alimentos" (que, na verdade, enfatiza a "separação de alimentos") tem como base essa idéia e representa uma lógica errada e uma subestimação grosseira das capacidades do corpo. Na realidade, a verdade é geralmente o contrário; alimentos ingeridos juntos podem melhorar a utilização de cada um pelo corpo. Por exemplo, a vitamina C no abacaxi ou em outra fruta cítrica pode aumentar a absorção de ferro de uma refeição com frango e arroz ou outros alimentos que contenham ferro. Vários outros exemplos de interações de benefício mútuo serão apresentadas nos capítulos posteriores.

Preparando os Nutrientes para o Transporte Quando uma molécula de nutriente cruza a célula de uma vilosidade, ela entra na corrente sangüínea ou no sistema linfático. Ambos os sistemas de transporte fornecem vasos para cada vilosidade, como mostrado na Figura 1-11. Os nutrientes hidrossolúveis e os menores produtos da digestão de gordura são liberados diretamente na corrente sangüínea e direcionados diretamente ao fígado, onde seu destino será determinado. Entretanto, as gorduras maiores e as vitaminas lipossolúveis são insolúveis em água, e o sangue é constituído, em sua maior parte, por água. As células intestinais transformam muitos produtos da digestão de gorduras em moléculas maiores. Essas moléculas agrupam-se com proteínas especiais, formando quilomícrons.■ Esses quilomícrons não podem passar pelos capilares e, por isso, são liberados no sistema linfático; os quilomícrons se movimentam pela linfa e, mais tarde, entram na corrente sangüínea em um ponto perto do coração, desviando, dessa forma, inicialmente do fígado. Os detalhes são fornecidos a seguir.

■ Os quilomícrons são descritos no Capítulo 3.

RESUMO As várias dobras e vilosidades do intestino delgado aumentam drasticamente sua área da superfície, facilitando a absorção dos nutrientes. Os nutrientes passam pelas células das vilosidades e entram no sangue (se forem hidrossolúveis ou pequenos fragmentos de gordura) ou na linfa (se forem lipossolúveis).

Os Sistemas Circulatórios

Uma vez que um nutriente entra na corrente sangüínea, ele deve ser transportado para quaisquer células no corpo, desde as pontas dos dedos dos pés até a raiz dos cabelos. O sistema circulatório distribui nutrientes onde eles são necessários.

O Sistema Vascular

O sistema vascular, ou de circulação sangüínea, é um sistema fechado de vasos pelos quais o sangue flui continuamente, com o coração servindo como bomba (veja a Figura 1-12). À medida que o sangue circula por esse sistema, substâncias são obtidas e distribuídas conforme necessário.

Todos os tecidos do corpo obtêm oxigênio e nutrientes do sangue e nele depositam dióxido de carbono e outros resíduos. Os pulmões trocam dióxido de carbono (que sai do

FIGURA 1-12 O Sistema Vascular

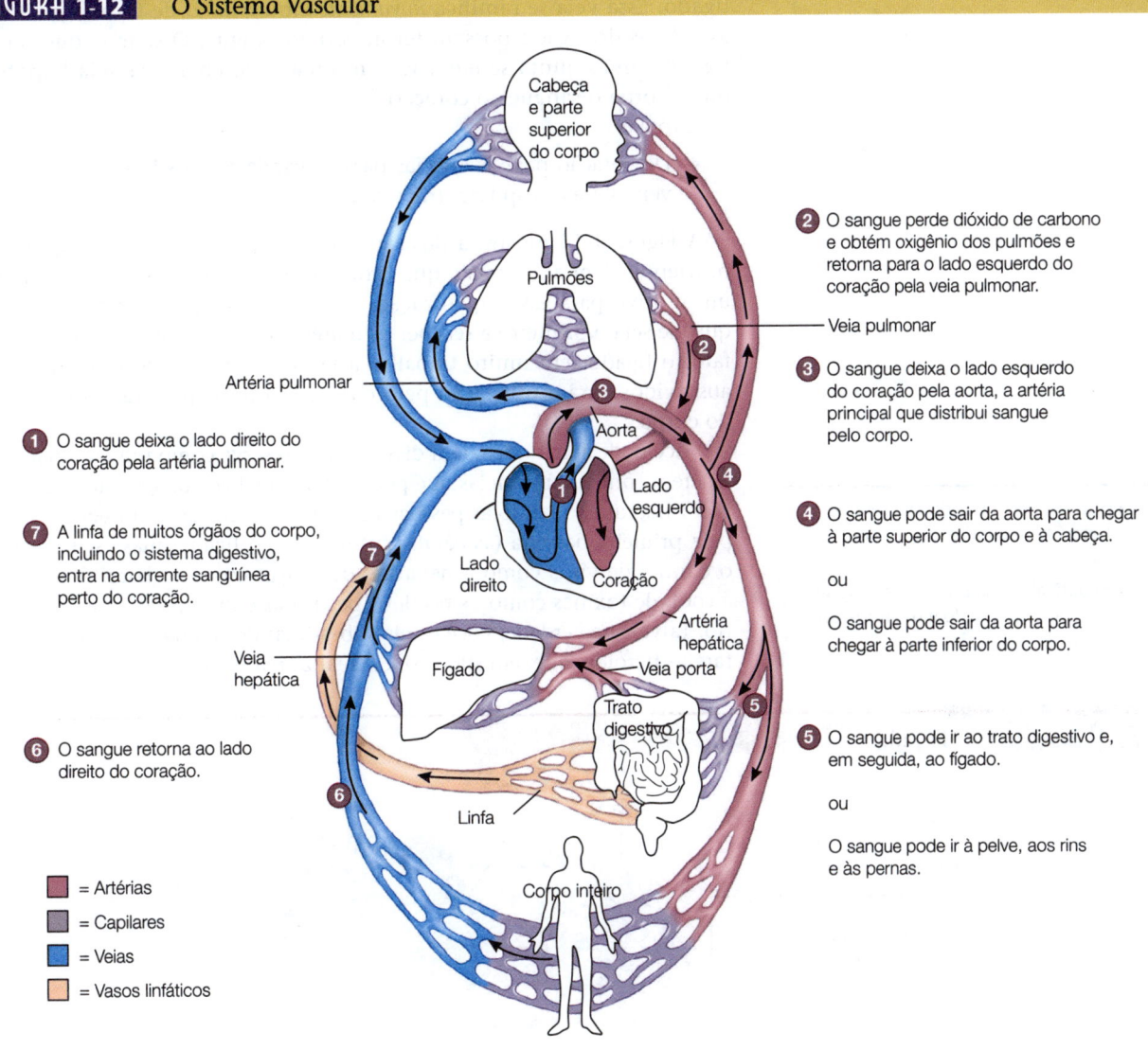

sangue para ser exalado) e oxigênio (que entra no sangue para ser distribuído a todas as células). O sistema digestivo fornece os nutrientes a serem absorvidos. Nos rins, os resíduos, à exceção do dióxido de carbono, são filtrados do sangue para ser excretados na urina.

O sangue que sai do lado direito do coração circula pelos pulmões e, em seguida, volta para o lado esquerdo do coração. O lado esquerdo do coração, então, bombeia o sangue por meio da **artérias** para todos os sistemas do organismo. O sangue circula nos **capilares**, onde há troca de substâncias com as células e, em seguida, é coletado pelas veias, que o retornam para o lado direito do coração. Em suma, o sangue percorre uma rota simples:

- Do coração para as artérias para os capilares para as veias e para o coração.

A rota do sangue que passa pelo sistema digestivo tem uma característica especial. O sangue é transportado ao sistema digestivo (assim como para todos os órgãos) por meio de uma artéria (bem como em todos os órgãos) que se ramifica em capilares para alcançar todas as células. O sangue que sai do sistema digestivo, porém, o faz por meio de uma veia.

artérias: vasos que transportam o sangue do coração para os tecidos.

capilares: pequenos vasos que se ramificam de uma artéria. Os capilares conectam artérias a veias. A troca de oxigênio, nutrientes e materiais de descarte acontece através das paredes dos capilares.

veias: vasos que transportam sangue para o coração.

A **veia porta** não direciona o sangue ao coração, mas a outro órgão – o fígado. Essa veia se ramifica *novamente* em *capilares* de forma que todas as células do fígado possam ter acesso ao sangue. O sangue que sai do fígado, então, junta-se *outra vez* em uma veia, chamada **veia hepática**, que retorna o sangue ao coração.

A rota é:

- Do coração para as artérias para os capilares (nos intestinos) para as veias para os capilares (no fígado) para a veia para o coração.

A Figura 1-13 mostra a posição principal do fígado no transporte de nutrientes. Um anatomista que estuda esse sistema sabe que deve haver um motivo para essa organização especial. A posição do fígado garante que ele seja o primeiro a receber os materiais absorvidos pelo trato GI. De fato, o fígado tem muito trabalho a fazer na preparação dos nutrientes absorvidos para a utilização pelo corpo. É o principal órgão metabólico do corpo.

Você pode achar que, além disso, o fígado serve como um guardião para a defesa contra substâncias que podem fazer mal ao coração ou ao cérebro. É por isso que, quando as pessoas ingerem venenos que conseguem passar pela primeira barreira (as células intestinais), o fígado quase sempre sofre o dano – de vírus como a hepatite, de drogas como os barbitúricos ou o álcool, de toxinas como os resíduos pesticidas e impurezas como o mercúrio. Talvez, na verdade, você esteja subestimando seu fígado, sem saber das tarefas heróicas que, em silêncio, ele realiza para você.

> **veia porta:** a veia que coleta o sangue do trato GI e o conduz aos capilares no fígado.
>
> **veia hepática:** a veia que coleta sangue dos capilares do fígado e o retorna ao coração.

FIGURA 1-13 O Fígado

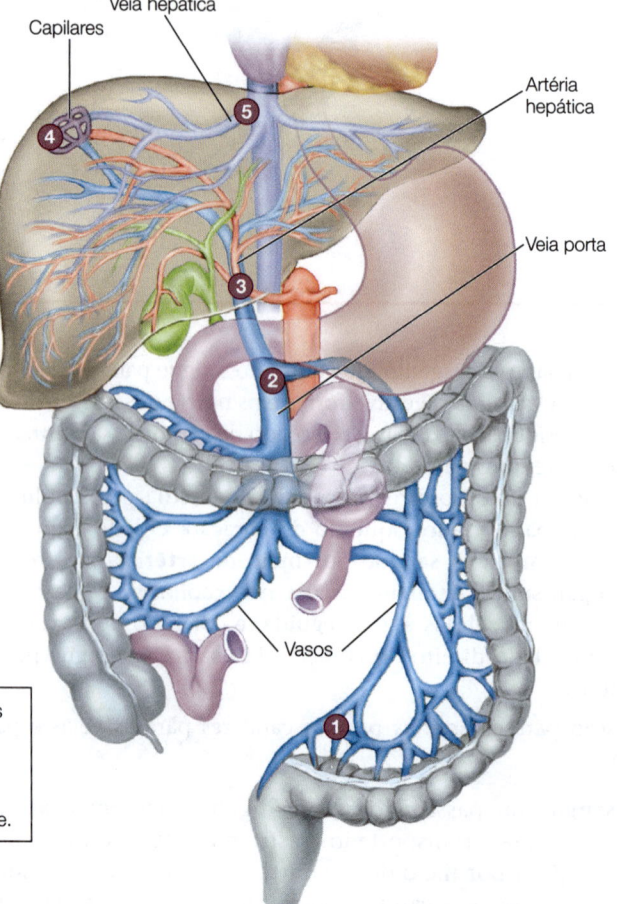

1. Os vasos coletam nutrientes e reabsorvem água e sais de todo o trato digestivo.

   Não mostrado aqui: Paralelamente a esses vasos (veias) estão outros vasos (artérias) que transportam sangue rico em oxigênio do coração aos intestinos.

2. Os vasos encontram-se na veia porta, que conduz todas as substâncias absorvidas ao fígado.

3. A artéria hepática fornece sangue recém-oxigenado (não carregado de nutrientes) dos pulmões para fornecer oxigênio às células do próprio fígado.

4. Os capilares ramificam-se por todo o fígado, disponibilizando nutrientes e oxigênio para todas as suas células e fornecendo a elas acesso ao sangue a partir do sistema digestivo.

5. A veia hepática coleta o sangue no fígado levando-o de volta ao coração.

   Em contrapartida, os nutrientes absorvidos na linfa não vão primeiro para o fígado. Eles vão para o coração, que os bombeia a todas as células do corpo. As células retiram os nutrientes de que precisam, e o fígado, então, deve administrar o restante.

O Sistema Linfático

O **sistema linfático** oferece uma rota de mão única para o fluido dos espaços do tecido para a entrada no sangue. Diferentemente do sistema vascular, o sistema linfático não possui bomba, em vez disso, a linfa circula entre as células do corpo e é drenada. O fluido move-se de uma porção a outra do organismo conforme os músculos contraem e criam pressão de um lado e de outro. Basicamente, boa parte da linfa é coletada por um ducto largo atrás do coração. Esse ducto termina em uma veia que movimenta a linfa em direção ao coração. Dessa forma, os materiais do trato GI que entram nos vasos linfáticos (gorduras grandes e vitaminas lipossolúveis), basicamente, entram na corrente sanguínea, circulam pelas artérias, capilares e veias como outros nutrientes, com notável exceção – eles desviam, inicialmente, do fígado.

Uma vez dentro do sistema vascular, os nutrientes se movimentam livremente para qualquer destino e podem ser aproveitados pelas células e utilizados conforme necessário. O que acontece então é descrito em capítulos posteriores.

- O ducto que transporta a linfa para o coração é o **ducto torácico**. A **veia subclávia** conecta esse ducto à cavidade superior direita do coração, proporcionando uma passagem pela qual a linfa pode retornar ao sistema vascular.

- Os vasos linfáticos do intestino que coletam nutrientes e os passam à circulação linfática são chamados **lácteos**.

RESUMO Os nutrientes que saem do sistema digestivo por meio do sangue são encaminhados diretamente ao fígado antes de serem transportados às células do corpo. Aqueles que saem pelo sistema linfático entram no sistema vascular ao final, mas desviam inicialmente do fígado.

Regulação da Digestão e da Absorção

Nada acontece à toa na digestão e na absorção; elas são coordenadas em cada detalhe. A habilidade do trato digestivo de lidar com os conteúdos, que estão em mudança constante, ilustra o importante princípio fisiológico que controla o modo como todos os seres vivos funcionam – o princípio da **homeostase**. De forma simples, as condições devem permanecer mais ou menos iguais para que um organismo sobreviva; caso elas desviem muito da regra, o organismo deve "fazer algo" para que tudo volte ao normal. A regulação do corpo em relação à digestão é um exemplo de regulação homeostática. O corpo também regula sua temperatura, sua pressão sanguínea e todos os outros aspectos da química do sangue de forma similar.

Os parágrafos seguintes descrevem a regulação da digestão e da absorção em adultos saudáveis, mas muitos fatores podem influenciar a função GI normal. Por exemplo, as ações do peristaltismo e do esfíncter não são bem coordenadas em recém-nascidos, de modo que os lactentes tendem a "regurgitar" durante os primeiros meses de vida. Adultos mais velhos freqüentemente sentem constipação, em parte porque a parede intestinal perde força e elasticidade com a idade, o que reduz a motilidade GI. Doenças também podem interferir na digestão e absorção e freqüentemente levam à desnutrição. A falta de alimento, em geral, assim como a falta de certos constituintes dietéticos, como fibras, em particular, alteram a estrutura e a função das células do trato GI. De fato, a saúde do trato GI depende da nutrição adequada.

- Fatores que influenciam a função GI:
  - Imaturidade física.
  - Idade.
  - Doença.
  - Nutrição.

sistema linfático: sistema livremente organizado de vasos e ductos que transportam fluidos para o coração. A parte GI do sistema linfático transporta os produtos da digestão de gordura para a corrente sangüínea.

linfa: fluido amarelo-claro semelhante ao sangue, exceto por não conter glóbulos vermelhos nem plaquetas. A linfa do trato GI transporta gordura e vitaminas lipossolúveis para a corrente sangüínea por meio dos vasos linfáticos.

homeostase: a manutenção de condições internas constantes (tais como química do sangue, temperatura e pressão arterial) pelos sistemas de controle do corpo. Um sistema homeostático está constantemente reagindo contra forças externas para manter os limites estabelecidos pelas necessidades do corpo.
- homeo = igual
- stase = estático

Hormônios Gastrointestinais e Vias Nervosas

Dois sistemas complexos e sensíveis coordenam todos os processos digestivos e de absorção: o sistema hormonal (endócrino) e o sistema nervoso. Mesmo antes de dar a primeira mordida em um alimento, o simples pensamento, a visão ou o cheiro do alimento pode acionar uma reação desses sistemas. Em seguida, conforme o alimento passa pelo trato GI, ele estimula e inibe as secreções digestivas por meio de mensagens que são transportadas de uma seção a outra do trato GI pelas vias **hormonais** e neurais. (O Apêndice A apresenta um breve resumo dos sistemas hormonal e nervoso do corpo.)

Observe que todos os tipos de regulação que serão descritos são exemplos de mecanismos de *feedback*. Determinada condição exige uma reação. A reação altera aquela condição, e a alteração então elimina a reação. Dessa forma, o sistema é autocorretivo. A seguir, alguns exemplos:

- *O estômago normalmente mantém um pH entre 1,5 e 1,7. Como ele permanece assim?* O alimento, ao entrar no estômago, estimula as células da parede estomacal para liberar o hormônio **gastrina**. A gastrina, por sua vez, estimula as glândulas estomacais a secretarem os compostos de ácido clorídrico. Quando o pH 1,5 é alcançado, o próprio ácido inibe as células produtoras de gastrina. Elas param de liberar a gastrina, e as glândulas interrompem a produção de ácido clorídrico. Assim, o sistema se auto-ajusta.

  Os receptores neurais nas paredes estomacais também reagem à presença do alimento e estimulam as glândulas gástricas a secretar sucos e os músculos a realizar a contração. Conforme o estômago esvazia, os receptores não são mais estimulados, o fluxo de sucos diminui, e o estômago se aquieta.

- *O esfíncter pilórico abre-se para permitir a saída de um pouco de quimo e, em seguida, fecha-se novamente. Como ele sabe quando abrir ou fechar?* Quando o esfíncter pilórico relaxa, o quimo ácido desliza por dele. As células do músculo pilórico no lado intestinal sentem o ácido, fazendo que o esfíncter pilórico feche-se firmemente. Somente depois que o quimo foi neutralizado pelo bicarbonato pancreático e os sucos ao redor do esfíncter pilórico tornam-se alcalinos, o músculo pode relaxar novamente. Esse processo garante que o quimo será liberado de forma lenta o suficiente para ser neutralizado conforme ele flui pelo intestino delgado. Isso é importante porque o intestino delgado tem menos revestimento mucoso que o estômago, ou seja, é menos protegido contra o ácido.

- *Conforme o quimo entra no intestino, o pâncreas adiciona bicarbonato a ele de forma que os conteúdos do intestino sempre permaneçam a um pH levemente alcalino. Como o pâncreas sabe quanto adicionar?* A presença do quimo estimula as células da parede do duodeno para liberar o hormônio **secretina** no sangue. Quando a secretina alcança o pâncreas, ela o estimula a liberar sucos ricos em bicarbonato. Assim, sempre que o duodeno sinaliza que o quimo ácido está presente, o pâncreas reage enviando bicarbonato para neutralizá-lo. Ao suprir essas necessidades, as células da parede do duodeno não mais são estimuladas para liberar a secretina, o hormônio não mais flui pelo sangue, o pâncreas não mais recebe a mensagem e pára de enviar sucos pancreáticos. Os nervos também regulam secreções pancreáticas.

- *Secreções pancreáticas contêm uma mistura de enzimas para digerir carboidratos, gorduras e proteínas. Como o pâncreas sabe a quantidade de cada tipo de enzima que ele deve fornecer?* Essa é uma das perguntas mais interessantes feitas pelos fisiologistas. Claramente, o pâncreas sabe o que seu dono está comendo e secreta misturas de enzimas na medida certa para lidar com o misto de alimentos que chegam (nos últimos dias). A atividade da enzima altera-se proporcionalmente em reação às quantidades de carboidrato, gordura e proteína em uma dieta. Se uma pessoa ingere mais carboidratos, o pâncreas produz e secreta

---

hormônios: mensageiros químicos. Os hormônios são secretados por uma variedade de glândulas como reação a alterações das condições do corpo. Um hormônio dirige-se para um ou mais órgãos ou tecidos-alvo específicos, nos quais induzem uma reação específica para manter a homeostase. Em geral, qualquer hormônio gastrointestinal pode ser chamado **enterogastrona**, mas o termo refere-se especificamente a qualquer hormônio que reduza a motilidade e iniba secreções gástricas.

gastrina: um hormônio secretado por células na parede do estômago. Órgão-alvo: as glândulas do estômago. Reação: secreção de ácido gástrico.

secretina: hormônio produzido pelas células da parede do duodeno. Órgão-alvo: o pâncreas. Reação: secreção de suco pancreático rico em bicarbonato.

mais carboidrases; se a dieta for rica em gorduras, produzirá mais lipases, e assim por diante. Presumivelmente, os hormônios do trato GI secretados em reação às refeições mantêm o pâncreas informado para realizar suas tarefas digestivas. O atraso de um ou dois dias entre o tempo que a dieta de uma pessoa muda drasticamente e o tempo que demora para a digestão da nova dieta se tornar eficiente explica por que as alterações na dieta podem causar um "distúrbio digestivo" e devem ser feitas gradualmente.

- *Por que as enzimas digestivas não prejudicam o pâncreas?* O pâncreas se protege de danos produzindo uma forma inativa das enzimas.■ Em seguida, ele libera essas proteínas no intestino delgado onde são ativadas para se tornar enzimas. No caso de pancreatite, as enzimas digestivas de alguma forma tornam-se ativas dentro do próprio pâncreas, causando inflamação e danificando os delicados tecidos pancreáticos.

■ O precursor inativo de uma enzima é chamado **proenzima** ou **zimogênio**.

- *Quando a gordura está presente no intestino, a vesícula biliar se contrai para liberar a bile no intestino para emulsificar a gordura. Como a vesícula biliar sabe que a gordura está presente?* A gordura no intestino estimula as células da parede intestinal a liberar o hormônio **colecistoquinina (CCK)**. Esse hormônio, que é transportado por meio do sangue até a vesícula biliar, estimula sua contração, liberando a bile no intestino delgado. Uma vez que a gordura no intestino é emulsificada e as enzimas já iniciaram seu trabalho, a gordura não mais provoca a liberação do hormônio, e a mensagem para a contração é cancelada. (A propósito, a emulsificação da gordura pode continuar mesmo após uma vesícula biliar doente ter sido cirurgicamente removida, porque o fígado pode fornecer bile diretamente ao intestino delgado.)

- *A gordura leva mais tempo para ser digerida que o carboidrato. Quando a gordura está presente, a motilidade intestinal é mais lenta para permitir sua digestão. Como o intestino sabe quando se tornar menos ativo?* A colecistoquinina e o **peptídeo inibidor gástrico** diminuem a motilidade do trato GI. Ao tornar o processo digestivo mais lento, a gordura ajuda a manter um ritmo que permitirá que todas as reações sejam completadas. O peptídeo inibidor gástrico também inibe a secreção de ácido gástrico. Mecanismos hormonais e nervosos como estes são responsáveis por grande parte da habilidade do corpo de se adaptar às condições de mudança.

colecistoquinina ou **CCK**: hormônio produzido pelas células da parede intestinal. Órgão-alvo: a vesícula biliar. Reação: liberação de bile e redução da motilidade gastrointestinal.

peptídeo inibidor gástrico: hormônio produzido pelo intestino. Órgão-alvo: o estômago. Reação: redução da velocidade de secreção dos sucos gástricos e mobilidade GI.

Uma vez que você começa a aprender as respostas para questões como estas, pode ser difícil parar. Algumas pessoas dedicam a vida inteira ao estudo da fisiologia. Mas, por ora, esses poucos exemplos são suficientes para ilustrar como todos os processos do sistema digestivo são precisa e automaticamente regulados sem qualquer esforço consciente.

RESUMO A digestão e a absorção dependem de esforços coordenados do sistema hormonal e do sistema nervoso. Juntas, regulam os processos de transformação de alimentos em nutrientes.

O Sistema em sua Melhor Forma

Este capítulo descreveu a anatomia do trato digestivo em vários níveis: a seqüência de órgãos digestivos, as células e estruturas das vilosidades e o mecanismo seletivo das membranas celulares. A arquitetura complexa do sistema digestivo faz que ele seja sensível e reaja às condições em seu ambiente. Conhecer as condições ideais ajudará você a promover o melhor funcionamento do sistema.

Uma condição indispensável é a boa saúde do trato digestivo. Essa saúde é afetada por fatores de estilo de vida como sono, atividades físicas e estado de espírito. Um sono adequado permite o reparo e a manutenção de tecidos e a remoção de resíduos que podem prejudicar o funcionamento eficiente. A atividade física promove músculos saudáveis. O estado de espírito influencia a atividade de nervos de regulação e hormônios; para uma digestão saudável, você deve estar relaxado e tranqüilo nos horários das refeições.

Outro fator é o tipo de refeição que você ingere. Entre as características das refeições que promovem a absorção ideal de nutrientes estão: quantidade, qualidade, harmonia e adequação. Equilíbrio e quantidade exigem que não se tenha nada de mais nem de menos. Por exemplo, muita gordura pode ser prejudicial, porém alguns tipos de gordura são benéficos para reduzir a motilidade intestinal e prover tempo para a absorção de alguns nutrientes que demoram mais para ser absorvidos.

A variedade e a quantidade são importantes por muitas razões, mas uma delas é que alguns constituintes dos alimentos interferem na absorção do nutriente. Por exemplo, alguns compostos comuns em alimentos altamente fibrosos, como cereal integral, determinadas hortaliças de folhas verdes e leguminosas estão ligados aos minerais. Então, até certo ponto, os minerais nesses alimentos podem ficar indisponíveis para a absorção. Esses alimentos altamente fibrosos ainda são valiosos, mas precisam estar equilibrados com uma variedade de outros alimentos que podem fornecer minerais.

Quanto à adequação – de certo modo, este livro inteiro é sobre adequação da dieta. Mas aqui, ao final deste capítulo, é um bom lugar para destacar a interdependência dos nutrientes. Pode-se ainda dizer que os nutrientes dependem uns dos outros. Os nutrientes trabalham juntos e estão presentes nas células de um trato digestivo saudável. Para manter a saúde e promover as funções do trato GI, você deve dar importância ao equilíbrio, à moderação, à variedade e à adequação dos cardápios de todos os dias.

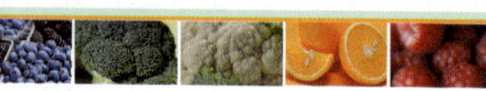

A Nutrição em sua Vida

Um sistema digestivo saudável pode se ajustar ao consumo alimentar e lidar com qualquer combinação de alimentos com facilidade.

- Você normalmente aprecia suas refeições sem comer demais a ponto de se sentir desconfortável?
- Você sente dificuldades de digestão regularmente?
- Como você pode mudar seus hábitos alimentares para promover a saúde gastrointestinal?

NUTRIÇÃO NA REDE

 Acesse estes sites (em inglês) para estudos mais aprofundados sobre os assuntos abordados neste capítulo.

- Encontre atualizações e links rápidos para estes e outros sites relacionados à nutrição no endereço:
www.wadsworth.com/nutrition

- Visite o Center for Digestive Health and Nutrition (Centro de Saúde Digestiva e Nutrição):
www.gihealth.com

- Visite a seção Digest This! (Digira!) do American College of Gastroenterology (Faculdade Americana de Gastroenterologia):
www.acg.gi.org

QUESTÕES PARA ESTUDO

Estas questões ajudarão você a rever este capítulo.

1. Descreva os obstáculos associados à digestão de alimentos e as soluções oferecidas pelo corpo humano.
2. Descreva o caminho do alimento conforme ele passa pelo sistema digestivo. Resuma as ações musculares que acontecem ao longo do caminho.
3. Cite quatro órgãos que secretam sucos digestivos. Como os sucos e as enzimas facilitam a digestão?
4. Descreva os problemas associados à absorção de nutrientes e as soluções oferecidas pelo intestino delgado.
5. Como o sangue é direcionado no sistema digestivo? Quais nutrientes entram diretamente na corrente sangüínea? O que é inicialmente absorvido na linfa?
6. Descreva como o corpo coordena e regula os processos de digestão e absorção.
7. Como a composição da dieta influencia o funcionamento do trato GI?
8. Que medidas você pode tomar para ajudar seu trato GI a funcionar da melhor forma possível?

Estas questões de múltipla escolha ajudarão você a se preparar para um exame. As respostas estão abaixo.

1. O alimento semilíquido parcialmente digerido que passa pelo trato intestinal é chamado:
    a. bile.
    b. linfa.
    c. quimo.
    d. secretina.
2. As contrações musculares que movimentam o alimento pelo trato GI são denominadas:
    a. hidrólise.
    b. esfíncteres.
    c. peristaltismo.
    d. movimento intestinal.
3. A principal função da bile é:
    a. emulsificar gorduras.
    b. catalizar a hidrólise.
    c. reduzir a digestão de proteínas.
    d. neutralizar a acidez do estômago.
4. O pâncreas neutraliza o ácido do estômago no intestino delgado secretando:
    a. bile.
    b. muco.
    c. enzimas.
    d. bicarbonato.
5. Qual nutriente passa pelo trato GI em sua maioria sem ser digerido e absorvido?
    a. gordura.
    b. fibra.
    c. proteína.
    d. carboidrato.
6. A absorção ocorre primariamente:
    a. na boca.
    b. no estômago.
    c. no intestino delgado.
    d. no intestino grosso.
7. Todo o sangue que sai do trato GI vai inicialmente para:
    a. o coração.
    b. o fígado.
    c. os rins.
    d. o pâncreas.
8. Quais nutrientes saem do trato GI por meio do sistema linfático?
    a. água e minerais.
    b. proteína e minerais.
    c. todas as vitaminas e minerais.
    d. gorduras e vitaminas lipossolúveis.
9. Digestão e absorção são coordenadas por:
    a. pâncreas e rins.
    b. fígado e vesícula biliar.
    c. sistema hormonal e sistema nervoso.
    d. sistema vascular e sistema linfático.
10. Gastrina, secretina e colecistoquinina são exemplos de:
    a. criptas.
    b. enzimas.
    c. hormônios.
    d. células caliciformes.

RESPOSTAS

Questões para Estudo (múltipla escolha)
1. c   2. c   3. a   4. d   5. b   6. c   7. b   8. d   9. c   10. c

DESTAQUE 1
Problemas Digestivos Comuns

Os dados sobre anatomia e fisiologia apresentados no Capítulo 1 permitem uma fácil compreensão de alguns problemas comuns que, ocasionalmente, aparecem no trato digestivo. O alimento pode escapar para as passagens de ar em vez de ir para o esôfago, causando asfixia. Os movimentos do intestino podem ser frouxos e aquosos, como no caso de diarréias, ou dolorosos e difíceis, como na constipação. Algumas pessoas reclamam de eructação, enquanto outras se incomodam com gases intestinais. Às vezes, as pessoas desenvolvem problemas de saúde, como a úlcera. Este destaque descreve alguns dos sintomas desses problemas digestivos comuns e sugere estratégias para sua prevenção (o glossário adiante define os termos relevantes).

Asfixia

Uma pessoa asfixia-se quando um pedaço de comida escapa para a **traquéia** e lá permanece, bloqueando assim a respiração (veja a Figura D1-1). Sem oxigênio, ela pode sofrer danos cerebrais ou morrer. Por esse motivo, é imprescindível que todos aprendam a reconhecer o sinal internacional de asfixia (mostrado na Figura D1-2) e a agir prontamente.

A asfixia pode ocorrer da seguinte maneira: uma pessoa está jantando em um restaurante com amigos. Um pedaço de comida, geralmente carne, aloja-se tão firmemente em sua traquéia que ela não consegue emitir sons. Nenhum som pode ser produzido porque a **laringe** está na traquéia e produz som somente quando o ar é empurrado através dela. Muitas vezes, a pessoa prefere sofrer sozinha a "fazer uma cena em público". Se ela tentar comunicar o problema a seus amigos, terá de depender da mímica. Seus amigos ficam desnorteados com seu comportamento e terrivelmente preocupados quando ela "desmaia" após alguns minutos sem ar. Eles chamam uma ambulância, mas, no momento que ela chega, a pessoa já está morta por asfixia.

Para ajudar uma pessoa que está se asfixiando, primeiro faça a seguinte pergunta crítica: "Você consegue emitir qualquer som?" Se sim, relaxe. Você tem tempo para decidir o que fazer para ajudar. Só não bata em suas costas – o pedaço de comida pode ficar alojado de forma ainda mais firme em sua passagem de ar. Se a pessoa não consegue emitir nenhum som, peça ajuda e execute a **manobra de Heimlich** (descrita na Figura D1-2). Seria bom realizar um curso de primeiros socorros e praticar essa técnica, já que não haverá tempo para indecisão quando precisar executar essa manobra para evitar a morte.

Quase todos os alimentos podem causar asfixia, embora alguns sejam citados com mais freqüência que outros: pedaços de carne, cachorros-quentes, nozes, uvas inteiras, cenouras cruas, *marshmallows*, doces duros ou pegajosos, gomas de mascar, pipocas e pasta de amendoim. É particularmente difícil que crianças mastiguem e engulam esses alimentos com segurança. No ano de 2000, mais de 17.500 crianças (menores de 15 anos) asfixiaram-se nos Estados Unidos – a maioria delas com comida – e 160 morreram asfixiadas.[1] Sempre fique alerta aos perigos de asfixia quando as crianças estão comendo. Para evitá-la, corte os alimentos em pequenos pedaços, mastigue bem antes de engolir, não fale ou ria com a comida na boca e não coma quando estiver respirando com dificuldade.

FIGURA D1-1 Ato Normal de Engolir e Asfixia

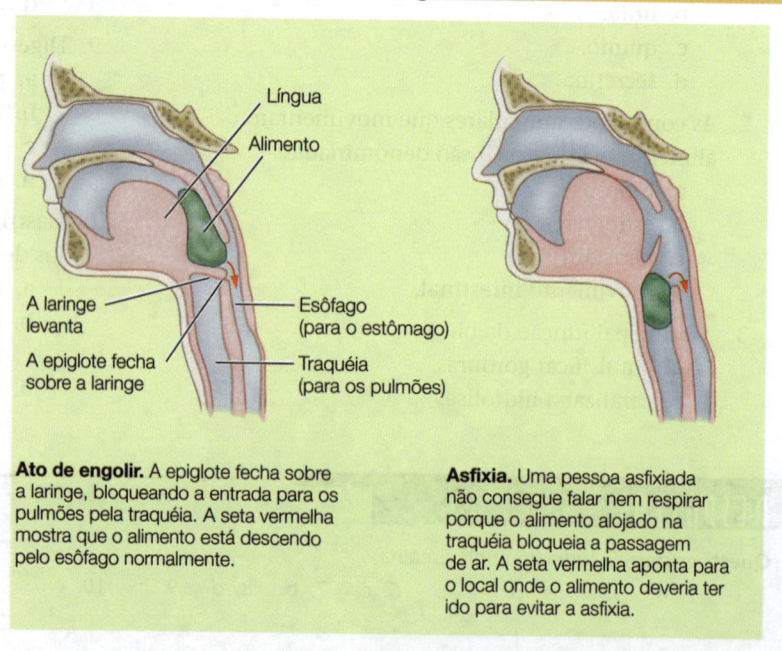

Ato de engolir. A epiglote fecha sobre a laringe, bloqueando a entrada para os pulmões pela traquéia. A seta vermelha mostra que o alimento está descendo pelo esôfago normalmente.

Asfixia. Uma pessoa asfixiada não consegue falar nem respirar porque o alimento alojado na traquéia bloqueia a passagem de ar. A seta vermelha aponta para o local onde o alimento deveria ter ido para evitar a asfixia.

FIGURA D1-2 — Primeiros Socorros para a Asfixia

A estratégia mais bem-sucedida é a compressão abdominal, também chamada manobra de Heimlich. Somente se isso falhar, abra a boca segurando e elevando a mandíbula juntamente com a língua. Em seguida, e somente se você puder ver o objeto, utilize seu dedo para removê-lo e iniciar a respiração boca a boca.

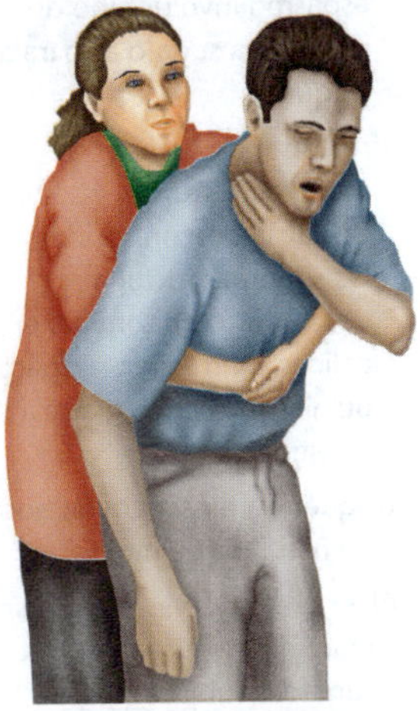

Esse sinal universal de asfixia alerta as pessoas para a necessidade de ajuda. Fique em pé atrás da pessoa e abrace-a. Feche uma das mãos e posicione firmemente o lado do polegar contra o corpo, logo acima do umbigo e abaixo da caixa torácica. Aperte seu punho com a outra mão e realize a compressão, como um abraço súbito e forte para dentro e para cima. Repita as compressões conforme necessário.

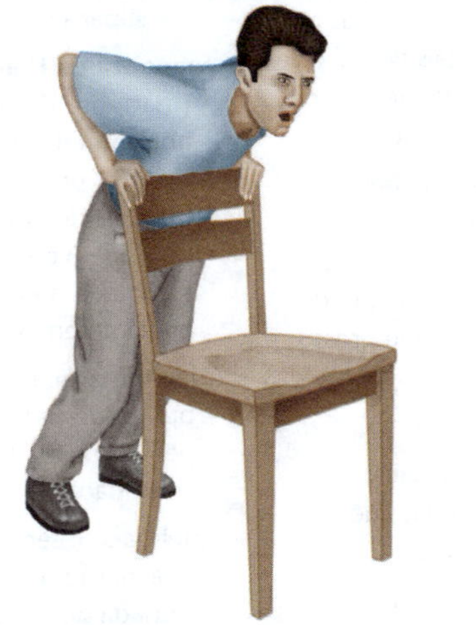

Para auto-administrar primeiros socorros, posicione a mão fechada com o lado do polegar logo acima do umbigo e abaixo da caixa torácica, aperte o punho com a outra mão e, em seguida, realize a compressão para dentro e para cima em um movimento rápido. Caso isso não funcione, pressione rapidamente seu abdômen superior sobre qualquer superfície firme, como o encosto de uma cadeira, bancada ou um parapeito.

Vômito

Outro desconforto digestivo comum é o vômito. O vômito pode ser sintoma de várias doenças diferentes ou pode aparecer em situações que afetam o equilíbrio do corpo, como viagens aéreas ou marítimas. Seja qual for a razão, as ondas do peristaltismo mudam de direção, e o conteúdo do estômago é impulsionado para cima pelo esôfago para a boca e expelido.

Se o vômito continuar por muito tempo ou for grave, o peristaltismo reverso se estenderá além do estômago e transportará os conteúdos do duodeno, com sua bile esverdeada, para o estômago e, em seguida, para o esôfago. Embora seja desagradável e cansativo para a pessoa com náuseas, vômitos como estes não são motivos de alarme.

O vômito é um dos mecanismos adaptáveis do corpo para se livrar de algo irritante. A melhor recomendação é descansar e ingerir pequenas quantidades de líquido, conforme tolerado, até que a náusea desapareça.

Os cuidados de um médico podem ser necessários, em especial, quando grandes quantidades de fluido são expelidas do trato GI, causando desidratação. Com uma perda massiva de fluido do trato GI, todos os outros fluidos do corpo são redistribuídos de forma que, ao final, fluidos sejam retirados de cada célula do corpo. Sais absolutamente essenciais à vida das células são expelidos juntamente com esses fluidos e devem ser repostos, o que é difícil durante o vômito. A aplicação intravenosa de salina e glicose é freqüentemente necessária enquanto o médico diagnostica a causa do vômito e institui uma terapia corretiva.

Nos lactentes, o vômito pode ser algo mais sério em sua fase inicial e um médico deve ser consultado logo após o início. Os lactentes têm mais fluidos nas células de seu corpo que os adultos, de forma que mais fluido pode ser levado ao trato digestivo e eliminado pelo corpo. Conseqüentemente, o corpo do bebê torna-se debilitado e há um distúrbio do equilíbrio de sais mais rapidamente que em adultos.

O vômito induzido, como ocorre em casos de bulimia nervosa, também tem sérias conseqüências. Além dos desequilíbrios de fluido e sal, o vômito repetitivo pode causar irritação da faringe, do esôfago e das glândulas salivares, bem como desgaste dos dentes e gengiva e cárie dentária. O esôfago pode se romper ou se dilacerar, assim como o estômago. Às vezes, os olhos ficam vermelhos por causa da pressão durante o vômito. O comportamento da pessoa com bulimia reflete problemas psicológicos ocultos que requerem intervenção. (A bulimia nervosa é discutida detalhadamente no Destaque 4 do Volume 2.)

O vômito em jato também é sério. Os conteúdos do estômago são expelidos com tanta força que saem da boca em forma de arco, como uma bala saindo de uma arma. Esse tipo de vômito requer atenção médica imediata.

Diarréia

A **diarréia** é caracterizada por fezes freqüentes, moles e aquosas. Essas fezes indicam que os conteúdos intestinais se movimentaram muito rapidamente pelos intestinos, sem que a absorção dos fluidos pudesse ocorrer, ou que a água foi retirada das células do revestimento interno do trato intestinal e adicionada ao resíduo alimentar. Assim como o vômito, a diarréia pode levar à perda considerável de fluido e sal, mas a composição dos fluidos é diferente. Os fluidos estomacais expelidos com o vômito são altamente ácidos, ao passo que os fluidos intestinais expelidos na diarréia são quase neutros. Quando as perdas de fluidos requerem atenção médica, a reposição correta é crucial.

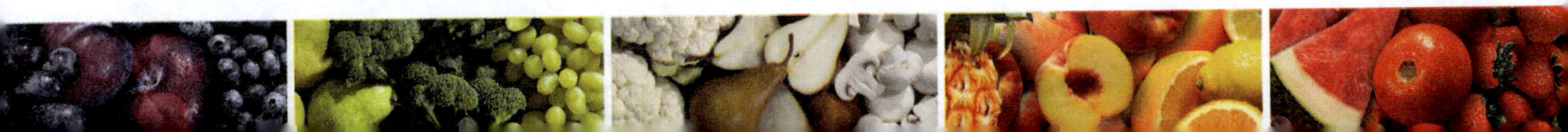

GLOSSÁRIO

antiácidos: medicações usadas para aliviar a indigestão neutralizando o ácido no estômago.

colite: inflamação do cólon.

controladores de acidez: medicações usadas para evitar ou aliviar a indigestão suprimindo a produção de ácido no estômago; também chamados **bloqueadores de H$_2$**.

constipação: a condição de ter movimentos intestinais pouco freqüentes ou difíceis.

defecação: movimento intestinal e eliminação dos resíduos.

diarréia: a passagem freqüente de movimentos intestinais rápidos com conteúdos aquosos.

diverticulite: processo inflamatório ou infeccioso associado aos divertículos.
- **ite** = inflamação ou infecção

divertículos: sacos ou bolsas que se desenvolvem nas áreas enfraquecidas da parede intestinal (como saliências em uma câmara de ar na qual a parede do pneu está fraca).

diverticulose: surgimento de divertículos. Cerca de uma a cada seis pessoas nos países ocidentais desenvolve diverticulose na meia-idade ou em idade avançada.

enemas: soluções inseridas no reto e no cólon para estimular um movimento intestinal e esvaziar a parte inferior do intestino grosso.

eructação: liberação de gás do estômago pela boca.

hemorróidas: inchaço doloroso das veias que circundam o reto.

indigestão: digestão incompleta ou desconfortável, geralmente acompanhada de dor, náusea, vômito, queimação, gases ou eructação.

irrigação do cólon: popular, mas potencialmente nociva, prática de "lavagem" do intestino grosso com uma máquina potente para clister.

laringe: caixa de voz (veja a Figura D1-1).

laxativos: substâncias que "soltam" o intestino e, dessa forma, previnem ou tratam a constipação.

manobra de Heimlich (manobra de compressão abdominal): técnica para deslocar um objeto da traquéia de uma pessoa asfixiada (veja a Figura D1-2); recebeu o nome do médico que a desenvolveu.

óleo mineral: líquido purificado derivado do petróleo e usado para tratar a constipação.

queimação: sensação de queimação na área do peito causada por refluxo do ácido estomacal para o esôfago.

refluxo gastroesofágico: o contrafluxo do ácido estomacal no esôfago, causando danos às células do esôfago e a sensação de queimação. A **doença do refluxo gastroesofágico (DRGE)** é caracterizada por sintomas de refluxo que ocorrem duas ou mais vezes por semana.

soluços: sons repetitivos, semelhantes à tosse, que são produzidos quando um espasmo involuntário do diafragma suga o ar para a traquéia.

síndrome do intestino irritável: distúrbio intestinal de causa desconhecida. Os sintomas incluem desconforto abdominal e cólicas, diarréia, constipação ou alternância de diarréia e constipação.

traquéia: a passagem da boca e do nariz aos pulmões.

úlcera: erosão nas camadas mais altas e, às vezes, nas camadas subjacentes, de células em uma área.

úlcera péptica: erosão na membrana mucosa do estômago (úlcera gástrica) ou do duodeno (úlcera duodenal).

vômito: eliminação dos conteúdos do estômago através do esôfago para a boca.

A diarréia é sintoma de uma variedade de doenças e tratamentos médicos. Ela pode ocorrer abruptamente em uma pessoa saudável como resultado de infecções (como intoxicação alimentar) ou efeito colateral de medicamentos. Quando utilizado em grandes quantidades, os ingredientes dos alimentos, como o sorbitol, produto substituto do açúcar, e o olestra, substituto da gordura, também podem causar diarréia em algumas pessoas. Se um alimento for o responsável, ele precisa ser excluído, da dieta, pelo menos temporariamente. Se um medicamento for o responsável, uma mudança na fórmula ou na forma de administração (injetável *versus* oral, por exemplo), quando possível, pode aliviar o problema.

A diarréia pode ocorrer como resultado de transtornos do trato GI, como a **síndrome do intestino irritável**, que é um dos transtornos gastrointestinais mais comuns e é caracterizada por um distúrbio na motilidade do trato GI.[2] O tratamento dietético depende de identificar e evitar certos alimentos que causam intolerância. Para muitas pessoas, uma dieta com baixo teor de gordura oferecida em pequenas refeições, com aumento gradual de fibras, é útil. Pessoas com **colite**, inflamação do intestino grosso, também podem sofrer de diarréia grave. Elas freqüentemente melhoram com repouso completo do intestino e medicamentos. Se o tratamento falhar, uma cirurgia para remover o cólon e o reto pode ser necessária.

Como se pode notar, o tratamento para a diarréia depende de sua causa e sua gravidade. Diarréias leves podem cessar sem tratamento; apenas descanse e beba bastante líquido para repor a perda de fluidos. Se a diarréia persistir, especialmente em lactentes, crianças ou pessoas idosas, chame um médico. Diarréias graves podem ser uma ameaça à vida quando levam à desidratação e aos desequilíbrios eletrolíticos. (O Capítulo 7 oferece mais informações sobre a desidratação e seu tratamento.)

Constipação

Como a diarréia, a **constipação** descreve um sintoma, não uma doença. O trato GI de cada pessoa tem seu próprio ciclo de eliminação de resíduos, que depende da saúde de cada um, do tipo de alimento ingerido, quando foi ingerido e quando a pessoa reserva tempo para **defecar**. O que é normal para uns pode não ser para outros. Algumas pessoas têm movimentos intestinais três vezes por dia; outras podem ter três vezes por semana. Somente quando se evacua fezes que são difíceis ou dolorosas de expelir ou quando há uma redução na freqüência de movimentos intestinais em comparação com o padrão habitual é que se está constipado. Desconforto abdominal, dores de cabeça, dores nas costas e evacuação de gases às vezes acompanham a constipação.

O estilo de vida de uma pessoa pode causar constipação. Estar muito ocupado para responder ao sinal da defecação é uma reclamação comum. Se o sinal é recebido e ignorado, ele pode não retornar por muitas horas. Nesse tempo, a água continua a ser retirada da substância fecal de forma que, quando a pessoa finalmente defeca, os conteúdos intestinais estão secos e duros. Nesse caso, os hábitos diários de uma pessoa devem ser revistos para que haja tempo para os movimentos intestinais quando o corpo envia seu sinal. Uma possibilidade é ir dormir cedo para acordar cedo e, assim, ter mais tempo para um café da manhã sem pressa e para que os movimentos ocorram.

Outra causa para a constipação é a falta de atividade física. A atividade física melhora a firmeza dos músculos, não só da parte externa do corpo, mas também do trato digestivo. Trinta minutos por dia já são suficientes para ajudar a prevenir ou aliviar a constipação.

Embora a constipação normalmente reflita hábitos do estilo de vida, em alguns casos ela pode ser um efeito colateral de medicamentos ou pode refletir um problema médico, como tumores que obstruem a passagem de resíduos. Se o desconforto está associado à passagem da matéria fecal, procure auxílio médico para eliminar a doença. Feito isso, dietas ou outras medidas para correção podem ser consideradas.

Uma medida que pode ser apropriada é aumentar a quantidade de fibras na dieta. Fibras encontradas em cereais ajudam a prevenir a constipação, pois aumentam a massa fecal. No trato GI, a fibra atrai água formando fezes volumosas e macias que estimulam as contrações intestinais a empurrar os conteúdos ao longo do intestino. Essas contrações fortalecem os músculos intestinais. Músculos mais firmes, juntamente com o conteúdo de água das fezes, facilitam a eliminação, reduzindo a pressão nas veias do reto e auxiliando a prevenção de **hemorróidas**. O Capítulo 2 fornece mais informações sobre o papel das fibras na manutenção de um cólon saudável e na redução dos riscos do câncer de cólon e diverticulose. **Diverticulose** é a condição na qual as paredes intestinais desenvolvem protuberâncias em áreas enfraquecidas, mais comumente no cólon (veja a Figura D1-3). Essas protuberâncias, conhecidas como **divertículos**, pioram a constipação, prendem as fezes e tornam-se dolorosamente infectadas e inflamadas (**diverticulite**). O tratamento pode requerer hospitalização, antibióticos ou cirurgia.

Beber muita água e ingerir alimentos altamente fibrosos também auxiliam em caso de constipação. O aumento da massa estimula fisicamente o trato GI superior, promovendo o peristaltismo por todo o trato.

FIGURA D1-3 Divertículos no Cólon

Os divertículos podem-se desenvolver em qualquer lugar ao longo do trato GI, mas são mais comuns no cólon.

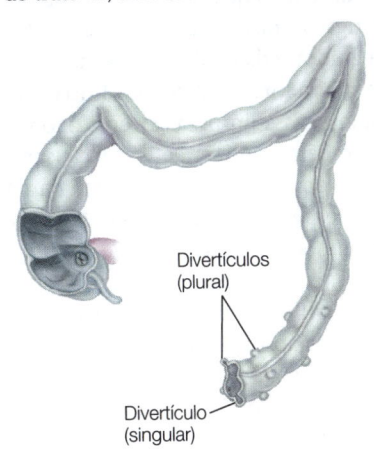

Ameixas secas também podem ser úteis. Elas são altamente fibrosas e contêm substâncias laxativas.* Caso a pessoa queira defecar pela manhã, ela pode beber suco de ameixa seca na hora de dormir; se for preferível à noite, bebe-se o suco no café da manhã.

O mel também tem efeito laxativo por causa de sua absorção incompleta. Embora sua característica possa causar problemas para as pessoas com síndrome do intestino irritável, a ingestão de mel pode ser um tratamento fácil e eficaz para aqueles que estão constipados. Contudo, nunca se deve dar mel para lactentes por causa do risco de botulismo.

A adição de gordura à dieta pode aliviar um pouco a constipação, estimulando o hormônio colecistoquinina, que faz que a bile vá para o duodeno. O alto teor de sal na bile retira água da parede intestinal, que estimula o peristaltismo e amolece as substâncias fecais.

Essas sugestões de alterações no estilo de vida ou na dieta devem corrigir a constipação crônica sem o uso de **laxativos**, **enemas** ou **óleo mineral**, embora os comerciais de televisão freqüentemente tentem convencer as pessoas do contrário. Um dos argumentos utilizados pelos anúncios é que o uso bem-sucedido do produto por uma pessoa é uma boa recomendação para que outros o utilizem.

Na verdade, as alterações da dieta que aliviam a constipação de uma pessoa podem aumentar a de outra. Por exemplo, o aumento no consumo de fibras estimula o peristaltismo e auxilia em caso de cólon preguiçoso. Algumas pessoas, entretanto, têm um tipo espasmódico de constipação, na qual o peristaltismo promove fortes contrações que fecham um segmento do cólon e impedem a passagem; para essas pessoas, aumentar a ingestão de fibras seria prejudicial.

---

* Essa substância é o diidroxifenil isatina.

Uma pessoa que parece precisar de produtos como laxantes deve procurar aconselhamento médico. Opiniões de amigos ou de praticantes de medicina alternativa podem causar mais danos que benefícios. Uma prática potencialmente perigosa, mas popular, que tem sido promovida por alguns seguidores da medicina alternativa, é a **irrigação do cólon** – lavagem intestinal do intestino grosso com uma máquina potente. Essa limpeza extrema não só é desnecessária, como também pode ser perigosa, causando doença e morte em razão da contaminação do equipamento, depleção eletrolítica e perfuração intestinal. Práticas menos extremas também podem causar problemas. O uso freqüente de laxativos e enemas podem levar à dependência; causar distúrbios no equilíbrio de fluidos, sais e óleo mineral do corpo, interferir na absorção de vitaminas lipossolúveis. (O óleo mineral dissolve as vitaminas, mas ele próprio não é absorvido; em vez disso, é expelido do corpo carregando com ele as vitaminas.)

Eructação e Gases

Muitas pessoas reclamam de problemas que elas atribuem ao excesso de gases. Para alguns, a **eructação** é o problema. Outros culpam os gases intestinais pelo desconforto abdominal e constrangimento. A maioria das pessoas acredita que os problemas ocorrem após a ingestão de certos alimentos. Isso pode acontecer no caso de gases intestinais, porém a eructação é resultado do fato de engolir o ar. A melhor recomendação para isso é comer lentamente, mastigar bem e relaxar enquanto come.

Todos nós engolimos um pouco de ar com cada porção de comida, mas aqueles que comem muito rápido engolem muito mais ar e, assim, precisam eructar. Dentaduras malfixadas, bebidas carbonatadas e gomas de mascar também fazem com que a pessoa engula ar, resultando em eructação. Ocasionalmente, a eructação pode ser sinal de um distúrbio mais sério, como doença na vesícula biliar ou úlcera péptica.

As pessoas que comem ou bebem muito rápido também podem ficar com **soluços**, espasmos repetidos que produzem sons e movimentos semelhantes aos da tosse. Normalmente, os soluços logo diminuem e não têm significância médica, mas podem ser um tanto incômodos. A cura mais efetiva é segurar a respiração o máximo possível, o que ajuda a aliviar os espasmos do diafragma.

Embora expelir gases possa ser uma experiência humilhante, é normal. (Entretanto, as pessoas que sentem inchaços dolorosos, em decorrência de doenças de absorção deficiente, requerem tratamento médico.) Pessoas saudáveis expelem centenas de mililitros de gases várias vezes por dia. Quase todos (99%) os gases expelidos – nitrogênio, oxigênio, hidrogênio, metano e dióxido de carbono – são inodoros. Os gases "voláteis" restantes são os desagradáveis.

Alimentos que produzem gases normalmente devem ser determinados individualmente. Os ofensores mais comuns são alimentos ricos em carboidratos – açúcares, amidos e fibras. Quando parcialmente digeridos, os carboidratos alcançam o intestino grosso e as bactérias os digerem, formando gases como subprodutos. Podem-se testar alimentos suspeitos de formação de gases eliminando-os do cardápio individualmente por um período e observando se há alguma melhora.

Queimação e "Indigestão Ácida"

Quase todo mundo já sentiu **queimação** uma vez ou outra, normalmente logo depois de uma refeição. Conhecido na medicina como **refluxo gastroesofágico**, a queimação é uma sensação dolorosa que uma pessoa sente atrás do esterno quando o esfíncter esofágico inferior permite que os conteúdos do estômago refluam para o esôfago (veja a Figura D1-4). Isso pode acontecer ao comer ou beber muito (ou ambos). Roupas apertadas e mesmo alterações de posição (deitar-se, curvar-se) também podem causar queimação, assim como alguns medicamentos e o cigarro. Um defeito no músculo do esfíncter é uma causa possível, mas menos comum.

Se a queimação não for causada por um defeito anatômico, o tratamento é razoavelmente simples. Para evitar doenças no futuro, é preciso aprender a ingerir menor quantidade de alimentos por refeição, mastigar bem a comida e comer mais lentamente. Estratégias adicionais são apresentadas na Tabela D1-1, ao final deste destaque.

Quanto à "indigestão ácida", lembre-se, de que a forte acidez do estômago é uma condição desejável – apesar dos comerciais de televisão para **antiácidos** e **controladores de acidez**. Pessoas que comem muito ou comem muito rápido têm mais probabilidade de sofrer de **indigestão**. A reação muscular do estômago em relação aos pedaços não-mastigados ou por estar muito cheio pode ser muito violenta e causar regurgitação (peristaltismo reverso). Quando isso acontece, as pessoas que comem muito podem sentir acidez no estômago e dor. Em resposta aos anúncios, elas procuram antiácidos ou controladores de acidez. Ambos os medicamentos são originariamente projetados para tratar doenças gastrointestinais, como as úlceras. Assim como a maioria dos medicamentos com isenção de prescrição médica, os antiácidos e controladores de acidez não devem ser utilizados freqüentemente, somente em casos de queimações ocasionais; eles podem mascarar ou causar problemas se usados regularmente, como a próxima seção explica. Em vez de se automedicarem, as pessoas que sofrem de ataques de queimação e indigestão precisam consultar um

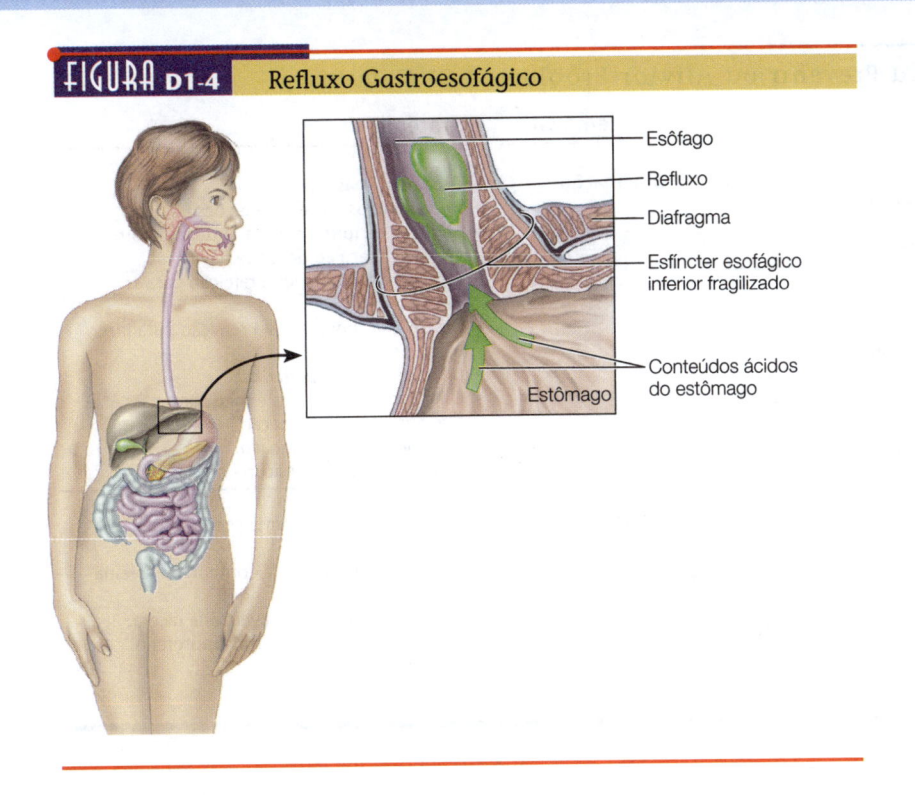

FIGURA D1-4 Refluxo Gastroesofágico

- Esôfago
- Refluxo
- Diafragma
- Esfíncter esofágico inferior fragilizado
- Conteúdos ácidos do estômago
- Estômago

médico, que pode prescrever medicações específicas para controlar o refluxo gastroesofágico. Sem tratamento, o ácido espirrado repetidamente pode lesar gravemente as células do esôfago, formando uma condição conhecida como esôfago de Barrett.[3] Nesse estágio, o risco de câncer na garganta ou no esôfago aumenta drasticamente. Mais uma vez, ao persistirem os sintomas, um médico deverá ser consultado – não se automedique.

Úlceras

Úlceras do estômago (úlceras gástricas) ou do duodeno (úlceras duodenais) são outro problema digestivo comum. (O termo **úlcera péptica** inclui ambos os tipos.) Uma **úlcera** é uma erosão na camada superior das células de uma área, como a parede do estômago ou do duodeno. Essa erosão deixa as camadas inferiores de células desprotegidas e expostas aos sucos gástricos. A erosão pode avançar até os sucos gástricos alcançarem os capilares que alimentam a área, provocando sangramento, e atingirem os nervos, causando dores. Se o sangramento GI é excessivo, uma deficiência de ferro pode se desenvolver. Se a lesão penetrar todo o caminho do revestimento GI, uma infecção perigosa pode se desenvolver.

Muitos acreditam, ingenuamente, que uma úlcera é causada pelo estresse ou por alimentos apimentados, mas não é o caso. O revestimento interno do estômago em uma pessoa saudável é bem protegido por sua mucosa. O que, então, é a causa da úlcera?

Três grandes causas de úlcera foram identificadas: infecção pela bactéria *Helicobater pylori* (normalmente, abreviada *H. pylori*); o uso de certos antiinflamatórios como a aspirina, o ibuprofeno e o naproxeno; e distúrbios que causam secreção excessiva de acidez gástrica. É mais comum o desenvolvimento de úlcera em reação à infecção do *H. pylori*.[4] A causa da úlcera é que dirá o tipo de medicamento a ser utilizado no tratamento. Por exemplo, pessoas com úlceras causadas por infecção tomam antibióticos, ao passo que aquelas que têm úlceras causadas por medicamentos devem parar de usá-los. Além disso, todos os planos de tratamento têm como objetivo aliviar a dor, curar a úlcera e prevenir seu retorno.

A dietoterapia já foi muito importante no tratamento de úlcera, mas já não o é. A prática atual é simplesmente tratar a infecção, eliminar qualquer alimento que cause indigestão ou dor rotineiramente e evitar café e bebidas que contenham cafeína e álcool. Tanto o café normal quanto o descafeinado estimulam a secreção de ácido, agravando as úlceras existentes.

As úlceras e seus tratamentos destacam a importância de não se automedicar quando os sintomas persistem. Pessoas com infecções causadas pelo *H. pylori* freqüentemente tomam controladores de acidez sem prescrição médica para aliviar a dor quando, na realidade, precisariam de antibióticos prescritos por um médico. A eliminação de acidez gástrica não só falha na cura da úlcera, como, na verdade, piora a inflamação durante uma infecção por *H. pylori*. Além disso, tal infecção está ligada ao câncer de estômago, fazendo que o diagnóstico imediato e o tratamento apropriado sejam essenciais.[5]

A Tabela D1-1 resume estratégias para prevenir ou aliviar problemas GI comuns. Muitos desses problemas refletem estilos de vida estressantes. Por essa razão, muitas soluções exigem que as pessoas desacelerem o ritmo e reservem tempo para comer tranqüilamente, mastigar bem para evitar asfixia, queimação e indigestão ácida, repousar até o vômito e a diarréia diminuírem e prestar atenção à vontade de defecar. Além disso, devem aprender como lidar com problemas e desafios diários sem se exaltar; aprender a relaxar, a dormir o suficiente e a aproveitar a vida. Lembre-se: "o que está comendo você" pode causar mais transtornos GI do que o que você come.

TABELA D1-1 Estratégias para Prevenir ou Aliviar Problemas GI Comuns

Problema GI	Estratégias
Asfixia	• Coloque na boca pequenos pedaços de comida. • Mastigue bem antes de engolir. • Não fale ou ria de boca cheia. • Não coma com respiração ofegante.
Diarréia	• Descanse. • Beba líquidos para repor as perdas. • Procure um médico, se a diarréia persistir.
Constipação	• Alimente-se com uma dieta rica em fibras. • Beba muitos líquidos. • Pratique exercícios regularmente. • Responda prontamente à vontade de defecar.
Eructação	• Coma devagar. • Mastigue bem. • Relaxe ao comer.
Gases intestinais	• Modere na ingestão de alimentos que causam irritação.
Queimação	• Faça pequenas refeições. • Beba líquidos entre as refeições. • Sente-se de forma correta enquanto come; eleve a cabeça ao deitar-se. • Espere uma hora após a refeição para se deitar. • Espere duas horas após a refeição para fazer exercícios. • Não use roupas apertadas. • Evite comidas, bebidas e medicamentos que agravam a queimação. • Não fume nem use tabaco. • Emagreça, se estiver acima do peso.
Úlcera	• Tome remédios conforme prescrito pelo seu médico. • Evite café e bebidas que contenham cafeína e álcool. • Evite alimentos que agravem sua úlcera. • Minimize o uso de aspirina, ibuprofeno e naproxeno. • Não fume.

NUTRIÇÃO NA REDE

Acesse estes sites para estudos mais aprofundados sobre os assuntos abordados neste capítulo.

- Encontre atualizações e links rápidos para estes sites e outros relacionados à nutrição no endereço:
  www.wadsworth.com/nutrition

- Procure por *choking* (asfixia), *vomiting* (vômito), *diarrhea* (diarréia), *constipation*, (constipação), *heartburn* (queimação), *indigestion* (indigestão) e *ulcers* (úlcera) no site de informações sobre saúde do governo dos Estados Unidos:
  www.healthfinder.gov

- Visite o Center for Digestive Health and Nutrition (Centro de Saúde Digestiva e Nutrição):
  www.gihealth.com

- Visite a seção Digestive Diseases (Doenças Digestivas) do National Institute of Diabetes, Digestive, and Kidney Diseases (Instituto Nacional de Diabetes e Doenças Digestivas e Renais):
  www.niddk.nih.gov/health/health.htm

- Visite a seção Digest This! (Digira!) do American College of Gastroenterology (Faculdade Americana de Gastroenterologia):
  www.acg.gi.org

- Saiba mais sobre *H. pylori* na Helicobacter Foundation (Fundação Helicobacter):
  www.helico.com

REFERÊNCIAS BIBLIOGRÁFICAS

1. K. Gotsch, J. L. Annest, and P. Holmgreen, Nonfatal choking-related episodes among children–United States, 2001, *Morbidity and Mortality Weekly Report* 51 (2002): 945–948.
2. B. J. Horwitz and R. S. Fisher, The irritable bowel syndrome, *New England Journal of Medicine* 344 (2001): 1846–1850.
3. N. Shaheen and D. F. Ransohoff, Gastroesophageal reflux, Barrett's esophagus, and esophageal cancer: Scientific review, *Journal of the American Medical Association* 287 (2002): 1972–1981.
4. S. Suerbaum and P. Michetti, *Helicobacter pylori* infection, *New England Journal of Medicine* 347 (2002): 1175–1186.
5. N. Uemura and coauthors, *Helicobacter pylori* infection and the developoment of gastric cancer, *New England Journal of Medicine* 345 (2001): 784–789.

Capítulo 2

Os Carboidratos: Açúcares, Amidos e Fibras

A Nutrição em sua Vida

Estudando muito para os exames ou sonhando acordado com as próximas férias, seu cérebro necessita de carboidratos para dar energia às suas atividades. Seus músculos também necessitam do carboidrato como combustível para trabalhar, esteja você subindo às pressas as escadas para a próxima aula ou dançando ao som de sua música preferida. Onde podemos obter o carboidrato? Será que existem alimentos mais saudáveis que outros? Neste capítulo, você aprenderá que os cereais integrais, hortaliças, leguminosas e frutas fornecem naturalmente carboidratos e fibras em abundância com vitaminas e minerais importantes e pouca ou nenhuma gordura. Produtos lácteos – em geral – não contêm fibras, mas fornecem carboidratos com uma variedade de vitaminas e minerais.

Resumo do Capítulo

A Visão Química dos Carboidratos

Os Carboidratos Simples: Monossacarídeos • Dissacarídeos

Os Carboidratos Complexos: Glicogênio • Amidos • Fibras

Digestão e Absorção de Carboidratos: Digestão do Carboidrato • Absorção do Carboidrato • Intolerância à Lactose

A Glicose no Organismo: Apresentação do Metabolismo dos Carboidratos • A Permanência da Glicose no Sangue

Efeitos sobre a Saúde e a Ingestão Recomendada de Açúcares: Efeitos dos Açúcares sobre a Saúde • Acusações contra o Açúcar • Ingestão Recomendada de Açúcares

Efeitos sobre a Saúde e a Ingestão Recomendada de Amido e Fibras: Efeitos do Amido e das Fibras sobre a Saúde • Ingestão Recomendada de Amido e Fibras • Das Diretrizes aos Gêneros Alimentícios

Destaque 2: Alternativas ao Açúcar

O estudante, que lê seu livro escolar, raramente, tem consciência de que, entre as células do seu cérebro, existem bilhões de moléculas de glicose que se dividem a fim de fornecer a energia necessária para seu aprendizado. Além disso, a glicose fornece aproximadamente toda a energia que um cérebro humano utiliza por dia. De maneira similar, um maratonista, que cruza a reta final em uma explosão de suor e triunfo, raramente agradece a ajuda do combustível glicogênico, devorado por seus músculos, para terminar a corrida. E, juntas, a glicose e sua forma de armazenamento, que é o glicogênio, fornecem mais ou menos a metade da energia utilizada pelos músculos.

As pessoas não ingerem glicose ou glicogênio diretamente, mas comidas ricas em **carboidratos**. E, então, o corpo converte os carboidratos, na sua maior parte, em glicose para obter energia imediata e, em glicogênio, para a energia de reserva. Os alimentos vegetais – cereais integrais, hortaliças, leguminosas e frutas – fornecem carboidrato em abundância. O leite também contém carboidratos.

Muita gente pensa erroneamente que os carboidratos "engordam" e os evitam quando tentam perder peso. Essa estratégia pode ajudar, se esses car-

> **carboidratos:** compostos constituídos por carbono, oxigênio e hidrogênio associados como monossacarídeos ou múltiplos de monossacarídeos. Muitos carboidratos, mas nem todos, têm uma proporção de uma molécula de carbono para uma molécula de água: $(CH_2O)_n$.
> • **carbo** = carbono (C)
> • **hidrato** = com água (H_2O)

boidratos forem simplesmente os açúcares de balas e biscoitos, mas podem ser contraproducentes em se tratando de carboidratos complexos dos cereais integrais, hortaliças e leguminosas. Como será explicado na próxima seção, nem todos os carboidratos são constituídos da mesma maneira.

A Visão Química dos Carboidratos

Uma família de carboidratos dietéticos inclui **carboidratos simples** (açúcares) e **carboidratos complexos** (amidos e fibras). Os carboidratos simples, descritos pelos químicos, são:

- Monossacarídeos – açúcares simples.
- Dissacarídeos – açúcares compostos por pares de monossacarídeos.

Os carboidratos complexos são:

- Polissacarídeos – grandes moléculas compostas por cadeias de monossacarídeos.

Para entender a estrutura dos carboidratos, observe as unidades das quais ele é feito. Os monossacarídeos mais importantes na nutrição são as hexoses de 6 carbonos.■ Cada uma contém 6 átomos de carbono, 12 de hidrogênio e 6 de oxigênio (representados na fórmula $C_6H_{12}O_6$).

Cada átomo pode formar certo número de ligações químicas com outros átomos:

- Átomos de carbono podem formar quatro ligações.
- Átomos de nitrogênio, três.
- Átomos de oxigênio, duas.
- Átomos de hidrogênio, somente uma.

Os químicos representam as ligações como linhas entre os símbolos químicos (tais como C, N, O e H) que representam os átomos (veja a Figura 2-1).

Átomos formam moléculas de maneira que possam satisfazer os requisitos de ligação de cada átomo. A Figura 2-1 inclui a estrutura do álcool etílico, por exemplo, o ingrediente ativo das bebidas alcoólicas. Cada um dos dois carbonos possui quatro ligações representadas por linhas, o oxigênio tem duas e cada hidrogênio, uma ligação conectando-o aos outros átomos. As estruturas químicas obedecem a essas regras de ligação, porque as leis da natureza assim o exigem.

■ A maioria dos monossacarídeos importantes na nutrição é composta por **hexoses**, açúcares simples com seis átomos de carbono e com a fórmula $C_6H_{12}O_6$.
- hex = seis

FIGURA 2-1 Átomos e suas Ligações

Os quatro tipos principais de átomos encontrados nos nutrientes são hidrogênio (H), oxigênio (O), nitrogênio (N) e carbono (C).

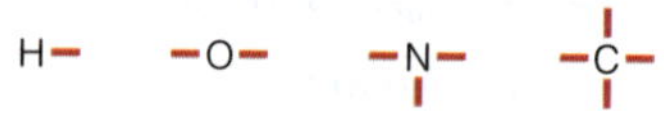

H—   —O—   —N—   —C—
1   2   3   4

Cada átomo tem um número característico de ligações que pode formar com outros átomos.

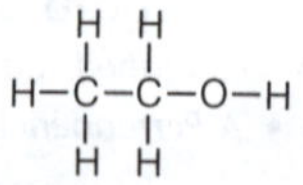

H H
H—C—C—O—H
H H

Observe que, nessa simples molécula de álcool etílico, cada H possui sua própria ligação: O tem duas e cada C, tem quatro.

RESUMO Os carboidratos são feitos de carbono (C), oxigênio (O) e hidrogênio (H). Cada um desses átomos pode formar um número específico de ligações químicas: o carbono forma quatro, o oxigênio duas e o hidrogênio uma.

Os Carboidratos Simples

A lista a seguir simboliza os mais importantes carboidratos simples para a nutrição, como hexágonos e pentágonos de cores diferentes.* Três são monossacarídeos:

- Glicose.
- Frutose.
- Galactose.

Três são dissacarídeos:

carboidratos simples (açúcares): monossacarídeos e dissacarídeos.

carboidratos complexos (amidos e fibras): polissacarídeos compostos por cadeias lineares ou ramificadas de monossacarídeos.

---
* A frutose é simbolizada por um pentágono, mas, como os outros monossacarídeos, possui seis carbonos (como podemos ver na Figura 2-4).

- Maltose (glicose + glicose).
- Sacarose (glicose + frutose).
- Lactose (glicose + galactose).

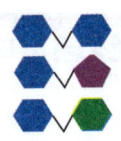

Monossacarídeos

Os três **monossacarídeos** essenciais para a nutrição têm o mesmo número e tipos de átomos, mas em combinações diferentes. Essas diferenças químicas são importantes para a variedade de doçura dos monossacarídeos. Uma pitada de glicose purificada na língua provoca somente um suave sabor açucarado; a galactose quase não tem gosto açucarado; porém, a frutose é intensamente doce como o mel e, na verdade, é basicamente o açúcar responsável pelo sabor adocicado desse último.

Glicose Do ponto de vista químico, a **glicose** é uma molécula maior e mais complicada que o álcool etílico mostrado na Figura 2-1, no entanto, ela obedece às mesmas regras da química: cada átomo de carbono tem quatro ligações; cada oxigênio, duas ligações; e, cada hidrogênio, uma ligação. A Figura 2-2 ilustra a estrutura química da molécula da glicose.

O diagrama da molécula de glicose mostra todas as relações entre os átomos e é simples de se examinar; mas os químicos adotaram meios ainda mais simples de representação das estruturas químicas. A Figura 2-3 demonstra como a estrutura química da glicose pode ser simplificada ao combinar ou omitir vários símbolos e ainda assim transmitir a mesma informação.

Conhecida comumente como o açúcar do sangue, a glicose serve como fonte essencial de energia para todas as atividades do corpo. Sua implicação na nutrição é enorme. As demais seções explicarão que a glicose é um dos dois açúcares presentes em cada dissacarídeo e a unidade a partir da qual são feitos, quase exclusivamente, os polissacarídeos. Um desses polissacarídeos, o amido, é a fonte principal de energia contida nos alimentos para a população mundial; outro deles, o glicogênio, é uma forma importante de estocagem de energia para o corpo. A glicose reaparece freqüentemente neste capítulo e em todos os que o seguem.

Frutose A **frutose** é o mais doce dos açúcares. É curioso, mas a frutose tem exatamente a mesma *fórmula* química da glicose – $C_6H_{12}O_6$ –; entretanto, sua estrutura é diferente (veja a Figura 2-4). A combinação dos átomos na frutose estimula as papilas gustativas para que produzam a sensação de doce. A frutose é encontrada naturalmente nas frutas e no mel; outras fontes incluem produtos tais como refrigerantes, cereais preparados e sobremesas adoçadas com xarope de milho (também encontrado no mercado como glicose de milho) que contém alta dose de frutose.

Galactose O monossacarídeo **galactose** aparece poucas vezes naturalmente como açúcar único. A galactose possui os mesmos números e tipos de átomos que a glicose e a frutose, mas em outra combinação. A Figura 2-5 mostra a galactose ao lado de uma molécula de glicose para comparação.

FIGURA 2-2 Estrutura Química da Glicose

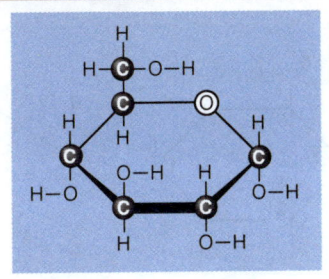

No papel, a estrutura da glicose deve ser desenhada plana. Na realidade, os cinco carbonos e oxigênio estão aproximadamente em um plano. Os átomos interligados em anel aos carbonos se prolongam acima e abaixo do plano.

monossacarídeos: carboidratos da fórmula geral $C_nH_{2n}O_n$, que consiste em um único anel. Veja o Apêndice C para as estruturas químicas dos monossacarídeos.
- **mono** = um
- **sacarídeo** = açúcar

glicose: monossacarídeo; às vezes, conhecida como açúcar do sangue ou **dextrose**.
- **ose** = carboidrato
- ⬢ = glicose

frutose: monossacarídeo. Conhecida, às vezes, como açúcar das frutas ou **levulose**. A frutose é encontrada em abundância nas frutas, mel e seivas.
- ⬠ = frutose

galactose: monossacarídeo; faz parte da lactose, que é um dissacarídeo.
- ⬢ = galactose

FIGURA 2-3 Diagramas Simplificados da Glicose

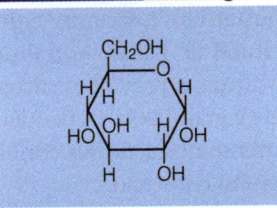

As linhas representando algumas dessas ligações e os carbonos nos cantos não são exibidas.

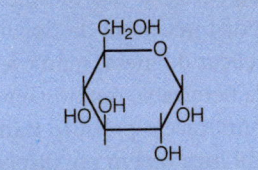

Os hidrogênios únicos não são mostrados agora, mas existem linhas se prolongando para cima ou para baixo, a partir do anel, para indicar qual é o seu lugar.

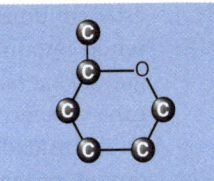

Outra maneira de visualizar a glicose é perceber que seus seis átomos de carbono estão conectados.

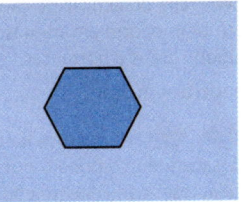

Nesta e em outras ilustrações deste livro, a glicose é representada por um hexágono azul.

FIGURA 2-4 Dois Monossacarídeos: Glicose e Frutose

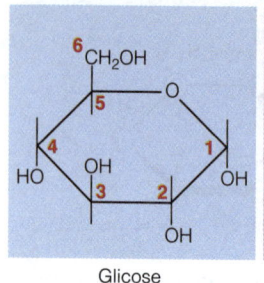

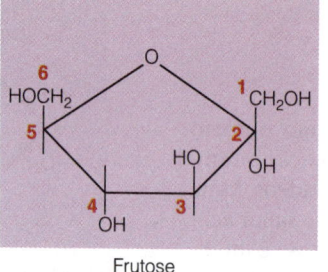

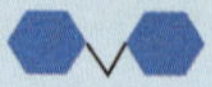

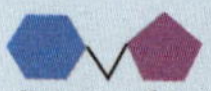

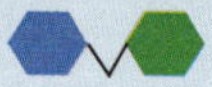

Glicose

Frutose

Você pode ver as semelhanças? Se você aprendeu as regras da Figura 2-3, será capaz de "ver" 6 carbonos (numerados), 12 hidrogênios (aqueles mostrados mais um ao final de cada linha isolada) e 6 oxigênios nas duas combinações.

FIGURA 2-5 Dois Monossacarídeos: Glicose e Galactose

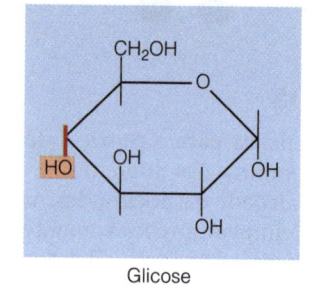

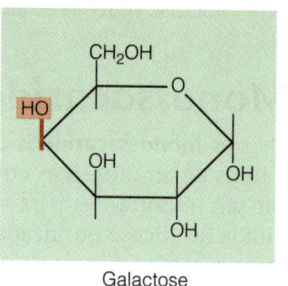

Glicose

Galactose

Observe as semelhanças e a diferença (em vermelho).

Dissacarídeos

Os **dissacarídeos** são pares dos três monossacarídeos que acabamos de descrever. A glicose aparece nos três; o segundo membro do par corresponde à frutose ou à galactose ou ainda a outra glicose. Esses três carboidratos – e todos os outros nutrientes fornecedores de energia – são colocados juntos e, posteriormente, são separados por reações químicas similares: condensação e hidrólise.

■ Lembrete: A reação do processo de *hidrólise* divide uma molécula em dois, com adição de H a uma e OH a outra (água); o Capítulo 1 explica que as reações da hidrólise quebram as moléculas durante a digestão.

Condensação Para fazer um dissacarídeo, uma reação química conhecida como **condensação** liga dois monossacarídeos entre si (veja a Figura 2-6). Um grupo hidroxila (OH) de um monossacarídeo e um átomo de hidrogênio (H) de outro combinam-se para criar uma molécula de água (H_2O). Os dois monossacarídeos, inicialmente separados, ligam-se a um oxigênio (O).

Hidrólise Para quebrar um dissacarídeo em dois, é preciso uma reação química chamada hidrólise■ (veja a Figura 2-7). Uma molécula de água divide-se para fornecer H e OH necessários para completar os monossacarídeos resultantes. Reações de hidrólise aparecem geralmente durante a digestão.

dissacarídeos: pares de monossacarídeos ligados. Consulte o Apêndice C sobre as estruturas químicas dos dissacarídeos.
• di = dois

condensação: uma reação química na qual dois reagentes se combinam para formar um produto maior.

maltose: um dissacarídeo composto por duas unidades de glicose; às vezes, conhecidos como açúcar do malte.
• ⬡⬡ = maltose

sacarose: um dissacarídeo composto por glicose e frutose; comumente conhecida como açúcar de mesa, açúcar de beterraba ou açúcar de cana. A sacarose também ocorre em muitas frutas e em alguns grãos e hortaliças.
• sucro = açúcar
• ⬡⬢ = sacarose

lactose: um dissacarídeo composto por glicose e galactose; comumente conhecida como açúcar do leite.
• lact = leite
• ⬡⬢ = lactose

Maltose O dissacarídeo **maltose** consiste em duas unidades de glicose. A maltose é produzida quando o amido se quebra – o mesmo ocorre nas plantas, quando as sementes germinam, e nos seres humanos, durante a digestão de carboidratos. Acontece também durante o processo de fermentação que produz o álcool. Maltose é um constituinte menor de poucos alimentos, principalmente da cevada.

Sacarose Frutose e glicose juntas formam a **sacarose**. Em razão de a frutose estar em uma posição acessível aos receptores gustativos, a sacarose é doce, sendo responsável por uma parte da doçura natural de frutas, hortaliças e grãos. Para fazer o açúcar de mesa, refina-se a sacarose, a partir dos sucos da cana-de-açúcar ou da beterraba, quando então ele é granulado. Dependendo da intensidade da refinação, o produto transforma-se nos açúcares conhecidos de cor marrom, branca ou em pó, disponíveis no comércio.

Lactose A combinação de galactose e glicose produz o dissacarídeo **lactose**, o principal carboidrato do leite. Conhecida como açúcar do leite, a lactose contribui com 5% do peso do leite. Dependendo da quantidade de gordura no leite, a lactose contribui com 50% da energia fornecida pelo leite.

FIGURA 2-6 — Condensação de Dois Monossacarídeos para Formar um Dissacarídeo

Glicose + glicose → Maltose + H$_2$O (Água)

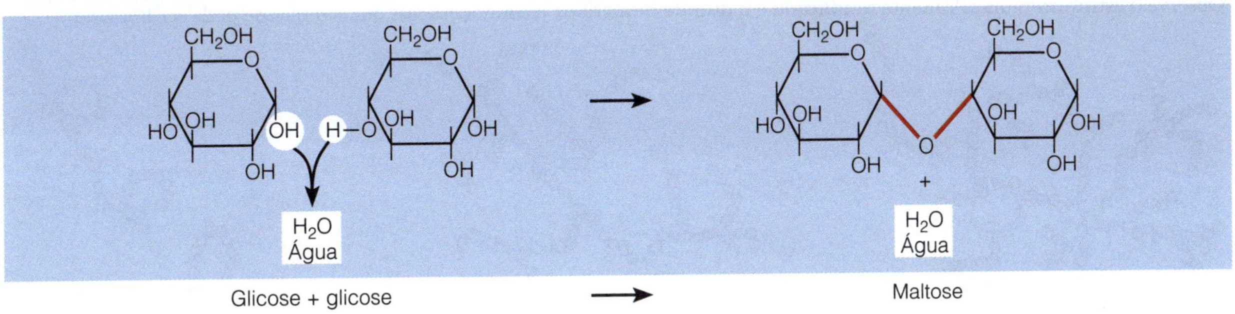

Um grupo OH, a partir de uma glicose e um átomo de H, a partir de outra glicose, combinam-se para criar a molécula de H$_2$O.

As duas moléculas de glicose ligam-se com um átomo de O para formar um dissacarídeo maltose.

RESUMO

Seis carboidratos simples, ou açúcares, são importantes na nutrição. Os três monossacarídeos (glicose, frutose e galactose) têm a mesma fórmula química (C$_6$H$_{12}$O$_6$), mas suas estruturas são diferentes. Os três dissacarídeos (maltose, sacarose e lactose) são pares de monossacarídeos, cada um contendo uma glicose ligada a um dos três monossacarídeos. Os açúcares têm sua origem principalmente nas plantas, exceto para a lactose e seu componente, a galactose, que provém do leite e dos produtos lácteos. Dois monossacarídeos podem ser ligados entre si por uma reação de condensação para formar um dissacarídeo e água. Um dissacarídeo, por sua vez, pode ser quebrado em dois monossacarídeos por uma reação de hidrólise ao usar a água.

Os Carboidratos Complexos

Os carboidratos simples são os açúcares mencionados anteriormente – os monossacarídeos glicose, frutose e galactose e os dissacarídeos maltose, sacarose e lactose. Por outro lado, os carboidratos complexos contêm muitas unidades de glicose e, em alguns casos, alguns monossacarídeos se encadeiam como **polissacarídeos**. Três tipos de polissacarídeos são essenciais na nutrição: glicogênio, amidos e fibras.

O glicogênio é uma forma de armazenamento de energia no corpo animal; os amidos fazem a sua parte nas plantas; e as fibras fornecem estrutura aos talos, troncos, raízes, folhas e cascas das plantas. Tanto o glicogênio como o amido são feitos de unidades de glicose; as fibras compõem-se de uma variedade de monossacarídeos e outros derivados do carboidrato.

> **polissacarídeos:** compostos constituídos por muitos monossacarídeos interligados. Uma cadeia intermediária de três a dez monossacarídeos é um **oligossacarídeo**.
> • poli = muitos
> • oligo = poucos

FIGURA 2-7 — Hidrólise de um Dissacarídeo

A hidrólise acontece durante a digestão.

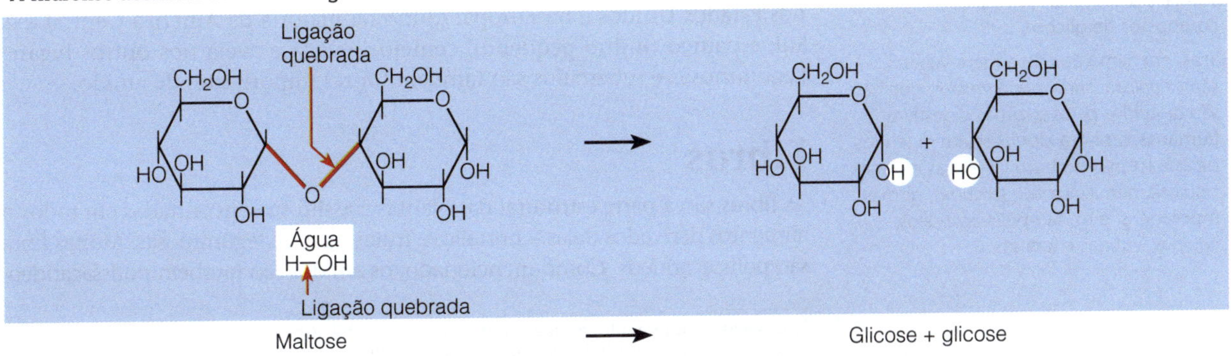

Maltose + Água (H–OH) → Glicose + glicose

Ligação quebrada

O dissacarídeo maltose divide-se em duas moléculas de glicose com a adição de H a uma e de OH à outra (a da água).

FIGURA 2-8 — Moléculas de Glicogênio e Amido Comparadas (Pequenos Segmentos)

Observe a estrutura mais altamente ramificada e o grande número de terminações nas quais a glicose pode ser liberada.

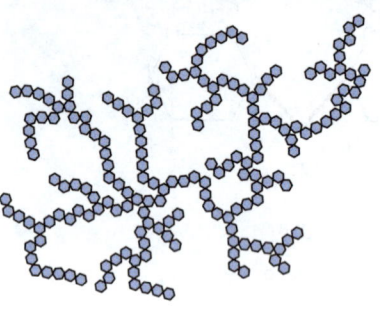

Glicogênio
Uma molécula de glicogênio contém centenas de unidades de glicose em cadeias longas e altamente ramificadas.

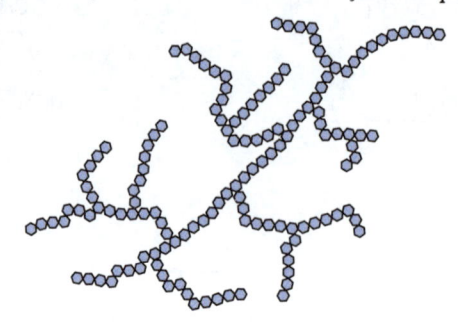

Amido (amilopectina)

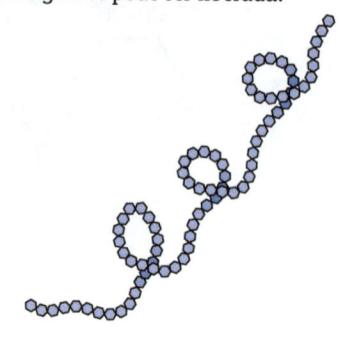

Amido (amilose)
Uma molécula de amido contém centenas de moléculas de glicose, seja nas cadeias ocasionalmente ramificadas (amilopectina) ou nas cadeias não-ramificadas (amilose).

Glicogênio

O **glicogênio** é encontrado em pequena escala nas carnes e não em todas as plantas.* Por essa razão, o glicogênio não é uma fonte alimentar importante de carboidrato, tendo, porém, papel importante no corpo. O corpo humano armazena boa parte de suas glicoses, como glicogênios – muitas moléculas de glicose ligadas entre si por cadeias altamente ramificadas (veja o lado esquerdo da Figura 2-8). Essa combinação permite uma hidrólise rápida. Quando a mensagem hormonal "libere a energia" chega aos locais de armazenagem de uma célula do fígado ou do músculo, as enzimas respondem atacando todas as ramificações de cada glicogênio simultaneamente, disponibilizando uma onda de glicose.**

Amidos

Assim como o corpo humano armazena a glicose como glicogênio, as células das plantas armazenam a glicose como **amidos** – cadeias longas, ramificadas ou não, de centenas de milhares de moléculas de glicose ligadas entre si (veja o centro e o lado direito da Figura 2-8). Essas moléculas gigantes de amido são envolvidas lado a lado em grãos, como o trigo ou o arroz, nas raízes e tubérculos, como o inhame e as batatas, e nas leguminosas, como ervilhas e feijões. Quando você ingere o vegetal, seu corpo hidrolisa o amido em glicose e utiliza essa última para suas necessidades de energia.

Todos os alimentos que contêm amido vêm dos vegetais. Os cereais são a fonte alimentar mais rica em amido, fornecendo a maior parte da energia alimentar para as pessoas em todo o mundo – arroz na Ásia; trigo no Canadá, nos Estados Unidos e na Europa; milho na maioria da América Central e do Sul; e painço (milho pequeno), centeio, cevada e aveia nos outros lugares. Leguminosas e tubérculos são também fontes importantes de amido.

Fibras

As **fibras** são a parte estrutural das plantas e assim são encontradas em todos os alimentos derivados delas – hortaliças, frutas, grãos e leguminosas. Muitas fibras são polissacarídeos. Como mencionado, os amidos são também polissacarídeos,

---

glicogênio: polissacarídeo animal composto por glicose; produzido e armazenado no fígado e nos músculos como forma de depósito de glicose. O glicogênio não é uma fonte significativa de carboidrato e não é contado como um dos carboidratos complexos nos alimentos.
- **glico** = glicose
- **gen** = produz

amidos: polissacarídeos vegetais compostos de glicose.

fibras: em alimentos de origem vegetal, são *os polissacarídeos não amidos*, que não são digeridos pelas enzimas digestivas humanas, embora alguns sejam digeridos pelas bactérias do trato GI. Fibras incluem celulose, hemiceluloses, pectinas, gomas, mucilagens, e os não-polissacarídeos, ligninas, cutinas e taninos.

---

* Glicogênio em músculos animais hidrolisa rapidamente após a morte.
** Normalmente, só as células do fígado podem produzir glicose a partir do glicogênio, para que esta seja mandada *diretamente* para o sangue; as células dos músculos também podem produzir glicose a partir do glicogênio, mas elas mesmas devem utilizá-la. De qualquer modo, as células dos músculos podem restaurar o nível de glicose do sangue *indiretamente*, como é explicado no Capítulo 9.

porém as fibras diferem dos amidos pelas ligações entre seus monossacarídeos que não podem ser quebradas pelas enzimas digestivas no corpo. Conseqüentemente, as fibras, fornecendo "zero monossacarídeos", não contribuem, ou pouco fazem, para o fornecimento de energia para o corpo.

Por esses motivos, as fibras são descritas muitas vezes como polissacarídeos não-amidos. As fibras de *polissacarídeo não-amido* incluem celulose, hemicelulose, pectinas, gomas e mucilagens.

As fibras incluem também os *não-polissacarídeos*, como ligninas, cutinas e taninos. Cada uma dessas fibras possui uma estrutura diferente. A maioria contém monossacarídeos, mas diferem nos tipos que contém e nas ligações que conectam os monossacarídeos entre si. Como veremos adiante, essas diferenças produzem efeitos variados na saúde.

Celulose A celulose é o principal constituinte das paredes da célula das plantas, e, sendo assim, aparece em todos as hortaliças, frutas e leguminosas. Ela pode ainda ser extraída da polpa da madeira ou algodão e adicionada aos alimentos como agente antiaglomerante, espessante e texturizante durante o processamento.

Tal como o amido, a celulose é composta por moléculas de glicose ligadas por cadeias longas. Ao contrário do amido, essas cadeias não se ramificam e as ligações que conectam as moléculas de glicose não podem ser quebradas pelas enzimas humanas (veja a Figura 2-9).

Hemicelulose As hemiceluloses são o componente mais importante das fibras do cereal. São compostas por vários esqueletos moleculares de monossacarídeos com cadeias laterais ramificadas de monossacarídeos.*

Pectinas Todas as pectinas são compostas pelo esqueleto de um tipo de monossacarídeo; algumas são não-ramificadas e outras, por sua vez, têm cadeias laterais de vários monossacarídeos.** Normalmente encontradas nas hortaliças e frutas (especialmente frutas cítricas e maçãs), as pectinas podem ser isoladas e utilizadas na indústria alimentícia como espessante para geléia, bem como para evitar que o tempero para saladas se separe, controlando, por outro lado, a textura e a consistência. As pectinas podem realizar essas funções porque sua geleificação na água é rápida.

Gomas e Mucilagens Quando cortada, a planta secreta gomas no local do corte. Como as outras fibras, as gomas são compostas de vários monossacarídeos e seus derivados. Gomas como a *goma guar* e a *arábica* são usadas como aditivos pela indústria alimentícia para espessar as comidas processadas. As mucilagens são semelhantes às gomas em sua estrutura; elas incluem o *psyllium* e carragenina, que são adicionados aos alimentos como estabilizantes.

Lignina Essa fibra *monossacarídica* tem uma estrutura tridimensional que lhe dá sua força.*** Por sua rigidez, a lignina está presente somente em alguns alimentos. Isso se dá com as partes rígidas das hortaliças, como cenouras, e as pequenas sementes de frutas, como os morangos.

Amidos Resistentes Poucos amidos são classificados como fibras. Conhecidos como **amidos resistentes**, eles escapam da digestão e absorção no intestino delgado. O amido pode resistir à digestão por várias razões, incluindo a capacidade individual para digerir amidos e as propriedades físicas do alimento. O amido resistente é comum à maioria das leguminosas inteiras, batatas cruas e bananas verdes.

Características da Fibra Os parágrafos anteriores descreveram as fibras segundo sua química, mas suas características físicas podem explicar seus efeitos no corpo. As fibras não se classificam claramente em grupos, mas é possível fazer algumas generalizações. Algumas fibras absorvem água (**fibras solúveis**), formam gel (**viscosas**) e são facilmente digeridas pelas bactérias do cólon (**fermentáveis**). Normalmente encontradas nas leguminosas e frutas, essas fibras são associadas, em sua maior parte, com a proteção contra doenças do coração e diabetes, pois diminuem os níveis de colesterol e glicose do sangue, respectivamente.[1]

FIGURA 2-9 Moléculas de Amido e Celulose Comparadas (Pequenos Segmentos)

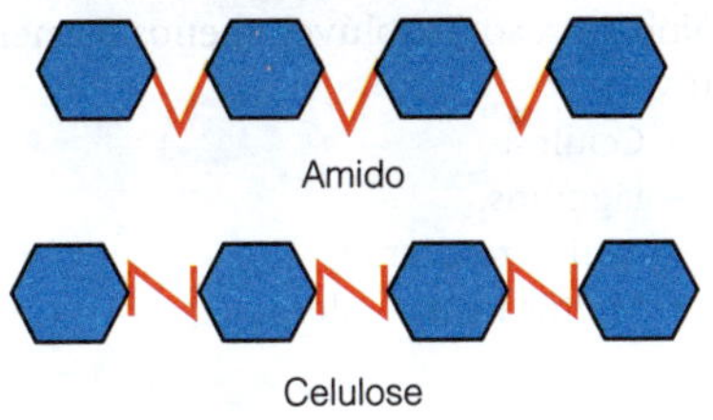

Amido

Celulose

As ligações que conectam as moléculas de glicose entre si são diferentes das ligações no amido (e glicogênio). As enzimas humanas não podem digerir a celulose. Consulte o Apêndice C para as estruturas químicas e descrições de ligações.

---

amidos resistentes: amidos que escapam da digestão e absorção no intestino delgado de pessoas saudáveis.

fibras solúveis: componentes alimentícios não-digeríveis que absorvem água para formar um gel. Um exemplo é a pectina da fruta, que é usada para engrossar geléias.

viscoso: consistência semelhante ao gel.

fermentável: o ponto até o qual as bactérias no trato GI podem quebrar as fibras em fragmentos que o corpo pode usar.*

* Fibras alimentares são fermentadas por bactérias no cólon em ácidos graxos de cadeias curtas, que são absorvidos e metabolizados por células do fígado e do trato GI (o Capítulo 3 descreve os ácidos graxos).

---

* Nas hemiceluloses, os esqueletos monossacarídicos mais comuns são a xilose, manose e galactose; as cadeias laterais mais comuns são arabinose, ácido glicurônico e galactose (veja o Apêndice C para as estruturas).
** Nas pectinas, o esqueleto é constituído normalmente por unidades de ácido galacturônico.
*** Ligninas são polímeros com dezenas de moléculas de fenol (álcool), com fortes ligações internas, o que as torna impenetráveis para as enzimas digestivas.

- Viscoso (solúvel mais fermentável):
  - Gomas e mucilagens.
  - Pectinas.
  - Algumas hemiceluloses.
- Não-viscoso (insolúvel, menos fermentável):
  - Celulose.
  - Ligninas.
  - Amido resistente.
  - Muitas hemiceluloses.

- As *fibras dietéticas* aparecem naturalmente em plantas intactas. As *fibras funcionais* foram extraídas de plantas ou manufaturadas e possuem efeitos benéficos para os seres humanos. A *fibra total* é a soma de fibras dietéticas e fibras funcionais.

Outras fibras não absorvem água (**fibras insolúveis**), não formam gel (não-viscosas) e não se fermentam tão rapidamente. Encontradas principalmente nos grãos e vegetais, essas fibras favorecem os movimentos do intestino e aliviam a constipação. Essas generalizações entre fibras solúveis■ e insolúveis■ são úteis, mas há exceções. Por exemplo, o farelo de arroz insolúvel também diminui o colesterol do sangue e a fibra solúvel da planta do *psyllium* favorece efetivamente os movimentos intestinais.

O comitê para a Ingestão Dietética de Referência (DRI) propôs, recentemente, termos que distinguem as fibras, não por suas propriedades químicas ou físicas, mas por suas origens. As fibras que aparecem naturalmente nas plantas intactas são chamadas *fibras dietéticas*, enquanto as fibras extraídas das plantas ou manufaturadas e que possuem efeitos benéficos para a saúde são denominadas *fibras funcionais*. As *fibras totais* referem-se à soma de fibras dietéticas e fibras funcionais. Essas definições■ foram criadas para adaptar a rotulagem de produtos que podem conter novas fontes de fibras que provaram possuir efeitos benéficos.

Um componente não classificado como fibra, porém encontrado freqüentemente com ela nos alimentos, é o **ácido fítico**. Por causa dessa associação tão próxima, os pesquisadores não foram capazes de determinar se é a fibra, o ácido fítico, ou ambos que se ligam com minerais, evitando sua absorção. Essa ligação apresenta um risco de deficiências em minerais, mas esse risco é mínimo quando a ingestão de fibra é moderada e a ingestão de minerais adequada. As conseqüências dessas perdas em mineral sobre a nutrição são descritas nos Capítulos 7 e 8.

RESUMO

Os carboidratos complexos são polissacarídeos (cadeias de monossacarídeos): glicogênio, amidos e fibras. O glicogênio e o amido são formas de armazenamento de glicose – o glicogênio no corpo e o amido nas plantas – e ambos produzem energia para o corpo. As fibras contêm glicose (e outros monossacarídeos), mas suas ligações não podem ser quebradas pelas enzimas digestivas humanas; sendo assim, elas fornecem pouca ou nenhuma energia. A tabela a seguir resume a família de carboidratos dos compostos.

A Família dos Carboidratos

Carboidratos Simples (açúcares)	Carboidratos Complexos

• Monossacarídeos
  Glicose
  Frutose
  Galactose
• Dissacarídeoss
  Maltose
  Sacarose
  Lactose
	• Polissacarídeos
	  Glicogênio[a]
	  Amidos
	  Fibras

[a] O glicogênio é um carboidrato complexo (um polissacarídeo), mas não uma fonte dietética de carboidrato.

fibras insolúveis: componentes alimentares não-digestivos que não absorvem água. Os exemplos incluem as estruturas fibrosas rijas encontradas nas fibras do aipo ou salsão e nas cascas dos grãos de milho.

ácido fítico: um componente não-nutriente de sementes vegetais; também chamado **fitato**. O ácido fítico ocorre nas cascas dos grãos, leguminosos e sementes, e é capaz de se ligar a minerais, como o zinco, ferro, cálcio, magnésio e cobre em complexos insolúveis no intestino, os quais o corpo *excreta*, quando não usados.

Digestão e Absorção de Carboidratos

O objetivo fundamental da digestão e absorção dos açúcares e amidos é o de quebrá-los em pequenas moléculas – principalmente a glicose –, que podem ser absorvidas e utilizadas pelo corpo. As grandes moléculas de amido exigem uma quebra extensiva; os dissacarídeos necessitam ser quebrados somente uma vez, e os monossacarídeos, nenhuma. A separação inicial começa na boca; a separação e a absorção finais são efetuadas no intestino delgado; e sua conversão em uma unidade normal de energia (glicose) é realizada no fígado. Veja os detalhes a seguir.

Digestão do Carboidrato

A Figura 2-10 refere-se à digestão de carboidratos por meio do trato GI. Quando uma pessoa ingere alimentos contendo amido, as enzimas hidrolisam as cadeias longas em curtas, ■ as cadeias curtas em dissacarídeos e, finalmente, os dissacarídeos em monossacarídeos. Esse processo se inicia na boca.

Na Boca É na boca que é feita a mastigação completa de alimentos com altas doses de fibras, o que desacelera a ingestão e estimula o fluxo da saliva. A enzima salivar **amilase** inicia seu trabalho hidrolisando o amido em polissacarídeos mais curtos e em maltose. De fato, você pode sentir o gosto da mudança ao reter na boca um alimento com amido, como um biscoito, durante alguns minutos sem o engolir – o biscoito começa a ter um gosto mais doce ao sofrer a ação da enzima. No entanto, como os alimentos não ficam muito tempo na boca, ocorre ali baixa digestão de carboidratos. O fato de a atividade digestiva cessar temporariamente não tem grandes conseqüências, pois ela é retomada adiante no trato.

No Estômago O bolo alimentar ■ ingerido mistura-se com o ácido do estômago e com as enzimas para a digestão de proteína, o que desativa a amilase salivar. Desse modo, o papel da amilase salivar na digestão do amido é, em comparação, secundário. O ácido do estômago, em uma pequena proporção, continua a quebrar o amido, mas seus sucos não contêm enzimas para digerir o carboidrato. As fibras demoram no estômago e retardam o esvaziamento gástrico, o que provoca a sensação de satisfação e **saciedade**.

No Intestino Delgado O intestino delgado realiza a maioria do trabalho de digestão de carboidratos. Uma enzima importante para digestão de carboidratos, a amilase pancreática, entra no intestino pelo ducto pancreático e continua a quebrar os polissacarídeos em cadeias mais curtas de glicose e dissacarídeos. O último passo é realizado nas membranas externas das células do intestino. É aí que enzimas específicas ■ quebram dissacarídeos específicos:

- a **maltase** quebra a maltose em duas moléculas de glicose.
- a **sacarase** quebra a sacarose em uma molécula de glicose e uma de frutose.
- a **lactase** quebra a lactose em uma molécula de glicose e uma de galactose.

Nesse ponto, todos os polissacarídeos e dissacarídeos foram quebrados em monossacarídeos – a maioria é composta por moléculas de glicose, além de algumas moléculas de frutose e galactose.

No Intestino Grosso De uma a quatro horas após a refeição, todos os açúcares e a maioria dos amidos já foram digeridos. ■ Somente as fibras permanecem no trato digestivo. No intestino grosso, as fibras atraem água, que amacia os excrementos para que passem sem muito esforço. Além disso, as bactérias no trato GI fermentam algumas fibras. Esse processo gera água, gases e ácido graxos de cadeia curta (descritos no Capítulo 3).* O cólon utiliza essas pequenas moléculas de gordura para obter energia. O metabolismo dos ácidos graxos de cadeia curta é feito também nas células do fígado. As fibras podem, então, contribuir com alguma energia (1,5 a 2,5 kcal/g), dependendo do grau em que foram quebradas pelas bactérias e absorvidas pelos ácidos graxos.

■ As cadeias curtas das unidades de glicose, que resultam da quebra do amido, são conhecidas como **dextrinas**. Essa palavra aparece, às vezes, nos rótulos dos alimentos, pois a dextrina pode ser utilizada como agente espessante dos alimentos.

■ Lembrete: Um *bolo alimentar* é uma porção de alimento ingerida de uma só vez.

■ Lembrete: Em geral, o sufixo *-ase* identifica uma enzima, e o prefixo da palavra identifica a molécula sobre a qual a enzima trabalha.

■ Amidos e açúcares são chamados **carboidratos disponíveis** porque as enzimas digestivas humanas os quebram para serem utilizados pelo corpo. Por outro lado, as fibras são chamadas **carboidratos indisponíveis**, pois as enzimas digestivas humanas não podem quebrar suas ligações.

amilase: uma enzima que hidrolisa a amilose (uma forma de amido). A amilase é uma *carboidrase*, enzima que quebra os carboidratos.
saciedade: sensação de satisfação que ocorre após uma refeição. (O Capítulo 3 do Volume 2 fornece uma descrição mais detalhada.)
maltase: enzima que hidrolisa a maltose.
sacarase: enzima que hidrolisa a sacarose.
lactase: enzima que hidrolisa a lactose.

---

* Os ácidos graxos de cadeia curta produzidos pelas bactérias GI são, principalmente, os ácidos acético, propiônico e butírico.

Absorção do Carboidrato

A glicose é única que pode ser absorvida, até certo ponto, pelo revestimento da boca; mas, na sua maior parte, a absorção de nutrientes acontece no intestino delgado. A glicose e a galactose atravessam as células que revestem o intestino delgado, por meio de um transporte ativo; a frutose é absorvida pela difusão facilitada, que torna mais lenta sua entrada e produz pequeno aumento da glicose no sangue. Do mesmo modo, cadeias não ramificadas de amido são digeridas lentamente e produzem pequeno aumento de glicose do sangue quando comparadas às cadeias ramificadas, que possuem muito mais lugares para o ataque das enzimas e liberam a glicose rapidamente.

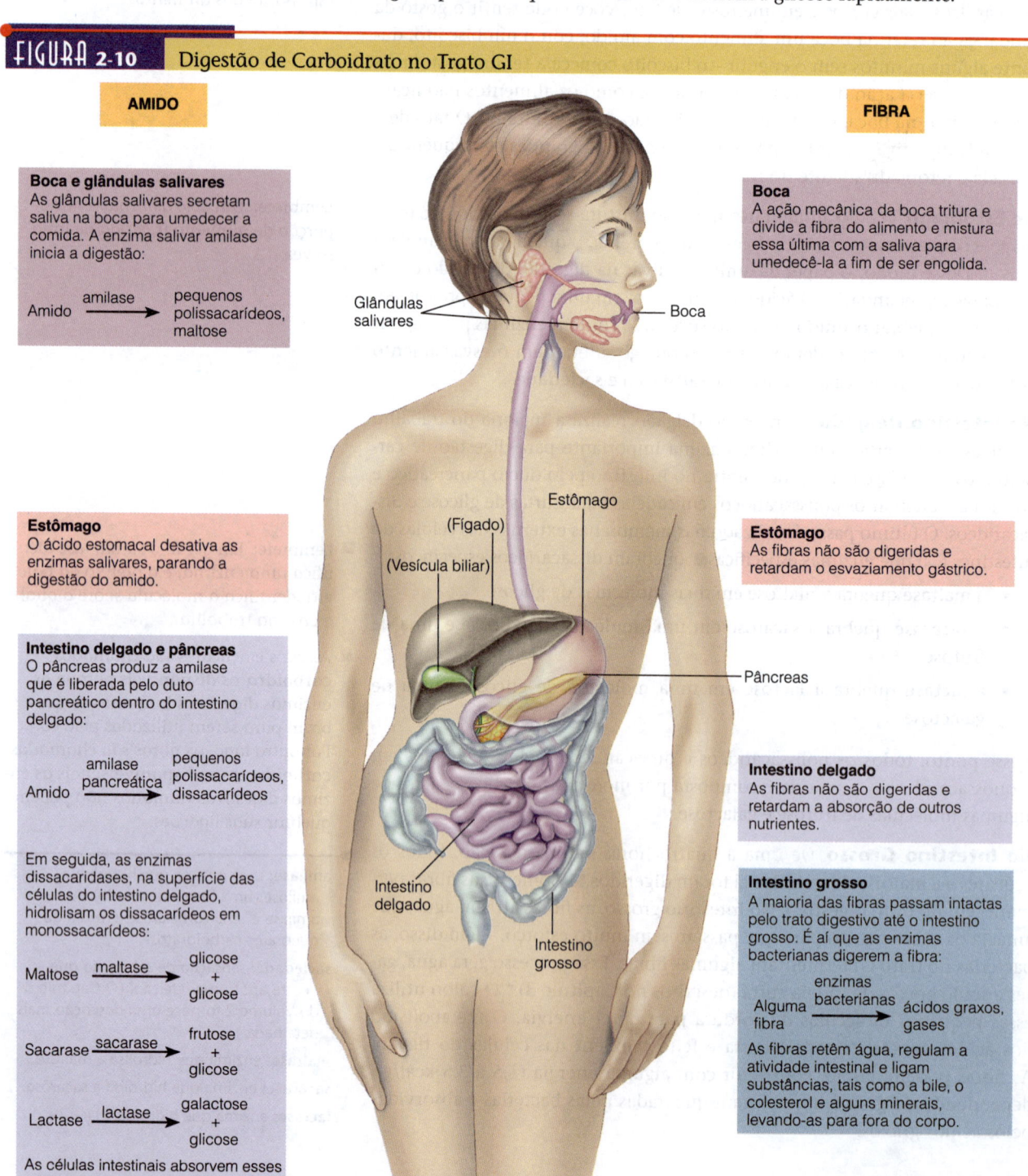

FIGURA 2-10 — Digestão de Carboidrato no Trato GI

AMIDO

Boca e glândulas salivares
As glândulas salivares secretam saliva na boca para umedecer a comida. A enzima salivar amilase inicia a digestão:

Amido —amilase→ pequenos polissacarídeos, maltose

Estômago
O ácido estomacal desativa as enzimas salivares, parando a digestão do amido.

Intestino delgado e pâncreas
O pâncreas produz a amilase que é liberada pelo duto pancreático dentro do intestino delgado:

Amido —amilase pancreática→ pequenos polissacarídeos, dissacarídeos

Em seguida, as enzimas dissacaridases, na superfície das células do intestino delgado, hidrolisam os dissacarídeos em monossacarídeos:

Maltose —maltase→ glicose + glicose

Sacarase —sacarase→ frutose + glicose

Lactase —lactase→ galactose + glicose

As células intestinais absorvem esses monossacarídeos.

FIBRA

Boca
A ação mecânica da boca tritura e divide a fibra do alimento e mistura essa última com a saliva para umedecê-la a fim de ser engolida.

Estômago
As fibras não são digeridas e retardam o esvaziamento gástrico.

Intestino delgado
As fibras não são digeridas e retardam a absorção de outros nutrientes.

Intestino grosso
A maioria das fibras passam intactas pelo trato digestivo até o intestino grosso. É aí que as enzimas bacterianas digerem a fibra:

Alguma fibra —enzimas bacterianas→ ácidos graxos, gases

As fibras retêm água, regulam a atividade intestinal e ligam substâncias, tais como a bile, o colesterol e alguns minerais, levando-as para fora do corpo.

FIGURA 2-11 Absorção de Monossacarídeos

1. Os monossacarídeos, os produtos finais da digestão de carboidratos, entram nos capilares das vilosidades intestinais.

2. Os monossacarídeos viajam até o fígado pela veia porta.

3. A galactose e a frutose são transformadas em glicose no fígado.

Legenda:
- Glicose
- Frutose
- Galactose

Intestino delgado

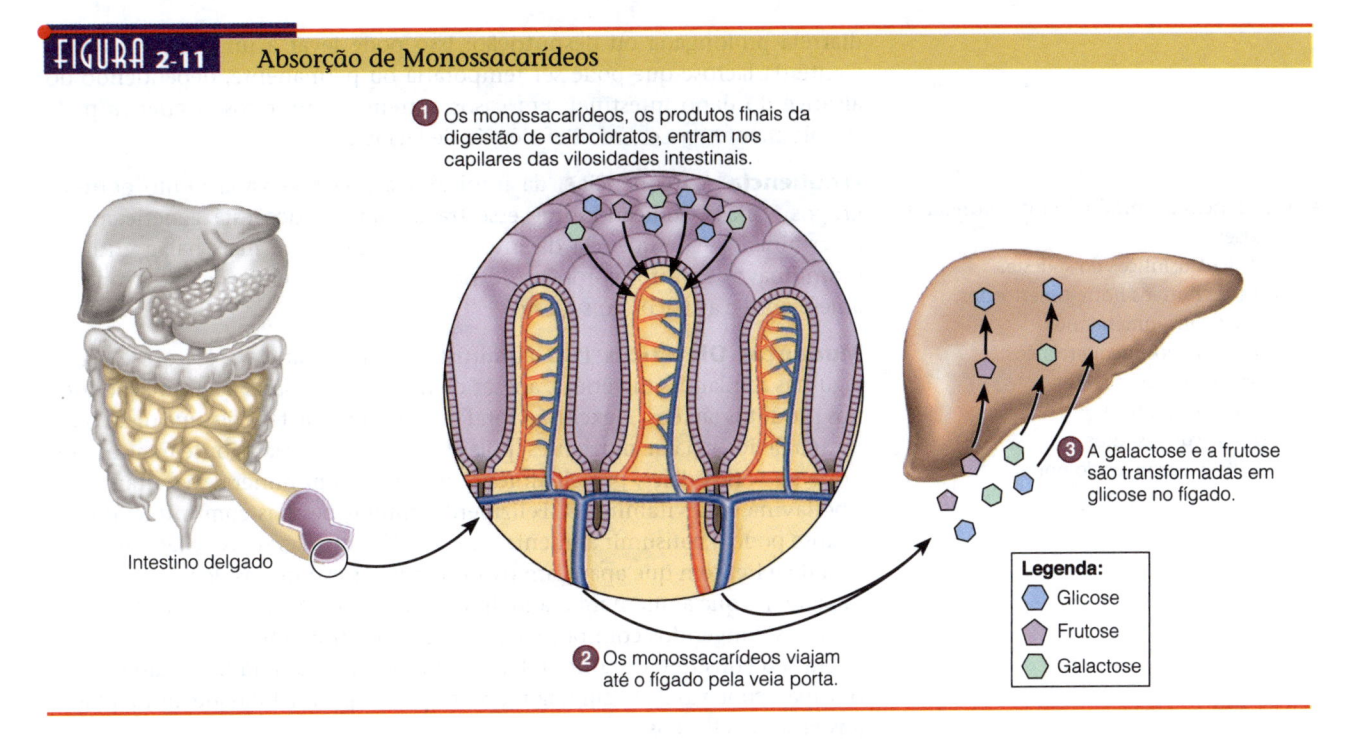

Quando o sangue proveniente dos intestinos circula pelo fígado, as células ali presentes absorvem a frutose e a galactose e as transformam em outros compostos, na sua maioria glicose, como mostrado na Figura 2-11. Dessa maneira, todos os dissacarídeos fornecem diretamente, ao menos, uma molécula de glicose e podem fornecer outra, indiretamente – pela transformação da frutose em galactose e glicose.

> **RESUMO** Na digestão e absorção de carboidratos, o corpo quebra os amidos em dissacarídeos, e os dissacarídeos em monossacarídeos; transforma então os monossacarídeos, na sua maioria, em glicose, fornecendo, assim, energia para o trabalho das células. As fibras auxiliam a regular a passagem dos alimentos pelo sistema GI e deixam mais lenta a absorção de glicose, fornecendo pouca ou nenhuma energia.

Intolerância à Lactose

Normalmente, as células intestinais produzem o suficiente de enzima lactase para garantir que o dissacarídeo lactose, encontrado no leite, seja digerido e também absorvido eficientemente. A atividade da lactase é alta logo após o nascimento, pois é apropriada para o bebê, para o qual o primeiro e único alimento durante algum tempo será o leite materno ou uma fórmula láctea. Na grande maioria da população mundial, a atividade da lactase declina dramaticamente durante a infância e adolescência, de 5% a 10% aproximadamente, da atividade no nascimento. Só uma pequena porcentagem (mais ou menos 30%) das pessoas no mundo conservam suficiente lactase para digerir e absorver a lactose de maneira eficiente durante toda a sua vida adulta.

Sintomas Se a lactose consumida ultrapassa a capacidade de digestão e absorção da lactase disponível, as moléculas de lactose permanecerão não digeridas no intestino, retendo água e causando desconforto abdominal e diarréia – sintomas da **intolerância à lactose**. A lactose não digerida torna-se alimento para as bactérias intestinais, contribuindo ainda mais para o desconforto e a diarréia.

Causas Como mencionado, a atividade da lactose declina normalmente com a idade. A **deficiência de lactase** pode se desenvolver quando a vilosidade intestinal está prejudicada por alguma doença, alguns medicamentos,

intolerância à lactose: uma condição que resulta de uma inabilidade de digerir o açúcar do leite, lactose, caracterizada por inchaço, gases, desconforto abdominal e diarréia. A intolerância à lactose diferencia-se da alergia ao leite, que é causada, por sua vez, por uma reação imunológica à proteína do leite.

deficiência de lactase: a falta da enzima necessária para digerir o dissacarídeo lactose em seus componentes monossacarídeos (glicose e galactose).

■ Freqüência estimada da intolerância à lactose:
>80% de asiáticos do sudeste.
80% de nativos norte-americanos.
75% de afro-americanos.
70% de povos mediterrâneos.
60% de inuítes.
50% de hispânicos.
20% de caucasianos.
<10% de europeus do norte.

■ Lactose em alimentos selecionados:

Pão integral, 1 fatia	0,5 g
Pãozinho francês, 1	0,5 g
Queijo, (cerca de 30 g)	
Cheddar ou americano	0,5 g
Parmesão ou creme	0,8 g
Rosca recheada	
donut (tipo de bolinho),	1,2 g
Bala de chocolate, cerca de 30 g	2,3 g
Sorbet (sorvete à base de água)	
1 xícara	4,0 g
Queijo *cottage* (baixo teor de gordura), 1 xícara	7,5 g
Sorvete, 1 xícara	9,0 g
Leite, 1 xícara	12,0 g
Iogurte (baixo teor de gordura) 1 xícara	15,0 g

Observação: O iogurte é freqüentemente enriquecido com sólidos não-gordurosos do leite, o que leva seu teor em lactose a um nível mais alto que o do leite.

leite acidófilo: leite fermentado, criado pela adição de *Lactobacillus acidophilus*, uma bactéria que quebra a lactose em glicose e galactose, produzindo um produto adocicado e sem lactose.

diarréia prolongada ou desnutrição; isso pode levar a uma absorção deficiente da lactose que pode ser temporária ou permanente, dependendo do alcance do dano intestinal. Em casos extremamente raros, a criança pode simplesmente nascer com deficiência de lactase.

Freqüência A freqüência■ da intolerância à lactose varia muito entre os grupos étnicos, indicando que esse traço característico está geneticamente determinado. A freqüência da intolerância à lactose é mais baixa entre os escandinavos e outros europeus do norte e mais alta entre os nativos norte-americanos e asiáticos do sudeste.

Mudanças Dietéticas Para administrar a intolerância à lactose exige-se algumas mudanças dietéticas, apesar de não ser necessária a eliminação total dos produtos lácteos. A exclusão total dos produtos lácteos de uma dieta pode levar à deficiência de nutrientes, pois esses alimentos são a fonte mais importante de vários deles, principalmente do cálcio, um mineral, da vitamina B riboflavina e da vitamina D. Felizmente, muitas pessoas com intolerância à lactose podem consumir alimentos que contêm até 6 gramas de lactose (½ xícara de leite) sem que apareçam os sintomas. As estratégias de maior sucesso são aquelas que aumentam gradualmente a ingestão de produtos lácteos, que devem ser ingeridos com outros alimentos durante as refeições e que distribuem seu consumo durante o dia. Uma mudança da flora bacteriana, e não o reaparecimento da enzima faltante, responde pela habilidade de adaptação aos produtos lácteos.

Em muitos casos, as pessoas com intolerância à lactose toleram produtos lácteos fermentados, como iogurte e **leite acidófilo**.[2] As bactérias nesses produtos digerem a lactose para seu próprio uso, reduzindo, desse modo, seu teor de lactose. Mesmo que o teor de lactose seja equivalente ao do leite, o iogurte causa menos sintomas. Também os queijos duros e o *cottage* são muitas vezes bem tolerados, pois a maioria da lactose é removida durante sua fabricação. A lactose continua a diminuir com o envelhecimento do queijo.

Muitas pessoas com intolerância à lactose usam produtos lácteos preparados comercialmente e tratados com uma enzima que quebra a lactose. Elas podem, também, ingerir comprimidos de enzima com as refeições, ou adicionar gotas no leite. A enzima hidrolisa a maioria da lactose do leite em glicose e galactose, as quais são absorvidas, sem efeitos prejudiciais à saúde, pelas pessoas intolerantes à lactose.

Como a tolerância à lactose varia muito entre as pessoas, as dietas que restringem a ingestão de lactose devem ser individualizadas. Uma dieta completamente livre de lactose pode ser difícil de realizar, pois a lactose aparece não somente no leite e nos produtos lácteos, mas ela é também ingrediente de vários alimentos não-lácteos,■ como pães, cereais, bebidas para café-da-manhã, temperos para saladas e misturas para bolos. As pessoas que fazem dietas rigorosas sem lactose, precisam ler os rótulos e evitar alimentos que incluem leite, sólidos de leite, soro de leite (leite líquido) e caseína (proteína do leite, que pode conter traços de lactose). Devem também verificar, com o farmacêutico, todos os medicamentos, pois 20% dos que são prescritos e 5% daqueles comprados diretamente sem receita médica contêm lactose como agente de enchimento.

As pessoas que consomem pouco ou não consomem nenhum produto lácteo devem prestar atenção às suas necessidades em riboflavina, vitamina D e cálcio. Os capítulos posteriores sobre vitaminas e minerais oferecem ajuda na busca desses nutrientes, a partir de boas fontes não lácteas.

RESUMO A intolerância à lactose é uma doença comum que surge quando existe insuficiência de lactase para digerir o dissacarídeo lactose encontrado no leite e nos produtos lácteos. Os sintomas incluem perturbações gastrointestinais. Por ser um tratamento que exige consumo limitado de leite, deve-se incluir na dieta outras fontes de riboflavina, vitamina D e cálcio.

A Glicose no Organismo

O principal papel dos carboidratos disponíveis na nutrição humana é o de suprir as células do corpo com glicose para liberar uma *commodity* indispensável, a energia. O amido é o que mais contribui para o fornecimento de glicose para o corpo, mas, como explicado anteriormente, qualquer um dos monossacarídeos também pode fornecê-la.

Os cientistas sabem há muito tempo que o fornecimento de energia é o principal papel da glicose no corpo humano, mas apenas recentemente foram expostos os papéis adicionais desempenhados pela glicose e outros açúcares no organismo.[3] As moléculas do açúcar ficam ligadas em muitas moléculas de gordura e proteína do organismo com conseqüências dramáticas. Os açúcares ligados a uma proteína mudam sua forma e a função; quando se ligam aos lipídios nas membranas das células, alteram a maneira em que as células se reconhecem entre si.■ Por exemplo, as células cancerígenas criadas com moléculas de açúcar são capazes de escapar entre as células do sistema imunológico. Munidos desse conhecimento, os cientistas tentam atualmente utilizar as moléculas de açúcar para criar uma vacina contra o câncer. Outros avanços nessa matéria garantem a revelação de numerosas maneiras pelas quais essas moléculas de açúcar, simples, mas notáveis, influenciam a saúde do organismo.

■ Essas moléculas de combinação são conhecidas como *glicoproteínas* e *glicolipídios*, respectivamente.

Apresentação do Metabolismo de Carboidratos

A glicose tem o papel principal no metabolismo dos carboidratos. Essa breve discussão fornece informação suficiente sobre o metabolismo dos carboidratos para ilustrar que o organismo necessita e utiliza a glicose como seu mais importante nutriente energético. No Capítulo 9 encontramos a descrição completa do metabolismo da energia, e o Capítulo 5 nos mostra como as vitaminas do complexo B participam.

Armazenagem de Glicose como Glicogênio O fígado armazena mais ou menos um terço do glicogênio total presente no organismo e libera a glicose na circulação sangüínea, conforme a necessidade. Após uma refeição, a glicose do sangue aumenta, e as células do fígado unem o excesso de moléculas de glicose, pelas reações de condensação, em cadeias longas e ramificadas de glicogênio. Quando a glicose do sangue cai, as células do fígado quebram o glicogênio, por reações de hidrólise, em moléculas únicas de glicose e as liberam na circulação sangüínea. Assim, a glicose torna-se disponível para fornecer energia ao cérebro e a outros tecidos, tenha a pessoa se alimentado recentemente ou não. As células do músculo também podem armazenar a glicose como glicogênio (os outros dois terços), mas elas armazenam a maioria do seu estoque, utilizando-o somente para si durante os exercícios.

O glicogênio retém água e, sendo assim, é bastante volumoso. O corpo pode armazenar apenas a quantidade suficiente de glicogênio para fornecer energia durante curtos períodos – menos de um dia durante o repouso e algumas horas no máximo, durante os exercícios. Para suas reservas de energia em longo prazo, a ser utilizada durante dias ou semanas sem alimentos, o corpo usa sua gordura abundante e sem água, como descrito no Capítulo 3.

Utilizando a Glicose para Obter Energia A glicose abastece o trabalho da maioria das células do corpo. Dentro de uma célula, as enzimas quebram a glicose pela metade. Essas metades podem ser religadas para criar a glicose, ou podem ser quebradas em fragmentos ainda menores (que nunca mais serão reagrupados para formar glicose).

Como mencionado, os estoques de glicogênio do fígado permanecem somente durante horas e não dias. Para continuar a fornecer a glicose necessária ao corpo, uma pessoa deve ingerir carboidrato dietético freqüentemente. Contudo, as pessoas que não observam atentamente as necessidades de carboidrato do corpo, mesmo assim, sobrevivem. Como elas fazem sem a glicose do carboidrato dietético? Elas simplesmente extraem a energia dos outros dois nutrientes fornecedores de energia, a gordura e a proteína? Elas extraem a energia, mas não de maneira simples.

Criação de Glicose a partir da Proteína Glicose é a fonte de energia preferida das células do cérebro e de outras células nervosas, além de desenvolver as células vermelhas do sangue. A proteína do corpo pode ser convertida, até certo ponto, em glicose, mas a proteína tem tarefas próprias que nenhum outro nutriente pode realizar. A gordura do corpo não pode converter a glicose em escala significativa. Assim sendo, quando a pessoa não pode reabastecer as reservas de glicogênio esgotadas ingerindo carboidratos, as proteínas do corpo são quebradas para formarem a glicose, a fim de abastecer essas células especiais.

A conversão da proteína em glicose é chamada **gluconeogênese** (também conhecida como **gliconeogênese** ou **neoglicogênese**) – literalmente, a fabricação de nova glicose. Somente os carboidratos dietéticos apropriados podem evitar essa utilização da proteína para fornecer energia, e esse papel do carboidrato é conhecido como **ação poupadora de proteína**.

Criação de Corpos Cetônicos a partir de Fragmentos de Gordura Um fornecimento inadequado de carboidratos pode mudar o metabolismo de energia do corpo em uma condição precária. Com menos carboidrato para fornecer glicose necessária para a energia do cérebro, a gordura toma uma via metabólica alternativa; em vez de entrar na via principal de energia, os fragmentos de gordura combinam entre si, formando **corpos cetônicos**. Os corpos cetônicos fornecem uma fonte alternativa de energia durante a privação de alimentos; porém, quando sua produção ultrapassa a sua utilização, eles se acumulam no corpo, causando a **cetose**, alteração que perturba o **equilíbrio ácido-base**, normal do corpo, como descrito no Capítulo 9. (O Destaque 3 do Volume 2 explora a cetose e suas conseqüências para a saúde nas dietas com baixo teor de carboidrato.)

Para poupar a proteína do organismo e evitar a cetose, o corpo necessita ao menos de 50 a 100 g de carboidrato por dia. Recomendações dietéticas incentivam as pessoas a escolher os alimentos ricos em carboidrato, a fim de abastecer-se em quantidade consideravelmente maior.

Utilização da Glicose para Produzir Gordura Após completar suas necessidades em energia e abastecer ao máximo suas reservas de glicogênio, o organismo deve encontrar um meio de armazenar qualquer glicose suplementar. O fígado quebra a glicose em moléculas menores e as coloca juntas em um composto de armazenamento mais permanente de energia – a gordura. Então, a gordura desloca-se até os tecidos gordurosos do corpo para ser armazenada. Ao contrário das células do fígado, que podem armazenar somente a quantidade suficiente de glicogênio para responder às necessidades em energia para menos de um dia, as células de gordura podem armazenar quantidades muito grandes de gordura.

Mesmo que o excesso de carboidrato possa ser convertido em gordura e armazenado, esse é um caminho menos importante sob condições normais. Estocar carboidrato como gordura corporal é energeticamente caro; o corpo utiliza mais energia para converter o carboidrato dietético em gordura do corpo do que quando converte gordura dietética em gordura corporal.

A Permanência da Glicose no Sangue

Todas as células do corpo dependem, em certa medida, da glicose como seu combustível, e as células do cérebro e o restante do sistema nervoso dependem, quase exclusivamente, da glicose para sua energia. As atividades dessas células nunca cessam e não têm a habilidade de armazenar a glicose. Dia e noite, elas a extraem do estoque de glicose presente no líquido que as envolve. Para manter esse estoque, a circulação estável do sangue passa por essas células trazendo mais glicose dos intestinos (alimento) ou do fígado (via quebra de glicogênio ou síntese de glicose).

---

glicogênese: criação de glicose a partir de uma fonte não carboidrato (descrita com mais detalhes no Capítulo 9).
- **glico** = glicose
- **neo** = novo
- **gênese** = criação

ação poupadora de proteína: ação do carboidrato (e da gordura) para fornecimento de energia e que permite utilizar a proteína para outros propósitos.

corpos cetônicos: o produto da decomposição incompleta da gordura quando a glicose não está disponível nas células.

cetose: indesejável alta concentração de corpos cetônicos no sangue e na urina.

equilíbrio ácido-base: equilíbrio no organismo entre concentrações de ácido e base (consulte o Capítulo 7).

OS CARBOIDRATOS: AÇÚCARES, AMIDOS E FIBRAS • 43

Manutenção da Homeostase da Glicose Para seu funcionamento perfeito, o corpo deve manter a glicose do sangue dentro de limites que permitam às células de se alimentarem. Se a glicose do sangue cai abaixo do normal,■ a pessoa pode ter vertigens e fraqueza; se ela sobe acima do normal, ela pode ficar cansada. Sem tratamento, essas flutuações entre extremos – altos ou baixos – podem ser fatais.

Os Hormônios Reguladores A homeostase da glicose do sangue■ é regulada essencialmente por dois hormônios: insulina, que desloca a glicose do sangue para as células, e o glucagon, que traz a glicose para fora da reserva, quando necessário. A Figura 2-12 representa esses reguladores hormonais trabalhando.

Após a refeição, quando a glicose do sangue aumenta, células especiais do pâncreas respondem secretando **insulina** no sangue.* Geralmente, a quantidade de insulina secretada corresponde ao aumento de glicose. Quando a insulina que circula entra em contato com os receptores nas outras células do corpo, estes respondem introduzindo a glicose do sangue nas células. A maioria dessas

■ Glicose normal do sangue (em jejum): de 70 a 110 mg/dL.

■ Lembrete: A *homeostase* é a manutenção de condições internas constantes pelos sistemas de controle do organismo.

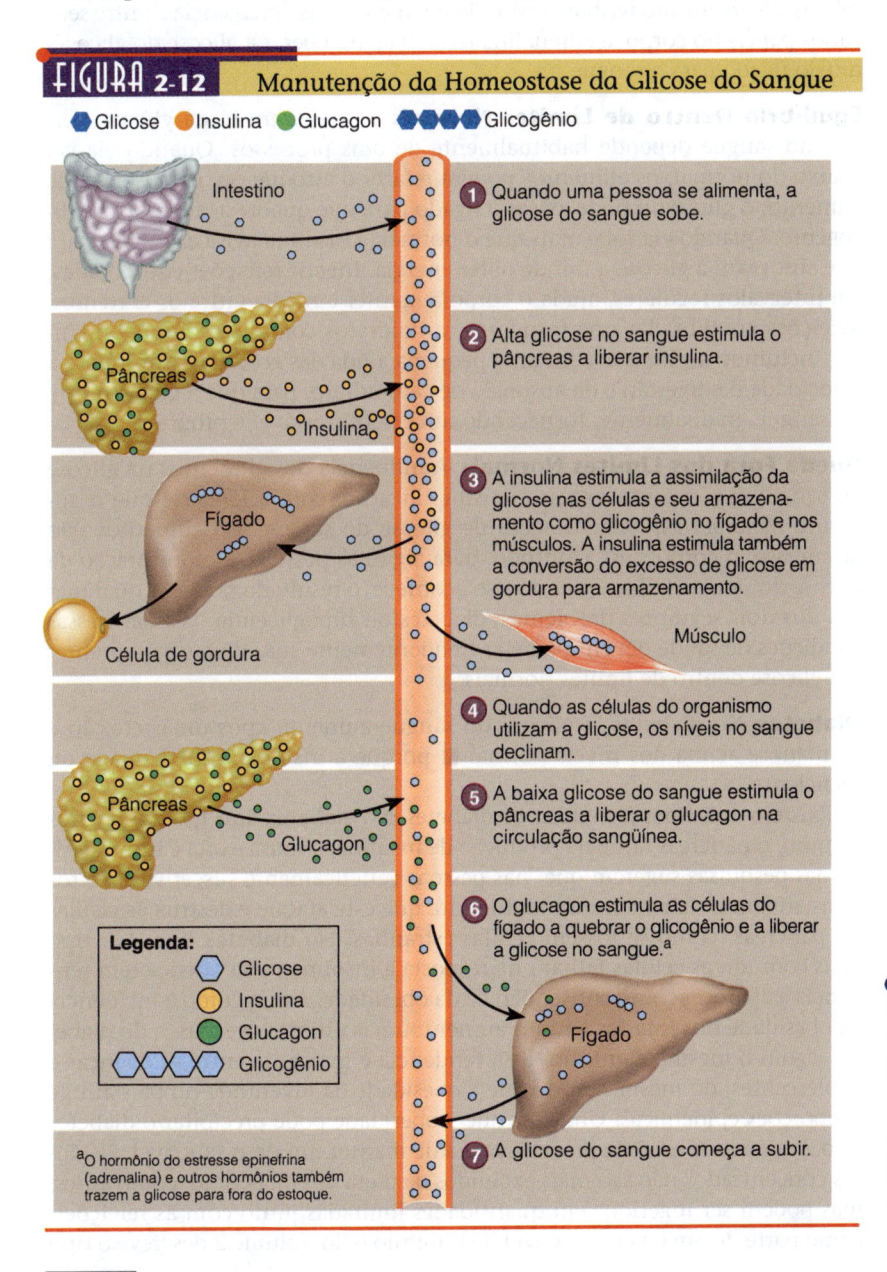

FIGURA 2-12 Manutenção da Homeostase da Glicose do Sangue

Legenda: ⬡ Glicose ● Insulina ● Glucagon ⬢⬢⬢ Glicogênio

1. Quando uma pessoa se alimenta, a glicose do sangue sobe.
2. Alta glicose no sangue estimula o pâncreas a liberar insulina.
3. A insulina estimula a assimilação da glicose nas células e seu armazenamento como glicogênio no fígado e nos músculos. A insulina estimula também a conversão do excesso de glicose em gordura para armazenamento.
4. Quando as células do organismo utilizam a glicose, os níveis no sangue declinam.
5. A baixa glicose do sangue estimula o pâncreas a liberar o glucagon na circulação sangüínea.
6. O glucagon estimula as células do fígado a quebrar o glicogênio e a liberar a glicose no sangue.[a]
7. A glicose do sangue começa a subir.

[a] O hormônio do estresse epinefrina (adrenalina) e outros hormônios também trazem a glicose para fora do estoque.

insulina: hormônio secretado por células especiais do pâncreas relacionado, entre outras coisas, com o controle da concentração de glicose no sangue. O papel principal da insulina é o de controlar o transporte de glicose da corrente sangüínea para o músculo e para as células adiposas.

---

* As *células beta*, um dos vários tipos de células presentes no pâncreas, secretam a insulina em resposta à concentração elevada de glicose do sangue.

células pegam somente a quantidade de glicose necessária para sua energia no momento, mas as células do fígado e dos músculos podem reunir as pequenas unidades de glicose em cadeias longas e ramificadas de glicogênio, para armazenamento. As células do fígado também podem converter a glicose do sangue em gordura, para exportar para outras células. Desse modo, a glicose elevada do sangue retorna à normalidade, ao mesmo tempo em que o excesso de glicose é armazenado como glicogênio (que pode ser convertido novamente em glicose) e gordura (que não pode ser reconvertida).

Quando a glicose do sangue cai (o que acontece entre as refeições), outras células especiais do pâncreas respondem secretando o **glucagon** no sangue.*
O glucagon aumenta a glicose do sangue quando avisa o fígado para desmanchar suas reservas de glicogênio e liberar a glicose no sangue, para que seja utilizada por outras células do corpo.

Outro hormônio que atrai a glicose das células do fígado é o hormônio de "luta ou fuga", a **epinefrina** ou **adrenalina**. Quando a pessoa passa pela experiência do estresse, a adrenalina age rapidamente, garantindo que todas as células do organismo tenham estímulo energético nas emergências. Entre seus vários papéis no corpo, a adrenalina trabalha para liberar a glicose do glicogênio do fígado para o sangue.

Equilíbrio Dentro de Limites Normais
A manutenção da glicose normal do sangue depende habitualmente de dois processos. Quando ela cai abaixo do normal, os alimentos podem refazer o estoque ou, na ausência de alimento, o glucagon pode avisar o fígado para que quebre as reservas de glicogênio. Quando ela sobe mais que o normal, a insulina avisa as células para que absorvam a glicose a fim de obter energia. Ingerir refeições equilibradas, em intervalos regulares, ajuda o corpo a manter a média entre os extremos. Refeições equilibradas que forneçam carboidratos complexos em abundância, incluindo as fibras e, com uma pequena ajuda das gorduras, diminuem a velocidade da digestão e da absorção de carboidrato, para que a glicose entre no sangue gradualmente, fornecendo um estoque estável e progressivo.

Queda Fora dos Limites Normais
A influência dos alimentos na glicose do sangue levou a um excesso de simplificação, com a idéia de que o alimento *monitora* as concentrações de glicose do sangue. Os alimentos não fazem isso; o corpo, sim. Contudo, para algumas pessoas, a monitoração da glicose do sangue falha. Quando isso acontece, o resultado pode ser qualquer um dos dois seguintes problemas: diabetes ou hipoglicemia. Pessoas nessas condições de saúde devem planejar freqüentemente suas dietas para manter sua glicose dentro de limites normais.

Diabetes
No **diabetes**, a glicose do sangue aumenta após uma refeição e permanece acima dos níveis normais■ porque a insulina é inadequada ou ineficiente.

Existem dois tipos principais de diabetes. No **diabetes tipo 1**, o tipo menos comum, o pâncreas falha na produção de insulina; a causa exata é incerta. Algumas pesquisas sugerem que, nas pessoas geneticamente suscetíveis, certos vírus ativam o sistema imunológico para que este ataque e destrua as células no pâncreas, como se fossem células estranhas. No **diabetes tipo 2**, o tipo mais comum, as células falham na resposta à insulina; essa doença tem tendência a aparecer como conseqüência da obesidade. Assim como a incidência da obesidade nos Estados Unidos aumentou nas últimas décadas, a do diabetes seguiu o mesmo caminho. Essa tendência é marcante entre as crianças e adolescentes, do mesmo modo que a obesidade da juventude no país atinge proporções epidêmicas. Uma vez que a obesidade pode precipitar o diabetes tipo 2, a melhor medida preventiva é a de manter um peso saudável. Os doces concentrados não são mais excluídos da dieta dos diabéticos, como antes, mas podem ser ingeridos em quantidades limitadas junto com as refeições, como parte de uma dieta saudável. O Capítulo 6 do Volume 2 descreve o tipo

---

■ Glicose do sangue (em jejum):
• 70 a 110 mg/dL

glucagon: hormônio que é secretado por células especiais no pâncreas em reação à baixa concentração de glicose no sangue e induz a liberação de glicose das reservas de glicogênio do fígado.

epinefrina: hormônio da glândula adrenal que modula a reação de estresse; anteriormente chamada **adrenalina**.

diabetes: um distúrbio no metabolismo caracterizado pela alteração na regulação e utilização de glicose, geralmente em decorrência de insulina insuficiente ou ineficaz.

diabetes tipo 1: o tipo menos comum do diabetes, no qual a pessoa não produz nenhuma insulina; conhecido, anteriormente, como **diabetes melito insulino-dependente (DMID)** ou **diabetes juvenil** (porque ele se desenvolve em geral na infância), apesar de alguns casos aparecerem na idade adulta.

diabetes tipo 2: o tipo mais comum do diabetes, no qual as células adiposas resistem à insulina; antes chamado **diabetes melito não insulino-dependente (DMNID)** ou **diabetes adulto**. O de tipo 2 progride mais lentamente que o de tipo 1.

---

* As *células alfa* do pâncreas secretam o glucagon em resposta à baixa glicose do sangue.

de diabetes desenvolvido em algumas mulheres durante a gravidez (diabetes gestacional), e o Capítulo 9 do Volume 2 discute o diabetes de tipo 1 e 2 e os problemas que lhes são associados.

Hipoglicemia Nas pessoas saudáveis, a glicose do sangue aumenta depois de comer e diminui gradualmente até os níveis normais. A transição ocorre sem ser notada. Porém, nas pessoas com **hipoglicemia**, a glicose do sangue diminui consideravelmente, produzindo sintomas que imitam um ataque de ansiedade: fraqueza, batimentos cardíacos rápidos, suor, ansiedade, fome e tremor. Habitualmente, a hipoglicemia ocorre como conseqüência de um diabetes insuficientemente tratado. Demasiada insulina, uma atividade física extenuante, a ingestão inadequada de alimentos ou uma doença podem fazer cair os níveis de glicose do sangue.

A hipoglicemia em pessoas saudáveis é rara. A maioria das pessoas que tiveram essa experiência necessitam somente adaptar suas dietas, substituindo os carboidratos refinados por carboidratos ricos em fibras e garantir um consumo adequado de proteína.[4] Além do mais, pequenas refeições ingeridas freqüentemente também podem ajudar. A hipoglicemia causada por certas medicações, tumores pancreáticos, uso excessivo de insulina, abuso de álcool ou outras enfermidades exigem a intervenção do médico.

A Resposta Glicêmica A **resposta glicêmica** aplica-se à velocidade com que a glicose é absorvida por uma pessoa após a refeição, ao nível que chega o aumento da glicose do sangue e à velocidade com que ela retorna à normalidade. Uma absorção lenta, uma elevação modesta na glicose do sangue e um retorno suave à normalidade são desejáveis (uma resposta glicêmica baixa); uma absorção rápida, um pico na glicose do sangue e uma reação fora do normal fazendo que a glicose mergulhe abaixo do nível, não são desejáveis (resposta glicêmica alta). Alimentos diferentes têm efeitos diferentes na glicose do sangue.

A taxa de absorção da glicose é particularmente importante para pessoas diabéticas, que podem se beneficiar com o conhecimento de alimentos limitantes que produzem um grande aumento ou uma queda súbita na glicose do sangue. Para ajudá-los nessa escolha, essas pessoas poderão utilizar o **índice glicêmico**, um método de classificação de alimentos, segundo seu potencial para aumentar a glicose no sangue. A Figura 2-13 classifica os alimentos por seu índice glicêmico.[5] Alguns estudos mostraram que selecionar alimentos com índice glicêmico baixo é uma maneira prática de melhorar o controle da glicose.[6]

Diminuir o índice glicêmico da *dieta* pode melhorar o metabolismo de lipídios, bem como evitar as doenças cardíacas.[7] Pode também ajudar no controle do peso.[8] As fibras e outros carboidratos de digestão lenta prolongam a presença dos alimentos no trato digestivo, fornecendo assim maior saciedade e diminuindo a resposta da insulina, o que também pode ajudar no controle do peso.[9] Por outro lado, a rápida absorção de glicose em uma dieta parece aumentar o risco de doenças cardíacas e incentivar as pessoas obesas a comerem em demasia.[10]

Apesar desses possíveis benefícios, a utilidade do índice glicêmico é cercada de controvérsias, causadas pela discussão entre pesquisadores sobre se a seleção de alimentos com base nesse índice é prática ou se não oferece reais benefícios para a saúde.[11] Aqueles que se opõem à utilização do índice glicêmico argumentam que este não é suficientemente apoiado pelas pesquisas científicas.[12] Poucos alimentos possuem seu índice glicêmico determinado e, quando esse índice é estabelecido, ele tem como base uma média de múltiplos testes que resultam quase sempre em uma grande variedade. Os valores variam por causa das diferenças nas características físicas e químicas dos alimentos, nos métodos de teste dos laboratórios e nos processos digestivos individuais.

FIGURA 2-13 Índice Glicêmico de Alimentos Selecionados

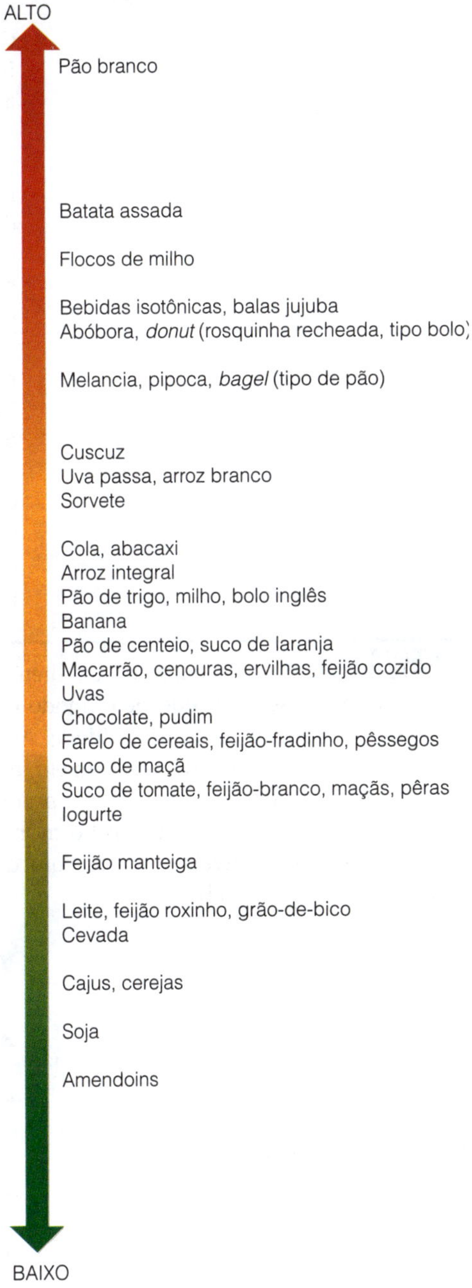

ALTO

Pão branco

Batata assada

Flocos de milho

Bebidas isotônicas, balas jujuba
Abóbora, *donut* (rosquinha recheada, tipo bolo)

Melancia, pipoca, *bagel* (tipo de pão)

Cuscuz
Uva passa, arroz branco
Sorvete

Cola, abacaxi
Arroz integral
Pão de trigo, milho, bolo inglês
Banana
Pão de centeio, suco de laranja
Macarrão, cenouras, ervilhas, feijão cozido
Uvas
Chocolate, pudim
Farelo de cereais, feijão-fradinho, pêssegos
Suco de maçã
Suco de tomate, feijão-branco, maçãs, pêras
Iogurte

Feijão manteiga

Leite, feijão roxinho, grão-de-bico
Cevada

Cajus, cerejas

Soja

Amendoins

BAIXO

---

hipoglicemia: uma concentração baixa anormal de glicose do sangue.

resposta glicêmica: escala até a qual um alimento aumenta a concentração de glicose do sangue e induz uma resposta de insulina.

índice glicêmico: um método de classificação de alimentos, de acordo com seu potencial de aumentar a glicose no sangue.

Além disso, a utilidade prática do índice glicêmico é limitada, pois essa informação é pouco mostrada nos rótulos dos alimentos e não é intuitivamente evidente. Na verdade, o índice glicêmico de um alimento não é sempre aquele que poderíamos esperar. Por exemplo, o sorvete é um alimento com alto índice de açúcar, mas produz menos resposta que a batata cozida, alimento com alto índice de amido, provavelmente por causa da presença de gordura que diminui a mobilidade do GI e, conseqüentemente, a taxa de absorção de glicose. O purê de batatas produz mais resposta glicêmica que o mel, provavelmente porque o teor em frutose do mel tem pouco efeito na glicose do sangue. É talvez mais importante para a vida diária, pois o efeito glicêmico dos alimentos depende de como eles são preparados e se são ingeridos sozinhos ou acompanhados de outros alimentos. A maioria das pessoas ingere uma variedade de alimentos, cozidos ou crus, que fornecem diferentes quantidades de carboidrato, gordura e proteína – todos influenciando o índice glicêmico de uma refeição.

Talvez não seja necessário considerar esse índice, graças às normas generalizadas que já sugerem muitas opções de baixo índice glicêmico: cereais integrais, hortaliças, frutas e produtos lácteos.[13] Além do mais, comer freqüentemente pequenas refeições distribui a absorção de glicose no decorrer do dia, oferece vantagens metabólicas similares às da ingestão de alimentos com resposta glicêmica baixa. As pessoas que desejam seguir uma dieta de baixa carga glicêmica devem ter o cuidado de não adotar uma dieta de pouco carboidrato.[14] Os problemas associados à dieta de baixo teor em carboidrato podem ser consultados no Destaque 3 do Volume 2.

RESUMO Os carboidratos dietéticos fornecem glicose que poderá ser utilizada pelas células para obter energia, para ser estocada pelo fígado e músculos como glicogênio ou para ser convertida em gordura, se a ingestão ultrapassar a sua necessidade. As células do corpo dependem da glicose; as do sistema nervoso central são particularmente dependentes. Sem ela, o corpo é forçado a quebrar seus tecidos protéicos para produzi-la e alterar o metabolismo da energia, a fim de produzir corpos cetônicos a partir das gorduras. O ajuste da glicose do sangue depende essencialmente de dois hormônios pancreáticos: insulina para retirar a glicose do sangue e levar para as células quando os níveis são altos e glucagon para soltar a glicose das reservas de glicogênio e liberá-la no sangue, quando os níveis são baixos.

Efeitos sobre a Saúde e a Ingestão Recomendada de Açúcares

A partir do momento em que o homem descobriu o mel e a tâmara, ele se deliciou com a doçura dos açúcares. Nos Estados Unidos, os açúcares naturais do leite, frutas, hortaliças e grãos são responsáveis por mais ou menos a metade da ingestão de açúcar; a outra metade consiste em açúcares que foram refinados e adicionados aos alimentos para vários propósitos.■ O uso de adoçantes na fabricação de alimentos aumentou constantemente durante as últimas décadas. Os **açúcares adicionados** assumem vários nomes nos rótulos dos alimentos: sacarose, açúcar invertido, açúcar de milho, glucose de milho, glucose de milho com alto teor de frutose e mel. Um alimento é considerado de alto índice de açúcares adicionados, se a lista de seus ingredientes começa com qualquer um dos açúcares presentes no glossário ou inclui vários deles.

Efeitos dos Açúcares sobre a Saúde

Os açúcares, em quantidades moderadas, aumentam o prazer durante as refeições, sem prejudicar a saúde. Em excesso, porém, podem ser prejudiciais de duas maneiras. Primeiro, os açúcares podem contribuir para as deficiências de nutrientes ao fornecer energia (quilocalorias), sem fornecer os nutrientes. Em segundo lugar, eles contribuem para a cárie dentária.

■ Como aditivo, o açúcar:
- Acentua o sabor.
- Dá textura e cor aos produtos assados.
- Fornece combustível para a fermentação, fazendo que o pão cresça ou produzindo álcool, por exemplo
- Age como um espessante nos sorvetes e produtos assados.
- Age como conservante nas geléias.
- Equilibra a acidez dos produtos à base de tomate e vinagre.

Açúcares adicionados: açúcares e xaropes utilizados como ingredientes no processamento e na preparação de alimentos como pães, bolos, bebidas, geléias e sorvetes, além dos açúcares ingeridos separadamente ou adicionados aos alimentos na mesa.

Deficiências de Nutrientes Os alimentos com quilocalorias vazias contendo grandes quantidades de açúcar adicionado, tais como bolos, balas e refrigerantes, contêm glicose e energia com outros poucos, ou nenhum, nutrientes. Comparativamente, os alimentos como cereais integrais, hortaliças, leguminosas e frutas, que contêm alguns açúcares naturais e muitos amidos e fibras, possuem proteína, vitaminas e minerais juntamente com a glicose e a energia.

Uma pessoa que utiliza 200 kcal de sua recomendação diária de energia tomando um refrigerante de 470 ml obtém pouco valor nutricional dessas "preciosas" calorias. Por outro lado, uma pessoa que utiliza 200 kcal comendo três fatias de pão de trigo integral ganha com essas quilocalorias 9 g de proteína, 6 g de fibra e mais várias das vitaminas do complexo B. Para uma pessoa que queira algo doce, talvez o melhor seja comer duas fatias de pão com uma colher de chá de geléia em cada uma. Há que se considerar a qualidade nutricional dos alimentos, que corresponde à quantidade de nutrientes, como vitaminas, minerais e proteínas.

Com uma seleção cuidadosa dos alimentos, uma pessoa pode obter todos os nutrientes que precisa dentro de uma cota de mais ou menos 1.500 kcal. Algumas pessoas possuem recursos em energia mais abundantes, com os quais pode "adquirir" os nutrientes. Por exemplo, um adolescente ativo pode necessitar de cerca de 4.000 kcal por dia. Se ele ingere principalmente alimentos nutritivos, as "quilocalorias vazias" das bebidas à base de cola podem ser um suplemento até aceitável em sua dieta. Ao contrário, uma senhora idosa e inativa, cuja recomendação calórica se limita a 1.500 kcal por dia, se ingerir "calorias vazias", deverá ingerir alimentos com maiores concentrações de nutrientes.

Algumas pessoas acreditam que o mel, por ser um alimento natural, é nutritivo – ou, pelo menos, mais nutritivo que o açúcar.* Ao examinar suas estruturas químicas, a verdade se revela. O mel, tal como o açúcar de mesa,

GLOSSÁRIO DE AÇÚCARES ADICIONADOS

açúcar marrom: cristais de açúcar branco refinado, ao qual os fabricantes adicionam melaço com cor e sabor naturais; de 91% a 96% de sacarose pura.

açúcar de confeiteiro: sacarose em pó muito fino, 99,9% puro.

adoçantes de milho: xaropes e açúcares derivados do milho.

glucose de milho: um xarope feito de amido de milho que foi tratado com ácido, altas temperaturas e enzimas que produzem glicose, maltose e dextrinas. Consulte também glucose de milho com alto teor de frutose (HFCS).

dextrose: um antigo nome da glicose.

açúcar granulado: sacarose cristalina, 99,9% pura.

glucose de milho com alto teor de frutose (HFCS): xarope feito de amido de milho que foi tratado com uma enzima que converte um pouco de glicose em frutose mais doce; produzido especialmente para uso em alimentos e bebidas processadas, como o adoçante predominante. Com estrutura química similar à da sacarose, a glucose com alto teor de frutose tem um conteúdo de frutose de 42%, 55% e 90%, com a glicose compondo o restante.

mel: açúcar (principalmente sacarose) formado a partir do néctar produzido pelas abelhas. Uma enzima decompõe a sacarose em glicose e frutose. A composição e o sabor variam, mas o mel contém sempre uma mistura de sacarose, frutose e glicose.

açúcar invertido: uma mistura de glicose e frutose formada por hidrólise da sacarose em um processo químico; vendido somente em sua forma líquida e mais doce que a sacarose. O açúcar invertido é usado como aditivo para ajudar a conservar os alimentos frescos e evitar o encolhimento.

levulose: um antigo nome da frutose.

melaços: xarope marrom e espesso produzido durante o refino do açúcar. O melaço retém o açúcar residual e outros subprodutos e poucos minerais; o melaço escuro contém quantidades significativas de cálcio e ferro – o ferro vem dos equipamentos utilizados no processamento do açúcar.

açúcar bruto: a primeira leva de cristais colhida durante o processamento. O açúcar bruto não pode ser vendido nos Estados Unidos, pois contém muitos resíduos (sujeira, fragmentos de insetos e coisas do gênero). O açúcar vendido como "açúcar bruto" no mercado doméstico na verdade passou pela metade das etapas de refino.

açúcar turbinado: açúcar produzido usando o mesmo processo de refino do açúcar branco, mas sem o clareamento e o tratamento antiaglomerante. Os traços de melado dão ao turbinado sua cor de areia.

açúcar branco: sacarose pura ou "açúcar de mesa", produzido pela dissolução, concentração e recristalização do açúcar bruto.

---

* O mel não deveria servir de alimento para crianças pequenas por risco de botulismo.

TABELA 2-1 Exemplo de Nutrientes no Açúcar e Outros Alimentos

A porção indicada de qualquer um desses alimentos fornece aproximadamente 100 kcal. Observe que, por um número similar de quilocalorias e gramas de carboidrato, o leite, leguminosas, frutas, grãos e hortaliças oferecem mais dos outros nutrientes que os açúcares.

	Tamanho da porção de 100 kcal	Carboidrato (g)	Proteína (g)	Cálcio (mg)	Ferro (mg)	Vitamina A (µg)	Vitamina C (mg)
Alimentos							
Leite, 1% de baixo teor de gordura	1 xícara	12	8	300	0,1	144	2
Feijão-comum	½ xícara	20	7	30	1,6	0	2
Damascos	6	24	2	30	1,1	554	22
Pão, trigo integral	1½ fatia	20	4	30	1,9	0	0
Brócolis, cozido	2 xícara	20	12	188	2,2	696	148
Açúcares							
Açúcar, branco	2 colheres de sopa	24	0	traço	traço	0	0
Melaços, de cana-de-açúcar	2½ colheres de sopa	28	0	343	12,6	0	0,1
Refrigerante de cola	1 xícara	26	0	6	traço	0	0
Mel	1½ colher de sopa	26	traço	2	0,2	0	traço

FIGURA 2-14 Cáries Dentárias

As cáries dentárias começam quando o ácido dissolve o esmalte que cobre o dente. Se não for tratada, a deterioração pode penetrar na dentina e se espalhar na polpa do dente, causando inflamação e abscesso.

cáries dentárias: deterioração dos dentes.

contém glicose e frutose. A diferença essencial é a de que no açúcar de mesa os dois monossacarídeos são ligados entre si como um dissacarídeo, considerando que, no mel, alguns deles são livres. Ainda que uma pessoa consuma os monossacarídeos individualmente, como no mel, ou ligados entre si, como no açúcar de mesa, eles terminam do mesmo modo no corpo: como glicose e frutose.

O mel possui algumas vitaminas e minerais, mas não muitos, como mostra a Tabela 2-1. O mel é também mais denso que o açúcar cristalino, sendo assim, ele fornece mais energia por colherada.

Isso não quer dizer que todos os açúcares são parecidos, pois alguns são mais nutritivos que outros. Considere uma fruta, como a laranja. A fruta lhe dá a mesma quantidade de frutose e glicose e o mesmo número de quilocalorias que uma dose de açúcar ou mel, mas a laranja tem mais valor do ponto de vista nutricional. Os açúcares das frutas chegam ao organismo diluídos em um grande volume de água, envoltos em fibras e misturados com valiosos minerais, vitaminas e fitoquímicos.

O açúcar pode contribuir para as deficiências de nutrientes. A atitude apropriada a ser assumida não é a de considerar o açúcar um vilão e evitá-lo, mas sim priorizar a ingestão de alimentos nutritivos. Como sempre, os objetivos a serem atingidos são equilíbrio, variedade e moderação.

Cáries Dentárias Os açúcares e os amidos começam a quebrar-se em açúcares na boca, contribuindo assim para a cárie dentária. As bactérias na boca fermentam o açúcar e, nesse processo, produzem um ácido que dissolve o esmalte do dente (veja a Figura 2-14). As pessoas podem ingerir açúcar sem que isso aconteça, pois o processo depende do tempo durante o qual o alimento permanece na boca. Alimentos pegajosos ficam nos dentes mais tempo e continuam a produzir ácido em comparação aos alimentos que saem rapidamente da boca. Por essa razão, o açúcar presente no suco consumido, por exemplo, causa menos **cáries dentárias** do que o açúcar presente nos doces. Justamente por isso, o açúcar presente nos alimentos pegajosos, como as frutas secas, é mais prejudicial que exclusivamente a sua quantidade poderia sugerir.

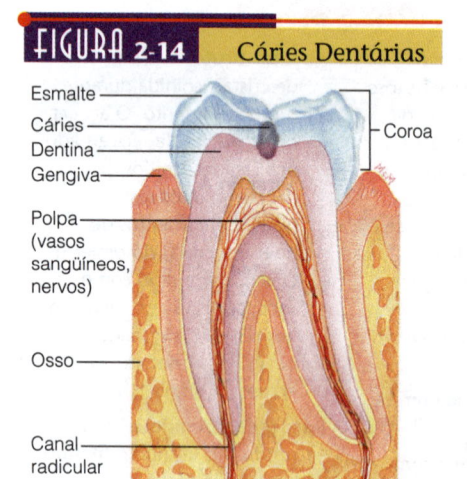

Outro aspecto é o da freqüência com que as pessoas ingerem o açúcar. As bactérias produzem ácido após 20 ou 30 minutos de cada exposição. Se alguém ingere três pedaços de doce de uma só vez, os dentes estarão expostos a aproximadamente 30 minutos de destruição pelo ácido. Mas se a pessoa ingere esses três pedaços em intervalos de meia hora, o tempo de exposição aumenta em 90 minutos. Do mesmo modo, beber aos poucos um refrigerante açucarado pode ser mais prejudicial do que tomá-lo rapidamente. Comidas não açucaradas ajudam a remover os açúcares da superfície dos dentes; por essa razão, é melhor ingerir o açúcar durante as refeições do que entre elas. Alimentos como leite e queijos podem ser especialmente úteis ao minimizarem os efeitos dos ácidos e restaurarem o esmalte perdido.[15]

O aparecimento de cáries depende de vários fatores: as bactérias que ficam na **placa bacteriana**, a saliva que limpa a boca, os minerais que formam o dente e os alimentos que ficam lá depositados. Para a maioria das pessoas uma boa higiene bucal evitará as **cáries dentárias**. Na verdade, escovar regularmente (duas vezes por dia, com pasta de dente com flúor) e passar o fio dental podem evitar mais efetivamente as cáries do que simplesmente restringir as comidas açucaradas.[16]

■ Para prevenir as cáries dentárias:
- Limite-se a ingerir entre as refeições alimentos contendo açúcares e amidos.
- Escove os dentes e passe fio dental regularmente.
- Se não for possível escovar ou passar o fio dental, ao menos enxágüe a boca com água.

Acusações contra o Açúcar

Os açúcares já foram acusados de outros inúmeros problemas de saúde.[17] Os parágrafos a seguir avaliam algumas dessas acusações.

Acusação: Açúcar Causa Obesidade Os alimentos com alto teor de açúcares fornecem grande quantidade de energia (quilocalorias). Quando também têm alto teor de gordura, a ingestão desta e a energia total aumentam. Ultrapassar a quantidade de energia necessária contribui para o ganho de peso, mas o açúcar não é a única causa da obesidade – esta pode acontecer sem que se tenha uma dieta com alto teor de açúcar. A idéia de que ingerir alimentos doces estimula o apetite e leva a comer em demasia não é apoiada pelas pesquisas.

Limitar a seleção de alimentos e bebidas com alto teor de açúcar adicionado pode ser uma boa estratégia para perder peso, em particular, para as pessoas cujo excesso de quilocalorias resulta essencialmente dos açúcares adicionados. Substituir uma lata de refrigerante à base de cola por um copo de água todos os dias ajuda a pessoa a perder 450 g (ou pelo menos a não ganhar essa quantidade) em um mês. Pode parecer pouco, mas em um ano, pode representar mais de 4,5 kg por ano, com muito pouco esforço.

Acusação: Açúcar Causa Doenças do Coração Uma dieta com alto teor de açúcares adicionados pode alterar os lipídios do sangue e favorecer uma doença do coração.[18] (Os lipídios incluem gorduras e colesterol, como será explicado no Capítulo 3.) O efeito é mais drástico em pessoas que respondem à sacarose com secreções anormalmente altas de insulina, o que incentiva a produção excessiva de gordura.[19] Todavia, para a maioria das pessoas, a ingestão moderada de açúcar não aumenta os lipídios do sangue.[20] Para se ter um panorama dessas descobertas, considere que as doenças do coração estão mais relacionadas com fatores que nada têm a ver com a nutrição, como o fumo e a genética. Entre os fatores de risco dietéticos, muitos – como as gorduras saturadas, as gorduras *trans* e a obesidade – têm ligações mais fortes com as doenças do coração do que a ingestão de açúcar.

Acusação: Açúcar Causa Mau Comportamento nas Crianças e Comportamento Criminoso nos Adultos O açúcar já foi considerado responsável pelo mau comportamento ou hiperatividade de crianças, pela delinqüência juvenil e pelos adultos infratores. Essas especulações foram feitas com base em histórias pessoais e não foram confirmadas por pesquisas científicas. Nenhuma comprovação científica sustenta a relação entre açúcar e hiperatividade ou outros maus comportamentos. O Capítulo 7 do Volume 2 fornece informações mais precisas sobre dieta e comportamento infantil.

placa bacteriana: massa pastosa de bactérias que cresce no dente e pode levar à cárie dentária e à doença das gengivas.

Acusação: Açúcar Provoca Desejos Compulsivos e Vícios Os alimentos em geral e mais especificamente os carboidratos e açúcares não viciam, do ponto de vista biológico, como o fazem as drogas. Ainda assim, algumas pessoas descrevem-se como tendo "desejos de carboidratos" ou como "viciados em açúcar". Uma teoria recorrente é a de que as pessoas procuram os carboidratos como meio de aumentar seus níveis de **serotonina**, (neurotransmissor do cérebro), melhorando, desse modo, seu humor. É interessante saber que, quando alguém que diz ter desejos incontroláveis de carboidrato se deixa levar por eles, ele terá tendência a comer mais de maneira geral; porém a porcentagem de energia proveniente dos carboidratos permanece a mesma.[21] O álcool também aumenta os níveis de serotonina e as pessoas dependentes do álcool, que têm desejo de carboidratos, parecem controlar melhor a sobriedade quando estão sob uma dieta com alto teor de carboidrato.[22]

Outra explicação aceitável para o desejo de carboidrato experimentado por certas pessoas envolve a autoclassificação de um alimento entre "bom" e "ruim" – ou seja, o que é desejável, mas que deve ser ingerido moderadamente.[23] Um exemplo comum é o chocolate. A ingestão controlada aumenta mais o desejo (uma "compulsão"). Assim o termo "vício" é utilizado para explicar por que é tão difícil resistir aos alimentos, sendo, às vezes, impossível. No entanto, o "vício" não é farmacológico; uma cápsula de substâncias psicoativas encontradas normalmente no chocolate, por exemplo, não satisfaz o desejo compulsivo.

Ingestão Recomendada de Açúcares

As *Diretrizes Dietéticas* estimulam as pessoas a "escolher bebidas e alimentos que moderem sua ingestão de açúcares"; mas elas não definem o que é "moderado". A Pirâmide Alimentar fornece um pouco mais de orientação, colocando os açúcares adicionados na sua ponta e sugerindo que os consumidores o utilizem "moderadamente". A definição do termo "moderado" está ao lado. As estimativas indicam que, na média, cada pessoa nos Estados Unidos consome mais ou menos 48 kg de açúcar adicionado por ano, ou mais ou menos 30 colheres de chá por dia, quantidade que ultrapassa as recomendações da pirâmide.[24]

Estimar os açúcares adicionados em uma dieta não é algo fácil para os consumidores. Os rótulos dos alimentos indicam o total em gramas do açúcar fornecido pelo alimento, no entanto, esse total reflete tanto os açúcares adicionados como aqueles que são naturais aos alimentos. Para ajudar a estimar mais precisamente as ingestões de açúcar e energia, a lista ao lado mostra as quantidades de elementos doces concentrados equivalentes a uma colher de chá de açúcar branco. Todos esses açúcares fornecem mais ou menos 5 g de carboidrato e aproximadamente 20 kcal por colher de chá. Alguns são mais baixos (16 kcal para o açúcar de mesa), enquanto outros são mais altos (22 kcal para o mel), porém uma média de 20 kcal é uma estimativa aceitável. Para alguém que utiliza abundantemente o *ketchup*, é útil lembrar que uma colher de sopa de *ketchup* contém 1 colher de chá de açúcar.

O comitê das DRIs não estabeleceu o limite mais alto para a ingestão de açúcar, mas, como mencionado, sua ingestão excessiva pode interferir na nutrição saudável e na saúde dos dentes. Poucas pessoas podem comer grandes quantidades de doces e ainda conseguir todos os nutrientes necessários sem ultrapassar a recomendação de quilocalorias permitida. O comitê das DRIs sugerem, mais especificamente, que os açúcares adicionados devem ser responsáveis por, no máximo, 25% da ingestão total de energia diária.[25] Quando os açúcares adicionados ocupam todo esse espaço em uma dieta, a ingestão dos outros cinco grupos de alimentos pode diminuir para abaixo do recomendado.[26] Para uma pessoa que consome 2.000 kcal por dia, 25% re-

---

■ *Diretrizes Dietéticas*:
- Limite sua ingestão de bebidas e alimentos ricos em açúcares adicionados. Não deixe que os refrigerantes e doces substituam a ingestão de outros alimentos essenciais como o leite ou outras fontes de cálcio.

■ A Pirâmide Alimentar sugere:
- ≤ 6 colheres de chá para uma dieta de 1.600 kcal.
- ≤ 12 colheres de chá para uma dieta de 2.200 kcal.
- ≤ 18 colheres de chá para uma dieta de 2.800 kcal.

■ 1 colher de chá de açúcar branco =
- 1 colher de chá de açúcar marrom.
- 1 colher de chá de doces.
- 1 colher de chá de adoçante de milho ou glucose de milho.
- 1 colher de chá de mel.
- 1 colher de chá de geléia de frutas ou gelatina.
- 1 colher de chá de melaço.
- ½ L de refrigerante gasoso.
- 1 colher de sopa de *ketchup*.

---

serotonina: neurotransmissor importante na regulação do sono, controle de apetite e percepção sensorial, entre outras funções.

presenta 500 kcal (ou seja, 125 g) dos açúcares concentrados – e isso é muito açúcar.■ Talvez um atleta, cuja necessidade de energia é alta, possa ingerir os açúcares adicionados presentes nas bebidas isotônicas sem que isso afete sua ingestão de nutrientes, mas, para a maioria das pessoas, o uso "moderado" dos açúcares adicionados seria o mais indicado. As recomendações da Pirâmide Alimentar representam, grosso modo, 10% da ingestão diária total de energia. Um relatório recente da Organização Mundial da Saúde (OMS) e da Organização das Nações Unidas para Agricultura e Alimentação (FAO) concorda que as pessoas devem reduzir seu consumo de açúcares adicionados para menos de 10% da energia total.

■ Para avaliação, cada um desses açúcares concentrados fornece mais ou menos 500 kcal:
- 1,13 l de refrigerante à base de cola.
- ½ xícara de mel.
- 125 balinhas jujuba.
- 23 *marshmallows*.
- 30 colheres de chá de açúcar.

Sua bebida ou lanche favorito fornece quantas quilocalorias de açúcar?

RESUMO Os açúcares não se reduzem a uma ameaça à saúde, exceto no risco crescente de cáries dentárias. A ingestão excessiva pode deslocar nutrientes e fibras necessários e contribuir para a obesidade quando a ingestão de energia ultrapassa essa necessidade. Alguém que decida limitar essa ingestão diária de açúcar deve reconhecer que nem todos os açúcares devem ser reduzidos, somente os doces concentrados que relativamente não contêm muitos nutrientes, mas têm alto teor de quilocalorias. Os açúcares presentes naturalmente nas frutas, leguminosas e leite são admissíveis.

Efeitos sobre a Saúde e a Ingestão Recomendada de Amido e Fibras

Os carboidratos e fibras são as duas mais importantes fontes de energia em uma dieta. Uma dieta abundante em carboidratos (45% a 65% de ingestão de energia) e alguma gordura (20% a 35% de ingestão de energia) dentro de uma cota moderada de energia é uma das premissas para uma boa saúde. Para aumentar os carboidratos, concentre-se nos cereais integrais, hortaliças, leguminosas e frutas – alimentos importantes pelo amido, fibras e açúcares naturais que contêm.

Efeitos do Amido e das Fibras sobre a Saúde

Além do amido, das fibras e de açúcares naturais, os cereais integrais, hortaliças, leguminosas e frutas fornecem vitaminas e minerais valiosos, e pouca ou nenhuma gordura. Os próximos parágrafos descrevem alguns dos benefícios para a saúde resultantes de dietas que incluem diariamente uma variedade desses alimentos.

Doenças do Coração Dietas com alto teor de carboidrato, especialmente aquelas ricas em cereais integrais, protegem contra doenças do coração e derrame cerebral, embora seja difícil explicar exatamente as razões desse fato.[27] Tais dietas são pobres em gordura e colesterol de origem animal e ricas em fibras, proteínas vegetais e fitoquímicos – todos fatores associados ao baixo risco de doenças cardíacas. (O papel da gordura e do colesterol de origem animal nas doenças cardíacas é discutido no Capítulo 3. O papel das proteínas vegetais nas doenças cardíacas é apresentado no Capítulo 4. Os benefícios dos fitoquímicos na prevenção de doenças estão caracterizados no Destaque 8.)

Alimentos ricos em fibras viscosas (como o farelo de aveia, cevada e leguminosas) abaixam o colesterol■ do sangue ao ligarem-se aos ácidos biliares e, assim, aumentarem sua excreção.[28] Conseqüentemente, o fígado deve utilizar seu colesterol para produzir novos ácidos biliares. Além disso, os derivados bacterianos da fermentação das fibras no cólon também inibem a síntese de colesterol no fígado.[29] O resultado final é a diminuição do colesterol do sangue.[30]

■ O consumo de 5 a 10 g de fibra solúvel diariamente reduz o colesterol do sangue de 3% a 5%. Para efeito de avaliação ½ xícara de farelo de aveia seca fornece 8 g de fibra e 1 xícara de cevada ou ½ xícara de leguminosas cozidas fornecem mais ou menos 6 g.

Vários pesquisadores especularam que as fibras manifestam seus efeitos em uma dieta ao substituírem as gorduras. Isso é realmente útil, mesmo quando a gordura dietética é baixa, mas alta ingestão de fibras também tem, por seu lado, um efeito significativo na diminuição do colesterol. Em outras palavras, uma dieta rica em fibras ajuda a evitar as doenças cardíacas independentemente da ingestão de gordura.

Diabetes Alimentos com alto teor em fibras têm papel-chave na redução dos riscos de diabetes tipo 2.[31] Quando as fibras solúveis se ligam aos nutrientes retardando sua passagem por meio do trato GI, a absorção de glicose fica mais lenta, o que ajuda a evitar o pico e a recuperação da glicose que parecem estar associados ao surgimento de diabetes.

Saúde do Trato GI Fibras dietéticas aumentam a saúde do intestino grosso. Quanto mais saudáveis as paredes do intestino, melhor é o bloqueio feito por elas à absorção de elementos indesejáveis. As fibras como a celulose (presentes nos farelos de cereais, frutas e hortaliças) aumentam o peso dos excrementos, facilitando sua passagem e reduzindo o tempo de trânsito.

Dessa maneira, as fibras ajudam a aliviar ou a evitar a constipação intestinal. Ingeridas com muito líquido, as fibras ajudam a evitar vários distúrbios gastrointestinais. Excrementos grandes e macios facilitam a eliminação para os músculos retais e reduzem a pressão no intestino baixo, impedindo que as veias retais inchem (hemorróidas). As fibras impedem a compactação do conteúdo dos intestinos que podem obstruir o apêndice e permitir que as bactérias o invadam e o infeccionem (apendicite). Além disso, as fibras estimulam os músculos do trato GI de maneira que sua força permaneça, evitando a formação de bolsas conhecidas como divertículos (Figura D1-3).[32]

Câncer Muitas, mas não todas, pesquisas sugerem que um aumento das fibras dietéticas protege contra o câncer do cólon.[33] Quando o maior estudo já realizado até o momento sobre dieta e câncer examinou as dietas cobrindo mais de meio milhão de pessoas em dez países, durante quatro anos e meio, os pesquisadores encontraram uma associação inversa entre fibra dietética e câncer do cólon.[34] As pessoas que ingeriram a maior quantidade de fibras dietéticas (35 g por dia) reduziram o risco de câncer do cólon em 40% comparadas com as que ingeriram menos fibras (15 g por dia). Essencialmente, esse estudo se concentrou na fibra dietética, não em suplementos ou aditivos de fibras, aos quais faltam nutrientes e fitoquímicos valiosos, que também protegem contra o câncer.

As fibras ajudam a evitar o câncer do cólon ao diluir, ligar e rapidamente remover potenciais agentes cancerígenos do cólon. Além disso, algumas fibras estimulam a fermentação bacteriana de amidos e fibras resistentes no cólon, um processo que produz ácidos graxos de cadeia curta que reduzem o pH.[35] Essas pequenas moléculas de gordura e o pH baixo inibem o crescimento do câncer no cólon.[36]

As discrepâncias nos resultados das pesquisas refletem o tempo que se leva entre a ingestão de dietas com baixo teor de fibras e o desenvolvimento, décadas depois, do câncer do cólon, ou as diferenças de eficiência entre vários tipos e fontes de fibras. Apesar de evidências pouco convincentes, os profissionais da saúde ainda recomendam uma dieta com alto teor de fibras incluindo, ao menos, cinco porções de hortaliças e frutas e porções generosas de cereais integrais e leguminosas.[37]

Controle do Peso Os alimentos ricos em carboidratos complexos têm, em geral, baixo teor de gordura e açúcares adicionados, podendo assim favorecer a perda de peso ao fornecer menos energia por porção. Além disso, as fibras absorvem a água dos sucos digestivos, dilatam-se, criando a sensação de saciedade e retardando a da fome.[38]

Diversos produtos para emagrecimento atualmente no mercado contêm fibras que aumentam o bolo fecal, como a metilcelulose, mas não se reco-

■ Lembrete:
- Carboidrato: 4 kcal/g.
- Gordura: 9 kcal/g.

menda nem é necessário comprar compostos de pura fibra como este. Na utilização de fibras para perder peso, deve-se preferir as das frutas frescas, hortaliças, leguminosas e dos alimentos à base de cereais integrais. Esses alimentos com alto teor de fibra não apenas aumentam o volume da dieta, como são econômicos e nutritivos.

Muitos especialistas concordam que os benefícios para a saúde atribuídos à fibra são, às vezes, provenientes de outros constituintes desses alimentos que a contêm e não unicamente a fibra.[39] Por esse motivo, os consumidores devem selecionar cereais integrais, leguminosas, frutas e hortaliças no lugar dos suplementos de fibra. A Tabela 2-2 faz um resumo das fibras e de seus benefícios para a saúde.

Efeitos Nocivos e Ingestão Excessiva de Fibra Apesar dos benefícios da fibra para a saúde, uma dieta com alto teor de fibra também têm suas desvantagens. Uma pessoa com pouca capacidade de ingestão, e que ingere principalmente alimentos com alto teor de fibra, não será capaz de absorver a quantidade suficiente de alimento que corresponda às suas necessidades em energia e nutrientes. Os desnutridos, os idosos e as crianças pequenas que aderem a dietas totalmente vegetarianas (vegan) são especialmente vulneráveis a esse problema.

Lançar-se repentinamente em uma dieta de alto teor de fibras pode causar surtos temporários de desconforto abdominal, gases, diarréia e, o que é mais grave, osbstrução do trato GI. Para evitar tais complicações, recomenda-se a uma pessoa que adota uma dieta de alto teor de fibras a:

- aumentar a ingestão de fibras gradualmente durante várias semanas para dar tempo ao trato GI de adaptar-se;
- beber muito líquido a fim de amaciar as fibras enquanto elas se deslocam pelo trato GI;
- selecionar alimentos ricos em fibras, a partir de uma variedade de fontes – frutas, hortaliças, leguminosas, pães e cereais integrais.

Algumas fibras podem limitar a absorção de nutrientes ao aumentar a velocidade do trânsito dos alimentos por meio do trato GI e ao ligar-se aos minerais. Quando a ingestão de minerais é adequada, a ingestão moderada de alimentos de alto teor em fibras não parece comprometer o equilíbrio dos minerais.

Falando claramente, a fibra é como todos os nutrientes no tocante ao "quanto mais, melhor", isso é válido até certo ponto. Novamente, as palavras-chave são equilíbrio, moderação e variedade.

TABELA 2-2 — Fibras: suas Características, Fontes de Alimentos e Efeitos sobre a Saúde do Organismo

Características da Fibra	Fontes Principais de Alimento	Efeitos no Organismo	Benefícios para a Saúde
Viscosa, solúvel, mais fermentável • gomas e mucilagens • pectinas • psyllium[a] • algumas hemiceluloses	Produtos à base de cereais integrais (cevada, aveia, farelo de aveia, centeio), frutas (maçãs, cítricas), leguminosas, sementes e cascas, hortaliças; também extraídas e utilizadas como aditivos alimentares.	• Diminui o colesterol do sangue ao se unir à bile. • Retarda a absorção de glicose. • Retarda o trânsito do alimento pelo trato GI superior. • Retém a umidade nos excrementos, amolecendo-os. • Produz pequenas moléculas de gordura após fermentação, que o colón utiliza para obter energia.	• Diminui o risco de doença cardíaca. • Diminui o risco de diabetes.
Não-viscosa, insolúvel, menos fermentável • celulose • ligninas • psyllium[a] • amido resistente • muitas hemiceluloses	Açúcar marrom, frutas, leguminosas, sementes, hortaliças (repolho, cenouras, couve-de-bruxelas), farelo de trigo, cereais integrais; também extraída e utilizada como aditivos alimentares.	• Aumenta o peso dos excrementos e a velocidade de sua passagem pelo cólon. • Fornece volume e sensação de saciedade.	• Alivia a constipação intestinal. • Diminui os riscos de diverticulite, hemorróidas e apendicite. • Pode ajudar no controle do peso.

[a] *Psyllium*, fibra laxante e aditivo de cereal, tem duas propriedades, solúvel e insolúvel.

- 45% de 2.000 kcal:
  $$\frac{45}{100} = \frac{x}{2.000 \text{ kcal.}}$$
  100x = 90.000 kcal.
  x = 900 kcal.
  900 kcal ÷ 4 kcal/g = 225 g.
- 65% de 2.000 kcal:
  $$\frac{65}{100} = \frac{x}{2.000 \text{ kcal.}}$$
  100x = 130.000 kcal.
  x = 1.300 kcal.
  1.300 kcal ÷ 4 kcal/g = 325 g.

■ RDA para carboidrato
- 130 g/dia.
- 45% a 65% de ingestão de energia.

■ Valores diários:
- 300 g de carboidrato (com base em 60% da dieta de 2.000 kcal).

■ *Diretrizes Dietéticas*:
- Escolha uma variedade de grãos por dia, especialmente cereais integrais, tais como trigo integral, arroz integral e aveia.
- Escolha uma variedade de frutas e hortaliças por dia. Coma ao menos duas porções de fruta e ao menos três de hortaliças diariamente.

■ Para aumentar sua ingestão de fibras:
- Coma cereais integrais que contenham ≥5 g de fibra por porção no café da manhã.
- Coma verduras cruas.
- Coma frutas (como as pêras) e vegetais (como as batatas) com suas cascas.
- Adicione legumes às sopas, saladas e ensopados.
- Coma frutas frescas e secas nos lanches.

■ Valores Diários:
- 25 g de fibras (com base em 11,5 g/1.000 kcal).

■ AI para fibras:
- 14 g/1.000 kcal/dia.
  - Homens:
    19 a 50 anos: 38 g/dia.
    51 anos ou mais: 30 g/dia.
  - Mulheres:
    19 a 50 anos ou mais: 25 g/dia.
    51 anos ou mais: 21 g/dia.

Lembrete: Uma AI (*Ingestão Adequada*) é utilizada como guia para a ingestão de nutrientes quando uma RDA não pode ser estabelecida. (Veja o Capítulo 1, do Volume 2.)

RESUMO

Uma ingestão adequada de fibras:
- Auxilia no controle do peso.
- Diminui o colesterol do sangue.
- Pode ajudar a evitar o câncer do cólon.
- Ajuda a evitar e controlar o diabetes.
- Ajuda a evitar e aliviar as hemorróidas.
- Ajuda a evitar a apendicite.
- Ajuda a evitar a diverticulite.

Uma ingestão excessiva de fibras:
- Desloca os alimentos com alta densidade de energia e nutrientes.
- Causa desconforto e distensão intestinal.
- Pode interferir na absorção de minerais.

Ingestão Recomendada de Amido e Fibras

As recomendações dietéticas sugerem que os carboidratos forneçam aproximadamente a metade (45% a 65%) das necessidades em energia. Uma pessoa que consome 2.000 kcal por dia deverá ter, então de 900 a 1.300 kcal de carboidrato, ou mais ou menos 225 a 325 g.■ Essa quantidade é mais do que adequada para atender a RDA■ relativa ao carboidrato, que é fixada em 130 g por dia, com base na quantidade média mínima de glicose utilizada pelo cérebro.[40]

O Food and Drug Administration (Órgão de controle de Alimentos e Medicamentos dos Estados Unidos), ao estabelecer os Valores Diários que aparecem nos rótulos dos alimentos, utilizou uma norma de 60% de quilocalorias para estabelecer os Valores Diários■ de carboidrato em 300 g por dia. Para a maioria das pessoas, significa aumentar a ingestão total de carboidratos. Considerado-se isso, as *Diretrizes Dietéticas*■ incentivam as pessoas a escolher diariamente uma variedade de cereais integrais, hortaliças, frutas e leguminosas.

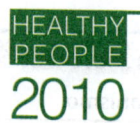

HEALTHY PEOPLE 2010

Aumentar a proporção de pessoas que conseguem atingir o objetivo diário previsto nas *Diretrizes Dietéticas* com ao menos seis porções de produtos à base de cereais e no mínimo cinco porções de hortaliças e frutas.

As recomendações para as fibras■ sugerem os mesmos alimentos mencionados anteriormente: cereais integrais, hortaliças, frutas e leguminosas, que também fornecem minerais e vitaminas. O FDA fixou o Valor Diário■ para as fibras em 25 g ou 11,5 g por ingestão de 1.000 kcal. A recomendação das DRIs■ é ligeiramente mais alta, ou seja em 14 g por ingestão de 1.000 kcal. De maneira similar, a Associação Dietética Americana sugere de 20 a 35 g diárias de fibras dietéticas, o que é mais ou menos duas vezes mais alto que a ingestão média nos Estados Unidos.[41] Uma maneira efetiva de adicionar fibras e, ao mesmo tempo, diminuir a gordura é a de substituir as fontes animais de proteínas (carnes) pelas fontes vegetais (leguminosas). A Tabela 1-3 apresenta uma lista das fontes de fibras.

Como mencionado, fibras em demasia não é melhor que poucas fibras. A Organização Mundial da Saúde recomenda um limite diário máximo de 40 g de fibra dietética.

TABELA 2-3　Fibras em Alimentos Selecionados

Grupo dos Pães, Cereais, Arroz e Massas

Produtos à base de cereais integrais fornecem mais ou menos de 1 a 2 g (ou mais) de fibra por porção:

- 1 fatia de pão de trigo integral, de centeio.
- 28 g de cereal pronto para comer (100% de farelo de cereais contém 10 g ou mais).
- ½ xícara de cevada, trigo burgol, farinha grossa de aveia ou farinha de aveia.

Grupo de Hortaliças

A maioria das hortaliças contém mais ou menos de 2 a 3 g de fibra por porção:

- 1 xícara de brotos crus de feijão.
- ½ xícara de brócolis cozido, couve-de-bruxelas, repolho, cenoura, couve-flor, couve, milho, berinjela, feijão-verde, ervilha fresca, repolho crespo, cogumelo, quiabo, batata, espinafre, batata-doce acelga, abóbora.
- ½ xícara de cenoura crua picada.

Grupo das Frutas

Frutas frescas, congeladas ou secas possuem aproximadamente 2 g de fibra por porção:

- 1 maçã, banana, kiwi, nectarina, laranja, pêra de tamanho médio.
- ½ xícara de molho de maçã, amoras-pretas, mirtilos, framboesas, morangos.
- Os sucos de fruta contêm bem poucas fibras.

Leguminosas

Muitas leguminosas fornecem mais ou menos de 6 a 8 g de fibra por porção:

- ½ xícara de feijão, feijão-preto, feijão-fradinho, feijão-seco, feijão-branco, feijão-rajado cozidos.

Algumas leguminosas fornecem mais ou menos 5 g de fibra por porção:

- ½ xícara de grão-de-bico, feijão-fava branco, lentilha, feijão-lima, ervilha seca cozidos.

OBSERVAÇÃO: O Apêndice D fornece os gramas de fibra para mais de 2.000 alimentos.

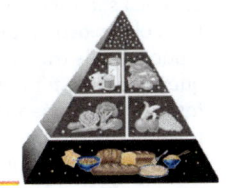

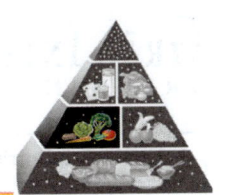

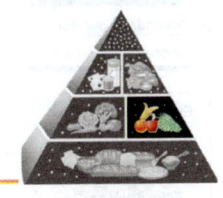

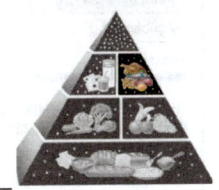

Das Diretrizes aos Gêneros Alimentícios

Uma dieta que siga a Pirâmide Alimentar, que inclui diariamente de 3 a 5 porções de hortaliças, de 2 a 4 de frutas e de 6 a 11 de pão, pode facilmente fornecer a quantidade recomendada de carboidratos e fibras. Ao selecionar os alimentos, tenha em mente o princípio da variedade. As fibras na aveia reduzem o colesterol, enquanto aquelas contidas no farelo ajudam a favorecer a saúde do trato GI. (Reveja a Tabela 2-2 para observar os distintos efeitos de várias fibras na saúde.)

Grãos Uma porção da maioria de alimentos do grupo dos pães e cereais – uma fatia de pão integral, a metade de um *muffin* ou uma tortilha de 15 cm –, fornece mais ou menos 15 g de carboidrato, a maioria como amido. Esteja ciente de que alguns alimentos desse grupo, especialmente os biscoitos tipo *cracker* e alimentos assados, como biscoitos em geral, *croissants* e *muffins*, contêm açúcares adicionados, gordura adicionada, ou ambos. Certifique-se, ao selecionar alimentos do grupo dos pães e cereais, de incluir produtos à base de cereais integrais (veja a Figura 2-15). A mensagem "3 é regra" ajuda a lembrar ao consumidor que ele deve escolher um cereal integral para o café da manhã, um pão integral para o almoço e uma massa à base de cereal integral ou arroz integral para o jantar.[42]

FIGURA 2-15 — Rótulos de Pães Comparados

Os rótulos dos alimentos fornecem as quantidades de carboidratos totais, fibra dietética e açúcares. O carboidrato total e a fibra dietética são também determinados como "% de Valores Diários". Uma observação mais cuidadosa desses dois rótulos revela que o pão feito de trigo integral fornece praticamente três vezes mais quantidade de fibra do que os pães feitos, em sua maioria, com farinha de trigo refinada. Quando os termos trigo integral ou grão integral aparecem no rótulo, esse pão contém todos os nutrientes que um pão pode fornecer.

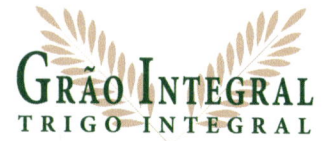

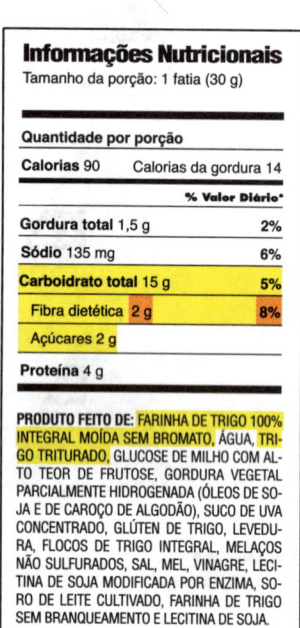

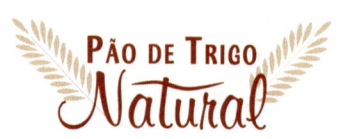

GRÃO INTEGRAL — TRIGO INTEGRAL

Informações Nutricionais
Tamanho da porção: 1 fatia (30 g)

Quantidade por porção
Calorias 90 Calorias da gordura 14

	% Valor Diário*
Gordura total 1,5 g	2%
Sódio 135 mg	6%
Carboidrato total 15 g	5%
Fibra dietética 2 g	8%
Açúcares 2 g	
Proteína 4 g	

PRODUTO FEITO DE: FARINHA DE TRIGO 100% INTEGRAL MOÍDA SEM BROMATO, ÁGUA, TRIGO TRITURADO, GLUCOSE DE MILHO COM ALTO TEOR DE FRUTOSE, GORDURA VEGETAL PARCIALMENTE HIDROGENADA (ÓLEOS DE SOJA E DE CAROÇO DE ALGODÃO), SUCO DE UVA CONCENTRADO, GLÚTEN DE TRIGO, LEVEDURA, FLOCOS DE TRIGO INTEGRAL, MELAÇOS NÃO SULFURADOS, SAL, MEL, VINAGRE, LECITINA DE SOJA MODIFICADA POR ENZIMA, SORO DE LEITE CULTIVADO, FARINHA DE TRIGO SEM BRANQUEAMENTO E LECITINA DE SOJA.

PÃO DE TRIGO Natural

Informações Nutricionais
Tamanho da porção: 1 fatia (30 g)
Porção por pacote: 15

Quantidade por porção
Calorias 90 Calorias da gordura 14

	% Valor Diário*
Gordura total 1,5 g	2%
Sódio 220 mg	9%
Carboidrato total 15 g	5%
Fibra dietética menos de 1 g	2%
Açúcares 2 g	
Proteína 4 g	

INGREDIENTES: FARINHA DE TRIGO ENRIQUECIDA SEM BRANQUEAMENTO, FARINHA DE CEVADA MALTADA, NIACINA, FERRO REDUZIDO, MONONITRATO DE TIAMINA (VITAMINA B1), RIBOFLAVINA (VITAMINA B2), ÁCIDO FÓLICO, ÁGUA, GLUCOSE DE MILHO COM ALTO TEOR DE FRUTOSE, MELAÇOS, ÓLEO DE SOJA HIDROGENADO, LEVEDURA, FARINHA DE MILHO, SAL, ALCARAVIA MOÍDA, GLÚTEN DE TRIGO, PROPIONATO DE CÁLCIO (CONSERVANTE), MONOGLICERÍDEOS, LECITINA DE SOJA.

■ Para calcular os gramas de amido utilizando o primeiro rótulo na Figura 2-15: 15 g total − 4 g (fibra dietética + açúcares) = 11 g de amido.

Hortaliças A quantidade de carboidrato fornecida por uma porção de hortaliças depende essencialmente de seu teor em amido. Os vegetais que contêm amido – meia xícara de feijão seco cozido, milho, ervilhas, batatas ou batatas-doces – fornecem mais ou menos 15 g de carboidrato por porção. Uma porção da maioria dos outros vegetais que *não contêm amido* – tais como meia xícara de cenoura, brócolis, tomate ou abóbora ou uma xícara de salada de hortaliças – fornece aproximadamente 5 g.

Frutas Uma típica porção de fruta – uma banana pequena, maçã ou laranja, ou meia xícara da maioria das frutas em conserva ou frescas – contém uma média de mais ou menos 15 g de carboidrato, a maioria de açúcares, incluindo o açúcar das frutas, a frutose. As frutas variam bastante quanto ao seu teor em água e fibras e, conseqüentemente, nas suas concentrações de açúcar.

Leites e Derivados Uma porção (uma xícara) de leite ou iogurte fornece aproximadamente 12 g de carboidrato. O queijo *cottage* fornece mais ou menos 6 g de carboidrato por xícara, mas a maioria dos outros queijos contém pouco, ou nenhum, carboidrato.

Carnes Os alimentos do grupo das carnes e substitutos da carne, com apenas duas exceções (nozes e leguminosas) não acrescentam praticamente nenhum carboidrato à dieta.

Ler os Rótulos dos Alimentos Os rótulos dos alimentos listam a quantidade, em gramas, de carboidrato *total* – incluindo amido, fibras e açúcares – por porção (reveja a Figura 2-15). Os gramas das fibras são também indicados em uma relação separada, assim como os gramas dos açúcares. (Com essa informação, você pode calcular os gramas de amido, ■ subtraindo os gramas de fibras e açúcares do carboidrato total.) Os açúcares incluem tanto os adicionados como os naturais provenientes dos alimentos. O carboidrato total e a fibra dietética são indicados também como "% de Valores Diários" para uma pessoa que consuma 2.000 kcal; não existe Valor Diário para os açúcares.

No mundo de hoje, há mais um motivo que explica por que os alimentos com vegetais ricos em carboidratos complexos e açúcares naturais são a melhor escolha comparada aos alimentos de origem animal ou alimentos com alto teor de doces concentrados: em geral, é preciso menos energia e recursos para plantar e processar os vegetais do que para a produção do açúcar ou produtos derivados de animais. O Capítulo 11 do Volume 2 examina de perto os impactos no meio ambiente provocados pela produção e utilização de alimentos.

RESUMO

É claro que uma dieta rica em carboidratos complexos – amidos e fibras – contribui com os esforços para controlar o peso corporal e evitar as doenças do coração, câncer, diabetes e distúrbios no trato GI. Por esses motivos, as recomendações incentivam as pessoas a comerem grandes quantidades de cereais integrais, hortaliças, leguminosas e frutas – o suficiente para fornecer de 45% a 65% da obtenção diária de energia, por meio da ingestão de carboidrato.

OS CARBOIDRATOS: AÇÚCARES, AMIDOS E FIBRAS • 57

A Nutrição em sua Vida

Os alimentos provenientes das plantas – cereais integrais, hortaliças, legumes e frutas – fornecem naturalmente grandes quantidades de carboidratos e fibras com pouca ou nenhuma gordura. Os alimentos refinados contêm freqüentemente açúcares adicionados e gordura.

- Você come ao menos seis porções de produtos à base de grãos diariamente, com o cuidado de incluir ao menos três porções de alimentos à base de cereais integrais?
- Você come ao menos cinco porções de frutas ou hortaliças diariamente?
- Você escolhe bebidas e alimentos que moderem sua ingestão de açúcares?

NUTRIÇÃO NA REDE

Acesse estes sites (em inglês) para estudos mais aprofundados sobre os assuntos abordados neste capítulo.

- Encontre atualizações e *links* rápidos para estes sites e outros relacionados à nutrição no endereço:
  www.wadsworth.com/nutrition
- Procure por "lactose intolerance" no site de informação sobre saúde, do governo dos Estados Unidos:
  www.healthfinder.gov
- Procure por *sugars* e *fiber* no site do International Food Information Council (Conselho Internacional de Informação sobre Alimentos):
  www.ific.org

- Aprenda mais sobre cáries dentárias com a American Dental Association (Associação Odontológica Americana) e o National Institute of Dental and Craniofacial Research (Instituto Nacional de Pesquisa Odontológica e Craniofacial):
  www.ada.org e **www.nidcr.nih.gov**
- Saiba mais sobre diabetes com a American Diabetes Association, a Canadian Diabetes Association, e a National Institute of Diabetes and Digestive and Kidney Diseases (Associação Americana de Diabetes, Associação Canadense de Diabetes e Instituto Nacional de Diabetes e Doenças Digestivas e do Fígado):
  www.diabetes.org, **www.diabetes.ca** e
  www.niddk.nih.gov

CÁLCULOS NUTRICIONAIS

Os problemas a seguir lhe farão efetuar os cálculos dietéticos simples relacionados à nutrição. Embora as situações sejam hipotéticas, os números são reais, e calcular as respostas (verifique-as no final do capítulo) será uma lição valiosa. Não se esqueça de indicar seus cálculos para cada problema.

As recomendações de saúde sugerem que 45% a 65% da ingestão diária de energia seja proveniente dos carboidratos. É importante determinar as recomendações em termos de porcentagem de ingestão de energia, mas somente se conhecemos a ingestão de energia. Os exercícios seguintes ilustram esse conceito.

1. Calcule a ingestão de carboidrato (em gramas) para um aluno que tenha alta ingestão de carboidrato (70% da ingestão de energia) e uma ingestão moderada de energia (2.000 kcal por dia).

   Como essa ingestão de carboidrato se compara ao Valor Diário de 300 g à recomendação de 45% a 65%?

2. Considere agora um professor que ingere a metade de carboidratos comparado o aluno citado no primeiro exercício (em gramas) e com a mesma ingestão de energia. Em que porcentagem o carboidrato contribui para a ingestão diária?

   Como a ingestão de carboidrato se compara ao Valor Diário de 300 g? E à recomendação de 45% a 65%?

3. Considere agora um atleta que coma duas vezes mais carboidrato (em gramas) do que o aluno citado no primeiro exercício e tenha uma ingestão de energia mais alta (6.000 kcal por dia). Em que porcentagem o carboidrato contribui para a ingestão diária dessa pessoa?

Como a ingestão de carboidrato se compara ao Valor Diário de 300 g à recomendação de 45% a 65%?

4. Mais um exemplo. Na tentativa de perder peso, uma pessoa adota uma dieta que fornece 150 g de carboidrato por dia e limita a ingestão de energia a 1.000 quilocalorias. Em que porcentagem o carboidrato contribui para a ingestão diária dessa pessoa? Como a ingestão de carboidrato se compara ao Valor Diário de 300 g à recomendação de 45% a 65%?

Estes exercícios deverão convencê-lo da importância do controle da ingestão real, assim como a porcentagem de ingestão de energia.

QUESTÕES PARA ESTUDO

Estas perguntas o ajudarão a rever este capítulo.

1. Quais carboidratos são descritos como simples e quais são os complexos?
2. Descreva a estrutura de um monossacarídeo e designe três monossacarídeos importantes na nutrição. Indique três dissacarídeos normalmente encontrados nos alimentos e seus monossacarídeos componentes. Em que alimentos esses açúcares são encontrados?
3. O que acontece na reação de condensação? Em uma reação de hidrólise?
4. Descreva a estrutura dos polissacarídeos e indique aqueles que são importantes na nutrição. Qual é a semelhança entre amido e glicogênio, e em que eles são diferentes? Como as fibras se diferenciam dos outros polissacarídeos?
5. Descreva a digestão e absorção do carboidrato. Que papel tem a fibra nesse processo?
6. Quais são os possíveis destinos da glicose no corpo? O que significa a ação poupadora de proteína do carboidrato?
7. Como o corpo mantém sua concentração de glicose do sangue? O que acontece quando a concentração da glicose do sangue aumenta muito ou cai muito?
8. Quais são os efeitos dos açúcares sobre a saúde? Quais são as recomendações dietéticas em relação às ingestões de açúcar concentrado?
9. Quais são os efeitos dos amidos e fibras sobre a saúde? Quais são as recomendações dietéticas em relação a esses carboidratos complexos?
10. Quais são os alimentos que fornecem amidos e fibras?

Estas perguntas de múltipla escolha o ajudarão na preparação para um exame. As respostas estão no final do capítulo.

1. Carboidratos são encontrados em todos os alimentos, exceto:
    a. leites.
    b. carnes.
    c. pães.
    d. frutas.

2. Dissacarídeos incluem:
    a. amido, glicogênio e fibra.
    b. amilose, pectina e dextrose.
    c. sacarose, maltose e lactose.
    d. glicose, galactose e frutose.

3. A formação de um dissacarídeo a partir de dois monossacarídeos é um exemplo de:
    a. digestão.
    b. hidrólise.
    c. condensação.
    d. glicogênese.

4. A forma de armazenamento da glicose no organismo é:
    a. insulina.
    b. maltose.
    c. glucagon.
    d. glicogênio.

5. A diferença significativa entre amido e celulose é:
    a. o amido é um polissacarídeo, mas a celulose não.
    b. os animais podem armazenar a glicose como amido, mas não como celulose.
    c. os hormônios podem fabricar a glicose a partir da celulose, mas não a partir do amido.
    d. As enzimas digestivas podem quebrar as ligações do amido, mas não da celulose.

6. O objetivo principal da digestão e absorção de carboidrato é o de produzir:
    a. fibras.
    b. glicose.
    c. enzimas.
    d. amilase.

7. A enzima que quebra um dissacarídeo em glicose e galactose é:
    a. amilase.
    b. maltase.
    c. sacarase.
    d. lactase.

8. Com glicose insuficiente no metabolismo, quais componentes são formados a partir das gorduras?
    a. dextrinas.
    b. mucilagens.
    c. ácidos fíticos.
    d. corpos cetônicos.

9. O que é secretado pelo pâncreas quando a glicose do sangue aumenta? E quando a glicose do sangue diminui?
   a. insulina, glucagon.
   b. glucagon, insulina.
   c. insulina, glicogênio.
   d. glicogênio, epinefrina.

10. Qual porcentagem de ingestão diária de energia deve ser fornecida pelos carboidratos?
    a. de 15 a 20.
    b. de 25 a 30.
    c. de 45 a 50.
    d. de 45 a 65.

REFERÊNCIAS BIBLIOGRÁFICAS

1. B. M. Davy and C. L. Melby, The effect of fiber-rich carbohydrates on features of Syndrome X, *Journal of the American Dietetic Association* 103 (2003): 86–96.
2. S. W. Rizkalla and coauthors, Chronic consumption of fresh but not heated yogurt improves breath-hydrogen status and short-chain fatty acid profiles: A controlled study in healthy men with or without lactose maldigestion, *American Journal of Clinical Nutrition* 72 (2000): 1474–1479.
3. T. Maeder, Sweet medicines, *Scientific American* 287 (2002): 40–47; J. Travis, The true sweet science—Researchers develop a taster for the study of sugars, *Science News* 161 (2002): 232–233; multiple articles in Carbohydrates and glycobiology—Searching for medicine's sweet spot, *Science* 291 (2001): 2338–2378.
4. G. Pourmotabbed and A. E. Kitabchi, Hypoglycemia, *Obstetrics and Gynecology Clinics of North America* 28 (2001): 383–400.
5. K. Foster-Powell, S. H. A. Holt, and J. C. Brand-Miller, International table of glycemic index and glycemic load values: 2002, *American Journal of Clinical Nutrition* 76 (2002): 5–56.
6. A. E. Buyken and coauthors, Glycemic index in the diet of European outpatients with type 1 diabetes: Relations to glycated hemoglobin and serum lipids, *American Journal of Clinical Nutrition* 73 (2001): 574–581.
7. T. M. S. Wolever, Carbohydrate and the regulation of blood glucose and metabolism, *Nutrition Reviews* 61 (2003): S40–S48; D. J. A. Jenkins and coauthors, Glycemic index: Overview of implications in health and disease, *American Journal of Clinical Nutrition* 76 (2002): 266S–273S; S. Liu and coauthors, Dietary glycemic load assessed by food-frequency questionnaire in relation to plasma high-density lipoprotein cholesterol and fasting plasma triacylglycerols in postmenopausal women, *American Journal of Clinical Nutrition* 73 (2001): 560–566; S. Liu and coauthors, A prospective study of dietary glycemic load, carbohydrate intake, and risk of coronary heart disease in US women, *American Journal of Clinical Nutrition* 71 (2000): 1455–1461; K. L. Morris and M. B. Zemel, Glycemic index, cardiovascular disease, and obesity, *Nutrition Reviews* 57 (1999): 273–276.
8. L. E. Spieth and coauthors, A low-glycemic index diet in the treatment of pediatric obesity, *Archives of Pediatrics and Adolescent Medicine* 154 (2000): 947–951.
9. S. B. Roberts, Glycemic index and satiety, *Nutrition in Clinical Care* 6 (2003): 20–26; D. S. Ludwig and coauthors, Dietary fiber, weight gain, and cardiovascular disease risk factors in young adults, *Journal of the American Medical Association* 282 (1999): 1539–1546.
10. S. Liu and coauthors, Relation between a diet with a high glycemic load and plasma concentrations of high-sensitivity C-reactive protein in middle-aged women, *American Journal of Clinical Nutrition* 75 (2002): 492–498; D. S. Ludwig and coauthors, High glycemic index foods, overeating, and obesity, *Pediatrics* 103 (1999): e26 (**www.pediatrics.org**).
11. D. S. Ludwig, The glycemic index—Physiological mechanisms relating to obesity, diabetes, and cardiovascular disease, *Journal of the American Medical Association* 287 (2002): 2414–2423.
12. F. X. Pi-Sunyer, Glycemic index and disease, *American Journal of Clinical Nutrition* 76 (2002): 290S–298S.
13. C. Beebe, Diets with a low glycemic index: Not ready for practice yet! *Nutrition Today* 34 (1999): 82–86.
14. E. Saltzman, The low glycemic index diet: Not yet ready for prime time, *Nutrition Reviews* 57 (1999): 297.
15. S. Kashket and D. P. DePaola, Cheese consumption and the development and progression of dental caries, *Nutrition Reviews* 60 (2002): 97–103; Department of Health and Human Services, *Oral Health in America: A Report of the Surgeon General* (Rockville, Md.: National Institutes of Health, 2000), pp. 250–251.
16. S. Gibson and S. Williams, Dental caries in pre-school children: Associations with social class, toothbrushing habit and consumption of sugars and sugar-containing foods. Further analysis of data from the National Diet and Nutrition Survey of children aged 1.5–4.5 years, *Caries Research* 33 (1999): 101–113.
17. J. M. Jones and K. Elam, Sugars and health: Is there an issue? *Journal of the American Dietetic Association* 103 (2003): 1058–1060.
18. B. V. Howard and J. Wylie-Rosett, AHA Scientific Statement: Sugar and cardiovascular disease, *Circulation* 106 (2002): 523.
19. J. M. Schwarz and coauthors, Hepatic de novo lipogenesis in normoinsulinemic and hyperinsulinemic subjects consuming high-fat, low-carbohydrate and low-fat, high-carbohydrate isoenergetic diets, *American Journal of Clinical Nutrition* 77 (2003): 43–50.
20. E. J. Parks and M. K. Hellerstein, Carbohydrate-induced hypertriacylglycerolemia: Historical perspective and review of biological mechanisms, *American Journal of Clinical Nutrition* 71 (2000): 412–433.
21. S. Yanovski, Sugar and fat: Cravings and aversions, *Journal of Nutrition* 133 (2003): 835S–837S.
22. M. Moorhouse and coauthors, Carbohydrate craving by alcohol-dependent men during sobriety: Relationship to nutrition and serotonergic function, *Alcoholism, Clinical and Experimental Research* 24 (2000): 635–643.
23. P. J. Rogers and H. J. Smit, Food craving and food "addiction": A critical review of the evidence from a biopsychosocial perspective, *Pharmacology, Biochemistry, and Behavior* 66 (2000): 3–14.
24. Economic Research Service, Farm Service Agency, and Foreign Agricultural Service, USDA, 2001.
25. Committee on Dietary Reference Intakes, *Dietary Reference Intakes for Energy, Carbohydrate, Fiber, Fat, Fatty Acids, Cholesterol, Protein, and Amino Acids* (Washington, D.C.: National Academies Press, 2002).
26. S. A. Bowman, Diets of individuals based on energy intakes from added sugars, *Family Economics and Nutrition Review* 12 (1999): 31–38.
27. F. B. Hu and W. C. Willett, Optimal diets for prevention of coronary heart disease, *Journal of the American Medical Association* 288 (2002): 2569–2578; N. M. McKeown and coauthors, Whole-grain intake is favorably associated with metabolic risk factors for type 2 diabetes and cardiovascular disease in the Framingham Offspring Study, *American Journal of Clinical Nutrition* 76 (2002): 390–398; S. Liu and coauthors, Whole-grain consumption and risk of coronary heart disease: Results from the Nurses' Health Study, *American Journal of Clinical Nutrition* 70 (1999): 412–419; A. Wolk and coauthors, Long-term intake of dietary fiber and decreased risk of coronary heart disease among women, *Journal of the American Medical Association* 281 (1999): 1998–2004; J. L. Slavin and coauthors, Plausible mechanisms for the protectiveness of whole grains, *American Journal of Clinical Nutrition* 70 (1999): 459S–463S.
28. L. Van Horn and N. Ernst, A summary of the science supporting the new National Cholesterol Education program dietary recommendations: What dietitians should know, *Journal of the American Dietetic Association* 101 (2001): 1148–1154; L. Brown and coauthors, Cholesterol-lowering effects of dietary fiber: A meta-analysis, *American Journal of Clinical Nutrition* 69 (1999): 30–42.
29. M. L. Fernandez, Soluble fiber and non-digestible carbohydrate effects on plasma lipids and cardiovascular risk, *Current Opinion in Lipidology* 12 (2001): 35–40; Brown and coauthors, 1999.
30. B. M. Davy and coauthors, High-fiber oat cereal compared with wheat cereal consumption favorably alters LDL-cholesterol subclass and particle numbers

in middle-aged and older men, *American Journal of Clinical Nutrition* 76 (2002): 351–358; D. J. A. Jenkins and coauthors, Soluble fiber intake at a dose approved by the US Food and Drug Administration for a claim of health benefits: Serum lipid risk factors for cardiovascular disease assessed in a randomized controlled crossover trial, *American Journal of Clinical Nutrition* 75 (2002): 834–839; J. W. Anderson and coauthors, Cholesterol-lowering effects of psyllium intake adjunctive to diet therapy in men and women with hypercholesterolemia: A meta-analysis of 8 controlled trials, *American Journal of Clinical Nutrition* 71 (2000): 472–479; Brown and coauthors, 1999.

31. T. T. Fung and coauthors, Whole-grain intake and the risk of type 2 diabetes: A prospective study in men, *American Journal of Clinical Nutrition* 76 (2002): 535–540.
32. W. Aldoori and M. Ryan-Harshman, Preventing diverticular disease: Review of recent evidence on high-fibre diets, *Canadian Family Physician* 48 (2002): 1632–1637.
33. A. Schatzkin and coauthors, Lack of effect of a low-fat, high-fiber diet on the recurrence of colorectal adenomas, *New England Journal of Medicine* 342 (2000): 1149–1155; D. S. Alberts and coauthors, Lack of effect of a high-fiber cereal supplement on the recurrence of colorectal adenomas, *New England Journal of Medicine* 342 (2000): 1156–1162; F. Macrae, Wheat bran fiber and development of adenomatous polyps: Evidence from randomized, controlled clinical trials, *American Journal of Medicine* 106 (1999): 38S–42S; D. Kritchevsky, Protective role of wheat bran fiber: Preclinical data, *American Journal of Medicine* 106 (1999): 28S–31S; C. S. Fuchs and coauthors, Dietary fiber and risk of colorectal cancer and adenoma in women, *New England Journal of Medicine* 340 (1999): 169–176.
34. S. A. Bingham and coauthors, Dietary fibre in food and protection against colorectal cancer in the European Prospective Investigation into Cancer and Nutrition (EPIC): An observational study, *Lancet* 361 (2003): 1496–1501.
35. J. L. Slavin, Mechanisms for the impact of whole grain foods on cancer risk, *Journal of the American College of Nutrition* 19 (2000): 300S–307S.
36. N. J. Emenaker and coauthors, Short-chain fatty acids inhibit invasive human colon cancer by modulating uPA, TIMP-1, TIMP-2, Mutant p53, Bcl-2, Bax, p21, and PCNA protein expression in an in vitro cell culture model, *Journal of Nutrition* 131 (2001): 3041S–3046S.
37. American Gastroenterological Association medical position statement: Impact of dietary fiber on colon cancer occurrence, *Gastroenterology* 118 (2000): 1233–1234.
38. N. C. Howarth, E. Saltzman, and S. B. Roberts, Dietary fiber and weight regulation, *Nutrition Reviews* 59 (2001): 129–139; A. Sparti and coauthors, Effect of diets high or low in unavailable and slowly digestible carbohydrates on the pattern of 24-h substrate oxidation and feelings of hunger in humans, *American Journal of Clinical Nutrition* 72 (2000): 1461–1468.
39. Committee on Dietary Reference Intakes, 2002, p. 7-4.
40. Committee on Dietary Reference Intakes, 2002.
41. Position of the American Dietetic Association: Health implications of dietary fiber, *Journal of the American Dietetic Association* 102 (2002): 993–999.
42. J. L. Slavin and coauthors, The role of whole grains in disease prevention, *Journal of the American Dietetic Association* 101 (2001): 780–785.

RESPOSTAS

Cálculos de nutrição

1. 0,7 × 2.000 total kcal/dia = 1.400 kcal provenientes do carboidrato/dia.
   1.400 kcal provenientes do carboidrato ÷ 4 kcal/g = 350 g de carboidrato.

   Essa ingestão de carboidrato é mais alta que o valor diário e mais alta que a recomendação de 45% a 65%.

2. 350 g de carboidrato ÷ 2 = 175 g de carboidrato/dia.
   175 g de carboidrato × 4 kcal/g = 700 kcal provenientes do carboidrato.
   700 kcal provenientes do carboidrato ÷ 2.000 kcal/dia = 0,35.
   0,35 × 100 = 35% de kcal provenientes do carboidrato.

   Essa ingestão de carboidrato é mais baixa que o valor diário e mais baixa que a recomendação de 45% a 65%.

3. 350 g de carboidrato × 2 = 700 g de carboidrato/dia.
   700 g de carboidrato × 4 kcal/g = 2.800 kcal provenientes do carboidrato.
   2.800 kcal provenientes do carboidrato ÷ 6.000 total de kcal/dia = 0,466 (arredondado para 0,47)
   0,47 × 100 = 47% de kcal proveniente do carboidrato.

   Essa ingestão de carboidrato é mais alta que o valor diário e corresponde à recomendação de 45% a 65%.

4. 150 g de carboidrato × 4 kcal/g = 600 kcal provenientes do carboidrato.
   600 kcal provenientes do carboidrato ÷ 1.000 total de kcal/dia = 0,60.
   0,60 × 100 = 60% de quilocalorias provenientes do carboidrato.

   Essa ingestão de carboidrato é mais baixa que o valor diário e atende à recomendação de 45% a 65%.

Questões para Estudo (múltipla escolha)

1. b 2. c 3. c 4. d 5. d
6. b 7. d 8. d 9. a 10. d

DESTAQUE 2

Alternativas ao Açúcar

Quase todo mundo aprecia os sabores doces. Para o paladar de uma criança, quanto mais doce o alimento, melhor ele é. Nos adultos, essa preferência é relativamente reduzida, mas a maioria aprecia de vez em quando um alimento ou uma bebida doce. Diante dos problemas de saúde que são o excesso de peso e a obesidade, muitos consumidores voltam-se para os adoçantes no intuito de controlar as quilocalorias e limitar o uso do açúcar. Ao fazer isso, eles se encontram diante de dois grupos de adoçantes. Um grupo, o dos **adoçantes artificiais**, não fornece praticamente nenhuma energia e eles são considerados adoçantes não nutritivos. O outro grupo, os **substitutos do açúcar**, produz energia e, muitas vezes, são chamados **adoçantes nutritivos**.

Adoçantes Artificiais

Os adoçantes artificiais permitem que as pessoas mantenham baixas suas ingestões de açúcar e energia e, ao mesmo tempo, desfrutem dos deliciosos sabores doces de seus alimentos e bebidas preferidos. O órgão de controle de alimentos e medicamentos dos Estados Unidos (FDA) aprovou o uso de vários adoçantes artificiais – sacarina, aspartame, acesulfame de potássio (acesulfame-K), sucralose e neotame. Outros dois estão à espera da aprovação: alitame e ciclamato. A Tabela D2-1 e o glossário a seguir dão os detalhes de cada um desses adoçantes.

Sacarina, acesulfame-K e sucralose não são metabolizados no corpos; por outro lado, o corpo digere o aspartame como uma proteína. De fato, o aspartame é *tecnicamente* classificado como adoçante nutritivo, pois fornece energia (4 kcal/g, assim como a proteína). Mas, sendo a quantidade utilizada muito pequena, sua contribuição em energia é insignificante.

Alguns consumidores desafiam sua segurança ao utilizar os adoçantes artificiais. Tendo em vista que todas as substâncias são tóxicas em certas doses, não é surpreendente que grandes doses de adoçantes artificiais (ou de seus componentes ou derivados metabólicos) tenham efeitos tóxicos. A pergunta a ser feita é se sua ingestão é segura para os seres humanos nas quantidades utilizadas normalmente pelas pessoas (às vezes abusiva). A resposta é sim, exceto no caso particular descrito adiante para o aspartame.

GLOSSÁRIO

adoçantes artificiais: substitutos do açúcar que fornecem quantidade insignificante, quase nada, de energia; às vezes chamados **adoçantes não-nutritivos**.

adoçantes nutritivos: adoçantes que produzem energia, incluindo tanto açúcares como substitutos dos açúcares.

alitame: adoçante artificial composto por dois aminoácidos (alanina e ácido aspártico); à espera de aprovação pelo FDA

aspartame: adoçante artificial composto por dois aminoácidos (fenilalanina e ácido aspártico); aprovado para uso tanto nos Estados Unidos como no Canadá e no Brasil.

ciclamato: adoçante artificial que está sendo considerado para aprovação nos Estados Unidos e disponível no Canadá como adoçante de mesa, e não como aditivo.

estévia: arbusto sul-americano cujas folhas são usadas como adoçante; vendido nos Estados Unidos como suplemento dietético que fornece o sabor doce sem quilocalorias.

Ingestão Diária Aceitável (IDA): a quantidade estimada de adoçante que os indivíduos podem consumir com segurança, diariamente, durante a vida, sem efeito adverso.

neotame: adoçante artificial composto por dois aminoácidos (fenilalanina e ácido aspártico); aprovado para uso nos Estados Unidos.

sacarina: adoçante artificial aprovado para uso nos Estados Unidos. No Canadá, a sua aprovação para uso em alimentos e bebidas está pendente; atualmente, disponível apenas em farmácias e somente como adoçante de mesa, não como aditivo.

substitutos de açúcar: compostos semelhantes ao açúcar que podem ser derivados de frutas ou comercialmente produzidos a partir da dextrose; também denominados **álcoois de açúcar** ou **polióis**. Os álcoois de açúcar são absorvidos mais vagarosamente que outros açúcares e metabolizados de maneira diferente no corpo humano; não são prontamente utilizados pelas bactérias comuns presentes na boca. Como exemplos, temos **maltitol, manitol, sorbitol, xilitol, isomalte** e **lactitol**.

sucralose: adoçante artificial aprovado para uso nos Estados Unidos, no Canadá e no Brasil.

tagatose: monossacarídeo estruturalmente similar à frutose, que não é absorvido de maneira completa e, portanto, produz apenas 1,5 kcal/g; aprovado para uso como um ingrediente "geralmente reconhecido como seguro".

TABELA D2-1 Adoçantes

Adoçantes	Doçura Relativa[a]	Energia (kcal/g)	Ingestão Diária Aceitável	Quantidade Média p/ Substituir 1 Colher de Chá de Açúcar	Usos Aprovados
Adoçantes Aprovados					
Sacarina	450	0	5 mg/kg por peso do corpo	12 mg	Adoçantes de mesa, amplo uso em alimentos, bebidas, cosméticos e produtos farmacêuticos
Aspartame	200	4[b]	50 mg/kg por peso[c] Advertência para as pessoas com fenilcetonúria PKU: contém fenilalanina	18 mg	Adoçantes de várias finalidades para todos os alimentos e bebidas
Acesulfame-K	200	0	15 mg/kg por peso[d]	25 mg	Adoçantes, pudins, gelatinas, gomas de mascar, balas, assados, sobremesas, bebidas alcoólicas
Sucralose	600	0	5 mg/kg por peso	6 mg	Bebidas espumantes, produtos lácteos, assados, café e chás, geléias de frutas, xaropes, adoçantes de mesa, gomas de mascar, sobremesas congeladas, temperos para saladas
Neotame	8.000	0	18 mg/dia	0,5 µg	Assados, bebidas não-alcoólicas, gomas de mascar, balas, glacês, sobremesas congeladas, gelatinas, pudins, geléias e gelatinas, xaropes
Tagatose	0,8	1,5	7,5 g/dia	1 colher de chá	Assados, bebidas, cereais, gomas de mascar, confeitos, produtos lácteos, suplementos dietéticos, adoçante de mesa
Adoçantes dependentes de aprovação					**Utilizações propostas**
Alitame	2.000	4[e]	–		Bebidas, assados, adoçantes de mesa sobremesas congeladas
Ciclamato[f]	30	0	–		Adoçantes de mesa, assados

[a] A doçura relativa é determinada ao se comparar a doçura aproximada do substituto de açúcar com a doçura da sacarose pura, que foi definida como 1,0. A estrutura química, a temperatura, a acidez e outros sabores dos alimentos, nos quais a substância aparece, todos, influenciam a doçura relativa.
[b] O aspartame fornece 4 kcal/g por grama, bem como a proteína no entanto, como é utilizado em pequenas quantidades, sua contribuição em energia é insignificante. O aspartame em pó é misturado, às vezes, com lactose, mas, mesmo assim, um sachê de 1 g fornece 4 kcal.
[c] As recomendações da Organização Mundial da Saúde e as da Europa e do Canadá limitam a ingestão de aspartame a 40 mg/kg do peso do corpo.
[d] As recomendações da Organização Mundial da Saúde limitam a ingestão de acesulfame-K a 9 mg/kg.
[e] O alitame fornece 4 kcal/g, assim como a proteína, entretanto, como a quantidade utilizada é pequena, sua contribuição em energia é insignificante.
[f] O ciclamato é comercializado no Brasil.

Sacarina

A **sacarina**, utilizada há mais de cem anos nos Estados Unidos, é normalmente usada por aproximadamente 50 milhões de pessoas – principalmente nos refrigerantes e, em segundo lugar, como adoçante de mesa. A sacarina é rapidamente eliminada pela urina e não se acumula no corpo.

Em 1977, vieram à tona indagações sobre a segurança da sacarina, com base em experimentos sugerindo que grandes doses de sacarina (equivalentes a centenas de latinhas de refrigerante *diet* diariamente durante toda a vida) aumentaram o risco de câncer da vesícula em ratos. Como resultado, o FDA propôs proibir a sacarina. O protesto público em favor da sacarina foi tão grande que o Congresso norte-americano impôs uma moratória a essa proibição – moratória que foi repetidamente prorrogada até 1991, quando o FDA retirou sua proposta. Os produtos que contêm sacarina foram obrigados a utilizar um rótulo de advertência: "O uso deste produto pode ser perigoso para sua saúde. Este produto contém sacarina, que foi designada como causa de câncer em animais de laboratório".

A sacarina causa câncer? A maior pesquisa realizada até agora, do ponto de vista demográfico, envolvendo 9 mil homens e mulheres, mostrou que a ampla utilização de sacarina não aumentou o risco de câncer. Todavia, entre certos grupos pequenos da população, como aqueles de grandes fumantes que utilizam a sacarina, o risco de câncer da vesícula era ligeiramente maior. Outras pesquisas, envolvendo mais de 5 mil pessoas com câncer da vesícula, não mostraram uma associação entre o câncer da vesícula e o uso da sacarina.[1] Em 2000, a sacarina foi retirada da lista de substâncias supostamente causadoras de câncer. Os rótulos de advertência não são mais obrigatórios.

O bom senso dita que consumir grandes quantidades de qualquer substância não é provavelmente prudente, mas, em níveis moderados de ingestão, a sacarina mostra-se para a maioria das pessoas segura. Seu uso foi aprovado em mais de cem países.

FIGURA D2-1 Estrutura do Aspartame

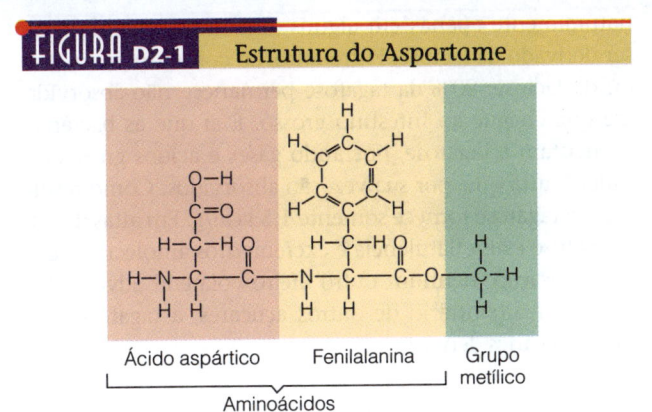

Ácido aspártico — Fenilalanina — Grupo metílico
Aminoácidos

FIGURA D2-2 Metabolismo do Aspartame

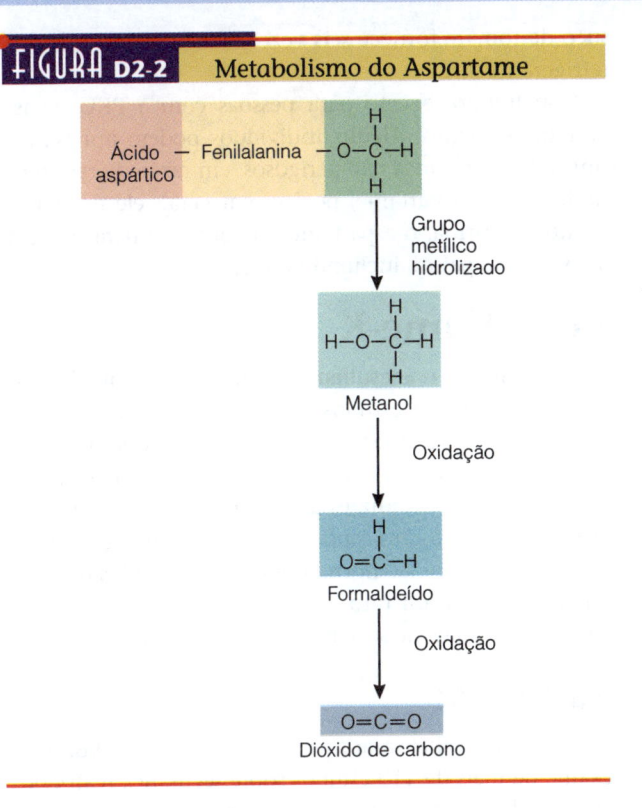

Ácido aspártico — Fenilalanina — O—CH₃

↓ Grupo metílico hidrolizado

H—O—CH₃
Metanol

↓ Oxidação

O=C—H
Formaldeído

↓ Oxidação

O=C=O
Dióxido de carbono

Aspartame

O **aspartame** é um dos aditivos mais estudados entre todos os aditivos de alimentos; amplas pesquisas com animais e humanos documentam sua segurança. O consumo em longo prazo de aspartame não está associado a efeitos adversos sobre a saúde.

Os nutrientes presentes no aspartame apresentam problemas para certas pessoas e, por esse motivo, o produto é vendido com um rótulo de advertência. O aspartame é uma composição química simples, feita a partir de componentes comuns a vários alimentos: dois aminoácidos (fenilalanina e ácido aspártico) e um grupo metílico (CH_3). A Figura D2-1 mostra sua estrutura química. Os sabores dos componentes não dão nenhum indício sobre seu efeito combinado; um deles tem o sabor amargo e o outro é insípido, mas a combinação cria um produto que é duzentas vezes mais doce que a sacarose.

No trato digestivo, as enzimas dividem o aspartame em seus três componentes. O corpo absorve os dois aminoácidos e os utiliza como se fossem provenientes da proteína dos alimentos, a qual é formada inteiramente de aminoácidos incluindo esses dois.

Como esse adoçante fornece a fenilalanina, os produtos contendo aspartame devem apresentar rótulo de advertência para as pessoas portadoras da doença hereditária chamada fenilcetonúria (PKU). As pessoas com a PKU são incapazes de suportar o excesso de fenilalanina. O acúmulo desse componente e seus derivados é tóxico para o sistema nervoso em desenvolvimento, causando danos irreversíveis ao cérebro. Por esse motivo, todos os recém-nascidos nos Estados Unidos são examinados para detectar a PKU. O tratamento para essa doença é uma dieta especial que atinja um equilíbrio, fornecendo a quantidade suficiente de fenilalanina para ajudar no crescimento e na saúde, mas não o suficiente para prejudicá-los. A pergunta é: o aspartame realmente aumenta a fenilalanina do sangue a ponto de ser tóxico para as pessoas com a PKU? Aparentemente, não. A pequena quantidade a mais de fenilalanina fornecida pelo aspartame parece oferecer apenas um pequeno risco, mesmo para os grandes consumidores.

Apesar disso, existe um motivo de força maior na necessidade das crianças com PKU de obter sua fenilalanina dos alimentos, e não a partir de adoçantes. A dieta para a PKU exclui alimentos ricos em nutrientes e proteínas, tais como leite, carne, peixe, aves, queijos, ovos, nozes, leguminosas e muitos produtos à base de cereais. Somente com grande dificuldade essas crianças podem obter os muitos nutrientes essenciais – como cálcio, ferro e vitaminas do complexo B – encontrados nesses alimentos juntamente com a fenilalanina. Sugerir que as crianças com a PKU atinjam sua dose de fenilalanina recomendada apenas com a fenilalanina pura encontrada no aspartame, o qual não contribui com nenhum dos minerais e vitaminas associados, pode prejudicar ainda mais o estado nutricional desses indivíduos.

Exceto no caso especial da PKU, há algum motivo para preocupar-se com os produtos que o aspartame fornece para o corpo? Durante o metabolismo, o grupo metílico transforma-se momentaneamente em álcool metílico (metanol) – composto potencialmente tóxico (veja a Figura D2-2). Esse acidente também acontece quando as bebidas adoçadas com aspartame são armazenadas durante muito o tempo a uma temperatura quente. A quantidade de metanol produzida pode ser segura para o consumo, mas uma pessoa pode não mais desejar consumir a bebida, tendo em vista que ela já perdeu a doçura. As enzimas, no corpo, convertem o metanol em formaldeído, outro composto tóxico. Por fim, o formaldeído é transformado em dióxido de carbono. Antes da aprovação do aspartame, foi necessário determinar as quantidades dessas substâncias geradas durante o metabolismo; descobriu-se que elas caíram abaixo do limite a partir do qual elas poderiam ser prejudiciais. Na verdade, considerando grama por grama, um suco de tomate fornece seis vezes mais metanol que um refrigerante *diet*.

Concluindo, exceto para pessoas com a PKU, o aspartame é seguro. Alguns indivíduos podem apresentar sintomas vagos, mas não perigosos, em razão de rara sensibilidade ao aspartame; porém, em geral, ele é seguro. Como a sacarina, o aspartame foi aprovado para uso em mais de cem países, incluindo o Brasil.

Acesulfame-K

O FDA aprovou o **acesulfame-K** em 1988, depois de examinar mais de 90 estudos realizados durante 15 anos. Alguns grupos de consumidores acreditam que o acesulfame-K causa tumores em ratos e não deveria ser aprovado. O FDA contradiz essa informação afirmando que os tumores não foram causados pelo adoçante, mas eram como aqueles que são normalmente encontrados nas pesquisas que utilizam ratos. O acesulfame-K foi aprovado para uso em mais de sessenta países, inclusive o Brasil.

Sucralose

A **sucralose** recebeu a aprovação do FDA em 1998, após exame de mais de 110 estudos sobre segurança realizados em seres humanos e animais. A sucralose é única entre os adoçantes artificiais pelo fato de ser feita a partir de açúcar, o qual teve três dos seus grupos hidroxila (OH) substituídos por átomos de cloro. O resultado é uma molécula excepcionalmente estável, seiscentas vezes mais doce que o açúcar. O corpo não reconhece a sucralose como um carboidrato, ela não é digerida nem absorvida ao passar pelo trato GI. A sucralose é comercializada no Brasil.

Neotame

O **neotame** é o adoçante artificial mais recente no mercado. O FDA aprovou o neotame em 2002, após ter examinado mais de 110 estudos sobre segurança feitos tanto em seres humanos como em animais. O neotame é tão intensamente doce – mais ou menos 8 mil vezes mais doce que o açúcar – que é suficiente em pequena quantidade.

Como o aspartame, ele contém os aminoácidos fenilalanina e ácido aspártico e o grupo metila. Todavia, ao contrário do aspartame, o neotame é ligado a um radical adicional. Essa simples alteração faz toda a diferença para as pessoas com a PKU, porque ela bloqueia as enzimas digestivas que normalmente separam a fenilalanina e o ácido aspártico. Conseqüentemente, os aminoácidos não são absorvidos, e o neotame não precisa de rótulo de advertência para os portadores de PKU.

Tagatose

Recentemente, o FDA concedeu à **tagatose** semelhante à frutose, o *status* de ser reconhecida, em geral, como segura, fazendo que ela estivesse disponível como adoçante com baixo teor de quilocalorias para uma variedade de alimentos e bebidas. Esse monossacarídeo é encontrado naturalmente apenas em alguns alimentos, porém, pode ser derivado da lactose. Entretanto, ao contrário da frutose ou da lactose, 80% da tagatose permanece não-absorvida até que chegue ao intestino grosso. É aí que as bactérias fermentam a tagatose, liberando gases e ácidos graxos de cadeia curta que, por sua vez, são absorvidos. Como resultado, a tagatose fornece somente 1,5 kcal/g. Em altas doses, a tagatose causa flatulência e excrementos amolecidos; em compensação, nenhum outro efeito colateral adverso foi notado. Ao contrário de outros açúcares, a tagatose não provoca cáries dentária.

Alitame e Ciclamato

A aprovação pelo FDA do **alitame** e do **ciclamato** está ainda pendente. Até o momento, nenhum problema de segurança foi levantado a respeito do alitame e ele já foi aprovado para uso em outros países. Ao contrário, o ciclamato enfrenta problemas de segurança há 50 anos. Aprovado em 1949 pelo FDA, ele foi banido em 1969, principalmente com base em um único estudo científico que o indicou como causa de câncer da vesícula em ratos.

O National Research Council (Conselho Nacional de Pesquisa) reexaminou dúzias de pesquisas sobre o ciclamato e concluiu que ele não causa câncer nem mesmo seus metabólitos. Todavia, o conselho recomendou pesquisas adicionais para determinar se seu uso prolongado ou alto provoca riscos. Apesar do ciclamato não *iniciar* um câncer, ele pode *favorecer* seu desenvolvimento após o início da doença. O FDA, normalmente, não tem orientações para substâncias que intensifiquem as atividades causadoras de câncer de outras substâncias, mas é improvável que o ciclamato seja aprovado logo, se é que será. Agências em mais de 50 países, incluindo o Brasil, aprovaram o ciclamato.

Estévia – Alternativa à Base de Plantas Herbáceas

O FDA baseou sua aprovação ou recusa de adoçantes artificiais em décadas de amplas pesquisas. Esse tipo de pesquisa não existe para a planta herbácea **estévia** – arbusto cujas folhas há muito são utilizadas pelos povos da América do Sul para adoçar suas bebidas. Nos Estados Unidos, a estévia é vendida nas lojas de comida natural como suplemento dietético. Ao revisar a limitada pesquisa feita sobre o uso da estévia como alternativa ao adoçante artificial, o FDA encontrou referências importantes relativas aos seus efeitos sobre a reprodução, no desenvolvimento de câncer e no metabolismo da energia. A estévia provoca muito pouco dano se utilizada moderadamente, mas, mesmo assim, o FDA não aprovou o uso irrestrito nem sua expansão no mercado norte-americano. O Canadá, a União Européia e as Nações Unidas chegaram a conclusões semelhantes. O fato de que, nos Estados Unidos, a estévia possa ser vendida como suplemento dietético, mas não utilizada como aditivo alimentar, evidencia as diferenças-chave nos regulamentos do FDA. Os aditivos

TABELA D2-2 Teor Médio de Aspartame em Alimentos Selecionados

Alimento	Aspartame (mg)
340 de refrigerante *diet*	170
226 g de bebida em pó	100
226 g de iogurte com polpa de fruta, sem adição de açúcar	124
113 g de gelatina (sobremesa)	80
1 pacote de adoçante	35

TABELA D2-3 Substitutos do Açúcar

Álcoois de açúcar	Doçura Relativa[a]	Energia (kcal/g)	Usos Aprovados
Isomalte	0,5	2,0	Balas, gomas de mascar, sorvetes, geléias e gelatinas, glacês, bebidas, assados
Lactitol	0,4	2,0	Balas, goma de mascar, sobremesas dietéticas geladas, geléias e gelatinas, glacês, assados
Maltitol	0,9	2,1	Especialmente apropriado para cobertura de balas
Manitol	0,7	1,6	Agente de enchimento, goma de mascar
Sorbitol	0,5	2,6	Alimentos dietéticos especiais, balas, gomas
Xilitol	1,0	2,4	Gomas de mascar, balas, produtos naturais farmacêuticos e por via oral

[a] A doçura relativa é determinada comparando-se a doçura aproximada de um substituto do açúcar com a doçura da sacarose pura, que foi definida como 1,0. A estrutura química, a temperatura, a acidez e outros sabores dos alimentos nos quais a substância aparece, todos influenciam a doçura relativa.

alimentares devem provar que são seguros e efetivos antes de receberem a aprovação do FDA, ao passo que, para os suplementos dietéticos, não se exigem testes nem aprovação. (Consulte o Destaque 5, para informações sobre suplementos dietéticos, e o Destaque 9 do Volume 2 sobre plantas herbáceas.) No Brasil, os adoçantes à base de estévia são comercializados.

Ingestão Diária Aceitável

A quantidade de adoçante artificial considerada segura para o uso diário é chamada **ingestão diária aceitável (IDA)**. A IDA representa o nível de consumo que seria considerado, se mantido diariamente durante toda a vida de uma pessoa, como bastante seguro.

Por exemplo, a IDA para o aspartame é de 50 mg/kg por quilo. Isto é, o FDA aprovou o aspartame com base na hipótese de que ninguém consumiria mais que 50 mg/kg em um só dia. A ingestão diária máxima é, na verdade, enorme: para um adulto pesando 68 kg, somando, ela permite 97 sachês do adoçante ou 20 latinhas de refrigerantes adoçados somente com aspartame. A empresa que produz o aspartame calcula que, se todo o açúcar e a sacarina na dieta dos norte-americanos fossem substituídos por aspartame, 1% da população estaria consumindo o máximo permitido pelo FDA. A maioria das pessoas que utilizam o aspartame consome menos de 5 mg/kg por dia. Mas uma criança pequena que bebe quatro copos de bebidas adoçadas com aspartame em um dia quente e que ingere três porções de produtos com aspartame nesse mesmo dia (como pudim, chiclete, cereal, gelatina e sobremesas geladas) atinge o nível máximo permitido pelo FDA. Apesar dessa situação não apresentar riscos que já tenham sido provados, o mais sensato seria oferecer às crianças outros tipos de alimentos de maneira a não ultrapassar o limite. A Tabela D2-2 lista as quantidades médias de aspartame encontradas em alguns alimentos.

Para aqueles que escolhem o uso de adoçantes artificiais, a American Dietetic Association (Associação Dietética Americana) aconselha sabiamente que se use com moderação e que sejam apenas uma parte de uma dieta nutritiva bem equilibrada.[2] Os princípios dietéticos de moderação e variedade ajudam a reduzir os riscos possíveis associados a qualquer alimento.

Adoçantes Artificiais e Controle do Peso

A taxa de obesidade em muitos países tem aumentado durante décadas. Alimentos e bebidas adoçados com adoçantes artificiais estão entre os primeiros produtos desenvolvidos para ajudar as pessoas no controle do seu peso. Ironicamente, alguns estudos mostraram que os adoçantes intensos, como o aspartame, podem estimular o apetite, o que levaria a um ganho de peso.[3] Contrariando esses resultados, a maioria dos estudos não encontra mudança nas sensações de fome nem nas ingestões diárias ou no peso corporal.[4] Contribuindo para a confusão, alguns estudos indicam ingestões com mais baixo teor de energia e maior perda de peso quando as pessoas comem ou bebem produtos adoçados artificialmente.[5]

Ao estudar os efeitos dos adoçantes artificiais na ingestão de alimentos e no peso corporal, os pesquisadores fazem diferentes perguntas e adotam diferentes abordagens. É importante saber, por exemplo, se as pessoas que fazem parte do estudo têm um peso saudável e se seguem uma dieta para perder peso. Também são diferentes as motivações para o uso de adoçantes, o que influencia o comportamento das pessoas. Por exemplo, uma pessoa pode escolher tomar agora uma bebida adoçada artificialmente para poder compensar a ingestão, mais tarde, de um alimento com alto teor calórico. A ingestão de energia dessa pessoa pode per-

FIGURA D2-3 — Alternativas para o Açúcar nos Rótulos dos Alimentos

Nos EUA, os produtos que contêm substitutos de açúcar podem declarar que "não provocam cáries dentárias" se eles correspondem às normas do FDA para a atividade da placa dentária.

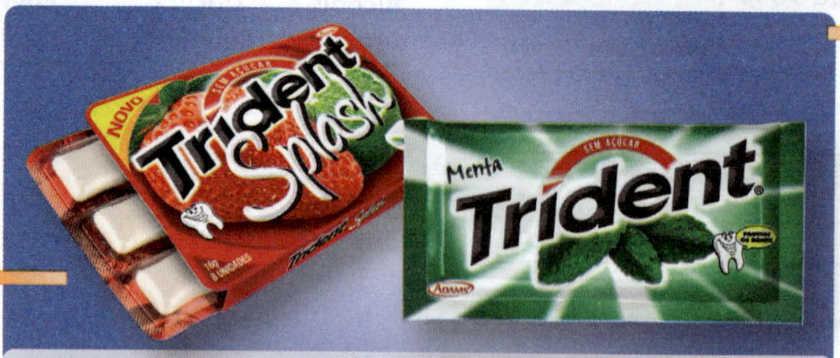

Esta lista de ingredientes inclui os álcoois de açúcar (também chamados de pólios e classificados pela legislação brasileira como aditivos com a função de Edulcorantes Naturais) e adoçantes artificiais (classificados pela legislação brasileira como aditivos com a função de Edulcorantes Artificiais).

INGREDIENTES: GOMA BASE; EDULCORANTES NATURAIS: SORBITOL, MANITOL; UMECTANTES: GLICERINA, TRIACETINA; AROMATIZANTES; EMULSIFICANTE: LECITINA DE SOJA; EDULCORANTES ARTIFICIAIS: ASPARTAME, ACESULFAME-K; CORANTES ARTIFICIAIS: TARTRAZINA, AZUL BRILHANTE. **CONTÉM FENILALANINA**.

Informações Nutricionais
Porção de 3 g (2 unidades)

Quantidade por Porção		%VD*	Informação Nutricional por Unidade
Valor Energético	6 kcal = 25 kJ	1%	3 kcal = 12 kJ
Carboidratos, dos quais:	2,4 g	1%	1,2 g
- açúcares	0 g	**	0 g
- polióis	2,4 g	**	1,2 g
Proteínas	0 g	0%	0 g
Gorduras Totais	0 g	0%	0 g
Gorduras Saturadas	0 g	0%	0 g
Gorduras Trans	0 g	**	0 g
Fibra Alimentar	0 g	0%	0 g
Sódio	0 mg	0%	0 mg

* %Valores Diários com base em uma dieta de 2.000 kcal ou 8.400 kJ. Seus valores diários podem ser maiores ou menores dependendo de suas necessidades energéticas. **Valor Diário não estabelecido.

No Brasil, de acordo com a última revisão da legislação, em novembro de 2007, as gomas de mascar sem açúcar adicionadas de polióis, como sorbitol, manitol e xilitol, podem declarar nos rótulos a seguinte frase: "Manitol / Xilitol / Sorbitol neutraliza(m) os ácidos que danificam os dentes. O consumo do produto não substitui hábitos adequados de higiene bucal e de alimentação". Para isso, o produto deverá passar por registro no Ministério da Saúde, junto a Anvisa (Agência Nacional de Vigilância Sanitária).

Os alimentos que contêm menos de 0,5 g de açúcar por 100 g podem ser identificados como "sem adição de açúcar".

A presença de Fenilalanina deve sempre ser mencionada no rótulo dos alimentos adicionados de aspartame, a fim de alertar os consumidores portadores de fenilcetonúria.

Fontes: Anvisa (http://www.anvisa.gov.br); alimentos funcionais: http://www.anvisa.gov.br/alimentos/comissoes/tecno.htm; e rótulos do Trident Sabor Menta disponíveis no mercado em dezembro de 2007, fabricado por Cadbury Adams Brasil Indústria e Comércio de Produtos Alimentícios Ltda. (http://www.cadburyadams.com.br).

---

manecer a mesma ou aumentar. Outra pessoa que tente controlar a ingestão de energia dos alimentos poderá tomar uma bebida adoçada artificialmente agora e, mais tarde, escolher um alimento com baixo teor calórico. Esse plano ajuda a reduzir a ingestão de energia de um indivíduo.

Ao planejar experimentos com adoçantes artificiais, os pesquisadores devem distinguir entre os efeitos da doçura e os efeitos de uma substância específica. Se uma pessoa sente fome logo depois de ter comido um lanche adoçado artificialmente, é porque o gosto doce (de todos os adoçantes, incluindo o açúcar) estimula o apetite? Ou é porque o adoçante artificial, por ele mesmo, estimula o apetite? Pesquisas também devem distinguir entre os efeitos da energia dos alimentos e os efeitos da substância. Se uma pessoa sente fome logo depois de ter comido um lanche artificialmente adoçado, é porque havia menos energia proveniente do alimento para satisfazer sua fome? Ou é porque o adoçante artificial, por ele mesmo, incita a fome? Além disso, se o apetite é estimulado e a pessoa sente fome, isso leva realmente a um aumento da ingestão de alimento?

O fato de uma pessoa contrabalançar a redução de energia dos adoçantes artificiais, seja parcial ou totalmente, dependerá de vários fatores. O uso de adoçantes artificiais não diminuirá automaticamente a ingestão de energia; para controlá-la de maneira satisfatória, uma pessoa necessita fazer uma dieta acompanhada e planejar atividades físicas durante todo o dia (como é explicado no Capítulo 4 do Volume 2).

Substitutos do Açúcar

Alguns produtos "sem adição de açúcar" ou com quilocalorias reduzidas contêm substitutos do açúcar.* O termo *substitutos do açúcar* descreve os álcoois de açúcar – exemplos conhecidos incluem manitol, sorbitol, xilitol, maltitol e lactitol – que fornecem volume e doçura aos biscoitos, balas duras, gomas de mascar sem adição de açúcar, geléias e gelatinas. Esses produtos indicam em seus rótulos que são "sem adição de açúcar", mas neste caso, "sem adição de açúcar" não quer dizer sem quilocalorias. Os substitutos de açúcar fornecem sim quilocalorias, porém menos que seus primos os carboidratos. A Tabela D2-3 inclui seus valores energéticos.[6] Álcoois de açúcar estão presentes naturalmente nas frutas e hortaliças;

---

* Para minimizar a confusão, a American Diabetes Association prefere o termo substitutos do açúcar em lugar de "álcoois de açúcar" (que sugere o álcool), "adoçantes em fibra" (que sugere a fibra) ou "substitutos de açúcar" (sugerindo aspartame e sacarina).

também são utilizados por fabricantes como um ingrediente de enchimento com baixo teor de energia em vários produtos.

Os álcoois de açúcar evocam uma resposta de baixo teor glicêmico. O corpo absorve lentamente os álcoois de açúcar; conseqüentemente, eles são mais lentos a entrar na corrente sangüínea do que os outros açúcares. Efeitos colaterais como gases, desconforto abdominal e diarréia, contudo, os torna menos atrativos que os adoçantes artificiais. Por esse motivo, os regulamentos exigem que os rótulos dos alimentos indiquem que: "O consumo excessivo pode provocar um efeito laxante".

O verdadeiro benefício do uso de substitutos de açúcar é o de não provocar cáries dentárias. As bactérias da boca não conseguem metabolizar os álcoois de açúcar tão rapidamente quanto o açúcar. Eles são, pois, válidos para gomas de mascar, balas de menta e outros produtos que as pessoas conservam na boca durante algum tempo."

A Figura D2-3 apresenta informações de rótulos para produtos à base de alternativas para o açúcar.

Os substitutos do açúcar, como os adoçantes artificiais, podem ocupar um lugar na dieta e, se usados com moderação, não farão nenhum mal. Na verdade, eles podem ajudar, tanto ao fornecer alternativa ao açúcar para os diabéticos quanto ao inibir as bactérias causadoras das cáries. As pessoas podem achar adequado a utilização, às vezes, dos três tipos de adoçantes: adoçantes artificiais, substitutos do açúcar e o próprio açúcar.

NUTRIÇÃO NA REDE

Acesse estes sites (em inglês) para estudos mais aprofundados sobre os assuntos abordados neste destaque.

- Encontre atualizações e *links* rápidos para estes sites e outros relacionados à nutrição no endereço:
  www.wadsworth.com/nutrition
- Procure por "*artificial sweeteners*" (adoçantes artificiais) no site de informação sobre saúde do Governo dos Estados Unidos:
  www.healthfinder.gov
- Procure por "*sweeteners*" (adoçantes) no site do International Food Information Council (Conselho Internacional de Informação sobre Alimentos):
  www.ific.org

REFERÊNCIAS BIBLIOGRÁFICAS

1. Position of the American Dietetic Association: Use of nutritive and nonnutritive sweeteners, *Journal of the American Dietetic Association* 98 (1998): 580–587.
2. Position of the American Dietetic Association, 1998.
3. J. E. Blundell and P. J. Rogers, Sweet carbohydrate substitutes (intense sweeteners) and the control of appetite: Scientific issues, in *Appetites and Body Weight Regulation: Sugar, Fat, and Macronutrient Substitutes*, ed. J. D. Fernstrom and G. D. Miller (Boca Raton, Fla,: CRC Press, 1994), pp. 113–124.
4. S. J. Gatenby and coauthors, Extended use of foods modified in fat and sugar content: Nutrition implications in a free-living female population, *American Journal of Clinical Nutrition* 65 (1997): 1867–1873; A. Drewnowski, Intense sweeteners and the control of appetite, *Nutrition Reviews* 53 (1995): 1–7.
5. A. Raben and coauthors, Sucrose compared with artificial sweeteners: Different effects on ad libitum food intake and body weight after 10 wk of supplementation in overweight subjects, *American Journal of Clinical Nutrition* 76 (2002): 721–729; G. L. Blackburn and coauthors, The effect of aspartame as part of a multidisciplinary weight-control program on short- and long-term control of body weight, *American Journal of Clinical Nutrition* 65 (1997): 409–418.
6. K. McNutt, What clients need to know about sugar replacers, *Journal of the American Dietetic Association* 100 (2000): 466–469.

Capítulo 3

Os Lipídios: Triglicerídeos, Fosfolipídios e Esteróis

A Nutrição em sua Vida

Provavelmente, há certas coisas das quais você não gosta na gordura corporal, mas gosta do modo como ela o isola do frio ou lhe dá energia para sua caminhada? E com relação à gordura nos alimentos? Você tem razão em agradecer à gordura por dar os deliciosos sabores e aromas da pipoca com manteiga e do frango frito – e em condená-la por contribuir no ganho de peso e na doença cardíaca, tão comum hoje em dia. O desafio é atingir um equilíbrio saudável no aproveitamento de algumas gorduras, mas não em excesso. Conhecer quais tipos de gordura são mais prejudiciais também lhe será útil.

Resumo do Capítulo

Visão Química dos Ácidos Graxos e dos Triglicerídeos: Ácidos Graxos • Triglicerídeos • Grau de Insaturação: Revisão

Visão Química dos Fosfolipídios e dos Esteróis: Fosfolipídios • Esteróis

Digestão, Absorção e Transporte de Lipídios: Digestão de Lipídios • Absorção de Lipídios • Transporte de Lipídios

Lipídios no Organismo: Funções dos Triglicerídeos • Ácidos Graxos Essenciais • Uma Introdução ao Metabolismo dos Lipídios

Efeitos sobre a Saúde e a Ingestão Recomendada de Lipídios: Efeitos dos Lipídios sobre a Saúde • Ingestão Recomendada de Gordura • Das Diretrizes às Mercearias

Destaque 3: Alimentos com Alto Teor de Gordura – Amigos ou Inimigos?

A maioria das pessoas surpreende-se ao descobrir que a gordura possui algumas qualidades. Só quando as pessoas consomem muita ou pouca gordura, ou então muita gordura de alguns tipos específicos, é que a saúde será afetada.

O termo *gordura* refere-se à classe de nutrientes conhecida como **lipídios**. A família dos lipídios inclui os triglicerídeos (**gorduras** e **óleos**), os fosfolipídios, os esteróis e as vitaminas lipossolúveis. Os triglicerídeos predominam tanto nos alimentos quanto no corpo.

■ Dos lipídios presentes nos alimentos, 95% são gorduras e óleos (triglicerídeos); dos lipídios armazenados no corpo, 99% são de triglicerídeos.

Visão Química dos Ácidos Graxos e dos Triglicerídeos

Assim como os carboidratos, os ácidos graxos e os triglicerídeos são compostos por carbono (C), hidrogênio (H) e oxigênio (O). Contudo, esses lipídios possuem uma proporção bem maior de carbonos e hidrogênios do que de oxigênio, sendo capaz de proporcionar mais energia por grama (o Capítulo 9 fornece detalhes).

A grande quantidade de nomes e relações da família dos lipídios pode parecer assombrosa – como conhecer a extensa família de um amigo pela primeira

lipídios: uma família de compostos que inclui os triglicerídeos, os fosfolipídios, os esteróis e as vitaminas lipossolúveis. Os lipídios são caracterizados pela sua insolubilidade em água. (Os lipídios também incluem vitaminas lipossolúveis, descritas no Capítulo 6.)

gorduras: lipídios sólidos à temperatura ambiente (70° F ou 25° C).

óleos: lipídios líquidos à temperatura ambiente (70° F ou 25° C).

vez. Para facilitar as apresentações, este capítulo apresenta primeiro cada um dos lipídios do ponto de vista de um químico, usando tanto palavras quanto diagramas. Em seguida, o capítulo acompanha os lipídios por meio da digestão e da absorção, entrando no corpo para examinar suas funções na saúde e em doenças. Para as pessoas que compreendem melhor as palavras do que os símbolos químicos, esta *introdução* da química a seguir pode ser útil:

1. Todo triglicerídeo contém uma molécula de glicerol e três ácidos graxos (basicamente, cadeias de átomos de carbono).

2. Os ácidos graxos podem ter de 4 a 24 (números pares de) átomos de carbono de comprimento, e aqueles que possuem 18 carbonos são os mais comuns nos alimentos.

3. Os ácidos graxos podem ser saturados ou insaturados. Os ácidos graxos insaturados podem ter um ou mais pontos de insaturação (ou seja, podem ser monoinsaturados ou poliinsaturados).

4. De especial importância na nutrição, temos os ácidos graxos poliinsaturados cujo primeiro ponto de insaturação está próximo ao terceiro carbono (conhecidos como ácidos graxos ômega 3) ou próximo ao sexto carbono (ômega 6).

5. Os ácidos graxos com 18 carbonos que se enquadram nessa descrição são o ácido linolênico (ômega 3) e o ácido linoléico (ômega 6). Cada um deles é o membro primário de uma família de ácidos graxos de cadeia mais longa que ajudam a regular a pressão arterial, a coagulação do sangue e outras funções corporais importantes para a saúde.

Os parágrafos, definições e diagramas a seguir apresentam novamente essas informações com muito mais detalhes.

Ácidos Graxos

Um **ácido graxo** é um ácido orgânico – uma cadeia de átomos de carbono com hidrogênios ligados a ela – que possui um grupo ácido (COOH) em uma extremidade e um grupo metil (CH_3) na outra. O ácido orgânico mostrado na Figura 3-1 é o ácido acético, composto que dá o gosto azedo do vinagre. O ácido acético é o ácido mais curto, com uma "cadeia" que possui comprimento de apenas dois átomos de carbono.

O Comprimento da Cadeia de Carbono Os ácidos graxos de maior ocorrência na natureza contêm números pares de carbonos em suas cadeias – até 24 carbonos de comprimento. Essa discussão começa com os ácidos graxos de 18 carbonos, que são abundantes em nosso suprimento alimentar. O ácido esteárico é o mais simples dos ácidos graxos de 18 carbonos; as ligações entre seus carbonos são todas parecidas:

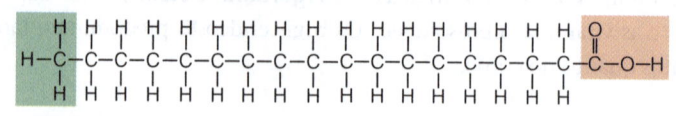

Ácido esteárico, um ácido graxo saturado com 18 carbonos.

Como você pode ver, o ácido esteárico possui 18 carbonos de comprimento, e cada átomo atende às regras de ligação química descritas na Figura 3-1. A estrutura a seguir também representa o ácido esteárico, mas de maneira mais simples, com cada "canto" na linha em ziguezague representando um átomo de carbono com dois hidrogênios ligados:

Ácido esteárico (estrutura simplificada).

FIGURA 3-1 Ácido Acético

O ácido acético é um ácido orgânico que possui dois carbonos.

Extremidade metil — Extremidade ácida

ácido graxo: composto orgânico constituído por uma cadeia de carbono com hidrogênios ligados a ela e um grupo ácido (COOH) em uma extremidade e um grupo metil (CH_3) na outra.

OS LIPÍDIOS: TRIGLICERÍDEOS, FOSFOLIPÍDIOS E ESTERÓIS • 71

GLOSSÁRIO DE TERMOS DE SATURAÇÃO

Estes termos são listados na ordem do mais saturado para o mais insaturado.

ácido graxo saturado: ácido graxo que carrega o número máximo possível de átomos de hidrogênio, por exemplo, ácido esteárico. **Gordura saturada** é composta por triglicerídeos, nos quais a maioria dos ácidos graxos é saturada.

ponto de insaturação: a ligação dupla de um ácido graxo, em que os átomos de hidrogênio podem facilmente ser adicionados à estrutura.

ácido graxo insaturado: ácido graxo que apresenta átomos de hidrogênio faltantes em sua estrutura e tem, pelo menos, uma ligação dupla entre carbonos (inclui ácidos graxos monoinsaturados e poliinsaturados). **Gordura insaturada** é composta por triglicerídeos nos quais a maioria dos ácidos graxos é insaturada.

ácido graxo monoinsaturado: ácido graxo que apresenta dois átomos de hidrogênio faltantes em sua estrutura e uma ligação dupla entre carbonos, por exemplo, ácido oléico. **Gordura monoinsaturada** é composta por triglicerídeos nos quais a maioria dos ácidos graxos é monoinsaturada.

• **mono** = um

ácido graxo poliinsaturado (Pufa): ácido graxo que apresenta quatro ou mais átomos de hidrogênio faltantes em sua estrutura e que possui duas ou mais ligações duplas entre carbonos, por exemplo, ácido linoléico (duas ligações duplas) e ácido linolênico (três ligações duplas). **Gordura poliinsaturada** é composta por triglicerídeos nos quais a maioria dos ácidos graxos é poliinsaturada.

• **poli** = muitos

Conforme mencionamos, as cadeias de carbono de ácidos graxos variam de comprimento. Os ácidos graxos com cadeia longa (12 a 24 carbonos) de carnes, peixes e óleos vegetais são os mais comuns na dieta. Quantidades menores de ácidos graxos de cadeia média (6 a 10 carbonos) e de cadeia curta (menos de 6 carbonos) também estão presentes, principalmente em laticínios. (As Tabelas C-1 e C-2 do Apêndice C fornecem nomes, comprimentos de cadeias e fontes de ácidos graxos comumente encontrados nos alimentos.)

O Grau de Insaturação O ácido esteárico é um **ácido graxo saturado**, (os termos que descrevem a saturação de ácidos graxos estão definidos no glossário dado). Um ácido graxo saturado é completamente carregado com átomos de hidrogênio e contém apenas ligações simples entre seus átomos de carbono. Se dois hidrogênios estiverem faltando no meio da cadeia de carbono, a estrutura restante poderia ser:

Uma estrutura química impossível.

Entretanto, essa estrutura não pode existir, uma vez que dois dos carbonos têm somente três ligações cada, e a natureza requer que cada carbono tenha quatro ligações. Os dois carbonos, portanto, formam uma ligação dupla:

Ácido oléico, ácido graxo monoinsaturado com 18 carbonos.

A mesma estrutura desenhada de modo mais simples é assim:*

Ácido oléico (estrutura simplificada).

A ligação dupla é um **ponto de insaturação**. Portanto, um ácido graxo como este – com dois hidrogênios faltando e uma ligação dupla – é um **ácido graxo *in*saturado**. Este é o ácido oléico do **ácido graxo *mono*insaturado** de 18 carbonos, o qual é abundante em óleo de oliva e no óleo de canola.

---

*Lembre-se de que cada "canto" na linha em ziguezague representa um átomo de carbono com dois hidrogênios ligados. Além disso, embora desenhada com uma reta aqui, sua forma real se dobra nas ligações duplas (conforme mostrado no lado esquerdo da Figura 3-8).

TABELA 3-1 Ácidos Graxos com 18 Carbonos

Nome	Número de Átomos de Carbono	Número de Ligações Duplas	Saturação	Fontes Comuns do Alimento
Ácido esteárico	18	0	Saturado	A maioria das gorduras animais
Ácido oléico	18	1	Monoinsaturado	Óleos de oliva e de canola
Ácido linoléico	18	2	Poliinsaturado	Óleos de girassol, cártamo, milho e soja
Ácido linolênico	18	3	Poliinsaturado	Óleos de soja e canola, semente de linho, noz

- Os químicos usam uma notação simplificada para descrever os ácidos graxos. O primeiro número indica o número de átomos de carbono; o segundo, o número de ligações duplas. Por exemplo, a notação para ácido esteárico é 18:0.

ácido linoléico: ácido graxo essencial com 18 carbonos e duas ligações duplas.

ácido linolênico: ácido graxo essencial com 18 carbonos e três ligações duplas.

ômega: a última letra do alfabeto grego (ω), usada pelos químicos para se referir à posição da primeira ligação dupla da extremidade metil de um ácido graxo.

ácido graxo ômega 3: ácido graxo poliinsaturado no qual a primeira ligação dupla está a três carbonos de distância da extremidade metil (CH_3) da cadeia carbônica.

ácido graxo ômega 6: ácido graxo poliinsaturado no qual a primeira ligação dupla está a seis carbonos de distância da extremidade metil (CH_3) da cadeia carbônica.

Um *ácido graxo poliinsaturado* possui duas ou mais ligações duplas de carbono com carbono. O **ácido linoléico**, ácido graxo com 18 carbonos comum em óleos vegetais, apresenta quatro hidrogênios faltantes em sua estrutura e duas ligações duplas:

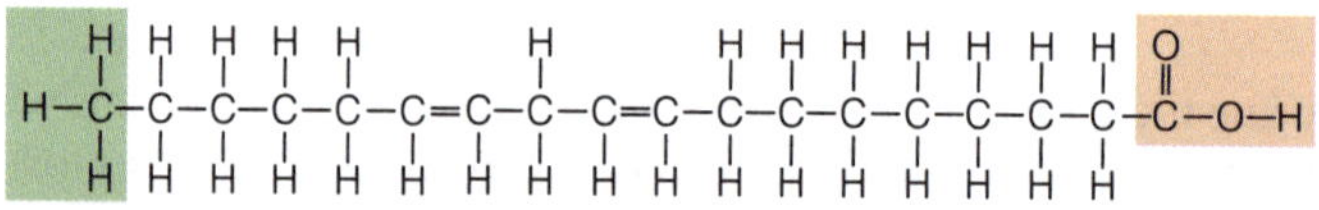

Ácido linoléico, ácido graxo poliinsaturado com 18 carbonos.

Em um desenho mais simples, o ácido linoléico se parece com o seguinte (se bem que o formato real se dobraria nas ligações duplas):

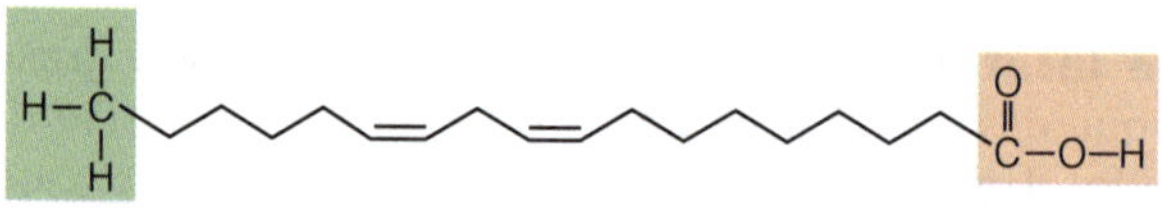

Ácido linoléico (estrutura simplificada)

Um quarto ácido graxo contendo 18 carbonos é o **ácido linolênico**, que possui três ligações duplas. A Tabela 3-1 apresenta os ácidos graxos com 18 carbonos.

A Localização das Ligações Duplas Os ácidos graxos não diferem somente no comprimento de suas cadeias e no grau de saturação, mas também na localização de suas ligações duplas (veja a Figura 3-2). Os químicos identificam os ácidos graxos poliinsaturados pela posição da ligação dupla mais próxima da extremidade metil (CH_3) da cadeia carbônica, que é descrita por um número **ômega**. Um ácido graxo poliinsaturado com sua primeira ligação dupla a três carbonos de distância da extremidade metil é um **ácido graxo ômega 3**. De modo semelhante, um **ácido graxo ômega 6** é um ácido graxo poliinsaturado

FIGURA 3-2 Comparação entre o Ácido Graxo Ômega 3 e Ômega 6

Ácido linolênico, ácido graxo ômega 3

Ácido linoléico, ácido graxo ômega 6

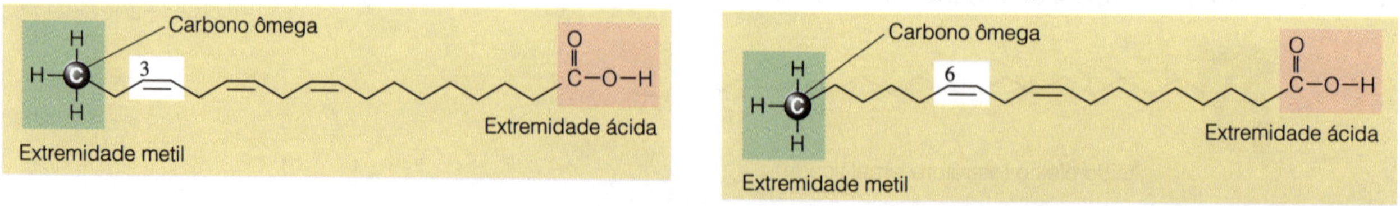

O número ômega indica a posição da primeira ligação dupla em um ácido graxo, contando a partir da extremidade metil (CH_3). Assim, a primeira ligação dupla de um ácido graxo ômega 3 ocorre a três carbonos da extremidade metil, e a primeira ligação de um ácido graxo ômega 6 ocorre a seis carbonos da extremidade metil. Os membros de uma família ômega podem ter comprimentos diferentes e números diferentes de ligações duplas, mas em todos eles a primeira ligação dupla ocorre no mesmo ponto. Essas estruturas são desenhadas linearmente aqui para facilitar a contagem de carbonos e a localização das ligações duplas, porém, na verdade, seus formatos se dobram nas ligações duplas, conforme mostrado na Figura 3-8.

com sua primeira ligação dupla a seis carbonos de distância da extremidade metil. A Figura 3-2 compara os dois ácidos graxos com 18 carbonos – o ácido linolênico (ácido graxo ômega 3) e o ácido linoléico (ácido graxo ômega 6).

Triglicerídeos

Poucos ácidos graxos estão presentes livremente no alimento ou no corpo. Mais freqüentemente, eles estão incorporados em **triglicerídeos** – lipídios compostos por três ácidos graxos ligados a um **glicerol**. (A Figura 3-3 apresenta uma molécula de glicerol.) Para fazer um triglicerídeo, uma série de reações de condensação combina um átomo de hidrogênio (H) do glicerol e um grupo hidroxila (OH) de um ácido graxo, formando uma molécula de água (H_2O) e deixando uma ligação entre as outras duas moléculas (veja a Figura 3-4). A maioria dos triglicerídeos contém uma mistura de mais de um tipo de ácido graxo.

Grau de Insaturação: Revisão

A química de um ácido graxo – seja ele curto ou longo, saturado ou insaturado, com sua primeira ligação dupla aqui ou lá – influencia nas características dos alimentos e na saúde do corpo. Uma seção posterior deste capítulo explica como essas características afetam a saúde; esta seção descreve como o grau de insaturação influencia as gorduras e óleos nos alimentos.

Firmeza O grau de insaturação influencia a firmeza das gorduras em temperatura ambiente. De modo geral, os óleos vegetais poliinsaturados são líquidos em temperatura ambiente, e as gorduras animais mais saturadas são sólidas. No entanto, nem todos os óleos vegetais são poliinsaturados. Manteiga de cacau, óleo de palma, óleo de palmiste e óleo de coco■ são saturados, muito embora sejam de origem vegetal; eles são mais densos que a maioria dos óleos vegetais, em decorrência de sua saturação, porém menos densos que a maioria das gorduras animais, por causa de suas cadeias de carbono curtas (8 a 14 carbonos de comprimento). Em geral, quanto mais curta a cadeia de carbono, menos densa a gordura é em temperatura ambiente. As composições de ácidos graxos de gorduras e óleos selecionados são mostradas na Figura 3-6, e a Tabela Brasileira de Composição de Alimentos* fornece o teor de gordura e ácido graxo de muitos outros alimentos.

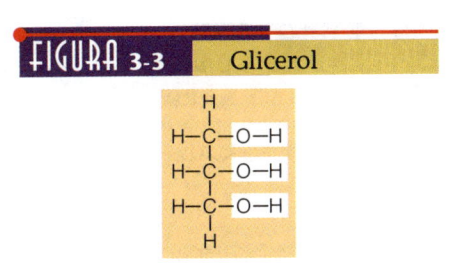

FIGURA 3-3 Glicerol

Quando o glicerol está livre, um grupo OH é ligado a cada carbono. Quando o glicerol faz parte de um triglicerídeo, cada carbono é ligado a um ácido graxo por uma ligação carbono–oxigênio.

■ A indústria alimentícia freqüentemente se refere a esses óleos vegetais saturados como "óleos tropicais".

triglicerídeos: a forma mais importante de gordura na dieta e a principal forma de armazenamento de gordura no corpo; compostos por uma molécula de glicerol ligada a três ácidos graxos; também chamados **triacilgliceróis**.*

- **tri** = três
- **glicerídeo** = do glicerol
- **acil** = uma cadeia de carbono

glicerol: álcool composto por uma cadeia de três carbonos, o qual pode servir como a estrutura principal para um triglicerídeo.

- **ol** = álcool

*Cientistas pesquisadores costumam empregar o termo *triacilgliceróis*; este livro continua a usar o termo mais familiar *triglicerídeos*, como muitos outros livros e periódicos de saúde e de nutrição.

FIGURA 3-4 Condensação de Glicerol e Ácidos Graxos para Formar um Triglicerídeo

Para formar um triglicerídeo, três ácidos graxos ligam-se ao glicerol em reações de condensação:

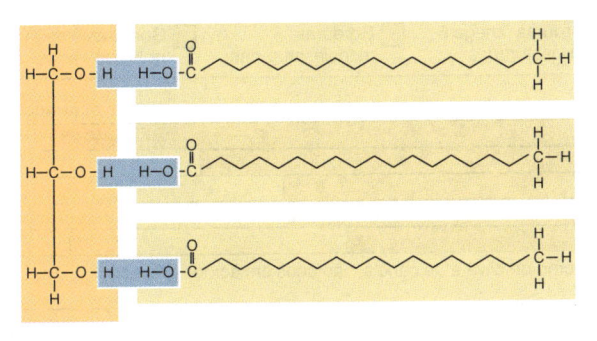

Glicerol + 3 ácidos graxos → Triglicerídeo + 3 moléculas de água

Um átomo H do glicerol e um grupo OH de um ácido graxo combinam-se para criar água, deixando O no glicerol e C na extremidade ácida de cada ácido graxo para formar uma ligação.

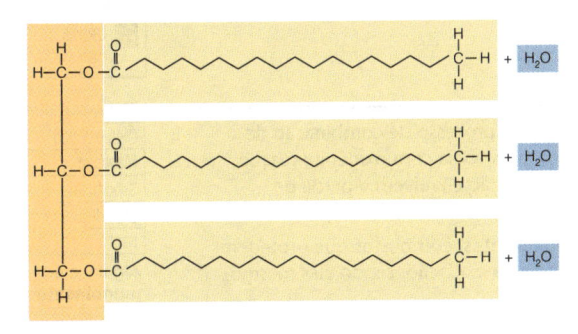

Três ácidos graxos ligados a um glicerol formam um triglicerídeo e geram água. Nesse exemplo, os três ácidos graxos são ácidos esteáricos; porém, mais freqüentemente, os triglicerídeos contêm misturas de ácidos graxos (como mostrado na Figura 3-5).

---

* N.R.T.: A Tabela Brasileira de Composição de Alimentos (TACO) pode ser encontrada no site: www.unicamp.br/nepa/taco.

FIGURA 3-5 Um Triglicerídeo Misto

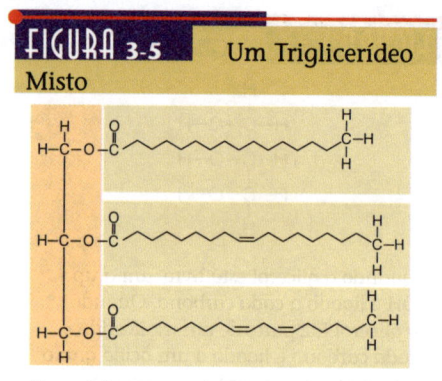

Esse triglicerídeo misto inclui um ácido graxo saturado, um ácido graxo monoinsaturado e um ácido graxo poliinsaturado.

Estabilidade A saturação também influencia na estabilidade. Todas as gorduras podem se tornar rançosas quando expostas ao oxigênio. As gorduras poliinsaturadas estragam mais prontamente em função do fato de suas ligações duplas serem instáveis; gorduras monoinsaturadas são ligeiramente menos suscetíveis. Gorduras saturadas são mais resistentes à **oxidação** e, assim, têm menor probabilidade de se tornarem rançosas. A oxidação de gorduras produz uma variedade de compostos que possuem odor e gosto rançoso; outros tipos de estrago podem ocorrer em conseqüência de crescimento microbiano.

Os fabricantes podem proteger os produtos que contêm gordura contra o ranço de três modos – nenhum deles perfeito. Em primeiro lugar, os produtos podem ser selados hermeticamente em recipientes não-metálicos, protegidos da luz e refrigerados – um sistema de armazenamento dispendioso e inconveniente. Em segundo lugar, os fabricantes podem adicionar antioxidantes para competir pelo oxigênio e, assim, proteger o óleo (exemplos disso são os aditivos BHA e BHT e a vitamina E); as vantagens e as desvantagens de antioxidantes no processamento de alimentos são apresentadas no Capítulo 10 do Volume 2. Em terceiro lugar, os fabricantes podem saturar alguns ou todos os pontos de insaturação adicionando moléculas de hidrogênio – um processo conhecido como hidrogenação.

Hidrogenação A **hidrogenação** oferece duas vantagens. Primeiro, ela protege contra a oxidação (prolongando, desse modo, a vida de prateleira), fazendo as gorduras poliinsaturadas ficarem mais saturadas (veja a Figura 3-7). Em segundo, ela altera a textura de alimentos, tornando mais sólidos os óleos vegetais líquidos (como ocorre com a margarina e com a gordura vegetal). As gorduras hidrogenadas fazem a margarina espalhar com mais facilidade, as crostas da torta ficarem crocantes e os pudins cremosos.

Ácidos Graxos *Trans* A Figura 3-7 ilustra a hidrogenação total de um ácido graxo poliinsaturado para um ácido graxo saturado, o que raramente ocorre durante o processamento de alimentos. Mais freqüentemente, uma gordura é parcialmente hidrogenada, e algumas das ligações duplas que permanecem após a mudança de processamento de *cis* para *trans*. Na natureza, a maioria das ligações duplas é *cis* – significando que os hidrogênios próximos às

FIGURA 3-6 Comparação de Gorduras na Dieta

A maioria das gorduras é uma mistura de ácidos graxos saturados, monoinsaturados e poliinsaturados.

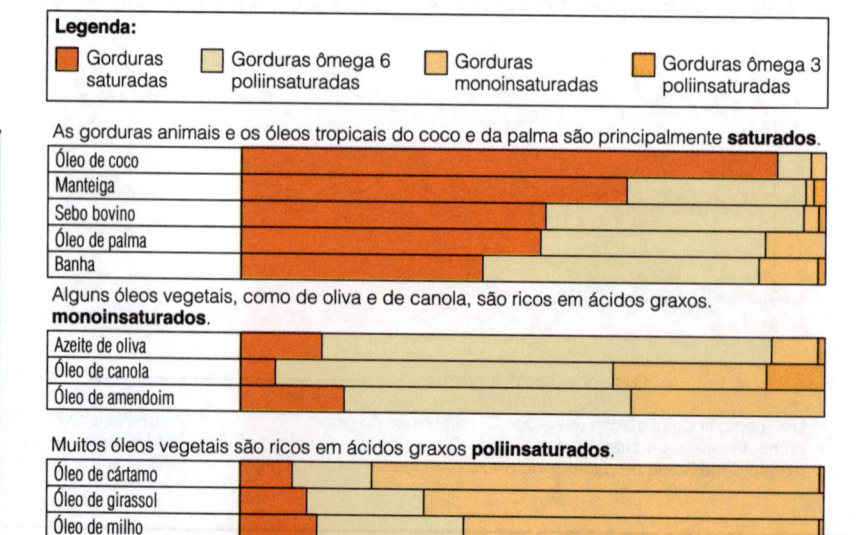

Legenda:
- ■ Gorduras saturadas
- □ Gorduras ômega 6 poliinsaturadas
- □ Gorduras monoinsaturadas
- □ Gorduras ômega 3 poliinsaturadas

As gorduras animais e os óleos tropicais do coco e da palma são principalmente **saturados**.
- Óleo de coco
- Manteiga
- Sebo bovino
- Óleo de palma
- Banha

Alguns óleos vegetais, como de oliva e de canola, são ricos em ácidos graxos **monoinsaturados**.
- Azeite de oliva
- Óleo de canola
- Óleo de amendoim

Muitos óleos vegetais são ricos em ácidos graxos **poliinsaturados**.
- Óleo de cártamo
- Óleo de girassol
- Óleo de milho
- Óleo de soja
- Óleo de semente de algodão

---

oxidação: processo de combinação de uma substância com oxigênio; reações de oxidação envolvem a perda de elétrons.

antioxidantes: compostos que protegem outros da oxidação, sendo eles mesmos oxidados.

hidrogenação: processo químico pelo qual os hidrogênios são adicionados a ácidos graxos monoinsaturados ou poliinsaturados a fim de reduzir o número de ligações duplas, tornando as gorduras mais saturadas (sólidas) e mais resistentes à oxidação (protegendo contra o ranço). A hidrogenação produz ácidos graxos *trans*.

FIGURA 3-7 Hidrogenação

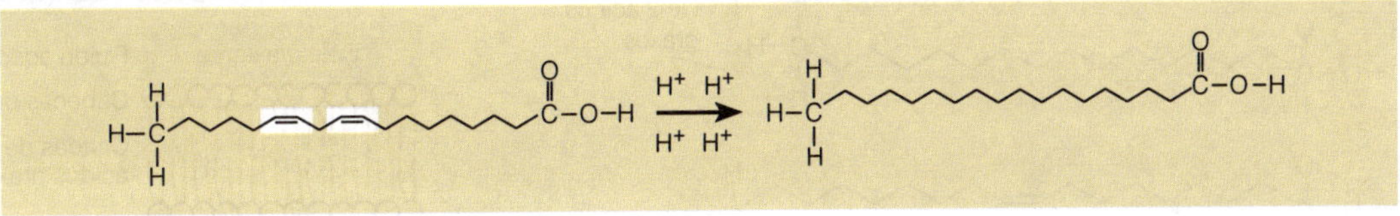

Ácido graxo poliinsaturado → Ácido graxo hidrogenado (saturado)

Ligações duplas portam uma carga ligeiramente negativa e prontamente aceitam átomos de hidrogênio positivamente carregados, criando um ácido graxo saturado. Mais freqüentemente, a gordura é parcialmente hidrogenada, criando um ácido graxo *trans* (como mostra a Figura 3-8).

ligações duplas estão do mesmo lado da cadeia de carbono. Só alguns ácidos graxos (notavelmente aqueles encontrados no leite e em produtos que contenham carne) são **ácidos graxos *trans*** – significando que os hidrogênios próximos às ligações duplas estão em lados opostos da cadeia de carbono (veja Figura 3-8). Esses arranjos resultam em configurações diferentes para os ácidos graxos, e essa diferença afeta a função: no organismo, os ácidos graxos *trans* comportam-se mais como gorduras saturadas do que como gorduras insaturadas. A relação entre ácidos graxos *trans* e doenças cardíacas tem sido objeto de muitas pesquisas recentes, como descrito em uma seção posterior.

ácidos graxos *trans*: ácidos graxos com hidrogênios em lados opostos da ligação dupla.

RESUMO

Os lipídios predominantes tanto em alimentos quanto no corpo são triglicerídeos: estruturas composta por glicerol com três ácidos graxos ligados. Ácidos graxos variam no comprimento de suas cadeias de carbono, nos seus graus de insaturação e na localização de sua(s) ligação(ões) dupla(s). Aqueles que são totalmente carregados com hidrogênios são saturados; os que apresentam hidrogênios faltantes e, portanto, têm ligações duplas, são insaturados (monoinsaturados ou poliinsaturados). A grande maioria dos triglicerídeos contém mais de um tipo de ácido graxo. A saturação de ácidos graxos afeta as características físicas e as propriedades de armazenamento das gorduras. A hidrogenação, que torna as gorduras poliinsaturadas mais saturadas, produz ácidos graxos *trans*, ácidos graxos alterados que podem ter efeitos sobre a saúde semelhantes aos efeitos dos ácidos graxos saturados.

FIGURA 3-8 Comparação entre Ácidos *Cis-* e *-Trans*

Este exemplo mostra a configuração *cis* para um ácido graxo monoinsaturado com 18 carbonos (ácido oléico) e sua configuração *trans* correspondente (ácido elaídico).

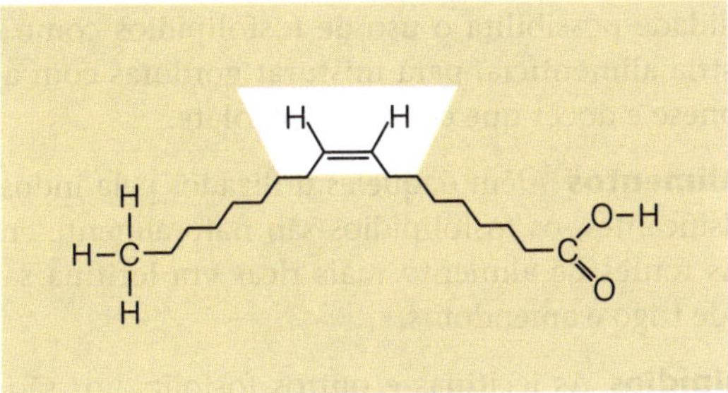

Ácido graxo *cis*

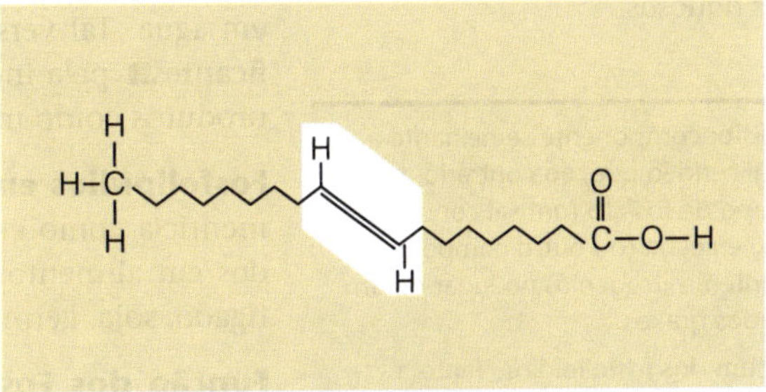

Ácido graxo *trans*

Um ácido graxo *cis* tem seus hidrogênios no mesmo lado da ligação dupla; as moléculas *cis* dobram-se para trás em formato de U. Os ácidos graxos insaturados que estão naturalmente mais presentes em alimentos são *cis*.

Um ácido graxo *trans* tem seus hidrogênios em lados opostos da ligação dupla; as moléculas *trans* são mais lineares. A forma *trans* está tipicamente presente em alimentos parcialmente hidrogenados quando átomos de hidrogênio mudam ao redor de algumas ligações duplas e alteram a configuração de *cis* para *trans*.

FIGURA 3-9 Lecitina

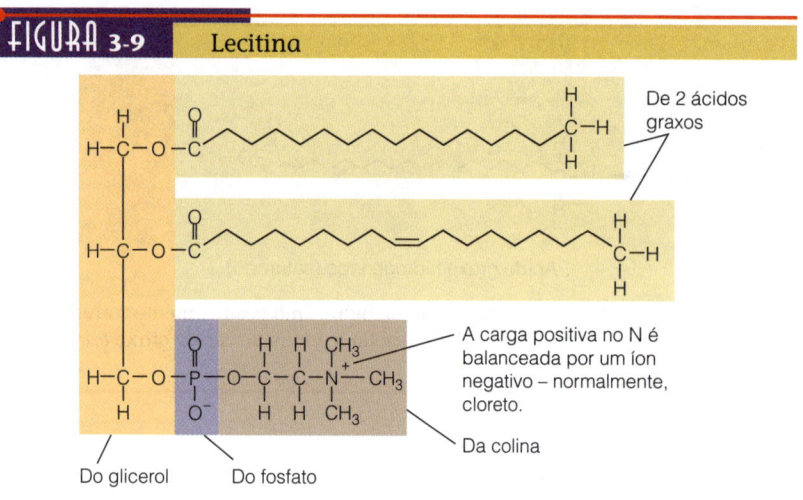

A lecitina é um dos fosfolipídios. Outros fosfolipídios possuem ácidos graxos diferentes nas duas posições superiores e grupos diferentes ligados ao fosfato. Observe que uma molécula de lecitina é semelhante a um triglicerídeo, mas contém apenas dois ácidos graxos. A terceira posição é ocupada por um grupo fosfato e uma molécula de colina.

FIGURA 3-10 Fosfolipídios de uma Membrana Celular

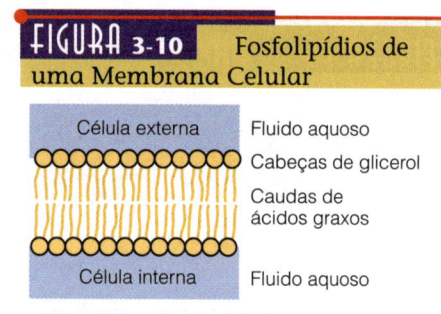

Uma membrana celular é feita de fosfolipídios combinados em uma estrutura ordenada, conhecida como bicamada. As "caudas" dos ácidos graxos afastam-se do fluido aquoso dentro e fora da célula. As "cabeças" de glicerol e fosfato são atraídas para o fluido aquoso.

Visão Química dos Fosfolipídios e dos Esteróis

As páginas precedentes foram dedicadas a uma das três classes de lipídios, os triglicerídeos, e suas peças componentes, os ácidos graxos. As outras classes de lipídios, os fosfolipídios e os esteróis, constituem somente 5% dos lipídios na dieta.

Fosfolipídios

O **fosfolipídio** mais conhecido é a **lecitina**. Um diagrama de uma molécula de lecitina é mostrado na Figura 3-9. Observe que a lecitina tem uma estrutura principal de glicerol com dois de seus três locais de ligação ocupados por ácidos graxos como aqueles nos triglicerídeos. O terceiro local é ocupado por um grupo fosfato e uma molécula de **colina**. Os ácidos graxos tornam os fosfolipídios lipossolúveis; o grupo fosfato permite sua dissolução em água. Tal versatilidade possibilita o uso de fosfolipídios como emulsificantes■ pela indústria alimentícia, para misturar gorduras com água em produtos como maionese e doces que contêm chocolate.

Fosfolipídios em Alimentos Além daqueles utilizados pela indústria alimentícia como emulsificantes, os fosfolipídios são naturalmente encontrados em alimentos. As fontes de alimento mais ricas em lecitina são ovos, fígado, soja, gérmen de trigo e amendoins.

Função dos Fosfolipídios As lecitinas e outros fosfolipídios são constituintes importantes das membranas celulares (veja a Figura 3-10). Uma vez que os fosfolipídios são solúveis tanto em água quanto em gordura, eles podem ajudar os lipídios a se mover, através das membranas celulares para os fluidos aquosos em ambos os lados. Dessa maneira, eles permitem que substâncias lipossolúveis, incluindo vitaminas e hormônios, passem facilmente por dentro e por fora das células. Os fosfolipídios também agem como emulsificantes no corpo, ajudando a manter as gorduras em suspensão no sangue e nos fluidos corporais.

■ Lembrete: *Emulsificantes* são substâncias com porções tanto hidrossolúveis quanto lipossolúveis que promovem a mistura de óleos e gorduras em soluções aquosas.

fosfolipídio: componente semelhante a um triglicerídeo que, ao contrário, tem um grupo de fosfato (um sal contendo fósforo) e colina (ou outro componente que contém nitrogênio) no lugar de um dos ácidos graxos.

lecitina: um dos fosfolipídios. Tanto a natureza quanto a indústria alimentícia usam a lecitina como um emulsificante na combinação de ingredientes hidrossolúveis e lipossolúveis, que normalmente não se misturam, como água e óleo.

colina: componente contendo nitrogênio encontrado em alimentos como parte da lecitina e outros fosfolipídios.

A lecitina periodicamente é motivo de notícia na imprensa popular. Seus fãs afirmam que ela é um dos principais constituintes das membranas celulares (verdadeiro), que todas as células dependem da integridade de suas membranas (verdadeiro) e que, por isso, os consumidores devem tomar suplementos de lecitina (falso). O fígado produz "do zero" toda a lecitina de que uma pessoa necessita. Com relação à lecitina ingerida como suplemento, a enzima digestiva lecitinase■ no intestino hidrolisa a maior parte dela antes de passar pelo corpo, de modo que pouca lecitina atinge os tecidos em sua forma intacta. Em outras palavras, as lecitinas *não são nutrientes essenciais*; elas são somente outro lipídio. Assim como os demais lipídios, elas contribuem com 9 kcal/g para a economia de energia do corpo – um "bônus" inesperado que muitas pessoas que tomam suplementos de lecitina, não conseguem perceber. Além disso, altas doses de lecitina podem causar distúrbio GI, suor e perda de apetite. Talvez esses sintomas sejam benéficos em função do alerta dado às pessoas a parar de se "auto-administrar" lecitina.

> **RESUMO** Os fosfolipídios, incluindo a lecitina, possuem uma estrutura química única que os permite ser solúveis tanto em água quanto em gordura. No corpo, os fosfolipídios fazem parte das membranas celulares; a indústria alimentícia usa fosfolipídios como emulsificantes para misturar gorduras com água.

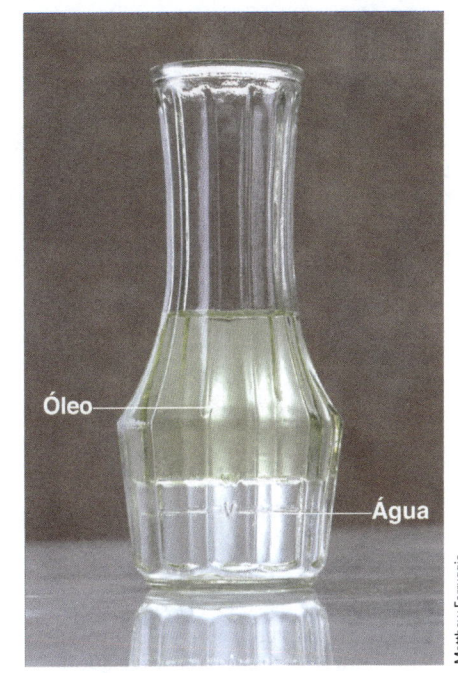

Sem a ajuda dos emulsificantes, as gorduras e a água não se misturam.

Esteróis

Além dos triglicerídeos e dos fosfolipídios, os lipídios incluem os **esteróis**, compostos por uma estrutura com múltiplos anéis.* O esterol mais famoso é o **colesterol**; a Figura 3-11 mostra sua estrutura química.

Esteróis nos Alimentos Os alimentos derivados tanto de vegetais quanto de animais contêm esteróis; no entanto, somente aqueles de origem animal têm colesterol: carnes, ovos, peixes, aves e laticínios. Algumas pessoas, confusas quanto à diferença entre o colesterol dietético e o colesterol sangüíneo, perguntaram-se quais alimentos contêm o colesterol "bom". Colesterol "bom" não é um tipo de colesterol encontrado nos alimentos, mas diz respeito ao modo como o corpo transporta o colesterol no sangue, como explicado adiante.

Funções dos Esteróis Muitos compostos vitalmente importantes para o corpo são esteróis. Entre eles estão os ácidos biliares, os hormônios sexuais (como a testosterona), os hormônios adrenais (como o cortisol) e a vitamina D, bem como o próprio colesterol. O colesterol no corpo pode servir como a matéria-prima para a síntese desses componentes ou como um componente estrutural das membranas celulares; mais de 90% de todo o colesterol do corpo reside nas células. Apesar das impressões populares contrárias, o colesterol não é um vilão que se limita a alguns maus alimentos – trata-se de um componente que o corpo produz e utiliza.■ Neste exato momento, seu fígado está fabricando colesterol a partir de fragmentos de carboidrato, proteína e gordura. De fato, o fígado produz cerca de 800 a 1.500 mg de colesterol por dia,■ contribuindo, dessa forma, bem mais para o total do corpo do que a própria dieta.

Os efeitos danosos do colesterol no corpo ocorrem quando ele forma depósitos nas paredes arteriais. Esses depósitos levam à **aterosclerose**, uma doença que causa ataques cardíacos e acidentes vasculares cerebrais (o Capítulo 9 do Volume 2 fornece mais detalhes).

■ Lembrete: A terminação de palavra *-ase* denota uma enzima. Assim, lecitinase é uma enzima que atua na lecitina.

■ A estrutura química é a mesma, mas o colesterol, que é produzido pelo corpo, é chamado **endógeno**, ao passo que o colesterol proveniente de fora do corpo é denominado **exógeno**.
• **endo** = dentro
• **exo** = fora (do corpo)

■ Valor Diário para o colesterol é de 300 mg/dia.

> **esteróis:** compostos que contêm uma estrutura em anel com quatro carbonos, e que apresentam qualquer uma cadeia de uma variedade de cadeias laterais ligadas.
>
> **colesterol:** um dos esteróis que contêm uma estrutura em anel com quatro carbonos com uma cadeia lateral de carbono.
>
> **aterosclerose:** tipo de doença arterial caracterizada por acúmulos de material que contém colesterol nas paredes internas das artérias.
> • **escleros** = duro
> • **ose** = condição

---
* A estrutura do núcleo com quatro anéis identifica um esteróide; esteróis são derivados do álcool que apresentam uma estrutura em anel esteróide.

FIGURA 3-11 Colesterol

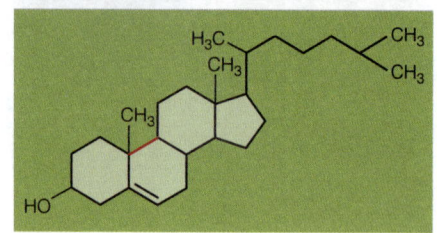

Colesterol

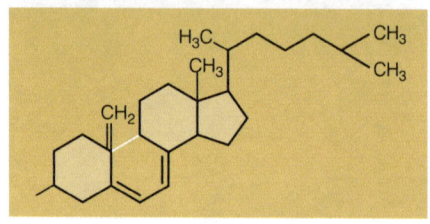

Vitamina D₃

A vitamina D lipossolúvel é sintetizada a partir do colesterol; observe as diversas semelhanças. A única diferença é que o colesterol tem um anel fechado (destacado de outra cor), ao passo que o anel da vitamina D é aberto, sendo responsável pela sua atividade de vitamina. Observe, também, a grande diferença que existe entre o colesterol e os triglicerídeos e fosfolipídios.

■ Lembrete: Uma enzima que hidrolisa os lipídios é chamada *lipase*; *lingual* refere-se à língua.

hidrofóbico: termo que se refere a substâncias sem afinidade pelas moléculas de água, ou não-hidrossolúveis; também conhecido como **lipofílico** ("amigo" da gordura).
- **hidro** = água
- **fobia** = medo
- **lipo** = lipídio
- **filia** = amigo

hidrofílico: termo que corresponde a substâncias "amigas" da água ou hidrossolúveis.

monoglicerídeos: moléculas de glicerol ligadas a um ácido graxo. Uma molécula de glicerol ligada a dois ácidos graxos é um **diglicerídeo**.
- **mono** = um
- **di** = dois

RESUMO
Os esteróis têm uma estrutura de anéis múltiplos que difere da estrutura dos demais lipídios. No corpo, os esteróis incluem colesterol, bile, vitamina D e alguns hormônios. Apenas alimentos derivados de animais contêm colesterol. Para resumir, os membros da família dos lipídios incluem:

- **Triglicerídeos** (gorduras e óleos), que são feitos de:
  - Glicerol (1 por triglicerídeo) e
  - Ácidos graxos (3 por triglicerídeo). Dependendo do número de ligações duplas, os ácidos graxos podem ser:
    - ▸ *Saturados* (sem ligações duplas).
    - ▸ *Monoinsaturado* (uma ligação dupla).
    - ▸ *Poliinsaturado* (mais de uma ligação dupla). Dependendo da localização das ligações duplas, os ácidos graxos poliinsaturados podem ser:
      - ✓ *Ômega 3* (primeira ligação dupla a 3 carbonos de distância da extremidade metil).
      - ✓ *Ômega 6* (primeira ligação dupla a 6 carbonos de distância da extremidade metil).
- **Fosfolipídios** (como a lecitina).
- **Esteróis** (como o colesterol).

Digestão, Absorção e Transporte de Lipídios

Todos os dias, o trato GI recebe, em média, de 50 g a 100 g de triglicerídeos, 4 g a 8 g de fosfolipídios e 200 mg a 350 mg de colesterol. O corpo enfrenta o desafio de digerir e absorver esses lipídios: chegar até eles. As gorduras são **hidrofóbicas**, ou seja, tendem a se separar dos fluidos aquosos do trato GI, ao passo que as enzimas para a digestão das gorduras são **hidrofílicas**. O desafio é manter as gorduras misturadas nos fluidos aquosos do trato GI.

Digestão de Lipídios

O objetivo da digestão de gordura é desmontar triglicerídeos em pequenas moléculas que o corpo pode absorver e usar – ou seja, **monoglicerídeos**, ácidos graxos e glicerol. A Figura 3-12 traça a digestão dos triglicerídeos pelo trato GI, e os parágrafos a seguir fornecem os detalhes.

Na Boca A digestão das gorduras inicia-se lentamente na boca, com algumas gorduras duras começando a derreter quando atingem a temperatura corporal. Uma glândula salivar na base da língua libera uma enzima (lipase lingual)■ que desempenha papel menor na digestão de gorduras em adultos e papel ativo nas crianças. Nas crianças, essa enzima digere com eficácia os ácidos graxos de cadeias curta e média encontrados no leite.

No Estômago Em um estômago em repouso, a gordura flutuaria como uma camada acima dos outros componentes do alimento engolido. Mas as fortes contrações musculares do estômago impulsionam o conteúdo estomacal para o esfíncter pilórico. Uma pequena quantidade de quimo atravessa o esfíncter pilórico periodicamente, mas o restante do alimento parcialmente digerido é empurrado de volta para o corpo do estômago. Essa contração desdobra os pedaços sólidos em partículas mais finas, mistura o quimo e dispersa a gordura em gotículas menores. Essas ações auxiliam na exposição da gordura no ataque da enzima gástrica lipase – uma enzima com melhor desempenho no ambiente ácido do estômago.[1] Ainda assim, pouca digestão de gordura acontece no estômago; a maior parte da ação ocorre no intestino delgado.

OS LIPÍDIOS: TRIGLICERÍDEOS, FOSFOLIPÍDIOS E ESTERÓIS • 79

No Intestino Delgado A gordura no intestino delgado desencadeia a liberação do hormônio colecistoquinina (CCK), o qual emite um sinal para a vesícula biliar para liberar seus estoques de bile. (Lembre-se de que o fígado produz a bile e a vesícula biliar a armazena até ser necessária.) Entre os muitos ingredientes da bile∎ estão os ácidos biliares, que são produzidos no fígado a partir do colesterol e têm estrutura semelhante. Além disso, eles freqüentemente equiparam-se com um aminoácido (um "bloco de construção" de proteína). A extremidade do aminoácido é atraída para a água e a extremidade esterol, para a gordura (veja a Figura 3-13). Essa estrutura melhora a capacidade da bile de agir como um emulsificante, mergulhando molécu-

∎ Além dos ácidos e sais biliares, a bile contém colesterol, fosfolipídios (especialmente lecitina), anticorpos, água, eletrólitos, bilirrubina e biliverdina (pigmentos resultantes da quebra de heme).

FIGURA 3-12 Digestão de Gordura no Trato GI

GORDURA

Boca e glândulas salivares
Algumas gorduras duras começam a derreter quando atingem a temperatura corporal. A glândula salivar sublingual na base da língua secreta lipase lingual.

Estômago
A lipase lingual ácido estável inicia a digestão dos lipídios hidrolisando uma ligação de triglicerídeos para produzir diglicerídeos e ácidos graxos. O grau de hidrólise pela lipase lingual é leve para a maioria das gorduras, mas pode ser apreciável para as gorduras do leite. A ação de contração do estômago mistura a gordura com água e ácido. Uma lipase gástrica acessa e hidrolisa (somente uma pequena quantidade de) gordura.

Intestino delgado
A bile flui da vesícula biliar (através do ducto biliar comum):

Gordura —bile→ gordura emulsificada

A lipase pancreática flui do pâncreas (através do ducto pancreático):

Gordura emulsificada —pancreática (e intestinal) lipase→ monoglicerídeos, glicerol, ácidos graxos (absorvidos)

Intestino grosso
Um pouco de gordura e de colesterol fica preso nas fibras, saindo pelas fezes.

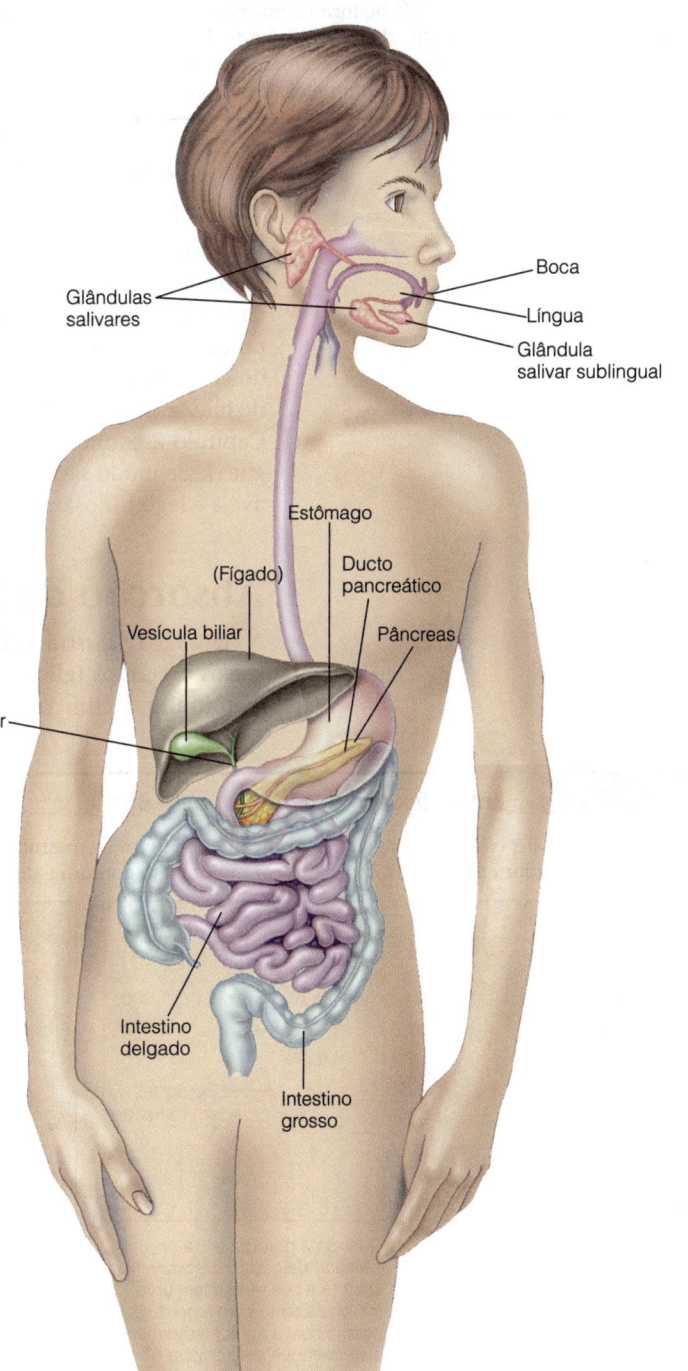

Boca
Glândulas salivares
Língua
Glândula salivar sublingual
Estômago
(Fígado)
Ducto pancreático
Vesícula biliar
Pâncreas
Ducto biliar comum
Intestino delgado
Intestino grosso

FIGURA 3-13 Um Ácido Biliar

Ácido biliar produzido a partir do colesterol — Ligado a um aminoácido da proteína

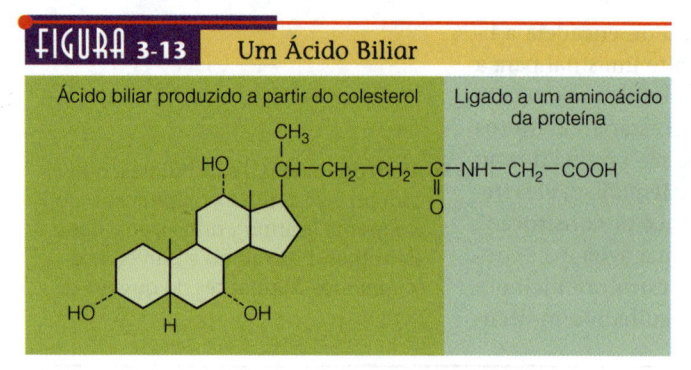

Esse é um dos vários ácidos biliares que o fígado produz a partir do colesterol. Ele, então, é ligado a um aminoácido para melhorar sua capacidade de formar micelas, complexos esféricos de gordura emulsificada. A maior parte dos ácidos biliares agem como sais biliares, normalmente em associação com o sódio, mas, às vezes, com potássio ou cálcio.

las de gordura nos fluidos aquosos circulantes. Lá, as gorduras são inteiramente digeridas quando encontram enzimas lipase do pâncreas e do intestino delgado. O processo de emulsificação está diagramado na Figura 3-14.

A maior parte da hidrólise dos triglicerídeos ocorre no intestino delgado. As principais enzimas digestivas são as lipases pancreáticas, sendo que algumas lipases intestinais também são ativas. Essas enzimas removem, um a um, cada ácido graxo externo dos triglicerídeos, deixando um monoglicerídeo. Ocasionalmente, as enzimas removem os três ácidos graxos, deixando uma molécula livre de glicerol. A hidrólise de um triglicerídeo é mostrada na Figura 3-15.

Os fosfolipídios são digeridos de modo semelhante, ou seja, seus ácidos graxos são removidos por hidrólise. Os dois ácidos graxos e o fragmento remanescente do fosfolipídio são, então, absorvidos. A maioria dos esteróis pode ser absorvida do jeito que é; se quaisquer ácidos graxos estiverem ligados, eles são os primeiros a hidrolisarem-se.

Vias da Bile Após a bile ter entrado no intestino delgado e emulsificado a gordura, há dois destinos possíveis, ilustrados na Figura 3-16. A maior parte da bile é reabsorvida no intestino e reciclada. Outra possibilidade é que uma porção de bile pode ficar presa por fibras no intestino grosso e ser removida do corpo pelas fezes. Uma vez que o colesterol é necessário para a produção de bile, a excreção dela reduz efetivamente o colesterol no sangue. Como o Capítulo 2 explica, as fibras mais eficazes na redução do colesterol no sangue desse modo são as pectinas e gomas comumente encontradas em frutas, aveia e leguminosas.[2]

Absorção de Lipídios

A Figura 3-17 ilustra a absorção de lipídios. Moléculas pequenas de triglicerídeos digeridos (glicerol e ácidos graxos de cadeias curta e média) podem se difundir facilmente nas células intestinais; elas são absorvidas direta-

FIGURA 3-14 Emulsificação de Gordura pela Bile

Assim como a bile, os detergentes são emulsificantes e atuam do mesmo modo, razão pela qual são eficazes na remoção de manchas de gordura das roupas. Molécula por molécula, a gordura é dissolvida e suspensa na água, na qual pode ser removida.

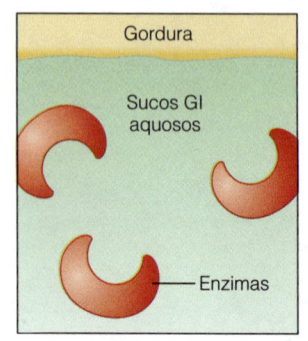

No estômago, a gordura e os sucos GI aquosos tendem a se separar. As enzimas nos sucos GI não podem chegar à gordura.

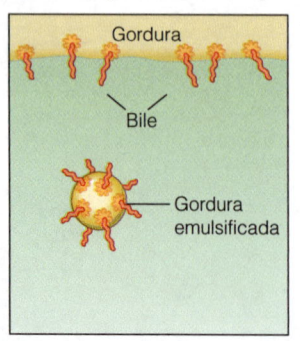

Quando a gordura entra no intestino delgado, a vesícula biliar secreta a bile. A bile tem uma afinidade tanto com a gordura quanto com a água, dessa maneira ela consegue aproximar a gordura da água.

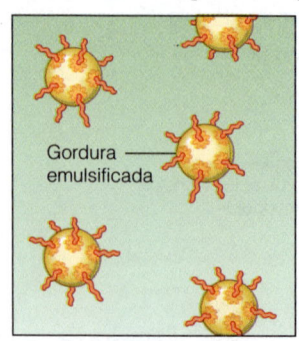

A ação emulsificante da bile converte grandes glóbulos de gordura em pequenas gotículas que repelem um ao outro.

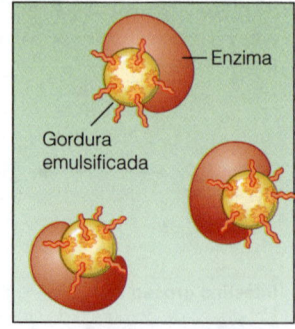

Após a emulsificação, mais gordura é exposta às enzimas, tornando a digestão de gorduras mais eficaz.

FIGURA 3-15 Digestão (Hidrólise) de um Triglicerídeo

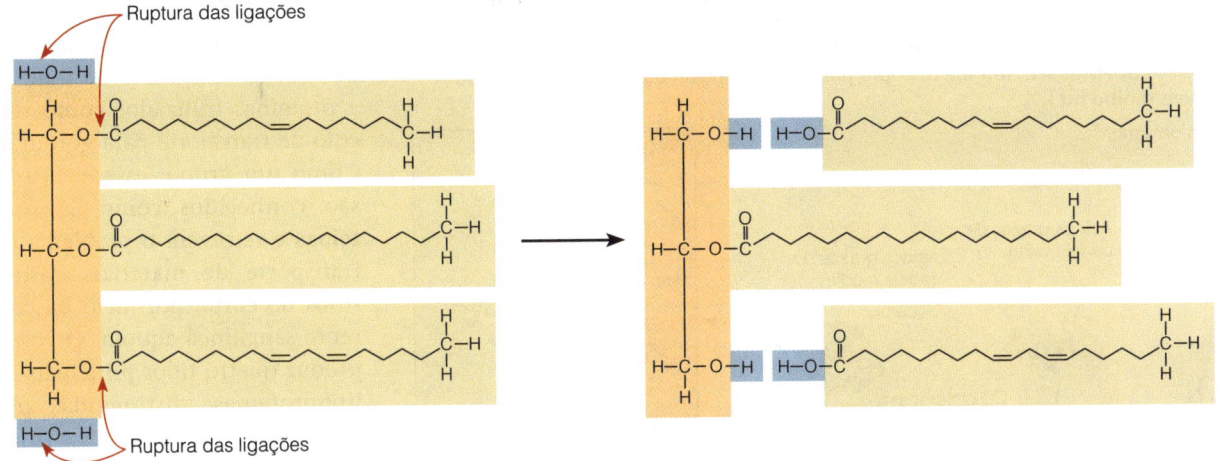

Triglicerídeo

O triglicerídeo e duas moléculas de água são divididas. H e OH da água completam as estruturas de dois ácidos graxos e deixam um monoglicerídeo.

Monoglicerídeo + 2 ácidos graxos

Esses produtos podem atravessar as células intestinais, mas, algumas vezes, o monoglicerídeo é dividido para gerar um terceiro ácido graxo e glicerol. Ácidos graxos, monoglicerídeos e glicerol são absorvidos nas células intestinais.

---

mente na corrente sangüínea. Moléculas maiores (monoglicerídeos e ácidos graxos de cadeia longa) fundem-se em complexos esféricos, conhecidos como **micelas**. As micelas são gotículas emulsificadas de gordura formadas por moléculas de bile que cercam os monoglicerídeos e os ácidos graxos. Essa configuração permite a solubilidade nos fluidos digestivos aquosos e o transporte nas células intestinais. Na chegada, o conteúdo de lipídios das micelas difunde-se nas células intestinais. Uma vez em seu interior, os monoglicerídeos e os ácidos graxos de cadeia longa são remontados em novos triglicerídeos.

No interior das células intestinais, os triglicerídeos recentemente produzidos e outros lipídios (colesterol e fosfolipídios) são embalados com proteína nos veículos de transporte conhecidos como **quilomícrons**. As células intestinais liberam, então, os quilomícrons no sistema linfático. Os quilomícrons deslizam pela linfa até alcançar um ponto de entrada na corrente sangüínea no ducto torácico perto do coração. O sangue carrega esses lipídios para o restante do corpo para uso imediato ou armazenamento. Uma olhada nesses lipídios no corpo revela os tipos de gordura que a dieta está depositando.[3] Os estoques de gordura e as células musculares das pessoas que seguem uma dieta rica em gorduras insaturadas, por exemplo, contêm mais gorduras insaturadas do que as pessoas que optam por uma dieta rica em gorduras saturadas.

FIGURA 3-16 Circulação Enteroepática

A maior parte da bile liberada no intestino delgado é reabsorvida e enviada de volta para o fígado para ser reutilizada. Esse ciclo é chamado **circulação enteroepática** da bile. Uma porção da bile é excretada.
- **enteron** = intestino
- **hepat** = fígado

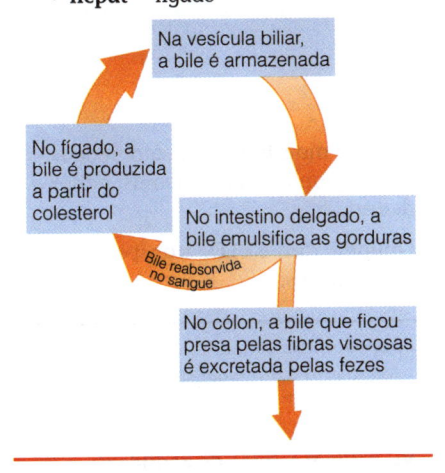

- Na vesícula biliar, a bile é armazenada
- No fígado, a bile é produzida a partir do colesterol
- No intestino delgado, a bile emulsifica as gorduras
- Bile reabsorvida no sangue
- No cólon, a bile que ficou presa pelas fibras viscosas é excretada pelas fezes

---

RESUMO O corpo prepara-se de maneira especial para digerir e absorver os lipídios, fornecendo a bile emulsificante a fim de torná-los acessíveis às lipases que digerem gordura e "desmontam" os triglicerídeos, principalmente em monoglicerídeos e ácidos graxos, para absorção pelas células intestinais. As células intestinais organizam os lipídios recentemente absorvidos em quilomícrons, pacotes de lipídios e protéicos para transporte, de modo que as células em todo o corpo selecionem os lipídios necessários.

micelas: minúsculos complexos esféricos de gordura emulsificada que surgem durante a digestão; a maioria contém sais biliares e os produtos da digestão de lipídios, incluindo ácidos graxos, monoglicerídeos e colesterol.

quilomícrons: a classe de lipoproteínas que transporta lipídios das células intestinais para o restante do corpo.

FIGURA 3-17 — Absorção de Gordura

Os produtos finais da digestão de gorduras são principalmente monoglicerídeos, alguns ácidos graxos e muito pouco glicerol. Sua absorção difere dependendo de seu tamanho. (Na realidade, as moléculas de ácido graxo são muito pequenas para serem vistas sem um microscópio poderoso, ao passo que as vilosidades são visíveis a olho nu.)

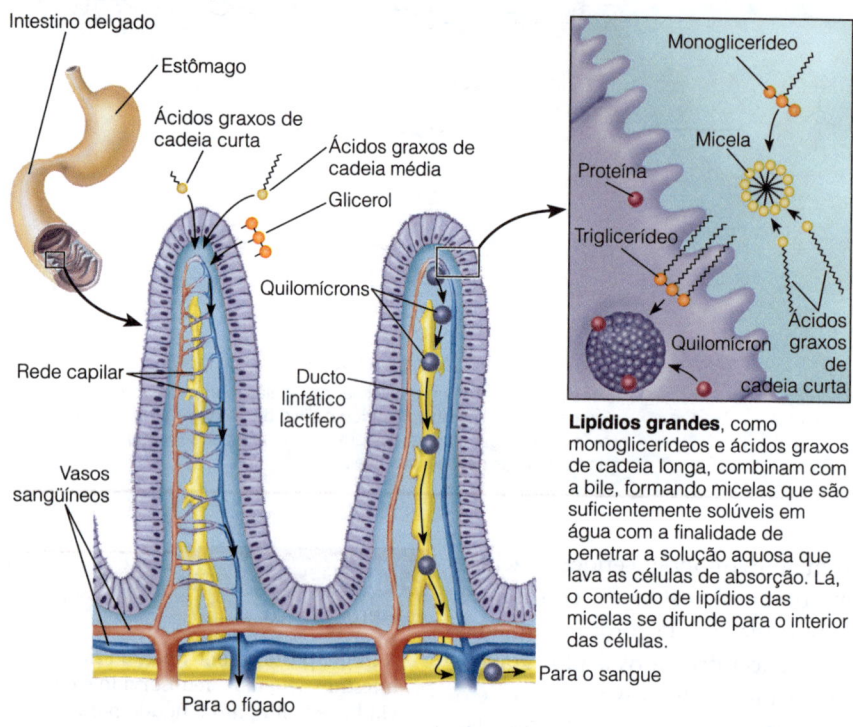

Intestino delgado
Estômago
Ácidos graxos de cadeia curta
Ácidos graxos de cadeia média
Glicerol
Quilomícrons
Rede capilar
Ducto linfático lactífero
Vasos sangüíneos
Para o fígado
Para o sangue

Monoglicerídeo
Micela
Proteína
Triglicerídeo
Quilomícron
Ácidos graxos de cadeia curta

Lipídios grandes, como monoglicerídeos e ácidos graxos de cadeia longa, combinam com a bile, formando micelas que são suficientemente solúveis em água com a finalidade de penetrar a solução aquosa que lava as células de absorção. Lá, o conteúdo de lipídios das micelas se difunde para o interior das células.

Glicerol e lipídios pequenos, como os ácidos graxos de cadeias curta e média, podem se mover diretamente pela corrente sangüínea.

- Quanto mais lipídios, menor a densidade; quanto mais proteínas, maior a densidade.
- Quilomícrons e VLDL transportam triglicerídeos.

lipoproteínas: conjuntos de lipídios associados a proteínas que servem como veículos de transporte para lipídios na linfa e no sangue.

VLDL (lipoproteína de densidade muito baixa): tipo de lipoproteína produzida pelas células hepáticas para transportar lipídios a vários tecidos do corpo; composta inicialmente por triglicerídeos.

Transporte de Lipídios

Os quilomícrons são apenas um dos vários conjuntos de lipídios e proteínas utilizados como veículo de transporte para gorduras. Como um grupo, esses veículos são conhecidos como **lipoproteínas** e resolvem o problema de transporte de materiais gordurosos do corpo por meio da corrente sangüínea aquosa. O corpo produz quatro tipos principais de lipoproteínas, distinguidas por seu tamanho e densidade.* Cada um deles contém tipos e quantidades diferentes de lipídios e proteínas.■ A Figura 3-18 mostra as composições e tamanhos relativos das lipoproteínas.

Quilomícrons Os quilomícrons são as maiores e menos densas lipoproteínas. Eles transportam lipídios derivados da *dieta* (principalmente triglicerídeos) do intestino (por meio do sistema linfático) para o restante do corpo. Células em todo o corpo removem triglicerídeos dos quilomícrons conforme eles passam, de modo que os quilomícrons fiquem cada vez menores. Dentro de 14 horas após a absorção, a maioria dos triglicerídeos foi depletada, e somente poucos remanescentes de proteína, colesterol e fosfolipídio permanecem. Receptores especiais de proteína nas membranas das células hepáticas reconhecem e removem esses remanescentes de quilomícrons do sangue. Após coletar esses restos, as células hepáticas primeiro os desmontam e depois usam-no ou reciclam seus pedaços.

VLDL (Lipoproteínas de Densidade Muito Baixa) Enquanto isso, no fígado, o local mais ativo da síntese de lipídios, as células estão sintetizando outros lipídios. As células hepáticas usam ácidos graxos que chegam ao sangue para produzir colesterol, outros ácidos graxos e outros componentes. Ao mesmo tempo, as células hepáticas podem estar fazendo lipídios a partir de carboidratos, proteínas ou álcool. Por último, os lipídios produzidos no fígado e aqueles coletados dos remanescentes de quilomícron são empacotados com proteínas como a **VLDL (lipoproteína de densidade muito baixa)**■ e enviados para outras partes do corpo.

À medida que a VLDL viaja pelo corpo, as células removem os triglicerídeos, fazendo a VLDL encolher. Conforme uma VLDL perde triglicerídeos, a proporção de lipídios muda, e a lipoproteína torna-se mais densa. A lipopro-

---

* Os químicos conseguem identificar as várias lipoproteínas pela sua densidade, estratificando uma amostra de sangue abaixo de um fluido espesso em um tubo de ensaio e girando o tubo em uma centrífuga. As partículas mais flutuantes (mais altas nos lipídios) emergem e possuem a menor densidade; as partículas mais densas (mais altas nas proteínas) permanecem no fundo e têm a maior densidade. Outros distribuem as lipoproteínas entre si.

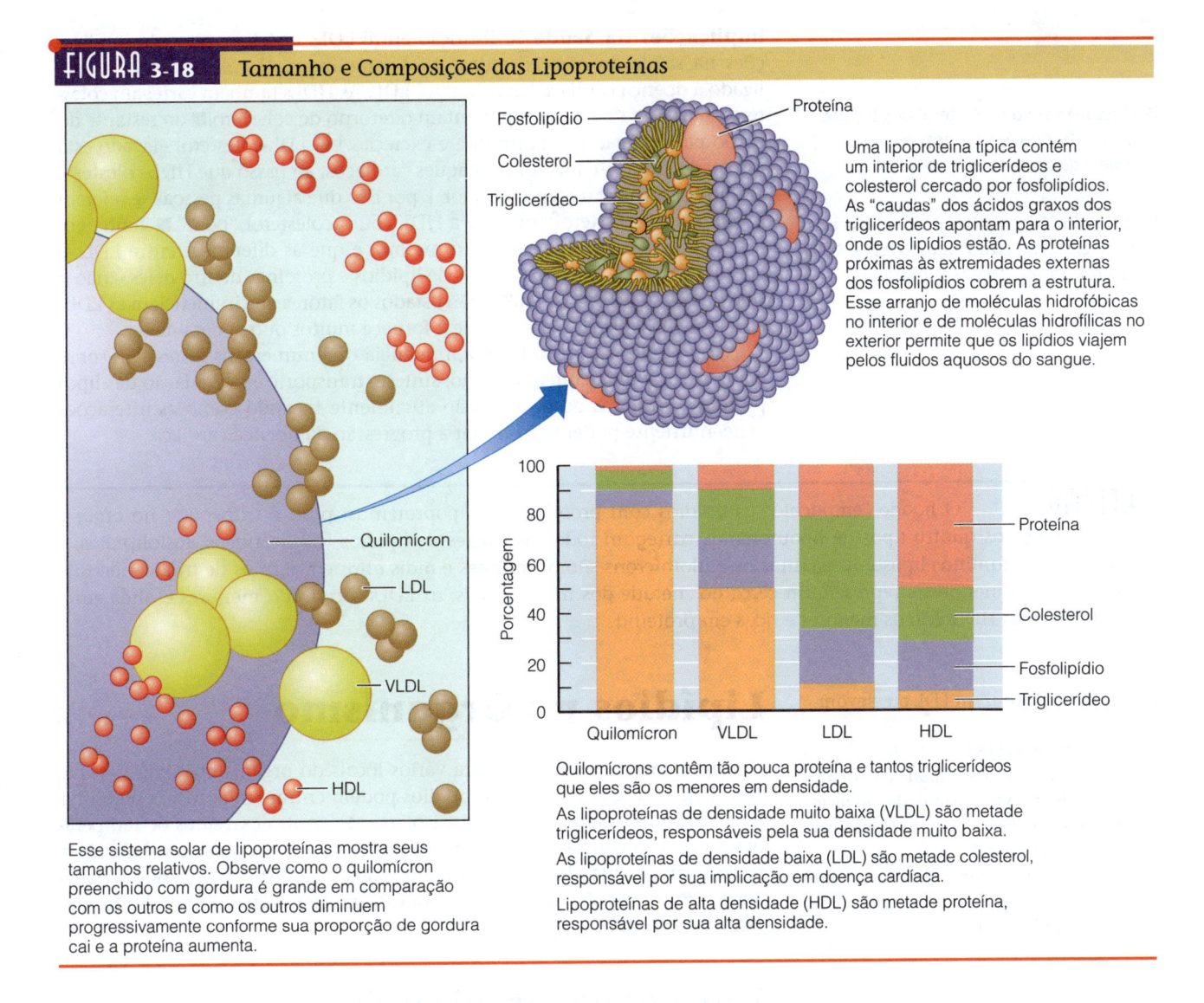

OS LIPÍDIOS: TRIGLICERÍDEOS, FOSFOLIPÍDIOS E ESTERÓIS

FIGURA 3-18 Tamanho e Composições das Lipoproteínas

Uma lipoproteína típica contém um interior de triglicerídeos e colesterol cercado por fosfolipídios. As "caudas" dos ácidos graxos dos triglicerídeos apontam para o interior, onde os lipídios estão. As proteínas próximas às extremidades externas dos fosfolipídios cobrem a estrutura. Esse arranjo de moléculas hidrofóbicas no interior e de moléculas hidrofílicas no exterior permite que os lipídios viajem pelos fluidos aquosos do sangue.

Esse sistema solar de lipoproteínas mostra seus tamanhos relativos. Observe como o quilomícron preenchido com gordura é grande em comparação com os outros e como os outros diminuem progressivamente conforme sua proporção de gordura cai e a proteína aumenta.

Quilomícrons contêm tão pouca proteína e tantos triglicerídeos que eles são os menores em densidade.

As lipoproteínas de densidade muito baixa (VLDL) são metade triglicerídeos, responsáveis pela sua densidade muito baixa.

As lipoproteínas de densidade baixa (LDL) são metade colesterol, responsável por sua implicação em doença cardíaca.

Lipoproteínas de alta densidade (HDL) são metade proteína, responsável por sua alta densidade.

---

teína rica em colesterol restante acaba por se tornar uma **LDL (lipoproteína de baixa densidade)**.* Essa transformação explica por que a LDL contém poucos triglicerídeos, mas são carregados com colesterol.

LDL (Lipoproteínas de Baixa Densidade) As LDLs circulam pelo corpo, disponibilizando seu conteúdo para as células de todos os tecidos – músculos, incluindo o cardíaco, estoques de gordura, glândulas mamárias e outros. As células usam triglicerídeos, colesterol e fosfolipídios na construção de novas membranas, na produção de hormônios ou outros componentes ou no armazenamento para uso futuro. Receptores especiais de LDL nas células hepáticas desempenham papel crucial no controle das concentrações sangüíneas de colesterol, removendo LDLs da circulação.

HDL (Lipoproteínas de Alta Densidade) As células de gordura podem liberar glicerol, ácidos graxos, colesterol e fosfolipídios para o sangue. O fígado produz **HDL (lipoproteína de alta densidade)** para carregar colesterol a partir das células de volta para o fígado para reciclagem ou eliminação.

■ LDL e HDL transportam colesterol.

> **LDL (lipoproteína de baixa densidade):** tipo de lipoproteína derivada das lipoproteínas de densidade muito baixa (VLDL), conforme os triglicerídeos VLDL são removidos e decompostos; constituída principalmente por colesterol.
>
> **HDL (lipoproteína de alta densidade):** tipo de lipoproteína que transporta o colesterol de volta para o fígado a partir das células; composta principalmente por proteína.

---

* Antes de se tornar LDL, as VLDLs são as primeiras transformadas em lipoproteínas de densidade intermediária (IDL), algumas vezes chamadas remanescentes de VLDL. Algumas IDLs podem ser captadas pelo fígado e rapidamente rompidas; essas IDLs que permanecem em circulação continuam a depositar triglicerídeos nas células e acabam se tornando LDLs. Pesquisadores debatem se IDLs são simplesmente partículas de transição ou uma classe separada de lipoproteínas; normalmente, IDLs não se acumulam no sangue. Medidas de lipídios no sangue incluem IDLs e LDLs.

- O transporte de colesterol dos tecidos para o fígado é, às vezes, chamado *trajeto do depurador*.

- Para ajudá-lo a se lembrar, pense na HDL elevada como "Saudável" e LDL elevada como "Menos saudável".

Implicações na Saúde A distinção entre LDLs e HDLs apresenta implicações na saúde do coração e dos vasos sangüíneos. O colesterol do sangue ligado à doença cardíaca é o colesterol LDL. As HDLs também carregam colesterol, mas HDLs elevadas representam o retorno de colesterol do restante do corpo para o fígado, para ruptura e excreção.[4] O LDL-colesterol elevado está associado a um risco maior de ataques cardíacos, ao passo que HDL-colesterol elevado parece gerar efeito protetor. É por isso que algumas pessoas se referem a LDL como colesterol "ruim" e a HDL como colesterol "bom". Tenha em mente que o colesterol por si é o mesmo, e que as diferenças entre LDLs e HDLs refletem as *proporções* e *tipos* de lipídios e proteínas dentro deles – não o tipo de colesterol. Na lateral estão listados os fatores que influenciam as LDLs e HDLs, e o Capítulo 9 do Volume 2 fornece muitos outros detalhes.

Não é muito surpreendente a influência que numerosos genes têm sobre como o corpo lida com a ingestão, síntese, transporte e degradação das lipoproteínas.[5] Muitas pesquisas estão atualmente focando como as interações gene-nutriente podem direcionar a progressão da doença cardíaca.

RESUMO O fígado "empacota" os lipídios com proteínas, as lipoproteínas, para o transporte no organismo. Todos os quatro tipos de lipoproteínas carregam todas as classes de lipídios (triglicerídeos, fosfolipídios, colesterol e vitaminas lipossolúveis), mas os quilomícrons são os maiores e mais altos em termos de triglicerídeos; as VLDLs são menores e representam cerca da metade dos triglicerídeos; as LDLs são ainda menores e altas em colesterol; e as HDLs são as menores e ricas em proteína.

- Fatores que reduzem LDL ou elevam HDL:
  - Controle do peso.
  - Gordura monoinsaturada ou poliinsaturada, em vez de saturada, na dieta.
  - Fibras solúveis e viscosas (consulte o Capítulo 2).
  - Fitoquímicos (consulte o Destaque 8).
  - Consumo *moderado* de álcool.
  - Atividade física.

Lipídios no Organismo

O sangue carrega os lipídios para vários locais do organismo. Uma vez que eles chegam a seus destinos, os lipídios podem entrar em ação nas seguintes funções: fornecimento de energia, isolamento contra extremos de temperatura, proteção contra choque e manutenção das membranas celulares. Esta seção fornece uma visão geral, primeiro, dos papéis dos triglicerídeos e ácidos graxos e, depois, das vias metabólicas que eles podem seguir dentro das células do corpo.

Funções dos Triglicerídeos

Antes de tudo, os triglicerídeos – seja provenientes dos alimentos ou dos estoques de gordura do corpo – fornecem energia ao corpo. Quando uma pessoa dança a noite toda, os triglicerídeos de seu jantar fornecem o combustível para mantê-la se movimentando; quando uma pessoa perde o apetite, seus triglicerídeos armazenados servem como combustível para grande parte do trabalho de seu corpo até que ela se alimente novamente.

O metabolismo eficiente de energia depende dos nutrientes fornecedores de energia – carboidrato, gordura e proteína – um dando apoio ao outro. Fragmentos de glicose combinam com fragmentos de gordura durante o metabolismo de energia, e a gordura e o carboidrato ajudam a poupar a proteína, fornecendo energia de modo que esta possa ser utilizada para outras tarefas importantes.

A gordura também isola o corpo. A gordura é um condutor de calor pobre; então, a camada de gordura sob a pele ajuda no aquecimento do corpo. Os depósitos de gordura também servem de amortecedores naturais contra impactos, gerando uma almofada para os ossos e os órgãos vitais.

Ácidos Graxos Essenciais

O corpo humano necessita de ácidos graxos, sendo capaz de produzir todos eles, com exceção de dois – o ácido linoléico (o ácido graxo ômega 6 com 18 carbonos) e o ácido linolênico (o ácido graxo ômega 3 com 18 carbonos). Esses dois ácidos graxos devem ser fornecidos pela dieta e, portanto, são chamados **ácidos graxos essenciais**. Uma definição simples de um nutriente essencial já foi dada: um nutriente que o corpo não consegue produzir ou não é capaz de produzir em quantidades suficientes para atender às necessidades fisiológicas. As células não possuem as enzimas para fabricar nenhum dos ácidos graxos ômega 6 ou ômega 3 "do zero"; elas também não são capazes de converter um ácido graxo ômega 6 em um ácido graxo ômega 3, ou vice-versa. Elas *podem* começar com o membro de 18 carbonos de uma família ômega e formar os ácidos graxos mais longos dessa família, estabelecendo ligações duplas (dessaturação) e alongando a cadeia com dois carbonos de cada vez (alongamento), conforme mostrado na Figura 3-19. Esse processo é lento, pois as duas famílias competem pelas mesmas enzimas. Muito de uma pode criar deficiência dos membros mais longos da família da outra, mas essa situação somente é crítica quando a dieta não consegue fornecer os suplementos adequados. Portanto, a maneira mais eficaz de manter os suplementos corporais de todos os ácidos graxos ômega 6 e ômega 3 é obtê-los diretamente dos alimentos – mais notadamente de óleos vegetais, sementes, nozes, peixes e outros alimentos de origem marinha.

Ácido Linoléico e Família Ômega 6 O ácido linoléico é o membro primário da família ômega 6. Recebendo ácido linoléico, o corpo consegue produzir outros membros da família ômega 6, como o ácido graxo poliinsaturado de 20 carbonos, o **ácido aracdônico**. Caso se desenvolvesse uma deficiência de ácido linoléico, o ácido aracdônico e todos os demais ácidos graxos que derivam do ácido linoléico também se tornariam essenciais e teriam de ser obtidos da dieta. Normalmente, os óleos vegetais e as carnes fornecem ácidos graxos ômega 6 em quantidade suficiente para atender às necessidades corporais.

Ácido Linolênico e Família Ômega 3 O ácido linolênico é o membro primário da família ômega 3.* Assim como o ácido linoléico, esse ácido graxo de 18 carbonos não pode ser produzido no corpo e deve ser fornecido pelos alimentos. Recebendo ácido linolênico da dieta, o corpo é capaz de produzir pequenas quantidades dos membros de 20 e 22 carbonos da série ômega 3, **EPA (ácido eicosapentaenóico)** e **DHA (ácido docosaexaenóico)**. Esses ácidos graxos ômega 3 são essenciais para o crescimento e o desenvolvimento normais, especialmente nos olhos e no cérebro.[6] Eles também desempenham papel importante na prevenção e no tratamento de doenças cardíacas.

Eicosanóides O corpo usa o ácido aracdônico e o EPA para produzir substâncias conhecidas como **eicosanóides**. Os eicosanóides são um grupo variado de componentes que, às vezes, são descritos como "semelhantes aos hormônios"; porém eles diferem dos hormônios de modos importantes. De um lado, os hormônios são secretados em um local e se locomovem para afetar as células em todo o corpo, enquanto os eicosanóides parecem afetar apenas as células nas quais eles são produzidos e células próximas no mesmo ambiente localizado. Do outro, os hormônios obtêm a mesma resposta de todas suas células-alvo, ao passo que os eicosanóides freqüentemente têm diferentes efeitos sobre células diferentes.

As ações de vários eicosanóides, às vezes, opõem-se umas às outras. Uma faz os músculos relaxarem e os vasos sangüíneos dilatarem-se, ao passo que a outra faz os músculos contraírem e os vasos sangüíneos retraírem-se, por exemplo. Certos eicosanóides participam da resposta imune à lesão e à infecção, produzindo febre, inflamação e dor.[7] Uma das maneiras de atuação da aspirina para aliviar esses sintomas é a diminuição da síntese desses eicosanóides.

FIGURA 3-19 A Via Percorrida de um Ácido Graxo Ômega 6 a Outro

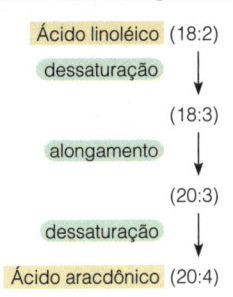

Ácido linoléico (18:2)
↓ dessaturação
(18:3)
↓ alongamento
(20:3)
↓ dessaturação
Ácido aracdônico (20:4)

Observação: O primeiro número indica o número de carbonos, e o segundo, o número de ligações duplas. Reações semelhantes ocorrem quando o corpo produz EPA e DHA a partir do ácido linolênico.

■ Um nutriente não-essencial (como o ácido aracdônico) que deve ser fornecido pela dieta em circunstâncias especiais (como em uma deficiência de ácido linoléico) é considerado *condicionalmente essencial*.

ácidos graxos essenciais: ácidos graxos necessários para o corpo, mas que não são produzidos por ele em quantidades suficientes para satisfazer às necessidades fisiológicas.

ácido aracdônico: um ácido graxo poliinsaturado ômega 6 com 20 carbonos e quatro ligações duplas; está presente em pequenas quantidades na carne e em outros produtos de origem animal e é sintetizado no corpo a partir do ácido linoléico.

EPA ou ácido eicosapentaenóico: ácido graxo poliinsaturado ômega 3 com 20 carbonos e cinco ligações duplas; está presente nos peixes e é sintetizado em quantidades limitadas no corpo a partir do ácido linolênico.

DHA ou ácido docosaexaenóico: ácido graxo poliinsaturado ômega 3 com 22 carbonos e seis ligações duplas; está presente nos peixes e é sintetizado em quantidades limitadas no corpo a partir do ácido linolênico.

eicosanóides: derivados de ácidos graxos com 20 carbonos; compostos biologicamente ativos que ajudam a regular a pressão arterial, a coagulação do sangue e outras funções do corpo. Incluem *prostaglandinas*, *tromboxanos* e *leucotrienos*.

---

*Esse ácido linolênico ômega 3 é conhecido como ácido linolênico alfa e é o ácido graxo a que este capítulo se refere. Outro ácido graxo, também com 18 carbonos e três ligações duplas, pertence à família ômega 6 e é conhecido como ácido linolênico gama.

Os eicosanóides que derivam do EPA diferenciam ligeiramente dos derivados do ácido aracdônico: os EPA fornecem mais benefícios para a saúde. Os eicosanóides do EPA ajudam a baixar a pressão arterial, impedem a formação de coágulo sangüíneo, protegem contra batimentos cardíacos irregulares e reduzem a inflamação. Uma vez que os ácidos graxos ômega 6 e ômega 3 competem pelas mesmas enzimas para produzir ácido aracdônico e EPA, e para produzir eicosanóides, o corpo precisa desses ácidos graxos poliinsaturados de cadeia longa da dieta para produzir eicosanóides em quantidades suficientes.

Deficiências de Ácidos Graxos A maioria das dietas nos Estados Unidos e no Canadá atende às necessidades de ácidos graxos essenciais de modo adequado. Historicamente, as deficiências desenvolveram-se somente em bebês e crianças pequenas que se alimentaram com leite sem gordura e dietas pobres em gordura, ou em pacientes internados em hospitais que receberam erroneamente, durante longos períodos, fórmulas que não forneciam ácidos graxos poliinsaturados. Os sintomas clássicos de deficiência incluem retardo do crescimento, falha reprodutiva, lesões cutâneas, distúrbios renais e hepáticos e problemas neurológicos e visuais sutis.

De modo interessante, uma deficiência de ácidos graxos ômega 3 (EPA e DHA) pode estar associada à depressão.[8] Algumas vias neuroquímicas no cérebro tornam-se mais ativas, e outras, menos ativas.[9] Não está claro, no entanto, o que vem primeiro: se a ingestão inadequada altera a atividade cerebral ou se a depressão altera o metabolismo dos ácidos graxos. Para descobrir as respostas, os pesquisadores devem desvendar uma variedade de fatores que geram confusão.

RESUMO No corpo, os triglicerídeos:
- Fornecem uma reserva de energia quando são armazenados no tecido adiposo do corpo.
- Isolam contra extremos de temperatura.
- Protegem contra impacto.
- Ajudam o corpo a usar carboidrato e proteína de modo eficaz.

O ácido linoléico (18 carbonos, ômega 6) e o ácido linolênico (18 carbonos, ômega 3) são nutrientes essenciais. Eles servem como peças estruturais de membranas celulares e como precursores para os ácidos graxos mais longos que podem produzir eicosanóides – poderosos componentes que participam da regulação da pressão arterial, da formação de coágulo sangüíneo e da resposta imune à lesão e à infecção, entre outras funções. Uma vez que ácidos graxos essenciais são comuns na dieta e são estocados no corpo, é improvável que ocorra deficiência.

Uma Introdução ao Metabolismo dos Lipídios

O sangue entrega triglicerídeos às células para seu uso. Faremos, aqui, uma apresentação prévia sobre como as células armazenam e liberam energia da gordura; o Capítulo 9 fornece os detalhes.

Armazenamento de Gordura como Gordura Os triglicerídeos, conhecidos como a gordura presente em alimentos e como gordura corporal, servem ao corpo primariamente como uma fonte de combustível. A gordura fornece mais que o dobro da energia gerada por carboidratos e proteínas, ■ o que a torna uma forma extremamente eficiente de armazenamento de energia. Ao contrário dos estoques hepáticos de glicogênio, os estoques de gordura corporal têm uma capacidade praticamente ilimitada, graças a células especiais do **tecido adiposo**. Ao contrário da maioria das células do corpo, as quais podem armazenar apenas quantidades limitadas de gordura, as células adiposas do tecido adiposo prontamente captam e armazenam gordura. A Figura 3-20 traz uma representação de célula adiposa.

■ 1 g de gordura = 9 kcal.

tecido adiposo: tecido de gordura do corpo; consiste em células que armazenam triglicerídeos.

OS LIPÍDIOS: TRIGLICERÍDEOS, FOSFOLIPÍDIOS E ESTERÓIS • 87

Para converter os ácidos graxos em gordura corporal, o corpo simplesmente absorve as peças e as remonta (bem como outras peças) no armazenamento. Pouquíssima energia é necessária para isso. Uma enzima – **lipase lipoprotéica (LPL)** – hidrolisa os triglicerídeos a partir de lipoproteínas, produzindo glicerol, ácidos graxos e monoglicerídeos que entram nas células adiposas. No interior das células, outras enzimas montam as partes novamente, formando triglicerídeos para armazenamento. Anteriormente, neste capítulo, a Figura 3-4 mostrou como o corpo consegue produzir um triglicerídeo a partir de glicerol e ácidos graxos. Os triglicerídeos enchem as células adiposas, armazenando bastante energia em um espaço relativamente pequeno.■ As células adiposas armazenam gordura após as refeições quando um tráfego pesado de quilomícrons e VLDL carregados com triglicerídeos passa; elas a liberam mais tarde sempre que for necessário que o sangue seja novamente abastecido.

Usando a Gordura para Energia A gordura fornece 60% da energia constante da qual o corpo necessita durante o repouso. Durante exercícios leves prolongados a moderadamente intensos ou períodos extensos de privação alimentar, os estoques de energia podem fazer uma contribuição ligeiramente maior para as necessidades energéticas.

Quando as células exigem energia, uma enzima **(lipase sensível a hormônios)** dentro das células adiposas responde desmontando triglicerídeos armazenados e liberando o glicerol e ácidos graxos diretamente no sangue. Células que necessitam de energia em qualquer parte do corpo podem, então, captar esses compostos e fazê-los passar por uma série de reações químicas para produzir energia, dióxido de carbono e água.

Uma pessoa em jejum (bebendo somente água) rapidamente metabolizará a gordura corporal. Uma libra de gordura corporal fornece 3.500 kcal,■ de modo que leva você a pensar que uma pessoa em jejum que gasta 2.000 kcal por dia poderia perder mais da metade de uma libra da gordura corporal por dia.* Na verdade, a pessoa precisa obter alguma energia de tecido magro, porque o cérebro, os nervos e os glóbulos vermelhos necessitam de glicose. Além disso, a quebra completa de gordura requer carboidrato ou proteína. Mesmo em jejum total, uma pessoa não pode perder mais que metade de uma libra de gordura pura por dia. Ainda assim, em condições de fome forçada – digamos, durante fome imposta ou inanição – uma pessoa mais gorda pode sobreviver por mais tempo que uma pessoa mais magra graças a essa reserva de energia.

Embora a gordura forneça energia durante um jejum, ela consegue proporcionar pouquíssima glicose para dar energia ao cérebro e aos nervos. Apenas a pequena molécula de glicerol pode ser convertida em glicose; já os ácidos graxos não podem. (A Figura 9-12 ilustra como somente 3 dos 50 ou mais átomos de carbono em uma molécula de gordura podem gerar glicose). Após a privação prolongada de glicose, as células cerebrais e nervosas desenvolvem a capacidade de suprir-se de cerca de dois terços de suas necessidades mínimas de energia a partir dos corpos cetônicos que o corpo produz a partir dos fragmentos de gordura. No entanto, os corpos cetônicos não podem sustentar a vida sozinhos. Como o Capítulo 9 explica, o jejum muito prolongado causa morte, mesmo se a pessoa ainda tiver grande quantidade de gordura corporal.

FIGURA 3-20 Célula Adiposa

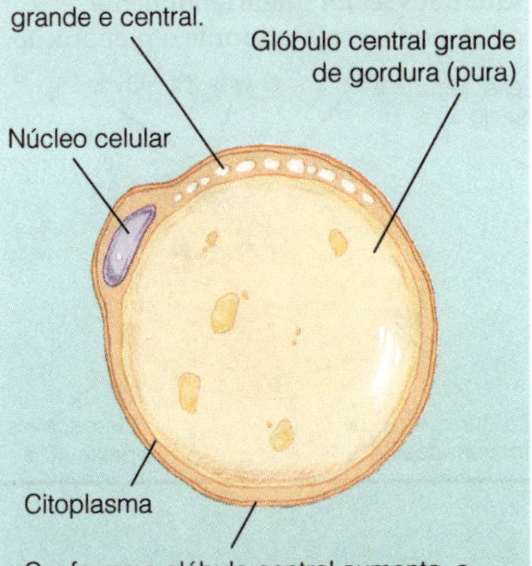

Triglicerídeos recém-importados, primeiro, formam gotículas pequenas na periferia da célula, depois, fundem-se com o glóbulo grande e central.

Glóbulo central grande de gordura (pura)

Núcleo celular

Citoplasma

Conforme o glóbulo central aumenta, a membrana da célula adiposa se expande para acomodar seu conteúdo engolido.

■ Lembrete: grama por grama, a gordura fornece mais do que o dobro de energia que o carboidrato ou a proteína geram.

■ 1 libra de gordura corporal = 3.500 kcal (aproximadamente).

lipase lipoprotéica (LPL): enzima que hidrolisa triglicerídeos que passam pela corrente sangüínea e conduzem suas partes nas células, nas quais eles podem ser metabolizados para energia ou remontados para armazenamento.

lipase sensível a hormônios: enzima presente no interior das células adiposas que responde à necessidade do corpo por combustível hidrolisando triglicerídeos a fim de que suas partes (glicerol e ácidos graxos) sejam liberados para a circulação geral e, dessa forma, disponibilizem combustível a outras células. Os sinais para os quais essa enzima responde incluem epinefrina e glucagon, que se opõem à insulina (consulte o Capítulo 2).

RESUMO O corpo pode facilmente armazenar quantidades ilimitadas de gordura, se receber excessos, e essa gordura corporal é usada para energia, quando necessário. O fígado também consegue converter carboidrato e proteína excessivos em gordura.

---

* O leitor que sabe que 1 libra = 454 g e que 1 g de gordura = 9 kcal pode estar se perguntando por que uma libra de gordura corporal não equivale a 4.086 (9 × 454) kcal. O motivo é que a gordura corporal contém algumas células compostas por água e outros minerais; não se trata de gordura pura.

FIGURA 3-21 Gorduras Saturadas na Dieta Norte-americana

Frutas, grãos e hortaliças são fontes insignificantes, a menos que gorduras saturadas sejam intencionalmente adicionadas a elas durante a preparação.

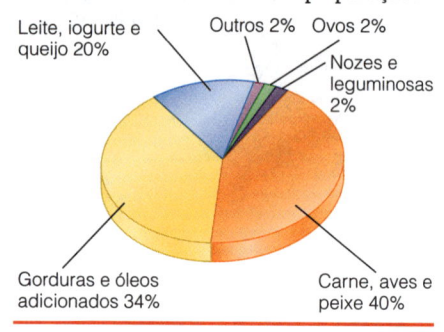

- Leite, iogurte e queijo 20%
- Outros 2%
- Ovos 2%
- Nozes e leguminosas 2%
- Gorduras e óleos adicionados 34%
- Carne, aves e peixe 40%

- Perfil desejável de lipídios no sangue:
  - Colesterol total: <200 mg/dl.
  - Colesterol LDL: <100 mg/dl.
  - Colesterol HDL: ≥60 mg/dl.
  - Triglicerídeos: <150 mg/dl.
- Principais fontes de gorduras saturadas
  - Leite integral, creme, manteiga, queijo.
  - Cortes de gordura de carne bovina e suína.
  - Óleos de coco, palma e palmiste (e os produtos que os contêm, como doces, massas doces, tortas, donuts e biscoitos).

Perfil de lipídios no sangue: resultados de testes sanguíneos que revelam o colesterol total, triglicerídeos e diversas lipoproteínas de uma pessoa

doença cardiovascular (DCV): um termo geral para todas as doenças do coração e dos vasos sangüíneos. A aterosclerose é a principal causa da DCV. Quando as artérias que carregam sangue para o músculo cardíaco ficam bloqueadas, o coração sofre um dano conhecido como **doença coronariana (CHD).**
- **cardio** = coração
- **vascular** = vasos sangüíneos

Efeitos sobre a Saúde e a Ingestão Recomendada de Lipídios

Entre todos os nutrientes, a gordura é mais freqüentemente ligada a doença cardíaca, alguns tipos de câncer e obesidade. Felizmente, a mesma recomendação pode ajudar em todos esses problemas de saúde: escolha uma dieta de baixo teor em gordura saturada, gorduras *trans* e colesterol, e moderada quantidade de gordura total.

Efeitos dos Lipídios sobre a Saúde

Ouvir um médico dizer: "Seu perfil de lipídios no sangue parece estar bom" é confortador. O **perfil de lipídios no sangue** revela as concentrações de vários lipídios no sangue, notavelmente triglicerídeos e colesterol, e seus carregadores de lipoproteína (VLDL, LDL e HDL). Essa informação alerta as pessoas sobre os riscos de desenvolver doenças e a necessidade de mudar os hábitos alimentares.

Doença Cardíaca A maioria das pessoas sabe que nível elevado de colesterol no sangue é um dos principais fatores de risco para a **doença cardiovascular**. O colesterol acumula-se nas artérias, restringindo o fluxo sangüíneo e elevando a pressão arterial. As conseqüências são fatais; de fato, doença cardíaca é o causador de morte número um de diversas nações entre os adultos. O colesterol sangüíneo freqüentemente é usado para prever a probabilidade de uma pessoa sofrer ataque cardíaco ou acidente vascular cerebral; quanto maior o colesterol, mais cedo e mais provável será a tragédia. Os esforços para prevenir doença cardíaca se concentram na redução do colesterol sangüíneo.[10]

Comerciais fazem propaganda de produtos que têm baixo colesterol, e artigos de revistas dizem aos leitores como cortar o colesterol de suas receitas favoritas. No entanto, o que a maioria das pessoas não percebe é que o colesterol presente nos *alimentos* não eleva o colesterol *sangüíneo* de modo tão dramático quanto a *gordura saturada*.

Riscos das Gorduras Saturadas Lembre-se de que o colesterol LDL aumenta o risco de doença cardíaca. Com grande freqüência, as gorduras saturadas estão implicadas na elevação de colesterol LDL. No geral, quanto mais gordura saturada houver na dieta, mais colesterol LDL haverá no corpo. Entretanto, nem todas as gorduras saturadas têm o mesmo efeito elevador de colesterol. Mais notavelmente, entre os ácidos graxos saturados que elevam o colesterol sangüíneo estão os ácidos láurico, mirístico e palmítico (12, 14 e 16 carbonos, respectivamente). Por outro lado, o ácido esteárico (18 carbonos) não parece elevar o colesterol sangüíneo. No entanto, fazer tais distinções pode ser impraticável no planejamento da dieta, uma vez que esses ácidos graxos saturados costumam aparecer juntos nos mesmos alimentos.[11]

As gorduras de origem animal são as principais fontes de gorduras saturadas na dieta da maioria das pessoas (veja a Figura 3-21). Algumas gorduras vegetais (coco e palma) e gorduras hidrogenadas fornecem quantidades menores de gorduras saturadas. Escolher aves ou peixes e produtos lácteos sem gordura auxilia na redução da ingestão de gordura saturada e no risco de doenças cardíacas.[12] O uso de margarina não-hidrogenada e óleo de cozinha insaturado é outra mudança simples que pode reduzir consideravelmente a ingestão de gorduras saturadas.

Riscos das Gorduras *Trans* Pesquisas também sugerem uma associação entre os ácidos graxos *trans* da dieta e as doenças cardíacas.[13] No corpo, os ácidos graxos *trans* alteram o colesterol sangüíneo do mesmo modo que algumas gorduras saturadas: eles elevam o colesterol LDL.[14] Limitar a ingestão de ácidos graxos *trans* pode melhorar o colesterol sangüíneo. Ácidos graxos *trans* constituem aproximadamente 7% da ingestão de gorduras (ou 2% da ingestão energética) na dieta dos EUA.[15]■

Relatórios envolvendo ácidos graxos *trans* aumentaram as dúvidas sobre se a margarina é, afinal de contas, melhor que a manteiga para a saúde cardíaca. A Associação Cardíaca Americana declarou que, uma vez que a manteiga é rica tanto em gordura saturada quanto em colesterol e a margarina é feita de gordura vegetal sem colesterol da dieta, a margarina ainda é preferível à manteiga. Fique atento àquelas margarinas moles (líquida ou pote),■ elas são menos hidrogenadas e relativamente mais baixas em ácidos graxos *trans*; conseqüentemente, elas não elevam o colesterol sangüíneo como as gorduras saturadas da manteiga ou gorduras *trans* de margarinas duras (barra).[16] Alguns fabricantes estão oferecendo, hoje em dia, margarinas não-hidrogenadas que são "livres de gordura *trans*". A última seção deste capítulo descreve como ler os rótulos dos alimentos e compara manteigas e margarinas; seja lá o que você decidir utilizar, lembre-se da usar de maneira adequada.

Riscos do Colesterol O colesterol da dieta também implica a elevação de colesterol sangüíneo e no aumento do risco de doenças cardíacas, embora seu efeito não seja tão forte quanto o da gordura saturada ou da gordura *trans*. Ainda assim, os especialistas em saúde aconselham ingestão limitada de colesterol.

Lembre-se de que o colesterol é encontrado somente em alimentos derivados de animais. Conseqüentemente, comer menos gordura de carnes, ovos e laticínios ajuda a reduzir a ingestão de colesterol■ na dieta (assim como ingestões de gordura total e saturada). A Figura 3-22 mostra o conteúdo de colesterol em alimentos selecionados. Muito mais alimentos, com conteúdo de colesterol, aparecem na Tabela Brasileira de Composição de Alimentos.* Para a maioria das pessoas que tentam reduzir o colesterol sangüíneo, entretanto, limitar a gordura saturada é mais eficaz que limitar a ingestão de colesterol.

Um ovo contém cerca de 200 mg de colesterol, contidos inteiramente na gema. Uma pessoa com uma dieta rígida de baixo colesterol deve restringir o uso de gemas de ovo, mas, no caso de pessoas com um perfil de lipídios saudável, comer um ovo por dia não é prejudicial.[17] Os ovos são componen-

■ Principais fontes de gorduras *trans*:
- Alimentos fritos (gordura vegetal).
- Bolos, biscoitos, *donuts*, massas doces, bolachas.
- Margarina.
- Imitação de queijo.
- Carne e laticínios.

■ Ao selecionar margarina, procure por:
- Mole (líquida ou pote) em vez de dura (barra).
- ≤ 2 g de gordura saturada.
- Óleo vegetal líquido
- "Livre de gordura *trans*".

■ Principais fontes de colesterol:
- Ovos.
- Produtos derivados do leite.
- Carne, aves, moluscos.

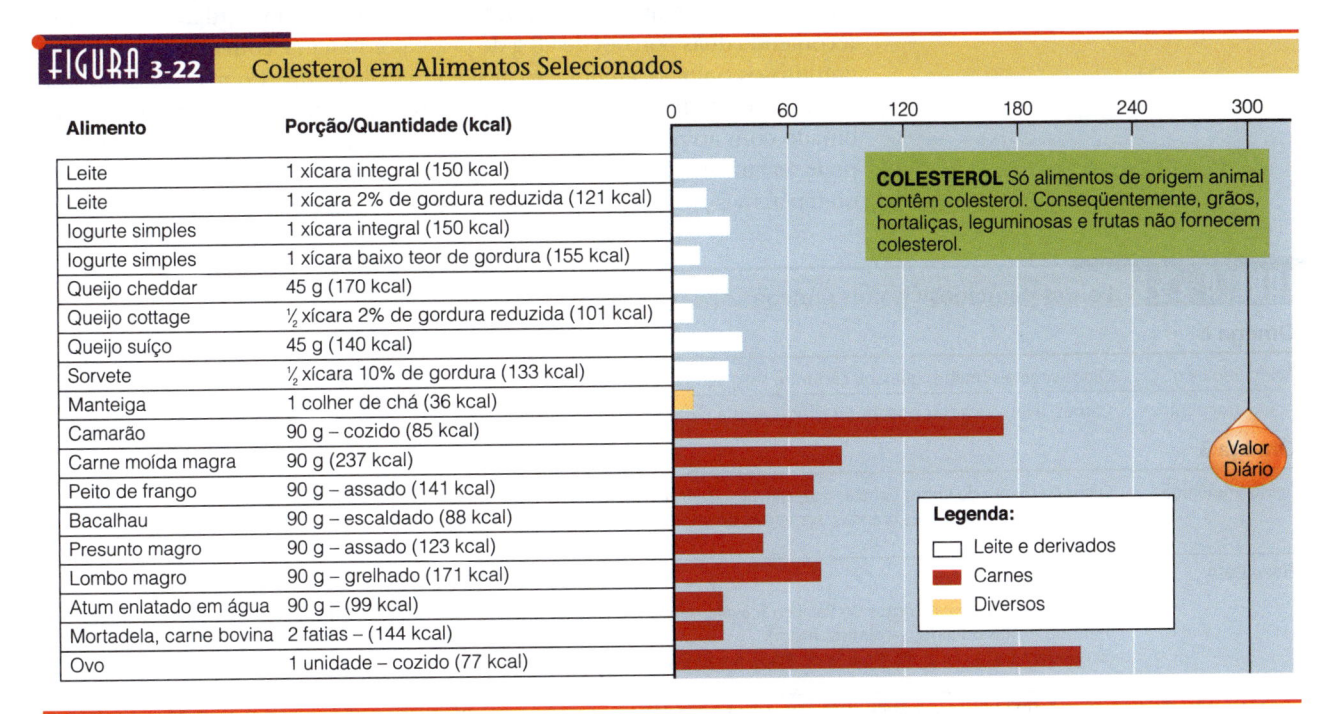

FIGURA 3-22 Colesterol em Alimentos Selecionados

Alimento	Porção/Quantidade (kcal)
Leite	1 xícara integral (150 kcal)
Leite	1 xícara 2% de gordura reduzida (121 kcal)
Iogurte simples	1 xícara integral (150 kcal)
Iogurte simples	1 xícara baixo teor de gordura (155 kcal)
Queijo cheddar	45 g (170 kcal)
Queijo cottage	½ xícara 2% de gordura reduzida (101 kcal)
Queijo suíço	45 g (140 kcal)
Sorvete	½ xícara 10% de gordura (133 kcal)
Manteiga	1 colher de chá (36 kcal)
Camarão	90 g – cozido (85 kcal)
Carne moída magra	90 g (237 kcal)
Peito de frango	90 g – assado (141 kcal)
Bacalhau	90 g – escaldado (88 kcal)
Presunto magro	90 g – assado (123 kcal)
Lombo magro	90 g – grelhado (171 kcal)
Atum enlatado em água	90 g – (99 kcal)
Mortadela, carne bovina	2 fatias – (144 kcal)
Ovo	1 unidade – cozido (77 kcal)

COLESTEROL Só alimentos de origem animal contêm colesterol. Conseqüentemente, grãos, hortaliças, leguminosas e frutas não fornecem colesterol.

Legenda:
- Leite e derivados
- Carnes
- Diversos

---

* N.R.T.: A Tabela Brasileira de Composição de Alimentos (TACO) pode ser encontrada no site: www.unicamp.br/nepa/taco.

- Fontes de gorduras monoinsaturadas:
  - Azeite de oliva, óleo de canola, óleo de amendoim.
  - Abacates.
- Fontes de gorduras poliinsaturadas:
  - Óleos vegetais (cártamo, gergelim, soja, milho, girassol).
  - Nozes e sementes.

- Principais fontes de gorduras ômega 3:
  - Óleos vegetais (canola, soja, semente de linho).
  - Nozes, sementes de linho.
  - Peixes gordurosos (cavala, salmão, sardinhas).

tes valiosos da dieta por seu baixo custo, por serem úteis na culinária e uma fonte de proteína de alta qualidade e outros nutrientes.[18] Os fabricantes de alimentos produziram diversos substitutos do ovo livre de gordura e colesterol. De outro modo, uma pessoa pode usar a clara de um ovo fresco.

Benefícios das Gorduras Monoinsaturadas e Gorduras Poliinsaturadas
A substituição de gorduras tanto saturadas quanto *trans* por gorduras monoinsaturadas■ e poliinsaturadas■ pode ser a estratégia dietética mais eficaz para prevenir doenças cardíacas.[19] As taxas menores de doença cardíaca entre pessoas que vivem na Região Mediterrânea freqüentemente são atribuídas ao seu uso liberal de óleo de oliva, uma fonte rica de ácidos graxos monoinsaturados.[20] O óleo de oliva também deposita fitoquímicos valiosos que ajudam a prevenir doenças cardíacas.[21] A substituição de gorduras saturadas por ácidos graxos poliinsaturados de outros óleos vegetais também reduz o colesterol sangüíneo. O Destaque 3 examina vários tipos de gorduras e seus papéis na garantia ou no dano à saúde cardíaca.

Benefícios de Gorduras Ômega 3
Uma pesquisa com os diferentes tipos de gorduras destacou os efeitos benéficos dos ácidos graxos poliinsaturados ômega 3■ na redução dos riscos de doenças cardíacas.[22] O consumo regular de ácidos graxos ômega 3 ajuda a prevenir coágulos no sangue, proteger contra batimentos cardíacos irregulares e reduzir a pressão arterial, especialmente em pessoas com hipertensão ou aterosclerose.[23]

Peixes gordurosos estão entre as melhores fontes de ácidos graxos ômega 3, e o Destaque 3 caracteriza seu papel no suporte à saúde cardíaca. O Capítulo 9 do Volume 2 fornece mais detalhes sobre os papéis dos ácidos graxos ômega 3 na doença cardíaca, e o Capítulo 10 do Volume 2 discute as conseqüências adversas do mercúrio, um contaminante ambiental comum em alguns peixes, o qual é capaz de não compensar os benefícios para a saúde de ácidos graxos ômega 3.[24]

Equilíbrio na Ingestão de Ômega 6 e Ômega 3
A Tabela 3-2 fornece fontes de ácidos graxos ômega 6 e ômega 3. Para obter o correto equilíbrio entre os ácidos graxos ômega 6 e ômega 3, a maioria das pessoas precisa comer mais peixe e menos carne vermelha. A Associação Cardíaca Americana recomenda duas porções de 90 g de peixe por semana, com ênfase em peixes gordurosos (salmão, arenque e cavala, por exemplo).[25] Comer peixes em vez de carne vermelha equilibra a saúde cardíaca, especialmente quando combinado com atividades físicas. Até mesmo uma refeição com peixe por mês pode ser suficiente e fazer uma diferença.[26] Ao preparar os peixes, grelhe, asse ou ferva, mas jamais frite. Peixes fritos de restaurantes *fast-food* e peixes fritos

TABELA 3-2 Fontes de Ácidos Graxos Ômega

Ômega 6	
Ácido linoléico	Óleos vegetais (milho, girassol, cártamo, soja, semente de algodão), gordura de aves, nozes, sementes
Ácido aracdônico	Carnes, aves, ovos (ou podem ser produzidos a partir do ácido linoléico)
Ômega 3	
Ácido linolênico	Óleos (semente de linho, canola, noz, gérmen de trigo, soja) Nozes e sementes (nozes brancas, sementes de linho, nozes, sementes de soja) Vegetais (sojas)
EPA e DHA	Leite humano
	Ostras e peixes[a] provenientes do Pacífico (cavala, salmão, anchova, mugem, peixe-carvão-do-pacífico, savelha, biqueirão, arenque, trutas do lago, sardinhas, atum) (ou podem ser produzidos a partir do ácido linolênico)

[a]Todos os peixes contêm um pouco de EPA e DHA; as quantidades variam entre as espécies e dentro de uma mesma espécie, dependendo de fatores como dieta, estação e ambiente. Os peixes listados aqui, com exceção do atum, fornecem pelo menos 1 g de ácidos graxos ômega 3 em 100 g de peixes. O atum fornece menos ácidos graxos ômega 3, mas, em função do consumo comum, sua contribuição pode ser significativa.

congelados freqüentemente possuem níveis baixos de ácidos graxos ômega 3 e altos de ácidos graxos *trans* e saturados. Os peixes fornecem muitos minerais (com exceção de ferro) e vitaminas e é mais magro que a maioria das demais fontes de proteínas de origem animal. Quando usado em um programa para redução de peso, comer peixe melhora os lipídios no sangue, de modo ainda mais eficaz que qualquer medida empregada isoladamente.[27]

Além dos peixes, outros alimentos funcionais■ estão sendo desenvolvidos para ajudar os consumidores a melhorar sua ingestão de ácidos graxos ômega 3. Por exemplo, galinhas alimentadas com semente de linho produzem ovos ricos em ácidos graxos ômega 3. A inclusão de até mesmo um ovo enriquecido na dieta diariamente pode aumentar significativamente a ingestão de ácidos graxos ômega 3 de uma pessoa. Outra opção pode ser selecionar animais de caça ou gado alimentado com pasto, que fornecem mais ácidos graxos ômega 3 e menos gordura saturada que o gado alimentado com grãos.[28]

Para a maioria das pessoas, o óleo de peixe deveria vir dos peixes, e os ácidos graxos ômega 3 deveriam vir dos alimentos, não de suplementos.[29] O suplemento rotineiro não é recomendado por inúmeras razões.* Talvez o fato mais importante seja as altas ingestões de ácidos graxos poliinsaturados ômega 3 que podem aumentar o tempo de sangramento, interferir na cicatrização de feridas, elevar o colesterol LDL e suprimir a função imunológica.[30] Suplementos de óleos de peixe são feitos a partir da pele e do fígado dos peixes, os quais podem conter contaminantes locais. Alguns óleos de peixes também contêm, naturalmente, quantidades grandes das duas vitaminas mais potencialmente tóxicas em grandes quantidades, a A e a D. Por último, os suplementos são caros; o dinheiro é mais bem gasto em alimentos que podem fornecer uma gama completa de nutrientes. Contudo, pessoas portadoras de doença cardíaca podem se beneficiar com doses maiores contidas nos suplementos. Entretanto, elas devem consultar um médico a respeito da inclusão de suplementos como parte de seu plano de tratamento.[31]

Câncer A evidência de ligações entre as gorduras ingeridas na dieta e o câncer■ é menos convincente do que no caso das doenças cardíacas; porém, sugere-se uma possível associação entre a gordura e alguns tipos de cânceres.[32] A gordura obtida na dieta parece não *iniciar* o desenvolvimento do câncer, mas sim *promover* o câncer assim que ele surge.

A relação entre a gordura da dieta e o risco de câncer difere para os diversos tipos de câncer. No caso do câncer de mama, a evidência foi fraca e inconclusiva.[33] Alguns estudos indicam pouca ou nenhuma associação entre a gordura dietética e o câncer de mama; outros acreditam que a ingestão total de *energia* e a obesidade estejam mais correlacionados que a porcentagem de quilocalorias da gordura dietética.[34] No caso do câncer de próstata, parece haver uma associação prejudicial com a gordura, embora um tipo específico de gordura ainda não tenha sido implicado.[35]

A relação entre a gordura dietética e o risco de câncer também difere para os diversos tipos de gordura. A associação entre câncer e gordura parece ser feita principalmente em função das gorduras saturadas ou da gordura dietética provenientes das carnes (que são principalmente saturadas). A gordura derivada do leite ou dos peixes não foi relacionada ao risco de câncer. De fato, comer peixes ricos em ácidos graxos ômega 3 parece proteger contra alguns cânceres.[36] Assim, um conselho de saúde para reduzir os riscos de câncer se assemelha àquele dado para reduzir os riscos de doença cardíaca: reduzir gorduras saturadas e aumentar os ácidos graxos ômega 3.

Obesidade A gordura contribui com mais que o dobro de quilocalorias■ por grama que qualquer outro carboidrato ou proteína. Conseqüentemente, as pessoas que ingerem regularmente dietas ricas em gordura podem exceder

■ Lembrete: *Alimentos funcionais* contêm componentes fisiologicamente ativos que fornecem benefícios para a saúde (consulte o Destaque 8 para uma discussão mais aprofundada).

■ Outros fatores de risco para o câncer incluem o tabagismo, o consumo de álcool e contaminantes ambientais. O Capítulo 9 do Volume 2 fornece muito mais detalhes a respeito desses fatores de risco e o desenvolvimento do câncer.

■ Lembrete: Gordura é uma fonte de energia mais concentrada que os outros nutrientes de energia: 1 g de carboidrato ou proteína = 4 kcal, mas 1 g de gordura = 9 kcal.

---
* No Canadá, os suplementos provenientes de óleos de peixes necessitam de prescrição médica.

suas necessidades energéticas e ganhar peso, especialmente se forem sedentários.[37] Uma vez que a gordura contribui com a ingestão de energia, diminuir a ingestão de gorduras pode ser uma estratégia eficaz para reduzir as quilocalorias ingeridas. Em alguns casos, entretanto, a escolha de alimentos livres de gordura não oferece economia em quilocalorias. Sobremesas congeladas livres de gordura, por exemplo, freqüentemente apresentam quantidades de açúcar tão elevada que a contagem de quilocalorias pode ser tão alta quanto a de um produto semelhante com gordura. Nesse caso, restringir gorduras e adicionar carboidratos pode não oferecer economia de quilocalorias ou vantagem na redução de peso. De fato, pode até aumentar a ingestão de energia e agravar os problemas decorrentes do peso corporal. Os capítulos posteriores revisarão o papel da gordura dietética no desenvolvimento da obesidade.

> **RESUMO** Alta taxa de colesterol LDL no sangue apresenta risco de doença cardíaca, especialmente ingestões altas de gorduras saturadas e *trans*, que contribuem mais no aumento da taxa de LDL. O colesterol dos alimentos apresenta menos risco. Os ácidos graxos ômega 3 parecem ser protetores.

Ingestão Recomendada de Gordura

Algumas gorduras são essenciais na dieta para a boa saúde, mas, muita gordura, especialmente gordura saturada, aumenta os riscos de doenças crônicas. Contudo, é impossível definir a quantidade exata de gordura, gordura saturada ou colesterol que beneficia a saúde ou que começa a prejudicá-la; por esse motivo, não foi estabelecido nenhuma RDA ou limite superior. Apesar disso, as recomendações sugerem uma dieta que tenha pouca gordura saturada, gordura *trans* e colesterol, e que ainda forneça de 20% a 35% da ingestão diária de energia a partir da gordura. O ponto superior dessa variação é ligeiramente maior que as recomendações anteriores. Essa revisão reconhece que as dietas com até 35% de quilocalorias de gordura pode ser compatível com a boa saúde se a ingestão de energia for razoável e a ingestão de gorduras saturadas for baixa. Quando a gordura total excede 35%, a gordura saturada aumenta para níveis não saudáveis.[38] Para uma dieta de 2.000 kcal, 20% a 35% representam 400 kcal a 700 kcal de gordura (aproximadamente 45 g a 75 g). Parte dessa quantidade de gordura deve fornecer os ácidos graxos essenciais – ácido linoléico e ácido linolênico. As recomendações sugerem que o ácido linoléico forneça de 5% a 10% da ingestão diária de energia, e o ácido linolênico, 0,6% a 1,2%.[39]

As *Diretrizes Dietéticas* encorajam as pessoas a escolher uma dieta pobre em gordura saturada e colesterol e moderada em gordura total. Para ajudar os consumidores a atingir tal meta, o FDA (Food and Drug Administration), órgão de controle de alimentos e medicamentos, estabeleceu Valores Diários nos rótulos dos alimentos, usando 30% de ingestão de energia como a diretriz para gordura e 10% para gordura saturada; o Valor Diário para o colesterol é de 300 mg independentemente da ingestão de energia. Não existe um Valor Diário para a gordura *trans*; no entanto, os consumidores deveriam tentar manter as ingestões dentro do limite de 10% destinado à gordura saturada. De acordo com as pesquisas, os adultos nos Estados Unidos recebem cerca de 35% de sua energia total de gordura, com a gordura saturada contribuindo com cerca de 12% do total; as ingestões de colesterol nos Estados Unidos têm média de 250 mg por dia para mulheres e 350 mg para homens.[40]

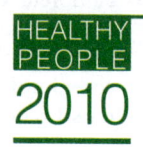

- DRI para gordura:
  - 20% a 35% de ingestão de energia.

- Ácido linoléico AI:
  - 5% a 10% da ingestão de energia.
  Homens:
  - 19 a 50 anos: 17 g/dia.
  - mais de 51 anos: 14 g/dia.
  Mulheres:
  - 19 a 50 anos: 12 g/dia.
  - mais de 51 anos: 11 g/dia.

- Ácido linolênico AI:
  - 0,6% a 1,2% de ingestão de energia.
  Homens: 1,6 g/dia
  Mulheres: 1,1 g/dia.

- Diretrizes para a Dieta:
  - Escolha uma dieta baixa em gordura saturada e colesterol e moderada na gordura total.

- Valores Diários:
  - 65 g de gordura (com base em 30% de uma dieta de 2.000 kcal).
  - 20 g de gordura saturada (com base em 10% de uma dieta de 2.000 kcal).
  - 300 mg de colesterol.

HEALTHY PEOPLE 2010 Aumentar a proporção de pessoas que consomem menos de 10% de quilocalorias de gordura saturada e, no máximo, 30% de quilocalorias de gordura total.

A pirâmide alimentar coloca a gordura adicionada e de ocorrência natural na ponta e sugere que os consumidores a utilizem "com moderação" (conforme definido na margem direita).■

Embora seja muito difícil de fazer isso, algumas pessoas realmente conseguem comer pouquíssima gordura – para seu prejuízo. Entre elas estão as pessoas com distúrbios alimentares e os atletas. Os atletas que seguem uma dieta muito baixa em gordura (15% de quilocalorias totais) são prejudicados em termos de energia, vitaminas, minerais e ácidos graxos essenciais, assim como em termos de desempenho.[41] Os atletas treinados possuem maior resistência com uma dieta rica em gorduras (42% a 55%) do que em uma dieta baixa em gordura – mesmo quando a ingestão de energia for a mesma.[42] Como mencionado anteriormente, a maioria dos adultos deve consumir pelo menos 20% de sua ingestão de energia da gordura, sendo que atletas precisam de, no mínimo, 30%.[43] Como uma diretriz prática, é muito inteligente incluir o equivalente de, pelo menos, uma colher de chá de gordura em cada refeição – um pouco de manteiga de amendoim na torrada ou maionese no atum, por exemplo. As recomendações dietéticas que limitam a gordura foram desenvolvidas para pessoas saudáveis com idade acima dos 2 anos; o Capítulo 7 do Volume 2 discute as necessidades de gordura dos bebês e das crianças pequenas.

A gordura é responsável por grande parte da energia nos alimentos, e sua remoção diminui drasticamente as ingestões de energia e de gordura saturada. Para reduzir a gordura na dieta, elimine a contida nos temperos e utilizada para cozinhar; retire a gordura de alimentos ricos em gordura; substitua os alimentos ricos em gordura por alternativos com baixo teor de gordura e dê prioridade na ingestão de grãos, frutas e hortaliças. O lembrete do capítulo identifica as fontes de gordura presentes na dieta em cada um dos grupos alimentares.

■ O uso de gorduras com moderação significa:
- ≤53 g para dieta de 1.600 kcal.
- ≤773 g para dieta de 2.200 kcal.
- ≤93 g para dieta de 2.800 kcal.

Das Diretrizes às Mercearias

As gorduras acompanham as proteínas nos alimentos derivados de animais, como carnes vermelhas, peixes, aves e ovos, e os carboidratos nos alimentos de origem vegetal, como abacates e cocos. As gorduras carregam consigo as quatro vitaminas lipossolúveis – A, D, E e K – juntamente com muitos componentes que dão sabor, textura e paladar aos alimentos. As gorduras são responsáveis pelos aromas deliciosos associados ao *bacon* quando está fritando e hambúrgueres na chapa, cebolas sendo salteadas ou hortaliças refogadas. Naturalmente, essas características maravilhosas seduzem as pessoas a comer mais de tempos em tempos. Com seleções cuidadosas, uma dieta que siga a Pirâmide Alimentar pode, ao mesmo tempo, promover a boa saúde e atender às recomendações relacionadas às gorduras (consulte a seção "Como Fazer" adiante).

Carnes e seus Substitutos Muitas carnes e seus substitutos■ contêm gordura, gordura saturada e colesterol, mas também fornecem proteínas de alta qualidade e vitaminas e minerais valiosos. Elas podem ser incluídas em uma dieta saudável se uma pessoa optar por alimentos magros e prepará-los utilizando as sugestões descritas na seção "Como Fazer" adiante. Outra estratégia para reduzir o colesterol no sangue é preparar as refeições usando proteína de soja em vez de proteína animal.[44]

Leites e Derivados Assim como as carnes, os leites e derivados■ também devem ser selecionados conforme o conteúdo de gordura, gordura saturada e colesterol. Produtos lácteos livres de gordura e semidesnatados provêm quantidades iguais ou maiores de proteína, cálcio e outros nutrientes que suas versões integrais – mas com pouca ou nenhuma gordura saturada. As pesquisas preliminares sugerem que a seleção de produtos lácteos fermentados, como o iogurte, também pode auxiliar na redução do colesterol no sangue.[45] Esses

■ Opções bastante magras:
- Frango (carne branca, sem pele); bacalhau, linguado, truta; atum (enlatado em água); leguminosas.

Opções magras:
- Cortes "redondos" ou "do quadril" de carne bovina ou suína; frango (carne escura, sem pele); arenque ou salmão; atum (enlatado em óleo).

Opções com médio teor de gordura:
- Carne moída; ovos, tofu.

Opções ricas em gordura:
- Lingüiça, *bacon*; embutidos; salsichas; manteiga de amendoim; nozes.

■ Opções livres e de baixo teor de gordura:
- Leite ou iogurte (comum) desnatado, queijos livres de gordura ou com baixo teor de gordura.

Opções com gordura reduzida:
- Leite com 2% de gordura, iogurte comum com baixo teor de gordura.

Opções ricas em gordura:
- Leite integral, queijos comuns.

alimentos aumentam a população e a atividade das bactérias no cólon que fermenta as fibras. Como explica o Capítulo 2, essa ação reduz o colesterol no sangue por meio da excreção de bile e da produção de ácidos graxos de cadeia curta que inibem a síntese de colesterol no fígado.[46]

Hortaliças, Frutas e Grãos Escolher hortaliças, frutas, grãos inteiros e leguminosas também ajuda a reduzir o teor de gordura saturada, colesterol e gordura total da dieta. A maioria das hortaliças e frutas contém naturalmente pouca ou nenhuma gordura; abacates e azeitonas são exceções, mas a maioria de sua gordura é insaturada e não é prejudicial à saúde cardíaca. Grande parte dos grãos contém quantidades mínimas de gordura. No entanto, alguns *produtos* feitos de grãos, como os tacos fritos, *croissants* e biscoitos, são ricos em gordura saturada; por isso, os consumidores precisam ler o rótulo dos alimentos. Do mesmo modo, muitas pessoas adicionam manteiga, margarina ou molho de queijo aos grãos e hortaliças, o que eleva seu conteúdo de gordura saturada

---

COMO FAZER: Escolhas Saudáveis para o Coração

Pães e Cereais
- Selecione pães, cereais e bolachas que tenham baixo teor de gorduras saturada e *trans*.
- Prepare massas com molho de tomate em vez de molhos de queijo ou molho branco.

Hortaliças e Frutas
- Aprecie o sabor natural de hortaliças preparadas no vapor e das frutas como sobremesa.
- Coma, pelo menos, duas hortaliças (além da salada) nas refeições.
- Faça lanches com hortaliças cruas ou frutas em vez de itens ricos em gordura, como batatas *chips*.
- Compre hortaliças congeladas sem molho.

Leite e Derivados
- Troque primeiramente o leite integral por outro com gordura (reduzida, depois por um com baixo teor de gordura, e finalmente por um desnatado).
- Use queijos com baixo teor de gordura e livres de gordura (por exemplo, queijo branco) em vez de queijos comuns.
- Utilize iogurte ou creme azedo livre de gorduras ou com baixo teor de gordura em vez do iogurte comum.
- Use leite evaporado livre de gorduras em vez de creme de leite.
- Aprecie iogurte congelado livre de gordura, *sorbet* ou *ice milk* (semelhante ao sorvete, porém preparado com leite desnatado) em vez de sorvete.

Carnes
- A gordura acumula-se rapidamente, mesmo com carnes magras; limite de ingestão para cerca de 170 g (peso do alimento cozido) diárias.
- Coma, pelo menos, duas porções de peixe por semana (especialmente, cavala, truta do lago, arenque, sardinhas e salmão).
- Escolha peixes, aves ou cortes magros de carnes suína ou bovina; procure por cortes sem aquele aspecto do que se costuma chamar *traseiros* ou *quadril* (lagarto, coxão mole, coxão duro, maminha, filé mignon, contrafilé, lombo central e lombo superior).
- Escolha carnes processadas, como embutidos e salsichas, com baixo teor de gordura saturada e de colesterol.
- Retire a gordura da carne suína e da carne bovina; remova a pele das aves.
- Grelhe, asse, frite rapidamente, refogue ou cozinhe no vapor as carnes; não frite. Quando possível, coloque o alimento em um suporte, de modo que a gordura possa ser drenada.
- Use a carne de peru magro moído ou carne magra moída nas receitas; doure a carne moída sem adicionar óleo e, então, drene a gordura.
- Opte por atum, sardinhas e outras carnes enlatadas conservadas em água; lave os itens conservados em óleo com água quente para remover o máximo de gordura.
- Coloque muitas hortaliças e pouca carne nas preparações; crie pratos principais e caçarolas combinando pouca carne, peixe ou ave com massas, arroz ou hortaliças.
- Coma legumes com freqüência.
- Faça uma ou duas refeições sem carne diariamente.
- Use substitutos para os ovos nas receitas; em vez de ovos inteiros, use duas claras apenas.

Gorduras e Óleos
- Use manteiga ou margarina moderadamente; selecione margarinas cremosas em vez de margarinas duras.
- Limite o uso de banha e gorduras da carne.
- Limite o uso de produtos feitos de óleos de coco, de palmiste e de palma (leia os rótulos dos produtos de panificação, alimentos processados, entre outros).
- Reduza o uso de gordura vegetal hidrogenada para fazer bolos e de margarinas e produtos que as contenham (leia rótulos de bolachas, *cookies* e outros assados preparados comercialmente).

Diversos
- Use uma panela antiaderente ou unte uma panela ligeiramente com óleo vegetal.
- Refrigere sopas e refogados; quando a gordura se solidificar, remova-a.
- Use vinho; suco de limão, laranja ou tomate; ervas; temperos; frutas; ou caldo em vez de manteiga ou margarina quando cozinhar.
- Faça frituras rapidamente em uma pequena quantidade de óleo; acrescente umidade e sabor com caldos, suco de tomate ou vinho.
- Diversifique para aumentar o prazer em fazer as refeições: varie as cores, texturas e temperaturas – alimentos quentes cozidos e alimentos frios e crus – e use ornamentos para complementar o alimento.

FONTE: Adaptado do Terceiro Relatório do Painel de Especialistas do Programa Nacional de Educação sobre o Colesterol (NCEP) sobre Detecção, Avaliação e Tratamento do Alto Teor de Colesterol no Sangue em Adultos (Painel de Tratamento de Adultos III), publicação NIH n. 02-5215. Bethesda, Md.: National Heart, Lung, and Blood Institute), p. V-25-V-27, 2002.

e *trans*. Uma vez que as frutas freqüentemente são ingeridas sem adição de gordura, uma dieta que inclui diversas porções de frutas diariamente pode auxiliar uma pessoa a atender às recomendações dietéticas quanto à gordura.

Uma dieta rica em hortaliças, frutas, grãos inteiros e leguminosas oferece abundantes quantidades de vitamina C, folato, vitamina A, vitamina E e fibra na dieta – todos importantes para a saúde. Conseqüentemente, uma dieta assim protege contra doenças, ao reduzir a gordura saturada, o colesterol e a gordura total, bem como aumentar os nutrientes. Também fornece fitoquímicos valiosos que auxiliam na defesa contra doenças cardíacas.

Gordura Invisível A gordura *visível*, como a manteiga e a gordura removida da carne, é fácil de ser percebida. Já a gordura *invisível* é muitas vezes imperceptível e pode estar presente nos alimentos em quantidades surpreendentes.[47] A gordura invisível "marmoriza" um bife ou está escondida, como no queijo. Qualquer alimento *frito* contém gordura em abundância: batatas *chips*, batatas fritas e peixes. Além disso, muitos *assados* também podem ser ricos em gordura: massa para torta, massas doces, bolachas, biscoitos, pão de milho, *donuts*, pão doce, *cookies* e bolos. A maioria das barras de chocolate fornece mais quilocalorias de gordura do que as do açúcar. Até mesmo sopa de creme de cogumelo preparada com água fornece 66% de sua energia da gordura. Não se esqueça das gorduras invisíveis ao selecionar seus alimentos.

Escolha com Sabedoria Os consumidores podem achar uma abundante gama de alimentos com baixo teor de gordura saturada, gordura *trans*, colesterol e gordura total. Em muitos casos, são alimentos familiares preparados com menos gordura. Por exemplo, a gordura pode ser retirada desnatando-se o leite ou limpando as carnes. Os fabricantes podem diluir a gordura adicionando água ou incorporando ar. Eles usam leite livre de gorduras em sobremesas cremosas e carnes magras nos pratos principais congelados. Às vezes, eles simplesmente preparam os produtos de modo diferente. Por exemplo, em vez de fritas, as batatas podem ser assadas, isto é, sem gordura. Além de reduzir o conteúdo de gordura, os fabricantes desenvolveram margarinas fortificadas com fitoquímicos que reduzem o colesterol no sangue.*[48] (O Destaque 8 explora estes e outros alimentos funcionais desenvolvidos para proporcionar saúde). Essas escolhas facilitam a alimentação direcionada à saúde do coração.

Substitutos da Gordura Alguns alimentos são feitos com **substitutos da gordura** – ingredientes derivados de carboidratos, proteínas ou gorduras que substituem uma porção ou toda a gordura presente nos alimentos. O corpo pode digerir e absorver algumas dessas substâncias, que podem contribuir com um pouco de energia, embora seja significativamente menor que 9 kcal de gordura por grama.

Alguns alimentos são preparados com **gorduras artificiais** – substitutos da gordura que oferecem as qualidades sensoriais e de cozimento das gorduras, porém nenhuma quilocaloria. Um exemplo conhecido de gordura artificial que foi aprovada em alguns países para uso em aperitivos como batatas *chips*, bolachas e tortilhas *chips* é a **olestra**. A estrutura química da olestra é semelhante à de uma gordura regular (um triglicerídeo), mas com diferenças importantes. Um triglicerídeo é composto por uma molécula de glicerol com três ácidos graxos ligados, ao passo que a olestra é constituída por uma molécula de sacarose com seis a oito ácidos graxos ligados. As enzimas no trato digestivo não podem romper as ligações de olestra, então, ao contrário da sacarose ou dos ácidos graxos, a olestra atravessa o sistema digestivo sem ser absorvida.

A avaliação do FDA quanto à segurança da olestra abordou duas questões. Primeira: a olestra é tóxica? Pesquisas tanto em animais quanto em seres

> **substitutos da gordura:** ingredientes que substituem parte ou todas as funções da gordura e podem ou não fornecer energia.
>
> **gorduras artificiais:** substitutos da gordura com zero de energia, quimicamente sintetizados para imitar as qualidades sensoriais e de cozimento das gorduras naturais, mas que são total ou parcialmente resistentes à digestão.
>
> **olestra:** gordura sintética feita de sacarose e ácidos graxos que fornece 0 kcal/g; também conhecida como **poliéster de sacarose**.

---

*Margarinas que reduzem o colesterol no sangue contêm esteróis vegetais e são comercializadas no Brasil com o nome Becel Pro-Activ, por exemplo.

humanos dá respaldo à segurança da olestra como uma substituição parcial para gorduras e óleos na dieta, sem relatos de câncer e defeitos congênitos. Segunda: a olestra afeta a absorção de nutrientes ou a saúde do trato digestivo? Quando a olestra passa pelo trato digestivo sem ser absorvida, ela se liga a algumas das vitaminas lipossolúveis A, D, E e K e as carrega para fora do corpo, "roubando" esses valiosos nutrientes da pessoa. Para compensar essas perdas, o FDA requer que o fabricante fortifique a olestra com vitaminas A, D, E e K. Saturar o olestra com essas vitaminas não faz o produto ser boa fonte de vitaminas, mas bloqueia a capacidade da olestra de se ligar às vitaminas de outros alimentos. Um asterisco na lista dos ingredientes informa aos consumidores que essas vitaminas adicionadas são "insignificantes para a dieta".

Alguns consumidores de olestra apresentam incômodo digestivo: cãibras, gases, inchaço e diarréia. A FDA, inicialmente, exigiu um aviso no rótulo declarando que "a olestra pode causar cãibras abdominais e fezes moles" e que "inibe a absorção de algumas vitaminas e outros nutrientes", mas, recentemente, concluiu que tal declaração não se faz mais necessária.

Os consumidores precisam ter em mente que alimentos com baixo teor de gordura ou livres de gordura contêm quilocalorias. Décadas atrás, os consumidores aplaudiram a chegada dos adoçantes artificiais como uma maravilha para a redução do peso; porém, na verdade, as quilocalorias economizadas com o uso de adoçantes artificiais foram prontamente substituídas por quilocalorias de outros alimentos. As alternativas à gordura podem ajudar a reduzir a ingestão de energia e contribuir com a redução de peso só quando realmente *substituírem* a gordura e a energia na dieta.

Leia os Rótulos dos Alimentos Os rótulos listam o teor de gordura total, o índice de gordura saturada e de colesterol dos alimentos, além das quilocalorias de gorduras por porção. Já que cada pacote fornece informações padronizadas sobre uma única porção e seu tamanho, os consumidores podem facilmente comparar produtos semelhantes. Atualmente, os rótulos também fornecem informações sobre o conteúdo quanto aos ácidos graxos *trans*.[49] Nesse meio tempo, deve-se ter em mente que um alimento que lista óleos parcialmente hidrogenados entre seus três primeiros ingredientes normalmente contém quantidades substanciais de ácidos graxos *trans*, bem como um pouco de gordura saturada.

Gordura total, gordura saturada e colesterol também são expressos como "% valores diários" para uma pessoa que consome 2.000 kcal. As pessoas que consomem mais ou menos 2.000 kcal diárias podem calcular seu valor diário pessoal para a gordura.

Esteja ciente de que "% Valores Diários" para a gordura não é o mesmo que "% de quilocalorias da gordura". Uma vez que as recomendações se aplicam às ingestões diárias médias e não a itens alimentares individuais, os rótulos de alimentos não fornecem "% de quilocalorias da gordura". Ainda assim, é possível se ter uma idéia sobre como discernir um alimento específico com alto teor de gordura de um que possui baixo teor.

Se as pessoas alterassem apenas um aspecto de suas dietas, elas seriam sábias em limitar suas ingestões de gordura saturada. Às vezes, essas escolhas podem ser difíceis, visto que as gorduras deixam os alimentos saborosos. Para manter a boa saúde, uma pessoa deve abandonar para sempre todos os alimentos ricos em gordura – nunca mais comer um filé marmorizado ao molho holandês ou um bolo de chocolate delicioso? De modo algum. Esses alimentos trazem prazer a uma refeição e podem ser apreciados como parte de uma dieta saudável quando ingeridos ocasionalmente em quantidades pequenas, mas é verdade que eles não são alimentos que devem ser ingeridos todos os dias. A palavra-chave para a gordura não é privação, e sim moderação: aprecie a energia e o prazer que a gordura fornece, mas tome cuidado para não exceder suas necessidades.

OS LIPÍDIOS: TRIGLICERÍDEOS, FOSFOLIPÍDIOS E ESTERÓIS • 97

RESUMO

Nos alimentos, os triglicerídeos:
- Fornecem vitaminas lipossolúveis, energia e ácidos graxos essenciais.
- Contribuem para as qualidades sensoriais de alimentos e estimulam o apetite.

Embora certa quantidade de gordura seja necessária, as autoridades da área da saúde recomendam uma dieta moderada na gordura total e baixa em gordura saturada, gordura *trans* e colesterol. Também recomendam a substituição de gorduras saturadas por gorduras monoinsaturadas e poliinsaturadas, especialmente ácidos graxos ômega 3 de alimentos como peixes, não de suplementos. Muitas estratégias de seleção e preparação podem ajudar a alcançar as metas, e os rótulos de alimentos ajudam a identificar alimentos mais adequados às diretrizes.

COMO FAZER para Calcular o Valor Diário Pessoal para a Gordura

Os "% Valores Diários" para a gordura no rótulo dos alimentos se baseiam em 65 g. Para saber como sua ingestão se compara a essa recomendação, é possível contar os gramas até alcançar 65 ou pode-se adicionar "% Valores Diários" até alcançar 100% – se sua ingestão de energia for de 2.000 kcal por dia. Se sua ingestão de energia for maior ou menor, você tem duas opções.

É possível calcular a quantidade de gordura permitida diária em gramas. Suponhamos que sua ingestão de energia seja de 1.800 kcal por dia e sua meta, de 30% de kcal de gordura ao dia. Multiplique sua ingestão total de energia por 30%, depois divida por 9:

1.800 kcal totais × 0,30 de gordura = 540 kcal de gordura
540 kcal de gordura ÷ 9 kcal/g = 60 g de gordura

Outro modo de calcular a quantidade de gordura pessoal permitida é tirar o último dígito de sua ingestão de energia e dividir por 3. Por exemplo, 1.800 kcal viram 180; depois, divida por 3:

180 ÷ 3 = 60 g de gordura/dia

A tabela a seguir apresenta os números de gramas de gordura permitidos por dia para diversas ingestões de energia. Com um desses números em mente, é possível avaliar rapidamente o número de gramas de gordura nos alimentos que você pretende comer.

Energia (kcal/dia)	20% kcal de Gordura	35% kcal de Gordura	Gordura (g/dia)
1.200	240	420	27–47
1.400	280	490	31–54
1.600	320	560	36–62
1.800	360	630	40–70
2.000	400	700	44–78
2.200	440	770	49–86
2.400	480	840	53–93
2.600	520	910	58–101
2.800	560	980	62–109
3.000	600	1.050	67–117

(Em medições familiares, 60 g de gordura são aproximadamente o mesmo que 2/3 de barra de manteiga ou 1/4 de xícara de óleo).

COMO FAZER para Entender "% Valores Diários" e "% kcal de Gordura"

O termo "% Valores Diários", que é usado nos rótulos de alimentos para descrever a quantidade de gordura em um alimento, não é o mesmo que o da "% de gordura", que é usado em recomendações dietéticas para descrever a quantidade de gordura na dieta. Elas podem parecer semelhantes, mas é importante entender a diferença. Considere, por exemplo, um pedaço de torta de limão com merengue que fornece 140 kcal e 12 g de gordura. Uma vez que o Valor Diário para gordura é de 65 g para uma ingestão de 2.000 kcal, 12 g representam cerca de 18%:

12 g ÷ 65 g = 0,18
0,18 × 100 = 18%

O "Valor Diário" da torta é 18%, ou quase um quinto da permissão de gordura diária.

Consumidores desinformados podem crer erroneamente que esse alimento atende às recomendações para limitar a gordura de "20% a 35% kcal". No entanto, não é assim, e isso se deve por dois motivos. Primeiro, a torta com 12 g de gordura contribui com 108 kcal das 140 kcal, em um total de 77% de kcal de gordura:

12 g de g × 9 kcal/g = 108 kcal
8 kcal ÷ 140 kcal = 77%

140 kcal – 100%
108 kcal – x%
x = (108 × 100) ÷ 140
x = 77%

Segundo, a diretriz "porcentagem de quilocalorias de gordura" aplica-se a uma ingestão total diária, não a um alimento individual. Naturalmente, se toda seleção ao longo do dia exceder 35% de kcal de gordura, pode estar certo que a ingestão diária por dia também excederá.

Se a quantidade de energia e gordura permitida de uma pessoa consente a ingestão de um pedaço de torta de limão com merengue, isso depende dos demais alimentos ingeridos.

A Nutrição em sua Vida

Para manter a boa saúde, coma gordura suficiente, mas não em excesso, selecione os tipos corretos.

- Você usa óleos vegetais poliinsaturados e monoinsaturados em vez de gorduras animais, margarina dura e gordura vegetal hidrogenada ou parcialmente hidrogenada?
- Você escolhe leite livre de gorduras ou com baixo teor de gordura e carnes magras, peixes e aves?
- Você come peixe pelo menos duas vezes por semana? Se não, sua dieta inclui outras fontes de ácidos graxos ômega 3?

NUTRIÇÃO NA REDE

Acesse estes sites para estudos mais aprofundados sobre os assuntos abordados neste capítulo.

- Encontre atualizações e links rápidos para estes e outros sites relacionados à nutrição no endereço: **www.wadsworth.com/nutrition**
- Procure por *cholesterol* (colesterol) e *dietary fat* (gordura dietética) no site de informações sobre saúde do governo dos Estados Unidos: **www.healthfinder.gov**
- Reveja *ABC's of Fats, Oils,* and *Cholesterol* da American Dietetic Association (Associação Dietética Americana): **www.eatright.org/nfs2.html**
- Faça uma busca por *fat* (gordura) no site do International Food Information Council (Conselho Internacional de Informações sobre Alimentos): **www.ific.org**
- Encontre as estratégias dietéticas para prevenir doenças cardíacas na American Heart Association (Associação Cardíaca Americana): **www.americanheart.org**

CÁLCULOS NUTRICIONAIS

Estes problemas lhe farão efetuar os cálculos dietéticos (veja as respostas no final do capítulo). Mostre seus cálculos para cada problema.

1. Fique atento às gorduras presentes nos leites. De acordo com as quatro categorias de leite, faça os exercícios a seguir.

	Peso (g)	Gordura (g)	Proteína (g)	Carboidrato (g)
Leite A (1 xícara)	244	8	8	12
leite B (1 xícara)	244	5	8	12
Leite C (1 xícara)	244	3	8	12
Leite D (1 xícara)	244	0	8	12

   a. Com base no *peso*, que porcentagem de cada leite equivale à gordura (arredonde para um número inteiro)?
   b. Qual é a quantidade de energia da gordura que uma pessoa receberá bebendo 1 xícara de cada leite?
   c. Qual é a quantidade de energia total que uma pessoa receberá ao ingerir 1 xícara de cada leite?
   d. Qual é a porcentagem de energia que vem da gordura de cada leite?
   e. Na mercearia, como cada leite é classificado?

2. Julgue o teor de gordura dos alimentos por seus rótulos.
   a. Um rótulo diz que uma porção do alimento contém 6,5 g de gordura. Qual seria a "% Valores Diários para a gordura"? O que significa o Valor Diário que você acabou de calcular?
   b. Quantas kcal de gordura contém uma porção? (Arredonde para o número inteiro mais próximo.)
   c. Se uma *porção* do alimento contém 200 kcal, qual é a porcentagem de energia que provém da gordura?

   O exemplo deve mostrar como é fácil avaliar o teor de gordura dos alimentos ao ler os rótulos e a diferença entre "% Valores Diários" e a porcentagem de quilocalorias da gordura.

3. Agora considere um pedaço de bolo de cenoura. Lembre-se de que o Valor Diário sugere 65 g de gordura como aceitável em uma dieta de 2.000 kcal. Uma porção de bolo de cenoura fornece 30 g de gordura. Que porcentagem do Valor Diário é essa? O que significa?

QUESTÕES PARA ESTUDO

Estas questões o ajudarão a rever este capítulo.

1. Cite três classes de lipídios encontradas no corpo e nos alimentos. Quais são algumas de suas funções no organismo? Quais características as gorduras trazem aos alimentos?
2. Quais características distinguem os ácidos graxos dos demais?
3. O que o termo *ômega* significa no que diz respeito aos ácidos graxos? Descreva as funções dos ácidos graxos ômega na prevenção de doenças.
4. Quais são as diferenças entre ácidos graxos saturados, insaturados, monoinsaturados e poliinsaturados? Descreva a estrutura de um triglicerídeo.
5. O que a hidrogenação faz nas gorduras? O que são os ácidos graxos *trans* e como eles influenciam na doença cardíaca?
6. Como os fosfolipídios diferem dos triglicerídeos na estrutura? Como o colesterol difere? Como essas diferenças na estrutura afetam a função?
7. Quais papéis os fosfolipídios têm no corpo? Quais papéis o colesterol desempenha no corpo?
8. Trace as etapas de digestão, absorção e transporte das gorduras. Descreva as vias, do corpo, por onde o colesterol passa.
9. O que as lipoproteínas fazem? Quais são as diferenças entre quilomícrons, VLDL, LDL e HDL?
10. Quais ácidos graxos são essenciais? Cite suas principais fontes.
11. Como a ingestão excessiva de gorduras influencia na saúde? Quais fatores influenciam a LDL, a HDL e o colesterol total no sangue?
12. Quais são as recomendações na dieta referentes à ingestão de gordura e colesterol? Liste maneiras de reduzir a ingestão.
13. Qual é o valor diário para gordura (em uma dieta de 2.000 kcal)? O que esse número representa?

Estas questões de múltipla escolha o ajudarão a se preparar para um exame. As respostas podem ser encontradas no final do capítulo.

1. Ácidos graxos saturados:
    a. têm sempre 18 carbonos de comprimento.
    b. possuem, pelo menos, uma ligação dupla.
    c. são inteiramente carregados com hidrogênios.
    d. são sempre líquidos em temperatura ambiente.
2. Um triglicerídeo consiste em:
    a. três gliceróis ligados a um lipídio.
    b. três ácidos graxos ligados a uma glicose.
    c. três ácidos graxos ligados a um glicerol.
    d. três fosfolipídios ligados a um colesterol.
3. A diferença entre ácidos graxos *cis* e *trans* é:
    a. o número de ligações duplas.
    b. o comprimento de suas cadeias de carbono.
    c. a localização da primeira ligação dupla.
    d. a configuração ao redor da ligação dupla.
4. Qual das seguintes afirmações *não* é verdadeira? Lecitina é:
    a. emulsificante.
    b. fosfolipídio.
    c. nutriente essencial.
    d. constituinte das membranas celulares.
5. Onde os quilomícrons são produzidos nos:
    a. fígado.
    b. pâncreas.
    c. vesícula biliar.
    d. intestino delgado.
6. Os veículos de transporte dos lipídios são chamados:
    a. micelas.
    b. lipoproteínas.
    c. vasos sangüíneos.
    d. monoglicerídeos.
7. A lipoproteína mais associada a alto risco de doença cardíaca é:
    a. CHD.
    b. HDL.
    c. LDL.
    d. LPL.
8. Os ácidos graxos essenciais incluem:
    a. ácido esteárico e ácido oléico.
    b. ácido oléico e ácido linoléico.
    c. ácido palmítico e ácido linolênico.
    d. ácido linoléico e ácido linolênico.
9. Uma pessoa que consome 2.200 kcal por dia e que deseja atender às recomendações de saúde deve limitar a ingestão diária de gordura a aproximadamente:
    a. 20 a 35 g.
    b. 50 a 85 g.
    c. 75 a 100 g.
    d. 90 a 130 g.

REFERÊNCIAS BIBLIOGRÁFICAS

1. C. T. Phan and P. Tso, Intestinal lipid absorption and transport, *Frontiers in Bioscience* 6 (2001): 299–319.
2. L. Brown and coauthors, Cholesterol-lowering effects of dietary fiber: A meta-analysis, *American Journal of Clinical Nutrition* 69 (1999): 30–42.
3. A. Andersson and coauthors, Fatty acid composition of skeletal muscle reflects dietary fat composition in humans, *American Journal of Clinical Nutrition* 76 (2002): 1222–1229; A. Baylin and coauthors, Adipose tissue biomarkers of fatty acid intake, *American Journal of Clinical Nutrition* 76 (2002): 750–757.
4. C. Bruce, R. A. Chouinard, Jr., and A. R. Tall, Plasma lipid transfer proteins, high-density lipoproteins, and reverse cholesterol transport, *Annual Review of Nutrition* 18 (1998): 297–330.
5. C. D. Berdanier, *Advanced Nutrition: Macronutrients* (Boca Raton, Fla.: CRC Press, 2000), pp. 273–280.
6. R. Uauy and P. Mena, Lipids and neuro-development, *Nutrition Reviews* 59 (2001): S34–S48.
7. D. Hwang, Fatty acids and immune responses—A new perspective in searching for clues to mechanism, *Annual Review of Nutrition* 20 (2000): 431–456; O. Morteau, Prostaglandins and inflammation: The cyclooxygenase controversy, *Archivum Immunologiae et Therapiae Experimentalis* 48 (2000): 473–480.
8. J. R. Hibbeln, Seafood consumption, the DHA content of mothers' milk and prevalence rates of postpartum depression: A cross-national, ecological analysis, *Journal of Affective Disorders* 69 (2002): 15–29; K. A. Bruinsma and D. L. Taren, Dieting, essential fatty acid intake, and depression, *Nutrition Reviews* 58 (2000): 98–108; A. L. Stoll and coauthors, Omega 3 fatty acids in bipolar disorder: A preliminary double-blind placebo-controlled trial, *Archives of General Psychiatry* 56 (1999): 407–412.
9. L. Zimmer and coauthors, The dopamine mesocorticolimbic pathway is affected by deficiency in n-3 polyunsaturated fatty acids, *American Journal of Clinical Nutrition* 75 (2002): 662–667.
10. J. Stamler and coauthors, Relationship of baseline serum cholesterol levels in 3 large cohorts of younger men to long-term coronary, cardiovascular, and all-cause mortality and to longevity, *Journal of the American Medical Association* 284 (2000): 311–318; D. Steinberg and A. M. Gotto, Preventing coronary artery disease by lowering cholesterol levels, *Journal of the American Medical Association* 282 (1999): 2043–2050.
11. F. D. Kelly and coauthors, A stearic acid–rich diet improves thrombogenic and atherogenic risk factor profiles in healthy males, *European Journal of Clinical Nutrition* 55 (2001): 88–96; F. B. Hu and coauthors, Dietary saturated fats and their food sources in relation to the risk of coronary heart disease in women, *American Journal of Clinical Nutrition* 70 (1999): 1001–1008; W. E. Connor, Harbingers of coronary heart disease: Dietary saturated fatty acids and cholesterol–Is chocolate benign because of its stearic acid content? *American Journal of Clinical Nutrition* 70 (1999): 951–952.
12. Hu and coauthors, 1999.
13. J. I. Pederson and coauthors, Adipose tissue fatty acids and risk of myocardial infarction, *European Journal of Clinical Nutrition* 54 (2000): 618–625.
14. M. B. Katan, *Trans* fatty acids and plasma lipoproteins, *Nutrition Reviews* 58 (2000): 188–191.
15. D. B. Allison and coauthors, Estimated intakes of *trans* fatty and other fatty acids in the US population, *Journal of the American Dietetic Association* 99 (1999): 166–174.
16. M. A. Denke, B. Adams-Huet, and A. T. Nguyen, Individual cholesterol variation in response to a margarine-or butter-based diet: A study in families, *Journal of the American Medical Association* 284 (2000): 2740–2747; A. H. Lichtenstein and coauthors, Effects of different forms of dietary hydrogenated fats on serum lipoprotein cholesterol levels, *New England Journal of Medicine* 340 (1999): 1933–1940.
17. W. D. Song and J. M. Kerver, Nutritional contribution of eggs to American diets, *Journal of the American College of Nutrition* 19 (2000): 556S–562S; S. B. Kritchevsky and D. Kritchevsky, Egg consumption and coronary heart disease: An epidemiologic review, *Journal of the American College of Nutrition* 19 (2000): 549S–555S; F. B. Hu and coauthors, A prospective study of egg consumption and risk of cardiovascular disease in men and women, *Journal of the American Medical Association* 281 (1999): 1387–1394.
18. Song and Kerver, 2000.
19. Lichtenstein and coauthors, 1999.
20. C. Thomsen and coauthors, Differential effects of saturated and monounsaturated fatty acids on postprandial lipemia and incretin responses in healthy subjects, *American Journal of Clinical Nutrition* 69 (1999): 1135–1143.
21. A. H. Stark and Z. Madar, Olive oil as a functional food: Epidemiology and nutritional approaches, *Nutrition Reviews* 60 (2002): 170–176.
22. F. B. Hu and coauthors, Fish and omega-3 fatty acid intake and risk of coronary heart disease in women, *Journal of the American Medical Association* 287 (2002): 1815–1821; C. M. Albert and coauthors, Blood levels of long-chain n-3 fatty acids and the risk of sudden death, *New England Journal of Medicine* 346 (2002): 1113–1118; C. von Schacky, n-3 Fatty acids and the prevention of coronary atherosclerosis, *American Journal of Clinical Nutrition* 71 (2000): 224S–227S.
23. P. J. H. Jones and V. W. Y. Lau, Effect of n-3 polyunsaturated fatty acids on risk reduction of sudden death, *Nutrition Reviews* 60 (2002): 407–413; P. J. Nestel, Fish oil and cardiovascular disease: Lipids and arterial function, *American Journal of Clinical Nutrition* 71 (2000): 228S–231S.
24. E. Guallar and coauthors, Mercury, fish oils, and the risk of myocardial infarction, *New England Journal of Medicine* 347 (2002): 1747–1754.
25. AHA Dietary Guidelines, published online on October 5, 2000, http://circ.ahajournals.org/cgi/content/full/4304635102.
26. K. He and coauthors, Fish consumption and risk of stroke in men, *Journal of the American Medical Association* 288 (2002): 3130–3136.
27. T. A. Mori and coauthors, Dietary fish as a major component of a weight-loss diet: Effect on serum lipids, glucose, and insulin metabolism in overweight hypertensive subjects, *American Journal of Clinical Nutrition* 70 (1999): 817–825.
28. L. Cordain and coauthors, Fatty acid analysis of wild ruminant tissues: Evolutionary implications for reducing diet-related chronic disease, *European Journal of Clinical Nutrition* 56 (2002): 181–191.
29. T. A. Mori and L. J. Beilin, Long-chain omega 3 fatty acids, blood lipids and cardiovascular risk reduction, *Current Opinion in Lipidology* 12 (2001): 11–17.
30. S. Bechoua and coauthors, Influence of very low dietary intake of marine oil on some functional aspects of immune cells in healthy elderly people, *British Journal of Nutrition* 89 (2003): 523–532; F. Thies and coauthors, Dietary supplementation with eicosapentaenoic acid, but not with other long-chain n-3 or n-6 polyunsaturated fatty acids, decreases natural killer cell activity in healthy subjects aged >55 y, *American Journal of Clinical Nutrition* 73 (2001): 539–548; V. M. Montori and coauthors, Fish oil supplementation in type 2 diabetes: A quantitative systematic review, *Diabetes Care* 23 (2000): 1407–1415.
31. P. M. Kris-Etherton and coauthors, AHA Scientific Statement: Fish consumption, fish oil, omega-3 fatty acids, and cardio-vascular disease, *Circulation* 106 (2002): 2747–2757.
32. P. L. Zock, Dietary fats and cancer, *Current Opinion in Lipidology* 12 (2001): 5–10.
33. M. M. Lee and S. S. Lin, Dietary fat and breast cancer, *Annual Review of Nutrition* 20 (2000): 221–248; E. B. Feldman, Breast cancer risk and intake of fat, *Nutrition Reviews* 57 (1999): 353–356.
34. M. D. Holmes and coauthors, Association of dietary intake of fat and fatty acids with risk of breast cancer, *Journal of the American Medical Association* 281 (1999): 914–920.
35. A. R. Kristal and coauthors, Associations of energy, fat, calcium, and vitamin D with prostate cancer risk, *Cancer Epidemiology, Biomarkers and Prevention* 11 (2002): 719–725; L. N. Kolonel, A. M. Nomura, and R. V. Cooney, Dietary fat and prostate cancer: Current status, *Journal of the National Cancer Institute* 91 (1999): 414–428; J. A. Thomas, Diet, micronutrients, and the prostate gland, *Nutrition Reviews* 57 (1999): 95–103.
36. R. F. Gimble and coauthors, The ability of fish oil to suppress tumor necrosis factor a production by peripheral blood mononuclear cells in healthy men is associated with polymorphisms in genes that influence tumor necrosis factor α production, *American Journal of Clinical Nutrition* 76 (2002): 454–459; L. Guangming and coauthors, Omega 3 but not omega 6 fatty acids inhibit AP-1 activity and cell transformation in JB6 cells, *Proceedings of the National Academy of Sciences* 98 (2001): 7510–7515; P. Terry and coauthors, Fatty fish consumption and risk of prostate

OS LIPÍDIOS: TRIGLICERÍDEOS, FOSFOLIPÍDIOS E ESTERÓIS • **101**

cancer, *Lancet* 357 (2001): 1764–1766; E. D. Collett and coauthors, n-6 and n-3 polyunsaturated fatty acids differentially modulate oncogenic Ras activation in colonocytes, *American Journal of Physiology: Cell Physiology* 280 (2001): C1066–C1075; E. Fernandez and coauthors, Fish consumption and cancer risk, *American Journal of Clinical Nutrition* 70 (1999): 85–90.
37. Committee on Dietary Reference Intakes, *Dietary Reference Intakes for Energy, Carbohydrate, Fiber, Fat, Fatty Acids, Cholesterol, Protein, and Amino Acids* (Washington, D.C.: National Academies Press, 2002).
38. Committee on Dietary Reference Intakes, 2002.
39. Committee on Dietary Reference Intakes, 2002.
40. N. D. Ernst and coauthors, Consistency between US dietary fat intake and serum total cholesterol concentrations: The National Health and Nutrition Examination Surveys, *American Journal of Clinical Nutrition* 66 (1997): 965S–972S; National Center for Health Statistics, www.cdc.gov/nchs, site visited on November 6, 2000.
41. P. J. Horvath and coauthors, The effects of varying dietary fat on performance and metabolism in trained male and female runners, *Journal of the American College of Nutrition* 19 (2000): 52–60; P. J. Horvath and coauthors, The effects of varying dietary fat on the nutrient intake in trained male and female runners, *Journal of the American College of Nutrition* 19 (2000): 42–51.
42. D. R. Pendergast, J. J. Leddy, and J. T. Venkatraman, A perspective on fat intake in athletes, *Journal of the American College of Nutrition* 19 (2000): 345–350.
43. Committee on Dietary Reference Intakes, 2002; Pendergast, 2000.
44. S. Tonstad, K. Smerud, and L. Høie, A comparison of the effects of 2 doses of soy protein or casein on serum lipids, serum lipoproteins, and plasma total homocysteine in hyper-cholesterolemic subjects, *American Journal of Clinical Nutrition* 76 (2002): 78–84; S. R. Teixeira and coauthors, Effects of feeding 4 levels of soy protein for 3 and 6 wk on blood lipids and apolipoproteins in moderately hypercholesterolemic men, *American Journal of Clinical Nutrition* 71 (2000): 1077–1084.
45. M. Pfeuffer and J. Schrezenmeir, Bioactive substances in milk with properties decreasing risk of cardiovascular diseases, *British Journal of Nutrition* 84 (2000): S155–S159.
46. B. M. Davy and coauthors, High-fiber oat cereal compared with wheat cereal consumption favorably alters LDL-cholesterol subclass and particle numbers in middle-aged and older men, *American Journal of Clinical Nutrition* 76 (2002): 351–358; D. J. A. Jenkins and coauthors, Soluble fiber intake at a dose approved by the US Food and Drug Administration for a claim of health benefits: Serum lipid risk factors for cardiovascular disease assessed in a randomized controlled crossover trial, *American Journal of Clinical Nutrition* 75 (2002): 834–839; L. Van Horn and N. Ernst, A summary of the science supporting the new National Cholesterol Education program dietary recommendations: What dietitians should know, *Journal of the American Dietetic Association* 101 (2001): 1148–1154; M. L. Fernandez, Soluble fiber and nondigestible carbohydrate effects on plasma lipids and cardiovascular risk, *Current Opinion in Lipidology* 12 (2001): 35–40; J. W. Anderson and coauthors, Cholesterol-lowering effects of psyllium intake adjunctive to diet therapy in men and women with hypercholesterolemia: A meta-analysis of 8 controlled trials, *American Journal of Clinical Nutrition* 71 (2000): 472–479; M. P. St. Onge, E. R. Farnworth, and P. J. H. Jones, Consumption of fermented and nonfermented dairy products: Effects on cholesterol concentrations and metabolism, *American Journal of Clinical Nutrition* 71 (2000): 674–681; Brown and coauthors, 1999.
47. B. M. Popkin and coauthors, Where's the fat? Trends in U.S. diets 1965–1996, *Preventive Medicine* 32 (2001): 245–254.
48. P. J. H. Jones and coauthors, Cholesterol-lowering efficacy of a sitostanol-containing phytosterol mixture with a prudent diet in hyperlipidemic men, *American Journal of Clinical Nutrition* 69 (1999): 1144–1150; M. A. Hallikainen and M. I. J. Uusitupa, Effects of 2 low-fat stanol ester-containing margarines on serum cholesterol concentrations as part of a low-fat diet in hypercholesterolemic subjects, *American Journal of Clinical Nutrition* 69 (1999): 403–410.
49. J. G. Dausch, Trans-fatty acids: A regulatory update, *Journal of the American Dietetic Association* 102 (2002): 18.

RESPOSTAS

Cálculos de Nutrição

1. a. Leite A: 8 g de gordura ÷ 244 g total = 0,03; 0,03 × 100 = 3%.
    Leite B: 5 g de gordura ÷ 244 g total = 0,02; 0,02 × 100 = 2%.
    Leite C: 3 g de gordura ÷ 244 g total = 0,01; 0,01 × 100 = 1%.
    Leite D: 0 g de gordura ÷ 244 g total = 0,00; 0,00 × 100 = 0%
   b. Leite A: 8 g de gordura × 9 kcal/g = 72 kcal de gordura.
    Leite B: 5 g de gordura × 9 kcal/g = 45 kcal de gordura.
    Leite C: 3 g de gordura × 9 kcal/g = 27 kcal de gordura.
    Leite D: 0 g de gordura × 9 kcal/g = 0 quilocaloria de gordura.
   c. Leite A: (8 g de gordura × 9 kcal/g) + (8 g de proteína × 4 kcal/g) + (12 g de carboidrato × 4 kcal/g) = 152 kcal.
    Leite B: (5 g de gordura × 9 kcal/g) + (8 g de proteína × 4 kcal/g) + (12 g de carboidrato × 4 kcal/g) = 125 kcal.
    Leite C: (3 g de gordura × 9 kcal/g) + (8 g de proteína × 4 kcal/g) + (12 g de carboidrato × 4 kcal/g) = 107 kcal.
    Leite D: (0 g de gordura × 9 kcal/g) + (8 g de proteína × 4 kcal/g) + (12 g de carboidrato × 4 kcal/g) = 80 kcal.
   d. Leite A: 72 kcal da gordura ÷ 152 total de kcal = 0,47; 0,47 × 100 = 47%.
    Leite B: 45 kcal da gordura ÷ 125 total de kcal = 0,36; 0,36 × 100 = 36%.
    Leite C: 27 kcal da gordura ÷ 107 total de kcal = 0,25; 0,25 × 100 = 25%.
    Leite D: 0 kcal da gordura ÷ 80 total de kcal = 0,00; 0,00 × 100 = 0%.
   e. Leite A: integral.
    Leite B: com gordura reduzida, 2% ou menos de gordura.
    Leite C: baixo teor de gordura ou 1%.
    Leite D: livre de gorduras, sem gordura, desnatado, zero de gordura ou isento de gordura.
2. a. 6,5 g ÷ 65 g = 0,1; 0,1 × 100 = 10%. Um Valor Diário de 10% significa que uma porção desse alimento contribui com cerca de 1/10 da distribuição de gordura por dia.
   b. 6,5 g × 9 kcal/g = 58,5, arredondado para 59 kcal da gordura.
   c. (59 kcal da gordura ÷ 200 kcal) × 100 = 30% de kcal da gordura.
3. (30 g de gordura ÷ 65 g de gordura) × 100 = 46% dos Valores Diários para gordura; isso significa que quase metade da distribuição de gordura por dia seria usada nessa única sobremesa.

Questões para Estudo (múltipla escolha)
1. c 2. c 3. d 4. c 5. d 6. b 7. c 8. a
9. d 10. b

DESTAQUE 3

Alimentos com Alto Teor de Gordura – Amigos ou Inimigos?

Coma menos gordura. Coma mais peixes gordurosos. Esqueça da manteiga. Use margarina. Abandone a margarina. Use azeite de oliva. Mantenha-se afastado(a) de saturados. Procure por ômega 3. Fique longe das *trans*. Fique com mono e poliinsaturadas. Modere na ingestão de gordura. As mensagens de hoje em dia relacionadas às gorduras parecem multiplicar e mudar constantemente. Não é nenhuma surpresa o fato de as pessoas se sentirem confusas com relação à gordura dietética. A confusão nasce, em parte, das complexidades da gordura e, em parte, da natureza das recomendações. Como explicado neste capítulo, "gordura dietética" refere-se aos diversos tipos de gordura, sendo que algumas contribuem para a saúde, enquanto outras a prejudicam, e os alimentos geralmente fornecem uma mistura de gorduras em variadas proporções. Os pesquisadores levaram décadas para entender as relações entre os vários tipos de gordura e seus papéis no auxílio ou prejuízo à saúde. Traduzir esses achados de pesquisa em recomendações dietéticas é um processo desafiador. Pouquíssima informação pode confundir os consumidores, mas detalhes em excesso podem impressioná-los. À medida que os achados das pesquisas se acumulam, as recomendações lentamente evoluem e tornam-se mais refinadas. É exatamente onde estamos atualmente em relação às recomendações quanto a gorduras – refinando-as do geral para o específico. Embora elas possam parecer estar "multiplicando e mudando constantemente", de fato, o conhecimento sobre elas está se tornando mais significativo.

Este destaque começa com uma olhada nessas diretrizes de mudança. Continua na identificação de quais alimentos fornecem quais gorduras e apresenta a Dieta Mediterrânea, um exemplo de plano alimentar que abrange as gorduras que são saudáveis para o coração. O destaque se encerra com estratégias para ajudar os consumidores a escolher as quantidades certas dos tipos certos de gordura para uma dieta saudável.

Mudança nas Diretrizes para Ingestão de Gorduras

As recomendações dietéticas para as gorduras sofreram alterações recentemente, mudando o foco da redução da gordura total, em geral, para a limitação de gordura saturada e *trans*, especificamente. Durante décadas, os especialistas da saúde aconselharam ingestões limitadas de gordura total a 30% ou menos da ingestão de energia. Eles reconheciam que as gorduras saturadas e as *trans* eram aquelas que elevavam o colesterol no sangue, mas argumentavam que, limitando a ingestão de gordura total, a ingestão de gordura saturada e *trans* também sofreria uma queda. As pessoas foram simplesmente aconselhadas a reduzir todas as gorduras de modo que diminuíssem, dessa maneira, a gordura saturada e a *trans*. Tal conselho pode ter exagerado na simplificação da mensagem e ter restringido desnecessariamente a ingestão de gordura total.

Dietas com pouca gordura têm um lugar nos planos de tratamento para pessoas com lipídios elevados no sangue ou com doenças cardíacas, mas os pesquisadores questionam a sabedoria dessas dietas para pessoas saudáveis como um meio de controlar o peso e prevenir doenças.[1] Diversos problemas podem estar acompanhados das dietas com pouca gordura. Um deles é que as pessoas consideram que as dietas com pouca gordura são difíceis de manter com o passar do tempo.[2] Outro problema: as dietas com pouca gordura não são necessariamente dietas com baixas calorias; se a ingestão de energia exceder às necessidades energéticas, ocorrerá ganho de peso, e a obesidade traz muitos problemas de saúde, incluindo doenças cardíacas. Outro problema reside no fato de que as dietas extremamente baixas em gordura podem excluir os peixes gordurosos, nozes, sementes e óleos vegetais – fontes valiosas de muitos ácidos graxos essenciais, fitoquímicos, vitaminas e minerais. O mais importante é que as gorduras dessas fontes protegem contra doenças cardíacas, como as seções posteriores deste destaque explicarão.

Hoje em dia, os especialistas em saúde já revisaram as recomendações dietéticas para reconhecer que nem todas as gorduras possuem conseqüências prejudiciais à saúde. De fato, ingestões maiores de alguns tipos de gordura (por exemplo, os ácidos graxos ômega 3) contribuem com a boa saúde. Ao contrário de encorajar as pessoas a reduzir todas as gorduras, as atuais recomendações sugerem uma substituição cuidadosa das gorduras saturadas "ruins" pelas gorduras insaturadas "boas".[3] O objetivo é criar uma dieta moderada em quilocalorias que forneça gorduras suficientes que contribuam com uma boa saúde, mas não muito daquelas que prejudicam a saúde.

Com esses achados e objetivos em mente, o Comitê das DRIs (Comitê de Ingestão Dietética de Referência) estabeleceu, recentemente, uma variação saudável de 20% a 35% de ingestão de energia proveniente das gorduras. Essa variação parece ser compatível com taxas baixas de doença cardíaca, diabetes, obesidade e câncer.[4] Recomendações saudáveis para o coração sugerem que, dentro dessa variação, os consumidores devem tentar minimizar a ingestão de gordura saturada, gordura *trans* e colesterol e usar, em vez disso, as gorduras monoinsaturadas e poliinsaturadas.[5]

Pedir que os consumidores limitem sua ingestão de gordura total não foi o mais perfeito dos conselhos, mas foi direto – encontre a gordura e a corte. Pedir que os consumidores mantivessem suas ingestões de gorduras saturadas, gorduras *trans* e colesterol baixas e que utilizassem gorduras monoinsaturadas e poliinsaturadas em vez disso, poderia ser mais específico para a saúde cardíaca, mas também complicaria mais o planejamento de uma dieta. Para fazer seleções apropriadas, os consumidores devem primeiro saber quais alimentos contêm quais gorduras.

Alimentos Ricos em Gordura e a Saúde Cardíaca

Abacates, *bacon*, nozes, batatas *chips* e cavala são, todos, alimentos com alto teor de gordura; e, ainda, alguns desses alimentos possuem efeitos prejudiciais sobre a saúde cardíaca quando consumidos em excesso, enquanto outros parecem neutros ou até mesmo benéficos. Esta seção apresenta algumas evidências acumuladas que ajudam a diferenciar quais alimentos ricos em gordura pertencem a uma dieta saudável e quais precisam ser mantidos a um mínimo. Como poderá ver, um pouco mais de gordura na dieta pode ser compatível com saúde cardíaca, mas somente se a maioria dela for do tipo insaturado.

Cozinhe com Azeite de Oliva

Por uma grata coincidência, as dietas tradicionais da Grécia e de outros países na Região Mediterrânea oferecem um exemplo excelente de padrões alimentares que usam gorduras "boas" generosamente. Com freqüência, essas dietas são ricas em azeitonas e seu azeite. Um estudo clássico com os povos do mundo, o Estudo dos Sete Países, constatou que as taxas de mortalidade em decorrência de doenças cardíacas tinham uma associação forte com dietas ricas em gorduras saturadas, porém, uma fraca associação com a gordura total.[6] De fato, os dois países com maior ingestão de gordura, a Finlândia e a ilha grega de Creta, apresentaram as taxas maiores (Finlândia) e menores (Creta) de mortalidade associadas a doenças cardíacas. Em ambos os países, as pessoas consumiam 40% ou mais de suas quilocalorias da gordura. Claramente, uma dieta rica em gordura não foi o problema primário; por isso, os pesquisadores voltaram sua atenção para o tipo de gordura. Eles começaram a perceber os benefícios do azeite de oliva.

Uma dieta que, para cozinhar, emprega óleo de oliva em vez de outras gorduras, especialmente manteiga, margarina em barra e gorduras de carne, pode oferecer inúmeros benefícios para a saúde.[7] O azeite de oliva ajuda a proteger contra a doença cardíaca ao:

- Reduzir o colesterol total e LDL e ao não reduzir o colesterol HDL ou elevar os triglicerídeos.[8]
- Diminuir a suscetibilidade de colesterol LDL à oxidação.[9]
- Reduzir os fatores coagulantes do sangue.[10]
- Fornecer fitoquímicos que atuam como antioxidantes (consulte o Destaque 6).[11]
- Reduzir a pressão arterial.[12]

Quando comparado com outras gorduras, o óleo de oliva parece ser uma escolha sábia, mas há pouquíssimos ensaios clínicos controlados que apóiam as recomendações para a maior parte da população mudar para uma dieta com alto teor de gorduras ricas em azeite de oliva.[13] É importante observar que o azeite de oliva não é uma poção mágica; pingá-lo sobre os alimentos não os deixará mais saudáveis. Assim como outras gorduras, o azeite de oliva fornece 9 kcal por grama, o que pode contribuir para o ganho de peso em pessoas que não equilibram sua ingestão de energia com seu gasto de energia. Seu papel em uma dieta saudável é o de *substituir* as gorduras saturadas. Outros óleos vegetais, como o de canola ou o de cártamo, em seus estados líquidos não-hidrogenados, geralmente, são pobres em gorduras saturadas e ricos em gorduras insaturadas. Por esse motivo, dietas saudáveis para o coração usam esses óleos vegetais insaturados como substitutos para as gorduras mais saturadas de manteiga, margarina hidrogenada em barra, banha ou gordura vegetal. (Lembre-se de que os óleos tropicais – como os de coco, palma e palmiste – são muito saturados para serem incluídos nos óleos vegetais saudáveis para o coração).

Belisque Oleaginosas

As oleaginosas em geral e os amendoins são tradicionalmente excluídos das dietas pobres em gordura, e por bons motivos. As oleaginosas fornecem até 80% de suas quilocalorias de gordura, e um quarto de xícara desses alimentos misturados fornece mais de 200 kcal. Em uma revisão recente da literatura, entretanto, os pesquisadores constataram que as pessoas que comiam uma porção de oleaginosas em cinco ou mais dias por semana tinham um risco reduzido de ter doenças cardíacas em comparação com as pessoas que não consumiam oleaginosas.[14] Uma associação positiva menor foi observada com qualquer quantidade maior do que uma porção de oleaginosas por semana. As oleaginosas mais comumente consumidas nos Estados Unidos são: amêndoas, castanhas-do-pará, castanhas-de-caju, avelãs, macadâmias, nozes-pecã, pistache, nozes e até mesmo amendoins. Em média, essas oleaginosas contêm, principalmente, gordura monoinsaturada (59%), um pouco de gordura poliinsaturada (27%) e pouca gordura saturada (14%).[15]

Pesquisas mostraram um benefício em particular das nozes e das amêndoas. Estudos após estudos, foi constatado que as nozes, quando substituídas por outras gorduras na dieta, produzem efeitos favoráveis sobre os lipídios no sangue – mesmo em pessoas com colesterol total e LDL elevados.[16] Os resultados são semelhantes para as amêndoas. Em um estudo, os pesquisadores deram um dos três tipos de aperitivos para homens e mulheres, todos com quantidades iguais de quilocalorias: *muffin* com trigo integral, amêndoas (cerca de 70 g) ou metades de *muffins* e amêndoas.[17] No final de um mês, as pessoas que receberam o aperitivo com as amêndoas inteiras tiveram maior queda de colesterol LDL no sangue; aqueles que comeram o aperitivo com as metades das amêndoas tiveram uma queda menor, mas ainda significante em lipídios de sangue; e aqueles que comeram o aperitivo apenas com *muffins* não tiveram alteração.

Estudos com amendoins, macadâmias, nozes-pecã e pistaches seguem a mesma tendência, indicando que a inclusão das oleaginosas pode ser uma estratégia sábia contra doenças cardíacas. As oleaginosas podem proteger contra doenças cardíacas, pois fornecem:

- Gorduras monoinsaturadas e poliinsaturadas em abundância, mas poucas gorduras saturadas.
- Fibra, proteína vegetal e outros nutrientes valiosos, incluindo a vitamina E antioxidante (consulte o Destaque 6).
- Fitoquímicos que agem como antioxidantes (consulte o Destaque 8).

Antes de aconselhar os consumidores a incluir as oleaginosas em suas dietas, é necessária precaução. Como mencionado, a maior parte da energia que esses alimentos fornecem vem das gorduras. Conseqüentemente, elas concentram muitas quilocalorias por mordida. Nos estudos que examinam os efeitos das oleaginosas sobre as doenças cardíacas, pesquisadores ajustam cuidadosamente as dietas para abrir espaço para esses alimentos sem aumentar as quilocalorias totais – ou seja, eles usam nozes *em substituição a* e *não em adição a* outros alimentos (como carnes, batatas fritas, óleos, margarina e manteiga). Os consumidores que não fazem substituições semelhantes poderiam acabar ganhando peso, se eles simplesmente adicionassem oleaginosas em suas dietas regulares. O ganho de peso, por sua vez, eleva o nível de lipídios no sangue, aumentando os riscos de doenças cardíacas.

Banquete com Peixes

As pesquisas sobre os benefícios para a saúde dos ácidos graxos poliinsaturados ômega 3 com cadeia longa começaram com uma simples observação: os povos nativos do Alasca, do norte do Canadá e da Groenlândia, que têm uma dieta rica em ácidos graxos ômega 3, notavelmente EPA e DHA, apresentam uma taxa incrivelmente baixa de doenças cardíacas, mesmo com suas dietas relativamente ricas em gorduras.[18] Esses ácidos graxos ômega-3 ajudam a proteger contra doenças cardíacas ao:[19]

- Reduzir triglicerídeos do sangue.
- Impedir coágulos no sangue.
- Proteger contra batimentos cardíacos irregulares.
- Reduzir a pressão arterial.
- Defender contra inflamação.
- Servir como precursores aos eicosanóides.

No caso de pessoas com hipertensão ou aterosclerose, essas ações podem salvar-lhes a vida. (O Capítulo 9 do Volume 2 apresenta mais detalhes sobre a ação dos ácidos graxos ômega 3 na prevenção de doenças cardíacas.)

Resultados de pesquisa forneceram fortes evidências quanto à promoção da saúde cardíaca pelo aumento dos ácidos graxos ômega 3 na dieta e à redução da taxa de mortalidade decorrentes de doenças cardíacas.[20] Por esse motivo, a Associação Americana do Coração recomenda a inclusão de peixes nas dietas saudáveis para o coração. Pessoas que comem certa quantidade de peixe por semana podem reduzir seus riscos de ataques cardíacos e derrames.[21] A Tabela 3-2 lista os peixes que fornecem, pelo menos, 1 g de ácidos graxos ômega 3 por porção.

O peixe é a melhor fonte de EPA e DHA na dieta, mas também é uma das principais fontes de mercúrio, um contaminante ambiental. A maioria dos peixes contém, pelo menos, quantidades mínimas de mercúrio; porém o peixe-paleta-camelo, o peixe-espada, a cavala-verdadeira, o marlim e o tubarão têm níveis particularmente altos. Por esse motivo, a FDA aconselha que mulheres grávidas ou lactantes, mulheres com idade reprodutiva e crianças pequenas evitem sua ingestão e limitem o consumo semanal médio de:

- Peixes oceânicos, costeiros e outros peixes comerciais a 360 g (cozidos ou enlatados) *ou* peixes de água doce pescados pela família ou por amigos a 180 g (cozidos).

Outros talvez queiram adotar esse conselho também. Além dos efeitos tóxicos diretos do mercúrio, algumas pesquisas (mas nem todas) sugerem que o mercúrio pode diminuir os benefícios de saúde de ácidos graxos ômega 3.[22] Tais achados servem como um lembrete de que nossa saúde depende da saúde de nosso planeta. O efeito protetor dos peixes na dieta está disponível, desde que os peixes e as águas ao redor deles não sejam gravemente contaminados. (O Capítulo 10 do Volume 2 discute as conseqüências adversas de mercúrio; e o Capítulo 11 do Volume 2 apresenta as relações entre a dieta e o ambiente com mais detalhes.)

Em um esforço para limitar a exposição a poluentes, alguns consumidores escolhem peixes criados em cativeiro. Em comparação com os peixes pescados da natureza, os peixes criados em cativeiro tendem a ter menos mercúrio, porém têm menos ácidos graxos ômega 3. Ao selecionar peixes, tenha em mente as estratégias de variedade e moderação na dieta. Variar escolhas e comer quantidades moderadas ajuda a limitar a ingestão de contaminantes como o mercúrio.

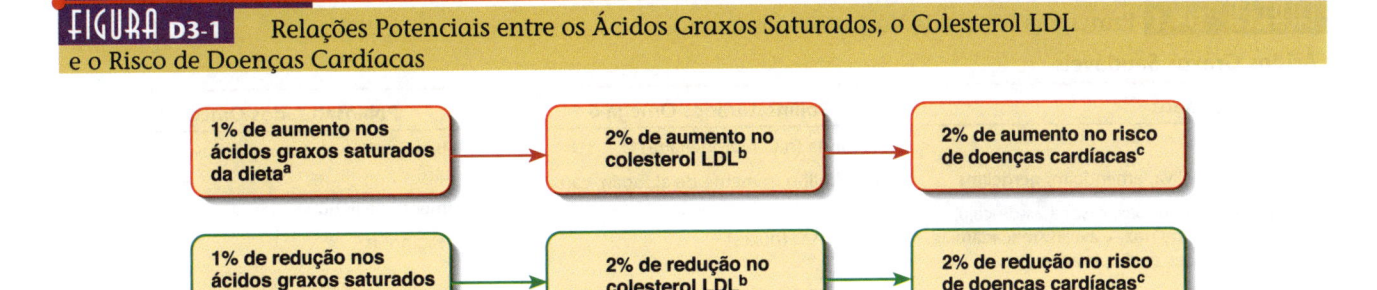

FIGURA D3-1 Relações Potenciais entre os Ácidos Graxos Saturados, o Colesterol LDL e o Risco de Doenças Cardíacas

1% de aumento nos ácidos graxos saturados da dieta[a] → 2% de aumento no colesterol LDL[b] → 2% de aumento no risco de doenças cardíacas[c]

1% de redução nos ácidos graxos saturados da dieta[a] → 2% de redução no colesterol LDL[b] → 2% de redução no risco de doenças cardíacas[c]

[a] Porcentagem de alteração na energia dietética total de ácidos graxos saturados.
[b] Porcentagem de alteração no colesterol LDL do sangue.
[c] Porcentagem de alteração no risco de doença cardíaca de um indivíduo; a porcentagem de alteração no risco pode aumentar quando as alterações dos lipídios no sangue permanecem por um longo período.

FONTE: Terceiro Relatório do Painel de Especialistas do Programa Nacional de Educação sobre o Colesterol (NCEP) sobre Detecção, Avaliação e Tratamento do Alto Teor de Colesterol no Sangue em Adultos (Painel de Tratamento de Adultos III), publicação NIH n. 02-5215. Bethesda, Md.: National Heart, Lung, and Blood Institute, p. V-8 e II-4, 2002.

Alimentos Ricos em Gordura e Doenças Cardíacas

O determinante dietético número 1 do colesterol LDL é a gordura saturada. A Figura D3-1 mostra que cada 1% de aumento na energia proveniente de ácidos graxos saturados na dieta pode produzir um salto de 2% no risco de doenças cardíacas pela elevação de colesterol LDL no sangue. Por outro lado, pode-se esperar uma queda de 2% no risco de doenças cardíacas pelo mesmo mecanismo, ao reduzir a ingestão de gordura saturada em 1%. Mesmo uma queda de 2% no LDL representa uma melhora significante para a saúde do coração.[23] Assim como as gorduras saturadas, as gorduras *trans* também aumentam o risco de doenças cardíacas elevando o colesterol LDL. Uma dieta saudável para o coração limita o consumo dos alimentos com esses dois tipos de gordura.

Limite as Carnes Gordurosas, Produtos com Leite Integral e Óleos Tropicais

As principais fontes de gorduras saturadas na dieta norte-americana são carnes gordurosas, produtos com leite integral, óleos tropicais e produtos feitos a partir de qualquer um desses alimentos. Para limitar a ingestão de gordura saturada, os consumidores devem, cuidadosamente, escolher entre esses alimentos ricos em gordura. Mais de um terço da gordura na maioria das carnes é saturado. Do mesmo modo, mais da metade da gordura do leite integral e de outros laticínios ricos em gordura, como queijo, creme de leite, creme de leite meio a meio (metade leite, metade creme de leite), *cream cheese*, creme azedo e sorvete, é saturada. Os óleos tropicais de palma, palmiste e coco são raramente utilizados pelos consumidores na cozinha, no entanto, são muito usados por fabricantes de alimentos e, portanto, comumente encontrados em muitos alimentos comercialmente preparados.

Ao escolher carnes, produtos lácteos e alimentos comercialmente preparados, procure aqueles que possuem menos gordura saturada. Os rótulos fornecem um guia útil para comparar esses produtos, e o a Tabela Brasileira de Composição de Alimentos* lista a gordura saturada em muitos alimentos.

Mesmo com seleções cuidadosas, uma dieta nutricionalmente adequada fornecerá um pouco de gordura saturada. Não é possível se ter zero de gordura saturada mesmo quando os especialistas montam menus com a missão de manter gordura saturada na menor quantidade possível.[24] Uma vez que a maioria das gorduras saturadas provém de alimentos derivados dos animais, dietas vegetarianas podem, e normalmente o fazem, fornecer menos gorduras saturadas que dietas mistas.

Limite os Alimentos Hidrogenados

O Capítulo 3 explicou que gordura vegetal sólida e margarina são feitas de óleo vegetal que foi endurecido por meio de hidrogenação. Esse processo satura alguns ácidos graxos insaturados e introduz ácidos graxos *trans*. Muitos alimentos de conveniência contêm gorduras *trans*, incluindo:

- Alimentos fritos, como batatas fritas, frango e outros alimentos fritos comercialmente.
- Produtos comercialmente assados como *cookies*, *donuts*, massas doces, pães e bolachas.
- Alimentos para lanche, como batatas *chips*.
- Imitação de queijos.

Para manter a ingestão de gordura *trans* em um nível baixo, use esses alimentos com moderação, como um agrado ocasional ao paladar. O Capítulo 3 descreve as atuais regulamentações de rotulagem para gorduras *trans* e dá dicas de leitura dos rótulos dos alimentos.

A Tabela D3-1 resume quais os alimentos fornecem quais gorduras. A substituição de gorduras insaturadas por gorduras saturadas em cada refeição e lanche pode

* N.R.T.: A Tabela Brasileira de Composição de Alimentos (TACO) pode ser encontrada no site www.unicamp.br/nepa/taco.

TABELA D3-1 Principais Fontes de Vários Ácidos Graxos

Ácidos Graxos Saudáveis

Monoinsaturados	Poliinsaturados Ômega 6	Poliinsaturados Ômega 3
Abacate	Margarina (não-hidrogenada)	Peixes gordurosos (arenque, cavala, salmão, atum)
Óleos (canola, oliva, amendoim, gergelim)	Óleos (milho, semente de algodão, cártamo, soja)	Semente de linho
Oleaginosas (amêndoas, castanhas-de-caju, filbert – espécie de noz –, avelãs, macadâmias, amendoins, nozes-pecã, pistaches)	Oleaginosas (nozes)	Oleaginosas
	Maionese	
Azeitonas	Tempero para saladas	
Manteiga de amendoim	Sementes (abóbora, girassol)	
Sementes (gergelim)		

Ácidos Graxos Prejudiciais

Saturados	Trans
Bacon	Alimentos fritos (gordura vegetal hidrogenada)
Manteiga	
Chocolate	Margarina (hidrogenada ou parcialmente hidrogenada)
Coco	
Cream cheese	Creamer não-lácteo*
Creme de leite, meio a meio	Muitos fast-foods
Banha	Gordura vegetal
Carne	Produtos comerciais de panificação (incluindo donuts, bolos, cookies)
Leite e derivados (integrais)	
Óleos (coco, palma, palmiste)	Muitos alimentos para lanches (incluindo pipoca de microondas, batatas chips, bolachas)
Gordura vegetal	
Creme azedo	

OBSERVAÇÃO: Tenha em mente que os alimentos contêm uma mistura de ácidos graxos.
*N.T.: O non-dairy creamer é um produto em pó ou líquido acrescentado ao café no lugar do leite. Não contém lactose. No Brasil é vendido com nome comercial de Coffee-mate.

TABELA D3-2 Substituição de Gordura Saturada por Gordura Insaturada

Os exemplos de maneiras para substituir gorduras saturadas por gorduras insaturadas incluem untar alimentos com óleo de oliva em substituição à manteiga, enfeitar saladas com semente de girassol no lugar do bacon, comer variados tipos de oleaginosas em vez de batatas chips, usar abacate em vez de queijo no sanduíche e comer salmão em vez de bife. Os tamanhos das porções foram ajustados de modo que cada um desses alimentos forneça aproximadamente 100 kcal. Observe que, para um número semelhante de quilocalorias e gramas de gordura, as primeiras escolhas oferecem menos gordura saturada e mais gordura insaturada.

	Gordura Total (g)	Gordura Saturada (g)	Gordura Insaturada (g)
Azeite de oliva versus manteiga	11 vs. 11	2 vs. 7	9 vs. 4
Sementes de girassol vs. bacon	8 vs. 9	1 vs. 3	7 vs. 6
Tipos variados de oleaginosas vs. batatas chips	9 vs. 7	1 vs. 2	8 vs. 5
Abacate versus queijo	10 vs. 8	2 vs. 4	8 vs. 4
Salmão versus bife	4 vs. 5	1 vs. 2	3 vs. 3
Totais	42 vs. 40	7 vs. 18	35 vs. 22

OBSERVAÇÃO: Tamanho das porções que fornecem aproximadamente 100 kcal: 1 colher de sopa de óleo de oliva, 1 colher de sopa de manteiga, 2 colheres de sopa de sementes de girassol tostadas, 2 fatias de bacon cozido, 2 colheres de sopa de tipos variados de oleaginosas tostadas, 10 batatas chips, 6 fatias de abacate, 1 fatia de queijo cheddar, 60 g de salmão e 45 g de bife.

auxiliar na proteção às doenças cardíacas. A Tabela D3-2 fornece diversos exemplos e mostra como tais substituições podem reduzir a gordura saturada e elevar a gordura insaturada – mesmo quando a gordura total e as quilocalorias permanecem inalteradas.

A Dieta Mediterrânea

Em meados de 1900, ganhou status a relação entre a boa saúde e a tradicional dieta mediterrânea, primeiramente com enfoque no azeite de oliva.[25] Para as pessoas que aderem a essa dieta, a incidência de doenças cardíacas, alguns cânceres e outras doenças crônicas é baixa, e a expectativa de vida é alta.[26]

Embora cada um dos muitos países que limita o mar mediterrâneo tenha sua própria cultura, tradição e hábitos na dieta, suas semelhanças são bem maiores do que o uso de azeite de oliva somente. De fato, de acordo com um estudo recente, nenhum fator isolado pode receber crédito pela redução dos riscos de doenças – a associação é verdadeira apenas quando o padrão geral da dieta está presente.[27] Aparentemente, cada um dos alimentos contribui com pequenos benefícios que se harmonizam para produzir um efeito cumulativo substancial ou sinergístico.

Os povos mediterrâneos concentram suas dietas em pães com casca dura, cereais integrais, batatas e massas; uma variedade de vegetais (incluindo vegetais selvagens) e leguminosas; queijos feta, mussarela e iogurte; oleaginosas; e frutas (principalmente uvas e figos). Eles também comem peixe, frutos do mar, aves, poucos ovos e pouca carne.

Com azeitonas e azeite de oliva, suas principais fontes de gordura são as nozes e os peixes; raramente usam manteiga ou gorduras hidrogenadas. Conseqüentemente, as dietas mediterrâneas são:

- Baixas em gordura saturada.
- Muito baixas em gordura *trans*.
- Ricas em gordura insaturada.
- Ricas em carboidrato e fibra complexos.
- Ricas em nutrientes e fitoquímicos que contribuem para a boa saúde.

As pessoas que seguem a tradicional dieta mediterrânea podem receber até 40% de quilocalorias por dia a partir da gordura; mas seu consumo limitado de laticínios e carnes fornece menos de 10% de gorduras saturadas. Além disso, a carne, os laticínios e ovos dos animais alimentados no pasto são mais ricos em ácidos graxos ômega 3 que os daqueles alimentados com grãos. Outros alimentos típicos do Mediterrâneo, como vegetais selvagens e *escargot*, também fornecem ácidos graxos ômega 3. No geral, a dieta tradicional do Mediterrâneo foi reconhecida por seus benefícios saudáveis, bem como por seus deliciosos sabores; mas fique atento à cozinha típica com estilo mediterrâneo disponível nos restaurantes norte-americanos. Ela foi ajustada ao gosto popular, o que significa que freqüentemente são muito mais ricas em gorduras saturadas e carnes, e muito mais pobres nos constituintes potencialmente benéficos do que a comida tradicional.

Conclusão

Algumas gorduras são "boas" e outras são "ruins" do ponto de vista do corpo? As gorduras saturadas e *trans*, de fato, parecem ser mais prejudiciais à saúde do coração. Exceto quanto ao fornecimento de energia, aquilo que as gorduras insaturadas são capazes de fazer igualmente bem, as gorduras saturadas e *trans* não trazem nenhum benefício indispensável para o corpo. Além disso, nenhum dano é originado do consumo de dietas com poucas dessas gorduras. Ainda, os alimentos ricos com essas gorduras freqüentemente são deliciosos, o que os coloca em um lugar especial na dieta.

Em contrapartida, as gorduras insaturadas são, na maior parte, boas à saúde do coração quando consumidas com moderação. Até o momento, seu único defeito comprovado parece ser que elas, assim como todas as gorduras, fornecem energia abundante para o corpo e, portanto, podem promover a obesidade, se a ingestão de quilocalorias totais for elevada a um nível maior que o das necessidades energéticas.[28] A obesidade, por sua vez, freqüentemente causa muitas enfermidades no corpo, como o Capítulo 3 do Volume 2 deixa claro.

Ao julgar os alimentos por seus ácidos graxos, lembre-se de que a gordura nos alimentos é uma mistura de "boa" e "ruim", fornecendo tanto ácidos graxos saturados quanto insaturados. Mesmo o óleo de oliva predominantemente monoinsaturado fornece um pouco de gordura saturada. Conseqüentemente, mesmo quando uma pessoa escolhe alimentos com sua maior parte constituída por gorduras insaturadas, a gordura saturada ainda pode estar presente, se a gordura total for alta. Por esse motivo, a gordura deve ser mantida em um nível abaixo de 35% das quilocalorias totais, e a dieta deve ser moderada em gordura saturada. Mesmo os especialistas encontram dificuldades quando tentam criar dietas nutritivas de uma variedade de alimentos que são pobres em gorduras saturadas quando quilocalorias da gordura excedem 35% do total.[29]

Isso significa que você deve largar para sempre seus queijos favoritos, os sorvetes de casquinha ou um bife grelhado? A famosa *chef* francesa Julia Child diz o seguinte sobre moderação:

> Uma prateleira imaginária com uma placa que diz INDULGÊNCIAS é uma boa idéia. Ela contém a melhor manteiga, ovos "jumbo", creme de leite, carne marmorizada, salsichas, lingüiças e patês, molhos de manteiga e holandês, recheios de creme de manteiga francês, bolos de chocolate deliciosos e todos os adoráveis itens que exigem racionamento disciplinado. Assim, com esses itens no alto e quase fora de alcance, sempre temos consciência de que não se trata de alimentos para todos os dias. Eles são para ocasiões especiais, e quando essa ocasião surge, podemos apreciar cada mordida.
>
> – Julia Child, *The Way to Cook,* 1989.

Além disso, os fabricantes de alimentos podem ajudar os consumidores no sentido de evitar as gorduras saturadas e *trans*, que são ameaças à saúde. Um fabricante de margarina anunciou que não ofereceria mais produtos que contivessem gorduras *trans*; um grande fabricante de aperitivos em breve reduzirá as gorduras saturadas e *trans* de alguns de seus produtos e oferecerá alimentos em embalagens com uma única porção. Outras empresas provavelmente seguirão essa tendência, se os consumidores responderem de forma positiva.

Outra idéia é adotar alguns hábitos alimentares do Mediterrâneo. Incluir hortaliças, frutas e leguminosas como parte de uma dieta diária balanceada é uma boa idéia, substituindo, desse modo, as gorduras saturadas, como manteiga, gordura vegetal e gordura de carne por gorduras insaturadas, como o azeite de oliva, as oleaginosas e o peixe. Esses alimentos oferecem vitaminas, minerais e fitoquímicos – todos valiosos na proteção à saúde do corpo. No entanto, os autores deste livro não parariam por aí. Eles o encorajariam a reduzir as gorduras de alimentos de conveniência e *fast-foods*; escolher porções pequenas de carnes, peixes e aves; e incluir alimentos frescos de todos os grupos diariamente. Tome cuidado ao selecionar tamanhos de porções que melhor atenderão às suas necessidades energéticas. E exercite-se diariamente.

REFERÊNCIAS BIBLIOGRÁFICAS

1. F. B. Hu, J. E. Manson, and W. C. Willett, Types of dietary fat and risk of coronary heart disease: A critical review, *Journal of the American College of Nutrition* 20 (2001): 5–19.
2. M. de Lorgeril and coauthors, Mediterranean diet, traditional risk factors, and the rate of cardiovascular complications after myocardial infarction: Final report of the Lyon Diet Heart Study, *Circulation* 99 (1999): 779–785.
3. Third Report of the National Cholesterol Education Program (NCEP) Expert Panel on Detection, Evaluation, and Treatment of High Blood Cholesterol in Adults (Adult Treatment Panel III), NIH publication no. 02-5215 (Bethesda, Md.: National Heart, Lung, and Blood Institute, 2002); Committee on Dietary Reference Intakes, *Dietary Reference Intakes for Energy, Carbohydrate, Fiber, Fat, Fatty Acids, Cholesterol, Protein, and Amino Acids* (Washington, D.C.: National Academies Press, 2002).
4. Committee on Dietary Reference Intakes, 2002, pp. 11–13.
5. Third Report of the National Cholesterol Education Program (NCEP) Expert Panel on Detection, Evaluation, and Treatment of High Blood Cholesterol in Adults (Adult Treatment Panel III), 2002.
6. A. Keys, *Seven Countries: A Multivariate Analysis of Death and Coronary Heart Disease* (Cambridge, Mass.: Harvard University Press, 1980).
7. A. H. Stark and Z. Madar, Olive oil as a functional food: Epidemiology and nutritional approaches, *Nutrition Reviews* 60 (2002): 170–176.
8. P. M. Kris-Etherton and coauthors, High-monounsaturated fatty acid diets lower both plasma cholesterol and triacyglycerol concentrations, *American Journal of Clinical Nutrition* 70 (1999): 1009–1015.
9. R. L. Hargrove and coauthors, Low fat and high monounsaturated fat diets decrease human low density lipoprotein oxidative susceptibility in vitro, *Journal of Nutrition* 131 (2001): 1758–1763.
10. C. M. Williams, Beneficial nutritional properties of olive oil: Implications for postprandial lipoproteins and factor VII, *Nutrition, Metabolism, and Cardiovascular Diseases* 11 (2001): 51–56; J. P. De La Cruz and coauthors, Antithrombotic potential of olive oil administration in rabbits with elevated cholesterol, *Thrombosis Research* 100 (2000): 305–315; L. F. Larsen, J. Jespersen, and P. Marckmann, Are olive oil diets antithrombotic? Diets enriched with olive, rapeseed, or sunflower oil affect postprandial factor VII differently, *American Journal of Clinical Nutrition* 70 (1999): 976–982.
11. F. Visiol and C. Galli, Biological properties of olive oil phytochemicals, *Critical Reviews in Food Science and Nutrition* 42 (2002): 209–221; M. N. Vissers and coauthors, Olive oil phenols are absorbed in humans, *Journal of Nutrition* 132 (2002): 409–417; M. Fito and coauthors, Protective effect of olive oil and its phenolic compounds against low density lipoprotein oxidation, *Lipids* 35 (2000): 633–638; R. W. Owen and coauthors, The antioxidant/anticancer potential of phenolic compounds isolated from olive oil, *European Journal of Cancer* 36 (2000): 1235–1247.
12. L. A. Ferrara and coauthors, Olive oil and reduced need for antihypertensive medications, *Archives of Internal Medicine* 160 (2000): 837–842.
13. L. Van Horn and N. Ernst, A summary of the science supporting the new National Cholesterol Education program dietary recommendations: What dietitians should know, *Journal of the American Dietetic Association* 101 (2001): 1148–1154.
14. P. M. Kris-Etherton and coauthors, The effects of nuts on coronary heart disease risk, *Nutrition Reviews* 59 (2001): 103–111.
15. F. B. Hu and M. J. Stampfer, Nut consumption and risk of coronary heart disease: A review of epidemiologic evidence, *Current Atherosclerosis Reports* 1 (1999): 204–209.
16. E. B. Feldman, The scientific evidence for a beneficial health relationship between walnuts and coronary heart disease, *Journal of Nutrition* 132 (2002): 1062S–1101S; D. Zambón and coauthors, Substituting walnuts for monounsaturated fat improves the serum lipid profile of hypercholesterolemic men and women: A randomized crossover trial, *Annals of Internal Medicine* 132 (2000): 538–546.
17. D. J. Jenkins and coauthors, Dose response of almonds on coronary heart disease risk factors: Blood lipids, oxidized low-density lipoproteins, lipoprotein (a), homocysteine, and pulmonary nitric oxide: A randomized, controlled, crossover trial, *Circulation* 106 (2002): 1327–1332.
18. E. Dewailly and coauthors, Cardiovascular disease risk factors and n-3 fatty acid status in the adult population of James Bay Cree, *American Journal of Clinical Nutrition* 76 (2002): 85–92; E. Dewailly and coauthors, n-3 fatty acids and cardiovascular disease risk factors among the Inuit of Nunavik, *American Journal of Clinical Nutrition* 74 (2001): 464–473.
19. P. J. H. Jones and V. W. Y. Lau, Effect of n-3 polyunsaturated fatty acids on risk reduction of sudden death, *Nutrition Reviews* 60 (2002): 407–413; W. E. Connor, Importance of n-3 fatty acids in health and disease, *American Journal of Clinical Nutrition* 71 (2000): 171S–175S; P. J. Nestel, Fish oil and cardiovascular disease: Lipids and arterial function, *American Journal of Clinical Nutrition* 71 (2000): 228S–231S; C. von Schacky, n-3 fatty acids and the prevention of coronary atherosclerosis, *American Journal of Clinical Nutrition* 71 (2000): 224S–227S.
20. F. B. Hu and coauthors, Fish and omega-3 fatty acid intake and risk of coronary heart disease in women, *Journal of the American Medical Association* 287 (2002): 1815–1821; C. M. Albert and coauthors, Blood levels of long-chain n-3 fatty acids and the risk of sudden death, *New England Journal of Medicine* 346 (2002): 1113–1118; von Schacky, 2000.
21. H. Iso and coauthors, Intake of fish and omega-3 acids and risk of stroke in women, *Journal of the American Medical Association* 285 (2001): 304–312.
22. E. Guallar and coauthors, Mercury, fish oils, and the risk of myocardial infarction, *New England Journal of Medicine* 347 (2002): 1747–1754; K. Yoshizawa and coauthors, Mercury and the risk of coronary heart disease in man, *New England Journal of Medicine* 347 (2002): 1755–1760.
23. Third Report of the National Cholesterol Education Program (NCEP) Expert Panel on Detection, Evaluation, and Treatment of High Blood Cholesterol in Adults (Adult Treatment Panel III), 2002, p.V-8.
24. Committee on Dietary Reference Intakes, 2002, pp. 11–46 and G-1.
25. A. P. Simopoulos, The Mediterranean diets: What is so special about the diet of Greece? The scientific evidence, *Journal of Nutrition* 131 (2001): 3065S–3073S.
26. A. Trichopoulou and coauthors, Cancer and Mediterranean dietary traditions, *Cancer Epidemiology, Biomarkers and Prevention* 9 (2000): 869–873; C. Lasheras, S. Fernandez, and A. M. Patterson, Mediterranean diet and age with respect to overall survival in institutionalized, nonsmoking elderly people, *American Journal of Clinical Nutrition* 71 (2000): 987–992; A. Trichopoulou and E. Vasilopoulou, Mediterranean diet and longevity, *British Journal of Nutrition* 84 (2000): 205–209.
27. A. Trichopoulou and coauthors, Adherence to a Mediterranean diet and survival in a Greek population, *New England Journal of Medicine* 348 (2003): 2599–2608.
28. Committee on Dietary Reference Intakes, 2002, pp. 11–19.
29. Committee on Dietary Reference Intakes, 2002, pp. 11–22.

Capítulo 4

Proteínas e Aminoácidos

A Nutrição em sua Vida

A versatilidade das proteínas no seu organismo é impressionante. Elas ajudam seus músculos a contrair, seu sangue a coagular e seus olhos a enxergar. Mantêm você vivo e bem, facilitando as reações químicas e defendendo-o contra infecções. Sem elas, seus ossos, pele e cabelo não teriam estrutura. Não é de surpreender que receberam o nome de proteínas, que significa "de importância fundamental". Isso quer dizer que as *proteínas* merecem também destaque máximo na sua dieta? As melhores fontes de proteína são carne bovina, feijão e brócolis? Saiba quais alimentos lhe fornecerão o suficiente de proteína de alta qualidade sem exageros.

Resumo do Capítulo

A Visão Química das Proteínas: *Aminoácidos • Proteínas*

Digestão e Absorção de Proteínas: *Digestão de Proteínas • Absorção de Proteínas*

Proteínas no Organismo: *Síntese de Proteínas • Funções das Proteínas • Metabolismo das Proteínas: uma Introdução*

Proteínas nos Alimentos: *Qualidade das Proteínas • Regras sobre Proteínas para Rótulos de Alimentos*

Efeitos sobre a Saúde e a Ingestão Recomendada de Proteínas: *Desnutrição Protéico-Energética • Efeitos da Proteína sobre a Saúde • Ingestão Recomendada de Proteína • Suplementos de Proteínas e Aminoácidos*

Destaque 4: *Dietas Vegetarianas*

As pessoas costumam associar proteína com força, e carne vermelha com proteína. Conseqüentemente, comem bife para desenvolver seus músculos. Mas esse pensamento não está totalmente correto. A proteína é uma substância estrutural e funcional em todas as células, não apenas em células musculares. A carne vermelha é uma boa fonte de proteínas, mas leite, ovos, leguminosas e muitos cereais e vegetais também são. As pessoas que valorizam em demasia as proteínas podem exagerar na quantidade de carne em suas dietas, às vezes, em detrimento de outros nutrientes e alimentos igualmente importantes. A proteína é importante, porém, é apenas um dos nutrientes necessários para manter a saúde do organismo.

A Visão Química das Proteínas

Quimicamente, as **proteínas** contêm os mesmos átomos que os carboidratos e os lipídios – carbono (C), hidrogênio (H) e oxigênio (O) – mas as proteínas também contêm átomos de nitrogênio (N). São estes que dão o nome *amino* (contendo nitrogênio) aos aminoácidos.

proteínas: compostos constituídos por átomos de carbono, hidrogênio, oxigênio e nitrogênio, organizados em aminoácidos ligados em uma cadeia. Alguns aminoácidos também contêm átomos de enxofre.

FIGURA 4-1 Estrutura dos Aminoácidos

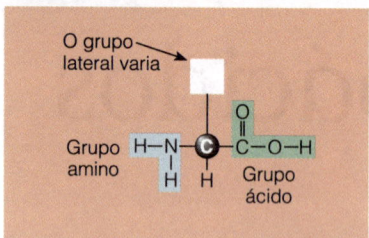

Todos os aminoácidos têm um carbono (conhecido como o carbono alfa), com um grupo amino (NH_2), um grupo ácido (COOH), um hidrogênio (H) e um grupo lateral ligado. O grupo lateral é uma estrutura química única que diferencia um aminoácido de outro.

■ Lembrete:
- H forma 1 ligação. • N forma 3 ligações.
- O forma 2 ligações. • C forma 4 ligações.

aminoácidos: tijolos das proteínas. Cada um contém um grupo amino, um grupo ácido, um átomo de hidrogênio e um grupo lateral característico, todos ligados a um átomo de carbono central.
- **amino** = contendo nitrogênio

aminoácidos não-essenciais: aminoácidos que o corpo pode sintetizar (consulte a Tabela 4-1).

Aminoácidos

Todos os **aminoácidos** têm a mesma estrutura básica – um átomo de carbono (C) central com um hidrogênio (H), um grupo amino (NH_2) e um grupo ácido (COOH) ligado a ele. Porém, os átomos de carbono precisam formar quatro ligações,■ de modo que uma quarta ligação seja necessária. É esse quarto local que distingue cada aminoácido dos demais. Ligado ao átomo de carbono na quarta ligação está um átomo distinto, ou grupo de átomos, conhecido como *grupo lateral* ou *cadeia lateral* (veja a Figura 4-1).

Grupos Laterais Únicos Os grupos laterais nos aminoácidos variam de um aminoácido para o outro, tornando as proteínas mais complexas que os carboidratos ou os lipídios. Um polissacarídeo (amido, por exemplo) pode ter milhares de unidades de comprimento, mas cada unidade é uma molécula de glicose idêntica a todas as outras. Uma proteína, por sua vez, é constituída por aproximadamente 20 aminoácidos diferentes, cada um com um grupo lateral diferente. A Tabela 4-1 lista os aminoácidos mais comuns nas proteínas.*

O aminoácido mais simples, glicina, tem um átomo de hidrogênio como grupo lateral. Um aminoácido ligeiramente mais complexo, a alanina, tem um carbono extra com três átomos de hidrogênio. Outros aminoácidos têm grupos laterais mais complexos (veja exemplos na Figura 4-2). Assim, embora todos os aminoácidos compartilhem uma estrutura comum, eles se diferem no tamanho, forma, carga elétrica e outras características por causa das diferenças nesses grupos laterais.

Aminoácidos Não-Essenciais Mais da metade dos aminoácidos é **não-essencial**, o que significa que o corpo é capaz de sintetizá-los sozinho. As proteínas presentes nos alimentos normalmente fornecem esses aminoácidos, mas não é essencial que forneçam. O corpo pode produzir qualquer aminoácido não-essencial, recebendo nitrogênio para formar o grupo amino e fragmentos de carboidrato ou gordura para formar o restante da estrutura.

Aminoácidos Essenciais Existem nove aminoácidos que o corpo humano não consegue produzir de modo algum ou que não consegue produzir em quantidade suficiente para atender a suas necessidades. Esses nove aminoáci-

TABELA 4-1 Aminoácidos

As proteínas são constituídas por aproximadamente 20 aminoácidos comuns. A primeira coluna lista os aminoácidos essenciais para os seres humanos (aqueles que o corpo não consegue produzir – que devem ser obtidos na dieta). A segunda coluna lista os aminoácidos não-essenciais. Em casos especiais, alguns aminoácidos não-essenciais podem se tornar condicionalmente essenciais (consulte o texto). Em um recém-nascido, por exemplo, somente cinco aminoácidos são verdadeiramente não-essenciais; os demais aminoácidos não-essenciais são condicionalmente essenciais até que sejam desenvolvidas vias metabólicas suficientes para produzir esses aminoácidos em quantidades adequadas.

Aminoácidos Essenciais	Aminoácidos Não-Essenciais
Histidina	Alanina
Isoleucina	Arginina
Leucina	Asparagina
Lisina	Ácido aspártico
Metionina	Cisteína
Fenilalanina	Ácido glutâmico
Treonina	Glutamina
Triptofano	Glicina
Valina	Prolina
	Serina
	Tirosina

* Além dos 20 aminoácidos comuns, que podem ser componentes de proteínas, há outros que não estão presentes nelas, mas podem ser encontrados individualmente (por exemplo, taurina e ornitina). Alguns aminoácidos ocorrem em formas relacionadas (por exemplo, a prolina pode adquirir um grupo OH para se transformar em hidroxiprolina).

FIGURA 4-2 — Exemplos de Aminoácidos

Observe que todos os aminoácidos têm uma estrutura química comum, mas cada um deles tem um grupo lateral diferente. O Apêndice C apresenta as estruturas químicas dos 20 aminoácidos mais comuns em proteínas.

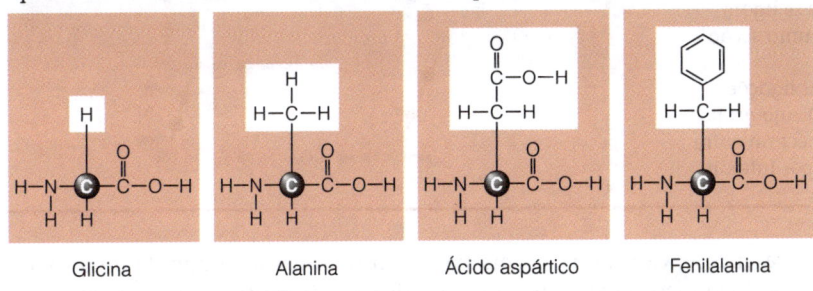

Glicina   Alanina   Ácido aspártico   Fenilalanina

dos devem ser fornecidos pela dieta; eles são **essenciais**. ■ A primeira coluna da Tabela 4-1 apresenta os aminoácidos essenciais.

Aminoácidos Condicionalmente Essenciais Às vezes, um aminoácido não-essencial se torna essencial sob circunstâncias especiais. Por exemplo, o corpo normalmente utiliza o aminoácido essencial fenilalanina para produzir tirosina (um aminoácido não-essencial). No entanto, se a dieta não fornecer fenilalanina suficiente ou se, por algum motivo, o corpo não conseguir realizar a conversão (como acontece na doença hereditária fenilcetonúria), então a tirosina se torna **condicionalmente essencial**.

■ Alguns pesquisadores se referem aos aminoácidos essenciais como **indispensáveis** e aos aminoácidos não-essenciais como **dispensáveis**.

Proteínas

As células ligam aminoácidos de ponta a ponta em uma variedade de seqüências para formar milhares de diferentes proteínas. Uma **ligação peptídica** une um aminoácido a outro.

Cadeias de Aminoácidos Reações de condensação conectam os aminoácidos, assim como combinam monossacarídeos para formar dissacarídeos e combinam ácidos graxos com glicerol para formar os triglicerídeos. Dois aminoácidos unidos formam um **dipeptídeo** (veja a Figura 4-3). Por outra reação dessas, um terceiro aminoácido pode ser adicionado à cadeia para formar um **tripeptídeo**. Conforme aminoácidos adicionais vão se unindo à cadeia, é formado um **polipeptídeo**. O comprimento da maioria das proteínas varia de dezenas a centenas de aminoácidos. A Figura 4-4 mostra um exemplo – a insulina.

Seqüências de Aminoácidos Se uma pessoa conseguisse caminhar ao longo de uma molécula de carboidrato, como o amido, a primeira pedra seria uma glicose, a próxima, também, seguida por uma glicose e, ainda, por

aminoácidos essenciais: aminoácidos que o corpo não consegue sintetizar em quantidades suficientes para atender às necessidades fisiológicas (consulte a Tabela 4-1).

aminoácido condicionalmente essencial: um aminoácido que é normalmente não-essencial, mas deve ser fornecido na dieta em circunstâncias especiais quando a necessidade excede a capacidade do corpo em produzi-lo.

ligação peptídica: uma ligação que conecta a extremidade ácida de aminoácido com a extremidade amino de outro, formando uma ligação em uma cadeia protéica.

dipeptídeo: dois aminoácidos ligados.
• **di** = dois
• **peptídeo** = aminoácido

tripeptídeo: três aminoácidos ligados
• **tri** = três

polipeptídeo: muitos (dez ou mais) aminoácidos unidos.
• **poli** = muitos

FIGURA 4-3 — Condensação de Dois Aminoácidos para Formar um Dipeptídeo

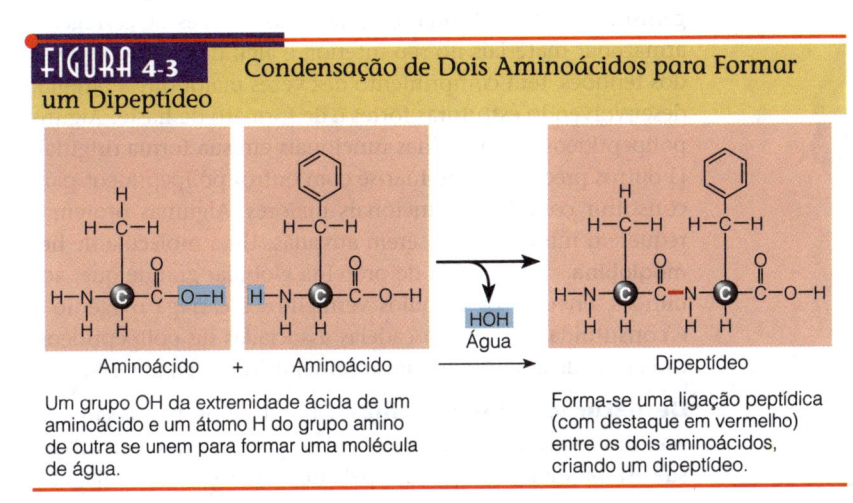

Aminoácido + Aminoácido → HOH Água → Dipeptídeo

Um grupo OH da extremidade ácida de um aminoácido e um átomo H do grupo amino de outra se unem para formar uma molécula de água.

Forma-se uma ligação peptídica (com destaque em vermelho) entre os dois aminoácidos, criando um dipeptídeo.

FIGURA 4-4 — Seqüência de Aminoácidos da Insulina Humana

A insulina humana é uma proteína relativamente pequena que consiste em 51 aminoácidos em duas cadeias curtas de polipeptídeos. (Para abreviações de aminoácidos, ver o Apêndice C). Duas pontes se ligam a duas cadeias. Uma terceira ponte expande uma seção dentro da cadeia curta.

Conhecidas como pontes de dissulfeto, essas ligações sempre envolvem o aminoácido cisteína (Cis) cujo grupo lateral contém enxofre (S). As cisteínas se conectam entre si quando se formam ligações entre esses grupos laterais.

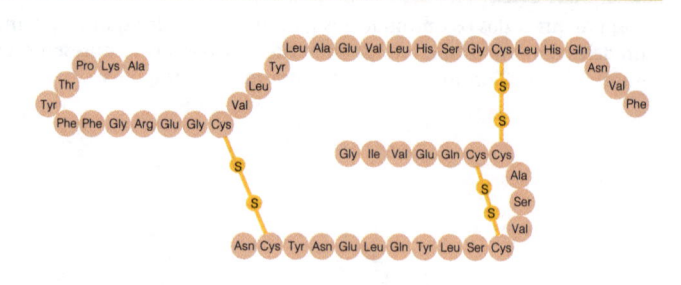

---

outra glicose. Contudo, se uma pessoa fosse andar ao longo de uma cadeia de polipeptídeo, cada pedra seria um dos 20 diferentes aminoácidos. A primeira pedra poderia ser um aminoácido metionina; a segunda, uma alanina; a terceira, uma glicina; a quarta, um triptofano; e assim por diante. Passando por outro caminho de polipeptídeo, uma pessoa poderia pisar em uma fenilalanina, depois em uma valina e em uma glutamina. Em outras palavras, as seqüências de aminoácidos das proteínas variam.

Os aminoácidos podem agir mais ou menos como as letras de um alfabeto. Se você tivesse somente a letra G, tudo o que conseguiria escrever seria uma corrente de Gs: G–G–G–G–G–G–G. Mas, com 20 letras diferentes disponíveis, você seria capaz de criar poemas, canções ou romances. De modo semelhante, os 20 aminoácidos podem ser unidos em uma variedade de seqüências – com um número maior do que é possível com as letras em uma palavra ou palavras em uma frase. Assim, a variedade de seqüências possíveis para as cadeias de polipeptídeos é enorme.

Formas das Proteínas As cadeias de polipeptídeos se entrelaçam em uma variedade de formas complexas e emaranhadas, dependendo de suas seqüências. O grupo lateral único de cada aminoácido dá a ele características que atraem, ou repelem, os líquidos circundantes e outros aminoácidos. Alguns grupos laterais de aminoácidos carregam cargas elétricas que são atraídas por moléculas de água (elas são hidrofílicas). Outros grupos laterais são neutros e são repelidos pela água (eles são hidrofóbicos). Conforme os aminoácidos são encadeados para formar um polipeptídeo, a cadeia se dobra de modo que seus grupos laterais hidrofílicos carregados fiquem na superfície externa próxima da água e os grupos hidrofóbicos neutros se dobram para seu interior, longe da água. A forma intricada e espiral que o polipeptídeo assume dá a ele estabilidade máxima.

Funções das Proteínas As formas extraordinárias e únicas das proteínas possibilitam a realização de várias tarefas no organismo. Algumas formam esferas ocas capazes de carregar e armazenar materiais no seu interior, e algumas, como aquelas dos tendões, têm comprimento dez vezes maior que a largura, desenvolvendo estruturas fortes e de formato de haste. Alguns polipeptídeos são proteínas funcionais em sua forma original; já outros precisam combinar-se com outros polipeptídeos para constituir complexos funcionais maiores. Algumas proteínas requerem minerais para serem ativadas. Uma molécula de **hemoglobina** – a molécula de proteína globular grande que, aos bilhões, envolve os glóbulos vermelhos e carrega oxigênio – é constituída por quatro cadeias associadas de polipeptídeos, cada uma delas contendo ferro mineral (veja a Figura 4-5).

Desnaturação das Proteínas Quando as proteínas são submetidas a condições de calor, ácidas ou outras que perturbam sua estabilidade, elas passam pela **desnaturação** – ou seja, elas

---

hemoglobina: a proteína globular dos glóbulos vermelhos que carrega o oxigênio dos pulmões para as células do corpo todo.
• hemo = sangue
• globina = proteína globular

desnaturação: a mudança de formato de uma proteína e a conseqüente perda de sua função provocada por calor, agitação, ácido, base, álcool, metais pesados ou outros agentes.

FIGURA 4-5 — A Estrutura da Hemoglobina

Uma das quatro cadeias de polipeptídeo altamente dobradas que forma a proteína da hemoglobina globular

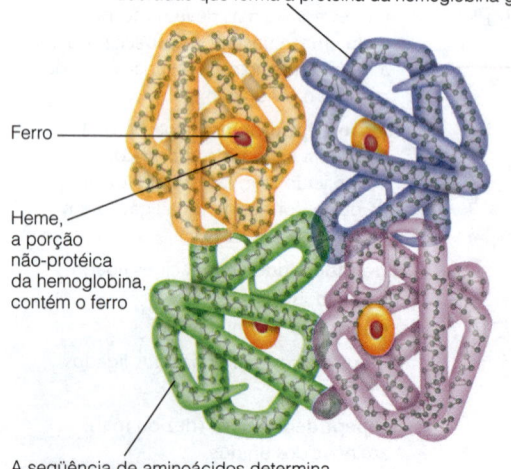

Ferro

Heme, a porção não-protéica da hemoglobina, contém o ferro

A seqüência de aminoácidos determina a forma da cadeia de polipeptídeos

se desenrolam, perdem suas formas e, conseqüentemente, sua capacidade de funcionar. Após certo ponto, a desnaturação é irreversível. Exemplos familiares de desnaturação incluem o endurecimento de um ovo ao ser cozido, a formação de coalho no leite, quando é adicionado ácido, e o espessamento da clara de ovo ao ser batida.

> **RESUMO** Da perspectiva química, as proteínas são mais complexas que os carboidratos ou os lipídios, compostas de alguns dos 20 aminoácidos diferentes, nove dos quais o corpo não é capaz de produzir (são os essenciais). Cada aminoácido contém um grupo amino, um grupo ácido, um átomo de hidrogênio e um grupo lateral distinto. As células unem os aminoácidos em uma série de reações de condensação para criar as proteínas. A seqüência distinta de aminoácidos em cada proteína determina seu formato único e função.

Digestão e Absorção de Proteínas

As proteínas presentes nos alimentos não se tornam proteínas do corpo diretamente. Em vez disso, elas fornecem os aminoácidos a partir dos quais o corpo produz suas próprias proteínas. Quando uma pessoa ingere alimentos contendo proteínas, as enzimas quebram os longos filamentos de polipeptídeos em filamentos mais curtos, os filamentos mais curtos em tripeptídeos e dipeptídeos, e, por último, os tripeptídeos e dipeptídeos em aminoácidos.

Digestão de Proteínas

A Figura 4-6 ilustra a digestão da proteína através do trato GI. As proteínas são esmagadas e umedecidas na boca, mas a verdadeira ação começa no estômago.

No Estômago O principal evento no estômago é a quebra parcial (hidrólise) das proteínas. O ácido clorídrico desenrola (desnatura) cada um dos filamentos emaranhados de proteína, de modo que as enzimas digestivas possam atacar as ligações peptídicas. Ele também converte a forma inativa■ da enzima pepsinogênio para sua forma ativa, **pepsina**. A pepsina cliva proteínas – polipeptídeos grandes – em polipeptídeos menores e em alguns aminoácidos.

No Intestino Delgado Quando os polipeptídeos entram no intestino delgado, diversas **proteases** pancreáticas e intestinais as hidrolisam ainda mais em cadeias curtas de peptídeos,■ tripeptídeos, dipeptídeos e aminoácidos. Em seguida, enzimas **peptidase** presentes nas superfícies da membrana das células intestinais dividem a maioria dos dipeptídeos e tripeptídeos em aminoácidos únicos. Somente poucos peptídeos não escapam da digestão e entram intactos no sangue. A Figura 4-6 inclui os nomes das enzimas digestivas para proteína e descreve suas ações.

Absorção de Proteínas

Um número de carregadores específicos transporta os aminoácidos (e alguns dipeptídeos e tripeptídeos) para dentro das células intestinais. Assim que se encontram no interior das células intestinais, os aminoácidos podem ser usados para energia ou para sintetizar os componentes necessários. Aqueles não empregados pelas células intestinais são transportados pela membrana celular para o líquido circundante no qual entram nos capilares em seu caminho para o fígado.

■ A forma inativa de uma enzima é chamada **proenzima** ou **zimogênio**.

■ Uma seqüência de quatro a nove aminoácidos é um **oligopeptídeo**.
- **oligo** = pouco

> **pepsina**: enzima gástrica que hidrolisa a proteína. A pepsina é secretada em uma forma inativa, **pepsinogênio**, que é ativado pelo ácido clorídrico no estômago.
>
> **proteases**: enzimas que hidrolisam as proteínas.
>
> **peptidase**: enzima digestiva que hidrolisa as ligações peptídicas. *Tripeptidases* clivam os tripeptídeos; *dipeptidases*, os dipeptídeos. Endopeptidases clivam as ligações peptídicas dentro da cadeia para criar fragmentos menores, ao passo que *exopeptideases* clivam as ligações nas extremidades para liberar aminoácidos livres.
> - **tri** = três
> - **di** = dois
> - **endo** = dentro
> - **exo** = fora

Algumas pessoas pouco esclarecidas sobre nutrição disseminam conceitos incorretos e não conseguem perceber que a maioria das proteínas é quebrada em aminoácidos antes da absorção. Encorajam os consumidores: "Coma a enzima A. Ela o ajudará a digerir seu alimento". Ou: "Não coma o alimento B. Ele contém a enzima C, que digerirá as células do seu corpo". Mas, na verdade, as enzimas presentes nos alimentos são digeridas, assim como as proteínas. Mesmo as enzimas digestivas – que funcionam idealmente em seu pH específico – são desnaturadas e digeridas quando o pH de seu ambiente muda. (Por exemplo, a enzima pepsina, que trabalha melhor no pH baixo do estômago, torna-se inativa e é digerida quando entra no pH maior do intestino delgado.)

FIGURA 4-6 Digestão de Proteínas no Trato GI

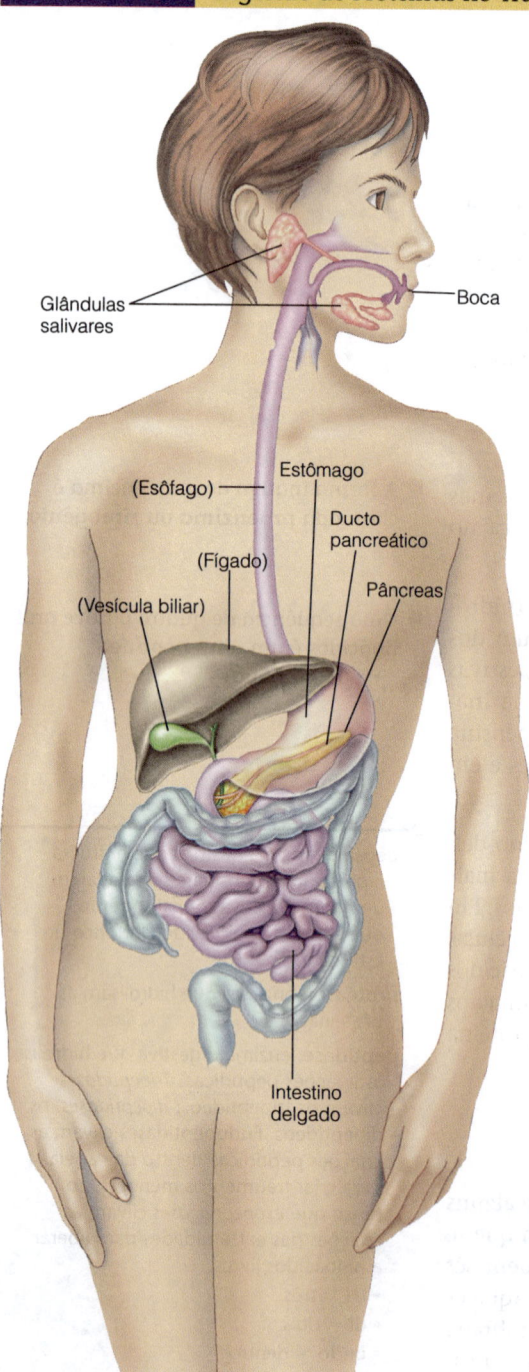

PROTEÍNA

Boca e glândulas salivares
Mastigação e esmagamento de alimentos umedecidos ricos em proteína e os misturados com a saliva para ser engolido.

Estômago
Ácido clorídrico (HCl) desenrola os filamentos de proteína e ativa as enzimas estomacais:

Proteína →(pepsina, HCl)→ polipeptídeos menores

No Estômago:

Ácido clorídrico (HCl)
- Desnatura a estrutura das proteínas.
- Ativa pepsinogênio para pepsina.

Pepsina
- Cliva as proteínas até polipeptídeos menores e alguns aminoácidos livres.
- Inibe síntese de pepsinogênio.

Intestino delgado e pâncreas
Enzimas pancreáticas e do intestino delgado rompem adicionalmente os polipeptídeos:

Polipeptídeos →(proteases pancreáticas e intestinais)→ tripeptídeos, dipeptídeos, aminoácidos

Em seguida, as enzimas na superfície das células do intestino delgado hidrolisam esses peptídeos e as células os absorvem:

Peptídeos →(tripeptidases e dipeptidases intestinais)→ aminoácidos (absorvidos)

No Intestino Delgado:

Enteropeptidase[a]
- Converte tripsinogênio pancreático em tripsina.

Tripsina
- Inibe a síntese de tripsinogênio.
- Cliva as ligações de peptídeos nas proximidades dos aminoácidos lisina e arginina.
- Converte procarboxipeptidases pancreáticos para carboxipeptidases.
- Converte quimiotripsinogênio pancreático para quimotripsina.

Quimotripsina
- Cliva ligações peptídicas nas proximidades dos aminoácidos fenilalanina, tirosina, triptofano, metionina, asparagina e histidina.

Carboxipeptidases
- Cliva aminoácidos das extremidades ácidas (carboxil) de polipeptídeos.

Elastase e colagenase
- Cliva polipeptídeos em polipeptídeos e tripeptídeos menores.

Tripeptidases intestinais
- Cliva tripeptídeos em dipeptídeos e aminoácidos.

Dipeptidases intestinais
- Cliva dipeptídeos em aminoácidos.

Aminopeptidases intestinais
- Cliva aminoácidos das extremidades amino de polipeptídeos pequenos (oligopeptídeos).

[a] A enteropeptidase era anteriormente conhecida como *enteroquinase*.

Legendas da figura: Glândulas salivares, Boca, (Esôfago), Estômago, (Fígado), Ducto pancreático, (Vesícula biliar), Pâncreas, Intestino delgado.

Outro conceito errado é que comer proteínas pré-digeridas (suplementos de aminoácidos) poupa o corpo de ter de digerir as proteínas e livra o sistema digestivo do "trabalho excessivo". Tal crença, de forma grosseira, subestima as capacidades do corpo. Aliás, o sistema digestivo digere proteínas inteiras *melhor* que aqueles pré-digeridos, pois ele desmonta e absorve os aminoácidos a taxas ideais para o uso do corpo. (A última seção deste capítulo discute melhor os suplementos de aminoácidos.)

RESUMO   A digestão é facilitada principalmente pelo ácido e pelas enzimas estomacais, que, primeiro, desnaturam proteínas da dieta e, então, as cliva em polipeptídeos menores e em alguns aminoácidos. Enzimas pancreáticas e intestinais quebram ainda mais esses polipeptídeos para oligo-, tri- e dipeptídeos e, depois, rompem a maioria desses em aminoácidos individuais. Em seguida, carregadores nas membranas das células intestinais transportam os aminoácidos para dentro das células, onde eles são liberados na corrente sangüínea.

Proteínas no Organismo

O organismo humano contém cerca de 10 mil a 50 mil tipos diferentes de proteínas. Destas, cerca de mil foram estudadas,■ embora com a recente onda de conhecimento adquirido do seqüenciamento do genoma humano,■ esse número decerto aumentará rapidamente. Somente cerca de dez são descritos neste capítulo, mas estes devem ser suficiente para ilustrar a versatilidade, a singularidade e a importância das proteínas. Como poderá ver, cada proteína tem uma função específica, e essa função é determinada durante a síntese de proteínas.

■ O estudo das proteínas do organismo é uma área da ciência chamada **proteômica**.

■ Lembrete: O genoma humano é o conjunto completo de cromossomos, incluindo todos os genes e DNA associado.

Síntese de Proteínas

Cada ser humano é único por causa de diferenças mínimas nas proteínas do corpo. Essas diferenças são estabelecidas pelas seqüências de aminoácidos das proteínas, que, por sua vez, são determinadas por genes. Os parágrafos seguintes descrevem em palavras as maneiras como as células sintetizam as proteínas; a Figura 4-7 fornece uma descrição gráfica.

As instruções para a produção de cada proteína no organismo de uma pessoa são transmitidas por meio das informações genéticas que receberam na concepção. Esse corpo de conhecimento, que é arquivado no DNA (ácido desoxirribonucléico) dentro do núcleo de toda célula, nunca sai do núcleo.

Transmitindo Informações   Para informar uma célula da seqüência de aminoácidos para uma proteína necessária, um pedaço de DNA serve como modelo para fazer um filamento de RNA (ácido ribonucléico) que leva um código. Conhecido como RNA mensageiro, essa molécula escapa pela membrana nuclear. O RNA mensageiro procura e se liga a um dos ribossomos (máquina produtora de proteínas, que, por si mesma, é composta por RNA e proteína). Assim situado, um RNA mensageiro apresenta sua lista, especificando a seqüência na qual os aminoácidos estão alinhados para fazer um filamento de proteína.

Alinhamento dos Aminoácidos   Outras formas de RNA, denominado RNA de transferência, coletam aminoácidos do líquido de células e os trazem para o mensageiro. Cada um dos 20 aminoácidos tem um RNA de transferência específico. Milhares de RNA de transferência, cada um carregando seu aminoácido, se aglomeram ao redor dos ribossomos, aguardando sua vez de descarregar. Quando a lista do mensageiro pede por um aminoácido específico, o RNA de transferência carregando esse aminoácido se posiciona. Em seguida, o próximo RNA de transferência carregado se move em posição e, depois, o próximo e o próximo. Desse modo, os aminoácidos se alinham na seqüência necessária, e enzimas se ligam a eles juntamente. Por fim, o filamento completo de proteína é liberado, o mensageiro é degradado, e o RNA de transferência é liberado para voltar a outras cargas de aminoácidos.

Erros de Seqüência A seqüência de aminoácidos em cada proteína determina sua forma, o que apóia uma função específica. Se um erro genético altera

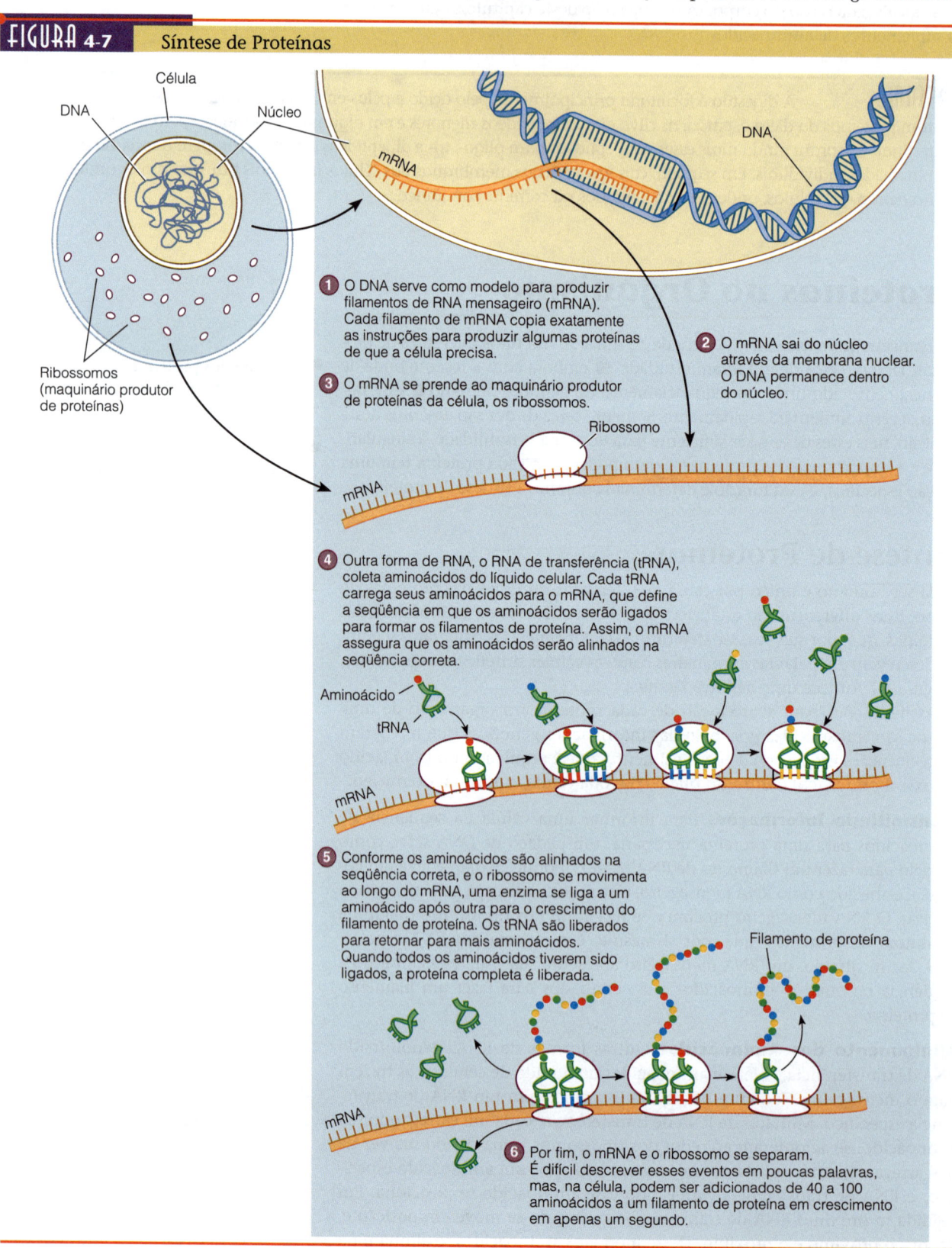

FIGURA 4-7 Síntese de Proteínas

① O DNA serve como modelo para produzir filamentos de RNA mensageiro (mRNA). Cada filamento de mRNA copia exatamente as instruções para produzir algumas proteínas de que a célula precisa.

② O mRNA sai do núcleo através da membrana nuclear. O DNA permanece dentro do núcleo.

③ O mRNA se prende ao maquinário produtor de proteínas da célula, os ribossomos.

④ Outra forma de RNA, o RNA de transferência (tRNA), coleta aminoácidos do líquido celular. Cada tRNA carrega seus aminoácidos para o mRNA, que define a seqüência em que os aminoácidos serão ligados para formar os filamentos de proteína. Assim, o mRNA assegura que os aminoácidos serão alinhados na seqüência correta.

⑤ Conforme os aminoácidos são alinhados na seqüência correta, e o ribossomo se movimenta ao longo do mRNA, uma enzima se liga a um aminoácido após outra para o crescimento do filamento de proteína. Os tRNA são liberados para retornar para mais aminoácidos. Quando todos os aminoácidos tiverem sido ligados, a proteína completa é liberada.

⑥ Por fim, o mRNA e o ribossomo se separam. É difícil descrever esses eventos em poucas palavras, mas, na célula, podem ser adicionados de 40 a 100 aminoácidos a um filamento de proteína em crescimento em apenas um segundo.

a seqüência de aminoácidos de uma proteína, ou se um erro ocorrer na cópia da seqüência, resultará em uma proteína alterada, às vezes com conseqüências graves. A hemoglobina da proteína oferece um exemplo de tal variação genética. Em uma pessoa com **anemia falciforme**,■ duas das quatro cadeias de polipeptídeos da hemoglobina (descritas anteriormente) têm a seqüência normal de aminoácidos, mas as outras duas cadeias não – elas têm o aminoácido valina em uma posição que é normalmente ocupada por ácido glutâmico (veja a Figura 4-8). Essa única alteração na seqüência de aminoácidos modifica tanto o caráter e a forma da hemoglobina que ela acaba perdendo sua capacidade de carregar o oxigênio de modo eficaz. Os glóbulos vermelhos preenchidos com essa hemoglobina anormal apresentam a forma de foice ou lua crescente alongada, em vez de manter sua forma normal flexível em forma de disco – a essa anormalidade dá-se o nome de anemia falciforme. A anemia falciforme eleva as necessidades de energia, provoca muitos problemas médicos e pode ser fatal.[1] O tratamento para crianças com anemia falciforme inclui atenção redobrada para suas necessidades de água; a desidratação pode desencadear uma crise grave.

Nutrientes e Expressão Genética Quando uma célula produz uma proteína, conforme descrito anteriormente, os cientistas dizem que o gene para aquela proteína foi "expresso". As células podem regular a expressão genética para fazer o tipo de proteína nas quantidades e na taxa necessárias. Quase todas as células do corpo possuem os genes para expressar todas as proteínas humanas, porém, cada tipo de célula produz somente as proteínas de que necessita. Por exemplo, as células do pâncreas expressam o gene para insulina; em outras células, aquele gene é inativo. De modo semelhante, as células do pâncreas não produzem a proteína hemoglobina, necessária apenas para os glóbulos vermelhos.

Uma pesquisa recente revelou alguns dos modos fascinantes pelos quais os nutrientes regulam a expressão genética e a síntese de proteína.■ Essas descobertas começaram a explicar algumas das relações entre os nutrientes, genes e desenvolvimento da doença. Os benefícios de ácidos graxos poliinsaturados em defender contra doença cardíaca, por exemplo, são parcialmente explicados por seu papel para influenciar a expressão genética para enzimas relacionadas aos lipídios. Os capítulos posteriores fornecem outros exemplos de como os nutrientes influenciam a expressão genética.

RESUMO As células sintetizam proteínas de acordo com as informações genéticas fornecidas pelo DNA no núcleo de cada célula. Essas informações definem a ordem na qual os aminoácidos devem ser unidos para formar cada proteína. Ocasionalmente, ocorrem erros de seqüenciamento, às vezes, com conseqüências significativas.

FIGURA 4-8 Células Falciformes Comparadas a Glóbulos Vermelhos Normais

Normalmente, os glóbulos vermelhos têm forma de discos; na anemia falciforme – doença hereditária –, os glóbulos vermelhos têm forma de foice ou lua crescente. Essa alteração na forma ocorre porque a valina substitui o ácido glutâmico na seqüência de aminoácidos de duas cadeias de polipeptídeos de hemoglobina. Como resultado dessa única alteração, a hemoglobina tem sua capacidade de carregar oxigênio diminuída.

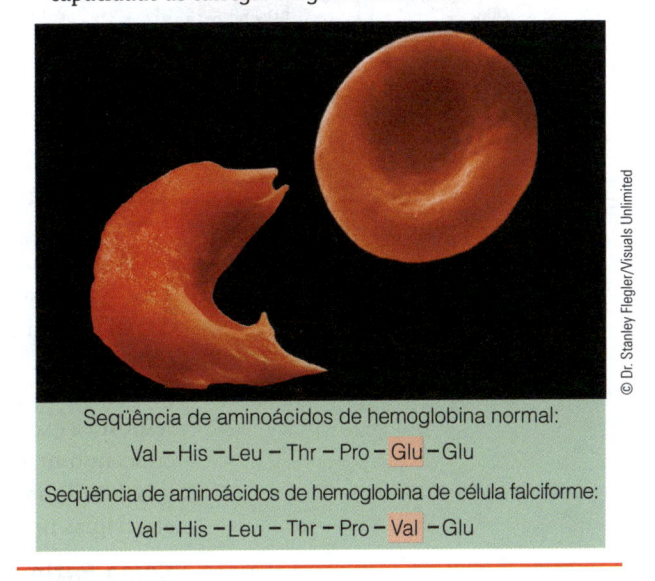

Seqüência de aminoácidos de hemoglobina normal:
Val – His – Leu – Thr – Pro – Glu – Glu

Seqüência de aminoácidos de hemoglobina de célula falciforme:
Val – His – Leu – Thr – Pro – Val – Glu

■ Anemia não é doença, mas sintoma de diversas doenças. No caso da anemia falciforme, um defeito na molécula de hemoglobina muda o formato dos glóbulos vermelhos. Os capítulos posteriores descrevem como a deficiência de vitaminas e minerais afetam o tamanho e a cor dos glóbulos vermelhos. Em todos os casos, as células sangüíneas anormais são incapazes de atender às demandas de oxigênio do organismo.

■ Os nutrientes podem desempenhar papéis fundamentais na ativação ou no silenciar dos genes. Ligar e desligar os genes, sem trocar a própria seqüência genética, isso é conhecido como **epigenética**.
• epi = entre

anemia falciforme: uma forma hereditária de anemia caracterizada por glóbulos vermelhos anormais com formato de foice ou lua crescente. As células falciformes interferem no transporte de oxigênio e no fluxo sangüíneo. Os sintomas são precipitados por desidratação e oxigênio insuficiente (como pode ocorrer em altitudes elevadas) e inclui anemia hemolítica (ruptura dos glóbulos vermelhos), febre e forte dor nas articulações e no abdômen.

Funções das Proteínas

Sempre há proteínas envolvidas quando o corpo está crescendo, reparando ou trocando de tecidos. Às vezes, seu papel é facilitar ou regular; outras vezes, é o de se tornar parte de uma estrutura. A versatilidade é uma das principais características das proteínas.

FIGURA 4-9 — Ação Enzimática

Cada enzima facilita uma reação química específica. Nesse diagrama, uma enzima possibilita que dois componentes perfaçam uma estrutura mais complexa, mas a própria enzima permanece inalterada.

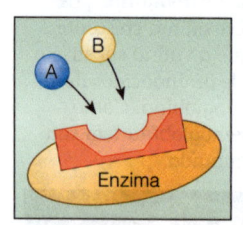

Os componentes separados, A e B, são atraídos para o local ativo da enzima, causando uma provável reação.

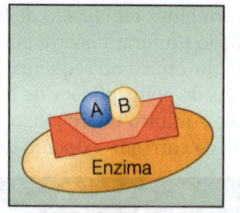

A enzima forma um complexo com A e B.

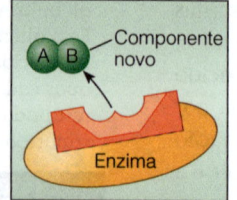

A enzima é inalterada, porém A e B formaram um novo componente, AB.

■ As reações de quebra são **catabólicas**, enquanto as reações de construção são **anabólicas** (o Capítulo 9 fornece mais detalhes).

matriz: a substância básica que dá forma a uma estrutura de desenvolvimento; no organismo, as células formadoras a partir das quais os dentes e os ossos são produzidos.

colágeno: a proteína da qual os tecidos conjuntivos, tais como cicatrizes, tendões, ligamentos e as bases de ossos e dentes, são feitos.

enzimas: proteínas que facilitam reações químicas sem serem alteradas no processo; catalisadores de proteínas.

Na Formação de Materiais para Crescimento e Manutenção Desde a concepção, as proteínas formam os blocos de construção dos músculos, sangue e pele – na verdade, da maioria das estruturas do corpo. Por exemplo, para formar um osso ou um dente, as células, primeiro, depositam uma **matriz** da proteína **colágeno** e, em seguida, a preenchem com cristais de cálcio, fósforo, magnésio, fluoreto e outros minerais.

O colágeno também fornece o material de ligamentos e tendões e a "cola" de fortalecimento entre as células das paredes arteriais que possibilitam que as artérias agüentem a pressão do sangue que passa por elas a cada batimento cardíaco. As cicatrizes também são feitas de colágeno, "suturando" tecidos rompidos.

As proteínas são necessárias para substituição. A expectativa de vida de uma célula da pele é somente cerca de 30 dias. Conforme as células velhas da pele são liberadas, células novas feitas principalmente de proteínas crescem por baixo delas para compensar a perda. As células nas camadas mais profundas da pele sintetizam novas proteínas para os cabelos e unhas. Em resposta a exercícios físicos, as células musculares produzem novas proteínas, crescendo mais fortes e maiores. Células do trato GI são substituídas a cada três dias. Tanto dentro quanto fora o corpo continuamente deposita proteína em células novas que substituem aquelas que foram perdidas.

Como Enzimas Algumas proteínas agem como **enzimas**. As enzimas digestivas apareceram em todos os capítulos desde o Capítulo 1, mas a digestão é somente um dos diversos processos que as enzimas facilitam. Elas não apenas quebram as substâncias, mas também as constroem (por exemplo, os ossos)■ e transformam uma substância em outra (aminoácidos em glicose, por exemplo). A Figura 4-9 esquematiza uma reação de síntese.

Uma analogia pode ajudar a esclarecer o papel das enzimas. As enzimas são comparáveis ao clérigo e os juízes que fazem e desfazem casamentos. Quando um pastor promove o casamento de duas pessoas, elas se tornam um casal, com uma ligação nova entre elas. Elas são unidas – mas o pastor permanece o mesmo. O pastor representa enzimas que sintetizam grandes componentes a partir de componentes menores. Um pastor pode realizar milhares de cerimônias de casamento, bem como uma enzima pode realizar bilhões de reações sintéticas.

Do mesmo modo, um juiz que separa casais pode decretar muitos divórcios antes de se aposentar ou morrer. O juiz representa enzimas que hidrolisam componentes maiores em menores; por exemplo, as enzimas digestivas. O ponto é que, assim como o pastor e o juiz, as próprias enzimas não são alteradas pelas reações que elas facilitam. Elas são catalisadores que permitem que as reações ocorram com mais rapidez e eficácia do que se as substâncias dependessem apenas de encontros ao acaso.

Como Hormônios As células podem ligar ou desligar seu maquinário de proteína em resposta às necessidades do corpo. Os hormônios fazem a mudança, freqüentemente, com maravilhosa precisão. Os muitos hormônios do corpo são moléculas mensageiras, e *alguns* hormônios são proteínas. Várias glândulas endócrinas no organismo liberam hormônios em resposta a alterações que desafiam o corpo. O sangue carrega os hormônios dessas glândulas até seus tecidos-alvo, onde geram as respostas apropriadas.

O hormônio insulina fornece um exemplo conhecido. Quando a glicose no sangue se eleva, o pâncreas libera sua insulina. A insulina estimula as proteínas de transporte dos músculos e do tecido adiposo para bombear glicose para dentro das células mais rapidamente do que pode sair. (Após agir na mensagem, as células destroem a insulina). Depois, a glicose no sangue cai, o pâncreas reduz sua liberação de insulina. Muitas outras proteínas agem como hormônios, regulando uma variedade de ações no organismo (consulte a Tabela 4-2 para exemplos).

TABELA 4-2 Exemplos de Hormônios e suas Ações

Hormônios	Ações
Hormônio de crescimento	Promove o crescimento.
Insulina e glucagon	Regulam a glicose sangüínea (consulte o Capítulo 2).
Tiroxina	Regula a taxa metabólica do corpo (consulte o Capítulo 3 do Volume 2)
Calcitonina e paratormônio	Regulam o cálcio sangüíneo (consulte o Capítulo 7).
Hormônio antidiurético	Regula o balanço de líquidos e eletrólitos (consulte o Capítulo 7).

OBSERVAÇÃO: *Hormônios* são mensageiros químicos, que são secretados por glândulas endócrinas em resposta a condições alteradas no organismo. Cada um segue para um ou mais tecidos ou órgãos específicos, onde provoca uma resposta específica. Para descrições de muitos hormônios importantes na nutrição, consulte o Apêndice A.

Como Reguladores do Equilíbrio Hídrico As proteínas ajudam a manter o **equilíbrio líquido** do organismo. A Figura 7-1, no Capítulo 7, ilustra uma célula e seus líquidos associados. Como a figura explica, os líquidos do organismo estão contidos dentro das células (intracelulares) ou fora delas (extracelulares). Líquidos extracelulares, por sua vez, podem ser encontrados nos espaços entre as células (intersticial) ou dentro de vasos sangüíneos (intravascular). O líquido nos espaços intravasculares é chamado plasma (essencialmente o sangue sem seus glóbulos vermelhos). Os líquidos podem fluir livremente entre esses compartimentos, mas as proteínas não, por serem grandes. Elas são retidas no interior das células e, em menor extensão, no plasma. Onde quer que elas estejam, atraem água.

A troca de materiais entre o sangue e as células acontece por meio das paredes dos capilares, que permitem a passagem de líquidos e uma variedade de materiais – mas, normalmente, não de proteínas plasmáticas. Ainda assim, algumas proteínas plasmáticas saem dos capilares e vão para o líquido intersticial entre as células. Essas proteínas não podem ser reabsorvidas no plasma; elas geralmente voltam à circulação por meio do sistema linfático. Se as proteínas plasmáticas entram nos espaços intersticiais mais rapidamente do que eles podem ser liberados, o líquido se acumula (porque as proteínas atraem água) e causa inchaço. O inchaço se deve ao excesso de líquido intersticial e é conhecido como **edema**. As causas de edema relacionadas à proteína incluem:

- Perdas excessivas de proteína causadas por doença renal ou ferimentos grandes (tais como queimaduras extensas).
- Síntese inadequada de proteína causada por doença hepática.
- Ingestão inadequada na dieta de proteína.

Seja qual for a causa de edema, o resultado é o mesmo: uma capacidade diminuída para fornecer nutrientes e oxigênio para as células e remover perdas deles. Como conseqüência, as células não funcionam adequadamente.

Como Reguladores Ácido-Base As proteínas também ajudam a manter o equilíbrio entre **ácidos** e **bases** dentro dos líquidos corporais. Processos corporais normais produzem continuamente ácidos e bases, os quais o sangue carrega para os rins e os pulmões para excreção. O desafio é fazer isso sem perturbar o equilíbrio ácido-base do sangue.

Em uma solução ácida, íons hidrogênio se ligam; quanto mais íons hidrogênio, mais concentrado o ácido. As proteínas que têm cargas negativas em suas superfícies atraem íons hidrogênio, que possuem cargas positivas. Ao aceitar e liberar os íons hidrogênio, as proteínas mantêm o equilíbrio ácido-base do sangue e dos líquidos corporais.

O equilíbrio ácido–base do sangue é firmemente controlado. Os extremos de **acidose** e **alcalose** levam ao coma e à morte, amplamente, porque eles desnaturam proteínas de trabalho. Alterar a forma de uma proteína faz que ela se torne inútil. Como exemplo, a hemoglobina desnaturada perde sua capacidade de carregar oxigênio.

Como Transportadores Algumas proteínas se movem nos líquidos corporais, carregando nutrientes e outras moléculas. A proteína hemoglobina carrega oxigênio dos pulmões para as células. As lipoproteínas transportam lipídios pelo corpo. Proteínas especiais de transporte carregam vitaminas e minerais.

■ Os componentes que ajudam a manter a acidez ou a alcalinidade de uma solução constante são chamados **tampões**.

equilíbrio líquido: manutenção dos tipos e quantidades adequados de líquido em cada compartimento do organismo (consulte também o Capítulo 7).

edema: inchaço do tecido corporal causado por quantidades excessivas de líquido nos espaços intersticiais; notado na ocorrência de deficiência de proteínas (entre outras condições).

ácidos: compostos que liberam íons hidrogênio em uma solução.

bases: compostos que aceitam íons hidrogênio em uma solução.

acidose: acidez acima do normal no sangue e nos fluidos corporais.

alcalose: alcalinidade (base) acima do normal no sangue e nos fluidos corporais.

O transporte do mineral ferro fornece uma ilustração especialmente boa da especificidade e precisão dessas proteínas. Quando o ferro entra em uma célula intestinal após uma refeição ter sido digerida e absorvida, ele é capturado por uma proteína. Antes de deixar a célula intestinal, o ferro se liga a outra proteína que o carrega pela corrente sangüínea até as células. Quando o ferro entra em uma célula, ele se liga a uma proteína de armazenamento que o prenderá até que seja necessário. Quando for necessário, o ferro é incorporado a proteínas nos glóbulos vermelhos e nos músculos que auxiliam no transporte e uso de oxigênio. (O Capítulo 8 fornece mais detalhes sobre como esses carregadores de proteína transportam e armazenam o ferro.)

Algumas proteínas de transporte residem nas membranas das células e agem como "bombas", colhendo os componentes em um lado da membrana e liberando-os do outro lado, conforme a necessidade. Cada proteína de transporte é específica para certo componente ou grupo de componentes relacionados. A Figura 4-10 ilustra como uma proteína de transporte ligada à membrana ajuda a manter as concentrações de sódio e de potássio nos líquidos dentro e fora das células. O equilíbrio desses dois minerais é crucial para transmissões nervosas e contrações musculares; desequilíbrios podem provocar batimentos cardíacos irregulares; fraqueza muscular, insuficiência renal e até mesmo a morte.

Como Anticorpos As proteínas também defendem o corpo contra as doenças. Um vírus – seja de gripe, varíola, sarampo ou resfriado comum – entra nas células e se multiplica. Um vírus pode produzir cem réplicas de si mesmo em aproximadamente uma hora. Cada réplica pode, então, irromper e invadir cem células diferentes, portanto, produzindo vírus, que invadem 10 mil células. Se deixadas livres para agir, elas logo dominarão o organismo com a doença.

Felizmente, quando o corpo detecta esses **antígenos** invasores, ele produz **anticorpos**, moléculas protéicas gigantes desenhadas especificamente para combatê-los. Os anticorpos atuam de modo tão rápido e eficaz que, em um indivíduo normal e saudável, a maioria das doenças nunca tem a chance de começar. Sem proteína suficiente, no entanto, o organismo não consegue manter seu exército de anticorpos para resistir a doenças infecciosas.

Cada anticorpo é desenhado para destruir somente um antígeno. Quando o corpo produz anticorpos contra um antígeno específico (por exemplo, o vírus do sarampo), ele se lembra de como produzi-lo. Conseqüentemente, na próxima vez em que o organismo encontrar aquele mesmo antígeno, ele produzirá anticorpos com uma velocidade ainda maior. Em outras palavras,

> **antígenos:** substâncias que induzem à formação de anticorpos ou de uma reação inflamatória do sistema imunológico. Exemplos de antígenos são bactérias, vírus, toxinas e proteínas presentes no alimento e que causam alergia.
>
> **anticorpos:** proteínas grandes produzidas pelo sistema imunológico em resposta à invasão do corpo por moléculas estranhas (geralmente proteínas denominadas antígenos). Os anticorpos combinam-se com os invasores estranhos e os inativam, protegendo assim o corpo.

FIGURA 4-10 Exemplo de Transporte de Proteína

Essa proteína de transporte reside no interior de uma membrana celular e age como uma passagem de duas portas. As moléculas entram de um lado da membrana e saem do outro, mas a proteína não deixa a membrana. Este exemplo mostra como a proteína de transporte movimenta sódio e potássio em direções opostas através da membrana para manter alta concentração de potássio e concentração baixa de sódio dentro da célula. Esse sistema ativo de transporte requer energia.

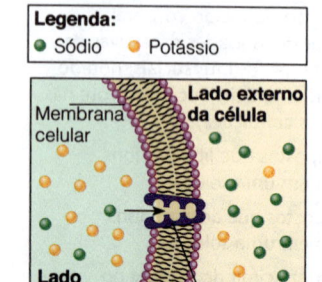

Legenda:
- Sódio
- Potássio

A proteína de transporte capta o sódio do interior da célula.

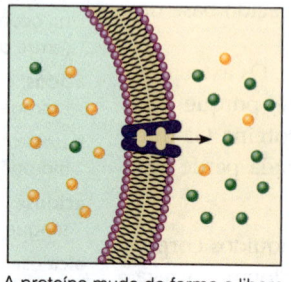

A proteína muda de forma e libera o sódio no lado de fora da célula.

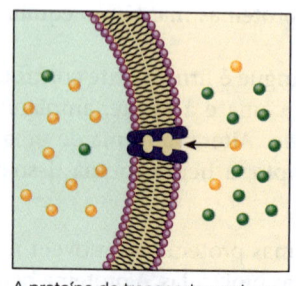

A proteína de transporte capta o potássio do lado de fora da célula.

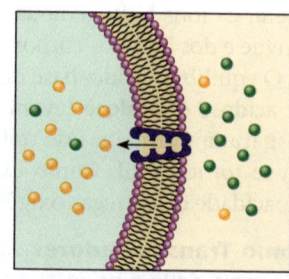

A proteína muda de forma e libera o potássio no interior da célula.

o corpo desenvolve uma memória molecular, conhecida como **imunidade**. (O Capítulo 7 do Volume 2 descreve as alergias alimentares – a resposta do sistema imunológico a antígenos dos alimentos.)

Como Fontes de Energia e Glicose Embora as proteínas sejam necessárias para efetuar trabalhos que só elas podem realizar, elas serão sacrificadas para produzir energia■ e glicose,■ se necessário. Sem energia, as células morrem; sem glicose, o cérebro e o sistema nervoso podem falhar. O Capítulo 9 descreve mais detalhadamente o metabolismo energético.

Outras Funções Como mencionado anteriormente, as proteínas são parte da maioria das estruturas do corpo, como pele, músculos e ossos. Elas também participam de algumas das atividades mais fantásticas, como a coagulação do sangue e a visão. Quando um tecido é lesionado, uma cadeia rápida de eventos leva à produção de fibrina, massa filamentosa e insolúvel de fibras protéicas que forma um coágulo a partir do sangue líquido. Posteriormente, mais lentamente, o colágeno protéico forma uma cicatrização para substituir o coágulo e curar de forma permanente a ferida. Os pigmentos fotossensíveis nas células da retina são moléculas da proteína opsina. A opsina responde à luz mudando de formato, iniciando assim os impulsos nervosos que transportam o sentido da visão para o cérebro.

■ Lembrete: As proteínas fornecem 4 kcal/g. Veja no Capítulo 1 do Volume 2 como calcular as quilocalorias das proteínas dos alimentos.

■ Lembrete: A produção de glicose a partir de fontes que não sejam carboidratos, como os aminoácidos, é a *gliconeogênese*.

RESUMO

As funções das proteínas discutidas aqui estão resumidas na tabela abaixo. São apenas alguns dos muitos papéis que as proteínas desempenham, mas dão uma noção da imensa variedade de proteínas e sua importância no corpo.

Crescimento e manutenção	As proteínas são parte integrante da maioria das estruturas do corpo, tais como pele, tendões, membranas, músculos, órgãos e ossos. Assim, elas auxiliam no crescimento e no reparo dos tecidos do corpo.
Enzimas	As proteínas facilitam as reações químicas.
Hormônios	As proteínas regulam os processos no organismo (alguns hormônios, mas nem todos são proteínas).
Equilíbrio líquido	As proteínas ajudam a manter o volume e a composição dos fluidos corporais.
Equilíbrio ácido-base	As proteínas ajudam a manter o equilíbrio ácido-base dos fluidos corporais agindo como soluções tampão.
Transporte	As proteínas transportam substâncias, como lipídios, vitaminas, minerais e oxigênio, pelo corpo.
Anticorpos	As proteínas inativam invasores estranhos, protegendo dessa forma o organismo contra as doenças.
Energia	As proteínas fornecem energia, se necessário, ao corpo.

Metabolismo das Proteínas: uma Introdução

Esta seção oferece uma introdução ao metabolismo das proteínas; o Capítulo 9 fornecerá a descrição completa. As células possuem diversas opções metabólicas, dependendo de suas necessidades protéicas e energéticas.

Turnover Protéico e o *Pool* de Aminoácidos Dentro de cada célula, as proteínas estão sendo continuamente produzidas e rompidas, processo conhecido como "***turnover* protéico**". Quando as proteínas se rompem, elas liberam aminoácidos, que se juntam à circulação geral.■ Esses aminoácidos se misturam com aminoácidos da proteína da dieta para formar um "***pool* de aminoácidos**" dentro das células e no sangue circulante. A taxa de degradação das proteínas e a quantidade de ingestão protéica podem variar; porém o padrão de aminoácidos dentro do *pool* permanece bem consistente. Independentemente da fonte, qualquer um desses aminoácidos pode ser usado para produzir proteínas do corpo ou outros componentes contendo nitrogênio, ou pode perder seu nitrogênio e ser usado para gerar energia (seja imediatamente ou armazenado como gordura para uso posterior).

■ Aminoácidos (ou proteínas) que surgem de dentro do organismo são **endógenos**. Por outro lado, aqueles que surgem dos alimentos são **exógenos**.
  • **endo** = dentro
  • **gen** = surgindo
  • **exo** = fora (do corpo)

imunidade: a capacidade do corpo de se defender contra doenças.

***turnover* protéico:** a degradação e síntese de proteína.

***pool* de aminoácidos:** o fornecimento de aminoácidos derivados, tanto das proteínas dos alimentos como das proteínas do corpo, que se acumulam nas células e na circulação sangüínea e ficam prontos para ser incorporados em proteínas e outros componentes ou utilizados para produzir energia.

- Balanço Nitrogenado (balanço nitrogenado zero): N ingerido = N excretado.

- Nitrogênio positivo: N ingerido > N excretado.

- Nitrogênio negativo: N ingerido < N excretado.

Balanço Nitrogenado O *turnover* protéico e o **balanço nitrogenado** andam lado a lado. Em adultos saudáveis, a síntese de proteínas se equilibra com a degradação, e a ingestão de proteínas provenientes dos alimentos se equilibra com a excreção de nitrogênio na urina, fezes e suor. Quando a ingestão de nitrogênio é igual à saída de nitrogênio, a pessoa está em balanço nitrogenado, ou em balanço nitrogenado zero. Os pesquisadores utilizam estudos do balanço nitrogenado para estimar a necessidade de proteína.[2]

Se o corpo sintetiza mais do que degrada e adiciona proteína, o *status* do nitrogênio se torna positivo. O *status* de nitrogênio é positivo em bebês e em crianças em crescimento, mulheres grávidas e pessoas se recuperando de deficiência protéica ou doença; nesses casos, a ingestão de nitrogênio excede à saída de nitrogênio. Eles estão retendo proteína em tecidos novos conforme adicionam células de sangue, osso, pele e músculo a seus corpos.

Se o corpo degrada mais do que sintetiza e perde proteína, o *status* de nitrogênio se torna negativo. O estado de balanço nitrogenado negativo se dá em pessoas que passam fome ou sofrem de outros estresses graves, tais como queimaduras, lesões, infecções e febre; nesses casos, a saída de nitrogênio excede à ingestão. Durante esses períodos, o organismo perde o nitrogênio já que rompe as proteínas presentes nos músculos e outras proteínas do corpo para gerar energia.

Utilização dos Aminoácidos para Produzir Proteínas ou Aminoácidos Não-Essenciais Como mencionado, as células podem montar os aminoácidos formando as proteínas de que necessitam para efetuar seu trabalho. Se um aminoácido não-essencial específico não estiver prontamente disponível, as células podem produzi-lo a partir de outro aminoácido. Se um aminoácido essencial estiver faltando, o organismo pode quebrar algumas de suas proteínas para obtê-lo.

Utilização dos Aminoácidos para Produzir Outros Componentes As células também podem usar os aminoácidos para produzir outros componentes. Por exemplo, o aminoácido tirosina é usado para produzir os **neurotransmissores** norepinefrina e epinefrina, que retransmitem mensagens do sistema nervoso pelo organismo. A tirosina pode também ser produzida no pigmento melanina, que é responsável pelo cabelo e olhos castanhos e pela cor da pele, ou no hormônio tiroxina, que ajuda a regular a taxa metabólica. Outro exemplo: o aminoácido triptofano serve como um precursor para a vitamina niacina e para a serotonina, neurotransmissor importante para a regulação do sono, o controle do apetite e a percepção sensorial.[3]

Utilização dos Aminoácidos para Produzir Energia e Glicose Como mencionado antes, quando há limitação de glicose ou de ácidos graxos, as células são forçadas a usar os aminoácidos para produzir energia e glicose. O organismo não tem uma forma especializada de armazenamento de proteína como para os carboidratos e para as gorduras. A glicose é armazenada como glicogênio no fígado e a gordura, como triglicerídeos no tecido adiposo, mas a proteína no corpo só está disponível como componentes funcionais e estruturais dos tecidos. Quando surge a necessidade, o organismo quebra as proteínas de seus tecidos e as usa para produzir energia. Assim, com o passar do tempo, a privação de energia (inanição) sempre causa perda de tecido corporal magro, bem como perda de gordura. Um suprimento adequado de carboidratos e de gorduras poupa os aminoácidos de serem usados para energia e permite que eles executem seus papéis únicos.

Desaminação de Aminoácidos Quando os aminoácidos são quebrados (como ocorre quando são usados para energia), primeiro, eles são desaminados – seus grupos amino contendo nitrogênio são retirados. A **desaminação** produz amônia, que as células liberam na corrente sangüínea. O fígado capta a amônia, a converte em uréia (um componente menos tóxico) e devolve a uréia

---

desaminação: remoção do grupo amino (NH_2) de um composto, tal como um aminoácido.

balanço nitrogenado: a quantidade de nitrogênio ingerido (N ingerido) em comparação com a quantidade de nitrogênio excretado (N excretado) em dado período.*

neurotransmissores: substâncias químicas que são liberadas na extremidade de uma célula nervosa quando um impulso nervoso chega ali. Eles se propagam através dos espaços até a próxima célula e alteram a membrana daquela segunda célula para inibi-la ou excitá-la.

* Os materiais genéticos DNA e RNA contêm nitrogênio, mas a quantidade é insignificante em comparação à quantidade na proteína. O aminoácido médio pesa cerca de 6,25 vezes a mais que o nitrogênio que ele contém, então os cientistas são capazes de estimar a quantidade de proteína em uma amostra de alimento, tecido corporal ou outro material, multiplicando o peso do nitrogênio nele por 6,25.

para o sangue. (O metabolismo da uréia é descrito no Capítulo 9.) Os rins filtram a uréia do sangue; assim, o nitrogênio do grupo amino acaba na urina. Os fragmentos restantes de carbono dos aminoácidos desaminados podem entrar em inúmeras vias metabólicas – por exemplo, eles podem ser usados para gerar energia ou para a produção de glicose, cetonas, colesterol ou gordura.*

Utilização dos Aminoácidos para Produzir Gordura Os aminoácidos podem ser usados para produzir gordura quando as ingestões de energia e proteína excedem às necessidades e a ingestão de carboidratos é adequada. Os aminoácidos são desaminados, o nitrogênio é excretado, e os fragmentos restantes de carbono são convertidos em gordura e são armazenados para uso posterior. Desse modo, os alimentos ricos em proteína podem contribuir para o ganho de peso.

> **RESUMO** As proteínas estão constantemente sendo sintetizadas e rompidas conforme necessário. A assimilação do corpo de aminoácidos nas proteínas e sua liberação de aminoácidos por meio da degradação e excreção protéica podem ser rastreadas pela medição do balanço nitrogenado, que deve ser positivo durante o crescimento e constante na fase adulta. Um déficit energético ou uma ingestão inadequada de proteínas pode forçar o corpo a usar os aminoácidos como combustível, criando um equilíbrio negativo de nitrogênio. A proteína ingerida em excesso é degradada e armazenada como gordura corporal.

Proteínas nos Alimentos

Nos Estados Unidos e no Canadá, onde alimentos nutritivos são abundantes, a maioria das pessoas come proteínas em quantidades tão grandes que recebem todos os aminoácidos de que elas necessitam. Nos países onde o alimento é escasso e as pessoas comem apenas quantias marginais de alimentos ricos em proteínas, entretanto, a *qualidade* das proteínas se torna crucial.

Qualidade das Proteínas

A qualidade das proteínas da dieta determina, em grande parte, quão bem as crianças crescem e quão bem os adultos mantêm sua saúde. Colocado de modo simples, as **proteínas de alta qualidade** fornecem o suficiente de todos os aminoácidos essenciais necessários para manter o funcionamento do corpo, e as proteínas de baixa qualidade, não. Dois fatores influenciam a qualidade da proteína: a digestibilidade da proteína e sua composição de aminoácidos.

Digestibilidade Como explicado anteriormente, as proteínas devem ser digeridas antes que possam fornecer aminoácidos. A **digestibilidade da proteína** depende de fatores tais como a fonte de proteína e outros alimentos ingeridos com ele. A digestibilidade da maioria das proteínas dos animais é alta (90% a 99%); proteínas de origem vegetal são menos digestíveis (70% a 90% para a maioria, mas mais de 90% para soja e leguminosas).

Composição dos Aminoácidos Para produzir proteínas, uma célula deve ter todos os aminoácidos necessários disponíveis simultaneamente. O fígado pode produzir qualquer aminoácido não-essencial que pode estar em suprimento curto de modo que as células possam continuar ligando os aminoácidos em filamentos de proteína. Contudo, se um aminoácido essencial estiver faltando, uma célula deve desmontar suas próprias proteínas para obtê-lo.

> **proteínas de alta qualidade:** proteínas alimentares que contêm todos os aminoácidos essenciais relativamente nas mesmas quantidades que os seres humanos necessitam. Elas também podem conter aminoácidos não-essenciais.
>
> **digestibilidade da proteína:** uma medida da quantidade de aminoácidos absorvidos de determinada ingestão de proteína.

---

* Às vezes, os químicos classificam os aminoácidos de acordo com os destinos de seus fragmentos de carbono após a desaminação. Se o fragmento leva à produção de glicose, o aminoácido é denominado "glicogênico"; se ele leva à formação de corpos cetônicos, gorduras e esteróis, o aminoácido é chamado "cetogênico". No entanto, não existe uma distinção clara entre aminoácidos glicogênicos e cetogênicos. Poucos aminoácidos são classificados como os dois ao mesmo tempo; a maioria é considerada glicogênico; só um (leucina) é claramente cetogênico.

■ No passado, a proteína do ovo era comumente usada como a proteína de referência. A Tabela D-1, no Apêndice D, apresenta o perfil de aminoácidos do ovo. Como proteína de referência, o ovo recebeu o valor de 100; a Tabela D-2 inclui escores de outras proteínas de alimentos para comparação.

FIGURA 4-11 Proteínas Complementares

Em geral, as leguminosas fornecem bastante isoleucina (Ile) e lisina (Lis), mas são pobres em metionina (Met) e triptofano (Trp). Os cereais têm forças e fraquezas opostas, tornando-os um par perfeito para as leguminosas.

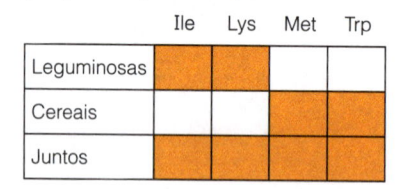

	Ile	Lys	Met	Trp
Leguminosas	■	■		
Cereais			■	■
Juntos	■	■	■	■

aminoácido limitante: os aminoácidos essenciais encontrados em suprimentos mais reduzidos em relação às quantidades necessárias para a síntese protéica no corpo. Quatro aminoácidos têm mais possibilidade de serem limitados:
• Lisina.
• Metionina.
• Rreonina.
• Triptofano.

proteína de referência: padrão de comparação para medir a qualidade de outras proteínas.

proteínas complementares: duas ou mais proteínas da dieta cujos grupos de aminoácidos se complementam de maneira que os aminoácidos essenciais faltantes em um são supridos pelo outro.

Portanto, para prevenir a ruptura de proteínas, as proteínas obtidas na dieta devem fornecer em quantidades suficientes, no mínimo, os nove aminoácidos essenciais mais os grupos amino contendo nitrogênio suficiente e energia para a síntese dos demais. Se a dieta fornece muito pouco de qualquer aminoácido essencial, a síntese será limitada. O corpo produz somente proteínas completas; se um aminoácido estiver faltando, os demais não podem formar uma proteína "parcial". Um aminoácido essencial fornecido em quantidade inferior necessária para auxiliar na síntese protéica é chamado **aminoácido limitante**.

Proteína de Referência A qualidade das proteínas alimentares é determinada baseando-se em como elas se comparam ante às necessidades de aminoácidos essenciais de crianças com idade pré-escolar. Tal padrão é chamado uma **proteína de referência**.■ A justificativa por se usar as necessidades desse grupo etário é que, se uma proteína suportará eficazmente o crescimento e desenvolvimento de uma criança pequena, então ela atenderá ou excederá às necessidades das crianças mais velhas e dos adultos.

Proteína de Alta Qualidade Como mencionado, uma proteína de alta qualidade contém todos os aminoácidos essenciais em quantidades relativamente iguais àquela que os seres humanos requerem; ela pode ou não conter todos os aminoácidos não-essenciais. As proteínas que são baixas em um aminoácido essencial não podem, sozinhas, apoiar a síntese protéica. Em geral, os alimentos derivados de animais (carne bovina, peixes, aves, queijo, ovos, iogurte e leite) fornecem proteínas de alta qualidade, embora gelatina seja exceção (falta triptofano e não pode suportar o crescimento e a saúde como uma única proteína da dieta). Proteínas provenientes de plantas (hortaliças, nozes, sementes, cereais e leguminosas) têm padrões de aminoácidos mais diversos e tendem a ser limitados em um ou mais aminoácidos essenciais. Algumas proteínas de origem vegetal (por exemplo, proteína do milho) são notoriamente de baixa qualidade. Poucos outros (por exemplo, proteína de soja) são de melhor qualidade.

Proteínas Complementares Em geral, as proteínas de origem vegetal são de qualidade inferior às proteínas animais, e os vegetais também oferecem menos proteínas (por peso ou medida de alimento). Por esse motivo, muitos vegetarianos melhoram a qualidade de proteínas em suas dietas combinando alimentos com proteínas de origem vegetal que têm diferentes padrões aminoácidos, mas são complementares. Essa estratégia produz **proteínas complementares** que, em conjunto, contêm todos os aminoácidos essenciais em quantidades suficientes para manter a saúde. A qualidade da proteína advinda dessa combinação é maior que quando esses alimentos estão sozinhos (veja a Figura 4-11).

Muitas pessoas acreditaram, durante muito tempo, que combinar proteínas de origem vegetal em cada refeição seria essencial para a nutrição de proteínas. Para a maioria dos vegetarianos saudáveis, no entanto, não é necessário equilibrar os aminoácidos em cada refeição, quando a ingestão de proteína for variada e a ingestão de energia suficiente.[4] Os vegetarianos podem ingerir todos os aminoácidos de que necessitam ao longo do dia, se eles ingerem uma variedade de cereais, leguminosas, sementes, nozes e hortaliças. No entanto, se a dieta for constituída basicamente por frutas e certas hortaliças, ocorre o desenvolvimento de uma deficiência protéica, limitando gravemente tanto a *quantidade* quanto a *qualidade* da proteína. O Destaque 4 mostra como planejar uma dieta vegetariana nutritiva.

Medida da Qualidade da Proteína – PDCAAS Os pesquisadores desenvolveram diversos métodos para avaliar a qualidade das proteínas dos alimentos e identificar proteínas de alta qualidade. O parágrafo seguinte descreve brevemente a medida usada pelo Comitê de Ingestão Dietética de Referência para avaliar a qualidade das proteínas. O Apêndice D fornece detalhes em outras medidas.

PROTEÍNAS E AMINOÁCIDOS • 125

O **escore de aminoácidos corrigido pela digestibilidade da proteína**, ou **PDCAAS**, (do inglês **protein digestibility-corrected amino acid score**), compara a composição de aminoácidos de uma proteína com a necessidade humana de aminoácidos e corrige com a digestibilidade. Primeiro, a composição de aminoácidos da proteína é determinada e, em seguida, é comparada com a necessidade de aminoácidos, para crianças em idade pré-escolar. Essa comparação revela o aminoácido mais limitante – o único que é insuficiente em comparação com a referência. Se o aminoácido limitante de uma proteína do alimento for de 70% da quantidade encontrada na proteína de referência, recebe um escore de 70. O escore de aminoácidos é multiplicado pela porcentagem de digestibilidade protéica do alimento para determinar o PDCAAS. Adiante, é fornecido um exemplo de como calcular o PDCAAS, e a Tabela 4-3 lista os valores de PDCAAS de alguns alimentos selecionados.

TABELA 4-3 Valores de PDCAAS de Alimentos Selecionados

Caseína (proteína do leite)	1,00
Clara de ovo	1,00
Soja (isolada)	0,99
Bife	0,92
Farinha de ervilha	0,69
Feijões-vermelhos (enlatados)	0,68
Grãos-de-bico (enlatados)	0,66
Feijões-rajados (enlatados)	0,66
Aveia rolada	0,57
Lentilhas (enlatadas)	0,52
Farelo de amendoim	0,52
Trigo integral	0,40

OBSERVAÇÃO: 1,0 é o PDCAAS máximo que uma proteína de alimento pode receber.

COMO FAZER a Medição da Qualidade da Proteína

Para calcular o PDCAAS (escore de aminoácidos corrigido pela digestibilidade da proteína), os pesquisadores primeiro determinam o perfil de aminoácidos da proteína de teste (nesse exemplo, feijões-rajados). A segunda coluna da tabela a seguir mostra o perfil de aminoácidos essenciais para feijões-rajados. A terceira coluna apresenta o padrão de referência de aminoácidos.

Para determinar quão bem a proteína do alimento atende às necessidades humanas, os pesquisadores calculam a proporção dividindo a segunda coluna pela terceira (por exemplo, 30 ÷ 18 = 1,67). O aminoácido com a proporção menor é o mais limitante – nesse caso, metionina. Sua proporção é o escore de aminoácidos para a proteína – nesse caso, 0,84.

Só o escore de aminoácidos, entretanto, não responde pela digestibilidade. A digestibilidade das proteínas, conforme determinado por estudos com ratos, rende um valor de 79% para feijões-rajados. Juntos, o escore de aminoácidos e o valor de digestibilidade determinam o PDCAAS:

PDCAAS = digestibilidade da proteína × escore de aminoácidos
PDCAAS para feijões-rajados = 0,79 × 0,84 = 0,66

Assim, o PDCAAS para feijões-rajados é 0,66. A Tabela 4-3 lista os valores de PDCAAS de alimentos selecionados.

O PDCAAS é usado para determinar a % Valor Diário nos rótulos dos alimentos. Para calcular a % Valor Diário para a proteína de feijões rajados-enlatados, multiplique o número de gramas de proteína em uma porção-padrão (no caso de feijões-rajados, 7 g por 1/2 xícara) pelo PDCAAS:

7 g × 0,66 = 4,62

Esse valor é então dividido pelo padrão recomendado para a proteína (para adultos e crianças com idade superior a 4 anos, 50 g):

4,62 ÷ 50 = 0,09 (ou 9%)

O rótulo do alimento para essa lata de feijões-rajados mostraria que uma porção fornece 7 g de proteína, e se o rótulo incluísse uma % Valor Diário para a proteína (que é opcional), o valor seria 9%.

Aminoácidos Essenciais	Perfil de Aminoácidos de Feijões-rajados (mg/g de proteína)	Padrão de Referência de Aminoácidos (mg/g de proteína)	Escore de Aminoácidos
Histidina	30,0	18	1,67
Isoleucina	42,5	25	1,70
Leucina	80,4	55	1,46
Lisina	69,0	51	1,35
Metionina (+ cistina)	21,1	25	0,84
Fenilalanina (+ tirosina)	90,5	47	1,93
Treonina	43,7	27	1,62
Triptofano	8,8	7	1,26
Valina	50,1	32	1,57

• **escore de aminoácidos corrigido pela digestibilidade da proteína (PDCAAS):** medida da qualidade da proteína avaliada pela comparação do escore dos aminoácidos de uma proteína alimentar com as necessidades de aminoácidos de crianças em idade pré-escolar e, então, corrigida pela digestibilidade da proteína.

> **RESUMO** Uma dieta inadequada de qualquer um dos aminoácidos essenciais limita a síntese protéica. A melhor garantia da adequação de aminoácidos é comer alimentos que contêm proteínas de alta qualidade ou misturas de alimentos com proteínas incompletas, mas complementares, de modo que cada uma possa fornecer os aminoácidos limitantes das outras fontes. Os vegetarianos podem atender a suas necessidades protéicas ao ingerir uma variedade de cereais integrais, leguminosas, sementes, nozes e hortaliças.

Regras sobre Proteínas para Rótulos de Alimentos

- **Valores Diários:**
  - 50 g de proteína (baseando-se em 10% de uma dieta de 2.000 kcal).

Todos os rótulos de alimentos devem mostrar a *quantidade* de proteínas em gramas. A "% Valor Diário" para as proteínas não é obrigatória em todos os rótulos,* mas se faz necessária quando um alimento indica a presença de proteínas em seu conteúdo ou é direcionado para consumo por crianças com menos de 4 anos. Sempre que a porcentagem do Valor Diário for declarada, os pesquisadores devem determinar a qualidade das proteínas usando o método PDCAAS. Assim, quando uma % Valor Diário for declarada para proteínas, ela reflete tanto a quantidade quanto a qualidade.

> **RESUMO** A qualidade da proteína é medida por seu teor de aminoácidos, sua digestibilidade e sua capacidade de auxiliar no crescimento. Tais medidas são de grande importância para lidar com a desnutrição mundial. Entretanto nos Estados Unidos e no Canadá, onde a deficiência de proteínas não é comum, os escores de qualidade das proteínas de alimentos individuais recebem pouca ênfase.

Efeitos sobre a Saúde e a Ingestão Recomendada de Proteínas

Como você já deve saber, a proteína é indispensável para a vida. Não é de surpreender que a deficiência protéica possa ter efeitos devastadores sobre a saúde das pessoas. Mas, assim como os demais nutrientes, a proteína em excesso também pode ser danosa. Esta seção examina os efeitos sobre a saúde e a ingestão recomendada de proteína.

Desnutrição Protéico-Energética

desnutrição protéico-energética (DPE), também chamada **desnutrição protéico-calórica (DPC)**: uma deficiência de proteína, energia ou ambas, incluindo *kwashiorkor*, marasmo e casos em que as duas se sobrepõem.

DPE aguda: desnutrição protéico-energética causada por recente restrição alimentar grave cuja característica é de baixo peso em crianças em relação à altura (conhecida por *wasting*).

DPE crônica: desnutrição protéico-energética causada por privação alimentar de longa duração; caracterizada por crianças com baixa estatura para a idade (*retardo do crescimento*).

Quando as pessoas são privadas de proteína, energia ou ambas, o resultado é a **desnutrição protéico-energética (DPE)**. Embora a DPE atinja muitos adultos, ela geralmente ataca precocemente durante a infância. Trata-se de uma das formas mais predominantes e devastadoras de desnutrição do mundo, afligindo mais de 500 milhões de crianças. A maior parte das 33 mil crianças que chegam ao óbito diariamente é desnutrida.

A ingestão alimentar inadequada leva a um crescimento precário nas crianças e à perda de peso e à debilidade nos adultos. As crianças que estão abaixo de seu peso em relação à sua altura podem estar sofrendo de **DPE aguda** (privação alimentar recente e grave), ao passo que as crianças que possuem baixa estatura para sua idade apresentam **DPE crônica** (privação

---
* N.R.T.: No Brasil, a legislação prevê a inserção obrigatória da informação sobre a quantidade de proteínas nos rótulos dos alimentos. Mais informações no site: www.anvisa.gov.br/manual_industria.pdf.

alimentar de longa duração). O crescimento precário decorrente da DPE é fácil de passar despercebido, porque uma criança pequena pode parecer bem normal, mas é o sinal mais comum da desnutrição.

A DPE é mais prevalente na África, América Central, América do Sul, Oriente Médio e leste e sudeste asiáticos. Nos Estados Unidos, os sem-teto e as pessoas que vivem em casas abaixo do padrão em centros decadentes e áreas rurais foram diagnosticados com DPE. Além das pessoas que vivem em condições de pobreza, as idosas que vivem sozinhas e adultos dependentes de drogas ou álcool freqüentemente sofrem de DPE. A DPE se desenvolve em crianças pequenas quando os pais erroneamente fornecem, em vez do leite, "bebidas nutricionais saudáveis"■ que não fornecem energia ou proteínas em quantidade adequada, fato comum em razão do desconhecimento a respeito de nutrição, por intolerância percebida ao leite ou por modismo alimentar.[5] A DPE adulta também é freqüente em pessoas hospitalizadas com infecções, como Aids ou tuberculose; essas infecções fazem a depleção das proteínas do corpo, demandam energia a mais, induzem a perdas nutricionais e alteram as vias metabólicas. Além disso, a ingestão nutricional precária durante o período de hospitalização agrava a desnutrição e compromete a recuperação, enquanto a intervenção nutricional freqüentemente melhora a resposta do corpo a outros tratamentos e as chances de sobrevivência.[6] A DPE também é comum nas pessoas que sofrem do distúrbio alimentar, anorexia nervosa (discutido no Destaque 4 do Volume 2). A prevenção enfatiza refeições freqüentes, ricas em nutrientes e em energia e, de igual importância, resolução das causas subjacentes da DPE – pobreza, infecções e doença.

■ As bebidas de arroz são, muitas vezes, vendidas como alternativas ao leite; no entanto, não fornecem proteínas, vitaminas e minerais na quantidade adequada.

Classificação da DPE A DPE ocorre em duas formas: marasmo ou *kwashiorkor*, que se diferenciam em suas características clínicas (consulte a Tabela 4-4). Os parágrafos a seguir apresentam três síndromes clínicas – marasmo, *kwashiorkor* e a combinação dos dois.

Marasmo Apropriadamente batizado com esse nome provindo da palavra grega que significa "consumação", o **marasmo** reflete grave privação de alimento em um período prolongado (DPE crônica). Colocado de modo simples, a pessoa está passando fome e sofrendo de ingestão inadequada de energia *e* de proteínas (além de ingestão inadequada de ácidos graxos essenciais, vitaminas

marasmo: uma forma de DPE que resulta de grave privação ou absorção prejudicada de energia, proteínas, vitaminas e minerais.

TABELA 4-4 Características do Marasmo e do *Kwashiorkor* nas Crianças

A separação da DPE em duas classificações simplifica bastante a condição, mas, nos extremos, o marasmo e o *kwashiorkor* exibem diferenças marcantes. A mistura marasmo-*kwashiorkor* apresenta sintomas comuns tanto ao marasmo quanto ao *kwashiorkor*. Em todos os casos, é provável que as crianças desenvolvam diarréia, infecção e deficiências de nutricionais múltiplas.

Marasmo	Kwashiorkor
Primeira infância (menos de 2 anos)	Bebês e crianças pequenas (1 a 3 anos)
Privação grave ou absorção prejudicada de proteínas, energia, vitaminas e minerais	Ingestão protéica inadequada ou, mais comumente, infecções
Desenvolve-se lentamente; DPE crônica	Início rápido; DPE aguda
Grave perda de peso	Perda razoável de peso
Debilitação muscular grave, gordura corporal diminuída	Debilitação muscular razoável, com retenção de um pouco de gordura corporal
Crescimento: < 60% do peso ideal para a idade	Crescimento: 60% a 80% do peso ideal para a idade
Edema não-detectável	Edema
Sem esteatose hepática	Fígado gordo (esteatose hepática) aumentado
Ansiedade, apatia	Apatia, melancolia, irritabilidade, tristeza
Possibilidade de bom apetite	Perda de apetite
O cabelo é esparso, fino e seco; queda capilar	O cabelo é seco e quebradiço; fácil de arrancar; muda de cor; torna-se reto
A pele é seca, fina e se enruga com facilidade	A pele desenvolve lesões

e minerais). O marasmo ocorre mais comumente em crianças na faixa etária de 6 a 18 meses em todas as favelas urbanas superpopulosas do mundo. As crianças de nações empobrecidas simplesmente não têm condições suficientes para comer e subsistem com bebidas de cereais diluídas que fornecem energia escassa e proteínas de baixa qualidade; esse alimento mal pode sustentá-las, quanto mais promover o crescimento. Em conseqüência disso, as crianças marasmáticas lembram um pouco pequenos idosos – são somente pele e ossos.

Sem uma nutrição adequada, os músculos, incluindo o coração, se debilitam e enfraquecem.[7] Uma vez que o cérebro normalmente cresce até quase a totalidade de seu tamanho adulto nos primeiros dois anos de vida, o marasmo compromete o desenvolvimento cerebral e a capacidade de aprendizagem. A síntese reduzida de hormônios-chave reduz o metabolismo e abaixa a temperatura corporal. Existe pouca ou nenhuma gordura sob a pele para isolar contra o frio. Os funcionários dos hospitais acham que as crianças com marasmo necessitam ser agasalhadas, cobertas ou mantidas aquecidas. Como essas crianças freqüentemente sofrem de retardos no desenvolvimento mental e comportamental, elas também necessitam de tratamento carinhoso, ambiente estimulante e da atenção dos pais.

Uma criança faminta encara essa ameaça à sua vida envolvendo-se o mínimo possível com atividades – nem mesmo chorar para pedir alimento. O organismo reúne todas as suas forças para enfrentar a crise, por isso ele reduz qualquer gasto de proteína tão necessária ao funcionamento do coração, dos pulmões e do cérebro. O crescimento pára; a criança de 4 anos tem o tamanho de uma de 2 anos. Há pouco estoque de enzimas e o revestimento do trato GI se deteriora. Conseqüentemente, a criança não consegue digerir nem absorver o pouco alimento que come.

Kwashiorkor O *kwashiorkor* costuma refletir uma privação repentina e recente de alimento (DPE aguda). Originalmente uma palavra de Gana, significa "o espírito maligno que infecta a primeira criança quando a segunda criança nasce". Quando a mãe que está amamentando o primeiro filho dá à luz uma segunda criança, ela desmama a primeira criança e coloca a segunda no peito. A primeira criança, que repentinamente mudou do leite rico em nutrientes e proteínas para um cereal à base de amido e pobre em proteínas, começa logo a adoecer e morre. O *kwashiorkor* tipicamente se estabelece entre os 18 meses e os 2 anos.

O *kwashiorkor* normalmente tem rápido desenvolvimento em resultado da deficiência protéica ou, mais comumente, é precipitado por uma doença, como o sarampo ou outra infecção. Outros fatores também podem contribuir para os sintomas que acompanham o *kwashiorkor*.

A perda de peso e da gordura corporal geralmente não é tão grave no *kwashiorkor* quanto no marasmo, mas pode ocorrer perda muscular. As proteínas e os hormônios, que anteriormente mantinham o equilíbrio líquido, diminuem e o líquido extravasa para o interior dos espaços intersticiais. Os membros e o rosto da criança incham com edema, característica distinta do *kwashiorkor*. A falta de carregadores de proteína que transportam a gordura para fora do fígado faz que a barriga fique inchada com o fígado gordo (esteatose hepática). O fígado gordo sofre com a falta de enzimas que limpam as toxinas metabólicas do corpo, de modo que seus efeitos danosos são prolongados. A inflamação em resposta a essas toxinas e a infecções contribuem ainda mais para o edema que acompanha o *kwashiorkor*. Sem tirosina em quantidade suficiente para produzir melanina, o cabelo da criança perde sua cor; a síntese inadequada de proteínas deixa a pele manchada e escamosa, freqüentemente com feridas que não cicatrizam. A falta de proteínas para carregar ou armazenar o ferro o deixa livre. O ferro não ligado é comum em crianças com *kwashiorkor* e pode contribuir com suas doenças e sua morte ao promover crescimento bacteriano e dano por radicais livres. (A discussão completa sobre o dano de radicais livres está no Destaque 6.)

> *kwashiorkor*: uma forma de DPE que resulta da ingestão inadequada de proteínas ou, mais comumente, de infecções.

Mistura Marasmo-Kwashiorkor A combinação de marasmo e *kwashiorkor* é caracterizada pelo edema do *kwashiorkor* com a debilitação do marasmo. Muito freqüentemente, a criança está sofrendo os efeitos tanto da desnutrição quanto das infecções. Alguns pesquisadores acreditam que o *kwashiorkor* e o marasmo correspondem a dois estágios da mesma doença. Eles salientam que, com freqüência, *kwashiorkor* e marasmo existem lado a lado na mesma comunidade em que as crianças consomem a mesma dieta. Esses pesquisadores observam que uma criança que tem marasmo pode mais tarde desenvolver *kwashiorkor*. Algumas pesquisas indicam que o marasmo representa a adaptação do corpo à inanição e que *kwashiorkor* se desenvolve quando a adaptação não tem sucesso.

Infecções Na DPE, os anticorpos para combater as bactérias invasoras são degradados para fornecer aminoácidos a outros usos, o que deixa a criança desnutrida vulnerável às infecções. As proteínas do sangue, incluindo a hemoglobina, deixam de ser sintetizadas, de modo que a criança se torna anêmica e fraca. A **disenteria**, uma infecção do trato digestivo, causa diarréia, reduzindo ainda mais os nutrientes do corpo. Na criança com marasmo, assim que a infecção se instala, muitas vezes o *kwashiorkor* ocorre em seguida e o sistema imunológico se enfraquece ainda mais.[8]

No entanto, a combinação de infecções, febre, desequilíbrios líquidos e anemia, freqüentemente leva à insuficiência cardíaca e, ocasionalmente, à morte súbita. Infecções combinadas com desnutrição são as responsáveis por dois terços das mortes de crianças pequenas nos países subdesenvolvidos. O sarampo, que pode deixar uma criança saudável doente por uma ou duas semanas, mata uma criança com DPE em dois ou três dias.

Reabilitação Se tratada a tempo, a vida de uma criança faminta pode ser salva com intervenção nutricional. A diarréia levará a perdas drásticas de líquidos e minerais que vão necessitar de correção cuidadosa a fim de ajudar a elevar a pressão sangüínea e fortalecer os batimentos cardíacos. Após as primeiras 24 a 48 horas, proteína e energia alimentar podem ser dadas em quantidades *pequenas*, com ingestões *gradualmente* aumentadas, conforme forem toleradas. Pessoas gravemente desnutridas, especialmente aquelas com edema, se recuperam melhor com uma dieta inicial que seja relativamente pobre em proteínas (10% das kcal da dieta provenientes de proteínas).[9]

Os especialistas garantem que possuímos o conhecimento, a tecnologia e os recursos para acabar com a fome. Programas que adaptam intervenções para a comunidade local e a envolve no processo de identificação dos problemas e planejamento de soluções são os de maior sucesso.[10] Para vencer a guerra contra a fome, aqueles que têm comida, tecnologia e recursos devem fazer do combate à fome uma prioridade (consulte o Capítulo 11 do Volume 2 para mais detalhes sobre a fome).

Efeitos da Proteína sobre a Saúde

Enquanto grande parte do povo mundial luta para obter energia de alimento suficiente e proteínas, nos países desenvolvidos há tanta abundância dos dois que são observados problemas em razão do excesso. O consumo excessivo de proteínas não oferece benefícios e pode representar problemas de saúde. Dietas ricas em proteína foram implicadas em diversas doenças crônicas, incluindo doença cardíaca, câncer, osteoporose, obesidade e cálculos renais, mas a evidência é insuficiente para estabelecer um limite superior.[11]

Os pesquisadores que tentam esclarecer as relações entre o excesso de proteínas e as doenças crônicas enfrentam diversos obstáculos. Estudos populacionais têm dificuldade em determinar, por exemplo, se as doenças possuem correlação com proteínas animais ou com as gorduras saturadas que as acompanham. Estudos com base em dados de vegetarianos devem distinguir os muitos fatores relacionados com esse estilo de vida, além de uma "dieta sem carne", que podem explicar as relações entre proteína e saúde.

disenteria: infecção do trato digestivo que causa diarréia.

Doença Cardíaca Como o Capítulo 3 mencionou, alimentos ricos em proteínas animais tendem a ser ricos em gorduras saturadas. Conseqüentemente, não é de surpreender constatar uma correlação entre a ingestão de proteínas animais e a doença cardíaca, embora não tenha sido demonstrado nenhum efeito independente. Por outro lado, o uso de proteína de soja em substituição a proteínas animais reduz o colesterol no sangue, especialmente nas pessoas com colesterol alto no sangue.[12]

A pesquisa sugere que níveis elevados do aminoácido homocisteína podem ser um fator de risco independente para a doença cardíaca.[13] Os pesquisadores ainda não compreendem inteiramente os muitos fatores que podem elevar à homocisteína no sangue ou se os níveis elevados são causa ou efeito da doença cardíaca.[14] Até eles conseguirem determinar o papel exato que a homocisteína desempenha na doença cardíaca, estão seguindo diversas pistas em busca de respostas.[15] O papel do café na doença cardíaca tem sido controverso; no entanto, a pesquisa sugere que o café está entre os fatores mais influentes para elevar a homocisteína, o que pode explicar alguns dos efeitos adversos sobre a saúde do consumo excessivo.[16] Níveis elevados de homocisteína também estão entre as muitas conseqüências adversas sobre a saúde provindas do tabagismo e do etilismo.[17] Homocisteína também está elevada quando a ingestão de vitaminas do complexo B é subideal e normalmente pode ser reduzida com suplementos de vitamina B_{12}, vitamina B_6 e folato.[18] Essa pesquisa sugere que alta ingestão dessas vitaminas pode reduzir o risco de doença cardíaca.[19]

Ao contrário da homocisteína, o aminoácido arginina pode ser um fator protetor para a doença cardíaca, retardando a progressão de aterosclerose. A quantidade exata de arginina necessária para defender contra a doença cardíaca ainda não foi determinada, mas parece ser bem maior que uma dieta saudável ou o que uma quantidade razoável de suplementos usados sozinhos pode fornecer. Se a pesquisa confirma os benefícios da arginina, fique de olho nos fabricantes que começarem a produzir alimentos funcionais enriquecidos com esse aminoácido. Enquanto isso não acontece, não seria sábio por parte dos consumidores utilizar suplementos de arginina ou qualquer outro aminoácido relacionado.

Câncer Assim como na doença cardíaca, os efeitos da proteína e das gorduras sobre os cânceres não podem ser facilmente separados. Os estudos com a população sugerem uma correlação entre altas ingestões de proteína animal e alguns tipos de câncer (notavelmente, o câncer de cólon, mama, rins, pâncreas e próstata).

Perda Óssea em Adultos (Osteoporose) O Capítulo 7 mostra o metabolismo de cálcio, e o Destaque 7 disserta sobre os principais fatores que influenciam a osteoporose. Esta seção descreve brevemente as relações entre a ingestão de proteínas e a perda óssea. Quando a ingestão de proteínas for alta, a excreção de cálcio se eleva. Se o excesso de proteína causar a depleção dos ossos de seu mineral principal, pode depender da proporção de ingestão de cálcio e de proteína. Afinal de contas, os ossos necessitam tanto de proteínas quanto de cálcio. Ainda não foi determinada uma proporção ideal, porém, uma mulher jovem cuja ingestão atenda às recomendações para ambos os nutrientes e tem uma proporção cálcio/proteína de mais de 20 para 1 (miligramas para gramas), provavelmente fornece proteção adequada para os ossos. Entretanto, para a maioria das mulheres nos Estados Unidos, a ingestão média de cálcio é reduzida e a ingestão de proteína é maior, produzindo uma proporção de 9 para 1, que pode levar a perdas de cálcio significativas, suficientes para comprometer a saúde óssea. Em outras palavras, o problema pode resultar em muito pouco cálcio, não muita proteína. Nas recomendações estabelecidas, o Comitê das DRIs considerou o efeito da proteína sobre o metabolismo do cálcio e a saúde dos ossos, mas não constatou evidência suficiente para garantir um ajuste para cálcio ou um limite superior para proteína.[20]

Ingestões inadequadas de proteína podem também comprometer a saúde dos ossos. A osteoporose é especialmente comum em mulheres idosas e em adolescentes com anorexia nervosa – grupos que tipicamente recebem menos proteína do que precisam. Para essas pessoas, o aumento na ingestão de proteínas pode ser justamente aquilo de que elas necessitam para proteger seus ossos.[21]

Controle de Peso Alimentos ricos em proteína freqüentemente são alimentos ricos em gordura que contribuem para o ganho de peso com riscos para a saúde. Como o Destaque 3 do Volume 2, explica, as estratégias para a perda de peso que encorajam uma dieta rica em proteínas podem ser eficazes, mas só porque elas são dietas com baixas quilocalorias. As dietas que fornecem proteína adequada, gordura moderada e energia suficiente de carboidratos pode suportar melhora na perda de peso e boa saúde. A inclusão das proteínas em cada refeição pode ajudar com a perda de peso ao fornecer saciedade; selecionar muitos alimentos ricos em proteína, como carne e leite, pode excluir frutas, vegetais e grãos, tornando a dieta inadequada em outros nutrientes.

Doença Renal A excreção dos produtos finais do metabolismo de proteínas depende, em parte, de uma ingestão adequada de líquidos e de rins saudáveis. Uma ingestão rica em proteínas aumenta o trabalho dos rins, contudo, não parece causar doença renal. A restrição de proteína na dieta, entretanto, pode ajudar a reduzir a progressão da doença renal e a limitar a formação de cálculos renais em pessoas que apresentam tais condições.

RESUMO Surgem deficiências protéicas tanto de dietas pobres em energia quanto de dietas pobres em proteínas e levam a doenças devastadoras como marasmo e *kwashiorkor*. Juntas, essas doenças são conhecidas como DPE (desnutrição protéico-energética), a principal forma de desnutrição causadora de morte em crianças no mundo todo. Excessos de proteína não oferecem nenhuma vantagem; de fato, o consumo excessivo de alimentos ricos em proteínas também pode provocar problemas de saúde.

Ingestão Recomendada de Proteína

Como mencionado antes, o organismo continuamente quebra e perde algumas proteínas, além de não conseguir armazenar aminoácidos. Para substituir as proteínas, o corpo necessita das proteínas da dieta por dois motivos: primeiro, a proteína proveniente dos alimentos é a única fonte de aminoácidos *essenciais*; e, segundo, é a única fonte prática de *nitrogênio*, elemento de que o corpo necessita para construir aminoácidos não-essenciais e outros componentes contendo nitrogênio.

As recomendações dadas de que as ingestões de gordura das pessoas devem contribuir com 20% a 35% da energia total do alimento e de carboidrato de 45% a 65%, deixa 10% a 35% para as proteínas. Em uma dieta de 2.000 kcal, isso representa 200 kcal a 700 kcal de proteína, ou 50 g a 175 g. A ingestão média nos Estados Unidos e no Canadá se enquadra nessa faixa.

RDA para Proteína A RDA para proteína ■ para adultos é de 0,8 g/kg do peso corporal saudável por dia. Para bebês e crianças, a RDA é ligeiramente maior. A tabela no final do livro lista a RDA para homens e mulheres em diversas faixas etárias de dois modos – gramas por dia com base nos pesos corporais de referência e gramas por quilograma por dia.

A RDA cobre generosamente as necessidades de substituição de tecido gasto, de modo que aumenta para pessoas maiores; ela também cobre as necessidades para construir tecido novo durante o crescimento, de forma que é maior para bebês, crianças e mulheres grávidas. A RDA para proteína é a mesma para atletas e outros, embora algumas autoridades na área do esporte recomendem uma ingestão ligeiramente maior, como o Capítulo 5, do Volume 2, explica.[22] A seção "Como Fazer" mostra como calcular sua RDA para proteína.

Ao estabelecer a RDA, o comitê supõe que as pessoas sejam saudáveis e não tenham necessidades metabólicas incomuns de proteína; que a proteína ingerida será de qualidade mista (tanto de fontes de alta qualidade quanto de baixa qualidade); e que o organismo usará a proteína de forma eficaz. Além disso, o comitê supõe que a proteína seja consumida com carboidrato e gor-

■ RDA para proteína:
- 0,8 g/kg/dia.
- 10% a 35% de ingestão de energia.

COMO FAZER o Cálculo da Ingestão Recomendada de Proteína

Para descobrir a RDA para proteína:
- Consulte o peso saudável para uma pessoa de sua altura (no final do livro). Se seu peso atual estiver dentro da faixa de variação, use-o para os seguintes cálculos. Se seu peso atual sair da faixa de variação, use o ponto central da variação de peso saudável como seu peso de referência.
- Multiplique kg por 0,8 para conseguir sua RDA em gramas por dia. (Adolescentes de 14 a 18 anos, multiplique por 0,85).

Exemplo:

Peso = 68 kg

68 kg × 0,8 g/kg = 54 g e proteína
(arredondado para baixo)

dura suficientes para fornecer energia adequada e que outros nutrientes na dieta também estejam adequados.

Energia Adequada Observe a qualificação "energia adequada" na declaração precedente e considere o que acontece se a ingestão de energia for menor que o necessário. Uma ingestão de 50 g de proteína fornece 200 kcal, que representam 10% da energia total de proteína, se a pessoa recebe 2.000 kcal/dia. Mas se ela diminui drasticamente a ingestão de energia – para, digamos, 800 kcal/dia – então, uma ingestão de 200 kcal de proteína passa repentinamente a ser de 25% do total; ainda assim, continua a mesma quantidade de proteína (número de gramas). A ingestão de proteínas é razoável, porém a ingestão de energia, não; a baixa ingestão de energia forçará o organismo a usar a proteína para atender às necessidades de energia em vez de substituir a proteína corporal perdida. Do mesmo modo, se a ingestão de energia da pessoa for alta – digamos, 4.000 kcal, a ingestão de proteína de 50 g representará apenas 5% do total; mesmo assim, *continua* uma ingestão razoável de proteínas.

Tome cuidado quando for julgar a ingestão de proteínas (ou de carboidrato ou de gordura) pelo seu percentual de contribuição calórica em relação ao valor calórico total da dieta. Sempre certifique-se, também, do número de gramas e compare-o com a RDA ou com outro padrão declarado em gramas. Uma recomendação declarada como uma porcentagem de ingestão de energia é útil somente se a ingestão de energia estiver razoável.

Proteína em Abundância A maioria das pessoas nos Estados Unidos e no Canadá recebe bem mais proteína do que necessita. Até mesmo os atletas em treinamento, normalmente, não necessitam aumentar suas ingestões de proteína, porque os alimentos adicionais que eles ingerem para atender a suas necessidades de alta energia também fornecem proteínas. (O Capítulo 5 do Volume 2 fornece detalhes completos sobre as necessidades energéticas e de proteína dos atletas.) Não é de surpreender que a ingestão de proteínas seja alta, considerando a abundância de alimento consumido e o papel central que a carne tem na dieta da América do Norte. Uma porção de 30 g carne (ou ½ xícara de leguminosas) fornece cerca de 7 g de proteína, de modo que 230 g de carne fornecem mais que a RDA para uma pessoa de estatura média. Além da carne, pessoas bem alimentadas comem muitos outros alimentos nutritivos, muitos deles que também fornecem proteína. Uma xícara de leite fornece 8 g de proteína. Grãos e hortaliças proporcionam pequenas quantidades de proteína, mas podem chegar a quantidades significantes; frutas e gorduras não fornecem proteína.

Para ilustrar a facilidade que é consumir em excesso as proteínas, considere as porções *mínimas* recomendadas para a Pirâmide Alimentar. Seis porções do grupo de pão, grãos, arroz e massa fornecem cerca de 18 g de proteína; três porções de hortaliças, cerca de 6 g; duas porções de leite, aproximadamente 16 g; e duas porções (cerca de 140 g) de carne contêm cerca de 35 g. Isso totaliza 75 g de proteína – mais do que as recomendações para a maioria das pessoas e, ainda assim, menor que a ingestão média por pessoa nos Estados Unidos.

Pense em quantas proteínas a mais as pessoas recebem quando comem porções adicionais. Não é de surpreender que a maioria das pessoas nos Estados Unidos e Canadá obtém mais proteína do que necessita. Se possuem uma ingestão adequada de *alimentos*, geralmente elas têm uma ingestão de proteínas mais do que adequada. O princípio-chave para planejar a dieta com ênfase nas proteínas é a moderação. Embora a maioria das pessoas receba bastante proteína, algumas se acham compelidas a tomar suplementos, como descrito na seção seguinte.

RESUMO Idealmente, a dieta será adequada em energia de carboidrato e gordura e fornecerá 0,8 g de proteína por quilograma do peso corporal saudável diariamente. As dietas norte-americana e canadense tipicamente são mais que adequadas em proteínas.

Suplementos de Proteínas e Aminoácidos

Sites, lojas de alimentos saudáveis e artigos em revistas populares anunciam ampla gama de suplementos protéicos, e as pessoas tomam esses suplementos por diversos motivos, todos eles infundados. Os atletas tomam suplementos protéicos para formar os músculos. Pessoas em dieta os tomam para poupar a proteína de seus corpos enquanto reduzem o peso. Mulheres os tomam para fortalecer suas unhas. As pessoas tomam aminoácidos individuais, também, para curar herpes, dormir melhor, reduzir o peso e aliviar a dor e a depressão.* Assim como muitas outras soluções mágicas para os problemas de saúde, os suplementos de proteínas e aminoácidos■ não realizam tais milagres. Além disso, eles podem ser danosos.[23]

O trabalho muscular forma músculo; os suplementos de proteína, não, e os atletas não necessitam deles. (O Destaque 5 do Volume 2 apresenta mais informações sobre suplementos protéicos e outros suplementos que os atletas comumente usam.) Em vez disso, os atletas necessitam de uma dieta bem balanceada que forneça proteína suficiente na dieta e energia adequada nos alimentos. A energia do alimento poupa a proteína corporal; os carboidratos e as gorduras servem a esse propósito igualmente bem. As unhas não são afetadas pelos suplementos protéicos, desde que a dieta seja adequada. Além disso, suplementos protéicos são caros e digeridos de modo menos completo que os alimentos ricos em proteína, e, quando usados como substitutos desses alimentos, freqüentemente, tornam-se um perigo evidente.

Aminoácidos isolados não ocorrem naturalmente nos alimentos e não oferecem nenhum benefício ao organismo; de fato, podem até ser danosos. O organismo não foi projetado para lidar com altas concentrações e combinações incomuns de aminoácidos encontradas em suplementos. O excesso de um aminoácido pode criar tal demanda por um carregador que limita a absorção de outro aminoácido, apresentando a possibilidade de uma deficiência. Aqueles aminoácidos que ganham a competição entram em excesso, criando a possibilidade de toxicidade. A toxicidade de aminoácidos isolados em estudos com animais aumenta as preocupações sobre seu uso em seres humanos. Qualquer pessoa que considerar a ingestão de suplementos de aminoácidos deve, antes, consultar um nutricionista ou um médico especializado.

Nos dois casos, as recomendações para suplementos de aminoácidos isolados levaram a um uso difuso do público – lisina para impedir ou aliviar as infecções que provocam herpes simples na boca ou nos órgãos genitais, e triptofano para aliviar dor, depressão e insônia. Em ambos os casos, relatos populares entusiasmados precederam experimentos científicos cuidadosos e recomendações de saúde. Uma revisão da pesquisa indica que a lisina pode suprimir as infecções da herpes em alguns indivíduos e parece segura (até 3 g/dia) quando tomada em doses intercaladas com as refeições.[24]

Triptofano também é eficaz no que diz respeito à dor e ao sono, mas seu uso para esses propósitos ainda é experimental. Mais de 1.500 pessoas que escolheram tomar suplementos de triptofano desenvolveram raro distúrbio sangüíneo conhecido como síndrome de eosinofilia-mialgia (EMS). A EMS é caracterizada por dor muscular e articular grave, febre extremamente alta e, em mais de trinta casos, morte. O tratamento da EMS, em geral, envolve terapia física e doses baixas de corticosteróides para aliviar os sintomas temporariamente. O FDA (Food and Drug Administration), órgão de controle de alimento e medicamentos, constatou que contaminantes provocam a doença e emitiu uma ordem de recolhimento de todos os produtos contendo triptofano produzido industrialmente.

■ O uso de aminoácidos como suplementos dietéticos é *inapropriado*, especialmente para:
- Todas as mulheres em idade fértil.
- Mulheres grávidas ou lactantes.
- Bebês, crianças e adolescentes.
- Idosos.
- Pessoas com erros congênitos de metabolismo que afetam o modo como seus corpos lidam com os aminoácidos.
- Fumantes.
- Pessoas com dietas pobres em proteína.
- Pessoas portadoras de doenças mentais ou físicas crônicas ou agudas que tomam aminoácidos sem supervisão médica.

RESUMO Pessoas normais e saudáveis não precisam de suplementos de proteínas ou aminoácidos. É mais seguro obter lisina, triptofano e todos os demais aminoácidos de alimentos ricos em proteínas, ingeridos com carboidratos em abundância e alguma gordura para facilitar seu uso no corpo.

---

* O Canadá somente permite a venda de suplementos de aminoácidos isolados como medicamentos ou aditivos alimentares.

A Nutrição em sua Vida

Alimentos derivados de animais – carne bovina, peixes, aves, ovos e produtos lácteos – fornecem bastante proteína, porém, freqüentemente, são acompanhados por gordura. Aqueles derivados de vegetais – cereais integrais, hortaliças e leguminosas – podem fornecer menos proteína, mas também menos gordura.

- Calcule suas necessidades diárias de proteína. Você recebe proteína suficiente, mas em excesso, diariamente?
- Quais são suas fontes de proteína na dieta? Você ingere mais proteínas vegetais ou animais na sua dieta?
- Você toma suplementos de proteínas ou de aminoácidos?

NUTRIÇÃO NA REDE

Acesse estes sites (em inglês) para estudos mais aprofundados sobre os assuntos abordados neste capítulo.

- Encontre atualizações e links rápidos para estes e outros relacionados à nutrição no endereço:
  www.wadsworth.com/nutrition
- Saiba mais sobre a anemia falciforme do National Heart, Lung and Blood Institute (Instituto Nacional do Coração, Pulmão e Sangue) ou a Sickle Cell Disease Association of America (Associação Americana de Doença de Células Falciformes):
  www.nhlbi.nih.gov
  ou **www.sicklecelldisease.org**
- Saiba mais sobre desnutrição de energia de proteína e fome mundial no Programa de Nutrição da Organização Mundial da Saúde:
  www.who.int/nut
- O Capítulo 11 do Volume 2 oferece mais sites sobre desnutrição e fome mundial.

CÁLCULOS DE NUTRIÇÃO

Estes problemas a seguir propõem cálculos simples relacionados à nutrição, usando situações hipotéticas (consulte as respostas no final do capítulo). Assim que você dominar estes exemplos, estará preparado para examinar suas próprias necessidades de proteína. Certifique-se de indicar seus cálculos para cada problema:

1. Calcule as ingestões recomendadas de proteína para pessoas com estaturas diferentes. Consulte a última seção "Como Fazer" e calcule a recomendação de proteína para as seguintes pessoas. A ingestão para uma mulher que pesa 65 kg está calculada como exemplo:

   0,8 g/kg × 65 kg = 52 g de proteína por dia.

   a. Uma mulher que pesa 53 kg.
   b. Um homem (18 anos) que pesa 82 kg.

2. O capítulo alerta que as recomendações com base na porcentagem de ingestão de energia nem sempre são apropriadas. Considere uma mulher de 26 anos que pesa 75 kg. Sua dieta fornece 1.500 kcal/dia com 50 g de carboidrato e 100 g de gordura.

   a. Qual é a ingestão de proteína dessa mulher? Mostre seus cálculos.
   b. Sua ingestão de proteínas é adequada? Justifique a sua resposta.
   c. Suas ingestões de carboidrato e gordura são adequadas? Justifique sua resposta.

Este exercício deve ajudá-lo a desenvolver uma perspectiva sobre as recomendações de proteínas.

QUESTÕES PARA ESTUDO

Estas questões o ajudarão a rever este capítulo.

1. Como a estrutura química de proteínas difere das estruturas de carboidratos e gorduras?
2. Descreva a estrutura de aminoácidos e explique como sua seqüência de proteínas afeta em seus formatos. Quais são os aminoácidos essenciais?
3. Descreva a digestão e a absorção das proteínas.
4. Descreva a síntese protéica.
5. Descreva alguns dos papéis que as proteínas desempenham no corpo humano.
6. O que são enzimas? Que papéis elas desempenham nas reações químicas? Descreva as diferenças entre enzimas e hormônios.
7. Como o organismo usa aminoácidos? O que é desaminação? Defina o balanço nitrogenado. Quais condições estão associadas com balanço zero, positivo e negativo?
8. Quais fatores afetam a qualidade da proteína na dieta? O que é proteína de boa qualidade?
9. Como os vegetarianos conseguem atender às suas necessidades protéicas sem comer carne?
10. Quais são as conseqüências para a saúde na ingestão inadequada de proteína e energia? Descreva marasmo e *kwashiorkor*. Como as duas condições podem ser distinguidas, e em quais modos elas se sobrepõem?
11. Como o excesso de proteínas, ou o tipo de proteína ingerido, pode influenciar na saúde?
12. Quais fatores são considerados para estabelecer ingestões recomendadas de proteínas?
13. Quais são os benefícios e riscos de se tomar suplementos de proteínas e aminoácidos?

Estas questões de múltipla escolha o ajudarão a se preparar para um exame. As respostas podem ser encontradas no final do capítulo.

1. Qual parte de sua estrutura química diferencia um aminoácido do outro?
   a. Seu grupo lateral.
   b. Seu grupo ácido.
   c. Seu grupo amino.
   d. Suas ligações duplas.
2. Isoleucina, leucina e lisina são:
   a. proteases.
   b. polipeptídeos.
   c. aminoácidos essenciais.
   d. proteínas complementares.
3. No estômago, o ácido clorídrico:
   a. desnatura proteínas e ativa a pepsina.
   b. hidrolisa proteínas e desnatura pepsina.
   c. emulsifica proteínas e libera peptidase.
   d. condensa proteínas e facilita a digestão.
4. As proteínas que facilitam as reações químicas são:
   a. tampões.
   b. enzimas.
   c. hormônios.
   d. antígenos.
5. Se um aminoácido essencial necessário para fabricar uma proteína não estiver disponível, as células deverão:
   a. desaminar outro aminoácido.
   b. substituir um aminoácido semelhante.
   c. quebrar proteínas para obtê-lo.
   d. sintetizar o aminoácido a partir da glicose e do nitrogênio.
6. O *turnover* protéico descreve a quantidade de proteína:
   a. encontrada em alimentos e no corpo.
   b. absorvida pela dieta.
   c. sintetizada e degradada.
   d. usada para fabricar glicose.
7. O PDCAAS é usado para:
   a. determinar a qualidade de proteínas.
   b. avaliar a desnutrição protéico-energética.
   c. estimar o peso de nitrogênio em um alimento.
   d. calcular a porcentagem de quilocalorias de proteína.
8. O marasmo se desenvolve em virtude de:
   a. muita gordura se aglutinando no fígado.
   b. megadoses de suplementos de aminoácidos.
   c. ingestão inadequada de proteínas e energia.
   d. ingestão excessiva de líquidos causando edema.
9. A RDA de proteína para um adulto saudável que pesa 81 kg é:
   a. 50 mg/dia.
   b. 65 g/dia.
   c. 180 g/dia.
   d. 2.000 mg/dia.
10. Qual destes alimentos tem menos proteínas por porção?
    a. arroz.
    b. brócolis.
    c. feijão-rajado.
    d. suco de laranja.

REFERÊNCIAS BIBLIOGRÁFICAS

1. M. S. Buchowski and coauthors, Equation to estimate resting energy expenditure in adolescents with sickle cell anemia, *American Journal of Clinical Nutrition* 76 (2002): 1335–1344; Committee on Genetics, Health supervision for children with sickle cell disease, *Pediatrics* 109 (2002): 526–535; S. T. Miller and coauthors, Prediction of adverse outcomes in children with sickle cell disease, *New England Journal of Medicine* 342 (2000): 83–89.
2. W. M. Rand, P. L. Pellett, and V. R. Young, Meta-analysis of nitrogen balance studies for estimating protein requirements in healthy adults, *American Journal of Clinical Nutrition* 77 (2003): 109–127.
3. J. Hernández-Rodriguez and G. Manjarrez-Guitiérrez, Macronutrients and neurotransmitter formation during brain development, *Nutrition Reviews* 59 (2001): S49–S59.
4. Position of the American Dietetic Association: Vegetarian diets, *Journal of the American Dietetic Association* 97 (1997): 1317–1321.
5. T. Liu and coauthors, Kwashiorkor in the United States: Fad diets, perceived and true milk allergy, and nutritional ignorance, *Archives of Dermatology* 137 (2001): 630–636; G. Massa, Protein malnutrition due to replacement of milk by rice drink, *European Journal of Pediatrics* 160 (2001): 382–384; N. F. Carvalho and coauthors, Severe nutritional deficiencies in toddlers resulting from health food milk alternatives, *Pediatrics* 107 (2001): e46.
6. G. Akner and T. Cederholm, Treatment of protein-energy malnutrition in chronic nonmalignant disorders, *American Journal of Clinical Nutrition* 74 (2001): 6–24; D. H. Sullivan, S. Sun, and R. C. Walls, Protein-energy undernutrition among elderly hospitalized patients: A prospective study, *Journal of the American Medical Association* 281 (1999): 2013–2019.
7. L. Combaret, D. Taillandier, and D. Attaix, Nutritional and hormonal control of protein breakdown, *American Journal of Kidney Diseases* 37 (2001): S108–S111.
8. M. Reid and coauthors, The acute-phase protein response to infection in edematous and nonedematous protein-energy malnutrition, *American Journal of Clinical Nutrition* 76 (2002): 1409–1415.
9. V. Scherbaum and P. Furst, New concepts on nutritional management of severe malnutrition: The role of protein, *Current Opinion in Clinical Nutrition and Metabolic Care* 3 (2000): 31–38.
10. B. A. Underwood and S. Smitasiri, Micronutrient malnutrition: Policies and programs for control and their implications, *Annual Review of Nutrition* 19 (1999): 303–324; C. G. Victora and coauthors, Potential interventions for the prevention of childhood pneumonia in developing countries: Improving nutrition, *American Journal of Clinical Nutrition* 70 (1999): 309–320.
11. Committee on Dietary Reference Intakes, *Dietary Reference Intakes for Energy, Carbohydrate, Fiber, Fat, Fatty Acids, Cholesterol, Protein, and Amino Acids* (Washington, D.C.: National Academies Press, 2002), p. 10–77.
12. S. Tonstad, K. Smerud, and L. Høie, A comparison of the effects of 2 doses of soy protein or casein on serum lipids, serum lipoproteins, and plasma total homo-cysteine in hypercholesterolemic subjects, *American Journal of Clinical Nutrition* 76 (2002): 78–84; S. R. Teixeira and coauthors, Effects of feeding 4 levels of soy protein for 3 and 6 wk on blood lipids and apolipoproteins in moderately hypercholesterolemic men, *American Journal of Clinical Nutrition* 71 (2000): 1077–1084.
13. D. S. Wald, M. Law, and J. K. Morris, Homocysteine and cardiovascular disease: Evidence on causality from a meta-analysis, *British Medical Journal* 325 (2002): 1202–1217; The Homocysteine Studies Collaboration, Homocysteine and risk of ischemic heart disease and stroke, *Journal of the American Medical Association* 288 (2002): 2015–2022; P. M. Ridker, Homocysteine and risk of cardiovascular disease among postmenopausal women, *Journal of the American Medical Association* 281 (1999): 1817–1821.
14. L. Brattström and D. E. L. Wilcken, Homocysteine and cardiovascular disease: Cause or effect? *American Journal of Clinical Nutrition* 72 (2000): 315–323; R. Meleady and I. Graham, Plasma homocysteine as a cardiovascular risk factor: Causal, consequential, or of no consequence? *Nutrition Reviews* 57 (1999): 299–305.
15. J. Selhub, Homocysteine metabolism, *Annual Review of Nutrition* 19 (1999): 217–246.
16. P. Verhoef and coauthors, Contribution of caffeine to the homocysteine-raising effect of coffee: A randomized controlled trial in humans, *American Journal of Clinical Nutrition* 76 (2002): 1244–1248; M. J. Grubben and coauthors, Unfiltered coffee increases plasma homocysteine concentrations in healthy volunteers: A randomized trial, *American Journal of Clinical Nutrition* 71 (2000): 480–484.
17. L. I. Mennen and coauthors, Homocysteine, cardiovascular disease risk factors, and habitual diet in the French Supplementation and Antioxidant Vitamins and Minerals Study, *American Journal of Clinical Nutrition* 76 (2002): 1279–1289; A. DeBree and coauthors, Lifestyle factors and plasma homocysteine concentrations in a general population sample, *American Journal of Epidemiology* 153 (2001): 150–154.
18. G. Schnyder and coauthors, Decreased rate of coronary restenosis after lowering of plasma homocysteine levels, *New England Journal of Medicine* 345 (2001): 1539–1600; P. F. Jacques and coauthors, The effect of folic acid fortification on plasma folate and total homocysteine concentrations, *New England Journal of Medicine* 340 (1999): 1449–1454; A. Chait and coauthors, Increased dietary micronutrients decrease serum homocysteine concentrations in patients at high risk of cardiovascular disease, *American Journal of Clinical Nutrition* 70 (1999): 881–887; I. A. Brouwer and coauthors, Low-dose folic acid supplementation decreases plasma homo-cysteine concentrations: A randomized trial, *American Journal of Clinical Nutrition* 69 (1999): 99–104.
19. G. Schnyder and coauthors, Effect of homocysteine-lowering therapy with folic acid, vitamin B_{12}, and vitamin B_6 on clinical outcome after percutaneous coronary intervention–The Swiss Heart Study: A randomized controlled trial, *Journal of the American Medical Association* 288 (2002): 973–979; B. J. Venn and coauthors, Dietary counseling to increase natural folate intake: A randomized, placebo-controlled trial in free-living subjects to assess effects on serum folate and plasma total homocysteine, *American Journal of Clinical Nutrition* 76 (2002): 758–765; E. B. Rimm and coauthors, Folate and vitamin B_6 from diet and supplements in relation to risk of coronary heart disease among women, *Journal of the American Medical Association* 279 (1998): 359–364.
20. Committee on Dietary Reference Intakes, 2002, pp. 11-50–11-51; Committee on Dietary Reference Intakes, *Dietary Reference Intakes for Calcium, Phosphorus, Magnesium, Vitamin D, and Fluoride* (Washington, D.C.: National Academy Press, 1997), pp. 75–76.
21. J. Bell and S. J. Whiting, Elderly women need dietary protein to maintain bone mass, *Nutrition Reviews* 60 (2002): 337–341; M. T. Munoz and J. Argente, Anorexia nervosa in female adolescents: Endocrine and bone mineral density disturbances, *European Journal of Endocrinology* 147 (2002): 275–286.
22. Position of the American Dietetic Association, Dietitians of Canada, and the American College of Sports Nutrition, Nutrition and athletic performance, *Journal of the American Dietetic Association* 100 (2000): 1543–1556.
23. P. J. Garlick, Assessment of the safety of glutamine and other amino acids, *Journal of Nutrition* 131 (2001): 2556S–2561S.
24. N. W. Flodin, The metabolic roles, pharmacology, and toxicology of lysine, *Journal of the American College of Nutrition* 16 (1997): 7–21.

RESPOSTAS

Cálculos de Nutrição

1. a. 0,8 g/kg × 53 kg = 42 g proteína por dia.
   b. Ele tem 18 anos, então use 0,85 g/kg × 82 kg = 70 g de proteína por dia.

2. a. 50 g de carboidrato × 4 kcal/g = 200 de carboidrato.
      100 g de gordura × 9 kcal/g = 900 de gordura.
      1.500 kcal − (200 + 900 kcal) = 400 kcal kcal de proteína.
      400 kcal ÷ 4 kcal/g = 100 g de proteína.
   b. Usando a orientação da RDA de 0,8 g/kg, uma ingestão apropriada de proteína para essa mulher seria de 60 g de proteína/dia (0,8 g/kg × 75 = 60 g/dia). Sua ingestão é maior que sua RDA. Utilizando a orientação de que a proteína deve contribuir com 10% a 35% de ingestão de energia, sua ingestão de 100 g de proteína em uma dieta de 1.500 kcal entra na faixa de variação sugerida (400 kcal de proteína ÷ 1.500 kcal total = 27%).
   c. Usando a orientação de que o carboidrato deve contribuir com 45% a 65% e a gordura deve contribuir com 20% a 35% de ingestão de energia, sua ingestão de 50 g de carboidrato é baixa (200 kcal de carboidrato ÷ 1.500 kcal total = 13%), e sua ingestão de 100 g de gordura é alta (900 kcal de gordura ÷ 1.500 kcal total = 60%).

Questões para Estudo (múltipla escolha)

1. a   2. c   3. a   4. b   5. c   6. c   7. a
8. c   9. b   10. d

DESTAQUE 4

Dietas Vegetarianas

O garçom apresenta os pratos especiais da noite: uma salada fresca de espinafre coberta com laranja-mimosa, passas e sementes de girassol, servida em uma tigela de massa mergulhada em um molho de cogumelos e tomate e coberta com queijo parmesão gratinado. Depois, o seguinte prato: uma salada feita de salsinha picada, cebolinhas, aipo e tomate misturados com trigo burgol e temperada com azeite de oliva e suco de limão, servida com torta de espinafre e queijo feta. Essa refeição parece boa para você? Ou está faltando alguma coisa... digamos, uma costeleta de porco ou um contra-filé?

Uma alimentação vegetariana seria aceitável para você de vez em quando? A maior parte do tempo? Sempre? Talvez seria útil reconhecer que as escolhas dietéticas acabam caindo na rotina. De um lado, dietas em que as pessoas não comem carne ou alimentos de origem animal, e, de outro lado, dietas em que comem quantidades generosas diariamente. Como este destaque mostrará, o lugar da carne na dieta tem sido assunto de muita pesquisa e controvérsia. Um dos objetivos deste destaque, na verdade, é identificar a *variação* de ingestões de carne mais compatível com a saúde.

As pessoas que optam por excluir a carne e outros alimentos derivados de animais de suas dietas, hoje em dia, o fazem por muitos dos mesmos motivos que o filósofo grego Pitágoras citou no Século VI a.C.: saúde física, responsabilidade ecológica e preocupações filosóficas. Eles podem também citar os problemas da fome mundial, motivos econômicos, preocupações éticas ou crenças religiosas como fatores motivadores. Seja lá qual for a razão – e mesmo que eles não tenham uma em particular –, as pessoas que excluem a carne estarão mais bem preparadas para planejar refeições balanceadas se entenderem a nutrição e as implicações para a saúde de dietas *vegetarianas*.

Os **vegetarianos** geralmente são categorizados não pelas suas motivações, mas sim pelos alimentos que escolhem excluir (consulte o glossário a seguir). Alguns excluem somente a carne vermelha; alguns, frango e peixes; outros excluem também ovos; e ainda outros, leite e produtos lácteos. De fato, encontrar acordo na definição do termo vegetariano é um desafio.[1]

No entanto, como será visto, os alimentos que uma pessoa exclui não são tão importantes quanto os alimentos que uma pessoa *inclui* na dieta. As dietas vegetarianas que incluem uma variedade de cereais, hortaliças, leguminosas, sementes, oleaginosas e frutas oferecem carboidratos complexos e fibras em abundância, uma diversidade de vitaminas e minerais, e pouca gordura – características que refletem as atuais recomendações de dieta pretendidas para promover a saúde e reduzir a obesidade. Este destaque examina os benefícios para a saúde e os problemas potenciais das dietas vegetarianas e mostra como planejar uma dieta vegetariana bem balanceada.

Benefícios de Dietas Vegetarianas para a Saúde

A pesquisa sobre os impactos do vegetarianismo na saúde seria relativamente fácil se os vegetarianos diferissem das demais pessoas somente pelo fato de não comerem carne. Contudo, muitos vegetarianos adotaram estilos de vida que diferem dos demais: eles tipicamente mantêm um peso saudável, não usam cigarro ou drogas ilícitas, consomem pouco (se é que usam) álcool e são fisicamente ativos. Os pesquisadores devem responder a essas diferenças no estilo de vida antes de determinarem quais aspectos da

GLOSSÁRIO

lactovegetarianos: pessoas que incluem leite e derivados do leite, mas excluem carne, aves, peixes, frutos do mar e ovos de suas dietas.
• **lacto** = leite

ovo-lactovegetariano: pessoas que incluem leite, derivados do leite e ovos, mas excluem carnes, aves, peixes, frutos do mar de suas dietas.

dietas macrobióticas: dietas extremamente restritivas, limitadas a poucos grãos e hortaliças; baseada em crenças e não em nutrição.

substitutos da carne: produtos formulados para parecer e ter gosto semelhante ao da carne, peixes ou aves; geralmente produzidos a partir da proteína vegetal texturizada.

onívoros: pessoas que não possuem restrição à ingestão de nenhum tipo de alimento.
• **oni** = todos
• **voros** = comer

tempeh: alimento de soja fermentada, rico em proteínas e fibras.

proteína vegetal texturizada: proteína de soja processada usada em produtos vegetarianos, como hambúrgueres de soja; consulte também *substitutos da carne*.

tofu: subproduto de soja, rico em proteína e freqüentemente fortificado com cálcio; usado em muitos pratos orientais e vegetarianos substituindo a carne.

vegans: pessoas que excluem todos os alimentos de origem animal (incluindo carnes, aves, peixes, ovos e laticínios) de suas dietas; também chamados **vegetarianos puros**, **vegetarianos estritos** ou **vegetarianos totais**.

vegetarianos: termo geral usado para descrever pessoas que excluem carnes, aves, peixes ou outros alimentos de origem animal de sua dieta.

saúde se correlacionam apenas com a dieta. Mesmo assim, as *correlações* revelam, meramente, quais fatores de saúde *acompanham* a dieta vegetariana, não quais efeitos na saúde podem ser *causados pela* dieta. Sem mais evidência, as conclusões permanecem experimentais. Ainda assim, com todas essas qualificações, as descobertas de pesquisa sugerem que dietas vegetarianas bem planejadas oferecem sólidos benefícios de nutrição e saúde para os adultos.[2]

Em geral, os vegetarianos mantêm um peso corporal mais saudável que os não vegetarianos.[3] Estudos relatam pesos maiores entre as pessoas que têm uma dieta mista em comparação aos vegetarianos e relatam também que o peso corporal aumenta na proporção em que a freqüência de consumo de carne aumenta.[4] Os pesos corporais mais baixos dos vegetarianos estão relacionados com suas altas ingestões de fibras e baixas ingestões de gordura. Uma vez que a obesidade compromete a saúde de inúmeras maneiras, isso dá aos vegetarianos uma vantagem em termos de saúde.

Os vegetarianos tendem a ter a pressão sangüínea mais baixa e as taxas menores de hipertensão do que os não vegetarianos. O peso corporal apropriado, assim como uma dieta pobre em gordura total e gordura saturada e rica em fibras, frutas e hortaliças ajuda a manter uma pressão sangüínea saudável. Os fatores do estilo de vida também parecem influenciar a pressão sangüínea: tabagismo e ingestão alcoólica elevam a pressão sangüínea e a atividade física a reduz.

A incidência de doença cardíaca e de mortes relacionadas é bem menor entre os vegetarianos do que entre os onívoros. O fator da dieta mais diretamente relacionado com doença cardíaca é a gordura animal saturada, e, em geral, as dietas vegetarianas possuem menos gordura total, gordura saturada e colesterol do que dietas típicas que têm como base a carne. Os fatores comuns em dietas com base em vegetais – as gorduras monoinsaturadas das azeitonas, sementes e oleaginosas e as gorduras poliinsaturadas de óleos vegetais – estão associados com um menor risco de doença cardíaca.[5] Além disso, as dietas vegetarianas geralmente são mais ricas em fibras, outro fator que auxilia a controlar os lipídios no sangue e a proteger contra doenças cardíacas.

Muitos vegetarianos incluem produtos de soja, como o **tofu**, em suas dietas, e esses alimentos oferecem benefícios adicionais. Mesmo quando suas ingestões de energia, proteína, carboidrato, gordura total, gordura saturada, gordura insaturada, álcool e fibras são as mesmas, as pessoas que têm o tofu como base da alimentação, possuem níveis sangüíneos menores de colesterol e triglicerídeos do que aquelas que comem carne.[6] Os produtos da soja, tal como o tofu, contêm fitoquímicos que podem ser responsáveis pela redução do colesterol no sangue (como o Destaque 8 explica mais detalhadamente).[7]

Os vegetarianos têm uma taxa significativamente menor de câncer que a população geral. Suas baixas taxas de câncer podem ser em razão da grande ingestão de frutas e hortaliças.

Algumas descobertas científicas indicam que as dietas vegetarianas estão associadas não só com menor mortalidade por câncer em geral, mas também com menos incidência de câncer em órgãos específicos, mais notavelmente o câncer de cólon. As pessoas com câncer de cólon parecem comer mais carne, mais gordura saturada e menos hortaliças do que outras pessoas sem a doença. Dietas ricas em proteínas e gorduras e pobres em fibras criam um ambiente no cólon que promove o desenvolvimento de câncer em algumas pessoas. Uma dieta rica em carne também foi associada com câncer de estômago.[8]

Planejamento da Dieta Vegetariana

O vegetariano tem a mesma tarefa de planejar a refeição que qualquer outra pessoa, usando uma variedade de alimentos que darão todos os nutrientes necessários em uma tolerância de energia que mantém um peso corporal saudável. Um desafio extra é fazer isso com menos opções.

Os vegetarianos que incluem produtos lácteos e ovos podem atender às recomendações para a maioria dos nutrientes tão facilmente quanto os não vegetarianos. Tais dietas fornecem energia, proteína e outros nutrientes suficientes para promover a saúde de adultos e o crescimento de crianças e adolescentes.

Os vegetarianos freqüentemente são aconselhados a seguir o Guia Alimentar Diário, apresentado no Capítulo 2 do Volume 2, com poucas modificações. Aqueles que incluem produtos lácteos e ovos podem seguir o plano regular, utilizando leguminosa, oleaginosas e sementes, e produtos feitos a partir deles, como manteiga de amendoim, **tempeh** e tofu, em substituição à carne. Aqueles que não consomem leite podem utilizar leite de soja e tofu fortificado com cálcio, vitamina D e vitamina B_{12}. Verduras verdes-escuras e leguminosas ajudam a atender às necessidades de ferro e zinco.

Vários guias alimentares foram desenvolvidos especificamente para dietas vegetarianas.[9] Todos eles abordam as preocupações particulares de nutrição dos vegetarianos, mas diferem ligeiramente. A Figura D4-1 apresenta uma versão da Pirâmide de Guia Alimentar dos EUA para comparação.[10] À primeira vista, parece a Pirâmide de Guia Alimentar, mas, na verdade, possui diferenças notáveis. Os grupos de hortaliças e frutas têm subgrupos que enfatizam especialmente boas fontes de cálcio e ferro, respectivamente. Hortaliças folhosas verdes são apresentados no grupo de hortaliças porque fornecem quase cinco vezes mais cálcio por porção que os demais. Do mesmo modo, frutas secas recebem observação especial no grupo de frutas porque fornecem seis vezes mais ferro que as demais. Um grupo distinto para oleaginosas e sementes fornece fontes adicionais de proteína, ferro, zinco e ácidos graxos essenciais. Um grupo para óleos na ponta encoraja o uso de óleos vegetais ricos em gorduras insaturadas e ácidos graxos ômega 3. O grupo de carne e de substitutos para a carne foi revisado e rebatizado de "feijões e alimentos protéicos", e os leites de soja são encontrados no grupo de lacticínios. A fim de assegurar ingestões adequadas de vitamina B_{12}, vitamina D e cálcio, os vegetarianos precisam selecionar alimentos fortificados ou usar suplementos diariamente. Esse desenho é flexível o suficiente para que uma variedade de pessoas possa usá-lo: pessoas que adotaram várias dietas vegetarianas, aquelas

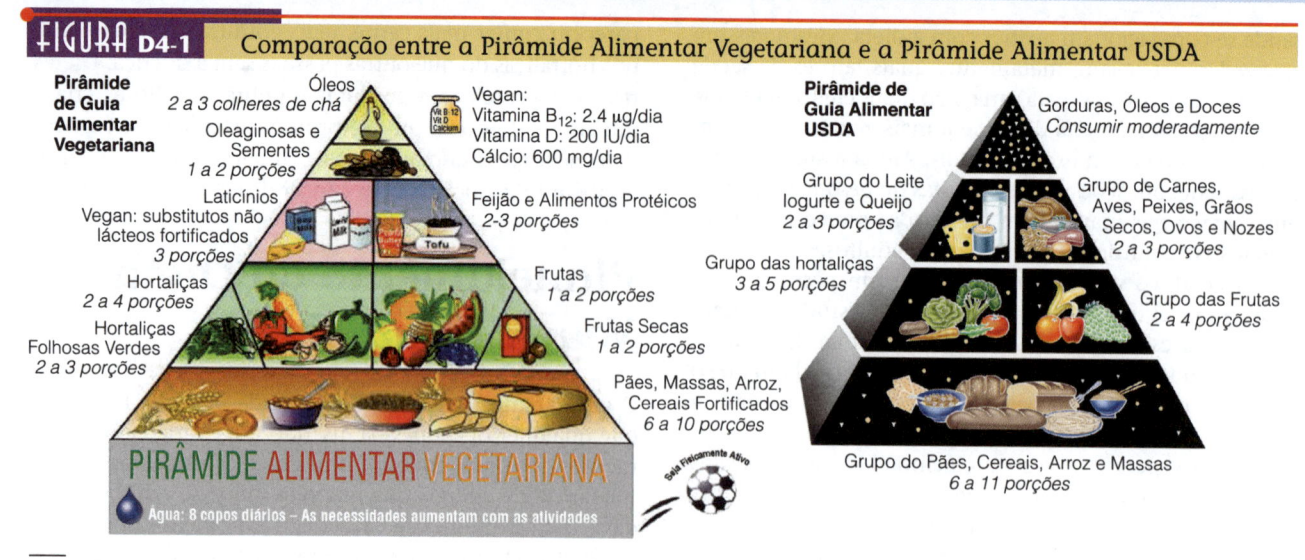

FIGURA D4-1 Comparação entre a Pirâmide Alimentar Vegetariana e a Pirâmide Alimentar USDA

Pirâmide de Guia Alimentar Vegetariana
- Óleos: 2 a 3 colheres de chá
- Oleaginosas e Sementes: 1 a 2 porções
- Laticínios / Vegan: substitutos não lácteos fortificados: 3 porções
- Hortaliças: 2 a 4 porções
- Hortaliças Folhosas Verdes: 2 a 3 porções
- Vegan: Vitamina B_{12}: 2.4 μg/dia; Vitamina D: 200 IU/dia; Cálcio: 600 mg/dia
- Feijão e Alimentos Protéicos: 2-3 porções
- Frutas: 1 a 2 porções
- Frutas Secas: 1 a 2 porções
- Pães, Massas, Arroz, Cereais Fortificados: 6 a 10 porções
- Água: 8 copos diários – As necessidades aumentam com as atividades

Pirâmide de Guia Alimentar USDA
- Gorduras, Óleos e Doces: Consumir moderadamente
- Grupo do Leite Iogurte e Queijo: 2 a 3 porções
- Grupo de Carnes, Aves, Peixes, Grãos Secos, Ovos e Nozes: 2 a 3 porções
- Grupo das hortaliças: 3 a 5 porções
- Grupo das Frutas: 2 a 4 porções
- Grupo do Pães, Cereais, Arroz e Massas: 6 a 11 porções

FONTE: VENTI, C. A.; JOHNSTON, C. S. Modified food guide pyramid for lactovegetarians and vegans. *Journal of Nutrition*, n. 132, p. 1.050-1.054, 2002.

---

que querem fazer uma transição para uma dieta vegetariana e aquelas que simplesmente querem incluir em suas dietas mais refeições tendo os vegetais como base. Esse guia alimentar vegetariano também inclui outros fatores de estilo de vida que contribuem para uma boa saúde: atividade física e ingestão de água.

A maioria dos vegetarianos facilmente obtém grandes quantidades dos nutrientes que são abundantes em alimentos vegetais: tiamina, folato e vitaminas B_6, C, A e E. Os guias alimentares vegetarianos ajudam a garantir ingestões adequadas dos principais nutrientes que, caso contrário, nas dietas vegetarianas podem faltar: ferro, zinco, cálcio, vitamina B_{12} e vitamina D.

Proteína

A RDA para proteínas para os vegetarianos é a mesma para as outras pessoas, embora alguns tenham sugerido que deva ser maior por causa da menor digestibilidade das proteínas vegetais.[11] **Ovo-lactovegetarianos** que ingerem alimentos derivados de animais, como, por exemplo, leite e ovos, recebem proteínas de alta qualidade e certamente atendem às suas necessidades protéicas. Mesmo aqueles que adotam apenas dietas baseadas em vegetais provavelmente atendam às necessidades protéicas contanto que a ingestão de energia esteja adequada e as fontes de proteína variem.[12] As proteínas de cereais integrais, leguminosas, sementes, oleaginosas e hortaliças podem fornecer quantidades adequadas de todos os aminoácidos. Uma vantagem de muitos alimentos protéicos vegetarianos é que eles geralmente possuem menos gorduras saturadas que as carnes e freqüentemente têm mais fibras e são mais ricos em algumas vitaminas e minerais.

Para facilitar a preparação da refeição, às vezes, os vegetarianos usam **substitutos da carne** feitos de **proteína vegetal texturizada** (proteína de soja). Esses alimentos são formulados para parecer e ter gosto semelhante ao da carne bovina, peixes ou aves. Muitos desses produtos são fortificados para fornecer o teor nutricional conhecido de alimentos com proteínas animais, mas, às vezes, faltam os nutrientes. Um vegetariano esperto aprende a usar uma variedade de alimentos integrais e não refinados com freqüência e alimentos comercialmente preparados com menos freqüência. Os vegetarianos podem também utilizar soja na forma de tofu para compensar a ingestão de proteínas.

Vitaminas e Minerais

Conseguir ferro em quantidade suficiente pode ser um problema mesmo para quem come carne, e aqueles que não a comem devem prestar atenção especial à ingestão de ferro. O ferro em alimentos de origem vegetal, como as leguminosas, hortaliças folhosas verdes, alguns cereais fortificados com ferro, pães de grãos integrais e cereais, é pobremente absorvido.[13] Visto que uma dieta vegetariana apresenta uma biodisponibilidade baixa de ferro, a RDA para ferro para vegetarianos é maior que para as outras pessoas (consulte o Capítulo 8 para mais detalhes).

Felizmente, o organismo parece se adaptar a uma dieta vegetariana absorvendo ferro de modo mais eficaz.[14] Além disso, a absorção de ferro é aumentada pela vitamina C, e os vegetarianos normalmente comem mais frutas e hortaliças ricas em vitamina C. Conseqüentemente, não sofrem de deficiência de ferro mais que as outras pessoas.[15]

O zinco é semelhante ao ferro quanto ao fato de que a carne é a fonte de alimento mais rica, e o zinco de fontes vegetais não é bem absorvido.[16] Além disso, a soja, que comumente é usada como um substituto para a carne nas refeições vegetarianas, interfere na absorção do zinco. Não obstante, a maioria dos adultos vegetarianos não apresenta deficiência de zinco. Talvez o melhor conselho aos vegetarianos com relação ao zinco seria ingerir uma variedade de alimentos densos em nutrientes; incluir cereais integrais, oleaginosas e leguminosas, como feijão-de-corda, feijão-rajado e feijão-vermelho; e manter uma ingestão adequada de energia. Para aqueles que incluem frutos do mar em suas dietas, ostras, carne de caranguejo e camarão são ricos em zinco.

As ingestões de cálcio de **lactovegetarianos** são semelhantes àquelas da população geral, mas as pessoas que não usam produtos derivados do leite correm o risco de ter deficiência. Planejadores cuidadosos selecionam alimentos ricos em cálcio, tais como sucos fortificados com cálcio, leite de soja e cereais matinais, em grandes quantidades, regularmente. Isto é especialmente importante para as crianças e os adolescentes. As fórmulas de soja para bebês são fortificadas com cálcio e podem ser usadas na culinária mesmo para adultos. Outras boas fontes de cálcio incluem figos, algumas leguminosas, algumas hortaliças verdes, como brócolis e nabiças, algumas oleaginosas, como as amêndoas, certas sementes, como as sementes de gergelim, e tofu enriquecido com cálcio.* As escolhas devem ser variadas, pois a absorção de cálcio de alguns alimentos vegetais pode ser limitada (como explicado no Capítulo 7).

A necessidade de vitamina B_{12} é pequena, mas essa vitamina é encontrada somente em alimentos derivados de animais. Produtos de soja fermentados, como tempeh, podem conter um pouco de vitamina B_{12} das bactérias que fizeram a fermentação, mas, infelizmente, grande parte da vitamina B_{12} encontrada nesses produtos pode ser uma forma inativa. Algas marinhas, como nori e *Chlorella* fornecem um pouco de vitamina B_{12}, mas não muito, e ingestões excessivas desses alimentos podem levar à toxicidade de iodo. Para se defender contra a deficiência de vitamina B_{12}, os **vegans** devem se apoiar em fontes fortificadas de vitamina B_{12} (como o leite de soja ou os cereais matinais) ou suplementos. Sem vitamina B_{12}, os nervos podem sofrer dano, levando a conseqüências como perda da visão.[17]

As pessoas que não usam alimentos fortificados com vitamina D e não recebem exposição suficiente à luz solar para sintetizar a vitamina D adequada podem ter a necessidade de se defender contra a perda óssea.[18] Isto é especialmente importante em bebês, crianças e adultos mais velhos. Durante os meses de inverno, as crianças pequenas que seguem dietas *vegans* podem desenvolver raquitismo, a doença da deficiência da vitamina D.

Ácidos Graxos Ômega 3

As dietas vegetarianas tipicamente fornecem ácidos graxos ômega 6 em quantidade suficiente, mas lhes faltam ácidos graxos ômega 3. Esse desequilíbrio reduz a produção de EPA e de DHA no corpo, e, sem peixes, ovos ou vegetais marinhos na dieta, a ingestão de EPA e DHA também cai. Para compensar essa inadequação, os vegetarianos precisam incluir diariamente em suas dietas boas fontes de ácido linolênico, como linhaça, nozes, soja e seus óleos.

Dietas Vegetarianas ao Longo da Vida

Os vegetarianos que planejam suas dietas cuidadosamente obtêm com facilidade todos os nutrientes necessários para

---
* Sais de cálcio freqüentemente são adicionados durante o processamento para coagular o tofu.

promover uma boa saúde. No entanto, conseguir ingestões adequadas de energia e nutrientes pode ser difícil para o *vegan* que exclui todos os produtos de origem animal, e especialmente para crianças em fase de crescimento, gestantes e lactantes. Os alimentos de origem vegetal geralmente oferecem bem menos energia por mordida que os alimentos de origem animal. Embora uma dieta que forneça muito alimento com relativa pouca energia possa ser vantajosa para adultos com excesso de peso que querem emagrecer, ela pode ser prejudicial durante estágios da vida envolvendo o crescimento. O planejamento da dieta durante a gravidez, lactação, primeira infância, infância e adolescência deve prover aumentos de energia e nutrientes necessários durante esses períodos, quando as conseqüências da nutrição precária podem ser maiores.

Gravidez e Lactação

Em geral, uma dieta vegetariana favorece uma gravidez saudável e uma lactação bem-sucedida, se fornecer energia adequada; ela deve incluir leite e derivados; e conter ampla variedade de leguminosas, cereais, frutas e hortaliças.[19] Muitas mulheres vegetarianas são bem nutridas, com ingestões de nutrientes da dieta apenas excedendo a RDA para todas as vitaminas e todos os minerais, com exceção do ferro, que é baixo na maioria das mulheres. Por outro lado, as mulheres *vegan* que seguem uma dieta exclusivamente à base de hortaliças geralmente ingerem pouca energia e são magras; para as grávidas, isso pode ser um problema. Mulheres com baixo peso pré-natal e com ganhos pequenos de peso colocam em risco a gravidez.

As dietas *vegan*, que excluem todos os alimentos de origem animal, podem necessitar de suplementação com vitamina B_{12}, cálcio e vitamina D, ou a adição de alimentos fortificados com esses nutrientes. Bebês de pais *vegan* podem sofrer dano do cordão espinhal e desenvolver severo retardo psicomotor em decorrência de falta de vitamina B_{12} na dieta da mãe durante a gravidez. Houve relato de lactantes de mães *vegan* que desenvolvem deficiência de vitamina B_{12} e distúrbios graves de movimento. Fornecer suplementos de vitamina B_{12} para os bebês corrige os sintomas sangüíneos e neurológicos da deficiência, assim como as anormalidades estruturais, mas os atrasos de desenvolvimento cognitivo e da linguagem podem persistir. Uma mãe *vegan* precisa de uma fonte regular de alimentos fortificados com vitamina B_{12} ou um suplemento que forneça 2,6 µg diários.

Uma mulher grávida que não consegue atender às suas necessidades de cálcio somente por meio da dieta pode necessitar de 600 mg diários de cálcio por suplemento, tomados com as refeições. As mulheres grávidas que não recebem vitamina D suficiente pela dieta ou exposição suficiente à luz solar podem necessitar de um suplemento que forneça 10 µg diários.

Primeira Infância

Desde que o bebê tenha acesso à luz solar como fonte de vitamina D e a quantidades suficientes de fórmulas para bebês ou de leite materno de mãe que tenha uma dieta adequada, ele se desenvolverá bem durante os primeiros meses. "Bebidas alimentares saudáveis", como o leite de arroz, são escolhas inapropriadas, pois lhes faltam as proteínas, as vitaminas e os minerais de que os bebês e crianças de 1 e 2 anos necessitam; de fato, seu uso pode levar a graves deficiências nutricionais.[20]

É mais difícil para bebês com mais de 4 meses atender às suas necessidades nutricionais por meio de dietas vegetarianas e, especialmente, dietas *vegan*. Recomenda-se continuar com a amamentação ou alimentação por fórmula infantil, mas são necessários alimentos suplementares para garantir ingestões adequadas de energia e ferro. Bebês e crianças pequenas de famílias vegetarianas devem receber cereais infantis fortificados com ferro no segundo ano de vida. Leguminosas amassadas ou na forma de purê, tofu e ovos cozidos podem ser adicionados a suas dietas no lugar da carne.

Os riscos de condições precárias na nutrição dos bebês aumentam com o desmame e com a inclusão de outros alimentos. Os bebês que recebem uma dieta vegetariana bem balanceada com produtos lácteos e uma variedade de outros alimentos podem facilmente atender às suas necessidades nutricionais de crescimento. Isso nem sempre acontece com bebês *vegan*. As dietas *vegan* restritas representam uma ameaça para a saúde dos bebês. Pais ou responsáveis que escolhem alimentar seus bebês com dietas *vegan* devem consultar um pediatra e um nutricionista a fim de garantir uma dieta nutricionalmente adequada que auxiliará no crescimento.[21]

O crescimento de bebês *vegan* diminui significativamente quando o bebê está em fase de transição do leite materno para os alimentos sólidos. Desnutrição protéico-energética e deficiências de vitamina D, vitamina B_{12}, ferro e cálcio foram relatadas em bebês criados com dietas *vegan*. As dietas *vegan* que são ricas em fibras, outros carboidratos complexos e água enchem o estômago, mas não satisfazem suas necessidades de energia. Esse problema pode ser facilmente amenizado fornecendo alimentos mais ricos em energia: manteigas de oleaginosas, leguminosas, geléias de frutas secas e abacate amassado. O uso de fórmulas de soja (ou leite) fortificadas com cálcio, vitamina B_{12} e vitamina D e a inclusão de alimentos contendo vitamina C nas refeições para aumentar a absorção de ferro ajudarão a prevenir outras deficiência de nutrientes nas dietas *vegan*.

Infância e Adolescência

Dietas vegetarianas bem planejadas, especialmente aquelas que incluem ovos, leite e derivados, podem facilmente fornecer ingestões adequadas de nutrientes para o crescimento das crianças. O crescimento de crianças vegetarianas pode ser semelhante ao de outras crianças.[22]

As dietas *vegan*, por sua vez, podem não conseguir fornecer energia suficiente para promover o crescimento de crianças com as pequenas porções de alimento que elas ingerem. O estômago pequeno de uma criança comporta apenas certa quantidade de alimento, e uma criança *vegan* pode se sentir satisfeita antes mesmo de comer o suficiente para atender às suas necessidades de nutrientes e energia. A dieta de uma criança *vegan* deve enfatizar cereais, leguminosas e oleaginosas a fim de atender às necessidades de proteína e de energia em um pequeno volume de alimento. A carne, que contém muita proteína, ferro e energia em pequenas quantidades, promove o crescimento de modo mais eficaz. Em comparação com as crianças que se alimentam de carne, as crianças *vegan* tendem a ser mais baixas e magras e a baixa ingestão de energia pode comprometer o crescimento.

Quando as crianças *vegan* obtêm sua proteína somente de alimentos vegetais, podem necessitar de ingestões protéicas maiores que a RDA para ter um crescimento normal e saudável. As recomendações-padrão de proteínas podem ser inadequadas para promover o crescimento de crianças *vegan*, mas não foram estabelecidas recomendações específicas.

Outras preocupações nutricionais para os *vegans* incluem a vitamina B_{12}, o cálcio e a vitamina D. As crianças que foram criadas dentro de uma dieta *vegan* e que, depois, mudaram para dietas mais liberais têm dificuldade em conseguir um estado adequado de vitamina B_{12}, mesmo com um consumo moderado de produtos animais.[23] Os adolescentes que seguem uma dieta *vegan* pobre em cálcio e em vitamina D têm uma densidade óssea reduzida, o que, mais tarde, pode representar implicações sobre a saúde óssea. Muitos alimentos fortificados que não são de origem animal estão atualmente disponíveis para ajudar a atender às necessidades nutricionais de crescimento de crianças que seguem uma dieta *vegan*.[24]

Para muitos adolescentes, as dietas vegetarianas oferecem a vantagem de consumir mais frutas e hortaliças, e menos doces, alimentos das redes de *fast-food* e salgadinhos. Como resultado disso, esses jovens obtêm vantagens nutricionais e gozam de bom crescimento e saúde.[25] Alguns jovens, no entanto, usam as dietas vegetarianas como camuflagem para distúrbios alimentares.[26] Escondendo-se atrás de uma dieta vegetariana, eles podem limitar em muito suas escolhas alimentares, ao mesmo tempo que escondem de seus pais um distúrbio alimentar que ameaça o crescimento e a saúde.

Escolhas Alimentares Saudáveis

Em geral, os adultos que seguem dietas vegetarianas reduziram seus riscos de mortalidade e de doenças crônicas graves, incluindo obesidade, pressão sangüínea alta, doença cardíaca e câncer.[27] No entanto, a dieta vegetariana não tem nada de misterioso ou mágico; o vegetarianismo não é uma religião como o budismo ou o hinduísmo, mas apenas um plano alimentar que seleciona alimentos de origem vegetal para fornecer os nutrientes necessários. A qualidade da dieta depende não do fato de que ela inclui carne, mas se as outras escolhas alimentares são nutricionalmente sólidas. Uma dieta que inclui muitas frutas, hortaliças, cereais integrais, leguminosas, oleaginosas e sementes é mais rica em fibras, vitaminas antioxidantes e fitoquímicos e mais pobre em gorduras saturadas do que dietas que têm a carne como base. A variedade é a chave para a adequação nutricional em uma dieta vegetariana. Planos restritos, como as **dietas macrobióticas**, que limitam as seleções a uns poucos grãos e vegetais, são incapazes de fornecer uma gama completa de nutrientes.

Após entender algumas das relações entre dieta e saúde, muitas pessoas podem descobrir que suas estratégias de planejamento de refeições precisam mudar. No passado, elas decidiam quais cortes de bife, presunto, carne suína, cordeiro, aves ou peixes preparar e, em seguida, completavam o menu com um "amido" (batata, arroz ou macarrão), salada ou outras hortaliças, e pão. Hoje, seus pratos do jantar são cheios de leguminosas, cereais integrais, hortaliças e frutas. Então, podem adicionar quantidades pequenas de produtos lácteos, ovos, carne magra, peixes ou aves. Elas diminuíram o consumo de produtos de origem animal e aumentaram o consumo de alimentos de origem vegetal sem nenhuma pretensão de "se tornarem vegetarianas". Esse plano oferece muitas das mesmas vantagens para a saúde de uma dieta vegetariana, limita a ingestão de carnes para os recomendados 140 g/dia a 200 g/dia e inclui cortes magros, assim como abundância de cereais integrais, frutas e hortaliças.

Para a maioria, parece que as dietas sem carne e com pouca carne podem promover boa saúde. Por outro lado, tanto a dieta vegetariana quanto a dieta onívora podem ser prejudiciais à saúde quando são sobrecarregadas com gordura. Ao ingerir queijo cheddar, manteiga, coalhada e hortaliças fritas, as dietas vegetarianas oferecem os mesmos perigos para a saúde que as **onívoras** com carnes ricas em gordura. E ambas as dietas, se não forem apropriadamente balanceadas, têm falta de nutrientes. Dietas vegetarianas mal planejadas costumam ter falta de ferro, zinco, cálcio, vitamina B_{12} e vitamina D; sem planejamento, a dieta daqueles que comem carne pode ter falta de vitamina A, vitamina C, folato e fibra, entre outros. Resumidamente, os aspectos negativos para a saúde de qualquer dieta, incluindo as vegetarianas, refletem seu mau planejamento. Prestar atenção na ingestão de energia e nutrientes problemáticos específicos pode garantir a adequação.

Tenha em mente também que a dieta é só um dos fatores que influenciam a saúde. Seja qual for a dieta escolhida, seu contexto também é importante: não fumar, consumir de álcool com moderação (se consumir), praticar atividade física regular, descansar apropriadamente e ter atenção médica quando necessária; todos esses fatores contribuem para uma vida saudável. Seguir esses hábitos saudáveis desde cedo parece ser o passo mais importante para se reduzir os riscos de doença no futuro.

NUTRIÇÃO NA REDE

Acesse estes sites (em inglês) para estudos mais aprofundados sobre abordados neste destaque.

- Encontre atualizações e links rápidos para estes sites e outros relacionados à nutrição no endereço: **www.wadsworth.com/nutrition**
- Busque *vegetarian* no site do FDA (Food and Drug Administration – órgão de controle de alimentos e medicamentos): **www.fda.gov**
- Visite o Vegetarian Resource Group: **www.vrg.org**
- Procure por outra pirâmide de dieta vegetariana desenvolvida pelo Oldways Preservation & Exchange Trust: **www.oldwayspt.org**

REFERÊNCIAS BIBLIOGRÁFICAS

1. S. I. Barr and G. E. Chapman, Perceptions and practices of self-defined current vegetarian, former vegetarian, and nonvegetarian women, *Journal of the American Dietetic Association* 102 (2002): 354–360; R. Weinsier, Use of the term vegetarian, *American Journal of Clinical Nutrition* 71 (2000): 1211–1212; P. K. Johnston and J. Sabate, Reply to R. Weinsier, *American Journal of Clinical Nutrition* 71 (2000): 1212–1213.
2. Position of the American Dietetic Association and Dietitians of Canada: Vegetarian diets, *Journal of the American Dietetic Association* 103 (2003): 748–765; T. J. Key, G. K. Davey, and P. N. Appleby, Health benefits of a vegetarian diet, *The Proceedings of the Nutrition Society* 58 (1999): 271–273; T. J. Key and coauthors, Mortality in vegetarians and nonvegetarians: Detailed findings from a collaborative analysis of 5 prospective studies, *American Journal of Clinical Nutrition* 70 (1999): 516S–524S.
3. Key, Davey, and Appleby, 1999.
4. G. E. Fraser, Associations between diet and cancer, ischemic heart disease, and all-cause mortality in non-Hispanic white California Seventh-day Adventists, *American Journal of Clinical Nutrition* 70 (1999): 532S–538S; P. N. Appleby and coauthors, The Oxford vegetarian study: An overview, *American Journal of Clinical Nutrition* 70 (1999): 525S–531S.
5. Third Report of the National Cholesterol Education Program (NCEP) Expert Panel on Detection, Evaluation, and Treatment of High Blood Cholesterol in Adults (Adult Treatment Panel III), NIH publication no. 02-5215 (Bethesda, Md.: National Heart, Lung, and Blood Institute, 2002); A. M. Coulston, The role of dietary fats in plant-based diets, *American Journal of Clinical Nutrition* 70 (1999): 512S–515S.
6. E. L. Ashton, F. S. Dalais, and M. J. Ball, Effect of meat replacement by tofu on CHD risk factors including copper induced LDL oxidation, *Journal of the American College of Nutrition* 19 (2000): 761–767.
7. C. D. Gardner and coauthors, The effect of soy protein with or without isoflavones relative to milk protein on plasma lipids in hypercholesterolemic postmenopausal women, *American Journal of Clinical Nutrition* 73 (2001): 667–668.
8. H. Chen and coauthors. Dietary patterns and adenocarcinoma of the esophagus and distal stomach, *American Journal of Clinical Nutrition* 75 (2002): 137–144.
9. M. Virginia, V. Melina, and A. R. Mangels, A new food guide for North American vegetarians, *Journal of the American Dietetic Association* 103 (2003): 771–775; C. A. Venti and C. S. Johnston, Modified food guide pyramid for lactovegetarians and vegans, *Journal of Nutrition* 132 (2002): 1050–1054; E. H. Haddad, J. Sabaté, and C. G. Whitten, Vegetarian food guide pyramid: A conceptual framework, *American Journal of Clinical Nutrition* 70 (1999): 615S–619S.
10. Venti and Johnston, 2002.
11. Venti and Johnston, 2002; V. Messina and A. R. Mangels, Considerations in planning vegan diets: Children, *Journal of the American Dietetic Association* 101 (2001): 661–669.
12. Position of the American Dietetic Association and Dietitians of Canada, 2003.
13. J. R. Hunt, Moving toward a plant-based diet: Are iron and zinc at risk? *Nutrition Reviews* 60 (2002): 127–134.
14. J. R. Hunt and Z. K. Roughead, Nonheme-iron absorption, fecal ferritin excretion, and blood indexes of iron status in women consuming controlled lactoovovegetarian diets for 8 wk, *American Journal of Clinical Nutrition* 69 (1999): 944–952.
15. C. L. Larsson and G. K. Johansson, Dietary intake and nutritional status of young vegans and omnivores in Sweden, *American Journal of Clinical Nutrition* 76 (2002): 100–106; M. J. Ball and M. A. Bartlett, Dietary intake and iron status of Australian vegetarian women, *American Journal of Clinical Nutrition* 70 (1999): 353–358.
16. Hunt, 2002.
17. D. Milea, N. Cassoux, and P. LeHoang, Blindness in a strict vegan, *New England Journal of Medicine* 342 (2000): 897–898.
18. T. A. Outila and coauthors, Dietary intake of vitamin D in premenopausal, healthy vegans was insufficient to maintain concentrations of serum 25-hydroxyvitamin D and intact parathyroid hormone within normal ranges during the winter in Finland, *Journal of the American Dietetic Association* 100 (2000): 434–441.
19. Position of the American Dietetic Association and Dietitians of Canada, 2003.
20. T. Liu and coauthors, Kwashiorkor in the United States: Fad diets, perceived and true milk allergy, and nutritional ignorance, *Archives of Dermatology* 137 (2001): 630–636; G. Massa, Protein malnutrition due to replacement of milk by rice drink, *European Journal of Pediatrics* 160 (2001): 382–384; N. F. Carvalho and coauthors, Severe nutritional deficiencies in toddlers resulting from health food milk alternatives, *Pediatrics* 107 (2001): e46.
21. A. R. Mangels and V. Messina, Considerations in planning vegan diets: Infants, *Journal of the American Dietetic Association* 101 (2001): 670–677.
22. M. Hebbelinck, P. Clarys, and A. DeMalsche, Growth, development, and physical fitness of Flemish vegetarian children, adolescents, young adults, *American Journal of Clinical Nutrition* 70 (1999): 579S–585S.
23. M. van Dusseldorp and coauthors, Risk of persistent cobalamin deficiency in adolescents fed a macrobiotic diet in early life, *American Journal of Clinical Nutrition* 69 (1999): 664–671.
24. Messina and Mangels, 2001.
25. C. L. Perry and coauthors, Adolescent vegetarians: How well do their dietary patterns meet the Healthy People 2010 objectives? *Archives of Pediatrics and Adolescent Medicine* 156 (2002): 431–437.
26. Y. Martins, P. Pliner, and R. O'Connor, Restrained eating among vegetarians: Does a vegetarian eating style mask concerns about weight? *Appetite* 32 (1999): 145–154.
27. Fraser, 1999.

Capítulo 5

As Vitaminas Hidrossolúveis: Vitaminas do Complexo B e Vitamina C

A Nutrição em sua Vida

Se estivesse brincando de jogo de palavras e seu parceiro dissesse "vitaminas", como você responderia? Se "comprimidos" e "suplementos" vêm imediatamente à sua cabeça, você está perdendo a mensagem principal da história da vitamina – que centenas de alimentos liberam mais de dezenas de vitaminas e participam de muitas atividades em todo o seu corpo. É bastante simples: os alimentos fornecem vitaminas para auxiliar em tudo o que você é e em tudo o que você faz; já os suplementos de qualquer uma delas, ou até mesmo a combinação delas, não podem se comparar ao valor dos alimentos para que você se mantenha saudável.

Resumo do Capítulo

As Vitaminas – Visão Geral

As Vitaminas do Complexo B – Individualmente: *Tiamina*
• *Riboflavina* • *Niacina* • *Biotina*
• *Ácido Pantotênico* • *Vitamina B_6*
• *Folato* • *Vitamina B_{12}* • *Colina, Inositol e Carnitina*

As Vitaminas do Complexo B – Em Conjunto: *Funções das Vitaminas do Complexo B* • *Deficiência de Vitaminas do Complexo B* • *Toxicidade das Vitaminas do Complexo B* • *Alimentos Fontes de Vitaminas do Complexo B*

Vitamina C: *Funções da Vitamina C*
• *Recomendações da Vitamina C*
• *Deficiências de Vitamina C* • *Toxicidade da Vitamina C* • *Alimentos Fontes de Vitamina C*

Destaque 5: *Suplementos Vitamínicos e Minerais*

Os capítulos anteriores enfocaram os nutrientes produtores de energia, que desempenham papel importante no organismo. As vitaminas e minerais são seu elenco de apoio. Este capítulo começa com a visão geral das vitaminas e, depois, examina cada vitamina hidrossolúvel e uma substância ainda em estudo chamada colina. O Capítulo 6 apresentará as vitaminas lipossolúveis e os Capítulos 7 e 8 discutirão os minerais.

As Vitaminas – Visão Geral

No início de 1900, os pesquisadores reconheceram pela primeira vez que havia substâncias nos alimentos que eram "essenciais à vida". Desde essa época, o mundo das vitaminas se abriu drasticamente. As vitaminas■ são substâncias poderosas, como a sua *ausência* confirma. A deficiência de vitamina A pode causar cegueira; a falta da vitamina B, niacina, pode causar demência; e a falta de vitamina D pode retardar o crescimento dos ossos. As conseqüências das deficiências são tão terríveis, e os efeitos restauradores das

■ Lembrete: As *vitaminas* são orgânicas, nutrientes essenciais exigidos em quantidades mínimas para executar funções específicas que promovem o crescimento, a reprodução ou a manutenção da saúde e da vida.
• **vita** = vida
• **amina** = contendo nitrogênio (as primeiras vitaminas descobertas continham nitrogênio)

vitaminas necessárias são tão drásticos que as pessoas gastam bilhões todos os dias acreditando que comprimidos de vitamina vão curar grande número de doenças (consulte o Destaque 5). As vitaminas certamente auxiliam na correta saúde nutricional, mas elas não curam todas as doenças. Além disso, os suplementos vitamínicos não oferecem os muitos benefícios que vêm dos alimentos ricos em vitaminas.

A *presença* das vitaminas também afirma seu poder. A vitamina C não apenas previne a doença causada em virtude de sua deficiência, o escorbuto, mas também parece proteger contra certos tipos de câncer. Da mesma forma, a vitamina E parece ajudar a proteger contra alguns mecanismos de doenças cardiovasculares. O folato da vitamina B ajuda a prevenir defeitos ao nascer. Como poderá ver, os papéis das vitaminas na manutenção da saúde estendem-se muito além da prevenção das doenças causadas por sua deficiência. De fato, alguns dos créditos dados às dietas com baixo teor de gordura na prevenção de doenças pertencem, na verdade, às vitaminas por causa de dietas ricas em leguminosas, frutas e cereais integrais que as liberam (consulte o Destaque 6 para mais informações sobre vitaminas na prevenção de doenças). O Capítulo 9 do Volume 2 destaca a importância das vitaminas no sistema imunológico.

As vitaminas diferem dos carboidratos, gorduras e proteínas das seguintes maneiras:

- *Estrutura.* As vitaminas são unidades individuais; elas não são ligadas (como são as moléculas de glicose ou aminoácidos). O Apêndice C apresenta a estrutura química de cada uma das vitaminas.
- *Função.* As vitaminas não produzem energia utilizável; elas auxiliam as enzimas que liberam energia dos carboidratos, gorduras e proteínas.
- *Conteúdo dos alimentos.* As quantidades de vitaminas que as pessoas ingerem diariamente nos alimentos e as quantidades de que elas necessitam são medidas em microgramas (μg) e miligramas (mg), em vez de gramas (g).

■ 1 g = 1.000 mg.
1 mg = 1.000 μg.
Uma nota de dólar pesa aproximadamente 1 g.

As vitaminas, assim como os nutrientes produtores de energia, são essenciais à vida, orgânicas e disponíveis nos alimentos.

Biodisponibilidade A quantidade de vitaminas disponível no alimento depende não apenas da quantidade fornecida por um alimento, mas também da quantidade absorvida e utilizada pelo corpo, referida como a **biodisponibilidade** das vitaminas. A quantidade de vitaminas em um alimento pode ser determinada de maneira bem direta. Pesquisadores analisam alimentos para determinar seus conteúdos de vitamina e divulgar os resultados em tabelas de composição de alimentos.* Determinar a biodisponibilidade de uma vitamina é uma tarefa muito complexa, porque depende de muitos fatores, incluindo:

- Eficiência da digestão e tempo de trânsito através do trato GI.
- Ingestão anterior de nutrientes e condição nutricional.
- Outros alimentos consumidos ao mesmo tempo. (Os Capítulos 5 a 8 descrevem fatores que inibem ou acentuam a absorção de vitaminas e minerais individuais.)
- O método de preparação do alimento (cru, cozido ou processado).
- Fonte do nutriente (sintética, fortificada ou de ocorrência natural).

Especialistas consideram esses fatores quando estimam as ingestões recomendadas.

biodisponibilidade: a taxa na qual e até a qual um nutriente é absorvido e usado.

precursores: substâncias que precedem outras; com relação às vitaminas, compostos que podem ser convertidos em vitaminas ativas; também conhecidas como **provitaminas**.

Precursores Algumas das vitaminas estão disponíveis nos alimentos em formas inativas conhecidas como **precursores**, ou provitaminas. Uma vez

---
* N.R.T.: A Tabela Brasileira de Composição de Alimentos (TACO) pode ser encontrada no site: www.unicamp.br/nepa/taco.

dentro do corpo, a precursora é convertida em forma ativa de vitamina. Desse modo, ao medir a ingestão de vitaminas de uma pessoa, é importante contar tanto a quantidade de vitamina ativa quanto a quantidade potencial disponível em seus precursores. As tabelas de resumo que aparecem em todo este capítulo e no próximo indicam quais vitaminas têm precursores.

Natureza Orgânica Sendo orgânicas, as vitaminas podem ser destruídas e tornadas incapazes de executar suas tarefas. Conseqüentemente, elas devem ser manipuladas com cuidado durante a armazenagem e na culinária. O calor prolongado pode destruir muita quantidade de tiamina no alimento. Como a riboflavina poder ser destruída pelos raios ultravioleta pela exposição ao sol ou pela luz fluorescente, os alimentos armazenados em recipientes de vidro transparente estão mais propensos a perdê-la. O oxigênio destrói a vitamina C; então, as perdas ocorrem quando os alimentos são cortados ou quebrados e, dessa forma, expostos ao ar. A Tabela 5-1 resume formas de minimizar perdas de nutrientes na cozinha, e o Capítulo 10 do Volume 2 fornece mais detalhes.

Solubilidade Como você deve recordar, carboidratos e proteínas são hidrófilas e os lipídios, hidrofóbicos. As vitaminas se dividem da mesma forma. As soluções hidrófilas, solúveis em água, são as oito vitaminas do complexo B e a vitamina C; as soluções hidrofóbicas, solúveis em gordura, são as vitaminas A, D, E e K. A cada vitamina descoberta foi dado um nome e, às vezes, uma letra e um número também. Muitas das vitaminas hidrossolúveis têm nomes múltiplos, o que causou algumas confusões. A margem da folha relaciona os nomes-padrão; as tabelas de resumo em todo o capítulo fornecem os nomes alternativos comuns.

A solubilidade é aparente nos alimentos que são fonte das diferentes vitaminas, e isso afeta sua absorção, transporte, armazenagem e excreção pelo corpo. As vitaminas hidrossolúveis são encontradas em compartimentos aquosos dos alimentos; as vitaminas lipossolúveis, geralmente, encontram-se com as gorduras e óleos dos alimentos. Quando absorvidas, as vitaminas hidrossolúveis se deslocam diretamente para o sangue; como as gorduras, as vitaminas lipossolúveis devem primeiro entrar na linfa e, depois, no sangue. Uma vez no sangue, muitas das vitaminas hidrossolúveis se movem livremente; muitas das vitaminas lipossolúveis necessitam de proteínas transportadoras para o seu deslocamento. Ao alcançar as células, as vitaminas hidrossolúveis circulam livremente nos compartimentos preenchidos por água do organismo; já as vitaminas lipossolúveis são retidas em tecidos adiposos e no fígado até que sejam necessárias. Os rins, monitorando o sangue que flui através deles, detectam e removem pequenos excessos de vitaminas hidrossolúveis (grandes excessos, porém, podem sobrecarregar o sistema, criando efeitos adversos); as vitaminas lipossolúveis tendem a permanecer em locais de armazenagem de gordura no organismo em vez de serem excretadas; portanto, são mais propensas a alcançar níveis tóxicos quando consumidas em excesso.

■ **Vitaminas hidrossolúveis:**
  • Vitaminas do complexo B:
      Tiamina.
      Riboflavina.
      Niacina.
      Biotina.
      Ácido pantotênico.
      Vitamina B_6.
      Folato.
      Vitamina B_{12}.
  • Vitamina C.
Vitaminas lipossolúveis:
  • Vitamina A.
  • Vitamina D.
  • Vitamina E.
  • Vitamina K.

TABELA 5-1 Minimizando as Perdas de Nutrientes

- Para diminuir a degradação de vitaminas, refrigere (a maioria de) frutas e legumes.
- Para minimizar a oxidação de vitaminas, armazene frutas e legumes, que foram cortados, em embalagens herméticas, e sucos, que foram abertos, em recipientes fechados (e refrigere-os).
- Para evitar perdas durante a lavagem, enxágüe frutas e legumes antes de cortar.
- Para minimizar perdas durante o cozimento, use um forno de microondas ou cozinhe legumes a vapor em uma pequena quantidade de água. Adicione legumes depois que a água ferver. Use a água do cozimento em pratos misturados, como ensopados e sopas. Evite altas temperaturas e tempos longos de cozimento.

Como o corpo armazena vitaminas lipossolúveis, elas podem ser ingeridas em grandes quantidades de vez em quando e ainda satisfazer as necessidades do corpo com o passar do tempo. As vitaminas hidrossolúveis são retidas por períodos variados no organismo; uma omissão dessas vitaminas em um único dia na dieta não leva a uma deficiência, mas, ainda assim, as vitaminas hidrossolúveis devem ser ingeridas mais regularmente que as vitaminas lipossolúveis.

Toxicidade O conhecimento sobre algumas das surpreendentes funções das vitaminas tem induzido muitas pessoas a tomar suplementos, presumindo que quanto mais, melhor. Porém, como a ingestão inadequada pode fazer mal, a ingestão excessiva também pode. Conforme mencionado, até mesmo algumas das vitaminas hidrossolúveis têm efeitos adversos quando tomadas em grandes doses.

Pode ser surpreendente que uma vitamina possa ser tanto essencial quanto prejudicial, mas o mesmo é verdadeiro para a maioria dos nutrientes. Os efeitos de cada substância dependem de sua dose, e esse é um dos motivos pelos quais os consumidores não devem se autoprescrever suplementos para suas doenças. Veja na seção "Como Fazer" as informações sobre os níveis de dosagem e seus efeitos.

O Comitê de Ingestão Dietética de Referência (DRI) trata da possibilidade de efeitos adversos nas doses altas de nutrientes, estabelecendo os Limites Superiores Toleráveis de Ingestão (UL). Um UL define a quantidade máxima de um nutriente que não causará danos à saúde da maioria das pessoas quando consumidos diariamente. O risco de problemas aumenta quando a ingestão ultrapassa o UL. Dos nutrientes discutidos neste capítulo, a niacina, a vitamina B_6, o folato, a colina e a vitamina C tiveram seus ULs estabelecidos, e esses valores são apresentados em suas respectivas tabelas de resumo. Os dados necessários para estabelecer os ULs de vitaminas do complexo B são insuficientes, mas isso não significa que ingestões excessivamente altas não ofereçam risco. (Os ULs para vitaminas e minerais são apresentados no final do livro.)

COMO FAZER para Entender os Níveis de Dosagem e seus Efeitos

Uma substância pode ter efeito benéfico ou prejudicial; porém um crítico não concluiria que a própria substância seria benéfica ou prejudicial sem perguntar primeiro qual a dose usada. A figura que segue mostra três possibilidades de relações entre níveis de dosagem e efeitos. O terceiro diagrama representa a situação com nutrientes; a maior quantidade é melhor até certo ponto, mas além daquele ponto, é prejudicial.

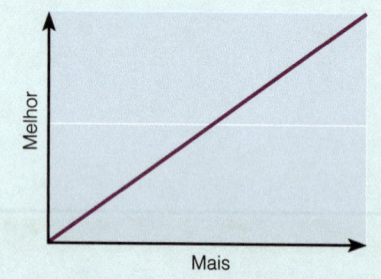

Quando se vai em direção a mais, o efeito fica cada vez melhor, a reta é ascendente (na vida real é raro que alguma vez isso tenha ocorrido).

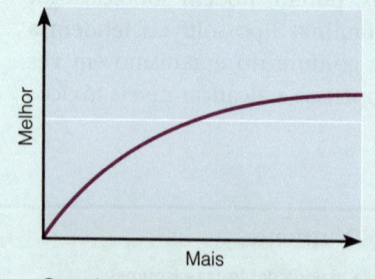

Quando se vai em direção a mais, o efeito alcança um máximo e depois uma plataforma, não se tornando melhor com doses mais altas.

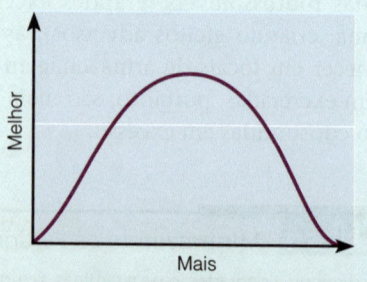

Quando se vai em direção a mais, o efeito atinge um ponto favorável em uma dose intermediária e depois declina, mostrando que mais é melhor até certo ponto, tornando-se depois prejudicial. Com relação aos nutrientes, o excesso é tão prejudicial quanto a situação de muito pouco.

RESUMO

As vitaminas são nutrientes essenciais necessários, em quantidades mínimas, em dietas tanto para prevenir deficiências quanto para auxiliar na saúde ideal. As vitaminas hidrossolúveis são as vitaminas do complexo B e a vitamina C; as vitaminas lipossolúveis são as vitaminas A, D, E e K. A tabela a seguir resume as diferenças entre as vitaminas hidrossolúveis e as vitaminas lipossolúveis.

	Vitaminas Hidrossolúveis: Vitaminas do Complexo B e Vitamina C	Vitaminas Lipossolúveis: Vitaminas A, D, E e K
Absorção	Diretamente para o sangue.	Primeiro na linfa, depois no sangue.
Transporte	Movimentam-se livremente.	Muitas requerem carregadores de proteínas.
Armazenagem	Circulam livremente em partes do corpo preenchidas com água.	Armazenadas em células associadas à gordura.
Excreção	Os rins detectam e eliminam o excesso na urina.	Excretado com menos facilidade: tendem a permanecer em locais de armazenagem de gordura.
Toxicidade	Possibilidade de alcance de níveis tóxicos, quando consumidas em suplementos.	Maior possibilidade de alcance de níveis tóxicos, quando consumidas em suplementos.
Necessidade	Necessárias em doses freqüentes (talvez de 1 a 3 dias).	Necessárias em doses periódicas (talvez semanas ou até mesmo meses).

NOTA: Exceções ocorrem, mas essas diferenças entre as vitaminas hidrossolúveis e lipossolúveis são generalizações válidas.

A discussão sobre as vitaminas do complexo B que segue começa com uma breve descrição sobre cada uma delas; depois, oferece uma idéia de como elas trabalham juntas. Logo, uma pré-visualização individual é seguida por uma pesquisa de todas em conjunto.

As Vitaminas do Complexo B – Individualmente

Apesar dos anúncios de suplemento que afirmam o contrário, as vitaminas não fornecem ao corpo combustível para energia. É verdade, porém, que sem as vitaminas do complexo B o corpo careceria de energia. Os nutrientes produtores de energia – carboidratos, gordura e proteínas – são usados como combustível; as vitaminas do complexo B ajudam o corpo a usar esse combustível. Diversas vitaminas do complexo B – tiamina, riboflavina, niacina, ácido pantotênico e biotina – formam as coenzimas ■ que auxiliam certas enzimas na liberação de energia a partir de carboidratos, gordura e proteínas. Outras vitaminas do complexo B têm papéis indispensáveis no metabolismo. A vitamina B_6 auxilia as enzimas que metabolizam aminoácidos; o folato e a vitamina B_{12} ajudam as células a se multiplicar. Entre essas células estão os glóbulos vermelhos e as células que revestem o trato GI – células que liberam energia para todas as outras.

■ Lembrete: Uma *coenzima* é uma pequena molécula orgânica que se associa a certas enzimas; muitas vitaminas do complexo B são parte integrante de coenzimas.

A parcela de vitamina de uma coenzima permite a ocorrência de uma reação química; a parcela remanescente da coenzima liga-se à enzima. Sem sua coenzima, uma enzima não consegue funcionar. Assim, os sintomas das deficiências de vitaminas do complexo B refletem diretamente os transtornos do metabolismo incorridos pela falta de coenzimas. A Figura 5-1 ilustra a ação das coenzimas.

As seções seguintes descrevem vitaminas do complexo B de forma individual e mencionam muitas coenzimas e vias metabólicas. Uma seção posterior agregará essas informações em uma descrição completa.

As seções a seguir também apresentam recomendações, sintomas de deficiência e toxicidade e alimentos-fonte de cada vitamina. As recomendações para as vitaminas do complexo B e vitamina C refletem as DRIs de 1998 e 2000, respectivamente.[1] Para a tiamina, riboflavina, niacina, vitamina B_6, folato, vitamina B_{12} e a vitamina C, foram disponibilizados dados suficien-

FIGURA 5-1 Ação da Coenzima

Algumas vitaminas formam parte das coenzimas que tornam as enzimas capazes de sintetizar compostos (como ilustrado pelas enzimas de baixo nesta figura) ou desmanchar compostos (como mostrado pelas enzimas de cima).

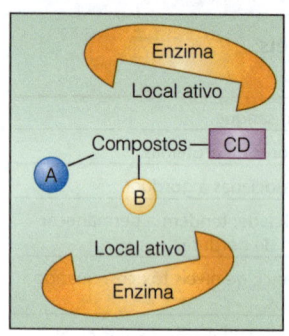

Sem as coenzimas, os compostos A, B e CD não respondem às suas enzimas.

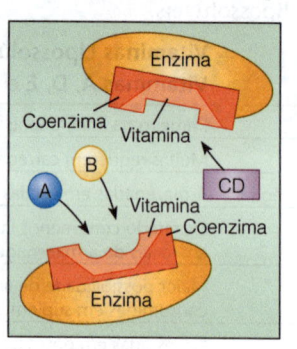

Com as coenzimas colocadas, os compostos são atraídos para seus lugares nas enzimas...

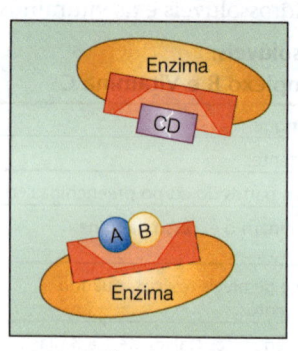

...e as reações continuam instantaneamente. As coenzimas freqüentemente doam ou aceitam elétrons, átomos ou grupos de átomos.

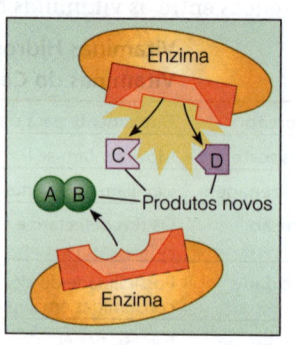

As reações são concluídas com a formação de um novo produto, AB, ou a quebra de um composto em dois novos produtos, C e D, e a liberação de energia.

---

tes para que se estabelecesse uma RDA; para a biotina, ácido pantotênico e colina, uma Ingestão Adequada (AI) foi estabelecida; apenas a niacina, vitamina B_6, folato, colina e vitamina C têm Limites Superiores de Ingestão Toleráveis. Esses valores aparecem nas tabelas de resumo e figuras que seguem, assim como nas tabelas no final do livro.

Tiamina

A **tiamina** é a parte da vitamina da coenzima TPP (tiamina pirofosfato) que auxilia no metabolismo de energia. A coenzima TPP participa na conversão de piruvato em acetil-CoA (descrita no Capítulo 9). A reação remove um carbono do piruvato 3-carbono para formar um acetil-CoA 2-carbono e o dióxido de carbono (CO_2). Depois a TPP participa de um estágio semelhante no ciclo TCA, no qual ela ajuda a converter um composto 5-carbono em um composto 4-carbono. Além de ter esses papéis essenciais no metabolismo de energia das células, a tiamina ocupa um lugar especial nas membranas das células nervosas. Conseqüentemente, processos em nervos e em seus tecidos responsivos, os músculos, dependem muito da tiamina.

Recomendações de Tiamina As recomendações alimentares são baseadas no papel da tiamina na atividade da enzima. Geralmente, as necessidades de tiamina serão satisfeitas se uma pessoa ingerir alimentos suficientes para alcançar as necessidades de energia e obter essa energia de alimentos nutritivos. A ingestão média de tiamina nos Estados Unidos e Canadá satisfaz ou excede às recomendações.

Deficiência de Tiamina e Toxicidade Pessoas que não ingerem alimentos o suficiente para satisfazer as necessidades energéticas se arrisca a ter deficiências de nutrientes, incluindo a deficiência de tiamina. Ingestões inadequadas de tiamina foram relatadas entre pessoas desnutridas e moradores de rua. Igualmente, as pessoas que recebem a maioria de sua energia de itens sem caloria, como o álcool,■ expõem-se à deficiência de tiamina. O álcool contribui com a energia, mas fornece poucos, se fornecer, nutrientes e freqüentemente substitui o alimento. Além disso, o álcool diminui a absorção de tiamina e aumenta sua excreção na urina, aumentado o risco de deficiência. Estima-se que quatro entre cinco alcoólatras apresentam deficiência de tiamina.

■ A forte deficiência de tiamina nos que abusam do álcool é chamada de **síndrome Wernicke-Korsakoff**. Os sintomas incluem desorientação, perda da memória de curto prazo, movimentos espasmódicos do olho e andar confuso.

tiamina: vitamina do complexo B. A forma da coenzima é **TPP (tiamina pirofosfato)**.

A deficiência prolongada de tiamina pode resultar na doença de **beribéri**, que foi inicialmente observada na Indonésia, quando o uso de arroz polido tornou-se comum.[2] O arroz fornecia 80% da ingestão de energia das pessoas daquela área, e o gérmen e o farelo do grão de arroz eram a principal fonte de tiamina. Quando o gérmen e o farelo foram removidos na preparação do arroz branco, a beribéri espalhou-se como fogo. Os sintomas incluem danos ao sistema nervoso, ao coração e a outros músculos. A Figura 5-2 apresenta um dos sintomas de beribéri. Nenhum efeito adverso foi associado ao excesso de tiamina; nenhum UL foi determinado.

Alimentos-fonte de Tiamina Antes de analisar a Figura 5-3, você pode ler a seção "Como Fazer", que descreve as muitas características encontradas nestas figuras e em outras semelhantes neste capítulo e nos próximos três capítulos. Ao observar a Figura 5-3, note que a tiamina aparece em pequenas quantidades em muitos alimentos nutritivos; alimentos altamente refinados quase não contêm tiamina. A grande barra vermelha do gráfico mostra que as carnes da família dos suínos são excepcionalmente ricas em tiamina.

Como mencionado anteriormente, o cozimento prolongado pode destruir a tiamina. Assim como outras vitaminas hidrossolúveis, ela também sofre perdas pela água quando os alimentos são fervidos ou escaldados. Métodos de cozimento que requerem pouca ou nenhuma água, como cozinhar a vapor e aquecimento no microondas, conservam a tiamina e outras vitaminas hidrossolúveis. A tabela a seguir resume as principais funções da tiamina, alimentos-fonte e sintomas de deficiência.

FIGURA 5-2 Sintoma de Deficiência – O Edema de Beribéri

A beribéri pode ser caracterizada como "úmida" (referindo-se ao edema) ou "seca" (com desgaste muscular, mas sem edema). O exame físico confirma que esta pessoa tem beribéri úmida. Observe como a marca do dedo polegar do médico permanece na perna.

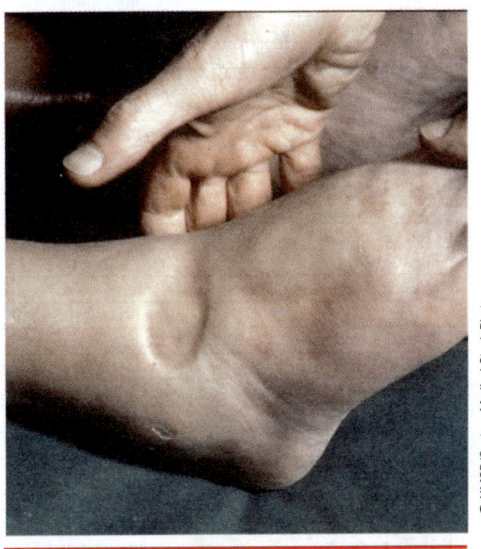

RESUMO Tiamina

Outros Nomes	Doença Causada pela Deficiência
Vitamina B₁	Beribéri (úmida, com edema; seca, com desgaste muscular)
RDA 1998	**Sintomas de Deficiência***
Homens: 1,2 mg/dia	Coração dilatado, insuficiência cardíaca; fraqueza muscular; apatia, memória de curto prazo ruim, confusão; irritabilidade; anorexia, perda de peso
Mulheres: 1,1 mg/dia	
Principais Funções no Organismo	**Sintomas de Toxicidade**
Parte da coenzima TPP (tiamina pirofosfato) usada no metabolismo de energia	Nenhum relatado
Fontes Significativas	
Produtos integrais, fortificados ou enriquecidos; quantidades moderadas em todos os alimentos nutritivos; carne de porco	
Facilmente destruída pelo calor	

* A deficiência grave de tiamina é freqüentemente relacionada ao alto consumo de álcool.

Riboflavina

Como a tiamina, a **riboflavina** opera como uma coenzima em muitas reações, particularmente na liberação de energia de nutrientes em todas as células do corpo. As formas da coenzima da riboflavina são FMN (flavina mononucleotídeo) e FAD (flavina adenina dinucleotídeo); ambas podem aceitar e depois doar dois oxigênios (veja a Figura 5-4). Durante o metabolismo de energia, a FAD pega dois oxigênios (com seus elétrons) do ciclo TCA e fornece à cadeia de transporte de elétrons (descrito no Capítulo 9).

riboflavina: vitamina do complexo B. As formas da coenzima são **FMN (flavina mononucleotídeo)** e **FAD (flavina adenina dinucleotídeo)**.

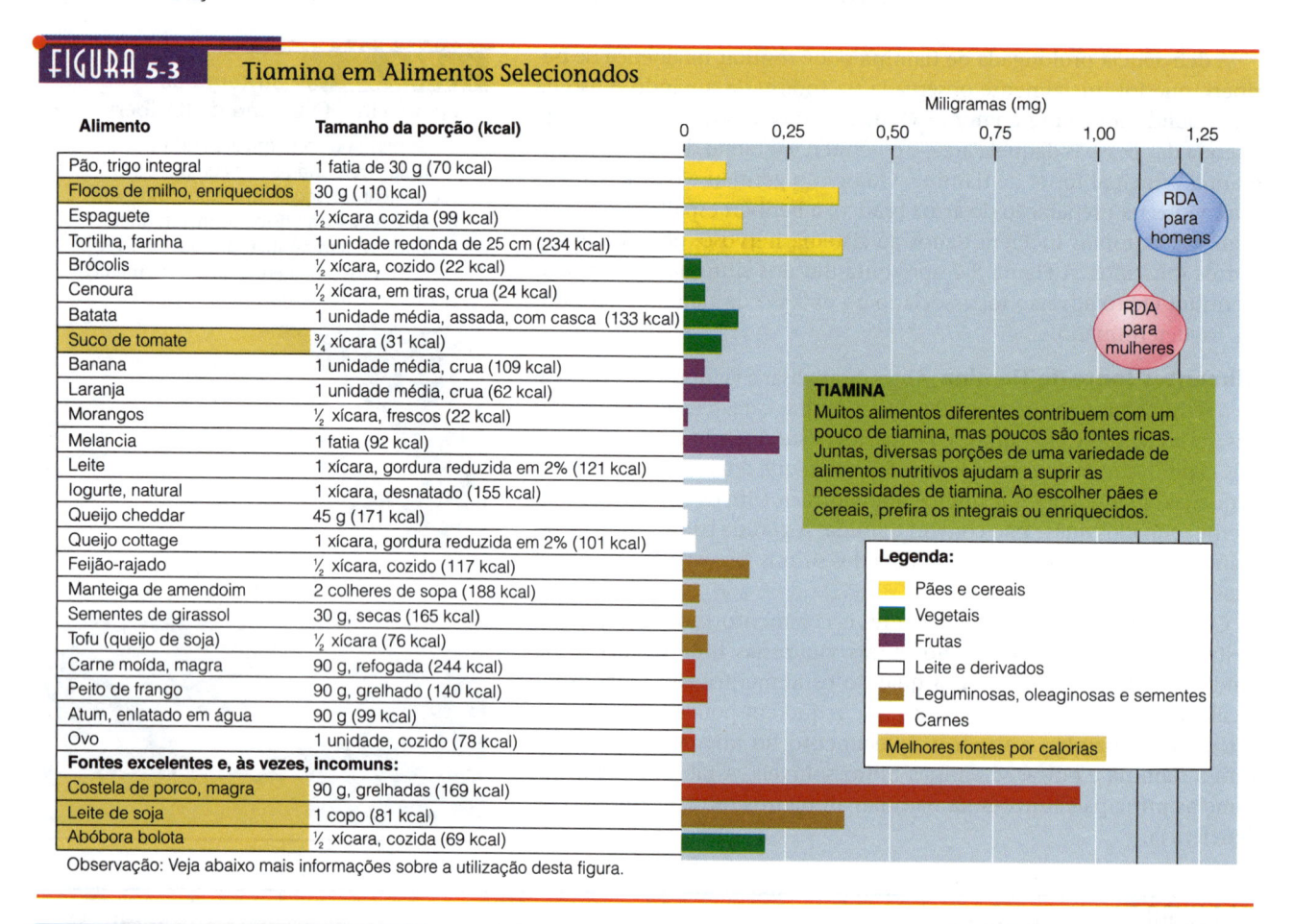

FIGURA 5-3 — Tiamina em Alimentos Selecionados

Alimento	Tamanho da porção (kcal)
Pão, trigo integral	1 fatia de 30 g (70 kcal)
Flocos de milho, enriquecidos	30 g (110 kcal)
Espaguete	½ xícara cozida (99 kcal)
Tortilha, farinha	1 unidade redonda de 25 cm (234 kcal)
Brócolis	½ xícara, cozido (22 kcal)
Cenoura	½ xícara, em tiras, crua (24 kcal)
Batata	1 unidade média, assada, com casca (133 kcal)
Suco de tomate	¾ xícara (31 kcal)
Banana	1 unidade média, crua (109 kcal)
Laranja	1 unidade média, crua (62 kcal)
Morangos	½ xícara, frescos (22 kcal)
Melancia	1 fatia (92 kcal)
Leite	1 xícara, gordura reduzida em 2% (121 kcal)
Iogurte, natural	1 xícara, desnatado (155 kcal)
Queijo cheddar	45 g (171 kcal)
Queijo cottage	1 xícara, gordura reduzida em 2% (101 kcal)
Feijão-rajado	½ xícara, cozido (117 kcal)
Manteiga de amendoim	2 colheres de sopa (188 kcal)
Sementes de girassol	30 g, secas (165 kcal)
Tofu (queijo de soja)	½ xícara (76 kcal)
Carne moída, magra	90 g, refogada (244 kcal)
Peito de frango	90 g, grelhado (140 kcal)
Atum, enlatado em água	90 g (99 kcal)
Ovo	1 unidade, cozido (78 kcal)
Fontes excelentes e, às vezes, incomuns:	
Costela de porco, magra	90 g, grelhadas (169 kcal)
Leite de soja	1 copo (81 kcal)
Abóbora bolota	½ xícara, cozida (69 kcal)

Observação: Veja abaixo mais informações sobre a utilização desta figura.

TIAMINA
Muitos alimentos diferentes contribuem com um pouco de tiamina, mas poucos são fontes ricas. Juntas, diversas porções de uma variedade de alimentos nutritivos ajudam a suprir as necessidades de tiamina. Ao escolher pães e cereais, prefira os integrais ou enriquecidos.

Legenda:
- Pães e cereais
- Vegetais
- Frutas
- Leite e derivados
- Leguminosas, oleaginosas e sementes
- Carnes
- Melhores fontes por calorias

COMO FAZER para Avaliar Alimentos por suas Contribuições Nutritivas

A Figura 5-3 é a primeira de uma série de figuras neste e nos próximos três capítulos que apresenta o conteúdo de vitaminas e minerais nos alimentos. Cada figura representa os mesmos 24 alimentos que foram selecionados para assegurar a variedade de escolhas representativas de cada um dos grupos de alimentos, como sugerido pela Pirâmide Alimentar. Foram escolhidos de sua base, por exemplo, um pão, um cereal e uma massa. A sugestão de incluir uma variedade de hortaliças também foi considerada: folhas verde-escuras (brócolis); hortaliças amarelo-escuras (cenoura); legumes duros (batata); leguminosas (feijão-rajado); e outros vegetais (suco de tomate). A seleção de frutas seguiu sugestões de utilização de frutas inteiras (bananas); frutas cítricas (laranjas); melões (melancia), e frutas vermelhas (morangos). Os itens foram selecionados a partir de grupos do leite e da carne de forma semelhante. Além dos 24 alimentos que aparecem em todas as figuras, três alimentos diferentes foram selecionados para cada um dos nutrientes para adicionar variedade e freqüentemente refletir fontes excelentes e, às vezes, incomuns.

Observe que as figuras relacionam os alimentos, o tamanho da porção e a energia do alimento (calorias), à esquerda, e colocam em gráfico a quantidade de nutrientes por porção, à direita, com a RDA (ou a IA) para adultos. Então, você pode ver quantas porções seriam necessárias para suprir as recomendações. Os tamanhos de porções refletem aquelas usadas pela Pirâmide Alimentar. Em alguns casos, a Pirâmide especifica tamanhos de porções distintos, recomendando "1 batata média" e "1 fatia de melão".

As barras coloridas mostram, ao primeiro olhar, qual grupo alimentar fornece melhor um nutriente: amarela, para pães e cereais; verde, para vegetais; roxa, para frutas; branca, para leite e derivados; marrom, para leguminosas; e vermelha, para carne, peixe e aves. Como a Pirâmide Alimentar menciona leguminosas tanto com o grupo das carnes quanto com o grupo de vegetais, e como as leguminosas são particularmente ricas em muitas vitaminas e minerais, foi dada a elas sua própria cor para destacar suas contribuições de nutrientes.

Note como o gráfico de barras muda nas várias figuras. Estudos cuidadosos que consideram "todas essas figuras juntas" confirmarão que a variedade é a chave da adequação de nutrientes.

Outra forma de avaliar alimentos por suas contribuições de nutrientes é considerar sua densidade de nutrientes (sua tiamina *por 100 calorias*, por exemplo). Freqüentemente, os vegetais são classificados no lugar mais alto em uma lista de nutrientes por caloria do que em uma lista de nutrientes por porção. A coluna à esquerda na figura destaca cinco ou mais alimentos que oferecem o melhor "negócio" para sua unidade de energia (a caloria). Observe quantos deles são vegetais.

Na realidade, as pessoas não selecionam seus alimentos levando em conta um só nutriente. Felizmente, a maioria dos alimentos libera mais de um nutriente, permitindo que as pessoas combinem alimentos em refeições nutritivas.

Recomendações Quanto à Riboflavina Como a RDA para tiamina, a RDA para riboflavina é baseada principalmente em sua função na atividade da enzima. A maioria das pessoas nos Estados Unidos e Canadá satisfaz ou excede as recomendações de riboflavina.

Deficiência de Riboflavina e Toxicidade A deficiência de riboflavina ■ acompanha, mais freqüentemente, outras deficiências de nutrientes. A falta de vitamina causa inflamação das membranas da boca, pele, olhos e trato GI. Excessos de riboflavina parecem não causar mal; nenhum Limite Superior (UL) foi estabelecido.

■ A deficiência de riboflavina é chamada **arriboflavinose**.
- a = não
- ose = condição

Alimentos que São Fontes de Riboflavina As maiores contribuições de riboflavina vêm do leite e seus derivados (veja a Figura 5-5). Pães integrais e enriquecidos e produtos de cereais também são fontes valiosas por suas quantidades tipicamente consumidas. Quando as fontes de riboflavina são classificadas pela densidade de nutrientes (por caloria), muitas hortaliças verde-escuras (como brócolis, folhas de nabo, aspargos e espinafre) aparecem no topo da lista. Vegetarianos e outros que não consomem leite devem optar por porções grandes de hortaliças e grãos enriquecidos com riboflavina. Levedura é outra boa fonte.

A luz ultravioleta e a irradiação destroem a riboflavina. Por essas razões, o leite é vendido em recipientes plásticos opacos ou em recipientes de papelão, e são tomadas precauções quando a vitamina D é adicionada ao leite por irradiação.* Em contrapartida, a riboflavina é estável ao calor; então, o cozimento não a destrói. A tabela de resumo a seguir relaciona as principais funções da riboflavina, alimentos-fonte e sintomas de deficiência.

FIGURA 5-4 A Coenzima da Riboflavina, Recebendo e Doando Hidrogênio

Esta figura mostra a estrutura química da porção de riboflavina apenas da coenzima; o restante da estrutura da coenzima é representado pelas linhas pontilhadas (consulte o Apêndice C para obter estruturas químicas completas de FAD e FMN). Os locais reativos que aceitam e doam hidrogênios são destacados em branco.

Durante o ciclo TCA, os compostos liberam hidrogênio e a coenzima de riboflavina FAD pega dois deles. Como ela recebe dois hidrogênios, a FAD torna-se $FADH_2$.

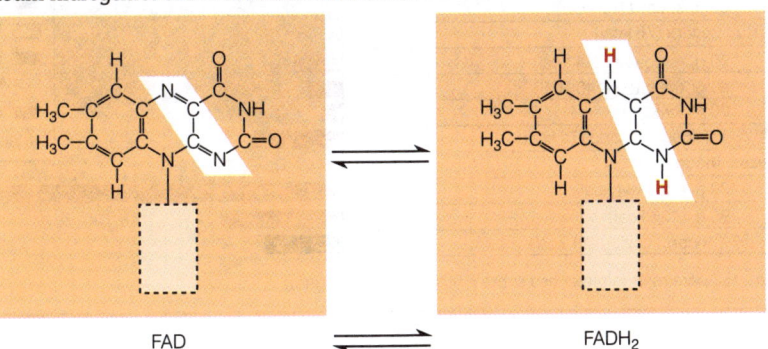

A $FADH_2$ carrega os hidrogênios para a cadeia de transporte de elétrons. No final da cadeia, os hidrogênios se agregam ao oxigênio, criando água, e a $FADH_2$ torna-se FAD novamente. Para toda $FADH_2$ que passa pela cadeia de transporte de elétrons são gerados 2 ATP.

FAD ⇌ $FADH_2$

RESUMO Riboflavina

Outros Nomes

Vitamina B_2

RDA 1998

Homens: 1,3 mg/dia
Mulheres: 1,1 mg/dia

Principais Funções no Organismo

Parte das coenzimas FMN (flavina mononucleotídeo) e FAD (flavina adenina dinucleotídeo) usada no metabolismo de energia.

Fontes Significativas

Derivados de leite (iogurte, queijo); produtos enriquecidos ou integrais, fígado

Facilmente destruído pela luz ultravioleta e irradiação

Doença Causada pela Deficiência

Arriboflavinose

(continua)

---

* A vitamina D pode ser adicionada ao leite alimentando-se as vacas com levedura irradiada ou pela irradiação no próprio leite.

Riboflavina (continuação)

Sintomas da Deficiência

Pálpebras inflamadas e sensibilidade à luz;[a] avermelhamento da córnea; dor de garganta; ruptura e vermelhidão nos cantos da boca;[b] língua avermelhada, dolorida e lisa;[c] inflamação caracterizada por lesões na pele cobertas com escamas gordurosas.

Sintomas de Toxicidade

Nenhum relatado

[a] A hipersensibilidade à luz é a *fotofobia*.
[b] Rupturas nos cantos da boca são denominadas *queiloses*.
[c] A lisura da língua é causada pela perda das estruturas de sua superfície e é chamada *glossite*.

FIGURA 5-5 Riboflavina em Alimentos Selecionados

Alimento	Tamanho da porção (kcal)
Pão, trigo integral	1 fatia de 30 g (70 kcal)
Flocos de milho, enriquecidos	30 g (110 kcal)
Espaguete	½ xícara, cozido (99 kcal)
Tortilha, farinha	1 unidade redonda de 25 cm (234 kcal)
Brócolis	½ xícara, cozido (22 kcal)
Cenoura	½ xícara em tiras, crua (24 kcal)
Batata	1 unidade média, assada com casca (133 kcal)
Suco de tomate	¾ xícara (31 kcal)
Banana	1 unidade média, crua (109 kcal)
Laranja	1 unidade média, crua (62 kcal)
Morangos	½ xícara, frescos (22 kcal)
Melancia	1 fatia (92 kcal)
Leite	1 xícara, gordura reduzida em 2% (121 kcal)
Iogurte, natural	1 xícara, desnatado (155 kcal)
Queijo cheddar	45 g (171 kcal)
Queijo cottage	½ xícara, gordura reduzida em 2% (101 kcal)
Feijão-rajado	½ xícara, cozido, (117 kcal)
Manteiga de amendoim	2 colheres de sopa (188 kcal)
Sementes de girassol	30 g, secas (165 kcal)
Tofu (queijo de soja)	½ xícara (76 kcal)
Carne moída, magra	90 g, refogada (244 kcal)
Peito de frango	90 g, grelhado (140 kcal)
Atum, enlatado em água	90 g (99 kcal)
Ovo	1 unidade, cozido (78 kcal)
Fontes excelentes e, às vezes, incomuns:	
Fígado	90 g, frito (184 kcal)
Marisco, enlatado	90 g, (126 kcal)
Cogumelos	½ xícara, cozido (21 kcal)

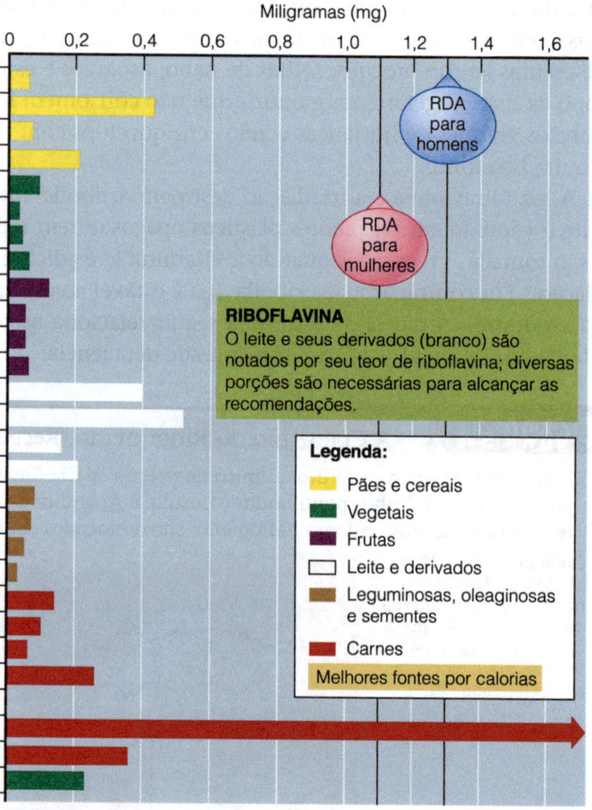

RDA para homens
RDA para mulheres

RIBOFLAVINA
O leite e seus derivados (branco) são notados por seu teor de riboflavina; diversas porções são necessárias para alcançar as recomendações.

Legenda:
- Pães e cereais
- Vegetais
- Frutas
- Leite e derivados
- Leguminosas, oleaginosas e sementes
- Carnes
- Melhores fontes por calorias

Observação: Consulte a página 152 para mais informações sobre a utilização desta figura.

Niacina

O nome **niacina** descreve duas estruturas químicas: ácido nicotínico e nicotinamida (também conhecida como niacinamida). O corpo converte facilmente o ácido nicotínico em nicotinamida, que é a principal forma da niacina no sangue.

As duas formas da coenzima da niacina, NAD (nicotinamida adenina dinucleotídeo) e NADP (a forma do fosfato), participam de inúmeras reações metabólicas. Elas são fundamentais nas reações de transferência de energia, especialmente no metabolismo da glicose, gordura e álcool. A NAD é semelhante às coenzimas de riboflavina em que ela carrega hidrogênios (e seus elétrons) durante reações metabólicas, incluindo o trajeto do ciclo TCA para a cadeia de transporte de elétrons.

Recomendações Quanto à Niacina A niacina se diferencia das vitaminas do complexo B, pois o corpo pode produzi-la a partir do aminoácido triptofano. Para produzir 1 mg de niacina, são necessárias aproximadamente 60 mg de triptofano alimentar. Por essa razão, ingestões recomendadas são determinadas em **equivalentes de niacina (NE)**.■ Um alimento contendo 1 mg de niacina e 60 mg de triptofano fornece o equivalente a 2 mg de niacina ou 2 equivalentes de niacina. A RDA, para a niacina, prevê essa conversão e é determinada em equivalentes de niacina (NE).

Deficiência de Niacina A doença causada pela deficiência de niacina, **pelagra**, produz os sintomas de diarréia, dermatite, demência e eventualmente morte (do inglês *death*) (por isso, chamada a doença "dos quatro Ds"). No início de 1900, a pelagra espalhou sofrimento e causou 87 mil mortes no sul dos Estados Unidos, onde muitas pessoas viviam com uma dieta de baixa caloria centrada em milho. Essa dieta não supria nem a niacina suficiente, nem o triptofano. Pelo menos 70% da niacina no milho está ligada a carboidratos complexos e a pequenos peptídeos, tornando-a indisponível para absorção. Além do mais, o milho tem alto teor do aminoácido leucina que interfere na conversão de triptofano em niacina e, dessa maneira, contribui com o desenvolvimento da pelagra. A Figura 5-6 ilustra a dermatite causada pela pelagra.

Primeiro, acreditava-se que a pelagra era causada por infecção. Pesquisadores médicos passaram muitos anos e fizeram muitos esforços procurando micróbios infecciosos, até que perceberam que o problema não era o que estava presente no alimento, e sim o que estava ausente nele. O fato de uma doença como a pelagra ser causada pela dieta – e não por germes – foi uma descoberta revolucionária. Isso contradizia as opiniões médicas que defendiam que as doenças eram causadas por agentes infecciosos e contribuiu significativamente com a ciência da nutrição.*

Toxicidade da Niacina A niacina naturalmente proveniente dos alimentos■ não causa malefícios, mas grandes doses de suplementos ou drogas produzem uma variedade de efeitos colaterais, mais notadamente o *flushing* **induzido por niacina**. O *flushing* induzido por niacina ocorre quando o ácido nicotínico é tomado em doses três ou quatro vezes maior que a RDA. Ela dilata os vasos capilares e causa uma sensação de formigamento que pode ser dolorosa. A forma de nicotinamida não produz esse efeito nem diminui o colesterol do sangue.

Grandes doses de ácido nicotínico foram usadas para ajudar a diminuir o colesterol do sangue e a prevenir doenças do coração.[3] Essa terapia deve ser monitorada de perto em conseqüência de seus efeitos colaterais (causa problemas no fígado e agrava úlceras pépticas, entre outros). Pessoas com as seguintes condições podem ser particularmente suscetíveis aos efeitos tóxicos da niacina: problemas de fígado, diabetes, úlceras pépticas, gota, batimentos cardíacos irregulares, doença inflamatória do intestino, enxaquecas e alcoolismo.

Alimentos que São Fonte de Niacina Tabelas de composição de alimentos listam tipicamente apenas a niacina pré-formada. Entretanto, como mencionado, a niacina também pode ser constituída a partir do aminoácido triptofano. Por isso, em dietas ricas em proteínas nunca falta niacina. A seção "Como Fazer", na página 157, mostra como estimar a quantidade total da niacina disponível na dieta. O triptofano alimentar pode suprir aproximadamente metade das necessidades diárias para

---

FIGURA 5-6 Sintomas da Deficiência de Niacina – A Dermatite de Pelagra

Na dermatite de pelagra, a pele escurece e descama como se estivesse queimada de sol. O *kwashiorkor* causado pela deficiência de proteína também produz uma dermatite descrita como "escamosa", mas as duas são facilmente distinguíveis. A dermatite de pelagra é bilateral e simétrica e ocorre apenas nas partes do corpo expostas ao sol.

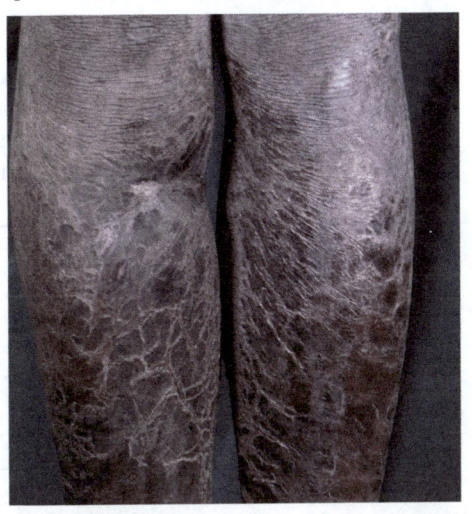

© Dr. M. A. Ansary/Photo Researchers, Inc.

- 1 NE = 1 mg de niacina ou 60 mg de triptofano.
- Quando uma dose normal de um nutriente (níveis geralmente encontrados em alimentos) fornece uma concentração normal no sangue, o nutriente tem um efeito *fisiológico*. Quando uma dose grande (níveis normalmente disponíveis apenas nos suplementos), ela sobrecarrega algum sistema do corpo e age como uma droga, o nutriente tem um efeito *farmacológico*.
  - físio = natural
  - farma = droga

niacina: vitamina do complexo B. As formas da coenzima são **NAD (nicotinamida adenina dinucleotídeo)** e **NADP (a forma do fosfato da NAD)**. A niacina pode ser ingerida pré-formada ou produzida no organismo por seu precursor, triptofano, um dos aminoácidos.

equivalentes de niacina (NE): a quantidade de niacina existente no alimento, incluindo a niacina que pode teoricamente ser produzida a partir do precursor, triptofano, presente no alimento.

pelagra: a doença da deficiência de niacina.

***flushing* induzido pela niacina**: sensação temporária de queimação, formigamento e coceira que ocorre quando uma pessoa ingere grande dose de ácido nicotínico; freqüentemente acompanhado por dor de cabeça e vermelhidão no rosto, nos braços e no peito.

---

* Dr. Joseph Goldberger, médico do governo dos Estados Unidos, liderou as investigações que determinaram que a pelagra era uma doença causada pela dieta, não uma doença infecciosa. Ele morreu vários anos antes de Conrad Elevjhem descobrir que a deficiência de niacina causava a pelagra.

a maioria das pessoas, porém a dieta média facilmente fornece niacina pré-formada suficiente.

A predominância de barras vermelhas na Figura 5-7 explica por que carnes, aves e peixes contribuem com aproximadamente metade da niacina que a maioria das pessoas precisa. Um adicional de um quarto da niacina, para a dieta da maioria das pessoas, vem de cereais integrais e enriquecidos. Cogumelos, aspargos e hortaliças de folhas verdes estão entre as fontes mais ricas entre os vegetais (por caloria) e podem fornecer niacina abundante quando ingerida em quantidades generosas.

A niacina é menos vulnerável a perdas durante a preparação e o armazenamento de alimentos do que as vitaminas hidrossolúveis. Sendo razoavelmente resistente ao calor, a niacina pode resistir ao tempo de cozimento moderado, mas, como outras vitaminas hidrossolúveis, ela sofre perdas pela água de cozimento. O resumo a seguir inclui fontes alimentícias, assim como os nomes variados da niacina, funções e sintomas de deficiência e toxicidade.

RESUMO — Niacina

Outros Nomes

Ácido nicotínico, nicotinamida, niacinamida, vitamina B_3; seu precursor é o triptofano alimentar (aminoácido)

RDA 1998

Homens: 16 mg NE/dia

Mulheres: 14 mg NE/dia

Limite Superior Tolerável de Ingestão (UL)

Adultos: 35 mg/dia

Principais Funções no Organismo

Parte das coenzimas NAD (nicotinamida adenina dinucleotídeo) e NADP (a forma do fosfato de NAD) usada no metabolismo de energia.

Fontes Significativas

Leite, ovos, carnes, aves, peixes, pães e cereais integrais e enriquecidos, oleaginosas e todos os alimentos que contêm proteínas.

Doença Causada pela Deficiência

Pelagra

Sintomas de Deficiência

Diarréia, dor abdominal, vômito; língua inflamada, inchada, lisa, avermelhada;[a] depressão, apatia, fadiga, perda de memória, dor de cabeça; erupções simétricas bilaterais na pele nas áreas expostas à luz do sol.

Sintomas de Toxicidade

Flushing dolorido, urticária e erupções na pele (*flushing* induzido por niacina); suor excessivo; visão borrada; danos no fígado, tolerância à glicose reduzida.

[a] A língua muito lisa é causada pela perda da estrutura de sua superfície e é denominada *glossite*.

Biotina

A **biotina** tem importante papel no metabolismo como uma coenzima que carrega dióxido de carbono ativado. Esse papel é crítico no ciclo TCA; a biotina fornece um carbono para o piruvato 3-carbono, conseqüentemente, completando o oxalacetato, o composto 4-carbono necessário para combinar com o acetil-CoA para manter o ciclo TCA em movimento. A coenzima da biotina também tem papéis cruciais na gliconeogênese, síntese de ácidos graxos e a decomposição de certos ácidos graxos e aminoácidos.

■ Lembrete: A síntese de glicose a partir das fontes de não carboidratos, como aminoácidos ou glicerol, é chamada *gliconeogênese*

■ A proteína **avidina** em ovos brancos retém a biotina.

Recomendações Quanto à Biotina A biotina é necessária em quantidades muito pequenas. Em vez de uma RDA, uma Ingestão Adequada (IA) foi determinada.

Deficiência de Biotina e Toxicidade As deficiências de biotina raramente ocorrem. Pesquisadores podem induzir uma deficiência de biotina em animais ou seres humanos, alimentando-os com ovos brancos crus, que contêm uma proteína■ que retém biotina e, assim, prevenindo sua absorção. Os sintomas da deficiência de biotina incluem erupções na pele, perda de cabelo,

biotina: vitamina do complexo B que funciona como coenzima no metabolismo.

COMO FAZER para Estimar Equivalentes de Niacina (NE)

Para obter uma aproximação simples dos equivalentes da niacina:

- Calcule o total de proteínas consumidas (g).
- Suponha que a quantidade recomendada de proteína será usada, em primeiro lugar, para produzir as proteínas do corpo, subtraia a quantidade recomendada (RDA) para obter a "sobra" de proteína disponível para a produção de niacina (g). (Na verdade, a quantidade recomendada (RDA) fornece generosa concessão de proteína, então a "sobra" de proteína pode ser até maior que esta.)
- Aproximadamente 1 g de cada 100 g de proteína de alta qualidade é triptofano; então divida por 100 para obter o triptofano existente na sobra de proteína (g).
- Multiplique por 1.000 para expressar essa quantidade de triptofano em miligramas.
- Divida por 60 para obter equivalentes de niacina (mg).
- Finalmente, adicione a quantidade de niacina pré-formada obtida na dieta (mg).

Por exemplo, suponha que uma mulher de 19 anos que pese 59 kg consome 75 g de proteína em um dia. Para calcular sua quantidade recomendada (RDA) para proteína, pegue o peso em kg e, depois, multiplique por 0,8 g/kg:

$$59 \text{ kg} \times 0,8 \text{ g/kg} = 47 \text{ g}$$

Em seguida, determine a sobra de sua proteína, subtraindo a RDA de sua ingestão:

75 g de ingestão de proteína − 47 g de RDA de proteína =
28 g de sobra de proteína.

Posteriormente, calcule a quantidade de triptofano nessa sobra de proteína:

28 g de proteínas ÷ 100 = 0,28 g de triptofano

0,28 g de triptofano × 1.000

= 280 mg de triptofano

Logo após, converta miligramas de triptofano em equivalentes de niacina:

280 mg de triptofano ÷ 60 = 4,7 mg NE

Para determinar a quantidade total de niacina disponível na dieta, adicione a quantidade disponível de triptofano (4,7 mg NE) à quantidade de niacina pré-formada obtida pela dieta.

FIGURA 5-7 Niacina em Alimentos Selecionados

Alimento	Tamanho da porção (kcal)
Pão, trigo integral	1 fatia de 30 g (70 kcal)
Flocos de milho, enriquecidos	30 g (110 kcal)
Espaguete	½ xícara, cozido (99 kcal)
Tortilha, farinha	1 unidade redonda de 25 cm (234 kcal)
Brócolis	½ xícara, cozido (22 kcal)
Cenoura	½ xícara, em tiras, crua (24 kcal)
Batata	1 unidade média, assada, com casca (133 kcal)
Suco de tomate	¾ xícara (31 kcal)
Banana	1 unidade média, crua (109 kcal)
Laranja	1 unidade média, crua (62 kcal)
Morangos	1 xícara, frescos (22 kcal)
Melancia	1 fatia (92 kcal)
Leite	1 xícara, gordura reduzida em 2% (121 kcal)
Iogurte, natural	1 xícara, desnatado (155 kcal)
Queijo cheddar	45 g (171 kcal)
Queijo cottage	½ xícara, gordura reduzida em 2% (101 kcal)
Feijão-rajado	½ xícara, cozido (117 kcal)
Manteiga de amendoim	2 colheres de sopa (188 kcal)
Sementes de girassol	30 g, secas (165 kcal)
Tofu (queijo de soja)	½ xícara (76 kcal)
Carne moída, magra	90 g, refogada (244 kcal)
Peito de frango	90 g, grelhado (140 kcal)
Atum, enlatado em água	90 g (99 kcal)
Ovo	1 unidade, cozido (78 kcal)
Fontes excelentes e, às vezes, incomuns:	
Fígado	90 g, frito (184 kcal)
Amendoim	30 g, assado (165 kcal)
Cogumelos	½ xícara, cozido (21 kcal)

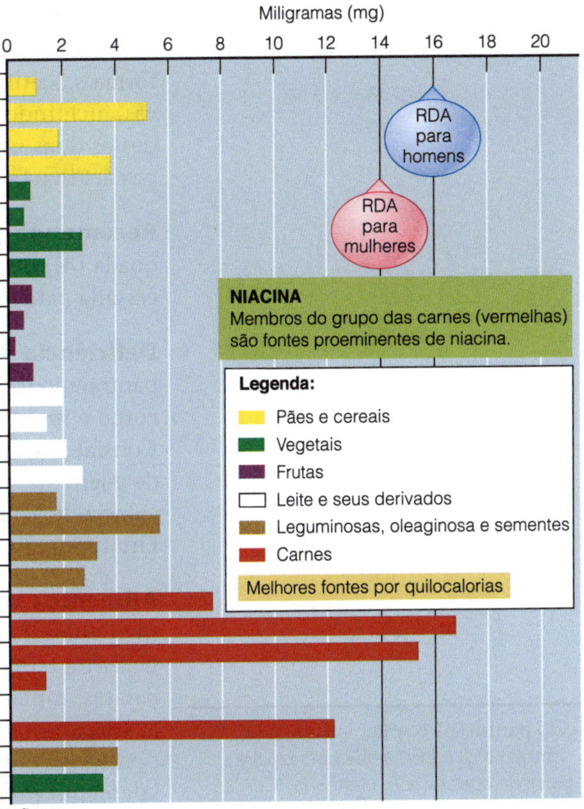

NIACINA
Membros do grupo das carnes (vermelhas) são fontes proeminentes de niacina.

Legenda:
- Pães e cereais
- Vegetais
- Frutas
- Leite e seus derivados
- Leguminosas, oleaginosa e sementes
- Carnes
- Melhores fontes por quilocalorias

Observação: Consulte a página 152 para mais informações sobre a utilização desta figura.

danos neurológicos. Entretanto, mais de duas dúzias de ovos brancos devem ser consumidas diariamente por muitos meses para produzir esses efeitos, e os ovos têm de ser crus; cozinhar desnatura a retenção de proteína. Nenhum efeito adverso em decorrência da alta ingestão de biotina foi relatado; ela não tem Limites Superior Tolerável de Ingestão (UL).

Alimentos que São Fontes de Biotina A biotina está espalhada pelos alimentos (inclusive, na gema de ovo); então, comer uma variedade de alimentos protege contra deficiências. Um pouco de biotina também é sintetizada pelas bactérias do trato GI, mas essa quantidade pode não contribuir muito com a biotina absorvida. Uma análise sobre os fatos referentes à biotina é fornecida no resumo abaixo.

RESUMO — **Biotina**

Ingestão Adequada (AI) 1998
Adultos: 30 µg/dia

Principais Funções no Organismo
Parte de uma coenzima usada no metabolismo de energia, síntese de gordura, metabolismo de aminoácidos e síntese de glicogênio.

Fontes Significativas
Espalhada pelos alimentos; carnes de vísceras (fígado, rins etc.), gema de ovos, soja, peixes, cereais integrais; também produzida pelas bactérias do trato GI.

Sintomas de Deficiência
Depressão, letargia, alucinações, sensação de dormência ou formigamento nos braços e pernas; erupção escamosa e vermelha ao redor dos olhos, nariz e boca; perda de cabelo.

Sintomas de Toxicidade
Nenhum relatado.

Ácido Pantotênico

O **ácido pantotênico** é envolvido em mais de cem estágios diferentes nas sínteses de lipídios, neurotransmissores, hormônios esteróides e hemoglobina como parte da estrutura química da coenzima A – a mesma CoA que forma o acetil-CoA, o composto de "cruzamento" em muitas vias metabólicas, incluindo o ciclo TCA. (O Apêndice C apresenta as estruturas químicas dessas duas moléculas e mostra que a coenzima A é constituída, em parte, por ácido pantotênico.)

Recomendações Quanto ao Ácido Pantotênico Uma Ingestão Adequada (AI) de ácido pantotênico foi estipulada. Ela reflete a quantidade necessária para repor perdas diárias.

Deficiência de Ácido Pantotênico e Toxicidade A deficiência de ácido pantotênico é rara. Seus sintomas envolvem falhas de todos os sistemas do corpo e inclui fadiga, distúrbios gastrointestinais e distúrbios neurológicos. Considera-se que a síndrome da "queimação nos pés" que afetou prisioneiros de guerra na Ásia, durante a Segunda Guerra Mundial, foi causada pela deficiência de ácido pantotênico. Nenhum efeito tóxico foi relatado e nenhum Limite Superior Tolerável de Ingestão (UL) foi estabelecido.

Alimentos que São Fontes de Ácido Pantotênico O ácido pantotênico está espalhado pelos alimentos e em dietas típicas que parecem fornecer ingestões apropriadas. Carnes de boi ou vaca, aves, cereais integrais, batatas, tomates e brócolis são particularmente boas fontes. As perdas de ácido pantotênico durante a produção de alimentos podem ser substanciais, porque ele é prontamente destruído pelos processos de congelamento, enlatamento e refinamento. A seguinte tabela de resumo apresenta fatos sobre o ácido pantotênico.

ácido pantotênico: vitamina do complexo B. A forma ativa principal é parte da coenzima A, chamada "CoA", apresentada no Capítulo 9.

RESUMO — Ácido Pantotênico

Ingestão Adequada (AI) 1998

Adultos: 5 mg/dia

Principais Funções no Organismo

Parte da coenzima A, usada no metabolismo de energia.

Fontes Significativas

Espalhada pelos alimentos; carnes de vísceras (fígado, rins etc.), cogumelos, abacates, brócolis, cereais integrais.

Facilmente destruído pelo processamento de alimentos.

Sintomas da Deficiência

Vômito, náusea, cólicas estomacais; insônia, fadiga, depressão, irritabilidade, inquietação, apatia; hipoglicemia, aumento de sensibilidade à insulina.

Sintomas de Toxicidade

Nenhum relatado.

Vitamina B_6

A **Vitamina B_6** ocorre em três formas – piridoxal, piridoxina e piridoxamina. As três podem ser convertidas na coenzima PLP (fosfato piridoxal), que é ativa no metabolismo de aminoácidos. Como a PLP pode transferir grupos amino (NH_2) de um aminoácido para um cetoácido, o corpo pode produzir aminoácidos não-essenciais. A capacidade de adicionar e remover grupos amino torna a PLP valiosa no metabolismo de proteínas e também na uréia. As conversões do aminoácido triptofano para a niacina ou para o neurotransmissor serotonina■ também dependem da PLP, assim como para fazer a síntese de heme (a porção não protéica da hemoglobina), ácidos nucléicos (tais como DNA e RNA) e lecitina.

Uma onda de pesquisas na última década revelou que a vitamina B_6 influencia o desempenho cognitivo, as funções imunológicas e a atividade do hormônio esteróide. Ao contrário das vitaminas hidrossolúveis, a vitamina B_6 é extensivamente armazenada nos músculos.

Recomendações Quanto à Vitamina B_6 Como as coenzimas da vitamina B_6 têm diversas funções no metabolismo de aminoácidos, as recomendações anteriores foram expressas ao considerar a ingestão de proteínas; a RDA atual para a vitamina B_6, porém, não foi assim expressa. Pesquisas não apóiam alegações de que grandes doses de vitamina B_6 aumentam a força muscular ou a resistência física. Como se pode ver no Destaque 5 do Volume 2, suplementos vitamínicos não podem se comparar com uma dieta nutritiva e treino físico.

Deficiência de Vitamina B_6 Sem vitamina B_6 adequada, as sínteses de neurotransmissores importantes diminuem e compostos anormais produzidos durante o metabolismo de triptofano se acumulam no cérebro. Sintomas iniciais da deficiência de vitamina B_6 abrangem depressão e confusão; sintomas avançados incluem padrões de onda cerebrais anormais e convulsões.

O álcool contribui para a destruição e perda da vitamina B_6 do corpo. Como o Destaque 9 descreve, quando um corpo decompõe o álcool, ele produz acetaldeído. O acetaldeído desaloja a coenzima PLP de suas enzimas; uma vez livre, a PLP se decompõe e é excretada.

Outra droga que age como **antagonista** da vitamina B_6 é a INH (das iniciais de *isonicotinic acid hydrazide*), medicação que inibe o crescimento da bactéria da tuberculose.* Essa droga salvou inúmeras vidas, mas como antagonista da vitamina B_6, a INH retém e desativa essa vitamina, induzindo a uma deficiência. Quando a INH é usada para tratar tuberculose, os suplementos da vitamina B_6 devem ser administrados para proteger contra essa deficiência.

Os contraceptivos orais aumentaram as preocupações, mas elas podem não ser comprovadas. Estudos iniciais relataram sinais de deficiência de vitamina

■ A *serotonina* é um neurotransmissor importante no controle do apetite, regulação do sono e percepção sensorial, entre outras funções; ela é sintetizada no corpo a partir do aminoácido triptofano com a ajuda da vitamina B_6.

vitamina B_6: família de compostos – piridoxal, piridoxina e pirodoxamina. A principal coenzima ativa é **PLP (fosfato piridoxal)**.

antagonista: fator concorrente que contraria a ação de outro fator. Quando uma droga desloca uma vitamina de seu local de ação, a droga torna a vitamina ineficaz e, portanto, age como antagonista da vitamina.

---

* INH significa hidrazida do ácido isonicotínico.

B_6 em usuárias de contraceptivos orais. Contudo, isso aconteceu quando os comprimidos continham uma quantidade de estrogênio de três a cinco vezes maior do que as quantidades usadas atualmente. O estrogênio cria falta de vitamina B_6 estimulando a decomposição de triptofano, um processo que exige a vitamina.

Toxicidade da Vitamina B_6 O primeiro relatório importante sobre a toxicidade da vitamina B_6 surgiu em 1983. Até aquele momento, todos (incluindo pesquisadores e nutricionistas) acreditavam que, como as outras vitaminas hidrossolúveis, a vitamina B_6 não poderia alcançar concentrações tóxicas no corpo. O relatório descrevia danos neurológicos em pessoas que tomavam mais de 2 gramas de vitamina B_6 diariamente (20 vezes o Limite Superior Tolerável de Ingestão (UL) atual) por dois meses ou mais.

Algumas mulheres usam suplementos de vitamina B_6 em uma tentativa de tratar a tensão pré-menstrual (TPM), o grupo de sintomas físicos, emocionais e fisiológicos que algumas mulheres experimentam entre sete e dez dias antes da menstruação. A causa da TPM continua não identificada, apesar de os pesquisadores geralmente concordarem que mudanças hormonais do ciclo menstrual devam ser as responsáveis. Sem um entendimento completo das causas da TPM, os tratamentos médicos se contradizem e tratamentos errôneos se espalham. Entre as abordagens nutricionais, a ingestão da vitamina B_6 recebeu muita atenção, mas parece ter causado mais danos que benefícios.

Algumas pessoas tomam suplementos de vitamina B_6 na tentativa de curar a **síndrome do túnel do carpo** e os distúrbios do sono, apesar de tais tratamentos parecerem ineficazes.[4] A automedicação é imprudente, porque grandes doses de vitamina B_6 tomadas por meses ou anos podem causar degeneração irreversível dos nervos.

Alimentos que São Fontes de Vitamina B_6 Como você pode ver nas barras coloridas na Figura 5-8, carnes, peixes e aves (vermelho), batatas e alguns outros vegetais (verde) e frutas (roxo) oferecem vitamina B_6. Como é verdadeiro na maioria das outras vitaminas, frutas e vegetais, suas classificações são consideravelmente mais altas se os alimentos fossem classificados pela densidade de nutrientes (vitamina B_6, por caloria). Diversas porções de alimentos ricos em vitamina B_6 são necessárias para satisfazer as ingestões recomendadas.

Os alimentos perdem vitamina B_6 quando aquecidos. As informações são limitadas, porém a biodisponibilidade da vitamina B_6 de alimentos derivados de plantas parece ser mais baixa que a dos alimentos de origem animal; as fibras não parecem interferir na absorção. A tabela de resumo relaciona as fontes alimentares de vitamina B_6, assim como suas principais funções no organismo e os sintomas comuns tanto da deficiência quanto da toxicidade.

síndrome do túnel do carpo: nervo comprimido no pulso, causando dor ou dormência nas mãos. É freqüentemente causado pelo movimento repetitivo do punho.

RESUMO — Vitamina B_6

Outros Nomes
Piridoxina, piridoxal, piridoxamina

RDA 1998
Adultos (19 a 50 anos): 1,3 mg/dia

Limite Superior Tolerável de Ingestão (UL)
Adultos: 100 mg/dia

Principais Funções no Organismo
Parte das coenzimas PLP (fosfato piridoxal) e PMP (fosfato piridoxamina) usada no metabolismo de aminoácidos e ácidos graxos; ajuda a converter triptofano em niacina e serotonina; contribui para a produção dos glóbulos vermelhos.

Fontes Significativas
Carnes, peixes, aves, batatas, leguminosas, frutas não cítricas, cereais fortificados, fígado, derivados de soja.
Facilmente destruídos pelo calor.

Sintomas de deficiência
Dermatite escamosa; anemia (tipo célula vermelha pequena);[a] depressão, confusão, padrão de ondas cerebrais anormais, convulsões.

Sintomas de Toxicidade
Depressão, fadiga, irritabilidade, dores de cabeça, danos nos nervos, causando dormência e fraqueza muscular, levando à incapacidade de se locomover e a convulsões; lesões na pele.

[a] Anemia do tipo célula pequena é chamada *anemia microcítica*.

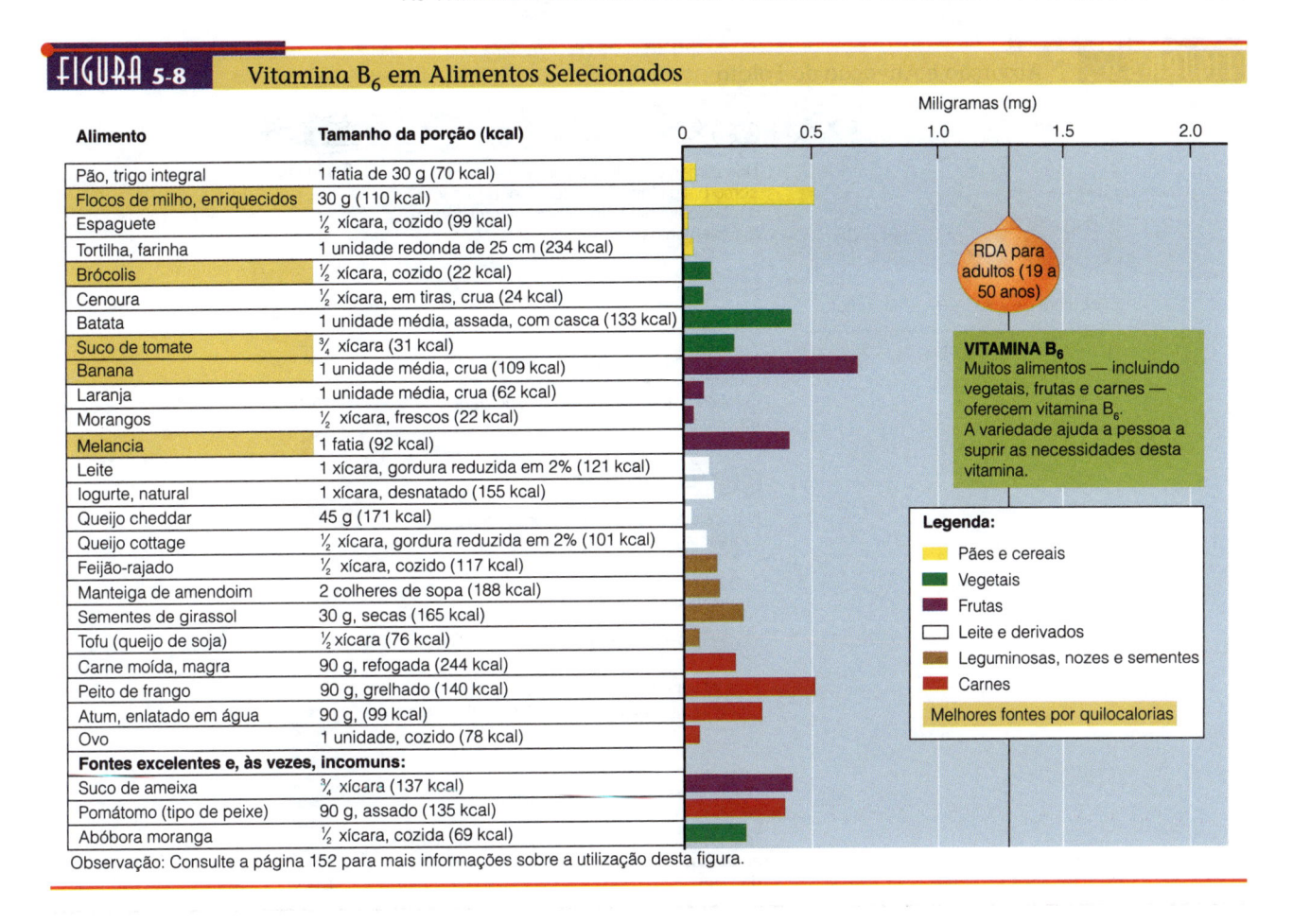

FIGURA 5-8 — Vitamina B₆ em Alimentos Selecionados

Alimento	Tamanho da porção (kcal)
Pão, trigo integral	1 fatia de 30 g (70 kcal)
Flocos de milho, enriquecidos	30 g (110 kcal)
Espaguete	½ xícara, cozido (99 kcal)
Tortilha, farinha	1 unidade redonda de 25 cm (234 kcal)
Brócolis	½ xícara, cozido (22 kcal)
Cenoura	½ xícara, em tiras, crua (24 kcal)
Batata	1 unidade média, assada, com casca (133 kcal)
Suco de tomate	¾ xícara (31 kcal)
Banana	1 unidade média, crua (109 kcal)
Laranja	1 unidade média, crua (62 kcal)
Morangos	½ xícara, frescos (22 kcal)
Melancia	1 fatia (92 kcal)
Leite	1 xícara, gordura reduzida em 2% (121 kcal)
Iogurte, natural	1 xícara, desnatado (155 kcal)
Queijo cheddar	45 g (171 kcal)
Queijo cottage	½ xícara, gordura reduzida em 2% (101 kcal)
Feijão-rajado	½ xícara, cozido (117 kcal)
Manteiga de amendoim	2 colheres de sopa (188 kcal)
Sementes de girassol	30 g, secas (165 kcal)
Tofu (queijo de soja)	½ xícara (76 kcal)
Carne moída, magra	90 g, refogada (244 kcal)
Peito de frango	90 g, grelhado (140 kcal)
Atum, enlatado em água	90 g, (99 kcal)
Ovo	1 unidade, cozido (78 kcal)
Fontes excelentes e, às vezes, incomuns:	
Suco de ameixa	¾ xícara (137 kcal)
Pomátomo (tipo de peixe)	90 g, assado (135 kcal)
Abóbora moranga	½ xícara, cozida (69 kcal)

VITAMINA B₆: Muitos alimentos — incluindo vegetais, frutas e carnes — oferecem vitamina B₆. A variedade ajuda a pessoa a suprir as necessidades desta vitamina.

Legenda: Pães e cereais; Vegetais; Frutas; Leite e derivados; Leguminosas, nozes e sementes; Carnes. Melhores fontes por quilocalorias.

Observação: Consulte a página 152 para mais informações sobre a utilização desta figura.

Folato

O **Folato**, também conhecido como folacina ou ácido fólico, tem uma denominação química que poderia dar nome a um dinossauro: ácido pteroilglutâmico (PGA, para resumir). Sua forma de coenzima básica, THF (tetraidrofolato), opera como parte de um complexo de enzimas que transfere um composto de carbono que surge durante o metabolismo. Essa ação ajuda a converter a vitamina B_{12} em uma de suas formas de coenzima e ajuda a sintetizar o DNA solicitado para todas as células em crescimento rapidamente.

Os alimentos fornecem folato, em sua maior parte, na forma "vinculada", ou seja, combinada com uma seqüência de aminoácidos (glutamato), conhecido como poliglutamato (consulte o Apêndice C para estrutura química). O intestino prefere absorver a forma de folato "livre" – folato com apenas um glutamato ligado (a forma monoglutamato). As enzimas das superfícies da célula intestinal hidrolizam o poliglutamato em monoglutamato e diversos glutamatos. Depois, o monoglutamato é ligado a um grupo metil (CH_3). Sistemas de transporte especiais fornecem monoglutamato em seu grupo metil para o fígado e outras células do corpo.

Para que a coenzima folato funcione, o grupo metil deve ser removido por uma enzima que exija a ajuda da vitamina B_{12}. Sem essa ajuda, o folato fica preso dentro das células em sua forma metil, indisponível para auxiliar na síntese de DNA e crescimento das células. A Figura 5-9 resume a absorção do folato e sua ativação.

Para descartar o excesso de folato, o fígado secreta a maioria dele na bile e transporta-o para a vesícula biliar. Assim, o folato retorna ao intestino em uma circulação entero-hepática como aquela da própria bile (reveja a Figura 3-16).

folato: vitamina do complexo B; também conhecido como ácido fólico, folacina ou ácido pteroilglutâmico. As formas da coenzima são **DHF (diidrofolato)** e **THF (tetraidrofolato)**.

FIGURA 5-9 — Absorção e Ativação do Folato

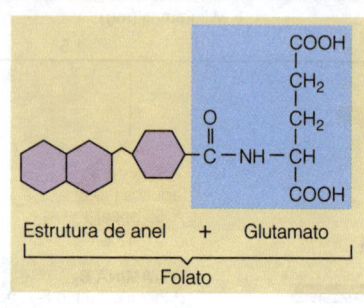

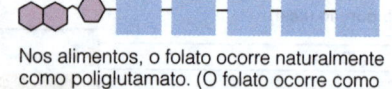

Folato = Estrutura de anel + Glutamato (COOH–CH₂–CH₂–CO–NH–CH–COOH)

Nos alimentos, o folato ocorre naturalmente como poliglutamato. (O folato ocorre como o monoglutamato em alimentos fortificados e suplementos.) — Espinafre

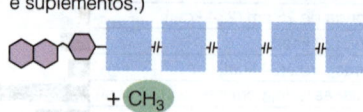

No intestino, a digestão decompõe os glutamatos... e adiciona um grupo metil. O folato é absorvido e distribuído para as células. (+ CH_3) — Intestino

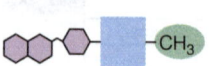

Nas células, o folato é capturado em sua forma inativa. (CH_3) — Célula

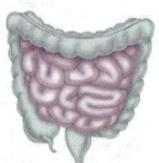

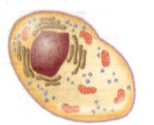

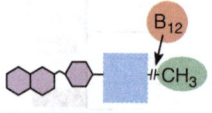

Para ativar o folato, a vitamina B_{12} remove e mantém o grupo metil, que ativa a vitamina B_{12}.

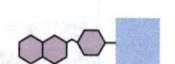

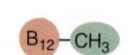

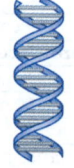

Tanto a coenzima do folato como a da vitamina B_{12} estão agora ativas e disponíveis para a síntese de DNA. — DNA

- Para calcular o DFE:
  DFE = µg de folato do alimento + (1,7 × µg de folato sintético).
  Usando o exemplo do texto:

  100 µg de alimento + 170 µg de suplemento (1,7 × 100 µg)

  270 µg DFE

equivalentes dietéticos ao folato alimentar (DFE): a quantidade de folato disponível para o organismo de fontes que ocorrem naturalmente, nos alimentos fortificados e nos suplementos, diferenciam a biodisponibilidade de cada fonte.

defeitos do tubo neural: malformação do cérebro, medula espinhal, ou ambos, durante o desenvolvimento embrionário. Os dois principais tipos de defeitos do tubo neural são **espinha bífida** (literalmente, "espinha dividida") e **anencefalia** ("sem cérebro").

Esse sistema complicado para lidar com o folato é vulnerável a lesões no trato GI. Uma vez que o folato é secretado ativamente de volta para o trato GI com a bile, ele tem de ser reabsorvido repetidamente. Se as células do trato GI estiverem danificadas, o folato é rapidamente perdido. Este é o caso no abuso de álcool; a deficiência de folato rapidamente se desenvolve e, ironicamente, prejudica ainda mais o trato GI. As coenzimas do folato, lembre-se, estas são ativas na multiplicação das células e na renovação das células que revestem o trato GI, estão entre as células renovadas mais rapidamente no corpo. Incapaz de produzir novas células, o trato GI se deteriora, perde folato e, além disso, não consegue absorver outros nutrientes.

Recomendações Quanto ao Folato A biodisponibilidade de folato varia de 50% em alimentos a 100% em suplementos tomados com estômago vazio. Essas diferenças na biodisponibilidade foram consideradas no estabelecimento das recomendações de folato. Em geral, é dado crédito total ao folato que ocorre nos alimentos. É dado ao folato sintético de alimentos fortificados e suplementos crédito extra, porque, em média, ele está 1,7 vezes mais disponível do que o folato que ocorre naturalmente nos alimentos. Assim, uma pessoa que consome 100 µg de folato de alimentos e 100 µg de um suplemento recebe 270 equivalentes de folato alimentar (DFE).■ (A seção "Como Fazer", a seguir, descreve como estimar os equivalentes de folato alimentar.) A necessidade de folato aumenta significativamente durante a gestação e sempre que as células estão se multiplicando; então, as recomendações para mulheres grávidas são consideravelmente mais altas do que para outros adultos.

Folato e Defeitos no Tubo Neural Diversas pesquisas têm confirmado a importância do folato na redução de riscos de **defeitos no tubo neural**.[5] O cérebro e a espinha dorsal desenvolvem-se a partir do tubo neural e defeitos em sua formação durante as semanas iniciais de gestação podem resultar em vários problemas no sistema nervoso central e morte. (O Capítulo 3 do Volume 2 fornece fotos do desenvolvimento do tubo neural e uma figura mostrando um defeito no tubo neural.)

Os suplementos de folato tomados um mês antes da concepção e continuado pelo primeiro trimestre de gestação pode ajudar a prevenir defeitos do tubo neural.[6] Por essa razão, todas as mulheres em idade fértil■ que estão suscetíveis a ficar grávidas devem consumir 0,4 mg (400 μg) de folato diariamente,■ apesar de apenas ⅓ delas realmente o fazerem.[7] Essa recomendação pode ser satisfeita com uma dieta que inclui pelo menos cinco porções de frutas e vegetais diariamente, mas muitas mulheres geralmente consomem apenas a metade dessa quantidade recomendada. No entanto, por causa do aumento da biodisponibilidade do folato sintético, a suplementação ou a fortificação melhora a condição de folato de forma significativa. Mulheres que deram à luz crianças com defeito no tubo neural deveriam consumir 4 mg de folato diariamente antes da concepção e pelo primeiro trimestre de gestação.

Como metade das gestações a cada ano não é planejada e como os defeitos no tubo neural ocorrem no início do desenvolvimento antes de a maioria das mulheres perceber que está grávidas, o FDA (Food and Drug Administration), órgão de controle de alimentos e medicamentos, designou que os produtos em grãos fossem enriquecidos para fornecer folato à população dos Estados Unidos.* Os rótulos de produtos enriquecidos podem afirmar que "a ingestão apropriada de folato mostrou-se eficiente na redução do risco de defeitos no tubo neural". O enriquecimento melhorou a condição de folato em mulheres em idade fértil e baixou o número de defeitos no tubo neural que ocorre a cada ano, como a Figura 5-10 mostra.[8]

O enriquecimento com folato aumenta a preocupação com a segurança também, especialmente porque a ingestão de folato a partir de alimentos enriquecidos é de duas vezes mais alta que o originalmente previsto.[9] Como as altas ingestões de folato complicam a diagnose da deficiência de vitamina B_{12}, o consumo de folato não deve exceder 1 mg diário sem supervisão médica rigorosa.[10]

Pesquisas recentes descobriram relações entre a deficiência de folato e outras doenças como a síndrome de Down.[11] A função exata do folato na prevenção desses defeitos congênitos, porém, permanece incerta. Algumas

■ Mulheres em idade fértil (15 a 45 anos) devem:
- Comer alimentos ricos em folato.
- Comer alimentos enriquecidos com folato.
- Tomar multivitamina diariamente (a maioria fornece 400 μg de folato).

■ Lembrete: Um miligrama (mg) é 1/1.000 de um grama. Um micrograma (μg) é 1/1.000 de um miligrama (ou 1/1.000,000 de um grama).
- 0,4 mg = 400 μg.

COMO FAZER para Estimar Equivalentes de Folato Alimentar (DFE)

O folato é expresso em termos de DFE (equivalentes de folato alimentar), porque o folato sintético de suplementos e alimentos enriquecidos é absorvido quase duas vezes mais (1,7 vezes) a taxa da ocorrência natural de folato de outros alimentos. Use a seguinte equação para calcular:

DFE = μg de folato alimentar + (1,7 × μg de folato sintético).

Considere, por exemplo, uma mulher grávida que toma um suplemento e come uma tigela de flocos de milho enriquecidos, duas fatias de pão enriquecido e uma xícara de massa enriquecida. Do suplemento e dos alimentos enriquecidos, ela obtém folato sintético:

Suplemento	100 μg de folato
Flocos de milho enriquecidos	100 μg de folato
Pão enriquecido	40 μg de folato
Massa enriquecida	60 μg de folato
	300 μg de folato

Para calcular o DFE, multiplique a quantidade de folato sintético por 1,7:

300 μg × 1,7 = 510 μg DFE.

Agora, adicione a ocorrência natural de folato de outros alimentos em sua dieta – neste exemplo, outros 90 μg de folato.

510 μg DFE + 90 μg = 600 μg DFE.

Observe que se não tivéssemos convertido o folato sintético dos suplementos e alimentos enriquecidos para DFE, então a ingestão dessa mulher pareceria menor que a recomendação de 600 μg para a gestação (300 μg + 90 μg = 390 μg). Agora, os rótulos de suplementos e alimentos enriquecidos relacionam o folato apenas em μg, não μg DFE, tornando tais cálculos necessários.

---

* Produtos panificados, farinha, grãos de milho, farinha de milho, amido, arroz e macarrão devem ser enriquecidos com 140 μg de folato por 100 g de grãos. Para se ter uma idéia, 100 g são aproximadamente três fatias de pão, 1 xícara de farinha, ½ xícara de grãos de milho, farinha de milho, amido ou arroz; ou ¾ xícara de macarrão.

> **FIGURA 5-10** Taxas Decrescentes de Espinha Bífida desde o Enriquecimento com Folato
>
> Os defeitos no tubo neural decresceram desde o enriquecimento com folato iniciado em 1996.
>
> [Gráfico: Proporção por 100.000, de 1991 a 2001, mostrando valores em torno de 25 em 1991, pico próximo a 28 em 1995, declinando para cerca de 20 em 2001]
>
> FONTE: National Vital Statistics Systems, National Center for Healthy Statistics, Center for Disease Control.

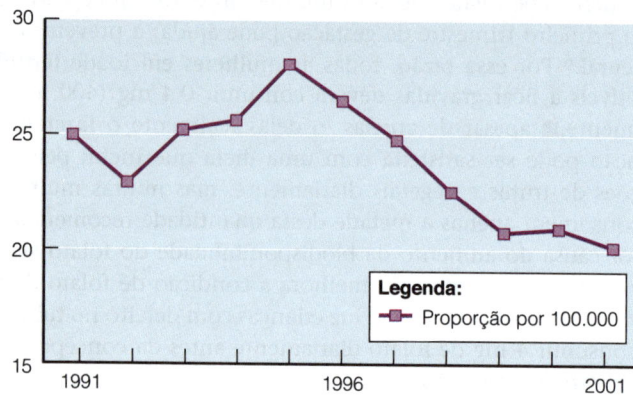

mulheres cujos filhos desenvolvem esses defeitos *não* têm deficiência de folato, e outras com sérias deficiências de folato *não* dão à luz a crianças com defeitos congênitos. Os pesquisadores continuam a procurar outros fatores que também podem estar envolvidos.

Folato e Doenças Cardiovasculares A decisão do FDA em enriquecer os produtos em grãos com folato foi reforçada pela pesquisa indicando um papel importante do folato na defesa contra doenças cardiovasculares. Conforme mencionado no Capítulo 4, pesquisas indicam que altos níveis do aminoácido homocisteína e baixos níveis de folato aumentam o risco de doença fatal do coração.[12] Uma das principais funções do folato no corpo é decompor a homocisteína. Sem folato, a homocisteína se acumula, o que parece aumentar a formação de coágulos no sangue e a deterioração da parede da artéria. Alimentos enriquecidos e suplementos de folato aumentam a concentração de folato no sangue e reduzem os níveis de homocisteína no sangue a uma extensão que pode ajudar a prevenir doenças cardíacas.[13]

O Folato e o Câncer O folato pode também ter a função de prevenir o câncer.[14] Notavelmente, o folato pode ser mais efetivo na proteção daqueles que têm mais probabilidade de desenvolver câncer; homens que fumam (contra câncer pancreático) e mulheres que bebem álcool (contra o câncer de mama).[15]

Deficiência de Folato A deficiência de folato prejudica a divisão de células e a síntese de proteínas, processos críticos para o crescimento do tecido. Na deficiência de folato, a substituição de glóbulos vermelhos e de células do trato GI falha. Não surpreendentemente, então, dois dos primeiros sintomas de deficiência de folato são **anemia** e fragilidade do trato GI.

A anemia por deficiência de folato é caracterizada por glóbulos vermelhos grandes,■ e prematuros. Sem folato, a síntese de DNA diminui e as células perdem sua capacidade de se dividir. O núcleo da célula não é liberado como ocorre normalmente durante o desenvolvimento. Como resultado, os glóbulos vermelhos prematuros são dilatados e adquirem forma oval. Eles não conseguem carregar oxigênio ou movimentar-se pelos vasos capilares como glóbulos vermelhos normais.

As deficiências de folato podem se desenvolver a partir de uma ingestão inadequada e têm sido relatadas em bebês alimentados com leite de cabra, que é essencialmente baixo em folato. A deficiência de folato pode tam-

---

■ Anemia de célula grande é conhecida como **anemia macrocítica** ou **megaloblástica**.
- **macro** = grande
- **cito** = célula
- **mega** = grande

---

anemia: literalmente, "pouquíssimo sangue". Anemia é qualquer condição na qual pouquíssimos glóbulos vermelhos estão presentes, ou eles são imaturos (e grandes) ou muitos pequenos ou contêm pouca hemoglobina para carregar a quantidade normal de oxigênio para os tecidos. Pode ser sintoma de diversas condições de doença, incluindo muitas deficiências nutricionais, hemorragia, destruição excessiva das células vermelhas e formação de células vermelhas deficientes.

bém resultar de absorção prejudicada ou de uma necessidade metabólica incomum da vitamina. Necessidades metabólicas aumentam onde a multiplicação de células deve ser acelerada: na gestação, envolvendo gêmeos ou trigêmeos; no câncer; em doenças que destroem a pele, como catapora e sarampo; e em queimaduras, perda de sangue, danos ao trato GI e assim por diante.

De todas as vitaminas, o folato parece ser a mais vulnerável a interações com outras drogas, que podem levar a uma deficiência secundária. Algumas medicações, de forma especial as drogas para combate ao câncer, têm estrutura química similar à estrutura do folato e pode deslocar a vitamina das enzimas e interferir no metabolismo normal. As células cancerígenas, como todas as células, precisam de vitamina real para se multiplicar; sem ela, essas células morrem. Infelizmente, essas drogas afetam tanto células cancerígenas como células saudáveis e criam deficiência de folato para todas as células. (O Destaque 8 do Volume 2 discute interações entre nutrientes e drogas e inclui uma figura ilustrando as similaridades entre o folato e a droga metotrexato, utilizada no combate ao câncer.)

Aspirina e antiácidos também interferem no manuseio do folato pelo corpo. Adultos saudáveis que usam essas drogas para aliviar uma dor de cabeça ocasional ou um distúrbio estomacal precisam se conscientizar, mas as pessoas que confiam seriamente em aspirinas e antiácidos deveriam ter consciência das conseqüências nutricionais. Os contraceptivos orais também podem prejudicar a condição do folato, assim como o fumo.

Toxicidade do Folato Naturalmente, a ocorrência de folato nos alimentos sozinho parece não causar malefícios. O excesso de folato nos alimentos enriquecidos ou suplementos, porém, pode alcançar níveis altos o suficiente para ocultar a deficiência de vitamina B_{12} e atrasar o diagnóstico de danos neurológicos. Por esse motivo, um Limite Superior Tolerável de Ingestão (UL) foi estabelecido para o folato em alimentos enriquecidos ou suplementos (consulte as tabelas no final do livro).

Alimentos que São Fontes de Folato A Figura 5-11 mostra que o folato é especialmente abundante em leguminosas e vegetais. O nome da vitamina sugere a palavra *folhagem* e, de fato, hortaliças com folhas são fontes magníficas. Com o enriquecimento, os produtos de grãos também contribuem para o folato. As pequenas barras vermelhas e brancas na Figura 5-11 indicam que carnes, leite e derivados são fontes escassas em folato. O calor e a oxidação durante o cozimento e a armazenagem podem destruir mais da metade da quantidade de folato nos alimentos. O resumo a seguir fornece informações sobre o folato.

RESUMO — Folato

Outros Nomes
Ácido fólico, folacina, ácido pteroilglutâmico (PGA)

RDA 1998
Adultos: 400 μg/dia

Limite Superior Tolerável de Ingestão (UL)
Adultos: 1.000 μg/dia

Principais Funções no Organismo
Parte das coenzimas THF (tetraidrofolato) e DHF (diidrofolato) usada na síntese de DNA e, portanto, importante na formação de novas células

Fontes Significativas
Grãos enriquecidos, folhas verdes, leguminosas, sementes, fígado
Facilmente destruído pelo calor e pelo oxigênio

Sintomas de Deficiência
Anemia (tipo célula grande);[a] língua vermelha e lisa;[b] confusão mental, fraqueza, fadiga, irritabilidade, dor de cabeça

Sintomas de Toxicidade
Oculta os sintomas de deficiência da vitamina B_{12}

[a] A anemia do tipo célula grande é conhecida como *anemia macrocítica* ou *megaloblástica*.
[b] A língua lisa é causada pela perda das estruturas de sua superfície e é denominada *glossite*.

FIGURA 5-11 — Folato em Alimentos Selecionados

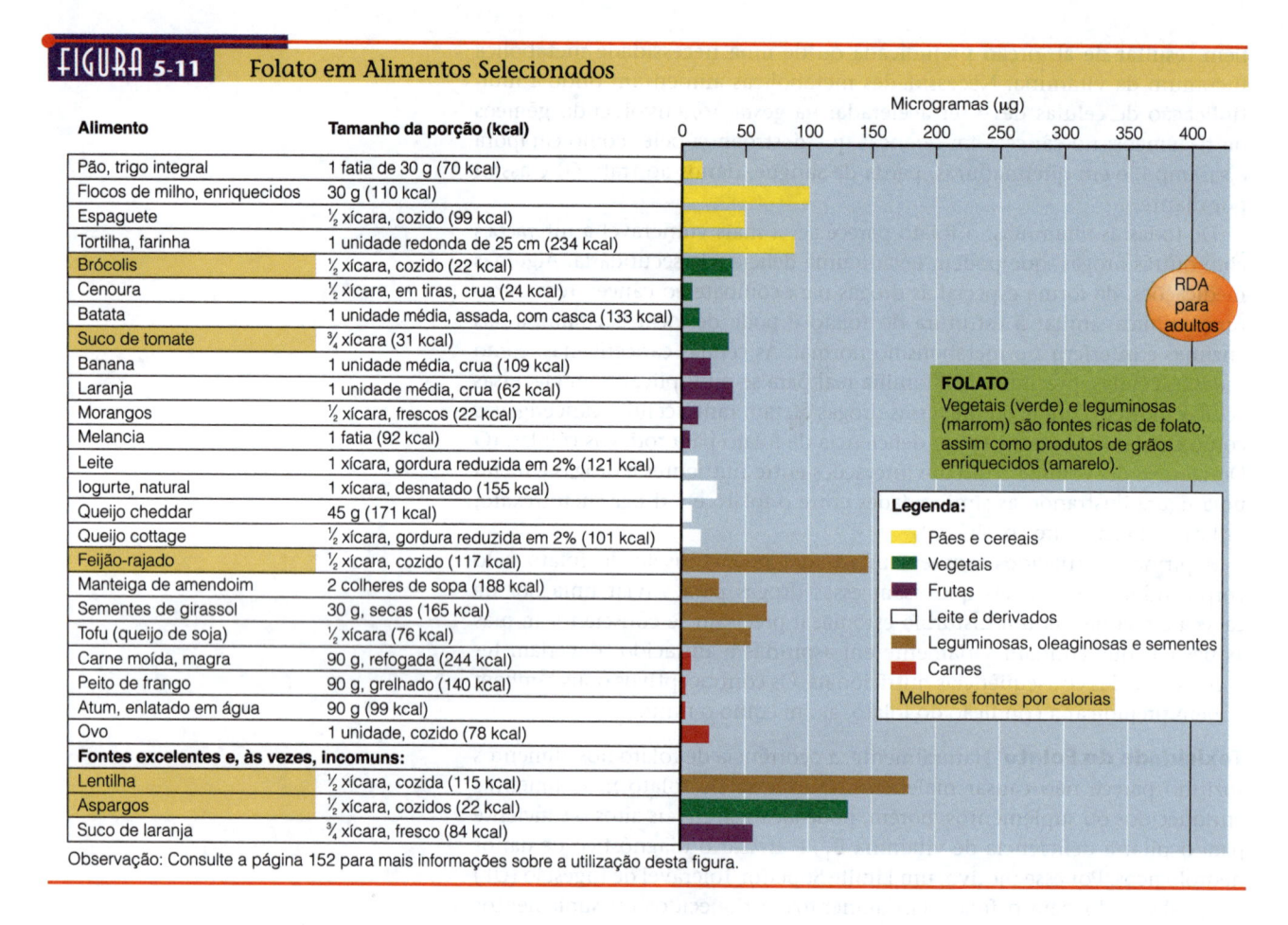

Alimento	Tamanho da porção (kcal)
Pão, trigo integral	1 fatia de 30 g (70 kcal)
Flocos de milho, enriquecidos	30 g (110 kcal)
Espaguete	½ xícara, cozido (99 kcal)
Tortilha, farinha	1 unidade redonda de 25 cm (234 kcal)
Brócolis	½ xícara, cozido (22 kcal)
Cenoura	½ xícara, em tiras, crua (24 kcal)
Batata	1 unidade média, assada, com casca (133 kcal)
Suco de tomate	¾ xícara (31 kcal)
Banana	1 unidade média, crua (109 kcal)
Laranja	1 unidade média, crua (62 kcal)
Morangos	½ xícara, frescos (22 kcal)
Melancia	1 fatia (92 kcal)
Leite	1 xícara, gordura reduzida em 2% (121 kcal)
Iogurte, natural	1 xícara, desnatado (155 kcal)
Queijo cheddar	45 g (171 kcal)
Queijo cottage	½ xícara, gordura reduzida em 2% (101 kcal)
Feijão-rajado	½ xícara, cozido (117 kcal)
Manteiga de amendoim	2 colheres de sopa (188 kcal)
Sementes de girassol	30 g, secas (165 kcal)
Tofu (queijo de soja)	½ xícara (76 kcal)
Carne moída, magra	90 g, refogada (244 kcal)
Peito de frango	90 g, grelhado (140 kcal)
Atum, enlatado em água	90 g (99 kcal)
Ovo	1 unidade, cozido (78 kcal)
Fontes excelentes e, às vezes, incomuns:	
Lentilha	½ xícara, cozida (115 kcal)
Aspargos	½ xícara, cozidos (22 kcal)
Suco de laranja	¾ xícara, fresco (84 kcal)

FOLATO: Vegetais (verde) e leguminosas (marrom) são fontes ricas de folato, assim como produtos de grãos enriquecidos (amarelo).

Legenda: Pães e cereais; Vegetais; Frutas; Leite e derivados; Leguminosas, oleaginosas e sementes; Carnes; Melhores fontes por calorias.

Observação: Consulte a página 152 para mais informações sobre a utilização desta figura.

Vitamina B_{12}

A **vitamina B_{12}** e o folato estão fortemente relacionados: um depende do outro para ativação. Lembre-se de que a vitamina B_{12} remove um grupo metil para ativar a coenzima do folato; quando o folato doa seu grupo metil, a coenzima da vitamina B_{12} é ativada (reveja a Figura 5-9).

A regeneração do aminoácido metionina e a síntese de DNA e RNA dependem tanto do folato como da vitamina B_{12}.* Além disso, sem qualquer ajuda do folato, a vitamina B_{12} mantém o invólucro que envolve e protege as fibras nervosas e promove seu crescimento normal. A atividade celular e o metabolismo dos ossos também dependem da vitamina B_{12}.

No estômago, o ácido clorídrico e a enzima digestiva pepsina liberam vitamina B_{12} a partir das proteínas que estão incluídas nos alimentos. À medida que a vitamina passa para o intestino delgado, ela se liga com uma molécula chamada **fator intrínseco**. Unidos, o fator intrínseco e a vitamina B_{12} viajam até o final do intestino delgado, onde os receptores reconhecem o complexo. Os receptores não reconhecem a vitamina B_{12} sozinha, sem o fator intrínseco. Ali o fator intrínseco é degradado, e a vitamina é gradualmente absorvida pela circulação sangüínea. O transporte de vitamina B_{12} no sangue depende de proteínas de ligação específicas.

Assim como o folato, a vitamina B_{12} segue a rota do ciclo entero-hepático. É secretada de forma contínua na bile e mandada para o intestino, onde é reabsorvida. Como a maior parte de vitamina B_{12} é reabsorvida, pessoas saudáveis raramente desenvolvem a deficiência mesmo quando sua ingestão é mínima.

vitamina B_{12}: vitamina do complexo B caracterizada pela presença de cobalto (veja a Figura 8-12, no Capítulo 8). As formas ativas da coenzima B_{12} são a **metilcobalamina** e a **desoxiadenosilcobalamina**.

fator intrínseco: glicoproteína (uma proteína com curtas cadeias de polissacarídeos ligadas) produzida no estômago que ajuda na absorção da vitamina B_{12}.

---

* No corpo, a metionina opera como um doador de metil (CH_3). Ao fazê-lo, a metionina pode ser convertida em outros aminoácidos. Alguns desses aminoácidos podem regenerar a metionina, mas ela ainda é considerada um aminoácido essencial necessário na dieta.

Recomendações Quanto à Vitamina B_{12} A RDA para adultos é de somente 2,4 µg de vitamina B_{12} por dia, apenas cerca de 2 milionésimos de grama. A quantidade de tinta usada no ponto final desta frase pode pesar cerca de 2,4 µg. Apesar de minúscula, essa quantidade pode ser vista a olho nu e contém bilhões de moléculas de vitamina B_{12}, o suficiente para fornecer coenzimas para todas as enzimas que precisam de seu auxílio.

Deficiência e Toxicidade da Vitamina B_{12} A maioria das deficiências de vitamina B_{12} reflete a absorção inadequada, e não a pouca ingestão. A absorção inadequada ocorre tipicamente em função de uma entre essas duas razões: falta de ácido clorídrico ou falta de fator intrínseco. Sem ácido clorídrico, a vitamina não é liberada das proteínas alimentares; logo, não é disponibilizada para se ligar ao fator intrínseco. Sem o fator intrínseco, a vitamina não consegue ser absorvida.

Muitas pessoas, particularmente acima dos 50 anos, desenvolvem **gastrite atrófica**, uma condição comum em pessoas mais velhas que danifica as células do estômago. A gastrite atrófica pode também se desenvolver em resposta à deficiência de ferro ou à infecção por *Helicobacter pylori*, a bactéria envolvida na formação da úlcera. Sem células estomacais sadias, a produção de ácido clorídrico e de fator intrínseco diminui. Mesmo com a ingestão apropriada proveniente dos alimentos, a condição da vitamina B_{12} é prejudicada. A deficiência de vitamina B_{12} causada pela gastrite atrófica e pela falta de fator intrínseco é conhecida como **anemia perniciosa**.

Alguns indivíduos herdam um gene defeituoso para o fator intrínseco. Nesses casos, ou quando o estômago foi lesionado e não consegue produzir o suficiente de fator intrínseco, a vitamina B_{12} tem de ser injetada para contornar a necessidade de absorção intestinal. Alternativamente, a vitamina pode ser fornecida por spray nasal; a absorção é rápida, alta e bem tolerada.

Uma ingestão inapropriada prolongada, como pode ocorrer em uma dieta vegetariana,■ também pode gerar deficiência de vitamina B_{12}.[16] Pessoas que deixam de ingerir alimentos que contêm vitamina B_{12} podem levar vários anos para desenvolver os sintomas da deficiência, porque o organismo recicla grande parte da vitamina B_{12}, reabsorvendo-a várias vezes. Mesmo quando não há a absorção da vitamina B_{12}, a deficiência pode levar até três anos para se desenvolver, pois o organismo conserva seu suprimento.

Como a vitamina B_{12} é necessária para converter o folato em sua forma ativa, um dos sintomas mais aparente da deficiência de B_{12} é a anemia por deficiência de folato. Essa anemia é caracterizada por glóbulos vermelhos anormalmente grandes e imaturos, que indicam a síntese lenta de DNA e a incapacidade para se dividir (veja a Figura 5-12). Quando o folato é capturado em sua forma inativa (metilfolato) em razão da deficiência de vitamina B_{12}, ou fica indisponível em função da própria deficiência de folato, a síntese de DNA fica lenta.

O primeiro a ser afetado pela deficiência de vitamina B_{12} e folato são as células sangüíneas que crescem rapidamente. Tanto a vitamina B_{12} quanto o folato curarão a anemia, porém, se o folato for fornecido quando vitamina B_{12} for necessária, o resultado será desastroso: sintomas neurológicos devastadores. Lembre-se de que a vitamina B_{12}, mas não o folato, mantém a envoltura que cerca e protege as fibras nervosas e promove seu crescimento normal. O folato "cura" os sintomas da deficiência de vitamina B_{12} no *sangue*, mas não consegue parar o progresso dos sintomas nos *nervos*. Com isso, o folato "mascara" eventual deficiência de vitamina B_{12}. A deficiência marginal de vitamina B_{12} prejudica o desempenho nos testes que medem inteligência, a habilidade regional e a memória de curto prazo.[17] Os sintomas neurológicos avançados incluem paralisia que começa nas extremidades e opera inter-

■ A vitamina B_{12} é basicamente encontrada em alimentos derivados de animais.

gastrite atrófica: inflamação crônica do estômago acompanhada pela redução do tamanho e funcionamento da membrana mucosa e das glândulas.
• *atrofia* = perda, gasto
• *gastro* = estômago
• *ite* = inflamação

anemia perniciosa: distúrbio sangüíneo que reflete uma deficiência de vitamina B_{12} causada pela falta de fator intrínseco e caracterizada por glóbulos vermelhos anormalmente grandes e imaturos. Outros sintomas incluem fraqueza muscular e danos neurológicos irreversíveis.

168 • NUTRIÇÃO

FIGURA 5-12 Células Sangüíneas Normais e Anêmicas

A anemia por deficiência de folato é indistinguível da deficiência de vitamina B_{12}. O Apêndice A do Volume 2 descreve os testes bioquímicos usados para diferenciar essas duas condições.

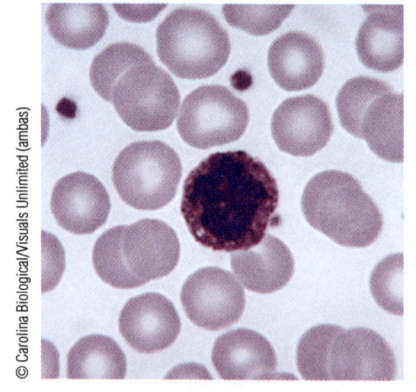

Células sangüíneas normais. O tamanho, forma e cor dos glóbulos vermelhos mostram que estão normais.

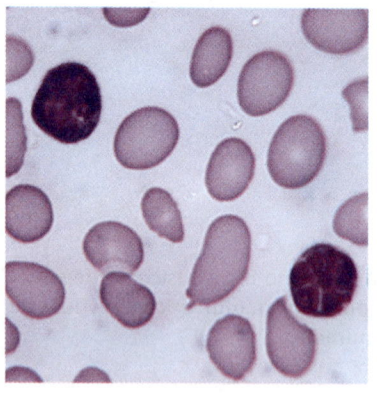

Células sangüíneas com anemia perniciosa (megaloblásticas). As células sangüíneas megaloblásticas são um pouco maiores que as células normais e sua forma é irregular.

namente até a espinha dorsal. A detecção e correção precoce são necessárias para se evitar danos aos nervos e paralisia. Com folato suficiente na dieta, os sintomas neurológicos da deficiência de vitamina B_{12} podem se desenvolver sem a evidência de anemia. Essas interações entre folato e vitamina B_{12} destacam alguns problemas de segurança acerca da utilização de suplementos e enriquecimentos dos alimentos. Nenhum efeito adverso foi relatado em decorrência do excesso de vitamina B_{12} e nenhum Limite Superior Tolerável de Ingestão (UL) foi fixado.

Alimentos Fontes de Vitamina B_{12} A vitamina B_{12} é única entre todas as vitaminas a ser encontrada quase exclusivamente em alimentos derivados de animais. Qualquer pessoa que ingere quantidades razoáveis de carne assegura uma ingestão adequada, e os vegetarianos que consomem produtos derivados do leite ou ovos também estão protegidos contra essa deficiência. Vegans, que restringem todos os alimentos derivados de animais, necessitam de uma fonte confiável, como leite de soja enriquecido com vitamina B_{12} ou suplementos da vitamina. Levedura cultivada em um meio enriquecido com vitamina B_{12} e misturada com esse agente ou meio fornece um pouco de vitamina B_{12}; a própria levedura não contém a vitamina ativa. Produtos de soja fermentados, como missô (massa de soja) e algas, como a spirulina, também não fornecem vitamina B_{12} ativa. Uma pesquisa abrangente mostra que as quantidades relacionadas nos rótulos desses produtos naturais são imprecisas e enganosas, pois a vitamina B_{12} está sob forma inativa não disponível.

Como mencionado anteriormente, as vitaminas hidrossolúveis são particularmente vulneráveis a perdas durante o cozimento. Para a maioria desses nutrientes, o aquecimento em microondas minimiza tais perdas tanto quanto, ou até menos que, os métodos de cozimento tradicionais. Entretanto, este não é o caso da vitamina B_{12}. O aquecimento por microondas inativa a vitamina B_{12}. Para preservar essa vitamina, use o forno ou o fogão em lugar do forno de microondas para cozinhar carnes e produtos derivados do leite (principais fontes de vitamina B_{12}). O resumo a seguir fornece informações sobre a vitamina B_{12}.

RESUMO Vitamina B_{12}

Outros Nomes
Cobalamina (e formas relacionadas)

RDA 1998
Adultos: 2,4 μg/dia

Principais Funções no Organismo
Parte das coenzimas metilcobalamina e deoxidosilcobalamina usadas na síntese de novas células; ajuda a manter as células nervosas; modifica a coenzima folato; contribui para a quebra de alguns ácidos graxos e aminoácidos

Fontes Significativas
Produtos animais (carne, peixe, aves, moluscos, leite, queijo, ovos), cereais enriquecidos

Facilmente destruída pelo cozimento em microondas.

Doenças Causadas pela Deficiência
Anemia perniciosa[a]

Sintomas da Deficiência
Anemia (tipo células grandes);[b] fadiga, degeneração dos nervos periféricos que progridem para a paralisia

Sintomas de Toxicidade
Nenhum relatado

[a] O nome *anemia perniciosa* se refere à deficiência de vitamina B_{12} causada pela gastrite atrófica e pela falta de fator intrínseco, mas não àquela causada pela ingestão alimentar inadequada.
[b] A anemia do tipo células grandes é conhecida como *anemia macrocítica* ou *megaloblástica*.

Colina, Inositol e Carnitina

Os cientistas da área de nutrição debatem se outros compostos alimentares também poderiam ser considerados vitaminas. Em alguns casos, os compostos podem ser condicionalmente essenciais, isto é, necessários ao corpo e retirados dos alimentos quando a síntese se torna insuficiente para promover o crescimento e o metabolismo normais. Em outros casos, os compostos podem ser vitaminas impostoras, não necessárias em nenhuma hipótese.

Colina A essencialidade da **colina** não tem sido bem definida há décadas, em parte, porque o corpo pode fabricar colina a partir do aminoácido metionina. Além disso, a colina é comumente encontrada em muitos alimentos como parte da molécula de lecitina (reveja a Figura 3-9). Conseqüentemente, as deficiências de colina são raras. Sem qualquer colina alimentar, entretanto, a síntese sozinha parece ser insuficiente para satisfazer as necessidades orgânicas, tornando a colina um nutriente condicionalmente essencial. Por esse motivo, o relatório das DRIs (Ingestão Dietética de Referência) de 1998 estabeleceu uma Ingestão Apropriada (AI) para colina. O corpo utiliza a colina para produzir o neurotransmissor acetilcolina e o fosfolipídio lecitina. O resumo a seguir, apresenta os fatos principais sobre a colina.

RESUMO — Colina

Ingestão Apropriada (AI) 1998
- Homens: 550 mg/dia
- Mulheres: 425 mg/dia

Limite Superior Tolerável de Ingestão (UL)
- Adultos: 3.500 mg/dia

Principais Funções no Organismo
Necessária à síntese de neurotransmissor acetilcolina e o fosfolipídio lecitina

Sintomas da Deficiência
Danos ao fígado

Sintomas de Toxicidade
Odor corporal, sudorese e salivação intensas, taxa de crescimento reduzido, pressão baixa, danos ao fígado

Fontes Significativas
Leite, fígado, ovos, amendoim

Inositol e Carnitina O **inositol** é uma parte das estruturas da membrana da célula, e a **carnitina** transporta ácidos graxos de cadeias longas do citosol para as mitocôndrias para oxidação. Assim como a colina, essas duas substâncias podem ser produzidas pelo organismo, mas, diferentemente da colina, nenhuma recomendação foi estabelecida. Os pesquisadores continuam a explorar a possibilidade de que tais substâncias possam ser essenciais. Porém, mesmo se forem essenciais, são desnecessários suplementos, pois esses compostos estão muito espalhados nos alimentos.

Algumas empresas fabricantes de vitaminas incluem colina, inositol e carnitina em suas formulações para fazer que suas pílulas vitamínicas pareçam mais "completas" que as outras; porém, essa estratégia não oferece nenhuma vantagem real. Para uma maneira racional de comparação de suplementos vitamínico-minerais, leia o Destaque 5.

Vitaminas "Impostoras" Outras substâncias têm sido confundidas com nutrientes essenciais para os seres humanos, porque são necessárias para o cultivo de bactérias ou outras; formas, de vida. Entre eles estão a Paba (ácido paraminobenzóico, um componente de estrutura de anel de folato), os bioflavonóides (vitamina P ou hesperidina), pirroloquinolina quinona (methoxatin), ácido orótico, ácido lipóico e ubiquinona (coenzima Q_{10}). Outros nomes erroneamente associados com vitaminas são "vitamina O" (água salgada oxi-

---

colina: componente contendo nitrogênio encontrado em alimentos e sintetizado no corpo a partir do aminoácido metionina. A colina faz parte do fosfolipídio lecitina e do neurotransmissor acetilcolina.

inositol: nutriente não-essencial que pode ser produzido no organismo a partir da glicose. O inositol participa das estruturas membranosas da célula.

carnitina: nutriente não-essencial produzido no corpo a partir do amioácido lisina. A carnitina transporta ácidos graxos de cadeias longas do citosol para as mitocôndrias para oxidação.

genada), "vitamina B_5" (nada mais é que outro nome para o ácido pantotênico), "vitamina B_{15}" (também chamada "ácido pangâmico", um embuste), e "vitamina B_{17}" (laetrila, suposta "cura para o câncer", mas não é de forma alguma uma vitamina nem uma cura; na realidade, a laetrila é uma substância potencialmente perigosa).

RESUMO As vitaminas do complexo B operam como coenzimas que facilitam o trabalho de todas as células. Elas são ativas no metabolismo de carboidratos, gordura e proteína e na produção de DNA, logo, de novas células. Historicamente, as famosas doenças geradas pela deficiência de vitamina B são beribéri (tiamina), pelagra (niacina) e anemia perniciosa (vitamina B_{12}). A pelagra pode ser evitada pela ingestão adequada de proteínas, pois o aminoácido triptofano pode ser convertido em niacina no corpo. Uma ingestão alta de folato pode mascarar o sintoma sangüíneo de uma deficiência de vitamina B_{12}, porém não vai evitar o dano aos nervos associados. A vitamina B_6 participa do metabolismo de aminoácidos e pode ser prejudicial se excessiva. Biotina e ácido pantotênico desempenham papéis importantes no metabolismo de energia e são comuns em uma variedade de alimentos. Muitas substâncias consideradas como vitaminas do complexo B não o são.

As Vitaminas do Complexo B – Em Conjunto

Este capítulo descreveu algumas das formas de atuação das vitaminas individualmente, como se suas muitas ações no organismo humano pudessem ser facilmente desembaraçadas. De fato, muitas vezes é difícil dizer qual vitamina é verdadeiramente responsável por certo efeito, pois os nutrientes são interdependentes; a presença ou a ausência de um afeta a absorção do outro, assim como o metabolismo e a excreção. Você já viu essa interdependência com o folato e a vitamina B_{12}.

A riboflavina e a vitamina B_6 são outro exemplo. Uma das coenzimas de riboflavina, a FMN, ajuda a enzima que converte a vitamina B_6 em sua forma de coenzima PLP. Conseqüentemente, uma deficiência grave de riboflavina pode prejudicar a atividade da vitamina B_6.[18] Assim, a deficiência de um nutriente pode alterar a ação de outro. Além disso, a deficiência de um nutriente pode gerar a deficiência de outro. Por exemplo, tanto a riboflavina quanto a vitamina B_6 (assim como o ferro) são necessárias à conversão de triptofano em niacina. Por conseguinte, uma ingestão inapropriada de riboflavina ou vitamina B_6 pode diminuir o fornecimento de niacina do corpo. Essas relações de interdependência são evidentes em muitas das funções que as vitaminas do complexo B desempenham no organismo humano.

Funções das Vitaminas do Complexo B

A Figura 5-13 pretende transmitir uma *impressão* das muitas maneiras que as vitaminas do complexo B trabalham arduamente nas vias metabólicas em todo o organismo. O metabolismo é o trabalho bioquímico do corpo, e as coenzimas da vitamina B são indispensáveis em todos os estágios. Ao decompor as vias de metabolismo, descritas na figura, veja as muitas observações sobre as coenzimas que fazem o processo ir adiante.

Note o primeiro passo na agora familiar via de quebra de glicose. Para decompor a glicose em piruvato, as células devem ter determinadas enzimas. Para que as enzimas trabalhem, elas devem ter a coenzima NAD (uma forma de niacina). Para produzir NAD, as células devem ser supridas com niacina (ou com aminoácido triptofano suficiente para produzir niacina).

O próximo passo é a conversão de piruvato em acetil-CoA. As enzimas envolvidas nessa fase necessitam tanto de NAD como das coenzimas tiamina

FIGURA 5-13 — Vias Metabólicas Relacionadas com as Vitaminas do Complexo B

Essas vias metabólicas foram introduzidas no Capítulo 9 e estão presentes aqui para destacar a muitas coenzimas que facilitam as reações. Essas coenzimas dependem das seguintes vitaminas:

- NAD e NADP: niacina.
- TPP: tiamina.
- CoA: ácido pantotênico.
- B_{12}: vitamina B_{12}.
- FMN e FAD: riboflavina.
- THF: folato.
- PLP: vitamina B_6.
- Biotina.

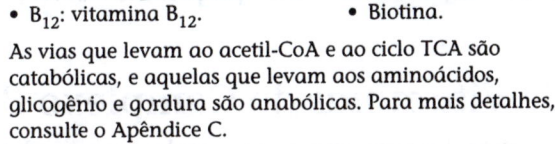

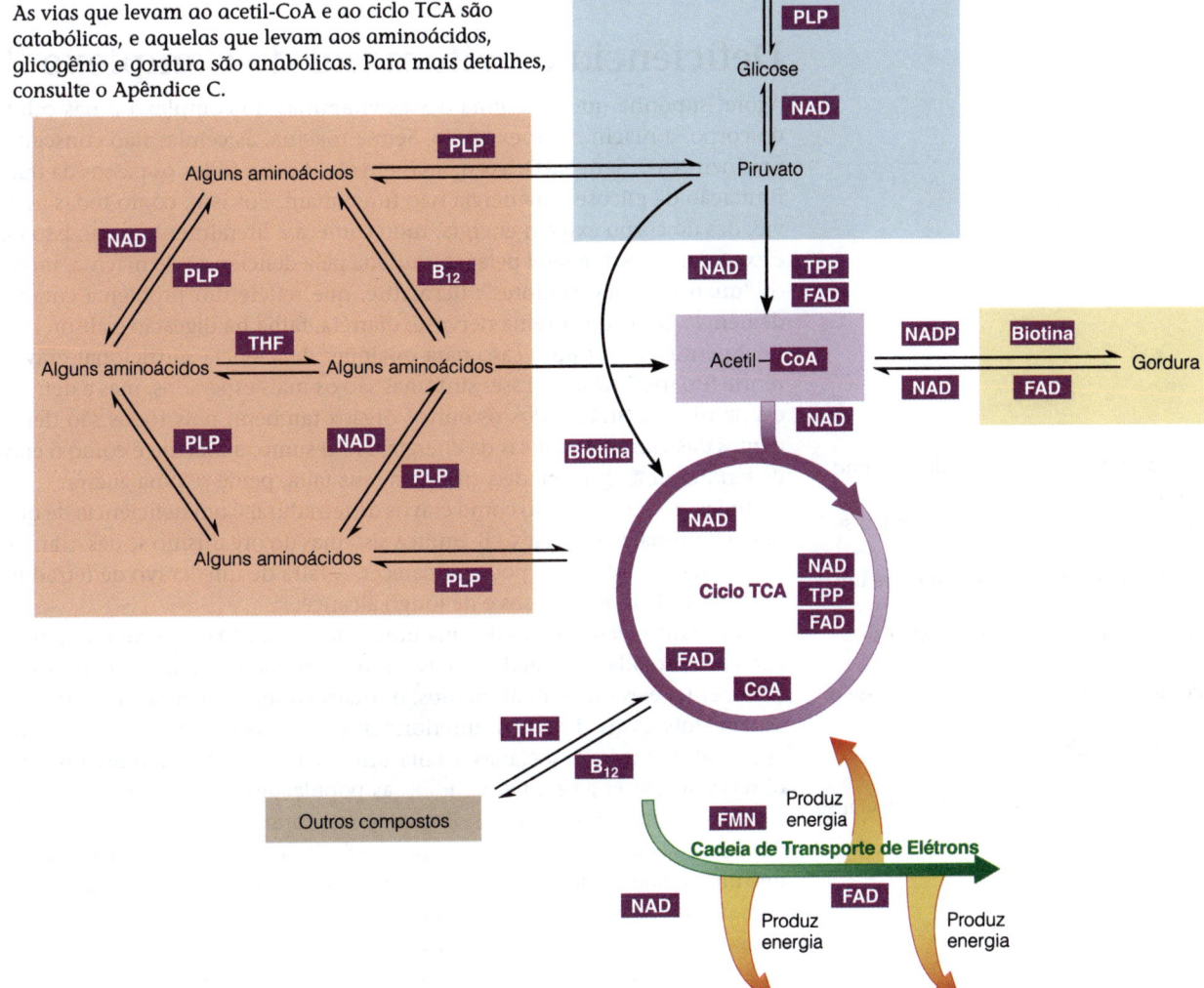

As vias que levam ao acetil-CoA e ao ciclo TCA são catabólicas, e aquelas que levam aos aminoácidos, glicogênio e gordura são anabólicas. Para mais detalhes, consulte o Apêndice C.

---

e riboflavina, respectivamente, TPP e FAD. As células conseguem fabricar as enzimas de que precisam a partir das vitaminas, se essas vitaminas estiverem presentes na dieta.

Outra coenzima necessária nesse estágio é a CoA. Como era esperado, as células podem produzir CoA, exceto por uma parte essencial que deve ser obtida da dieta, o ácido pantotênico. Outra coenzima que necessita de biotina satisfaz o complexo enzimático envolvido na conversão do piruvato em oxaloacetato, o composto que, combinado com acetil-CoA, inicia o ciclo TCA.

Estas e outras coenzimas participam de todas as vias metabólicas. Quando a dieta fornece riboflavina, o corpo sintetiza FAD, uma coenzima necessária no ciclo TCA. A vitamina B_6 é uma parte indispensável de PLP, uma coenzima necessária para muitas conversões de aminoácidos, para um passo crucial na produção da parcela de hemoglobina que contém ferro para os glóbulos vermelhos, e para muitas outras reações. O folato se transforma em THF, a coenzima necessária para a síntese de material genético novo e, portanto, das células. A coenzima da vitamina B_{12}, por sua vez, regenera a THF em sua forma ativa; logo, a vitamina B_{12} também é necessária para a formação de novas células.

Assim, cada uma das coenzimas de vitaminas complexo B está envolvida, direta ou indiretamente, no metabolismo de energia. Algumas facilitam as reações que liberam energia por si só; outras ajudam a formar novas células para fornecer oxigênio e nutrientes que permitem as reações energéticas ocorram.

Deficiência de Vitaminas do Complexo B

Agora, suponha que falte uma dessas vitaminas do complexo B nas células do corpo, a niacina, por exemplo. Sem a niacina, as células não conseguem produzir NAD. Sem NAD, as enzimas envolvidas em todos os passos da transformação da glicose em energia não funcionam. Por isso, como todas as atividades do corpo exigem energia, tudo começa a literalmente parar. Isso não é exagero. A doença fatal pelagra, causada pela deficiência de niacina, produz os "quatro *Ds* devastadores": dermatite, que reflete um problema cutâneo; demência, falha do sistema nervoso; diarréia, falha na digestão e absorção, e, finalmente, conforme o caso para qualquer deficiência nutricional grave, a morte (do inglês *death*). Esses sintomas são os mais esperados, mas a deficiência de niacina afeta todos os outros órgãos também, pois todos são dependentes das vias metabólicas da energia. Em resumo, a niacina é como o cravo de ferradural,■ que, em decorrência de sua falta, perde-se uma guerra.

■ Por falta de um cravo, perdeu-se uma ferradura.
Por falta de uma ferradura, perdeu-se um cavalo.
Por falta de um cavalo, perdeu-se um soldado.
Por falta de um soldado, perdeu-se uma batalha.
Por falta de uma batalha, perdeu-se a guerra,
E tudo por falta de um cravo de ferradura!
— Mamãe Ganso

Todas as vitaminas são como cravos de ferradura. Com deficiência de qualquer vitamina do complexo B, muitos sistemas do organismo se desarranjam, e sintomas semelhantes podem aparecer. A falta de um "cravo de ferradura" pode ter efeitos desastrosos e de longo alcance.

Entretanto, deficiências de uma única vitamina do complexo B raramente aparecem isoladas. Afinal de contas, indivíduos não ingerem nutrientes separadamente; eles ingerem alimentos, os quais contêm misturas de nutrientes. Só em dois casos descritos anteriormente – beribéri e pelagra – as deficiências alimentares associadas a uma única vitamina do complexo B foram observadas em larga escala em todas as populações. Mesmo nesses casos, as deficiências não eram isoladas. Essas doenças foram atribuídas às deficiências de vitaminas únicas, mas ambas eram deficiências de diversas vitaminas em que uma vitamina se destacava das restantes. Quando alimentos que contêm a vitamina necessária são fornecidos, as outras vitaminas que estavam com pouco suprimento vêm como parte do "pacote".

Doenças decorrentes de deficiências mais importantes e de proporções epidêmicas, tais como pelagra e beribéri, não são mais vistas nos países desenvolvidos. No entanto, deficiências menores de nutrientes, incluindo das vitaminas do complexo B, às vezes ocorrem em pessoas cujas escolhas alimentares são ruins em razão da pobreza, ignorância, doenças ou hábitos pouco saudáveis, como abuso de álcool. (Veja o Destaque 9 para entender completamente como o álcool induz a deficiências vitamínicas e interfere no metabolismo de energia.) Lembre-se de que as deficiências podem ser advindas não somente de ingestões deficitárias (causas primárias), mas também por outros motivos (causas secundárias).

■ Dois sintomas comumente vistos em deficiências de vitamina B são **glossite**, inflamação da língua, e **queiloses**, uma condição de lábios avermelhados com fissuras nos cantos da boca.

Ao identificar as deficiências de nutrientes, é importante perceber que um sintoma em particular nem sempre tem a mesma causa. A pele e a língua (mostradas na Figura 5-14) parecem ser particularmente sensíveis às deficiências de vitamina B; entretanto, ao isolarmos esses órgãos, segundo as tabelas de resumo anterior neste capítulo, damos a elas ênfase imprópria. A pele e a língua■ são imediatamente visíveis em um exame físico. Os médicos vêem e relatam os sintomas exteriores da deficiência, porém o impacto total de uma deficiência vitamínica ocorre dentro das células do corpo. Se a pele desenvolve erupção ou lesões, outros tecidos abaixo delas podem estar se degenerando também. Da mesma forma, a boca e a língua são as partes visíveis do sistema digestivo; se elas apresentam anormalidades, é bem provável que o restante do trato GI esteja anormal também. A seção "Como Fazer", a seguir, oferece outras perspectivas sobre os sintomas e suas causas.

Toxicidade das Vitaminas do Complexo B

As toxicidades das vitaminas do complexo B provenientes apenas dos alimentos são desconhecidas, mas podem ocorrer quando o indivíduo abusa de suplementos. Com os suplementos, as quantidades podem devastar rapidamente as células. Considere que uma cápsula pequena pode facilmente fornecer 2 mg de vitamina B_6, no entanto, seriam necessárias mais de 3.000 bananas, 6.600 xícaras de arroz ou 3.600 peitos de frango para fornecer uma quantidade equivalente. Quando as células ficam supersaturadas com uma vitamina, elas têm de trabalhar para eliminar o excesso. As células despacham vitaminas hidrossolúveis para a urina, para, assim, ser excretadas, mas às vezes não conseguem acompanhar esse ataque vitamínico. A homeostase fica perturbada e os sintomas de toxicidade se desenvolvem.

Alimentos Fontes de Vitaminas do Complexo B

Significativamente, as doenças causadas por deficiências como o beribéri e a pelagra foram eliminadas por meio de fornecimentos alimentares, não por

FIGURA 5-14 Vitaminas do Complexo B – Sintomas da Deficiência – A Língua Lisa de Glossite

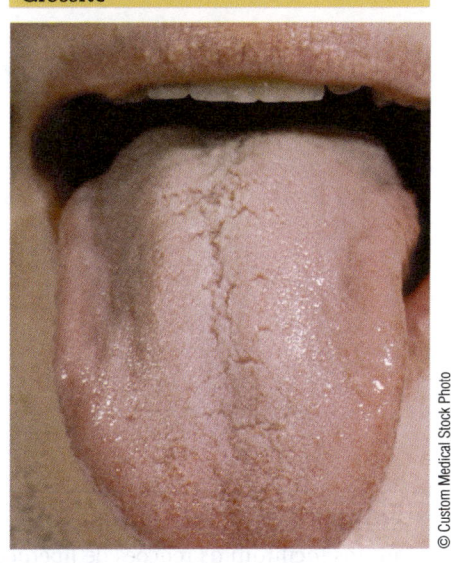

Uma língua saudável tem uma superfície áspera e um tanto desigual.

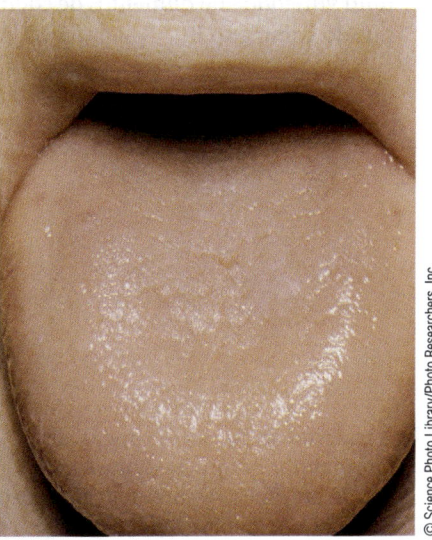

Deficiência de vitamina B, a língua fica lisa e inchada em decorrência da atrofia do tecido (glossite).

COMO FAZER para Distinguir Sintomas e Causas

A causa de um sintoma nem sempre é aparente. As tabelas de resumo neste capítulo mostram que deficiências de riboflavina, niacina, biotina e vitamina B_6 podem causar erupções cutâneas. Porém, a deficiência de proteínas também pode, assim como a deficiência de ácido linoléico ou vitamina A. Como a pele é um órgão externo e fácil de visualizar, é um indicador útil de que as coisas vão mal dentro das células. Mas, por si só, um sintoma cutâneo não diz nada sobre sua possível causa.

O mesmo acontece com a anemia. A anemia é freqüentemente causada por deficiência de ferro. No entanto, também pode ser causada por deficiência de folato ou vitamina B_{12}; por falha do trato digestivo em absorver qualquer um desses nutrientes; ou por causas não nutricionais como infecções, parasitas, câncer ou perda de sangue. Nenhum nutriente específico sempre curará determinado sintoma.
Uma pessoa que se sente extremamente cansada pode ser influenciada a autodiagnosticar anemia por deficiência de ferro e se autoprescrever um suplemento ferroso. Porém, isso aliviará o cansaço só se a causa realmente for deficiência de ferro. Se a causa for uma deficiência de folato, ingerir ferro só prolongará a fadiga. Uma pessoa mais informada pode decidir por tomar um suplemento vitamínico contendo ferro, abrangendo a possibilidade de uma deficiência de vitamina. Mas o sintoma pode ter uma causa não nutricional. Se a causa do cansaço for realmente perda de sangue oculta em função de um câncer, postergar o diagnóstico pode ser fatal.

Quando a fadiga é causada por falta de sono, logicamente nenhum nutriente ou combinação de nutrientes poderá repor uma boa noite de sono. Uma pessoa que está extremamente cansada deveria consultar um médico em vez de se automedicar. Se a condição está relacionada à nutrição, um nutricionista também deverá ser consultado.

pílulas. Os anúncios de pílulas vitamínicas enfatizam muito o fato de que as vitaminas são indispensáveis à vida, mas os seres humanos obtêm seus nutrientes necessários dos alimentos há séculos antes de essas pílulas existirem. Se faltar uma vitamina na dieta, a primeira solução é ajustar a ingestão de alimentos a fim de obtê-la.

Os fabricantes das chamadas vitaminas *naturais* ostentam que suas pílulas são purificadas a partir de alimentos verdadeiros em vez de sintetizadas em laboratório. Retroceda no curso da evolução humana; não é natural tomar qualquer tipo de pílula. Na realidade, os mais puros e *naturais* "suplementos" vitamínicos disponíveis são os cereais integrais, hortaliças, frutas, carne, peixe, aves, ovos, leguminosas, oleaginosas, leite e derivados.

Os alimentos abordados neste capítulo, tomados em conjunto, preconizam uma dieta balanceada. O grupo dos cereais e pães fornece tiamina, riboflavina, niacina e folato. Os grupos das frutas e dos vegetais excedem em folato. O grupo das carnes fornece bastante tiamina, niacina, vitamina B_6 e vitamina B_{12}. O grupo do leite se destaca pela riboflavina e pela vitamina B_{12}. Uma dieta que oferece uma variedade de alimentos de cada um dos grupos, preparada com certos cuidados, fornece uma gama grande de vitaminas do complexo B.

RESUMO As coenzimas das vitaminas do complexo B trabalham juntas no metabolismo de energia. Algumas facilitam as reações de liberação de energia por si só; outras ajudam a formar células para fornecer oxigênio e nutrientes que permitem que as vias de energia sigam adiante. Essas vitaminas dependem umas das outras para funcionar de forma favorável; uma deficiência de qualquer uma delas gera múltiplos problemas. Felizmente, uma variedade de alimentos de cada grupo de alimentos fornecerá um suprimento apropriado de todas as vitaminas do complexo B.

Vitamina C

Há duzentos e cinqüenta anos, qualquer homem que se juntasse a uma tripulação de um navio sabia que tinha, na melhor das hipóteses, 50% de chance de voltar vivo, não porque ele poderia ser morto por piratas ou morrer em uma tempestade, mas porque ele poderia contrair a temida doença chamada **escorbuto**. Cerca de dois terços da tripulação de um navio poderia morrer de escorbuto em uma viagem longa. Somente homens em viagens curtas, especialmente pelo mar Mediterrâneo, estavam livres do escorbuto. Ninguém sabia o motivo: que, em longas viagens pelo oceano, o cozinheiro do navio usava frutas e hortaliças frescas logo de início e depois servia cereais e carnes até o retorno ao porto.

■ A tradição de dar sucos cítricos aos marinheiros britânicos diariamente a fim de prevenir o escorbuto lhes rendeu o apelido de "limeys" (por causa da ingestão de suco de lima).

A primeira experiência nutricional já realizada com seres humanos foi desenvolvida em meados de 1700 para que se achasse a cura para o escorbuto. James Lind, médico inglês, dividiu 12 marinheiros com escorbuto em seis pares. Cada par recebeu um suplemento alimentar diferente: cidra, vinagre, ácido sulfúrico, água do mar, laranjas e limões, ou uma forte mistura de laxantes com temperos. Aqueles que receberam as frutas cítricas rapidamente se recuperaram, mas, infelizmente, isso ocorreu 50 anos antes que a Marinha britânica exigisse que todos os navios fornecessem a cada marinheiro■ suco de limão diariamente.

escorbuto: a doença da deficiência de vitamina C.

fator antiescorbútico: nome original da vitamina C.

ácido ascórbico: uma das duas formas ativas da vitamina C (veja Figura 5-15). Muitas pessoas referem-se à vitamina C por esse nome.

A "coisa" antiescorbuto nos limões e outros alimentos foi batizada de **fator antiescorbútico**. Quase duzentos anos mais tarde, o fator foi isolado e descobriu-se que se tratava de um composto de seis carbonos semelhante à glicose que foi chamado **ácido ascórbico**. Logo depois, foi sintetizado, e, hoje, centenas de milhões de pílulas de vitamina C são produzidas em laboratórios farmacêuticos a cada ano.

FIGURA 5-15 — Formas Ativas de Vitamina C

Os dois hidrogênios destacados em amarelo dão à vitamina C sua acidez e capacidade para agir como antioxidante.

O ácido ascórbico protege contra danos oxidativos doando seus dois hidrogênios com seus elétrons aos radicais livres (moléculas com elétrons sem par). Ao fazer isso, o ácido ascórbico se transforma em ácido deidroascórbico.

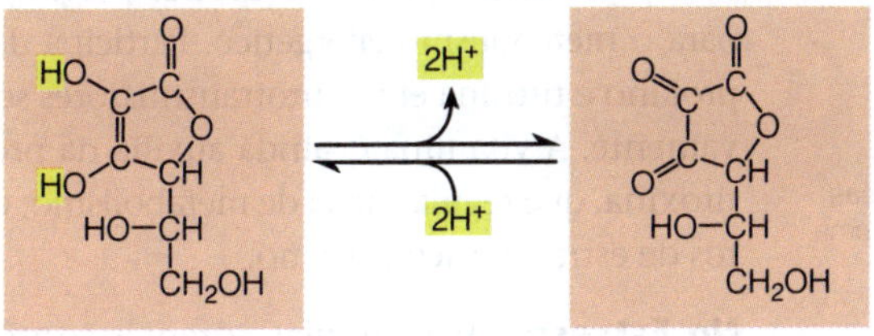

O ácido deidroascórbico pode aceitar prontamente hidrogênios para se tornar ácido ascórbico. A reversabilidade dessa reação é a chave para a função da vitamina C como antioxidante.

Funções da Vitamina C

A vitamina C se separa das vitaminas do complexo B em seu modo de agir. Em alguns cenários, a vitamina C opera como um co-fator ajudando uma enzima específica a fazer seu trabalho, mas, em outros, ela atua como um antioxidante participando de formas mais gerais.

■ Lembrete: Um *co-fator* é uma substância pequena, inorgânica ou orgânica, que facilita a ação de uma enzima.

Como Antioxidante A vitamina C perde elétrons com facilidade, uma característica que lhe permite atuar como **antioxidante**. No organismo, os antioxidantes defendem-se **contra os radicais livres**. Radicais livres são discutidos no Destaque 6; por enquanto, uma definição simples será o suficiente. Um radical livre é uma molécula com um ou mais elétrons sem pares, tornando-os instáveis e altamente reativos. Ao doar um elétron ou dois, os antioxidantes neutralizam os radicais livres e protegem outras substâncias contra danos causados por eles. A Figura 5-15 ilustra como a vitamina C consegue abrir mão de elétrons para interromper os danos causados por radicais livres e, em seguida, recebê-los novamente para se reativar. Essa reciclagem de vitamina C é a chave para se limitar perdas e manter uma reserva de antioxidantes no corpo.

A vitamina C é como um guarda-costas para as substâncias hidrossolúveis; ela permanece sempre pronta a sacrificar-se para salvar a vida delas. Nas células e nos fluidos corporais, a vitamina C protege os tecidos contra o **estresse oxidativo**, podendo desempenhar papel importante na prevenção de doenças. Nos intestinos, a vitamina C melhora a absorção de ferro protegendo tal substância contra a oxidação. (O Capítulo 8 fornece mais detalhes sobre o relacionamento entre a vitamina C e o ferro.)

Como Co-Fator na Formação de Colágeno A vitamina C ajuda a formar a proteína estrutural fibrosa dos tecidos conjuntivos conhecidos como colágeno.■ O colágeno opera como a matriz na qual os ossos e dentes são formados. Quando uma pessoa é ferida, o colágeno une os tecidos separados, formando cicatrizes. Células são reunidas em grande parte pelo colágeno; isso é particularmente importante nas paredes das artérias, as quais se expandem e contraem a cada batida do coração, e nas finas paredes dos capilares, que têm de resistir à pulsação do sangue a cada segundo sem se romper.

■ Lembrete: *Colágeno* é a proteína estrutural da qual tecidos conjuntivos, como cicatrizes, tendões, ligamentos e a base dos ossos e dentes, são feitos.

O Capítulo 4 descreveu como o organismo produz proteínas "amarrando" as correntes de aminoácidos juntas. Durante a síntese de colágeno, cada vez que uma prolina ou uma lisina é acrescentada à cadeia de proteína em síntese, uma enzima, a hidroxila, adiciona um grupo OH, produzindo o aminoácido hidroxiprolina e hidroxilisina, respectivamente. Esses dois aminoácidos especiais facilitam a ligação das fibras de colágeno para formar estruturas fortes, semelhante a uma corda. A conversão de prolina em hidroxiprolina requer vitamina C e ferro. O ferro funciona como um co-fator na reação, e a vitamina C protege o ferro contra a oxidação, permitindo, dessa forma, que ele realize sua tarefa. Sem vitamina C e ferro, o estágio de hidroxilação não ocorre.

antioxidante: substância encontrada nos alimentos que diminuem significativamente os efeitos adversos de radicais livres nas funções fisiológicas regulares que ocorrem no corpo humano.

radicais livres: moléculas instáveis com um ou mais elétrons sem par.

estresse oxidativo: desequilíbrio entre a produção de radicais livres e a capacidade do corpo em lidar com eles e evitar danos.

FIGURA 5-16 Ingestão de Vitamina C (mg/dia)

As recomendações estão notavelmente acima da necessidade mínima e abaixo do nível de toxicidade.

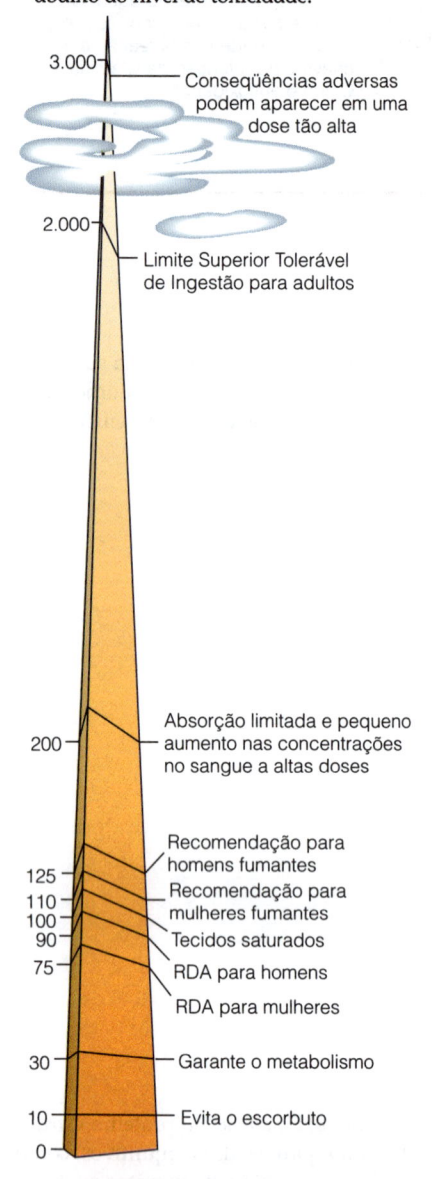

- 3.000 — Conseqüências adversas podem aparecer em uma dose tão alta
- 2.000 — Limite Superior Tolerável de Ingestão para adultos
- 200 — Absorção limitada e pequeno aumento nas concentrações no sangue a altas doses
- 125 — Recomendação para homens fumantes
- 110 — Recomendação para mulheres fumantes
- 100 — Tecidos saturados
- 90
- 75 — RDA para homens
- RDA para mulheres
- 30 — Garante o metabolismo
- 10 — Evita o escorbuto
- 0

histamina: substância produzida pelas células do sistema imunológico como parte de uma reação imunológica local a um antígeno; participa causando inflamação.

Como Co-Fator em Outras Reações A vitamina C também funciona como um co-fator na síntese de diversos outros componentes. Como na formação de colágeno, a vitamina C ajuda na hidroxilação de carnitina, um composto que transporta ácidos graxos de cadeias longas para as mitocôndrias de uma célula para o metabolismo energético. Participa das conversões dos aminoácidos triprofano e tirosina em neurotransmissores serotonina e norepinefrina, respectivamente. A vitamina C ainda auxilia na produção de hormônios, incluindo a tiroxina, que regula a taxa de metabolismo; o metabolismo acelera sob momentos de estresse físico extremo.

No Estresse As glândulas adrenais contêm mais vitamina C do que qualquer outro órgão do corpo e, durante o estresse, essas glândulas liberam a vitamina e os hormônios no sangue. A função exata da vitamina na reação ao estresse não é clara, mas o estresse físico aumenta as necessidades por vitamina C. Entre os estresses conhecidos como aqueles que aumentam as necessidades por vitamina C estão as infecções; queimaduras; temperaturas extremamente altas ou baixas; ingestão de metais pesados tóxicos, como chumbo, mercúrio e cádmio; a utilização crônica de determinados medicamentos, incluindo a aspirina, barbitúricos e contraceptivos orais; e tabagismo. Quando as células do sistema imunológico são chamadas a trabalhar, elas utilizam muito oxigênio e produzem radicais livres. Nesse caso, os radicais livres são úteis. Eles agem como munição para uma "explosão oxidativa" que acaba com os vírus e bactérias ofensivos e destrói as células danificadas. A vitamina C age como antioxidante no controle dessa atividade oxidativa.

Como Cura para Simples Resfriado Manchetes de jornais especulando que a vitamina C é a cura para resfriados têm aparecido freqüentemente há anos. Contudo, as pesquisas que embasam essas alegações são conflitantes e controversas. Alguns estudos não encontram relação entre a vitamina C e a ocorrência de resfriados comuns, enquanto outros relatam sintomas menos graves, que duram menos dias e com menor duração dos sintomas graves.[19] Uma revisão das pesquisas sobre vitamina C no tratamento e prevenção de resfriados comuns revelam benefícios modestos – uma diferença significativa na duração de menos de um dia por resfriado em favor daqueles que tomam uma dose diária de menos de 1 g de vitamina C.[20] O termo *significativo* quer dizer que uma análise *estatística* sugere que as descobertas provavelmente não surgem ao acaso, mas a partir do tratamento experimental testado.

De forma interessante, aqueles que receberam o placebo, *mas pensavam estar recebendo vitamina C*, tiveram menos resfriados que o grupo que recebeu vitamina C, *mas pensava que estava recebendo placebo*. (Nunca subestime o poder curativo da fé!)

Descobertas sobre as maneiras como a vitamina C trabalha no corpo fornece possíveis ligações entre a vitamina e o resfriado comum. Qualquer um que já teve um resfriado conhece o desconforto de um nariz congestionado. A congestão nasal se desenvolve em resposta à elevada concentração de **histamina** no sangue e, geralmente, tomamos anti-histamínicos para obter alívio. Como um anti-histamínico, a vitamina C desativa a histamina.

Na Prevenção de Doenças A possibilidade de a vitamina C poder ajudar na prevenção ou tratamento de câncer, cardiopatias, catarata e outras doenças ainda está em estudo, e as descobertas são apresentadas no Destaque 6. Entretanto, conduzir pesquisas nos Estados Unidos e no Canadá pode ser difícil, pois as dietas normalmente contribuem com vitamina C suficiente para favorecer os benefícios à saúde.

Recomendações da Vitamina C

Qual é a quantidade de vitamina C que uma pessoa precisa? Como ilustra a Figura 5-16, as recomendações são fixadas notavelmente acima da necessidade mínima para evitar escorbuto e bem abaixo do nível de toxicidade.[21] As recomendações atuais são maiores que a RDA anterior, mas não é tão alta como alguns especialistas tinham proposto.[22]

A necessidade – a quantidade necessária para evitar sintomas visíveis de escorbuto – é de apenas 10 mg por dia. Contudo, 10 mg diários não saturam todos os tecidos corporais; ingestões maiores virão aumentar o total de vitamina C no corpo. Com cerca de 100 mg■ diários, 95% da população provavelmente chega à saturação dos tecidos. Com cerca de 200 mg, a absorção alcança o seu ponto máximo, e há pouco, se houver algum, aumento nas concentrações no sangue em doses mais altas. O excesso de vitamina C é prontamente excretado.

Conforme mencionado anteriormente, o tabagismo aumenta a necessidade por vitamina C. O cigarro contém oxidantes que esgotam esse potente antioxidante. A exposição ao cigarro, especialmente quando acompanhada por baixas ingestões de vitamina C, esgotam a concentração do corpo tanto em fumantes ativos como em passivos; da mesma forma, pessoas que mascam tabaco também têm níveis baixos de vitamina C.[23] Como os indivíduos fumantes sofrem regularmente de estresse oxidativo significativo, suas necessidades por vitamina C é aumentada em 35 mg adicionais; os não-fumantes regularmente expostos ao cigarro devem certificar-se em satisfazer a recomendação quanto à vitamina C.

Após cirurgias orais, os dentistas prescrevem um suplemento de vitamina C para apressar a recuperação. Após cirurgias maiores ou queimaduras extensas, quando o tecido cicatrizante está em formação, um médico pode prescrever 1.000 mg (1 g) por dia ou até mesmo mais. A automedicação não é recomendada.

FIGURA 5-17 Vitamina C – Sintomas de Deficiência – Gengivas Escorbúticas e Pontos Hemorrágicos

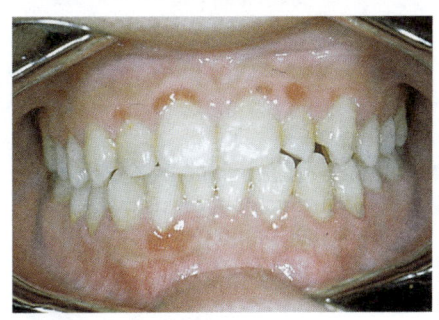

Gengivas escorbúticas. Diferente de outras lesões na boca, o escorbuto tem uma aparência simétrica sem infecção.

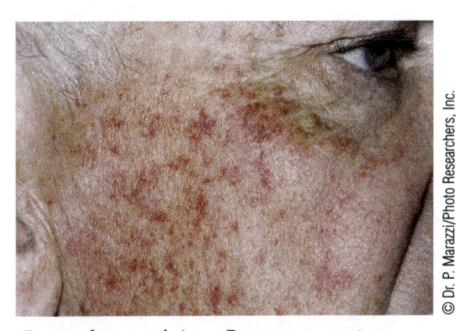

Pontos hemorrágicos. Pequenos pontos vermelhos aparecem na pele, indicando sangramento interno espontâneo.

■ Para exemplificar, 1 copo de suco de laranja fornece >100 mg de vitamina C.

Deficiência de Vitamina C

Dois dos sinais mais notáveis de uma deficiência de vitamina C refletem sua função na manutenção da integridade dos vasos sangüíneos. As gengivas sangram com facilidade ao redor dos dentes e os capilares sob a pele se rompem espontaneamente, produzindo pontos hemorrágicos (veja Figura 5-17).

Quando a concentração de vitamina C cai para a metade de seu valor favorável (isso pode levar mais de um mês para acontecer em uma dieta com falta de vitamina C), os sintomas de escorbuto começam a aparecer. A síntese inadequada de colágeno causa hemorragia adicional. Os músculos, inclusive o músculo do coração, se degeneram. A pele fica áspera, acastanhada, escamosa e seca. As feridas não se curam, pois o tecido cicatrizante não se forma. A reconstrução dos ossos é frágil; as extremidades dos ossos longos ficam abrandadas, malformadas e doloridas e as fraturas ocorrem. Os dentes começam a ficar moles à medida que a cartilagem ao redor deles se enfraquece. Anemia e infecções são comuns. Também existem sinais psicológicos característicos, incluindo histeria e depressão. Morte súbita também pode ocorrer, causada pelo sangramento interno muito forte.

Uma vez diagnosticado, o escorbuto se resolve imediatamente com vitamina C.[24] Doses moderadas na faixa de 100 mg/dia são suficientes, para a cura do escorbuto em cerca de cinco dias. Essa ingestão é facilmente alcançada ao incluirmos alimentos ricos em vitamina C em nossa dieta.

Toxicidade da Vitamina C

A alta disponibilidade de suplementos de vitamina C e a publicação de livros que recomendam vitamina C para evitar resfriados e câncer têm levado mi-

■ **Lembrete:** *Gota* é uma doença metabólica na qual os cristais de ácido úrico se precipitam nas juntas.

lhares de pessoas a tomar grandes doses de vitamina C. Não é surpresa que efeitos tóxicos, como náusea, cólicas abdominais e diarréia, sejam relatados com freqüência.

Diversos exemplos de relevância clínica também são conhecidos. Grandes quantidades de vitamina C excretadas na urina obscurecem os resultados de testes utilizados para a detecção de diabetes, fornecendo resultado **falso positivo** em alguns exemplos, e **falso negativo** em outros. Indivíduos que tomam medicações anticoagulantes podem inconscientemente cancelar seu efeito se eles também tomarem altas doses de vitamina C.* Doentes renais têm tendência a sofrer de gota,■ ou uma anormalidade genética que altera a decomposição de vitamina C em seus produtos de excreção tendendo a formar pedras renais se tomarem grandes doses de vitamina C.** Os suplementos de vitamina C podem afetar de forma adversa os indivíduos com sobrecarga de ferro (o Capítulo 8 descreve os efeitos prejudiciais de absorção excessiva de ferro). A vitamina C melhora a absorção de ferro e libera-o dos depósitos existentes no organismo; ferro livre causa o tipo de dano celular típico dos radicais livres. Esses eventos ilustram como a vitamina C pode agir como um pró-oxidante quando suas quantidades excedem às necessidades orgânicas.

A média estimada de ingestão da vitamina C, seja a contida na dieta, ou nos suplementos, é de 187 mg/dia. Poucos dados asseguram o consumo de mais de 200 mg/dia. Para adultos que ingerem até 2 g/dia (e relativamente poucos o fazem), os riscos podem não ser maiores; aqueles que ingerem mais deveriam se prevenir da grande possibilidade de efeitos adversos.

Alimentos Fontes de Vitamina C

Frutas e hortaliças conseguem facilmente fornecer uma quantidade abundante de vitamina C. Um copo de suco de laranja no café da manhã, uma salada no almoço e um talo de brócolis e uma batata no jantar, sozinhos, fornecem mais de 300 mg. É evidente que as pessoas que fazem essas escolhas alimentares não precisam de pílulas de vitamina C.

A Figura 5-18 mostra as quantidades de vitamina C em diversos alimentos comuns. As barras roxas e verdes representam que as frutas cítricas são certamente famosas por serem ricas em vitamina C, mas não são as únicas fontes, outras frutas e hortaliças estão no mesmo grupo. Uma única porção de brócolis, pimentão ou morangos fornece mais de 50 mg da vitamina (e uma gama de outros nutrientes). Como a vitamina C é vulnerável ao calor, as frutas e as hortaliças cruas geralmente têm maior densidade nutricional de vitamina C que suas formas cozidas. Da mesma forma, como a vitamina C é prontamente destruída pelo oxigênio, alimentos e sucos devem ser armazenados de forma adequada e consumidos até uma semana após serem abertos.[25]

A batata é uma fonte importante de vitamina C, não porque uma batata sozinha satisfaz as necessidades diárias da vitamina, mas porque a batata é um produto comum que tem importantes contribuições. De fato, o escorbuto era desconhecido na Irlanda até a escassez de batatas em meados de 1840, quando cerca de dois milhões de pessoas morreram em decorrência da desnutrição e infecção.

A ausência das barras amarela, branca, marrom e vermelha na Figura 5-18 confirma que grãos, leite (exceto leite materno), leguminosas e carnes são notavelmente fontes pobres em vitamina C, mas a maioria das pessoas não

---

falso positivo: resultado de teste indicando que uma condição está presente (positivo) quando, de fato, não está (portanto, falso).

falso negativo: resultado de um teste indicando que uma condição não está presente (negativo) quando, de fato, está (portanto, falso).

---

* A vitamina C interfere com drogas anticoagulantes, como warfarina, dicumarol, heparina e coumadina. Não está claro como a vitamina C inibe a absorção ou a ação dessas drogas.
** A vitamina C é desativada e desprezada em diversas situações. Às vezes o oxalato, que pode formar pedras nos rins, é produzido ao longo de sua passagem. As pessoas podem desenvolver ainda cristais de oxalato nos rins independente da condição de vitamina C.

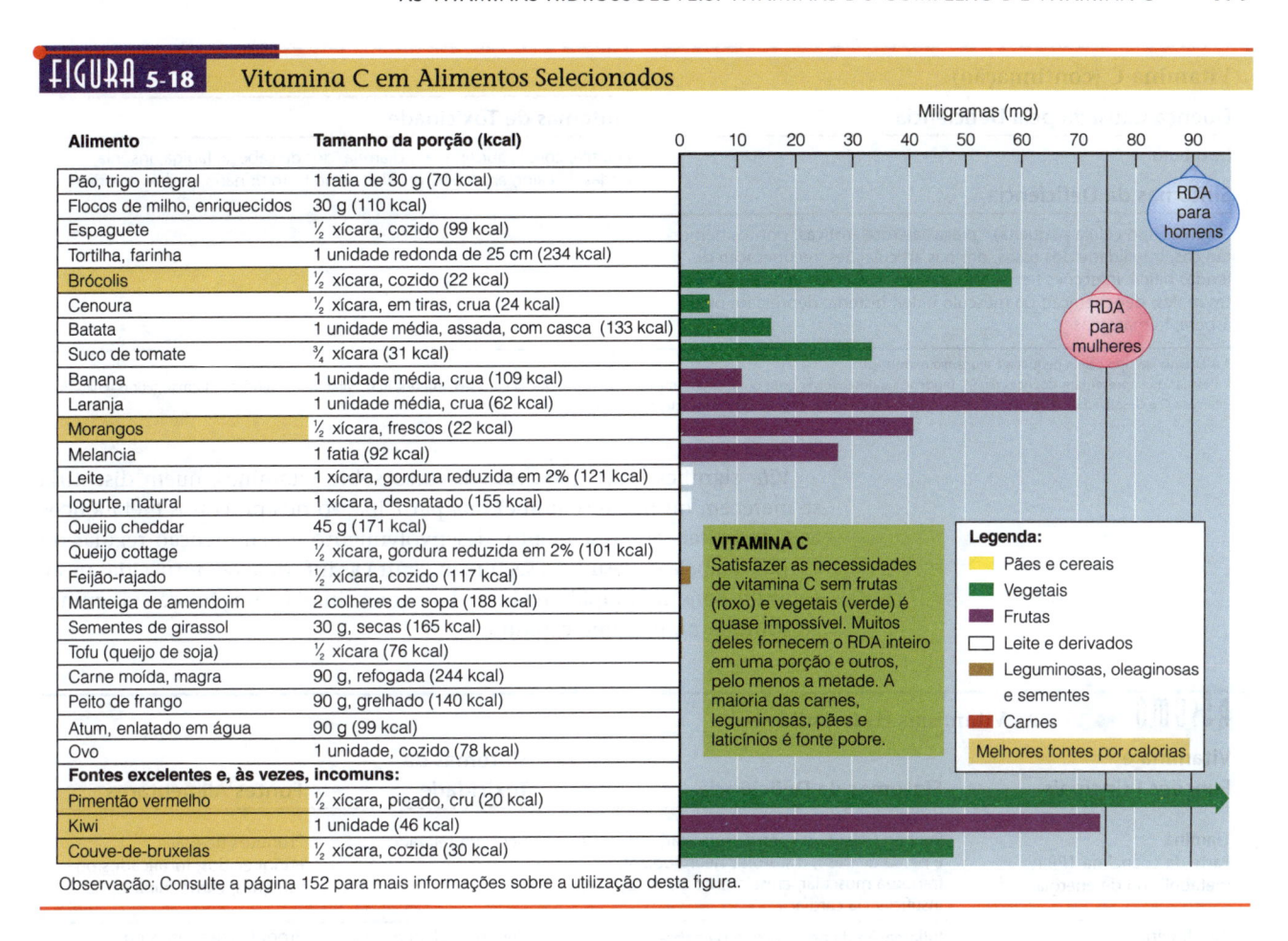

FIGURA 5-18 — Vitamina C em Alimentos Selecionados

Alimento	Tamanho da porção (kcal)
Pão, trigo integral	1 fatia de 30 g (70 kcal)
Flocos de milho, enriquecidos	30 g (110 kcal)
Espaguete	½ xícara, cozido (99 kcal)
Tortilha, farinha	1 unidade redonda de 25 cm (234 kcal)
Brócolis	½ xícara, cozido (22 kcal)
Cenoura	½ xícara, em tiras, crua (24 kcal)
Batata	1 unidade média, assada, com casca (133 kcal)
Suco de tomate	¾ xícara (31 kcal)
Banana	1 unidade média, crua (109 kcal)
Laranja	1 unidade média, crua (62 kcal)
Morangos	½ xícara, frescos (22 kcal)
Melancia	1 fatia (92 kcal)
Leite	1 xícara, gordura reduzida em 2% (121 kcal)
Iogurte, natural	1 xícara, desnatado (155 kcal)
Queijo cheddar	45 g (171 kcal)
Queijo cottage	½ xícara, gordura reduzida em 2% (101 kcal)
Feijão-rajado	½ xícara, cozido (117 kcal)
Manteiga de amendoim	2 colheres de sopa (188 kcal)
Sementes de girassol	30 g, secas (165 kcal)
Tofu (queijo de soja)	½ xícara (76 kcal)
Carne moída, magra	90 g, refogada (244 kcal)
Peito de frango	90 g, grelhado (140 kcal)
Atum, enlatado em água	90 g (99 kcal)
Ovo	1 unidade, cozido (78 kcal)
Fontes excelentes e, às vezes, incomuns:	
Pimentão vermelho	½ xícara, picado, cru (20 kcal)
Kiwi	1 unidade (46 kcal)
Couve-de-bruxelas	½ xícara, cozida (30 kcal)

VITAMINA C: Satisfazer as necessidades de vitamina C sem frutas (roxo) e vegetais (verde) é quase impossível. Muitos deles fornecem o RDA inteiro em uma porção e outros, pelo menos a metade. A maioria das carnes, leguminosas, pães e laticínios é fonte pobre.

Legenda:
- Pães e cereais
- Vegetais
- Frutas
- Leite e derivados
- Leguminosas, oleaginosas e sementes
- Carnes
- Melhores fontes por calorias

Observação: Consulte a página 152 para mais informações sobre a utilização desta figura.

---

ingere grandes quantidades deles. Carnes e peixes crus contribuem com vitamina C suficiente para serem indispensáveis em locais como Alasca, Canadá e Japão, mas em qualquer outro lugar as frutas e as hortaliças são necessárias para suprir a necessidade da vitamina C.

Em razão da propriedade antioxidante da vitamina C, os fabricantes de alimentos, às vezes, adicionam uma variação de vitamina C em algumas bebidas e na maioria das carnes curadas, tais como embutidos, a fim de evitar a oxidação e deterioração. Esse composto seguramente conserva esses alimentos, mas não fornecem a atividade da vitamina C no organismo. De forma simples pode-se dizer: "presunto e toucinho não substituem frutas e hortaliças". Consulte o resumo a seguir para obter informações sobre a vitamina C.

RESUMO — Vitamina C

Outros Nomes

Ácido ascórbico

RDA 2000

Homens: 90 mg/dia

Mulheres: 75 mg/dia

Fumantes: + 35 mg/dia

Limite Superior Tolerável de Ingestão (UL)

Adultos: 2.000 mg/dia

Principais Funções no Organismo

Síntese de colágeno (fortalece os vasos sangüíneos, forma o tecido cicatrizante, fornece a matriz para o crescimento dos ossos), antioxidante, síntese de tiroxina, metabolismo de aminoácidos, fortalece a resistência contra infecções, auxilia na absorção de ferro

Fontes Significativas

Frutas cítricas, hortaliças folhosas como o repolho, hortaliças verde-escuras (como pimentão e brócolis), melão cantalupo, morango, alface, tomate, batata, mamão papaia, manga

Facilmente destruída pela ação do calor e do oxigênio

(continua)

Vitamina C (continuação)

Doença Causada pela Deficiência

Escorbuto

Sintomas da Deficiência

Anemia (tipo célula pequena),[a] placas ateroscleróticas, pontos hemorrágicos, fragilidade dos ossos, dor nas articulações, recuperação de feridas difícil, infecções freqüentes, sangramento nas gengivas, dentes moles, degeneração do músculo e dor, histeria, depressão, pele áspera, hematomas

Sintomas de Toxicidade

Náusea, cólicas abdominais, diarréia, dor de cabeça, fadiga, insônia, ondas de calor, erupções, problemas no trato urinário, pedras nos rins[b]

[a] A anemia do tipo célula pequena é a *anemia microcítica*.
[b] Pessoas que apresentam doenças renais, tendência a desenvolver gota ou uma anormalidade genética que altera a decomposição de vitamina C, tendem a formar pedras renais. A vitamina C é desativada e degradada por diversas vias e, às vezes, produz o oxalato, que pode formar pedras nos rins.

Vita significa vida. Após esse discurso sobre vitaminas, quem discutiria se merecem ou não esse nome? Sua participação nos processos metabólicos as torna vitais ao crescimento, desenvolvimento e manutenção regular do corpo. A tabela de resumo a seguir concentra as informações fornecidas neste capítulo para uma rápida revisão. As extraordinárias funções das vitaminas continuam no próximo capítulo.

RESUMO — As Vitaminas Hidrossolúveis

Vitamina e Funções Principais	Sintomas da Deficiência	Sintomas da Toxicidade	Fontes Alimentares
Tiamina — Parte da coenzima TPP no metabolismo de energia	Beribéri (edema ou perda muscular), anorexia e perda de peso, distúrbios neurológicos, fraqueza muscular, crescimento do coração e insuficiência cardíaca	Nenhum relatado	Produtos de grãos enriquecidos, fortificados ou integrais; carne suína
Riboflavina — Parte das coenzimas FAD e FMN no metabolismo de energia	Inflamação da boca, pele e pálpebras, sensibilidade à luz	Nenhum relatado	Produtos derivados do leite, produtos de grãos enriquecidos, fortificados ou integrais, fígado
Niacina — Parte das coenzimas NAD e NADP no metabolismo de energia	Pelagra (diarréia, dermatite e demência)	Abundância de niacina, danos ao fígado, tolerância à glicose prejudicada	Alimentos ricos em proteínas
Biotina — Parte da coenzima no metabolismo de energia	Erupções cutâneas, perda de cabelo, distúrbios neurológicos	Nenhum relatado	Amplamente espalhado pelos alimentos, síntese de bactérias do trato GI
Ácido pantotênico — Parte da coenzima A no metabolismo de energia	Distúrbios digestivos e neurológicos	Nenhum relatado	Amplamente espalhado pelos alimentos
Vitamina B_6 — Parte das coenzimas usadas no metabolismo de aminoácidos e ácidos graxos	Dermatite escamosa, depressão, confusão, convulsões, anemia	Degeneração dos nervos, lesões na pele	Alimentos ricos em proteínas
Folato — Ativa a vitamina B_{12}; auxilia na síntese de DNA para crescimento de novas células	Anemia, glossite, distúrbios neurológicos, homocisteína elevada	Mascara a deficiência de vitamina B_{12}	Leguminosas, hortaliças, produtos de grãos enriquecidos
Vitamina B_{12} — Ativa o folato; auxilia na síntese de DNA para crescimento de novas células; protege as células nervosas	Anemia, danos aos nervos e paralisia	Nenhum relatado	Alimentos derivados de animais
Vitamina C — Síntese de colágeno, carnitina, hormônios, neurotransmissores; antioxidante	Escorbuto (sangramento nas gengivas, pontos hemorrágicos, crescimento anormal dos ossos e dor nas articulações)	Diarréia, distúrbios gastrointestinais	Frutas e hortaliças

A Nutrição em sua Vida

Para obter todas as vitaminas necessárias a cada dia, certifique-se da escolha de uma variedade de alimentos.

- Você escolhe, com freqüência, cereais integrais e enriquecidos, hortaliças de folhas verde-escuras, frutas cítricas e leguminosas?
- Se você é mulher em idade fértil, ingere alimentos ricos em folato ou toma suplementos regularmente?
- Você toma suplementos que fornecem mais que o limite máximo recomendado para vitaminas?

NUTRIÇÃO NA REDE

Acesse estes sites (em inglês) para estudos mais aprofundados sobre os assuntos abordados neste capítulo. Esteja ciente de que muitos sites na Internet escondem a venda de suplementos vitamínicos e não trazem informações precisas.

- Encontre atualizações e links rápidos para estes sites e outros relacionados à nutrição no endereço: **www.wadsworth.com/nutrition**
- Procure por "vitamins" na American Dietetic Association (Associação Alimentar Norte-americana): **www.eatright.org**
- Reveja as Ingestões Dietéticas de Referência para vitaminas hidrossolúveis: **www.nap.edu/readingroom**
- Visite o site da Word Health Organization (Organização Mundial da Saúde) para aprender mais sobre "vitamin deficiences" em todo o mundo: **www.who.int**
- Saiba mais sobre os defeitos no tubo neural no site da Spina Bifida Association of America: **www.sbaa.org**
- Leia sobre Dr. Joseph Goldberger e sua descoberta revolucionária ligando a pelagra à dieta procurando por seu nome em: **www.nih.gov** ou **www.pbs.org**
- Aprenda como as frutas e vegetais ajudam em uma dieta saudável rica em vitaminas no National Câncer Institute (Instituto Nacional do Câncer) ou no programa 5 A Day for Better Health: **www.5aday.gov** ou **5aday.org**

CÁLCULOS NUTRICIONAIS

Estes problemas fornecem prática de cálculos simples relacionados a vitaminas (as respostas são fornecidas no final do capítulo). Certifique-se de expor os cálculos para cada problema.

1. Revise as unidades pelas quais as vitaminas são medidas (um reforço das unidades estudadas).
   a. Para cada uma dessas vitaminas, observe a unidade de medida:

      Tiamina Folato
      Riboflavina Vitamina B_{12}
      Niacina Vitamina C
      Vitamina B_6

   b. Lembre-se da descrição do capítulo sobre pessoas que se automedicam com vitamina B_6 e que podem sofrer os sintomas da toxicidade tomando mais de 2 g/dia, enquanto a RDA é de menos de 2 mg. Quanto 2 mg é maior que 2 g?

   c. A vitamina B_{12} é medida em microgramas. Quantos microgramas existem em 1 g? Quantos gramas existem em uma colher de chá de pó granular? Quantos microgramas isso representa? Qual é sua RDA para vitamina B_{12}?

   Esse exercício deve convencê-lo de que a quantidade de vitaminas que uma pessoa precisa, ainda que bem pequena, é essencial.

2. Esteja ciente de como as ingestões de niacina são afetadas pela disponibilidade de proteína alimentar.
   a. Calcule quanta niacina uma mulher recebe em uma dieta que fornece 90 g de proteína e 9 mg de niacina. (Suponha que sua RDA para proteínas seja de 46 g/dia.)
   b. Essa mulher está recebendo a quantidade correspondente à RDA de niacina (14 mg NE)?

   Esse exercício deve demonstrar que a proteína ajuda a satisfazer as necessidades de niacina.

QUESTÕES PARA ESTUDO

Estas questões o ajudarão a rever este capítulo.

1. Como as vitaminas se diferem dos nutrientes energéticos?
2. Descreva algumas diferenças gerais entre vitaminas lipossolúveis e hidrossolúveis.
3. Quais vitaminas do complexo B estão envolvidas no metabolismo de energia? E no metabolismo de proteínas? E na divisão celular?
4. Para a tiamina, riboflavina, niacina, biotina, ácido pantotênico, vitamina B_6, folato, vitamina B_{12} e vitamina C, descreva:
    - Sua função principal no corpo.
    - Seus sintomas característicos de deficiência.
    - Suas fontes alimentares significativas.
      (Consulte as respectivas tabelas de resumo).
5. Qual é a relação existente entre o triptofano e a niacina?
6. Descreva a relação entre o folato e a vitamina B_{12}.
7. Quais os riscos associados a altas doses de niacina? Vitamina B_6? Vitamina C?

Estas questões o ajudarão a se preparar para um exame. As respostas podem ser encontradas no final do capítulo.

1. Vitaminas:
    a. são compostos inorgânicos.
    b. rendem energia quando decompostas.
    c. são solúveis em água ou gordura.
    d. têm melhor desempenho quando ligadas a cadeias longas.
2. A proporção e a extensão na qual a vitamina é absorvida e utilizada no organismo é conhecida conforme seu(sua):
    a. biodisponibilidade.
    b. fator intrínseco.
    c. efeito fisiológico.
    d. efeito farmacológico.
3. Muitas das vitaminas do complexo B funcionam como:
    a. coenzimas.
    b. antagonistas.
    c. antioxidantes.
    d. precursores de serotonina.
4. Com relação à tiamina, qual das seguintes alternativas é a mais densa em nutriente?
    a. Uma fatia de pão integral (69 kcal e 0,1 mg de tiamina).
    b. Uma xícara de iogurte (144 kcal e 0,1 mg de tiamina).
    c. Uma xícara de ervilhas frescas (69 kcal e 0,22 mg de tiamina).
    d. Um peito de frango (141 kcal e 0,06 mg de tiamina).
5. O corpo pode produzir niacina a partir de:
    a. tirosina.
    b. serotonina.
    c. carnitina.
    d. triptofano.
6. A vitamina que protege contra defeitos do tubo neural é:
    a. niacina.
    b. folato.
    c. riboflavina.
    d. vitamina B_{12}.
7. A falta de fator intrínseco pode levar à:
    a. beribéri.
    b. pelagra.
    c. anemia perniciosa.
    d. gastrite atrófica.
8. Qual das seguintes alternativas é uma vitamina do complexo B?
    a. Inositol.
    b. Carnitina.
    c. Vitamina B_{15}.
    d. Ácido pantotênico.
9. A vitamina C opera como um(a):
    a. coenzima.
    b. antagonista.
    c. antioxidante.
    d. fator intrínseco.
10. A necessidade por vitamina C é maior em:
    a. fumantes.
    b. atletas.
    c. alcoólatras.
    d. idosos.

REFERÊNCIAS BIBLIOGRÁFICAS

1. Committee on Dietary Reference Intakes, *Dietary Reference Intakes for Vitamin C, Vitamin E, Selenium, and Carotenoids* (Washington, D.C.: National Academy Press, 2000); Committee on Dietary Reference Intakes, *Dietary Reference Intakes for Thiamin, Riboflavin, Niacin, Vitamin B_6, Folate, Vitamin B_{12}, Pantothenic Acid, Biotin, and Choline* (Washington, D.C.: National Academy Press, 1998).
2. K. J. Carpenter, *Beriberi, White Rice, and Vitamin B: A Disease, a Cause, and a Cure* (Berkeley: University of California Press, 2000).
3. B. G. Brown and coauthors, Simvastatin and niacin, antioxidant vitamins, or the combination for the prevention of coronary disease, *New England Journal of Medicine* 345 (2001): 1583–1592; T. A. Jacobson, Combination lipid-altering therapy: An emerging treatment paradigm for the 21st century, *Current Atherosclerosis Reports* 3 (2001): 373–382.
4. A. A. Gerritsen and coauthors, Conservative treatment options for carpal tunnel syndrome: A systematic review of randomized controlled trials, *Journal of Neurology* 249 (2002): 272–280; R. Luboshitzky and coauthors, The effect of pyridoxine administration on melatonin secretion in normal men, *Neuroendocrinology Letters* 23 (2002): 213–217.
5. A. Fleming, The role of folate in the prevention of neural tube defects: Human and animal studies, *Nutrition Reviews* 59 (2001): S13–S20; S. M. Gross and coauthors, Inadequate folic acid intakes are prevalent among young women with neural tube defects, *Journal of the American Dietetic Association* 101 (2001): 342–345; Committee on Genetics, Folic acid for the prevention of neural tube defects, *Pediatrics* 104 (1999): 325–327; L. D. Botto and coauthors, Neural-tube defects, *New England Journal of Medicine* 341 (1999): 1509–1519.
6. R. J. Berry and coauthors, Prevention of neural-tube defects with folic acid in China, *New England Journal of Medicine* 341 (1999): 1485–1490; Committee on Genetics, 1999.
7. Knowledge and use of folic acid by women of childbearing age–United States, 1995 and 1998, *Morbidity and Mortality Weekly Report* 48 (1999): 327–328; C. J. Lewis and coauthors, Estimated folate intakes: Data updated to reflect food fortification, increased bioavailability, and dietary supplement use, *American Journal of Clinical Nutrition* 70 (1999): 198–207.
8. J. Erickson, Folic acid and prevention of spina bifida and anencephaly, *Morbidity and Mortality Weekly Report* 51 (2002): 1–3; M. A. Honein and coauthors, Impact of folic acid fortification of the US food supply on the occurrence of neural tube defects, *Journal of the American Medical Association* 285 (2001): 2981–2986; R. E. Stevenson and coauthors, Decline in prevalence of neural tube defects in a high-risk region of the United States, *Pediatrics* 106 (2000): 677–683.
9. E. P. Quinlivan and J. F. Gregory III, Effect of food fortification on folic acid intake in the United States, *American Journal of Clinical Nutrition* 77 (2003): 221–225; G. J. Cuskelly, H. McNulty, and J. M. Scott, Fortification with low amounts of folic acid makes a significant difference in folate status in young women: Implications for the prevention of neural tube defects, *American Journal of Clinical Nutrition* 70 (1999): 234–239; P. F. Jacques and coauthors, The effect of folic acid fortification on plasma folate and total homocysteine concentrations, *New England Journal of Medicine* 340 (1999): 1449–1454.
10. Committee on Dietary Reference Intakes, 1998.
11. S. Moyers and L. B. Bailey, Fetal malformations and folate metabolism: Review of recent evidence, *Nutrition Reviews* 59 (2001): 215–224; S. J. James and coauthors, Abnormal folate metabolism and mutation in the methylenetetrahydrofolate reductase gene may be maternal risk factors for Down syndrome, *American Journal of Clinical Nutrition* 70 (1999): 495–501; D. S. Rosenblatt, Folate and homocysteine metabolism and gene polymorphisms in the etiology of Down syndrome, *American Journal of Clinical Nutrition* 70 (1999): 429–430.
12. D. S. Wald, M. Law, and J. K. Morris, Homocysteine and cardiovascular disease: Evidence on causality from a meta-analysis, *British Medical Journal* 325 (2002): 1202; M. L. Bots and coauthors, Homocysteine and short-term risk of myocardial infarction and stroke in the elderly: The Rotterdam Study, *Archives of Internal Medicine* 159 (1999): 38–44.
13. F. V. van Oort and coauthors, Folic acid and reduction of plasma homocysteine concentrations in older adults: A dose-response study, *American Journal of Clinical Nutrition* 77 (2003): 1318–1323; B. J. Venn and coauthors, Dietary counseling to increase natural folate intake: A randomized placebo-controlled trial in free-living subjects to assess effects on serum folate and plasma total homocysteine, *American Journal of Clinical Nutrition* 76 (2002): 758–765; G. Schnyder and coauthors, Decreased rate of coronary restenosis after lowering of plasma homocysteine levels, *New England Journal of Medicine* 345 (2001): 1539–1600; L. J. Riddell and coauthors, Dietary strategies for lowering homocysteine concentrations, *American Journal of Clinical Nutrition* 71 (2000): 448–454; Jacques and coauthors, 1999; I. A. Brouwer and coauthors, Low-dose folic acid supplementation decreases plasma homocysteine concentra-tions: A randomized trial, *American Journal of Clinical Nutrition* 69 (1999): 99–104.
14. G. C. Rampersaud, L. B. Bailey, and G. P. A. Kauwell, Relationship of folate to colorectal and cervical cancer: Review and recommendations for practitioners, *Journal of the American Dietetic Association* 102 (2002): 1273–1282; S. W. Choi and J. B. Mason, Folate and carcinogenesis: An integrated scheme, *Journal of Nutrition* 130 (2000): 129–132; Y. I. Kim, Methylenetetra-hydrofolate reductase polymorphisms, folate, and cancer risk: A paradigm of gene-nutrient interactions in carcinogenesis, *Nutrition Reviews* 58 (2000): 205–209.
15. Y. Kim, Folate and cancer prevention: A new medical application of folate beyond hyperhomocysteinemia and neural tube defects, *Nutrition Reviews* 57 (1999): 314–321; S. Zhang and coauthors, A prospective study of folate intake and the risk of breast cancer, *Journal of the American Medical Association* 281 (1999): 1632–1637.
16. B. D. Hokin and T. Butler, Cyanocobalamin (vitamin B-12) status in Seventh-day Adventist ministers in Australia, *American Journal of Clinical Nutrition* 70 (1999): 576S–578S.
17. M. W. J. Louwman and coauthors, Signs of impaired cognitive function in adolescents with marginal cobalamin status, *American Journal of Clinical Nutrition* 72 (2000): 762–769.
18. H. J. Powers, Riboflavin (vitamin B-2) and health, *American Journal of Clinical Nutrition* 77 (2003): 1352–1360.
19. H. Hemilä and coauthors, Vitamin C, vitamin E, and beta-carotene in relation to common cold incidence in male smokers, *Epidemiology* 13 (2002): 32–37; B. Takkouche and coauthors, Intake of vitamin C and zinc and risk of common cold: A cohort study, *Epidemiology* 13 (2002): 38–44; M. van Straten and P. Josling, Preventing the common cold with a vitamin C supplement: A double-blind, placebo-controlled survey, *Advances in Therapy* 19 (2002): 151–159; H. C. Gorton and K. Jarvis, The effectiveness of vitamin C in preventing and relieving the symptoms of virus-induced respiratory infections, *Journal of Manipulative and Physiological Therapeutics* 22 (1999): 530–533.
20. R. M. Douglas, E. B. Chalker, and B. Treacy, Vitamin C for preventing and treating the common cold (Cochrane Review), *Cochrane Database of Systematic Reviews* 2 (2000): CD000980; H. Hemilä and Z. S. Herman, Vitamin C and the common cold: A retrospective analysis of Chalmer's review, *Journal of the American College of Nutrition* 14 (1995): 116–123.
21. Committee on Dietary Reference Intakes, 2000.
22. Researchers proposed 120 mg/day. M. Levine and coauthors, Criteria and recommendations for vitamin C intake, *Journal of the American Medical Association* 281 (1999): 1415–1423; A. C. Carr and B. Frei, Toward a new recommended dietary allowance for vitamin C based on antioxidant and health effects in humans, *American Journal of Clinical Nutrition* 69 (1999): 1086–1107.
23. A. M. Preston and coauthors, Influence of environmental tobacco smoke on vitamin C status in children, *American Journal of Clinical Nutrition* 77 (2003): 167–172; R. S. Strauss, Environmental tobacco smoke and serum vitamin C levels in children, *Pediatrics* 107 (2001): 540–542; J. Lykkesfeldt and coauthors, Ascorbate is depleted by smoking and repleted by moderate supplementation: A study in male smokers and nonsmokers with matched dietary antioxidant intakes, *American Journal of Clinical Nutrition* 71 (2000): 530–536.
24. M. Weinstein, P. Babyn, and S. Zlotkin, An orange a day keeps the doctor away: Scurvy in the year 2000, http://www.pediatrics.org/cgi/content/full/108/3/e55.
25. C. S. Johnston and D. L. Bowling, Stability of ascorbic acid in commercially available orange juices, *Journal of the American Dietetic Association* 102 (2002): 525–529.

RESPOSTAS

Cálculos Nutricionais

1. a. Tiamina: mg. Folato: µg DFE.
   Riboflavina: mg. Vitamina B_{12}: µg.
   Niacina: mg NE. Vitamina C: mg.
   Vitamina B_6: mg.

   b. Mil vezes mais alto (2g × 1.000 mg/g = 2.000 mg; 2.000 mg ÷ 2 mg = 1.000).

   c. 1 g = 1.000 mg; 1 mg = 1.000 µg (1.000 × 1.000 = 1.000.000); 1 milhão µg = 1 g.
   1 colher de chá = 5 g.
   5 × 1.000.000 µg = 5.000.000 µg/colher de chá.
   Consulte a contracapa para obter a RDA com base na idade e sexo.

2. a. Ela ingere 90 g de proteína. Suponha que ela use 46 g na forma de proteína. Isso deixa 90 g – 46 g = 44 g de proteína "restante".
   44 g de proteína ÷ 100 = 0,44 g de triptofano.
   0,44 g de triptofano × 1.000 = 440 mg de triptofano.
   440 mg de triptofano ÷ 60 = 7,3 mg NE.
   7,3 mg NE + 9 mg de niacina = 16.3 mg NE.

   b. Sim.

Questões de Estudo (múltipla escolha)

1. c 2. a 3. a 4. c 5. d
6. b 7. c 8. d 9. c 10. a

DESTAQUE 5
Suplementos Vitamínicos e Minerais

Quase metade da população dos Estados Unidos toma suplementos vitamínicos e minerais regularmente, gastando bilhões de dólares a cada ano.[1] Muitas pessoas tomam suplementos como uma garantia alimentar, caso não estejam satisfazendo suas necessidades nutricionais somente por meio dos alimentos. Outras tomam suplementos como uma garantia de saúde, para se proteger contra determinadas doenças.

Uma entre cinco pessoas toma pílulas "multinutrientes" diariamente. Outras tomam grandes doses de nutrientes únicos, mais comumente, vitamina C, vitamina E, betacaroteno, ferro e cálcio. Em muitos casos, tomar suplementos é uma prática onerosa, mas inofensiva; às vezes, é onerosa e prejudicial à saúde.

Na maior parte, as pessoas se autoprescrevem suplementos, tomando-os sob o conselho de amigos, da televisão, sites da web ou livros que podem ou não ser confiáveis. Às vezes, elas tomam suplementos sob recomendação de um médico. Quando esse conselho segue uma avaliação nutricional válida, a suplementação pode estar assegurada, mas, mesmo assim, o curso preferido de ação é melhorar as escolhas e os hábitos alimentares.[2] Sem uma avaliação, o conselho de ingerir suplementos pode ser inadequado. Um nutricionista pode ajudar com a decisão.[3]

Quando se pensa em suplementos, freqüentemente pensamos em vitaminas, porém os minerais também são importantes, é claro. Pessoas cujas dietas carecem de vitaminas, por qualquer motivo, provavelmente carecem de minerais também. Este destaque faz várias perguntas relacionadas aos **suplementos** vitamínico-minerais (o glossário a seguir define suplementos e os termos relacionados). Quais são os argumentos *a favor* da administração de suplementos? Quais são os argumentos *contra* a administração de suplementos? Finalmente, se as pessoas tomam suplementos, como podem saber aqueles que são adequados? (Além de vitaminas e minerais, os suplementos podem fornecer, ainda, aminoácidos ou ervas, que são discutidos no Capítulo 4 e no Destaque 9 do Volume 2, respectivamente.)

Argumentos a Favor dos Suplementos

Os suplementos vitamínico-minerais podem ser adequados em algumas circunstâncias. Em alguns casos, eles conseguem corrigir deficiências; em outros, podem reduzir o risco de doenças.

Corrigir Deficiências Observáveis

Nos Estados Unidos e no Canadá, os adultos raramente sofrem de doenças causadas por deficiência de nutrientes, como escorbuto, pelagra e beribéri, porém esses casos ainda ocorrem. Para corrigir uma doença observável pela deficiência, o médico pode prescrever doses terapêuticas de duas a dez vezes a RDA (ou AI) de um nutriente. Em doses tão altas, o suplemento age como uma droga.

Melhorar a Condição Nutricional

Em contraste às deficiências clássicas, as quais apresentam muitos sintomas e são relativamente fáceis de serem reconhecidas, as deficiências subclínicas são sutis e fáceis de serem negligenciadas – e também mais prováveis de ocorrer. Pessoas que não ingerem alimentos suficientes para fornecer as quantidades necessárias de nutrientes, como indivíduos que fazem dietas restritivas habitualmente e idosos, arriscam-se a desenvolver deficiências subclínicas. Da mesma forma, os vegetarianos que restringem o consumo de determinados grupos de alimentos sem substituições adequadas podem não conseguir satisfazer suas necessidades nutricionais. Se não houver jeito de essas pessoas ingerirem alimentos nutritivos de forma que satisfaçam suas necessidades,

GLOSSÁRIO

FDA (Food and Drug Administration): órgão federal norte-americano responsável pela segurança, fabricação e informações sobre suplementos, incluindo a rotulação do produto, inserções nas embalagens e literatura anexa, entre outras coisas. Outro órgão federal, o **FTC (Federal Trade Commission),** é responsável pelos anúncios dos suplementos, entre outras coisas.

alta potência: 100% ou mais do Valor Diário para o nutriente em um único suplemento e, pelo menos, dois terços dos nutrientes em um suplemento "multinutrientes".

suplementos: pílulas, cápsulas, comprimidos, líquidos ou pós que contêm vitaminas, minerais, ervas ou aminoácidos; pretendem aumentar a ingestão alimentar dessas substâncias.

então os suplementos vitamínico-minerais podem ser apropriados para auxiliar na prevenção de deficiências nutricionais.

Reduzir o Risco de Doenças

Poucas pessoas consomem as quantidades favoráveis de todas as vitaminas e minerais somente com a dieta. Ingestões impróprias têm sido vinculadas a doenças crônicas, como doenças cardíacas, alguns tipos de câncer e osteoporose.[4] Por esse motivo, alguns médicos recomendam que todos os indivíduos adultos tomem suplementos vitamínico-minerais.[5] Outros reconhecem a falta de evidências conclusivas e dos danos potenciais da suplementação e se colocam contra essa recomendação.[6]

O Destaque 6 revisa as relações existentes entre o uso de suplementos e a prevenção de doenças. Ele descreve algumas evidências acumuladas que sugerem que ingestões de determinados nutrientes em níveis muito mais altos que aqueles que podem ser obtidos somente dos alimentos podem ser benéficos na redução de riscos de doenças. Também são apresentadas pesquisas confirmando os riscos associados. Naturalmente, os consumidores devem ser cautelosos ao tomar suplementos para prevenção de doenças.

Muitas pessoas, particularmente mulheres no período pós-menopausa e indivíduos que são intolerantes à lactose ou alérgicos a leite, podem não receber a quantidade suficiente de cálcio para evitar a degeneração dos ossos na idade avançada, a osteoporose. Para estes, alimentos ricos em cálcio não derivados do leite são especialmente valiosos, mas os suplementos de cálcio também podem ser adequados (o Destaque 7 fornece mais detalhes).

Apoiar Necessidades Nutricionais Aumentadas

Como explicado nos Capítulos 6 a 8 do Volume 2, as necessidades nutricionais aumentam durante determinados estágios da vida, tornando difícil satisfazer algumas dessas necessidades sem uma suplementação. Por exemplo, mulheres que perdem muito sangue e, portanto, muito ferro durante a menstruação todos os meses precisam de um suplemento de ferro. Mulheres em idade fértil precisam de suplementos de folato para reduzir os riscos de defeito do tubo neural. Da mesma forma, mulheres grávidas e aquelas que estão amamentando têm necessidades nutricionais excepcionalmente altas e geralmente precisam de suplementos especiais. Recém-nascidos normalmente recebem uma única dose de vitamina K ao nascer a fim de se evitar sangramentos anormais. Bebês podem precisar de outros suplementos também, dependendo se estão sendo amamentados ou recebendo algum substituto ao leite materno, e se a água contém fluoreto.

Melhorar as Defesas do Corpo

Os profissionais da área da saúde podem fornecer suplementação especial a indivíduos que estão sob tratamento para dependência de álcool ou outras drogas e indivíduos com doenças prolongadas, lesões extensas ou outros estresses graves, como cirurgias. Doenças que interferem no apetite, alimentação ou absorção de nutrientes limitam as ingestões de nutrientes; ainda assim, as necessidades nutricionais são freqüentemente aumentadas em decorrência das doenças ou medicações. Em todos esses casos, os suplementos podem ser considerados adequados.

Quem Precisa de Suplementos?

Em suma, a relação a seguir reconhece que nestas condições específicas, esses indivíduos podem precisar de suplementos:

- Indivíduos com deficiências nutricionais.
- Indivíduos com baixas ingestões de energia alimentar (menos de 1.200 kcal/dia) precisam de um suplemento multivitamínico e mineral.
- Indivíduos que ingerem dietas somente de vegetais (*vegans*) e aqueles com gastrite atrófica precisam de vitamina B_{12}.
- Mulheres que sangram excessivamente durante a menstruação precisam de ferro.
- Indivíduos com intolerância à lactose ou alergia ao leite, ou que não consomem laticínios o suficiente para evitar perdas ósseas extensivas, precisam de cálcio.
- Indivíduos em determinados estágios do ciclo vital que têm necessidades nutricionais aumentadas (por exemplo, bebês precisam de ferro e fluoreto, mulheres em idade fértil precisam de folato, mulheres grávidas precisam de ferro e os idosos precisam de vitaminas B_{12} e D).
- Indivíduos com ingestão restrita de leite e exposição limitada ao sol precisam de vitamina D.
- Indivíduos portadores de doenças, infecções ou lesões ou que passaram por cirurgias que interferem na ingestão, absorção, metabolismo ou excreção de nutrientes.
- Indivíduos que tomam medicamentos que interferem na utilização específica de nutrientes.

Com exceção dessas pessoas nessas circunstâncias, a maioria dos adultos consegue obter normalmente todos os nutrientes de que precisam ao ingerir uma dieta variada de alimentos de alta densidade nutricional. Até mesmo atletas podem satisfazer suas necessidades nutricionais sem o auxílio de suplementos, como explicado no Capítulo 5 do Volume 2.

Argumentos Contra os Suplementos

Alimentos raramente causam desequilíbrios ou toxicidades nutricionais, mas os suplementos sim. Quanto maior a dose, maior o risco de danos. A tolerância de doses altas de nutrientes varia de pessoa para pessoa, assim como os riscos de deficiências. Quantidades bem toleradas por alguns podem ser prejudiciais a outros, e ninguém sabe onde se encontra dentro dessa área de alcance. É difícil determinar a quantidade de nutriente que é suficiente – ou excessiva.

Os Limites Superiores Toleráveis de Ingestão das DRIs respondem à pergunta de quanto é esse excesso definindo a quantidade máxima que parece ser segura para a maioria das pessoas sadias. A Tabela D5-1 apresenta esses Limites Superiores Toleráveis de Ingestão e os Valores Diários de vitaminas e minerais selecionados e as quantidades normalmente encontradas nos suplementos.

Toxicidade

A extensão e a gravidade da toxicidade dos suplementos permanecem obscuras. Somente alguns profissionais vi-

TABELA D5-1 Ingestões de Vitaminas e Minerais para Adultos

Nutriente	Limite Superior Tolerável de Ingestão[a]	Valores Diários	Suplemento Multivitamínico Mineral Típico	Suplemento Médio de Nutriente Único
Vitaminas				
Vitamina A	3.000 µg (10.000 IU)	5.000 IU	5.000 IU	8.000 a 10.000 IU
Vitamina D	50 µg (2.000 IU)	400 IU	400 IU	400 IU
Vitamina E	1.000 mg (1.500 a 2.200 IU)[b]	30 IU	30 IU	100 a 1.000 IU
Vitamina K	–[c]	80 µg	40 µg	–[e]
Tiamina	–[c]	1,5 mg	1,5 mg	50 mg
Riboflavina	–[c]	1,7 mg	1,7 mg	25 mg
Niacina (como niacinamida)	35 mg[b]	20 mg	20 mg	100 a 500 mg
Vitamina B$_6$	100 mg	2 mg	2 mg	100 a 200 mg
Folato	1.000 µg[b]	400 µg	400 µg	400 µg
Vitamina B$_{12}$	–[c]	6 µg	6 µg	100 a 1.000 µg
Ácido pantotênico	–[c]	10 mg	10 mg	100 a 500 mg
Biotina	–[c]	300 µg	30 µg	300 a 600 µg
Vitamina C	2.000 mg	60 mg	10 mg	500 a 2.000 mg
Colina	3.500 mg	–	10 mg	250 mg
Minerais				
Cálcio	2.500 mg	1.000 mg	160 mg	250 a 600 mg
Fósforo	4.000 mg	1.000 mg	110 mg	–[e]
Magnésio	350 mg[d]	400 mg	100 mg	250 mg
Ferro	45 mg	18 mg	18 mg	18 a 30 mg
Zinco	40 mg	15 mg	15 mg	10 a 100 mg
Iodo	1.100 µg	150 µg	150 µg	–[e]
Selênio	400 µg	70 µg	10 µg	50 a 200 µg
Fluoreto	10 mg	–	–	–[e]
Cobre	10 mg	2 mg	0,5 mg	–[e]
Manganês	11 mg	2 mg	5 mg	–[e]
Cromo	–[c]	120 µg	25 µg	200 a 400 µg
Molibdênio	2.000 µg	75 µg	25 µg	–[e]

[a] Limites Superiores Toleráveis de Ingestão representam as ingestões totais de alimentos, água e suplementos.
[b] O Limite Superior Tolerável de Ingestão representa a ingestão de suplementos, alimentos enriquecidos ou ambos.
[c] Esses nutrientes foram avaliados pela Comissão das DRIs para o Limite Superior Tolerável de Ingestão, entretanto, "nenhum" foi estabelecido em decorrência da insuficiência de dados. Nenhum efeito adverso foi relatado com ingestões desses nutrientes em níveis de suplementos típicos, mas a cautela ainda é sugerida, dado o potencial para causar danos que acompanham as ingestões excessivas.
[d] O Limite Superior Tolerável de Ingestão representa somente ingestões a partir de suplementos.
[e] Disponível como suplemento único por prescrição.

gilantes da área da saúde conseguem reconhecer a toxicidade, mesmo quando aguda. Quando crônica, com os efeitos se desenvolvendo sutil e progressivamente, com freqüência ela passa despercebida. Em vista dos riscos potenciais, algumas autoridades acreditam que os suplementos deveriam carregar rótulos de advertência, avisando os consumidores de que doses altas podem ser tóxicas.

Overdoses tóxicas de vitaminas e minerais em crianças são prontamente reconhecíveis e, infelizmente, bastante comuns. Vitaminas com sabor de frutas, mastigáveis em forma de personagens de desenhos, induzem as crianças a ingeri-las como balas em quantidades que podem causar envenenamento. Suplementos de ferro de alta potência (30 mg de ferro ou mais por comprimido) são particularmente tóxicos e representam a causa principal de fatalidades por ingestão acidental entre crianças. Até mesmo doses suaves causam distúrbios gastrointestinais, náusea e úlcera hemorrágica (diarréia fétida e preta) que reflete sangramento gástrico. Overdoses graves resultam em diarréia com sangue, choque, danos hepáticos, coma e morte.

Informações Incorretas Potencialmente Letais

Outro problema surge quando as pessoas que estão doentes começam a acreditar que altas doses de vitaminas e minerais podem ser terapêuticas. Doses altas podem ser não só tóxicas, mas a pessoa pode tomá-las em vez de buscar orientação médica. Além do mais, não existem garantias de que os suplementos serão eficazes.

Materiais de propaganda de suplementos muitas vezes fazem declarações sobre saúde que devem ser necessariamente "verdadeiras e não enganosas", porém, freqüentemente, não condizem com essas exigências. O Destaque 9 do Volume 2 comenta novamente esse assunto e inclui uma discussão sobre preparações herbais e outras terapias alternativas.

Necessidades Desconhecidas

Outro argumento contra o uso de suplementos é que ninguém sabe exatamente como formular o suplemento "ideal". Quais nutrientes devem ser incluídos? Quais fitoquímicos, se houver algum, deveriam ser incluídos? Quanto de cada? Sobre quais necessidades essas escolhas devem se basear? Estudos têm mostrado repetidamente pouca relação entre os suplementos que as pessoas tomam e os nutrientes de que realmente precisam.

Falso Senso de Segurança

Outro argumento contra o uso de suplementos é que eles podem tranqüilizar as pessoas dando falso senso de segurança. Uma pessoa poderia comer de forma irresponsável, pensando: "Meu suplemento vai suprir minhas necessidades" ou, ao experimentar um sintoma de aviso de uma doença, a pessoa poderia postergar a busca pelo diagnóstico, pensando: "Provavelmente, só preciso de um suplemento para melhorar". Esses autodiagnósticos são potencialmente perigosos.

Outros Motivos Inválidos

Outros motivos inválidos pelos quais as pessoas poderiam tomar suplementos incluem:

- A crença de que o suprimento de alimentos ou o solo contêm nutrientes impróprios.
- A crença de que os suplementos fornecem energia.
- A crença de que os suplementos podem melhorar o desempenho atlético ou formar tecidos corporais magros sem trabalho físico ou mais rápido que o exercício sozinho (consulte o Destaque 5 do Volume 2).
- A crença de que os suplementos ajudarão a pessoa a lidar com o estresse.
- A crença de que os suplementos podem evitar, tratar ou curar condições desde simples resfriados até câncer.

Ironicamente, pessoas com problemas de saúde são mais suscetíveis a tomar suplementos do que as outras. Ainda assim, os problemas de saúde de hoje são provavelmente causados mais pela desnutrição ou escolhas ruins de estilo de vida. A verdade – de que a maioria das pessoas se beneficiaria se melhorassem seus hábitos alimentares e se exercitassem – é mais difícil de engolir que uma pílula de suplementos.

Biodisponibilidade e Ações Antagônicas

Em geral, o corpo absorve melhor os nutrientes dos alimentos nos quais esses nutrientes estão dissolvidos e dispersados entre outras substâncias que podem facilitar sua absorção. Tomá-los puros, de forma concentrada, torna os nutrientes suscetíveis a interferir na absorção de um com a absorção de outro ou na absorção de nutrientes existentes em alimentos ingeridos ao mesmo tempo. A documentação desses efeitos é particularmente extensa para minerais: o zinco prejudica a absorção de cobre e cálcio; o ferro, a absorção do zinco; o cálcio, a absorção de magnésio e ferro; e o magnésio, a absorção de cálcio e ferro. Da mesma forma, agentes aglutinadores em suplementos limitam a absorção de minerais.

Embora os minerais forneçam os exemplos mais familiares e mais bem documentados, a interferência entre vitaminas agora está sendo percebida à medida que a utilização de suplementos aumenta. O precursor da vitamina A, betacaroteno, há muito considerado atóxico, interfere no metabolismo da vitamina E quando tomado por longos períodos como suplemento alimentar. A vitamina E, por outro lado, neutraliza a atividade da vitamina K e, logo, não deve ser usada por pessoas em tratamento de distúrbios relacionados à coagulação sangüínea. Os consumidores que desejam os benefícios da absorção favorável de nutrientes devem ingerir alimentos comuns, selecionados pela densidade e variedade de nutrientes.

Sempre que a dieta for inadequada, a pessoa deve primeiro tentar melhorá-la a fim de obter os nutrientes necessários dos alimentos. Se isso for realmente impossível, então será necessário um suplemento multivitamínico-mineral que forneça entre 50% e 150% do Valor Diário para cada um dos nutrientes. Essas quantidades refletem os limites normalmente encontrados em alimentos e, portanto, são compatíveis com a manutenção normal de nutrientes no corpo (tolerância fisiológica). A próxima seção apresenta alguns indicadores que auxiliam na seleção de um suplemento adequado.

Seleção de Suplementos

Sempre que um médico ou nutricionista recomendar um suplemento, siga as orientações cuidadosamente. Ao selecionar um suplemento sem o auxílio de um profissional, procure um suplemento de vitaminas e minerais únicos que seja equilibrado.

Se você decidir tomar um suplemento, ignore a aparência atraente e as alegações sem sentido. Preste atenção na forma dos suplementos, na lista de ingredientes e no preço. É aí que a verdade se encontra, e a partir daí você poderá tomar uma decisão racional baseada nos fatos. Você tem duas perguntas básicas a responder.

Forma

Primeira pergunta: Que forma você quer – mastigável, líquido ou pílulas? Se prefere beber seus suplementos em vez de mastigá-los, ótimo. (Porém, se escolher uma forma mastigável, esteja ciente de que a vitamina C mastigável pode dissolver o esmalte dos dentes.) Se optar pelas pílulas, procure informações sobre o tempo de dissolução. A Farmacopéia Norte-americana (United States Pharmacopeia) sugere que os suplementos sejam completamente dissolvidos dentro de 30 a 45 minutos.* Obviamente, os suplementos que não dissolvem têm poucas chances de entrar na corrente sangüínea, portanto, procure uma marca que satisfaça os padrões de dissolução.

Conteúdo

Segunda pergunta: De quais vitaminas e minerais *você* precisa? De forma geral, um suplemento adequado fornece vitaminas e minerais em quantidades que não excedem às ingestões Recomendadas.[7] Evite suplementos que, em uma dose diária, forneça mais que o Limite Superior Tolerável de Ingestão para *qualquer* nutriente. Evite fórmulas com mais de 10 mg de ferro por dose, exceto se prescrito por um médico. É difícil eliminar o ferro uma vez que ele entra no organismo, e em excesso ele pode causar problemas, assim como a deficiência (consulte o Capítulo 8).

Alegações Enganosas

Ignore as palavras "orgânico" e "natural". Esses suplementos não são melhores que os outros e freqüentemente custam mais. A palavra *sintético* pode soar "falso", mas, em síntese, significa apenas unir. Sejam as vitaminas sintetizadas em laboratório ou sintetizadas por plantas e animais, seu corpo as utiliza de forma semelhante. Só sua "carteira" pode dizer a diferença.

Evite produtos que falem sobre **"alta potência"**. Mais não significa melhor. Lembre-se de que os alimentos também são fontes desses nutrientes. Os nutrientes podem se acumular e causar problemas inesperados. Por exemplo, um homem que toma vitaminas e começa a perder cabelo pode achar que a perda de cabelo significa que ele precise de *mais* vitamina, quando, na verdade, isso pode ser um sinal precoce de uma superdosagem de vitamina A. (Certamente, tal fato pode não estar relacionado com a nutrição.)

Fique esperto quanto a vitaminas e fórmulas disfarçadas que contenham itens desnecessários à nutrição humana, tais como carnitina e inositol. Esses ingredientes revelam uma estratégia de marketing direcionada para seu bolso, não para sua saúde. O fabricante quer que você acredite que suas pílulas contêm o mais "novo" nutriente que outras marcas não possuem, mas, na verdade, essas substâncias não são consideradas necessárias aos seres humanos.

Perceba que a alegação de que os suplementos "aliviam o estresse" é outro truque de marketing. Se você tiver, mesmo que superficialmente, uma idéia do que significa "estresse" para as pessoas, perceberá que os fabricantes nunca poderiam criar um suplemento para satisfazer as necessidades de todo mundo. É estressante fazer um teste? Bem, é. É estressante sobreviver a um grave acidente de carro com queimaduras de terceiro grau e fraturas múltiplas nos ossos? Definitivamente, sim. As respostas do corpo a esses estresses são diferentes. O organismo utiliza as vitaminas e minerais na montagem de uma resposta ao estresse, mas um corpo alimentado com uma dieta balanceada consegue satisfazer as necessidades da maioria dos estresses menores. Quanto aos estresses graves, é necessária a intervenção médica. Em qualquer caso, tomar um suplemento vitamínico não fará que a vida seja menos estressante.

Outro truque de *marketing* a ser evitado são as pílulas "verdes" que contêm salsa desidratada, alfafa e outros extratos de frutas e hortaliças. Os nutrientes e fitoquímicos anunciados podem ser obtidos em uma porção de hortaliças com maior facilidade e por menos dinheiro. Essas pílulas podem ainda fornecer enzimas, mas estas são desativadas no estômago durante a digestão de proteína.

---

* A United State Pharmcopera estabelece padrões de qualidade, poder e pureza de suplementos.

Esteja ciente de que alguns "tônicos" geriátricos possuem baixa concentração de vitaminas e minerais e, ainda assim, alta quantidade de álcool que proporcionam o risco de embriaguez. Os produtos para bebês são mais completos.

Reconheça as palavras-chave mais recentes na nutrição. Os fabricantes estavam anunciando suplementos "antioxidantes" muito antes que os primeiros relatórios científicos sobre a ação das vitaminas antioxidantes na prevenção do câncer e doenças cardiovasculares fossem concluídos. Lembre-se também de que altas doses podem alterar a ação de um nutriente no organismo. Um antioxidante em quantidades fisiológicas pode ser benéfico, mas em quantidades farmacológicas podem atuar como um prooxidante e produzir subprodutos prejudiciais. O Destaque 6 explora o uso de antioxidantes e suplementos em mais detalhes.

Por fim, esteja ciente de que a propaganda na internet é barata e não monitorada de perto. E-mails promocionais podem ser enviados a milhões de pessoas em um instante. As mensagens na internet podem citar referências e fornecer links para outros sites, implicando um endosso quando, na realidade, nenhuma autorização foi dada.[8] Seja cuidadoso ao examinar informações não solicitadas e procure uma perspectiva equilibrada.

Custo

Ao comprar suplementos, lembre-se de que marcas locais ou de lojas podem ser tão boas quanto as marcas anunciadas nacionalmente. Se são mais baratas, pode ser porque o preço não tem de cobrir o custo da propaganda nacional.

Regulamentação de Suplementos

O Dietary Supplement Health and Education Act (Ato de educação e saúde sobre suplementos alimentares) de 1994 objetivou qualificar os consumidores a fazer escolhas informadas sobre os suplementos nutricionais. A lei sujeita os suplementos às mesmas exigências de rotulação que se aplicam aos alimentos. Especificamente:

- A rotulação nutricional para os suplementos alimentares é exigida.
- Nos rótulos pode haver alegações sobre os nutrientes (como "alto" ou "baixo") de acordo com critérios específicos (por exemplo, "excelente fonte de vitamina C").
- Nos rótulos pode haver alegações de que a falta de um nutriente pode causar uma doença relacionada à sua deficiência, mas, se assim o fizerem, devem também incluir a prevalência de tal doença nos Estados Unidos.
- Nos rótulos pode haver alegações à saúde que tenham base em tratados científicos significativos e não específicos de uma marca (por exemplo, "o folato protege contra defeitos do tubo neural"). Até a presente data, as seguintes alegações foram aprovadas para os suplementos: folato e defeito do tubo neural, cálcio e osteoporose, fibra solúvel de farelo de aveia e casca de *psyllium* e doença cardiovascular, e ácidos graxos ômega 3 e doença cardiovascular.
- Nos rótulos pode haver informações sobre as declarações mais comuns do diagnóstico, tratamento, cura ou alívio, como cólicas menstruais ou perda de memória, mas não pode haver citações sobre doenças específicas (exceto conforme observado anteriormente).
- Nos rótulos pode haver comentários sobre a função estrutural do papel que o nutriente tem no corpo, como o nutriente desempenha sua função e como o consumo desse nutriente está associado ao bem-estar geral. Esses comentários devem estar acompanhados pela afirmação de advertência do **FDA**: "Esta afirmação não foi avaliada pelo órgão governamental Food and Drug Administration. Este produto não é recomendado para diagnóstico, tratamento, cura ou prevenção de qualquer doença."

A indústria de suplementos de multibilhões de dólares ao ano gasta muito dinheiro e esforço influenciando essas regulamentações. O efeito líquido da lei de educação e saúde sobre suplementos alimentares foi uma desregulamentação da indústria de suplementos. Diferentemente dos aditivos alimentares e drogas, os suplementos não precisam provar que são seguros e eficazes nem precisam da aprovação do FDA antes de serem comercializados. Além do mais, não há padrões de potência ou dosagem. Caso surja algum problema, as conseqüências recairão sobre o FDA que deverá provar que o suplemento mostrou não existirem riscos razoáveis e deverá ser retirado do mercado. Quando questionada, a maioria dos norte-americanos expressa apoio para haver maior regulamentação dos suplementos alimentares.[9] Os profissionais da área da saúde concordam.[10]

Se todos os nutrientes de que precisamos vêm dos alimentos, por que não ingerir somente alimentos? Os alimentos têm muito mais a oferecer do que os suplementos. Os nutrientes encontrados nos alimentos entram em uma variedade infinita de combinações com a grande quantidade de diferentes transportadores e aperfeiçoamento da absorção. Vêm juntamente com a água, fibras e em uma gama de fitoquímicos proveitosos. Os alimentos estimulam o trato GI a manter-se saudável. Fornecem energia, e como você precisa de energia todos os dias, por que não obtê-las dos alimentos saudáveis? Os alimentos oferecem prazer, saciedade e oportunidades de socialização enquanto se come. De maneira alguma, os suplementos nutricionais podem ser comparados aos alimentos como um meio de satisfazer as necessidades da saúde humana. Para mais evidências, leia o Destaque 6.

NUTRIÇÃO NA REDE

Acesse estes sites (em inglês) para estudos mais aprofundados sobre os assuntos deste capítulo.

- Encontre atualizações e links rápidos para estes sites e outros relacionados à nutrição no endereço: **www.wadsworth.com/nutrition**
- Busque informações do Office of Dietary Supplements or Health Canada (Departamento de Suplementos Alimentares ou Saúde do Canadá): **dietary-supplements.info.nih.gov** ou **www.hc-sc.gc.ca**
- Informe reações adversas associadas aos suplementos alimentares no programa MedWatch da FDA: **www.fda.gov/medwatch**
- Procure por "supplements" na American Dietetic Association (Associação Alimentar Norte-americana): **www.eatright.org**
- Aprenda mais sobre suplementos no FDA Center for Food Safety and Applied Nutrition (Centro FDA para Segurança Alimentar e Nutrição Aplicada): **www.cfsan.fda.gov/~dms/supplmnt.html**
- Obtenha informações sobre suplementos alimentares na U.S. Pharmacopeia (Farmacopéia Norte-americana): **www.usp.org**
- Reveja as políticas da Federal Trade Commission (Comissão Federal de Comercialização) para anúncios de suplementos alimentares: **www.ftc.gov/bcp/conline/pubs/buspubs/dietsupp.htm**

REFERÊNCIAS BIBLIOGRÁFICAS

1. L. S. Balluz and coauthors, Vitamin and mineral supplement use in the United States: Results from the third National Health and Nutrition Examination Survey, *Archives of Family Medicine* 9 (2000): 258–262.
2. Position of the American Dietetic Association: Food fortification and dietary supplements, *Journal of the American Dietetic Association* 101 (2001): 115–125.
3. J. R. Hunt, Tailoring advice on dietary supplements: An opportunity for dietetics professionals, *Journal of the American Dietetic Association* 102 (2002): 1754–1755; C. Thomson and coauthors, Guidelines regarding the recommendation and sale of dietary supplements, *Journal of the American Dietetic Association* 102 (2002): 1158–1164.
4. K. M. Fairfield and R. H. Fletcher, Vitamins for chronic disease prevention in adults: Scientific review, *Journal of the American Medical Association* 287 (2002): 3116–3126.
5. R. H. Fletcher and K. M. Fairfield, Vitamins for chronic disease prevention in adults: Clinical applications, *Journal of the American Medical Association* 287 (2002): 3127–3129.
6. C. D. Morris and S. Carson, Routine vitamin supplementation to prevent cardiovascular disease: A summary of the evidence for the U.S. Preventive Services Task Force, *Annals of Internal Medicine* 139 (2003): 56–70; B. Hasanain and A. D. Mooradian, Antioxidant vitamins and their influence in diabetes mellitus, *Current Diabetes Reports* 2 (2002): 448–456.
7. W. C. Willett and M. J. Stampfer, What vitamins should I be taking, doctor? *New England Journal of Medicine* 345 (2001): 1819–1824.
8. J. M. Drazen, Inappropriate advertising of dietary supplements, *New England Journal of Medicine* 348 (2003): 777–778.
9. R. J. Blendon and coauthors, Americans' views on the use and regulation of dietary supplements, *Archives of Internal Medicine* 161 (2001): 805–810.
10. P. B. Fontanarosa, D. Rennie, and C. D. DeAngelis, The need for regulation of dietary supplements–Lessons from ephedra, *Journal of the American Medical Association* 289 (2003): 1568–1570.

Capítulo 6

As Vitaminas Lipossolúveis: A, D, E e K

A Nutrição em sua Vida

Percebendo que a vitamina A das hortaliças auxilia na visão, uma mãe encoraja seus filhos a "comer cenouras" porque "elas fazem bem para os olhos". Um pai leva os filhos para fora para "tomar um pouco de sol e ar fresco", pois eles precisam da vitamina D, que é produzida com a ajuda do sol. Um médico recomenda que um paciente tome vitamina E para retardar o avanço da doença cardíaca. Outro médico dá a um recém-nascido uma dose de vitamina K para protegê-lo contra perda potencialmente fatal de sangue. Essas ocorrências comuns do dia-a-dia destacam alguns dos trabalhos heróicos das vitaminas lipossolúveis.

As vitaminas lipossolúveis A, D, E e K ■ diferem das vitaminas hidrossolúveis de várias formas significativas. Por serem insolúveis na água, as vitaminas lipossolúveis precisam de bile para serem absorvidas. Após a absorção, as vitaminas lipossolúveis viajam pelo sistema linfático em quilomícrons antes de entrar na corrente sangüínea, onde, muitas delas, precisam ser transportadas por proteínas. As vitaminas lipossolúveis participam de diversas atividades por todo o corpo, mas os excessos são armazenados principalmente no fígado e no tecido adiposo. O corpo mantém as concentrações no sangue, recuperando essas vitaminas do estoque, conforme necessário; assim, as pessoas podem comer menos que sua necessidade diária durante dias, semanas, ou mesmo meses e anos sem ficar doentes. Elas somente precisam se certificar de que, com o tempo, as ingestões diárias *médias* se aproximem do recomendado. Da mesma forma, como as vitaminas lipossolúveis não são prontamente excretadas, o risco de toxicidade é maior do que com as vitaminas hidrossolúveis.

Vitamina A e Betacaroteno

A **vitamina A** foi a primeira vitamina lipossolúvel a ser descoberta. Quase um século depois, a vitamina A e seu precursor, o **betacaroteno**, continuam a in-

Resumo do Capítulo

Vitamina A e Betacaroteno: *Funções no Organismo • Deficiência de Vitamina A • Toxicidade da Vitamina A • Recomendações da Vitamina A • Vitamina A nos Alimentos*

Vitamina D: *Funções no Organismo • Deficiência de Vitamina D • Toxicidade da Vitamina D • Fontes e Recomendações de Vitamina D*

Vitamina E: *Vitamina E como Antioxidante • Deficiência de Vitamina E • Toxicidade da Vitamina E • Recomendações da Vitamina E • Vitamina E nos Alimentos*

Vitamina K: *Funções no Organismo • Deficiência de Vitamina K • Toxicidade da Vitamina K • Fontes e Recomendações de Vitamina K*

As Vitaminas Lipossolúveis – Resumo

Destaque 6: *Nutrientes Antioxidantes na Prevenção de Doenças*

■ As vitaminas lipossolúveis:
- Vitamina A.
- Vitamina D.
- Vitamina E.
- Vitamina K.

vitamina A: todos os compostos que ocorrem naturalmente com a atividade biológica de retinol, a forma alcoólica de vitamina A.

betacaroteno: um dos carotenóides; um pigmento cor de laranja e precursor da vitamina A encontrado nas plantas.

precursor: composto que pode ser convertido em uma vitamina ativa.

FIGURA 6-1 — Formas da Vitamina A

Neste diagrama, as extremidades representam átomos de carbono, como em todos os diagramas anteriores deste livro. Outra simplificação aqui é que se entende que haja grupos metil (CH_3) nas extremidades das linhas que se estendem das extremidades. (Consulte o Apêndice C para visualizar as estruturas completas.)

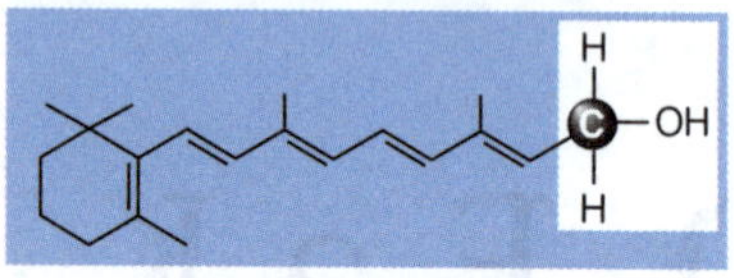

Retinol, o álcool

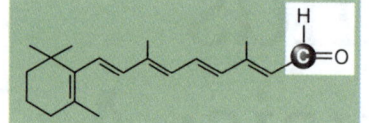

Retinal, o aldeído

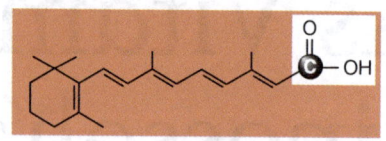

Ácido retinóico, o ácido

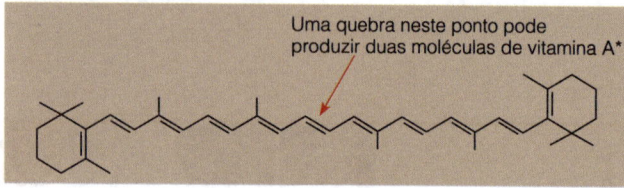

Uma quebra neste ponto pode produzir duas moléculas de vitamina A*

Betacaroteno, um precursor

*Às vezes, a quebra também ocorre em outros pontos, para que uma molécula de betacaroteno possa produzir apenas uma molécula de vitamina A. Além disso, nem todas as moléculas de betacaroteno são convertidas em vitamina A, e a absorção de betacaroteno não é tão eficiente quanto a absorção de vitamina A. Por isso, 12 µg de betacaroteno são equivalentes a 1 µg de vitamina A. A conversão de outros carotenóides em vitamina A é ainda menos eficiente.

■ Os carotenóides estão entre os fitoquímicos mais conhecidos.

trigar os pesquisadores com suas diversas funções e efeitos profundos sobre a saúde.

Três diferentes formas de vitamina A estão ativas no corpo: o retinol, o retinal e o ácido retinóico. Coletivamente, esses compostos são conhecidos como **retinóides**. Alimentos derivados de animais oferecem compostos (ésteres de retinil) que são facilmente convertidos em retinol no intestino. Os alimentos derivados de plantas oferecem **carotenóides**,■ alguns dos quais têm **atividade de vitamina A.*** O carotenóide mais estudado é o betacaroteno que pode ser dividido para formar retinol no intestino e no fígado. A absorção e a conversão de betacaroteno são significativamente menos eficientes que a dos retinóides.[1] A Figura 6-1 ilustra as similaridades e diferenças estruturais desses compostos de vitamina A e a quebra do betacaroteno.[2]

As células conseguem converter retinol e retinal para outras formas ativas de vitamina A, conforme a necessidade. A conversão de retinol em retinal é reversível, mas a conversão posterior de retinal em ácido retinóico é irreversível (veja a Figura 6-2). Essa irreversibilidade é significativa porque cada forma de vitamina A realiza uma função que as outras não conseguem.

Uma proteína especial de transporte, a **proteína ligadora de retinol (RBP)**, obtém a vitamina A do fígado, onde ela está armazenada, e a carrega no sangue. As células que utilizam vitamina A têm receptores especiais de proteína para isso, como se a vitamina fosse frágil e tivesse que ser passada de mão em mão cuidadosamente, sem ser derrubada.[3] Cada forma de vitamina A tem sua própria proteína receptora (o retinol tem várias) nas células.

retinóides: compostos quimicamente relacionados com a atividade biológica similar à do retinol; metabólitos de retinol.

carotenóides: pigmentos comumente encontrados em plantas e animais, alguns dos quais têm atividade de vitamina A. O carotenóide com mais atividade de vitamina A é o betacaroteno.

atividade de vitamina A: termo que se refere tanto às formas ativas de vitamina A como às formas de precursores nos alimentos sem fazer distinção entre elas.

proteína ligadora de retinol (RBP): a proteína específica responsável pelo transporte de retinol.

FIGURA 6-2 — Conversão de Compostos de Vitamina A

Note que a conversão do retinol em retinal é reversível, o que não acontece com a conversão do retinal em ácido retinóico.

NOS ALIMENTOS:
- Ésteres de retinil (em alimentos de origem animal)
- Betacaroteno (em alimentos de origem vegetal)

NO ORGANISMO:
- Retinol (auxilia na reprodução) ⇄ Retinal (auxilia na visão) → Ácido retinóico (regula o crescimento)

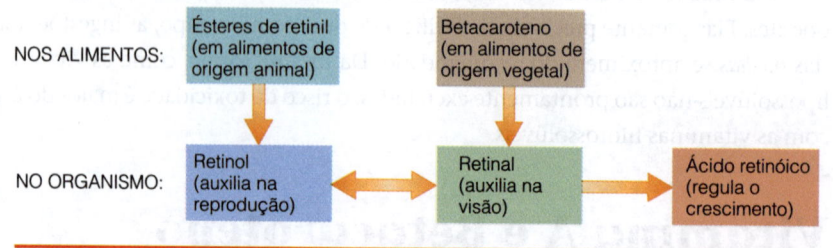

* Os carotenóides com atividade de vitamina A incluem o alfacaroteno, o betacaroteno e a betacriptoxantina; os carotenóides sem atividade de vitamina A englobam o licopeno, a luteína e a zeaxantina.

Funções no Organismo

A vitamina A é uma vitamina versátil. Suas principais funções incluem:

- Auxílio à visão.
- Participação na síntese de proteína a na diferenciação celular (e, assim, na manutenção da saúde da pele e dos tecidos epiteliais).
- Auxílio na reprodução e no crescimento.

Como mencionado, cada forma de vitamina A realiza tarefas específicas. O retinol auxilia na reprodução e é a principal forma de transporte e armazenamento da vitamina. O retinal é ativo na visão e é também um intermediário na conversão do retinol em ácido retinóico (reveja a Figura 6-2). O ácido retinóico atua como um hormônio, regulando a diferenciação celular, o crescimento e o desenvolvimento embrionário.[4] Animais criados, tendo o ácido retinóico como sua única fonte de vitamina A, crescem normalmente, mas ficam cegos porque o ácido retinóico não pode ser convertido em retinal (reveja a Figura 6-2).

A Vitamina A na Visão A vitamina A desempenha dois importantes papéis para o funcionamento dos olhos: ajuda a manter uma janela transparente para o mundo exterior, a **córnea**, e participa da conversão de energia luminosa em impulsos nervosos na **retina** (veja a Figura 6-3 para mais detalhes). As células da retina contêm moléculas de **pigmento** chamadas **rodopsina**; cada molécula de rodopsina é composta por uma proteína denominada **opsina** ligada a uma molécula de retinal. Quando a luz passa pela córnea do olho e atinge as células da retina, a rodopsina responde mudando de forma e ficando esbranquiçada. À medida que isso acontece, o retinal muda sua configuração de *cis* para *trans*, assim como fazem os ácidos graxos durante a hidrogenação. O *trans*-retinal não pode permanecer ligado à opsina. Quando o retinal é liberado, a opsina muda de formato, estimulando dessa forma a membrana celular e gerando um impulso elétrico que viaja por todo o comprimento celular. Na outra extremidade da célula, o impulso é transmitido para uma célula nervosa, que leva a mensagem para o cérebro. Grande parte do retinal é, então, convertida de volta em sua forma *cis* ativa e combinada com a proteína opsina para regenerar o pigmento rodopsina. Um pouco de retinal, no entanto, pode ser oxidado em ácido retinóico, o "fim da linha" bioquímico para o processo visual.

A atividade visual leva a pequenas perdas consecutivas de retinal, o que traz a necessidade de reabastecimento constante diretamente a partir dos alimentos ou de estoques de retinol. Basicamente, os alimentos fornecem todo o retinal dos pigmentos dos olhos.

A Vitamina A na Síntese de Proteína e na Diferenciação Celular Apesar de seu papel importante na visão, apenas 1% da vitamina A do corpo está na retina. Ela está muito mais concentrada nas células que revestem a superfí-

■ Mais de 100 milhões de células estão presentes na retina, e cada uma contém cerca de 30 milhões de moléculas de pigmentos visuais que contém vitamina A.

córnea: a membrana transparente que cobre a parte externa do olho.

retina: a camada de células nervosas sensíveis à luz que revestem a parte interna posterior do olho; consiste em bastões e cones.

pigmento: uma molécula capaz de absorver certos comprimentos de onda da luz para refletir apenas aqueles que percebemos como determinada cor.

rodopsina: um pigmento da retina sensível à luz; contém a forma retinal da vitamina A e a proteína opsina.

opsina: a porção de proteína da molécula de pigmento visual.

FIGURA 6-3 A Função da Vitamina A na Visão

Quando a luz entra no olho, os pigmentos nas células da retina a absorvem.

Energia luminosa
Córnea
Olho
Células da retina (bastões e cones)
Impulsos nervosos para o cérebro

As células da retina contêm rodopsina, uma molécula composta por opsina (uma proteína) e *cis*-retinal (vitamina A).

cis-Retinal → *trans*-Retinal

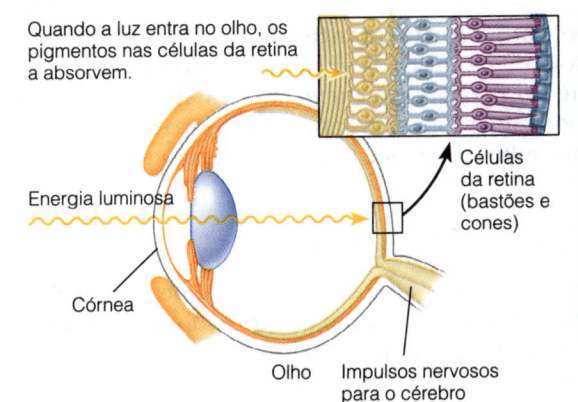

À medida que a rodopsina absorve a luz, o retinal muda de *cis* para *trans*, o que aciona um impulso nervoso que carrega informação visual para o cérebro.

FIGURA 6-4 — Integridade da Membrana Mucosa

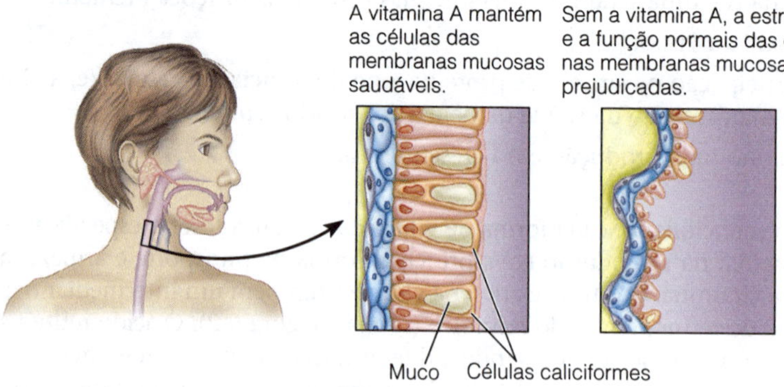

A vitamina A mantém as células das membranas mucosas saudáveis.

Sem a vitamina A, a estrutura e a função normais das células nas membranas mucosas são prejudicadas.

Muco   Células caliciformes

---

cie do corpo. Lá, a vitamina participa da síntese de proteína e da **diferenciação celular**, um processo por meio do qual cada tipo de célula se desenvolve para desempenhar uma função específica.

Todas as superfícies do corpo, tanto as internas quanto as externas, são cobertas por camadas de células conhecidas como **células epiteliais**. O **tecido epitelial** na parte externa do corpo é a pele, é claro. Os tecidos epiteliais que revestem a parte interna do corpo são as **membranas mucosas**: o revestimento da boca, do estômago e dos intestinos; o revestimento dos pulmões e as passagens que levam até eles; o revestimento da bexiga e da uretra; o revestimento do útero e da vagina; e o revestimento das pálpebras e das cavidades sinusais. No corpo, só as membranas mucosas do trato gastrointestinal revestem uma área maior que um quarto de um campo de futebol, e a vitamina A ajuda a manter sua integridade (veja a Figura 6-4).

A vitamina A promove a diferenciação das células epiteliais e caliciformes, glândulas unicelulares que sintetizam e secretam muco. O muco reveste e protege as células epiteliais contra microrganismos invasores e outras substâncias perigosas, como o suco gástrico.

A Vitamina A na Reprodução e no Crescimento Como mencionado, a vitamina A também auxilia na reprodução e no crescimento. Nos homens, o retinol participa do desenvolvimento de esperma, e nas mulheres, auxilia no desenvolvimento normal do feto durante a gravidez. Crianças com deficiência de vitamina A não crescem. Quando tomam suplementos de vitamina A, essas crianças ganham peso e ficam mais altas.[5]

O crescimento dos ossos ilustra que o crescimento é um complexo fenômeno de **remodelagem**. Para transformar um osso pequeno em um osso grande, as células de remodelagem dos ossos têm de "desfazer" algumas partes do osso no processo,■ e a vitamina A participa desse desmanche. As células que quebram o osso contêm bolsas de enzimas degradativas.■ Com a ajuda da vitamina A, essas enzimas destroem partes selecionadas do osso, removendo as que não são necessárias.

O Betacaroteno como Antioxidante No corpo, o betacaroteno serve principalmente como o precursor da vitamina A.[6] No entanto, nem todo o betacaroteno dietético é convertido em vitamina A ativa. Certa quantidade de betacaroteno pode atuar como um antioxidante capaz de proteger o corpo contra doenças (consulte o Destaque 6 para mais detalhes).

Deficiência de Vitamina A

O estado nutricional relativo à vitamina A depende principalmente da adequabilidade do estoque de vitamina A, 90% do qual está localizado no fígado. Também depende do *status* de proteína de uma pessoa, porque as proteínas ligadoras de retinol atuam como portadoras da vitamina no organismo.

■ As células que destroem os ossos durante o crescimento são os **osteoclastos**; aquelas que constroem os ossos são os **osteoblastos**.
- osteo = osso
- clasto = quebrar
- blasto = construir

■ As bolsas de enzimas degradativas são os **lisossomos**.

---

diferenciação celular: o processo pelo qual células imaturas desenvolvem funções específicas, diferentes daquelas da original, que são características de seu tipo de célula madura.

células epiteliais: células na superfície da pele e membranas mucosas.

tecido epitelial: a camada do corpo que serve como uma barreira seletiva entre o interior do corpo e o ambiente (os exemplos são: a córnea, a pele, o revestimento respiratório dos pulmões e o revestimento do trato digestivo).

membranas mucosas: as membranas, compostas por células de secretam muco, que revestem os tecidos do corpo.

remodelagem: desmanche e recomposição de uma estrutura, como no caso de um osso.

Se uma pessoa parasse de comer alimentos ricos em vitamina A, os sintomas da deficiência só começariam a aparecer depois que os estoques estivessem esgotados – de um a dois anos para um adulto, mas bem antes para uma criança em fase de crescimento. Então, as conseqüências seriam profundas e graves. A deficiência de vitamina A não é comum nos Estados Unidos, porém, é um dos principais problemas nutricionais nos países em desenvolvimento.[7] Mais de 100 milhões de crianças no mundo todo sofrem de algum grau de deficiência de vitamina A, estando, assim, vulneráveis a doenças infecciosas e à cegueira.

Doenças Infecciosas Nos países em desenvolvimento, o sarampo é uma doença infecciosa devastadora, que mata cerca de 2 milhões de crianças a cada ano. A gravidade da doença está freqüentemente correlacionada ao grau de deficiência de vitamina A; as mortes geralmente se devem a infecções paralelas à doença, como a pneumonia e a diarréia grave.[8] A administração de grandes doses de vitamina A reduz o risco de morte em decorrência dessas infecções.

A Organização Mundial da Saúde (OMS) e a Unicef (Fundo das Nações Unidas para a Infância e a Adolescência) fizeram do controle da deficiência de vitamina A um dos objetivos principais de sua luta para melhorar a saúde e a sobrevivência da criança nos países em desenvolvimento. Elas recomendam uma suplementação rotineira de vitamina A para todas as crianças com sarampo em áreas onde a deficiência dessa vitamina é um problema ou onde a taxa de mortalidade por sarampo é alta. Nos Estados Unidos, a American Academy of Pediatrics (Academia Americana de Pediatria) recomenda a suplementação de vitamina A para certos grupos de bebês ou crianças infectados com sarampo. A suplementação de vitamina A também protege contra as complicações de outras infecções potencialmente letais, inclusive malária, doenças pulmonares e HIV.[9]

Cegueira Noturna A **cegueira noturna** é um dos primeiros sinais detectáveis da deficiência de vitamina A e permite um diagnóstico precoce.[10] Na cegueira noturna, a retina não recebe retinal suficiente para regenerar os pigmentos visuais esbranquiçados pela luz. A pessoa perde a capacidade de se recuperar prontamente da cegueira temporária que ocorre após um *flash* de luz intenso à noite ou de enxergar depois que as luzes se apagam. Em muitas partes do mundo, pessoas com deficiência de vitamina A desenvolvem cegueira noturna: as crianças não conseguem encontrar seus sapatos ou brinquedos, e as mulheres não conseguem buscar água ou lavar a louça.[11] Elas geralmente se apóiam em outras pessoas ou ficam paradas, com medo de tropeçar e cair ou de se perder ao tentarem andar sozinhas. Em muitos países em desenvolvimento, a cegueira noturna em decorrência da deficiência de vitamina A é tão comum que as pessoas usam termos especiais para descrevê-la. Na Indonésia, o termo é *buta ayam*, que significa "olhos de galinha" ou "cegueira de galinha". (As galinhas não têm as células da retina que reagem à luz fraca e, por esse motivo, não conseguem enxergar à noite.) A Figura 6-5

> **cegueira noturna:** lenta recuperação da visão após a exposição a *flashes* de luz intensos durante a noite ou uma incapacidade de enxergar com pouca luz; um sintoma inicial de deficiência de vitamina A.

FIGURA 6-5 Sintoma da Deficiência de Vitamina A – Cegueira Noturna

Essas fotografias ilustram a recuperação vagarosa dos olhos em resposta a um *flash* de luz intenso à noite. Em estudos de pesquisa animal, a taxa de resposta é medida com eletrodos.

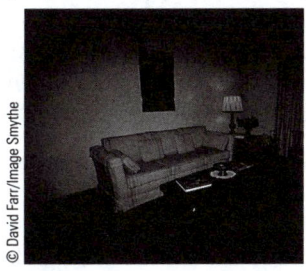

Com pouca luz, você consegue distinguir os detalhes nesta sala. Você está usando seus bastões para visão.

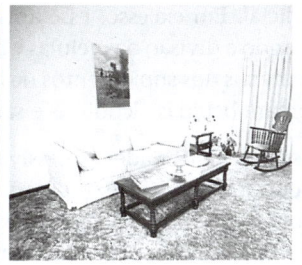

Um *flash* de luz intenso pode cegar momentaneamente enquanto o pigmento nos bastões está esbranquiçado.

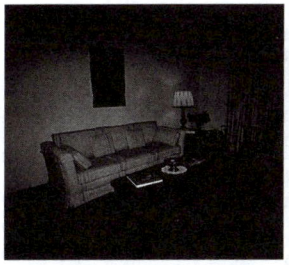

Você se recupera rapidamente e consegue enxergar os detalhes novamente em alguns segundos.

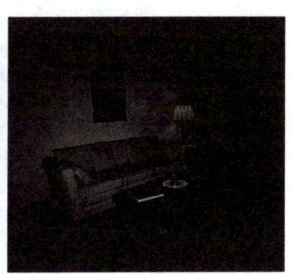

Com a quantidade inadequada de vitamina A, você não se recupera e permanece cego por muitos segundos.

FIGURA 6-6 Sintoma da Deficiência de Vitamina A – A Pele Áspera da Queratinização

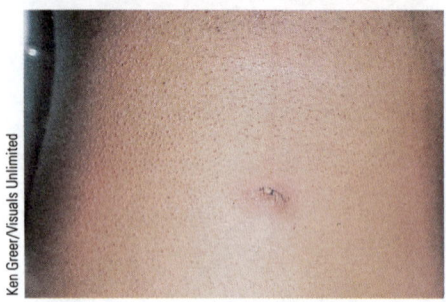

Na deficiência de vitamina A, as células epiteliais secretam a proteína queratina, em um processo conhecido como *queratinização*. (A queratinização não ocorre no trato gastrointestinal, mas as células produtoras de muco diminuem, e a produção de muco decai.) A evolução extrema dessa condição é a *hiperqueratinização* ou *hiperqueratose*. Quando há acúmulo de queratina ao redor de cada folículo capilar, a condição é conhecida como *hiperqueratose folicular*.

- Suplementos multivitamínicos normalmente oferecem:
  - 750 µg (2.500 IU).
  - 1.500 µg (5.000 IU).
  A RDA de vitamina A é de 700 µg para mulheres e 900 µg para homens.

xeroftalmia: cegueira progressiva causada por deficiência grave de vitamina A.

xerose: ressecamento anormal da pele e membranas mucosas; um sinal de deficiência de vitamina A.

ceratomalácia: amolecimento da córnea que leva à cegueira irreversível; sinal de deficiência grave de vitamina A.

queratina: proteína insolúvel em água; a proteína normal do cabelo e das unhas. As células que produzem queratina podem substituir as células produtoras de muco na deficiência de vitamina A.

queratinização: acúmulo de queratina em um tecido; um sinal de deficiência de vitamina A.

vitamina A pré-formada: vitamina A alimentar na sua forma ativa.

teratogênico: que causa desenvolvimento anormal do feto e defeitos congênitos.

mostra a recuperação vagarosa dos olhos em resposta a um *flash* de luz intenso na cegueira noturna.

Cegueira (Xeroftalmia) Além da cegueira noturna está a cegueira total – a incapacidade total de enxergar. A cegueira noturna é causada pela falta de vitamina A na parte posterior dos olhos, a retina; a cegueira total é causada pela falta de vitamina A na parte frontal do olho, a córnea. A deficiência grave de vitamina A é a maior causa da cegueira infantil no mundo, fazendo que mais de meio milhão de crianças em idade pré-escolar percam a visão a cada ano.[12] A cegueira em decorrência da deficiência de vitamina A, conhecida como **xeroftalmia**, se desenvolve por estágios. Primeiro, a córnea resseca e enrijece, uma condição conhecida como **xerose**. A xerose corneal pode evoluir rapidamente para uma **ceratomalácia**, o amolecimento da córnea que leva à cegueira irreversível.

Queratinização Em outra parte do corpo, a vitamina A afeta outras superfícies. Sem vitamina A, a quantidade de células caliciformes no trato digestivo e sua atividade também diminuem, limitando a secreção de muco. Com menos muco, a digestão normal e a absorção de nutrientes falham e isso, por sua vez, piora a desnutrição limitando a absorção de qualquer nutriente proveniente da alimentação. Mudanças similares nas células de outros tecidos epiteliais enfraquecem as defesas, abrindo espaço para infecções no trato respiratório, gastrointestinal, gênito-urinário e possivelmente no ouvido. Na superfície externa do corpo, as células epiteliais mudam de forma e começam a secretar a proteína **queratina** – a proteína dura e inflexível dos cabelos e das unhas. Como mostra a Figura 6-6, a pele fica seca, áspera e escamosa à medida que cistos de queratina se acumulam (**queratinização**).

Toxicidade da Vitamina A

Da mesma forma como uma deficiência de vitamina A afeta todos os sistemas do corpo, a toxicidade também o faz. Os sintomas da toxicidade começam a se desenvolver quando todas as proteínas ligadoras ficam cheias e a vitamina A livre danifica as células. Tais efeitos são improváveis quando uma pessoa segue uma dieta balanceada de nutrientes, mas com quantidades concentradas de **vitamina A pré-formada** proveniente de alimentos de origem animal, alimentos fortificados ou suplementos, a toxicidade torna-se uma possibilidade real. As crianças são mais vulneráveis à toxicidade porque precisam de menos vitamina A e são mais sensíveis a overdoses. Um Limite Superior Tolerável de Ingestão (UL) foi estabelecido para vitamina A pré-formada.

O betacaroteno, que é encontrado em grande variedade de frutas e hortaliças, não é convertido de forma eficaz no organismo, para causar toxicidade de vitamina A; em vez disso, ele é armazenado na gordura sob a pele. O consumo excessivo de betacaroteno proveniente de alimentos pode deixar a pele amarelada, mas isso não é prejudicial à saúde (veja a Figura 6-7).[13] Por outro lado, o consumo excessivo de betacaroteno proveniente de suplementos pode ser bastante prejudicial. Em excesso, esse antioxidante pode atuar como um pró-oxidante, causando a divisão das células e destruindo a vitamina A.[14] Além disso, os efeitos colaterais dos suplementos de betacaroteno são mais evidentes em pessoas que tomam bebidas alcoólicas e são fumantes.[15]

Defeitos nos Ossos Quantidades excessivas de vitamina A com o passar dos anos podem enfraquecer os ossos e contribuir para a osteoporose.[16] As pessoas que consomem grandes quantidades de a vitamina A provenientes de suplementos ou de alimentos contendo retinol apresentam risco significativamente maior de sofrer fraturas na bacia.[17] Tais descobertas sugerem que a maioria das pessoas não deveria ingerir suplementos de vitamina A. Mesmo os suplementos multivitamínicos fornecem mais vitamina A que a maioria das pessoas precisa.[18]

Defeitos Congênitos O excesso de vitamina A oferece um risco **teratogênico**. Grandes ingestões (10.000 IU■ de vitamina A suplementar por dia) antes da sétima semana de gravidez parece ser o caso mais prejudicial. Por esse motivo, a vitamina A não é administrada como um suplemento no primeiro trimestre de gravidez, a não ser que haja evidência específica de deficiência, o que é raro.

Para Acne, Não Os adolescentes precisam saber que doses massivas de vitamina A não oferecem benefícios contra **acne**. O medicamento tarjado isotretinoína é feito com vitamina A, mas é quimicamente diferente. Administrado oralmente, a isotretinoína é eficaz contra as lesões profundas da acne cística. Entretanto, ele é altamente tóxico, especialmente na fase de crescimento, e já causou defeitos congênitos nos bebês quando tomados por mulheres durante a gravidez. Por essa razão, as mulheres que tomam o medicamento devem passar a utilizar um método contraceptivo eficiente pelo menos um mês antes de tomar o remédio e continuar usando pelo menos um mês após descontinuar o uso do medicamento.

Outro parente da vitamina A, a tretinoína, combate a acne, as rugas e outros distúrbios da pele. Aplicada topicamente, essa pomada deixa a pele macia e suave; ela também clareia a pele que ficou escurecida após a inflamação. Durante o tratamento, a pele fica avermelhada e sensível, e descasca.

FIGURA 6-7 Sintomas do Excesso de Betacaroteno – Descoloração da Pele

A mão da direita mostra a descoloração da pele que ocorre quando os níveis de betacaroteno no sangue aumentam em resposta a uma dieta de baixas quilocalorias que inclui cenoura, abóbora e suco de laranja. (A mão da esquerda pertence a outra pessoa e é mostrada para fins de comparação.)

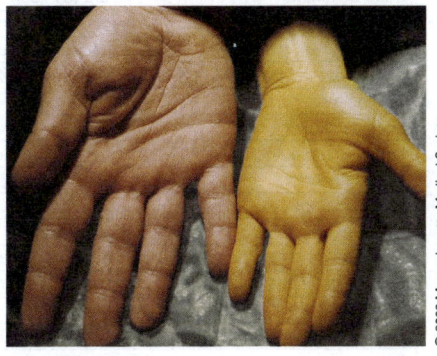

© 2002 Massachusetts Medical Society

Recomendações da Vitamina A

Porque o corpo pode obter vitamina A de vários retinóides e carotenóides, seu teor em alimentos e suas recomendações são expressos como **equivalentes de atividade de retinol (RAE)**. Um micrograma de retinol é equivalente a 1 RAE,■ assim como 12 μg de betacaroteno dietético. A maioria dos rótulos de alimentos e suplementos informa seu teor de vitamina A utilizando unidades internacionais (IU),■ antiga medida de atividade vitamínica utilizada antes de a análise química direta ser possível.

Vitamina A nos Alimentos

As fontes mais ricas de retinóides são alimentos de origem animal – fígado, óleo de fígado de peixe, leite e derivados, manteiga e ovos. Como a vitamina A é lipossolúvel, ela é perdida quando o leite é desnatado. Para compensar, os leites com baixo teor de gordura ou livres de gordura são geralmente fortificados para fornecer de 6% a 10% do Valor Diário por xícara. A margarina é geralmente fortificada para fornecer a mesma quantidade de vitamina A que a manteiga.

As plantas não contêm retinóides, mas muitas hortaliças e algumas frutas contêm o precursor da vitamina A – os carotenóides, pigmentos vermelhos e amarelos das plantas. Somente poucos carotenóides têm atividade de vitamina A; o carotenóide com mais atividade de vitamina A é o betacaroteno.

As Cores dos Alimentos com Vitamina A As hortaliças de folhas escuras (como o espinafre – não o aipo ou o repolho) e os vegetais e frutas de cores alaranjadas bem vivas (como a abóbora, o melão do tipo cantaloupe, a cenoura e a batata-doce – não o milho ou a banana) ajudam as pessoas a suprir sua necessidade de vitamina A (veja a Figura 6-8). Uma dieta incluindo diversas porções de tais fontes ricas em caroteno ajuda a garantir uma ingestão adequada.

É bem provável que uma refeição atraente que inclua alimentos de diferentes cores supra as necessidades de vitamina A também. A maioria dos alimentos com atividade de vitamina A tem cores alegres – verde, amarelo,

■ 10.000 IU ≈ 3.000 μg de vitamina A, quase quatro vezes a RDA para mulheres.

■ 1 μg de RAE = 1 μg de retinol.
       = 2 μg de betacaroteno (suplemento).
       = 12 μg de betacaroteno (dietético).
       = 24 μg de outros carotenóides precursores da vitamina A.

■ 1 IU de retinol = 0,3 μg de retinol ou 0,3 μg de RAE.
1 IU de betacaroteno (suplemento) = 0,5 IU de retinol ou 0,15 μg de RAE.
1 IU de betacaroteno (dietético) = 0,165 IU de retinol ou 0,05 μg de RAE.
1 IU de outros carotenóides precursores da vitamina A = 0,025 μg de RAE.

acne: uma inflação crônica dos folículos da pele e glândulas sebáceas, o que leva a um acúmulo de óleo nos ductos ao redor dos pêlos; normalmente associada ao amadurecimento de jovens.

equivalentes de atividade de retinol (RAE): medida de atividade de vitamina A; a quantidade de retinol que o corpo vai retirar de um alimento que contenha retinol pré-formado ou de seu precursor betacaroteno.

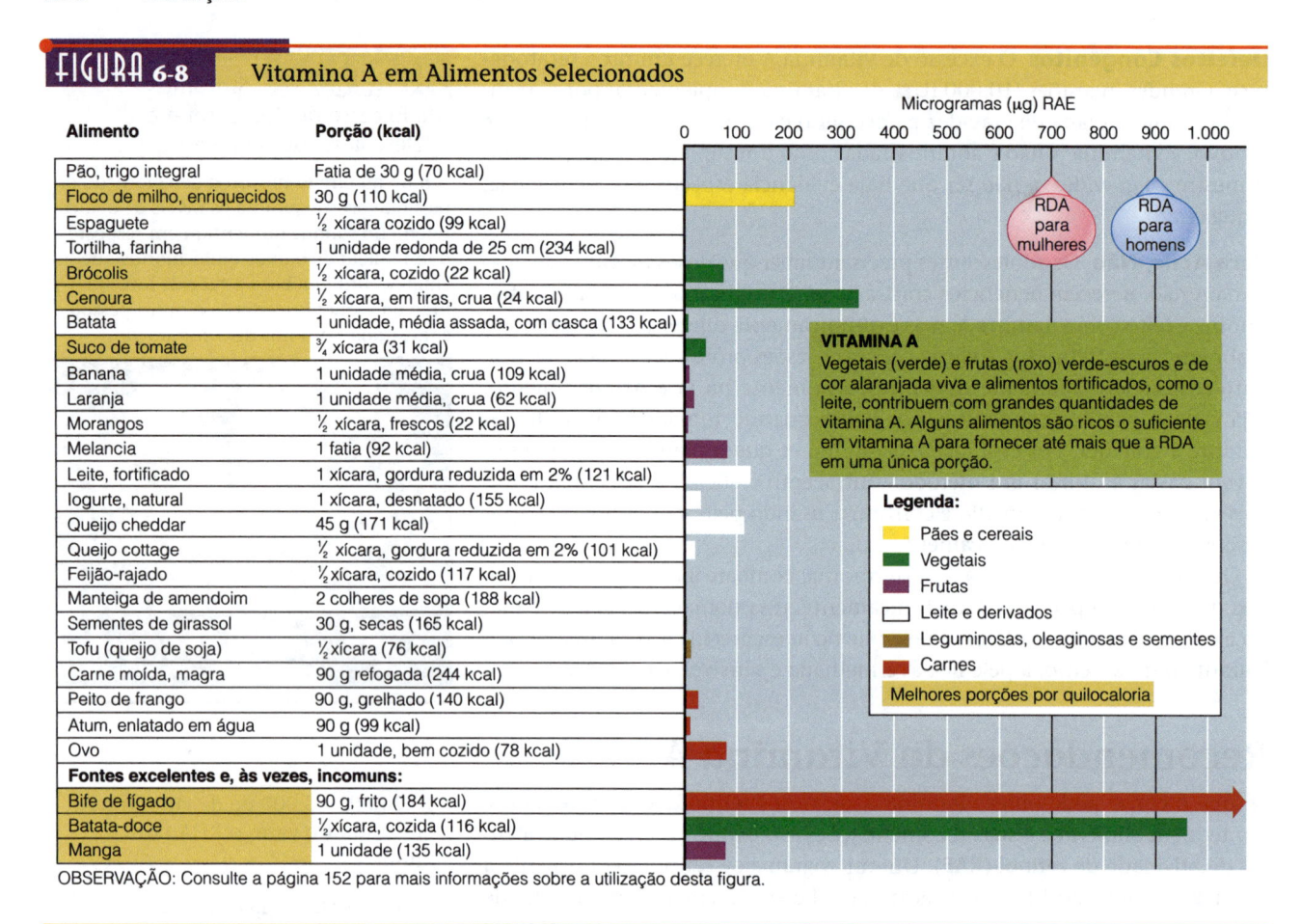

FIGURA 6-8 — Vitamina A em Alimentos Selecionados

Microgramas (µg) RAE

Alimento	Porção (kcal)
Pão, trigo integral	Fatia de 30 g (70 kcal)
Floco de milho, enriquecidos	30 g (110 kcal)
Espaguete	½ xícara cozido (99 kcal)
Tortilha, farinha	1 unidade redonda de 25 cm (234 kcal)
Brócolis	½ xícara, cozido (22 kcal)
Cenoura	½ xícara, em tiras, crua (24 kcal)
Batata	1 unidade, média assada, com casca (133 kcal)
Suco de tomate	¾ xícara (31 kcal)
Banana	1 unidade média, crua (109 kcal)
Laranja	1 unidade média, crua (62 kcal)
Morangos	½ xícara, frescos (22 kcal)
Melancia	1 fatia (92 kcal)
Leite, fortificado	1 xícara, gordura reduzida em 2% (121 kcal)
Iogurte, natural	1 xícara, desnatado (155 kcal)
Queijo cheddar	45 g (171 kcal)
Queijo cottage	½ xícara, gordura reduzida em 2% (101 kcal)
Feijão-rajado	½ xícara, cozido (117 kcal)
Manteiga de amendoim	2 colheres de sopa (188 kcal)
Sementes de girassol	30 g, secas (165 kcal)
Tofu (queijo de soja)	½ xícara (76 kcal)
Carne moída, magra	90 g refogada (244 kcal)
Peito de frango	90 g, grelhado (140 kcal)
Atum, enlatado em água	90 g (99 kcal)
Ovo	1 unidade, bem cozido (78 kcal)
Fontes excelentes e, às vezes, incomuns:	
Bife de fígado	90 g, frito (184 kcal)
Batata-doce	½ xícara, cozida (116 kcal)
Manga	1 unidade (135 kcal)

VITAMINA A
Vegetais (verde) e frutas (roxo) verde-escuros e de cor alaranjada viva e alimentos fortificados, como o leite, contribuem com grandes quantidades de vitamina A. Alguns alimentos são ricos o suficiente em vitamina A para fornecer até mais que a RDA em uma única porção.

Legenda:
- Pães e cereais
- Vegetais
- Frutas
- Leite e derivados
- Leguminosas, oleaginosas e sementes
- Carnes
- Melhores porções por quilocaloria

OBSERVAÇÃO: Consulte a página 152 para mais informações sobre a utilização desta figura.

---

laranja e vermelho. Todos os alimentos vegetais com atividade significativa de vitamina A devem apresentar alguma cor, já que o betacaroteno é um rico composto bem amarelado, quase laranja. O betacaroteno é abundante em hortaliças de folhas verde-escuras, porém fica mascarado por grandes quantidades do pigmento verde **clorofila**.

Entretanto, cores alegres nem sempre são sinal e atividade de vitamina A. A beterraba e o milho, por exemplo, obtêm sua cor das **xantofilas**, vermelhas e amarelas, que não têm atividade de vitamina A. Os alimentos de origem vegetal brancos, como batata, couve-flor, massas e arroz, também apresentam pouca ou nenhuma vitamina A.

Fast-Food Pobre em Vitamina A Nos alimentos tipo *fast-food* também falta vitamina A. Seria sensato que aqueles que comem freqüentemente hambúrguer, batata frita e refrigerante dessem prioridade às hortaliças e às frutas coloridas em outras refeições.

Fígado Rico em Vitamina A As pessoas às vezes querem saber se comer fígado com muita freqüência causa toxicidade de vitamina A. O fígado é uma fonte rica porque é nele que a vitamina A é armazenada nos animais, bem como no ser humano.* Exploradores do ártico que ingeriram grandes quantidades de fígado de ursos polares ficaram doentes apresentando sintomas que sugerem a toxicidade de vitamina A, assim como crianças que comiam regularmente fígado de galinha, o qual fornecia uma quantidade três vezes maior

---

clorofila: pigmento verde das plantas, que absorve a luz e transfere a energia a outras moléculas, iniciando, assim, a fotossíntese.

xantofilas: pigmentos encontrados em plantas; responsáveis pela mudança de cor das folhas no outono.

---

* O fígado não é o único órgão que armazena vitamina A. Os rins, as glândulas supra-renais e outros órgãos também o fazem; no entanto, o fígado armazena a maior parte e é um dos órgãos mais comumente ingeridos.

que sua ingestão diária recomendada. O fígado oferece muitos nutrientes, e comê-lo periodicamente pode melhorar o estado nutricional da pessoa, mas é bom tomar cuidado para não comer muito, com muita freqüência, principalmente as gestantes. Com um bife de fígado de aproximadamente 30 g, que oferece mais de três vezes a RDA para vitamina A, as ingestões podem subir rapidamente.

RESUMO

A vitamina A é encontrada no corpo de três formas: retinol, retinal e ácido retinóico. Juntos, eles são essenciais para a visão, a saúde dos tecidos epiteliais e o crescimento. A deficiência de vitamina A é um grande problema de saúde no mundo todo, que leva a infecções, cegueira e queratinização. A toxicidade também pode causar problemas e é mais comumente associada aos excessos de suplementos. Alimentos de origem animal, como o fígado e o leite, fornecem retinóides, enquanto alimentos de coloração viva de origem vegetal, como o espinafre, a cenoura e a abóbora, fornecem o betacaroteno e outros carotenóides. Além de ser o precursor da vitamina A, o betacaroteno pode atuar como um antioxidante no corpo. A tabela a seguir resume as funções da vitamina A no corpo, os sintomas da deficiência da toxicidade e as fontes alimentares.

Vitamina A

Outros Nomes

Retinol, retinal, ácido retinóico; os precursores são os carotenóides, como o betacaroteno

RDA 2001

Homens: 900 µg RAE/dia

Mulheres: 700 µg RAE/dia

Limite Superior Tolerável de Ingestão

Adultos: 3.000 µg RAE/dia

Principais Funções no Organismo

Visão; manutenção da córnea, células epiteliais, membranas mucosas, pele; crescimento ósseo e dentário; reprodução; imunização

Fontes Significativas

Retinol: leite fortificado, queijo, manteiga, margarina fortificada, ovos, fígado

Betacaroteno: espinafre e outras folhas de cor verde-escura; brócolis, frutas bem alaranjadas (damasco, melão do tipo cantaloupe) e legumes (abóbora, cenoura, batata-doce).

Doença Causada pela Deficiência

Hipovitaminose A

Sintomas da Deficiência

Cegueira noturna, ressecamento corneal (xerose), manchas cinza triangulares nos olhos (manchas de Bitot), amolecimento da córnea (ceratomalácia) e degeneração corneal e cegueira (xeroftalmia); imunidade prejudicada (doenças infecciosas); obstrução de folículos capilares com queratina, formando cistos esbranquiçados (hiperqueratose).

Doença da Toxicidade

Hipervitaminose A[a]

Sintomas da Toxicidade Crônica

Atividade de osteoclastos[b] aumentada, causando a redução da densidade óssea; anormalidades do fígado; defeitos congênitos.

Sintomas da Toxicidade Aguda

Visão perturbada, náusea, vômito, vertigem; aumento da pressão intracraniana que simula tumor cerebral; dor de cabeça.

[a] Uma condição relacionada, a *hipercarotemia*, é causada pelo acúmulo de grande quantidade do precursor da vitamina A, o betacaroteno, no sangue, o que deixa a pele notavelmente amarelada. A hipercarotemia não é, estritamente falando, um sintoma de toxicidade.
[b] Os *osteoclastos* são as células que destroem os ossos durante seu crescimento. As que os constroem são os osteoblastos.

Vitamina D

A vitamina D (calciferol)■ é diferente de todos os outros nutrientes, pois o corpo pode sintetizá-la, com a ajuda da luz solar, a partir de um precursor que o organismo produz a partir do colesterol. Assim, a vitamina D não é um nutriente essencial: se permanecerem tempo suficiente expostas ao sol, as pessoas não precisam de vitamina D proveniente de alimentos.[19]

A Figura 6-9 mostra o caminho para a produção e ativação da vitamina D. Os raios ultravioleta do sol atingem o precursor na pele e o convertem na pré-vitamina D_3. Esse composto entra no corpo e é vagarosamente, durante as próximas 36 horas, convertido em sua forma ativa com a ajuda do calor do corpo. A atividade biológica da vitamina ativa é 500 a 1.000 vezes maior que a de seu precursor.

■ A vitamina D tem diversas formas, mas as duas mais importantes são uma versão vegetal chamada **vitamina D_2**, ou **ergocalciferol**, e uma versão animal denominada **vitamina D_3**, ou **colecalciferol**.

FIGURA 6-9 Síntese e Ativação de Vitamina D

O precursor da vitamina D é produzido no fígado a partir do colesterol (veja a Figura 3-11 e consulte o Apêndice C). A ativação da vitamina D é um processo rigorosamente regulado. O produto final, vitamina D ativa, também é conhecido como 1,25-diidroxicolecalciferol (ou calcitriol).

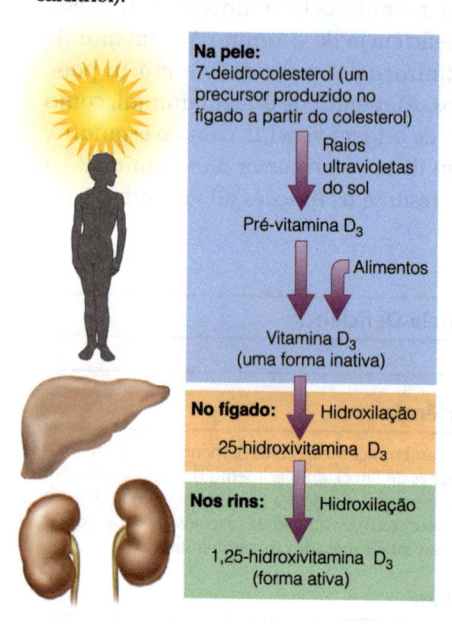

Na pele:
7-deidrocolesterol (um precursor produzido no fígado a partir do colesterol)
↓ Raios ultravioletas do sol
Pré-vitamina D_3
↓ Alimentos
Vitamina D_3 (uma forma inativa)

No fígado: Hidroxilação
25-hidroxivitamina D_3

Nos rins: Hidroxilação
1,25-hidroxivitamina D_3 (forma ativa)

■ Porque as junções costocondrais malformadas assemelham-se a contas de rosário, esse sintoma é comumente conhecido como **rosário raquítico** ("o rosário do raquitismo").

raquitismo: doença da deficiência de vitamina D em crianças, caracterizada por mineralização inadequada do osso (manifestada em pernas arqueadas ou genuvalgos, peito arqueado para fora e costelas salientes). Um raro tipo de raquitismo, não causado por deficiência de vitamina D, é conhecido como *raquitismo refratário do tratamento com vitamina D*.

Independentemente de o corpo fabricar a vitamina D_3 ou obtê-la diretamente dos alimentos, duas reações de hidroxilação devem ocorrer antes de a vitamina se tornar completamente ativa. Primeiro, o fígado acrescenta um grupo OH e, então, os rins acrescentam outro grupo OH para produzir a vitamina ativa. Uma revisão da Figura 6-9 revela como as doenças que afetam o fígado ou os rins podem interferir na ativação da vitamina D e acarretar sintomas de deficiência.

Funções no Organismo

Apesar de ser chamada de vitamina, a vitamina D é, na verdade, um hormônio, um composto produzido por uma parte do corpo que provoca uma reação de outra parte. Como a vitamina A, a vitamina D tem uma proteína ligadora que a carrega para os órgãos-alvo, principalmente os intestinos, os rins e os ossos.

Vitamina D no Crescimento Ósseo A vitamina D é membro de um grande e cooperativo time de manutenção e produção óssea composto por nutrientes e outros compostos, incluindo as vitaminas A, C e K; os hormônios paratormônio e calcitonina; a proteína colágeno; e os minerais cálcio, fósforo, magnésio e fluoreto. A função especial da vitamina D no crescimento ósseo é manter concentrações de cálcio e fósforo no sangue. Os ossos crescem mais densos e fortes à medida que absorvem e depositam esses minerais.

A vitamina D aumenta a concentração desses minerais no sangue de três maneiras: melhora sua absorção no trato gastrointestinal, sua reabsorção nos rins e sua mobilização dos ossos para o sangue. A vitamina pode trabalhar sozinha, assim como faz no trato gastrointestinal, ou em combinação com o paratormônio, como faz nos ossos e nos rins. A vitamina D é o diretor, mas a estrela do *show* é o cálcio. Detalhes sobre o equilíbrio de cálcio aparecem no Capítulo 7.

Vitamina D em Outras Funções Os cientistas descobriram muitos outros tecidos-alvo da vitamina D, incluindo células do sistema imunológico, do cérebro, do sistema nervoso, do pâncreas, da pele, dos músculos e cartilagens e dos órgãos reprodutores. Como a vitamina D tem muitas funções, ela pode ser valiosa no tratamento de diversas doenças. Evidências recentes sugerem que a vitamina D pode proteger contra a esclerose múltipla.[20]

Deficiência de Vitamina D

Os fatores que contribuem para a deficiência de vitamina D incluem pele escura, amamentação sem suplementação, pouca exposição ao sol e ingestão de leite não fortificado.[21] Na deficiência de vitamina D, a produção da proteína que liga o cálcio da dieta às células do intestino fica mais lenta. Assim, mesmo quando a quantidade de cálcio na dieta é adequada, ele passa pelo trato gastrointestinal sem ser absorvido, deixando os ossos sem suprimento. Conseqüentemente, uma deficiência de vitamina D cria uma deficiência de cálcio. Os adolescentes podem não atingir seu pico de massa óssea.[22]

Raquitismo No mundo todo, o **raquitismo**, doença da deficiência de vitamina D, ainda aflige muitas crianças.[23] Os ossos não calcificam normalmente, causando retardo do crescimento e anormalidades esqueléticas. Eles ficam tão fracos que arqueiam quando têm de suportar o peso do corpo (veja a Figura 6-10). Uma criança raquítica, que já tem idade para andar, desenvolve pernas arqueadas, que é geralmente o sinal mais óbvio da doença. Outro sinal são as nodosidades nas costelas■ que resultam de junções costocondrais à cartilagem malformadas.

Osteomalácia Forma adulta do raquitismo, a **osteomalácia** ocorre mais freqüentemente em mulheres que ingerem pouco cálcio, expõem-se pouco ao sol e passam por diversas gestações e períodos de lactação. Dada essa combinação de fatores de risco, os ossos das pernas podem amolecer a ponto de uma mulher alta e ereta aos 20 anos ficar corcunda, com as pernas arqueadas e curvada antes dos 30 anos.

Osteoporose Qualquer falha na síntese adequada de vitamina D ou em sua obtenção por alimentos prepara o terreno para uma perda de cálcio dos ossos, o que pode resultar em fraturas. Em um grupo de mulheres com osteoporose hospitalizadas em decorrência de fraturas na bacia, a metade tinha deficiência não detectada de vitamina D.[24] O Destaque 7 descreve os diversos fatores que levam à osteoporose, uma condição de densidade óssea reduzida.

Idosos Os idosos são mais propensos a ter deficiência de vitamina D por diversas razões. De um lado, a pele, o fígado e os rins perdem sua capacidade de produzir e ativar a vitamina D com o avanço da idade. Do outro, os adultos mais velhos geralmente bebem pouco ou nenhum leite – a principal fonte dietética de vitamina D. E, finalmente, os adultos mais velhos geralmente passam a maior parte do dia dentro de casa e, quando se aventuram fora, muitos deles usam cuidadosamente roupas que os protejam do sol ou passam protetor solar em todas as áreas que ficam expostas a ele. Pessoas de pele mais escura são particularmente vulneráveis.[25] Todos esses fatores aumentam a probabilidade da deficiência de vitamina D e suas conseqüências: perdas e fraturas ósseas.

FIGURA 6-10 Sintomas da Deficiência de Vitamina D – Raquitismo: Pernas Arqueadas e Nodosidades nas Costelas

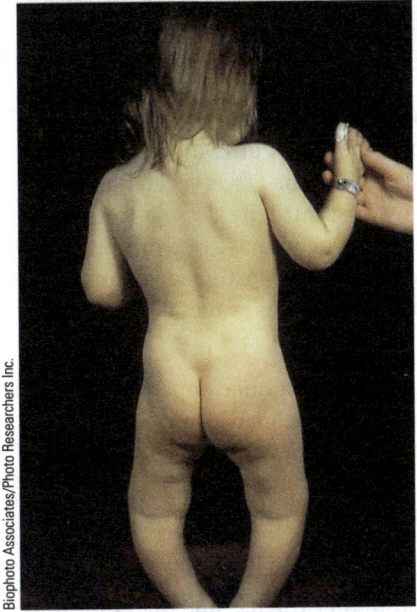

Pernas arqueadas. No raquitismo, os ossos longos das pernas, malformados, arqueiam-se para fora quando as atividades que exigem sustentação do peso, como andar, são iniciadas.

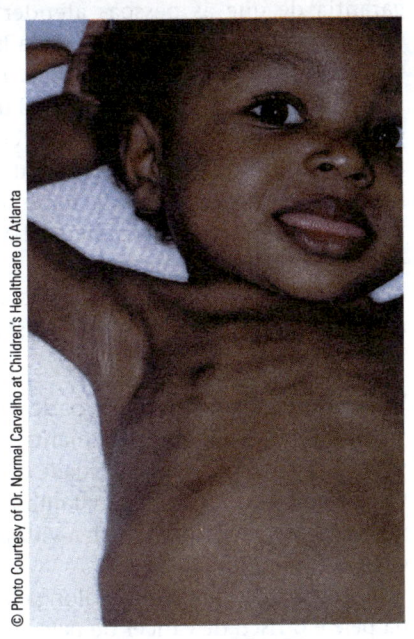

Nodosidades nas costelas. No raquitismo, uma série de "contas" aparece onde os ossos e cartilagens se ligam.

osteomalácia: doença óssea caracterizada por amolecimento dos ossos. Os sintomas incluem encurvamento da coluna e arqueamento das pernas. A doença ocorre com mais freqüência em mulheres adultas.
- **osteo** = osso
- **malácia** = amolecimento

Toxicidade da Vitamina D

A vitamina D ilustra claramente o modo como os nutrientes em quantidades ideais auxiliam a saúde, mas as faltas e excessos causam problemas. A vitamina D é, entre todas, a vitamina mais propensa a causar efeitos tóxicos quando consumida em quantidades excessivas. As quantidades de vitamina D produzidas pela pele e encontradas nos alimentos estão bem dentro dos limites estabelecidos pelo Limite Superior Tolerável de Ingestão. Porém, os suplementos contendo a vitamina de forma concentrada devem ser mantidos fora do alcance de crianças e utilizados com cautela, quando usados por adultos.

O excesso de vitamina D aumenta a concentração de cálcio no sangue.■ O excesso de cálcio no sangue tende a precipitar-se no tecido mole, formando pedras, especialmente nos rins, onde o cálcio é concentrado em um esforço para expeli-las. A calcificação também pode endurecer os vasos sangüíneos e é especialmente perigosa nas artérias principais do coração e dos pulmões, podendo causar a morte.

■ A alta concentração de cálcio no sangue é conhecida como **hipercalcemia** e pode se desenvolver a partir de diversos distúrbios, incluindo a toxicidade de vitamina D. Ela *não* se desenvolve a partir da alta ingestão de cálcio.

Fontes e Recomendações de Vitamina D

Somente alguns alimentos contêm vitamina D em estado natural. Felizmente, o corpo consegue produzir toda a vitamina D de que precisa com a ajuda de alguns raios solares. Entretanto, ao estabelecer as recomendações dietéticas, o Comitê DRI admitiu que não há vitamina D disponível a partir dessa fonte.

Vitamina D nos Alimentos A maioria dos adultos, especialmente nas regiões mais ensolaradas, não precisa fazer muito esforço para obter vitamina D de alimentos. Sugere-se que pessoas que não ficam muito fora de casa ou que vivem em áreas predominantemente nubladas ou com muita neblina e fumaça tomem pelo menos 2 xícaras de leite fortificado com vitamina D por dia. A fortificação do leite com vitamina D é a melhor garantia de que as pessoas atenderão às suas necessidades e enfatiza a importância do leite em uma dieta bem balanceada.* Para os que comem margarina em vez de manteiga, a margarina fortificada também é uma fonte significativa. A versão vegetal da vitamina D pode produzir um composto ativo sob irradiação, mas sua contribuição é inferior. Sem a exposição ao sol, a fortificação ou a suplementação adequadas, uma dieta vegetariana não pode atingir a quantidade necessária de vitamina D. Os vegetarianos que não incluem leite em suas dietas devem consumir leite de soja fortificado com vitamina D. Alimentar bebês e crianças pequenas com produtos comercialmente tidos como "bebidas saudáveis" não-fortificadas em vez de leite ou fórmulas infantis pode ocasionar deficiências graves de nutrientes, incluindo o raquitismo.[26]

Vitamina D do Sol A maior parte da população mundial depende da exposição natural à luz solar para manter a nutrição adequada de vitamina D. O sol não oferece risco de toxicidade de vitamina D; a exposição prolongada a ele prejudica o precursor da vitamina D na pele, evitando sua conversão na vitamina ativa. Mesmo os salva-vidas em praias estão seguros contra a toxicidade de vitamina D do sol.

Entretanto, a exposição prolongada a ele causa o enrugamento prematuro da pele e o risco de câncer de pele. Os protetores solares ajudam a diminuir esses riscos, mas, infelizmente, aqueles com fator de proteção solar (FPS) 8 ou maior também impedem a síntese de vitamina D. Uma estratégia para evitar

---

* Nos Estados Unidos, a fortificação do leite com vitamina D é de 10 µg de colecalcifenol (400 IU) para cada 0,95 L; no Canadá, é de 9,6 µg (385 IU) por L.

esse dilema é passar o protetor solar depois de transcorrido tempo suficiente para possibilitar a síntese de vitamina D. Para a maioria das pessoas, expor as mãos, o rosto e os braços ao sol em um dia claro por 10 a 15 minutos algumas vezes por semana já é suficiente para manter a nutrição de vitamina D.

Os pigmentos da pele escura oferecem alguma proteção contra os danos causados pelo sol, mas também reduzem a síntese de vitamina D. As pessoas de pele escura precisam de mais tempo de exposição solar do que as pessoas de pele clara: a pele altamente pigmentada consegue a mesma quantidade de síntese de vitamina D em três horas enquanto a pele clara consegue em 30 minutos. A latitude, a estação do ano e a hora do dia também têm efeitos drásticos sobre a síntese de vitamina D (veja a Figura 6-11). Os raios solares ultravioleta (UV) que provocam a síntese de vitamina D são bloqueados por nuvens pesadas, fumaça ou neblina. As diferenças na pigmentação da pele, latitude e na quantidade de neblina podem explicar a descoberta de que os afro-americanos, especialmente os que moram em cidades com muita fumaça ou neblina, têm mais probabilidade de desenvolver raquitismo.[27] Para essas pessoas e para aqueles que não podem sair de casa com muita freqüência, a vitamina D dietética é essencial. Somente os estoques de vitamina D provenientes da síntese realizada no verão são insuficientes para atender às necessidades durante o inverno.[28]

Dependendo da radiação usada, os raios UV das lâmpadas e cabines de bronzeamento também podem estimular a síntese de vitamina D, mas os perigos superam todos os possíveis benefícios.* O FDA (Food and Drug Administration) – órgão de controle de alimentos e medicamentos – alerta que, se as lâmpadas não estiverem adequadamente filtradas, as pessoas que utilizam as cabines de bronzeamento correm o risco de sofrer queimaduras, prejudicar os olhos e os vasos sangüíneos e de contrair câncer de pele.

■ Fatores que podem limitar a exposição ao sol e, assim, a síntese de vitamina D:
- Localização geográfica.
- Estação do ano.
- Hora do dia.
- Poluição do ar.
- Roupas.
- Prédios altos.
- Ficar muito dentro de casa.
- Protetores solares.

FIGURA 6-11   Síntese de Vitamina D e Latitude

Acima da latitude 40° norte (e abaixo da latitude 40° sul, no hemisfério sul), a síntese de vitamina D cessa durante os quatro meses de inverno. A síntese aumenta com a proximidade da primavera, chega ao ápice no verão e diminui novamente no outono. As pessoas que vivem no extremo norte ou no extremo sul podem perder até seis meses de produção de vitamina D.

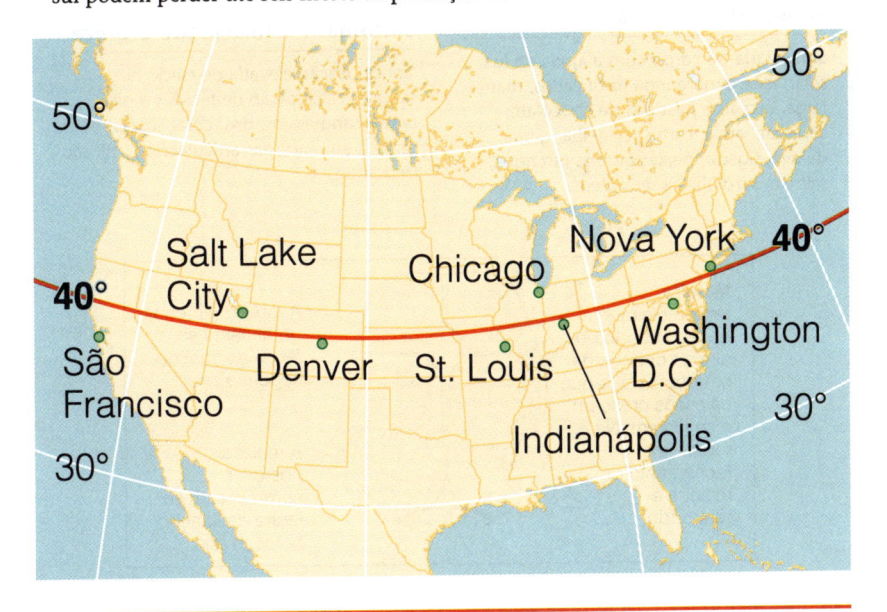

* O melhor comprimento de onda para a síntese de vitamina D são os raios UV-B entre 290 e 310 nanômetros. Alguns salões de bronzeamento anunciam "somente raios UV-A, para um bronzeamento sem ardência", mas, na verdade, os raios UV-A podem causar danos à pele.

- A atividade de vitamina D era expressa em unidades internacionais (IU), mas agora é expressa em microgramas de colecalcifenol. Para fazer a conversão, use a seguinte proporção:

1 IU = 0,025 μg de colecalcifenol

Por exemplo:
- 100 IU = 2,5 μg (100 IU × 0,025 μg).
- 400 IU = 10 μg (400 IU × 0,025 μg).

RESUMO

A vitamina D pode ser sintetizada no corpo com a ajuda da luz solar ou ser obtida a partir de alimentos de origem animal. Ela envia sinais para três locais-alvo principais: o trato gastrointestinal para absorver mais cálcio e fósforo, os ossos para liberar mais e os rins para reter mais. Essas ações mantêm as concentrações de cálcio no sangue e ajudam na formação óssea. Uma deficiência causa raquitismo em crianças e osteomalácia em adultos. O leite fortificado é uma importante fonte dietética. A tabela a seguir resume os dados sobre a vitamina D.

Vitamina D

Outros Nomes
Calcifenol, 1,25-diidroxi vitamina D (calcitriol); a versão animal é a vitamina D_3 ou colecalcifenol; a versão vegetal é a vitamina D_2 ou ergocalcifenol; o precursor é o colesterol do próprio corpo.

Ingestão Adequada (AI) 1997
Adultos: 5 μg/dia (19 a 50 por ano)
10 μg/dia (51 a 70 por ano)
15 μg/dia (>70 por ano)

Limite Superior Tolerável de Ingestão (UL)
Adultos: 50 μg/dia

Principais Funções no Corpo
Mineralização dos ossos (eleva a concentração de cálcio e fósforo no sangue, aumentando a absorção do trato digestivo, extraindo o cálcio dos ossos, estimulando a retenção pelos rins).

Fontes Significativas
Sintetizada no corpo com a ajuda da luz solar; leite e margarina fortificados, manteiga, cereais e misturas de chocolate; carne de vitela, carne vermelha, gema de ovo, fígado, peixes gordos (arenque, salmão, sardinha) e seus óleos.

Doença Causada pela Deficiência
Raquitismo, osteomalácia

Sintomas da Deficiência

Raquitismo em Crianças
Calcificação inadequada, resultando em ossos deformados (pernas arqueadas); aumento das extremidades dos ossos longos (joelhos, pulsos); deformações das costelas (arqueadas, com contas ou nós);[a] retardamento do fechamento da moleira, resultando no rápido aumento do tamanho da cabeça (veja a figura a seguir); músculos flácidos, resultando na saliência do abdômen; espasmos musculares.

Osteomalácia em Adultos
Perda de cálcio, resultando em ossos moles, flexíveis, frágeis e deformados; fraqueza progressiva; dores na pélvis, na região lombar e nas pernas.

Doença da Toxicidade
Hipervitaminose D

Sintomas da Toxicidade Crônica
Concentração elevada de cálcio no sangue; calcificação de tecidos moles (vasos sanguíneos, rins, coração, pulmões, tecidos ao redor das articulações), micção freqüente.

Moleira
Uma moleira é um espaço aberto no alto da cabeça de um bebê antes que os ossos cresçam e se juntem. No raquitismo, o fechamento da moleira é retardado.

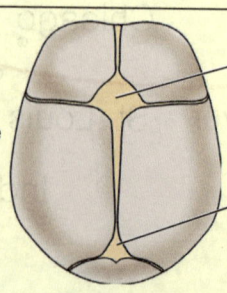

- A moleira anterior geralmente se fecha ao final do segundo ano.
- A moleira posterior normalmente se fecha ao final do primeiro ano.

[a] O arqueamento das costelas causa os sintomas conhecidos como peito de pombo. As nodosidades que se formam nas costelas lembram contas de rosário; assim, esse sintoma é conhecido como rosário raquítico ("o rosário do raquitismo").

Vitamina E

Os pesquisadores descobriram um componente de óleos vegetais necessário para a reprodução em ratos e chamaram esse fator antiesterilidade de **tocoferol**, que significa "gerar descendentes". Quando os químicos isolaram quatro compostos de tocoferol diferentes, designaram-nos pelas quatro primeiras letras do alfabeto grego: alfa, beta, gama e delta. Os tocoferóis consistem em uma estrutura circular complexa e uma longa cadeia lateral estruturada (o Apêndice C mostra as estruturas químicas). As posições dos grupos metil (CH_3) na cadeia lateral e suas rotações químicas distinguem um tocoferol do outro. O **alfatocoferol** é o único que tem atividade de vitamina E no corpo humano.[29] Os outros tocoferóis não são prontamente convertidos em alfatocoferol no organismo nem desempenham as mesmas funções que eles. Atualmente, estão sendo realizadas pesquisas para verificar se esses outros tocoferóis podem ser benéficos de outras formas.[30]

Vitamina E como Antioxidante

A vitamina E é um antioxidante lipossolúvel e um dos principais defensores do corpo contra as reações adversas dos radicais livres (veja a Figura 6-12). Assim, a vitamina E protege os componentes vulneráveis das células e suas membranas da destruição. Mais notavelmente, a vitamina E evita a oxidação dos ácidos graxos poliinsaturados, mas também protege outros lipídios e compostos relacionados (como a vitamina A).

Cada vez mais, evidências sugerem que a vitamina E pode reduzir o risco de doenças cardíacas protegendo as lipoproteínas de baixa densidade (LDL) contra a oxidação. A oxidação da LDL tem sido um fator-chave no desenvolvimento de doenças cardíacas. O Destaque 6 oferece muito mais detalhes sobre a forma como a vitamina E e outros antioxidantes protegem contra doenças crônicas, como as doenças cardíacas e o câncer.

> **tocoferol**: termo geral para vários compostos quimicamente relacionados, um dos quais tem atividade de vitamina E (consulte o Apêndice C para estruturas químicas).
>
> **alfatocoferol**: composto ativo de vitamina E.

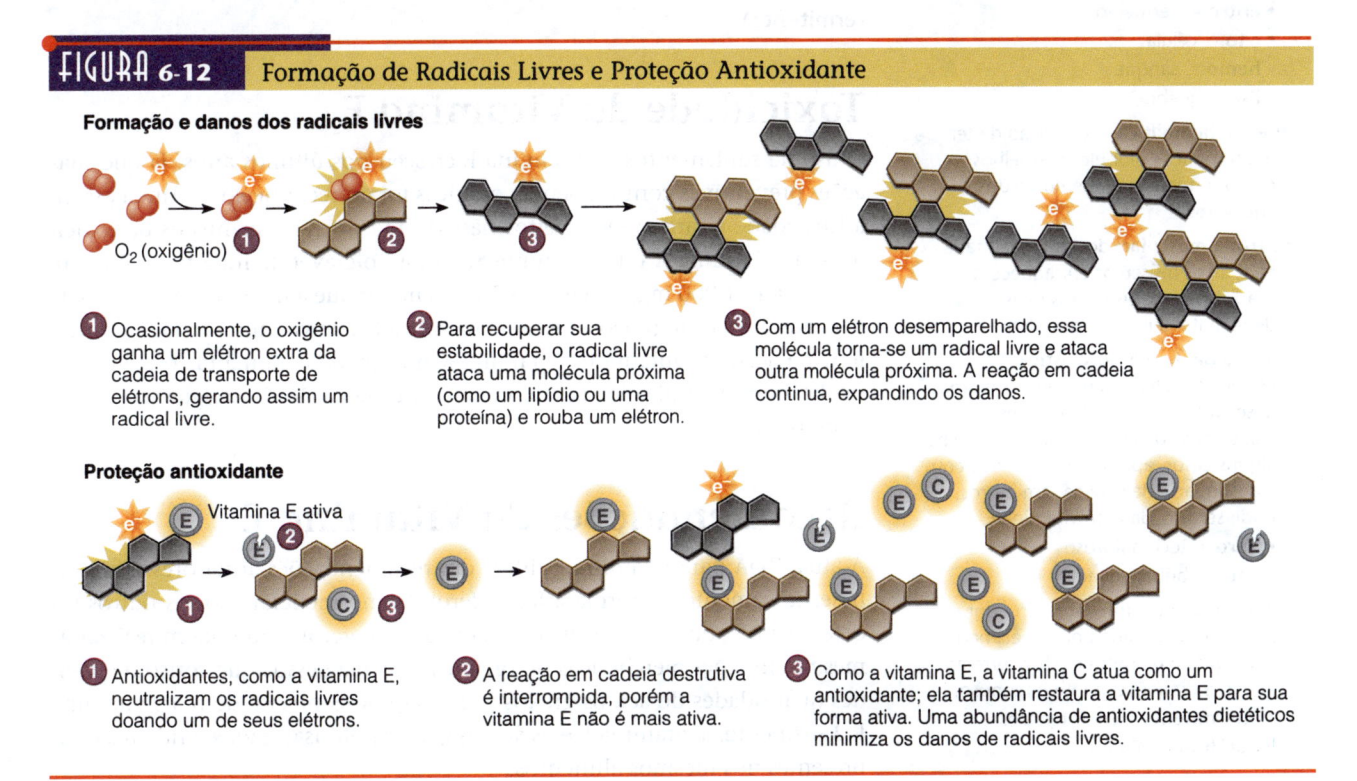

FIGURA 6-12 Formação de Radicais Livres e Proteção Antioxidante

Formação e danos dos radicais livres

O_2 (oxigênio)

① Ocasionalmente, o oxigênio ganha um elétron extra da cadeia de transporte de elétrons, gerando assim um radical livre.

② Para recuperar sua estabilidade, o radical livre ataca uma molécula próxima (como um lipídio ou uma proteína) e rouba um elétron.

③ Com um elétron desemparelhado, essa molécula torna-se um radical livre e ataca outra molécula próxima. A reação em cadeia continua, expandindo os danos.

Proteção antioxidante

Vitamina E ativa

① Antioxidantes, como a vitamina E, neutralizam os radicais livres doando um de seus elétrons.

② A reação em cadeia destrutiva é interrompida, porém a vitamina E não é mais ativa.

③ Como a vitamina E, a vitamina C atua como um antioxidante; ela também restaura a vitamina E para sua forma ativa. Uma abundância de antioxidantes dietéticos minimiza os danos de radicais livres.

Enquanto a pesquisa continua revelando possíveis funções para a vitamina E, desmentiram-se as alegações de que essa vitamina melhora o desempenho físico e sexual e cura disfunções sexuais nos homens. A vitamina E não retarda ou evita processos de envelhecimento, como o aparecimento de rugas e de cabelos grisalhos. E ela também não retarda o avanço do mal de Parkinson.

Deficiência de Vitamina E

Em seres humanos, uma deficiência primária de vitamina E (a partir de uma ingestão insuficiente) é rara; a deficiência está geralmente associada a doenças de absorção inadequada de gordura, como a fibrose cística. Sem vitamina E, os glóbulos vermelhos se rompem e derramam seu conteúdo, provavelmente em função da oxidação dos ácidos graxos poliinsaturados em suas membranas. Esse sinal clássico da deficiência de vitamina E, conhecido como **hemólise de eritrócitos**, pode ser visto em bebês prematuros, nascidos antes da transferência de vitamina E da mãe para o bebê que acontece nas últimas semanas de gravidez. O tratamento com vitamina E corrige a **anemia hemolítica**.

A deficiência prolongada de vitamina E também causa disfunção neurovascular envolvendo a medula espinhal e a retina. Sintomas comuns incluem perda de coordenação muscular e de reflexos, além de visão e fala prejudicadas. O tratamento com vitamina E corrige esses sintomas neurológicos da deficiência vitamínica, mas não previne ou cura a **distrofia muscular** hereditária que aflige crianças. As crianças com essa doença não se beneficiam do tratamento com vitamina E e, geralmente, morrem ainda jovens quando seus músculos respiratórios se deterioram.

Duas outras doenças parecem responder ao tratamento com vitamina E, apesar de os resultados não serem consistentes. Uma delas é uma doença mamária não maligna (**doença da mama fibrocística**), e a outra é uma anormalidade de fluxo sangüíneo que causa cãibras nas pernas (**claudicação intermitente**).

Toxicidade da Vitamina E

O uso de suplementos de vitamina E cresceu nos últimos anos, já que suas ações preventivas contra doenças crônicas foram reconhecidas. Ainda assim, a toxicidade é rara, e seus efeitos não são tão nocivos quanto os da toxicidade de vitamina A e D. O Limite Superior Tolerável de Ingestão (UL) para vitamina E (1.000 mg) é mais de 65 vezes maior que a ingestão recomendada para adultos (15 mg). Doses extremamente altas de vitamina E podem interferir na ação coagulante da vitamina K no sangue e aumentar o efeito dos medicamentos utilizados para combater a coagulação do sangue, causando hemorragia.

Recomendações da Vitamina E

A atual RDA para vitamina E difere das recomendações anteriores por estar baseada somente na forma alfatocoferol. Como mencionado, os outros tocoferóis não podem ser convertidos em alfatocoferol nem podem realizar as mesmas funções metabólicas no organismo. Uma pessoa que consome grandes quantidades de ácidos graxos poliinsaturados precisa de mais vitamina E. Felizmente, a vitamina E e os ácidos graxos poliinsaturados tendem a estar presentes nos mesmos alimentos.

---

hemólise: é a ruptura dos glóbulos vermelhos (eritrócitos); um sintoma da deficiência de vitamina E nos seres humanos.
- **eritro** = vermelho
- **cito** = célula
- **hemo** = sangue
- **lise** = quebra

anemia hemolítica: a condição de ter muito poucos glóbulos vermelhos como resultados de hemólise dos eritrócitos.

distrofia muscular: doença hereditária na qual os músculos enfraquecem gradualmente. Os efeitos mais debilitantes surgem nos pulmões.

doença da mama fibrocística: condição inofensiva em que as mamas desenvolvem nódulos, às vezes associados ao consumo de cafeína. Em alguns casos, apresenta resultados com a abstinência de cafeína; em outros, pode ser tratada com vitamina E.
- **fibro** = tecido fibroso
- **cisto** = bolsa fechada

claudicação intermitente: forte dor na panturrilha causada por fornecimento inadequado de sangue. Ela ocorre ao andar, e diminui durante o repouso.
- **intermitente** = em intervalos
- **claudicar** = mancar

Vitamina E nos Alimentos

A vitamina E está presente em muitos alimentos. Grande parte é proveniente de óleos vegetais e produtos feitos a partir deles, como a margarina e molhos para salada. O óleo de gérmen de trigo é especialmente rico nessa vitamina.

A vitamina E é destruída imediatamente com o processamento por calor (como a fritura com grande quantidade de óleo quente) e com a oxidação; assim, alimentos frescos ou levemente processados são fontes preferíveis. A maioria dos alimentos processados e "de conveniência" não contribui com vitamina E suficiente para garantir uma ingestão adequada.

Antes do ano 2000, os valores de vitamina E nos alimentos refletiam todos os tocoferóis e eram expressos em "miligramas de equivalentes de tocoferol".■ Essas medidas superestimavam a quantidade de alfatocoferol. Para estimar o teor de alfatocoferol dos alimentos classificados como "equivalentes de tocoferol", multiplique por 0,8.[31]

■ O Apêndice D apresenta de forma precisa dados de vitamina E em miligramas de alfatocoferol.

RESUMO A vitamina E atua como um antioxidante, defendendo os lipídios e outros componentes celulares contra os danos da oxidação. As deficiências são raras, mas ocorrem em bebês prematuros, tendo como sintoma a hemólise de eritrócitos. A vitamina E é predominantemente encontrada em óleos vegetais e parece ser uma das vitaminas lipossolúveis menos tóxicas. A tabela resumo revê as funções da vitamina E, os sintomas da deficiência, da toxicidade e as fontes alimentares.

Vitamina E

Outros Nomes	**Fontes Significativas**
Alfatocoferol	Óleos vegetais poliinsaturados (margarina, molho para salada, manteiga ou outra gordura utilizada para confecção de bolos), vegetais de folhas verdes, gérmen de trigo, fígado, gema do ovo, oleaginosas, sementes.
RDA 2000	
Adultos: 5 mg/dia	Facilmente destruída pelo calor e o oxigênio
Limite Superior Tolerável de Ingestão (UL)	**Sintomas da Deficiência**
Adultos: 1.000 mg/dia	Rompimento dos glóbulos vermelhos,[a] danos aos nervos
Principais Funções no Corpo	**Sintomas da Toxicidade**
Antioxidante (estabilização das membranas celulares, regulação das reações de oxidação, proteção dos ácidos graxos poliinsaturados [Pufa] e da vitamina A).	Aumenta os efeitos de medicamentos anticoagulantes.

[a] O rompimento dos glóbulos vermelhos é chamado de hemólise de eritrócitos.

Vitamina K

Assim como a vitamina D, a vitamina K pode ser obtida de fontes não alimentares. As bactérias no trato GI sintetizam a vitamina K que o corpo pode absorver. A vitamina K■ atua principalmente na coagulação sangüínea, onde sua presença pode ser a diferença entre a vida e a morte. O sangue tem uma habilidade notável de permanecer líquido, mas pode se solidificar em segundos quando a integridade do sistema é perturbada. (Se o sangue não coagulasse, um pequeno furo de alfinete poderia drenar todo o sangue do corpo, do mesmo modo que um minúsculo furo inutiliza um balde para sempre.)

■ K representa a palavra dinamarquesa *koagulation* ("coagular").

Funções no Organismo

Mais de uma dúzia de proteínas diferentes e o cálcio mineral estão envolvidos na coagulação do sangue. A vitamina K é essencial para ativar diversas

FIGURA 6-13 — O Processo de Coagulação Sangüínea

Quando o sangue é exposto ao ar, substâncias estranhas, ou secreções de tecidos feridos, as plaquetas (estruturas pequenas parecidas com células presentes no sangue) liberam um fosfolipídio conhecido como tromboplastina. A tromboplastina catalisa a conversão da proteína inativa protrombina na enzima ativa trombina. Então a trombina catalisa a conversão da proteína precursora fibrinogênio na proteína ativa fibrina, que forma o coágulo.

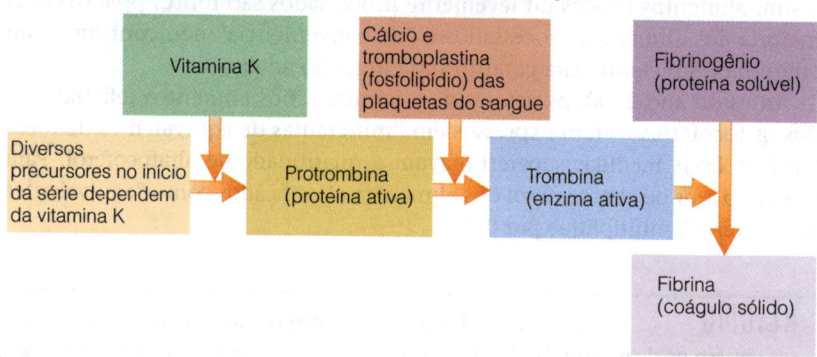

Diversos precursores no início da série dependem da vitamina K → Protrombina (proteína ativa) → [Vitamina K; Cálcio e tromboplastina (fosfolipídio) das plaquetas do sangue] → Trombina (enzima ativa) → [Fibrinogênio (proteína solúvel)] → Fibrina (coágulo sólido)

---

dessas proteínas, entre elas a protrombina, produzida pelo fígado como uma precursora da proteína trombina (veja a Figura 6-13). Quando qualquer um dos fatores coagulantes do sangue estiver em falta, o resultado é uma **doença hemorrágica**. Se uma artéria ou veia for cortada ou rompida, o sangramento permanece incontrolado. (É claro que isso não quer dizer que a hemorragia é sempre causada por deficiência de vitamina K. Outra causa é a doença hereditária **hemofilia**, que não é curável com tratamento de vitamina K.)

A vitamina K também participa da síntese de proteínas ósseas. Sem ela, os ossos produzem uma proteína anormal, a qual não pode se ligar aos minerais que normalmente formam os ossos; a densidade óssea é baixa.[32] Uma ingestão adequada de vitamina K ajuda a produzir corretamente a proteína óssea e protege contra fraturas na bacia.[33]

A vitamina K é historicamente conhecida por sua função na coagulação sangüínea e, mais recentemente, por sua participação na construção óssea, mas os pesquisadores continuam descobrindo proteínas que precisam da ajuda da vitamina K. As proteínas foram identificadas nas plaquetas de aterosclerose, nos pulmões e no sistema nervoso.

Deficiência de Vitamina K

Uma deficiência primária de vitamina K é rara, mas uma deficiência secundária pode ocorrer em duas circunstâncias. Primeiro, sempre que a absorção de gordura é afetada, como ocorre quando a produção de bile falha, a absorção de vitamina K diminui. Segundo, alguns medicamentos interrompem a síntese e a atuação da vitamina K no corpo: os antibióticos matam as bactérias produtoras de vitamina K no intestino, e os medicamentos anticoagulantes interferem no metabolismo e na atividade de vitamina K. Quando ocorre, a deficiência de vitamina K pode ser fatal.

Bebês recém-nascidos apresentam um caso único de nutrição de vitamina K porque nascem com o trato intestinal **estéril** e as bactérias produtoras de vitamina K demoram semanas para se estabelecerem. Ao mesmo tempo, as concentrações de protrombina plasmática são baixas (o que reduz a probabilidade de coagulação sangüínea fatal durante o estresse do nascimento). Para prevenir doenças hemorrágicas nos recém-nascidos, uma dose única de vitamina K (normalmente na forma natural, filoquinona) é administrada oralmente ou por injeção intramuscular na hora do nascimento. A preocupação de que a vitamina K administrada na hora do nascimento aumenta o risco de câncer infantil é improvável e não foi comprovada.

- Lembrete: Uma *deficiência primária* se desenvolve em resposta a uma ingestão dietética inadequada, enquanto uma *deficiência secundária* ocorre por outras razões.

- A forma natural da vitamina K é a **filoquinona**; a forma sintética é a **menadiona**. Consulte o Apêndice C para a composição química dessas estruturas.

---

doença hemorrágica: doença caracterizada por sangramento excessivo.

hemofilia: uma doença hereditária causada por um defeito genético que não tem nenhuma relação com a vitamina K. O sangue não consegue coagular, pois não é capaz de sintetizar certos fatores coagulantes.

estéril: livre de microrganismos, como bactérias.

Toxicidade da Vitamina K

A toxicidade não é comum, e nenhuma reação adversa de alta ingestão de vitamina K foi reportada. Assim, um Limite Superior Tolerável de Ingestão não foi estabelecido. Altas doses de vitamina K podem reduzir a eficácia dos medicamentos anticoagulantes usados para evitar a coagulação sangüínea. As pessoas que tomam esses medicamentos devem ingerir alimentos ricos em vitamina K com moderação e manter sua ingestão estável dia a dia.

Fontes e Recomendações da Vitamina K

Como mencionado, a vitamina K é produzida no trato GI pelos milhões de bactérias que normalmente residem nele. Uma vez sintetizada, a vitamina K é absorvida e armazenada no fígado. Essa fonte fornece apenas metade da necessidade de uma pessoa. Alimentos ricos em vitamina K, como fígado, folhas verdes e hortaliças da família do repolho podem facilmente fornecer o restante. Leite, carnes, ovos, cereais, frutas e hortaliças fornecem quantidades menores, mas significativas.

> **RESUMO** A vitamina K ajuda na coagulação sangüínea e sua deficiência causa doenças hemorrágicas (sangramento descontrolado). As bactérias do trato GI conseguem fabricar a vitamina; as pessoas geralmente recebem metade de sua necessidade a partir da síntese bacteriana e metade proveniente de alimentos como fígado, hortaliças de folhas verdes e da família do repolho. Porque as pessoas dependem da síntese bacteriana para obter vitamina K, a deficiência é mais provável em bebês recém-nascidos e em pessoas que estejam tomando antibióticos. A tabela a seguir fornece um resumo dos dados sobre a vitamina K.
>
> **Vitamina K**
>
> | Outros Nomes | Fontes Significativas |
> |---|---|
> | Filoquinona, menaquinona, menadiona, naftoquinona. | Síntese bacteriana no trato digestivo;[a] fígado, hortaliças de folhas verdes; hortaliças da família do repolho; leite. |
> | **AI 2000** | **Sintomas da Deficiência** |
> | Homens: 120 μg/dia | Hemorragia |
> | Mulheres: 90 μg/dia | |
> | **Principais Funções no Corpo** | **Sintomas da Toxicidade** |
> | Síntese de proteínas de coagulação sangüínea e de proteínas ósseas. | Nenhum conhecido. |
>
> [a] A necessidade de vitamina K não pode ser suprida somente a partir da síntese bacteriana; no entanto, ela é uma fonte potencialmente importante no intestino delgado, onde a eficácia da absorção varia de 40% a 70%.

As Vitaminas Lipossolúveis – Resumo

As quatro vitaminas lipossolúveis desempenham funções específicas no crescimento e na manutenção do corpo. Sua presença afeta a saúde e a função dos olhos, da pele, do trato GI, dos pulmões, dos ossos e dentes, do sistema nervoso e do sangue; sua deficiência torna-se aparente nessas mesmas áreas. A toxicidade de vitaminas lipossolúveis é possível, especialmente quando as pessoas utilizam suplementos, porque o corpo armazena os excessos.

Assim como com as vitaminas hidrossolúveis, a função de uma vitamina lipossolúvel geralmente depende da presença de outra. Lembre-se de que a vitamina E protege a vitamina A da oxidação. Na deficiência de vitamina E, a absorção e armazenagem de vitamina A são prejudicadas. Três das quatro vitaminas lipossolúveis – A, D e K – desempenham funções importantes no crescimento e na remodelagem óssea. Como mencionado anteriormente, a vitamina K ajuda a sintetizar uma proteína óssea específica, e a vitamina D regula essa síntese. A vitamina A, por sua vez, pode controlar quais genes de crescimento ósseo respondem à vitamina D.

As vitaminas lipossolúveis também interagem com minerais: a vitamina D e o cálcio cooperam para a formação óssea; e o zinco é necessário para a síntese da proteína transportadora de vitamina A, a proteína ligadora de retinol. O zinco também auxilia a enzima que regenera o retinal a partir do retinol nos olhos.

As funções das vitaminas lipossolúveis diferem daquelas das vitaminas hidrossolúveis, e elas estão presentes em alimentos diferentes; porém, uma é tão essencial para a vida quanto a outra. Sua necessidade destaca a importância de ingerir ampla variedade de alimentos nutritivos diariamente. A tabela a seguir condensa as informações sobre as vitaminas lipossolúveis em um curto resumo.

RESUMO — Vitaminas Lipossolúveis

A Vitamina e suas Principais Funções	Sintomas da Deficiência	Sintomas da Toxicidade	Fontes Significativas
Vitamina A Visão, manutenção da córnea, das células epiteliais, membranas mucosas e da pele; crescimento ósseo e dentário; reprodução; imunização.	Doenças infecciosas, cegueira noturna, cegueira (xeroftalmia), queratinização.	Densidade mineral óssea reduzida, anormalidades no fígado, defeitos congênitos.	Retinol: leite e derivados. Betacaroteno: hortaliças de folhas verde-escuras e hortaliças de cores laranja e amarela vivas.
Vitamina D Mineralização dos ossos (aumenta o cálcio e o fósforo no sangue aumentando a absorção no trato digestivo, regulando cálcio dos ossos, estimulando sua retenção pelos rins).	Raquitismo, osteomalácia.	Desequilíbrio de cálcio (calcificação dos tecidos moles e formação de pedras).	Sintetizada no corpo com o auxílio dos raios solares; leite fortificado.
Vitamina E Antioxidante (estabilização das membranas celulares, regulação das reações de oxidação, proteção dos ácidos graxos poliinsaturados [Pufa] e da vitamina A).	Hemólise de eritrócitos, danos aos nervos.	Efeitos hemorrágicos.	Óleos vegetais.
Vitamina K Síntese de proteínas de coagulação sanguínea e de proteínas ósseas.	Hemorragia.	Nenhum conhecido.	Sintetizada no corpo por bactérias do trato GI; hortaliças de folhas verdes.

A Nutrição em sua Vida

Para as vitaminas lipossolúveis, escolha frutas e hortaliças coloridas, leite fortificado ou produtos de soja e óleos vegetais; utilize suplementos com cautela, se for preciso.

- Você come hortaliças de folhas verde-escuras ou de cor amarela viva diariamente?
- Você toma leite fortificado com vitamina D ou se expõe ao sol regularmente?
- Você utiliza óleos vegetais para cozinhar?

NUTRIÇÃO NA REDE

Acesse estes sites (em inglês) para estudos mais aprofundados sobre os assuntos abordados neste capítulo. Esteja ciente de que muitos sites da Internet vendem suplementos vitamínicos, e não informações precisas.

- Encontre atualizações e links rápidos para estes ou outros sites relacionados à nutrição no endereço: **www.wadsworth.com/nutrition**
- Faça uma busca por "vitamins" (vitaminas) na American Diet Association (Associação Dietética Americana): **www.eatright.org**
- Reveja a Ingestão Dietética de Referência para as vitaminas A, D, E e K e para os carotenóides fazendo uma busca por "DRI": **www.nap.edu**
- Visite a Organização Mundial da Saúde para aprender mais sobre as "deficiências de vitamina" no mundo: **www.who.int**
- Faça uma busca por "vitamins" (vitaminas) no site de informações sobre a saúde do governo dos Estados Unidos: **www.healthfinder.gov**
- Saiba como as frutas e vegetais auxiliam uma dieta saudável, rica em vitaminas no programa *5 A Day for Better Health* (5 por Dia para uma Saúde Melhor): **www.5aday.com** ou **www.5aday.gov**

CÁLCULOS NUTRICIONAIS

Estes exercícios o ajudarão a aprender sobre as melhores fontes alimentares de vitaminas e vão prepará-lo para examinar suas próprias escolhas de alimentos. Consulte as respostas no final do capítulo.

1. Reveja as unidades nas quais as vitaminas são medidas (uma rápida consulta). Para cada uma dessas vitaminas, anote as unidades de medida:
   Vitamina A.   Vitamina D.
   Vitamina E.   Vitamina K.

2. Analise o teor de vitamina dos alimentos. Reveja as figuras e as seções de fontes alimentares nos Capítulos 5 e 6 e liste o(s) grupo(s) de alimento(s) que mais contribuem com cada vitamina. Quais grupos de alimentos fornecem mais tiamina? E quais fornecem mais riboflavina? E mais niacina? Quais oferecem mais vitamina B_6? E mais folato? E mais vitamina B_{12}? Quais grupos oferecem mais vitamina C? E mais vitamina A? E mais vitamina D? E mais vitamina E?
Liste os grupos que oferecem "mais" e compare com a Pirâmide Alimentar no Capítulo 2 do Volume 2.

Este exercício deveria convencer você de que cada grupo de alimentos oferece um pouco, mas não toda a quantidade de vitaminas de que uma pessoa necessita diariamente. Para um conjunto completo, uma pessoa precisa comer uma variedade de alimentos de cada grupo regularmente.

QUESTÕES PARA ESTUDO

Estas questões o ajudarão a revisar o capítulo.

1. Liste as vitaminas lipossolúveis. Quais características elas têm em comum? Como elas diferem das vitaminas hidrossolúveis?
2. Resuma as funções da vitamina A e os sintomas de sua deficiência.
3. O que é um precursor de vitamina? Diga quais são os precursores da vitamina A e em quais classes de alimentos eles podem ser encontrados. Dê exemplos de alimentos com grande atividade de vitamina A.
4. Por que a vitamina D difere das outras vitaminas? Qual é sua principal função? Quais são as fontes mais ricas dessa vitamina?
5. Descreva o papel da vitamina E como um antioxidante. Quais são os principais sintomas da deficiência de vitamina E?
6. Qual é a principal função da vitamina K no organismo? Quais condições podem levar à deficiência de vitamina K?

Estas questões de múltipla escolha o ajudarão a se preparar para uma prova. As respostas podem ser encontradas no final do capítulo.

1. As vitaminas lipossolúveis:
    a. são facilmente excretadas.
    b. raramente atingem níveis tóxicos.
    c. precisam da bile para serem absorvidas.
    d. não são armazenadas nos tecidos corporais.
2. A forma de vitamina A ativa na visão é:
    a. retinal.
    b. retinol.
    c. rodopsina.
    d. ácido retinóico.
3. Os sintomas da deficiência de vitamina A incluem:
    a. raquitismo e osteomalácia.
    b. hemorragia e icterícia.
    c. cegueira noturna e queratomalácia.
    d. doença da mama fibrocística e hemólise de eritrócitos.
4. Boas fontes de vitamina A incluem:
    a. mingau de aveia, feijão-rajado e presunto.
    b. damasco, abóbora e fígado.
    c. pão de trigo integral, ervilhas e atum.
    d. milho, suco de *grapefruit* e semente de girassol.
5. Para manter os minerais disponíveis no sangue, a vitamina D visa:
    a. a pele, os músculos e os ossos.
    b. os rins, o fígado e os ossos.
    c. os intestinos, os rins e os ossos.
    d. os intestinos, o pâncreas e o fígado.
6. A vitamina D pode ser sintetizada de um precursor que o corpo produz a partir de:
    a. bilirrubina.
    b. tocoferol.
    c. colesterol.
    d. betacaroteno.
7. A função mais notável da vitamina E é:
    a. proteger os lipídios contra a oxidação.
    b. ativar as proteínas de coagulação sangüínea.
    c. auxiliar na síntese de proteínas e de DNA.
    d. aumentar os depósitos de cálcio nos ossos.
8. O sinal clássico da deficiência de vitamina E é:
    a. raquitismo.
    b. xeroftalmia.
    c. distrofia muscular.
    d. hemólise de eritrócitos.
9. Sem vitamina K:
    a. os músculos atrofiam.
    b. os ossos ficam moles.
    c. há o aparecimento de erupções cutâneas.
    d. o sangue não coagula.
10. Uma quantidade significativa de vitamina K provém de:
    a. óleos vegetais.
    b. exposição ao sol.
    c. síntese bacteriana.
    d. produtos com grãos fortificados.

REFERÊNCIAS BIBLIOGRÁFICAS

1. S. J. Hickenbottom and coauthors, Variability in conversion of ß-carotene to vitamin A in men as measured by using a double-tracer study design, *American Journal of Clinical Nutrition* 75 (2002): 900–907; K. J. Yeum and R. M. Russell, Carotenoid bioavailability and bioconversion, *Annual Review of Nutrition* 22 (2002): 483–504.
2. G. Wolf, The enzymatic cleavage of ß-carotene: End of a controversy, *Nutrition Reviews* 59 (2001): 116–118.
3. J. L. Napoli, A gene knockout corroborates the integral function of cellular retinol-binding protein in retinoic metabolism, *Nutrition Reviews* 58 (2000): 230–236.
4. M. Clagett-Dame and H. F. DeLuca, The role of vitamin A in mammalian reproduction and embryonic development, *Annual Review of Nutrition* 22 (2002): 347–381.
5. H. Hadi and coauthors, Vitamin A supplementation selectively improves the linear growth of Indonesian preschool children: Results from a randomized controlled trial, *American Journal of Clinical Nutrition* 71 (2000): 507–513.
6. Committee on Dietary Reference Intakes, *Dietary Reference Intakes for Vitamin C, Vitamin E, Selenium, and Carotenoids* (Washington, D.C.: National Academy Press, 2000).
7. C. Ballew and coauthors, Serum retinol distributions in residents of the United States: Third National Health and Nutrition Examination Survey, 1988–1994, *American Journal of Clinical Nutrition* 73 (2001): 586–593.
8. C. E. West, Vitamin A and measles, *Nutrition Reviews* 58 (2000): S46–S54.
9. E. Villamor and coauthors, Vitamin A supplements ameliorate the adverse effect of HIV-1, malaria, and diarrheal infections on child growth, *Pediatrics* 109 (2002): e6; C. Duggan and W. Fawzi, Micronutrients and child health: Studies in international nutrition and HIV infection, *Nutrition Reviews* 59 (2001): 358–369; A. H. Shankar and coauthors, Effect of vitamin A supplementation on morbidity due to *Plasmodium falciparum* in young children in Papua New Guinea randomised trial, *Lancet* 354 (1999): 203–209; J. E. Tyson and coauthors, Vitamin A supplementation for extremely-low-birth-weight infants, *New England Journal of Medicine* 340 (1999): 1962–1968; F. Sempértegui and coauthors, The beneficial effects of weekly low-dose vitamin A supplementation on acute lower respiratory infections and diarrhea in Ecuadorian children, *Pediatrics* 104 (1999): e6.
10. R. M. Russell, The vitamin A spectrum: From deficiency to toxicity, *American Journal of Clinical Nutrition* 71 (2000): 878–884.
11. P. Christian and coauthors, Working after the sun goes down: Exploring how night blindness impairs women's work activities in rural Nepal, *European Journal of Clinical Nutrition* 52 (1998): 519–524.
12. A. Sommer, Xerophthalmia and vitamin A status, *Progress in Retinal and Eye Research* 17 (1998): 9–31.
13. A. Mazzone and A. dal Canton, Images in clinical medicine–Hypercarotenemia, *New England Journal of Medicine* 346 (2002): 821.
14. X.-D. Wang and coauthors, Retinoid signaling and activator protein-1 expression in ferrets given ß-carotene supplements and exposed to tobacco smoke, *Journal of the National Cancer Institute* 91 (1999): 60–66.
15. M. A. Leo and C. S. Lieber, Alcohol, vitamin A, and ß-carotene: Adverse interactions, including hepatotoxicity and carcinogenicity, *American Journal of Clinical Nutrition* 69 (1999): 1071–1085.
16. S. Johansson and coauthors, Subclinical hypervitaminosis A causes fragile bones in rats, *Bone* 31 (2002): 685–689; N. Binkley and D. Krueger, Hypervitaminosis A and bone, *Nutrition Reviews* 58 (2000): 138–144.
17. K. Michaelsson and coauthors, Serum retinol levels and the risk of fractures, *New England Journal of Medicine* 348 (2003): 287–294; D. Feskanich and coauthors, Vitamin A intake and hip fractures among postmenopausal women, *Journal of the American Medical Association* 287 (2002): 47–54; S. J. Whiting and B. Lemke, Excess retinol intake may explain the high incidence of osteoporosis in northern Europe, *Nutrition Reviews* 57 (1999): 192–195.
18. L. M. Voyles and coauthors, High levels of retinol intake during the first trimester of pregnancy result from use of over-the-counter vitamin/mineral supplements, *Journal of the American Dietetic Association* 100 (2000): 1068–1070.
19. R. P. Heaney, Lessons for nutritional science from vitamin D, *American Journal of Clinical Nutrition* 69 (1999): 825–826.
20. I. A. van der Mei and coauthors, Past exposure to sun, skin phenotype, and risk of multiple sclerosis: Case-control study, *British Medical Journal* 327 (2003): 316–321.
21. I. N. Sills, Nutritional rickets: A preventable disease, *Topics in Clinical Nutrition* 17 (2001): 36–43.
22. M. K. M. Lehtonen-Veromaa and coauthors, Vitamin D and attainment of peak bone mass among peripubertal Finnish girls: A 3-y prospective study, *American Journal of Clinical Nutrition* 76 (2002): 1446–1453; T. A. Outila, M. U. M. Kärkkäinen, and C. J. E. Lamberg-Allardt, Vitamin D status affects serum parathyroid hormone concentrations during winter in female adolescents: Associations with forearm bone mineral density, *American Journal of Clinical Nutrition* 74 (2001): 206–210.
23. S. A. Abrams, Nutritional rickets: An old disease returns, *Nutrition Reviews* 60 (2002): 111–115.
24. M. S. LeBoff and coauthors, Occult vitamin D deficiency in postmenopausal US women with acute hip fracture, *Journal of the American Medical Association* 281 (1999): 1505–1511.
25. M. S. Calvo and S. J. Whiting, Prevalence of vitamin D insufficiency in Canada and the United States: Importance to health status and efficacy of current food fortification and dietary supplement use, *Nutrition Reviews* 61 (2003): 107–113.
26. N. F. Carvalho and coauthors, Severe nutritional deficiencies in toddlers resulting from health food milk alternatives, *Pediatrics* 107 (2001): e46.
27. T. A. Sentongo and coauthors, Vitamin D status in children, adolescents, and young adults with Crohn disease, *American Journal of Clinical Nutrition* 76 (2002): 1077–1081; S. Nesby-O'Dell and coauthors, Hypovitaminosis D prevalence and determinants among African American and white women of reproductive age: Third National Health and Nutrition Examination Survey, 1988–1994, *American Journal of Clinical Nutrition* 76 (2002): 187–192; S. R. Kreiter and coauthors, Nutritional rickets in African American breast-fed infants, *Journal of Pediatrics* 137 (2000): 153–157.
28. R. P. Heaney and coauthors, Human serum 25-hydroxycholecalciferol response to extended oral dosing with cholecalciferol, *American Journal of Clinical Nutrition* 77 (2003): 204–210.
29. Committee on Dietary Reference Intakes, 2000.
30. A. M. Papas, Beyond α-tocopherol: The role of the other tocopherols and tocotrienols, in M. S. Meskin and coeditors, *Phytochemicals in Nutrition and Health* (Boca Raton, Fla.: CRC Press, 2002), pp. 61–77; Q. Jiang and coauthors, γ Tocopherol, the major form of vitamin E in the US diet, deserves more attention, *American Journal of Clinical Nutrition* 74 (2001): 714–722.
31. Committee on Dietary Reference Intakes, 2000.
32. S. L. Booth and coauthors, Vitamin K intake and bone mineral density in women and men, *American Journal of Clinical Nutrition* 77 (2003): 512–516.
33. N. C. Binkley and coauthors, A high phylloquinone intake is required to achieve maximal osteocalcin γ-carboxylation, *American Journal of Clinical Nutrition* 76 (2002): 1055–1060; N. C. Binkley and coauthors, Vitamin K supplementation reduces serum concentrations of under-γ-carboxylated osteocalcin in healthy young and elderly adults, *American Journal of Clinical Nutrition* 72 (2000): 1523–1528; S. L. Booth and coauthors, Dietary vitamin K intakes are associated with hip fracture but not with bone mineral density in elderly men and women, *American Journal of Clinical Nutrition* 71 (2000): 1201–1208; D. Feskanich and coauthors, Vitamin K intake and hip fractures in women: A prospective study, *American Journal of Clinical Nutrition* 69 (1999): 74–79.

RESPOSTAS

Cálculos Nutricionais
1. Vitamina A: µg RAE.   Vitamina D: µg.
   Vitamina E: mg.   Vitamina K: µg.
2. Tiamina: Legumes e grãos
   Riboflavina: Leites, grãos e carnes
   Niacina: Carnes e grãos
   Vitamina B_6: Carnes
   Folato: Legumes e vegetais
   Vitamina B_{12}: Carnes e leites
   Vitamina C: Vegetais e frutas
   Vitamina A: Vegetais, frutas e leites
   Vitamina D: Leites
   Vitamina E: Legumes e óleos

Juntos, os grupos "mais" formam a Pirâmide – grãos, vegetais, leguminosas, frutas, leites, carnes e óleos.

Questões para Estudo (múltipla escolha)
1. c   2. a   3. c   4. b   5. c
6. c   7. a   8. d   9. d   10. c

DESTAQUE 6
Nutrientes Antioxidantes na Prevenção de Doenças

Conte com os fabricantes de suplementos para explorar os melhores tópicos do dia sobre nutrição. No momento em que novidades sobre pesquisas surgem, novos suplementos aparecem, e termos como "antioxidantes" e "licopeno" tornam-se palavras do dia-a-dia. Rostos amigáveis nos comerciais de TV tentam nos convencer de que esses suplementos são o truque certo na luta contra o envelhecimento e as doenças. Novos suplementos chegam ao mercado e as caixas registradoras ficam mais cheias. A vitamina C, que há anos lidera o mercado do suplemento nutricional, ganha nova popularidade, e as vendas de suplementos de luteína, betacaroteno e vitamina E também aumentam.

Enquanto isso, cientistas e especialistas em medicina de todo o mundo continuam trabalhando para esclarecer e confirmar as funções dos antioxidantes na prevenção de doenças crônicas.[1] Este destaque resume algumas das evidências acumuladas. Ele também reforça as vantagens dos alimentos sobre os suplementos. Mas, primeiro, é preciso apresentar os "arteiros", os **radicais livres** (o glossário a seguir define radicais livres e os termos relacionados).

Radicais Livres e Doença

O Capítulo 9 descreve como as células do corpo utilizam oxigênio em reações metabólicas. Durante o processo, o oxigênio às vezes reage com os compostos do organismo e produz moléculas altamente instáveis conhecidas como radicais livres. Além dos processos normais do corpo, fatores ambientais como a radiação ultravioleta, a poluição do ar e a fumaça do tabaco geram radicais livres.

Um radical livre é uma molécula com um ou mais elétrons desemparelhados.* Um elétron sem um par é instável e altamente reativo. Para conseguir estabilidade novamente, o radical livre encontra rapidamente um composto estável, porém vulnerável, do qual ele rouba um elétron.

Com a perda de um elétron, a molécula, anteriormente estável, torna-se um radical livre e rouba um elétron de outra molécula próxima. Assim, inicia-se uma reação em cadeia de roubo de elétrons, com radicais livres produzindo mais radicais livres. Os antioxidantes neutralizam os radicais livres doando um de seus próprios elétrons, encerrando dessa forma a reação em cadeia. Quando perdem elétrons, os antioxidantes não se tornam radicais livres porque são estáveis de qualquer forma. (Reveja a Figura 5-15 para ver como o ácido ascórbico pode doar dois hidrogênios e se transformar em ácido deidroascórbico.)

Uma vez formados, os radicais livres atacam. Às vezes, esses ataques de radicais livres são úteis. Por exemplo, as células do sistema imunológico utilizam radicais livres

---
* Existem muitos radicais livres, mas aqueles derivados de oxigênio são mais comuns no corpo humano. Exemplos de radicais livres derivados de oxigênio incluem o radical superóxido ($O_2^{\cdot-}$), o radical hidroxila ($OH^{\cdot}$) e o óxido nítrico ($NO^{\cdot}$). (Os pontos nos símbolos representam os elétrons desemparelhados.) Tecnicamente, o peróxido de hidrogênio (H_2O_2) e o oxigênio "singlet" não são radicais livres porque contêm elétrons emparelhados, mas a condição instável de seus elétrons torna prováveis as reações produtoras de radical. Os cientistas às vezes utilizam o termo *espécie reativa de oxigênio* (ROS) para descrever todos esses compostos.

GLOSSÁRIO

radicais livres: átomos ou moléculas instáveis e altamente reativos que têm um ou mais elétrons desemparelhados no orbital externo (consulte o Apêndice B para uma revisão dos conceitos básicos de química).

oxidantes: compostos (como o próprio oxigênio) que oxidam outros compostos. Os compostos que evitam oxidação são chamados *antioxidantes*, e os que promovem oxidação são denominados *pró-oxidantes*.
• anti = contra
• pro = a favor de

estresse oxidativo: condição na qual a produção de oxidantes e radicais livres ultrapassa a capacidade do corpo de se defender.

pró-oxidantes: substâncias que induzem significativamente o estresse oxidativo

Lembrete: Antioxidantes dietéticos são substâncias geralmente encontradas em alimentos que diminuem significativamente as reações adversas dos radicais livres sobre as funções normais do corpo. *Não-nutrientes* são compostos alimentares que não se encaixam nas seis classes de nutrientes. *Fitoquímicos* são compostos não-nutrientes encontrados em alimentos de origem vegetal que têm atividade biológica no corpo.

DESTAQUE 6

FIGURA D6-1 — As Ações dos Radicais Livres e dos Antioxidantes

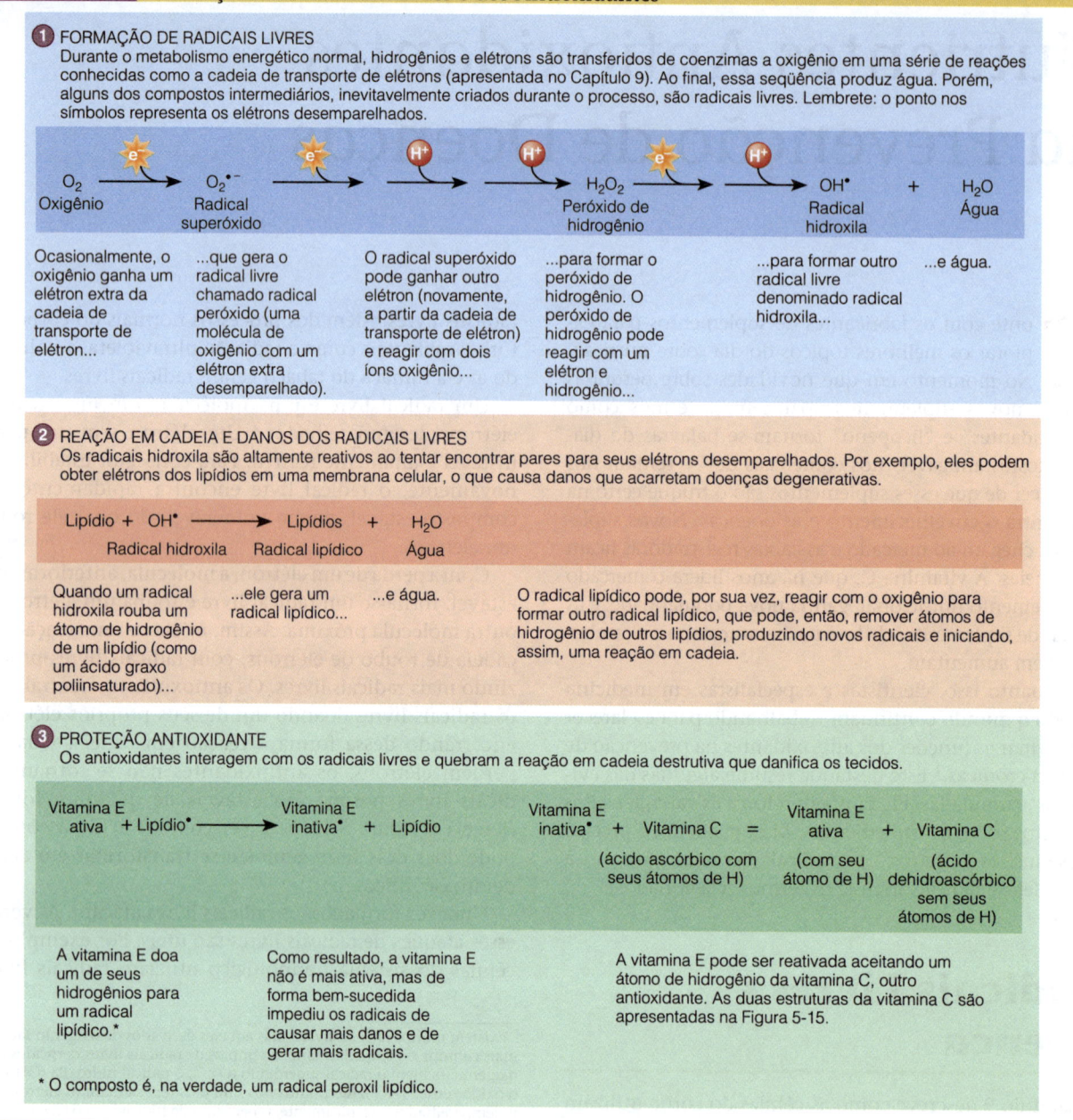

① FORMAÇÃO DE RADICAIS LIVRES

Durante o metabolismo energético normal, hidrogênios e elétrons são transferidos de coenzimas a oxigênio em uma série de reações conhecidas como a cadeia de transporte de elétrons (apresentada no Capítulo 9). Ao final, essa seqüência produz água. Porém, alguns dos compostos intermediários, inevitavelmente criados durante o processo, são radicais livres. Lembrete: o ponto nos símbolos representa os elétrons desemparelhados.

O_2 (Oxigênio) $\xrightarrow{e}$ $O_2^{\bullet -}$ (Radical superóxido) $\xrightarrow{H^+}$ $\xrightarrow{H^+}$ H_2O_2 (Peróxido de hidrogênio) $\xrightarrow{e}$ $\xrightarrow{H^+}$ $OH^{\bullet}$ (Radical hidroxila) $+$ H_2O (Água)

- Ocasionalmente, o oxigênio ganha um elétron extra da cadeia de transporte de elétron...
- ...que gera o radical livre chamado radical peróxido (uma molécula de oxigênio com um elétron extra desemparelhado).
- O radical superóxido pode ganhar outro elétron (novamente, a partir da cadeia de transporte de elétron) e reagir com dois íons oxigênio...
- ...para formar o peróxido de hidrogênio. O peróxido de hidrogênio pode reagir com um elétron e hidrogênio...
- ...para formar outro radical livre denominado radical hidroxila...
- ...e água.

② REAÇÃO EM CADEIA E DANOS DOS RADICAIS LIVRES

Os radicais hidroxila são altamente reativos ao tentar encontrar pares para seus elétrons desemparelhados. Por exemplo, eles podem obter elétrons dos lipídios em uma membrana celular, o que causa danos que acarretam doenças degenerativas.

Lipídio + $OH^{\bullet}$ (Radical hidroxila) $\longrightarrow$ Lipídios (Radical lipídico) + H_2O (Água)

- Quando um radical hidroxila rouba um átomo de hidrogênio de um lipídio (como um ácido graxo poliinsaturado)...
- ...ele gera um radical lipídico...
- ...e água.
- O radical lipídico pode, por sua vez, reagir com o oxigênio para formar outro radical lipídico, que pode, então, remover átomos de hidrogênio de outros lipídios, produzindo novos radicais e iniciando, assim, uma reação em cadeia.

③ PROTEÇÃO ANTIOXIDANTE

Os antioxidantes interagem com os radicais livres e quebram a reação em cadeia destrutiva que danifica os tecidos.

Vitamina E ativa + Lipídio$^{\bullet}$ $\longrightarrow$ Vitamina E inativa$^{\bullet}$ + Lipídio   Vitamina E inativa$^{\bullet}$ + Vitamina C (ácido ascórbico com seus átomos de H) = Vitamina E ativa (com seu átomo de H) + Vitamina C (ácido dehidroascórbico sem seus átomos de H)

- A vitamina E doa um de seus hidrogênios para um radical lipídico.*
- Como resultado, a vitamina E não é mais ativa, mas de forma bem-sucedida impediu os radicais de causar mais danos e de gerar mais radicais.
- A vitamina E pode ser reativada aceitando um átomo de hidrogênio da vitamina C, outro antioxidante. As duas estruturas da vitamina C são apresentadas na Figura 5-15.

* O composto é, na verdade, um radical peroxil lipídico.

---

como munição em um "ataque oxidativo" que destrói vírus e bactérias causadores de doenças. Entretanto, os ataques de radicais livres causam, com mais freqüência, danos generalizados. Eles geralmente danificam os ácidos graxos poliinsaturados nas lipoproteínas e nas membranas celulares, interrompendo o transporte de substâncias para dentro e para fora das células. Os radicais livres também prejudicam as proteínas celulares (alterando sua função) e o DNA (criando mutações).

As defesas naturais e os sistemas de reparo do corpo tentam controlar a destruição causada pelos radicais livres; no entanto, esses sistemas não são 100% eficazes. Na verdade, eles se tornam menos eficazes com o avanço da idade, e os danos não reparados vão acumulando.

Até certo ponto, os antioxidantes dietéticos defendem o corpo contra o **estresse oxidativo**. Porém se não há antioxidantes disponíveis ou se a produção de radicais livres se torna excessiva, podem ocorrer problemas de saúde. Os radicais livres derivados de oxigênio podem causar doenças não só destruindo indiscriminadamente os componentes valiosos das células, mas também servindo como sinais para atividades específicas nas células. Os cientistas identificaram o estresse oxidativo como um fator causador e os antioxidantes como um fator de proteção com relação ao desempenho cognitivo, ao processo de envelhecimento e ao desenvolvimento de doenças, como o câncer, a artrite, as cataratas e a doença cardíaca.[2]

Defesa Contra os Radicais Livres

O organismo mantém algumas linhas de defesa contra os danos causados por radicais livres. Um sistema de enzimas desarma os **oxidantes** mais nocivos.* A ação dessas enzimas depende dos minerais selênio, cobre, manganês e zinco. Se a dieta não fornecer as quantidades adequadas desses minerais, essa linha de defesa é enfraquecida. O corpo também utiliza as vitaminas antioxidantes: vitaminas E e C. A vitamina E defende os lipídios do corpo (membranas celulares e lipoproteínas, por exemplo), interrompendo eficazmente a reação em cadeia dos radicais livres. A vitamina C protege os componentes aquosos do corpo, como os fluidos sangüíneos, contra o ataque de radicais livres. A vitamina C parece ser especializada em neutralizar os radicais livres do ar poluído e da fumaça de cigarros; ela pode também restaurar a vitamina E para sua forma ativa.

Antioxidantes dietéticos também podem incluir *não-nutrientes* – alguns dos fitoquímicos (mostrados no Destaque 8). Juntos, os nutrientes e fitoquímicos com atividade antioxidante minimizam os danos:

- limitando a formação de radicais livres.
- destruindo os radicais livres e seus precursores.
- estimulando a atividade enzimática antioxidante.
- reparando os danos oxidativos.

Essas ações desempenham funções-chave na defesa do corpo contra o câncer e a doença cardíaca.

Defesa Contra o Câncer

O câncer surge quando o DNA celular é danificado, às vezes, pelos ataques dos radicais livres. Os antioxidantes podem reduzir os riscos de câncer protegendo o DNA desses danos. Muitos pesquisadores reportaram baixos índices de câncer em pessoas cujas dietas incluem hortaliças e frutas, ricos em antioxidantes, em abundância.[3] Relatórios preliminares sugerem uma correlação negativa entre os danos ao DNA e a ingestão de hortaliças e uma correlação positiva entre os danos ao DNA e a ingestão de carne bovina e suína. Estudos laboratoriais com animais e com células em cultura de tecido também parecem confirmar tais descobertas.

Alimentos ricos em vitamina C parecem proteger contra certos tipos de câncer, especialmente o câncer de boca, de laringe, de esôfago e de estômago. Tal correlação pode refletir os benefícios de uma dieta rica em frutas e hortaliças e pobre em gordura; mas isso não necessariamente apóia a ingestão de suplementos de vitamina C para tratar ou prevenir o câncer.

Evidências de que a vitamina E ajuda na defesa contra o câncer são menos consistentes que as evidências com relação à vitamina C. Ainda assim, altas taxas de pessoas com baixa concentração de vitamina E no sangue apresentam alguns cânceres. Diversos estudos mostram um benefício de prevenção de câncer em algumas hortaliças e frutas ricos em betacaroteno e outros carotenóides.[4]

Defesa Contra a Doença Cardíaca

Alta concentração de colesterol no sangue transportada em LDL é um grande fator de risco para doença cardiovascular. Mas a LDL causa danos? Uma possibilidade é que os radicais livres dentro das paredes arteriais oxidam a LDL, mudando sua função e estrutura. A LDL oxidada, então, acelera a formação de placas que coagulam as artérias. Esses radicais livres também oxidam os ácidos graxos poliinsaturados das membranas celulares, o que impede o fluxo de sangue. A suscetibilidade para tal dano oxidativo nas paredes arteriais aumenta com uma dieta rica em gordura saturada ou com o tabagismo. Por outro lado, dietas que incluem frutas e hortaliças, especialmente quando combinados com pouca gordura saturada, fortalecem as defesas antioxidantes contra a oxidação de LDL.[5] Nutrientes antioxidantes ingeridos como suplementos também parecem retardar o avanço da aterosclerose.[6]

Os antioxidantes, especialmente a vitamina E, podem proteger contra doenças cardiovasculares.[7] Estudos epidemiológicos sugerem que as taxas de mortalidade por doença cardíaca são mais baixas para pessoas que comem alimentos ricos em vitamina E.[8] Da mesma forma, grandes doses de suplementos de vitamina E podem retardar o avanço da doença cardíaca. Entre suas diversas funções, a vitamina E defende contra oxidação de LDL, inflamações, danos arteriais e coagulação sangüínea.[9] Ainda não está muito claro se os suplementos de vitamina E beneficiam pessoas que já sofrem de doença cardíaca ou apresentam diversos fatores de risco para tal.[10] Os suplementos de antioxidante podem não ser benéficos e, na verdade, podem ser nocivos a essas pessoas.[11]

Alguns estudos sugerem que a vitamina C protege contra a oxidação de LDL, aumenta a HLD, reduz o colesterol total e melhora a pressão sangüínea. A vitamina C também pode minimizar a ação de radicais livres nas paredes arteriais, o que geralmente ocorre após uma refeição rica em gordura.[12] Na verdade, o fluxo de sangue nas artérias é parecido com aquele visto após uma refeição pobre em gordura.

---

* Essas enzimas incluem a glutationa peroxidase, a tioredoxina reductase, a superóxido dismutase e a catalase.

Alimentos, Suplementos ou Ambos?

No processo de limpeza e extermínio dos radicais livres, os próprios antioxidantes são oxidados. Até certo ponto, eles podem ser regenerados, mas, ainda assim, ocorrem perdas e os radicais livres atacam continuamente. Para manter as defesas, uma pessoa deve repor antioxidantes dietéticos regularmente. Entretanto, os antioxidantes devem ser repostos a partir de alimentos ou de suplementos?

Os alimentos – especialmente as frutas e as hortaliças – fornecem não somente antioxidantes, como também uma variedade de vitaminas e minerais valiosos. De maneira importante, as deficiências desses nutrientes podem danificar o DNA tão rapidamente quanto os radicais livres.[13] Comer frutas e hortaliças em abundância protege contra as deficiências e as doenças. Uma revisão principal das evidências reunidas a partir de estudos metabólicos e epidemiológicos e testes de intervenção alimentar identificou três estratégias alimentares mais eficazes na prevenção de doença cardíaca:[14]

- Utilize gordura insaturada (que não foram hidrogenadas) em vez de gordura saturada ou *trans* (consulte o Destaque 3).
- Escolha alimentos ricos em ácidos graxos ômega 3 (consulte o Capítulo 3).
- Mantenha uma dieta rica em frutas, vegetais, oleaginosas e grãos integrais e pobre em produtos de grãos refinados.

Tal dieta combinada com exercícios, controle de peso e o hábito de não fumar é a melhor receita para a saúde. Tomar suplementos não está entre essas recomendações de prevenção de doenças.

Algumas pesquisas sugerem que apenas um copo de suco de laranja ou de cenoura (fontes ricas em vitamina C e betacaroteno, respectivamente) por dia oferece um efeito de proteção. Outros estudos de intervenção, no entanto, utilizaram níveis de nutrientes que ultrapassam em muito as recomendações atuais e só podem ser atingidos por meio da ingestão de suplementos. Ao fazer suas recomendações para os nutrientes antioxidantes, os membros do Comitê DRI consideraram se esses estudos apóiam ou não ingestões substancialmente altas para auxiliar na proteção contra doenças cardíacas. Eles aumentaram as recomendações para as vitaminas C e E, mas não apóiam a ingestão de pílulas de vitamina em vez da ingestão de uma dieta saudável.

Enquanto esperam por mais pesquisas, as pessoas devem antecipar o sinal verde e começar a tomar suplementos de antioxidantes agora? A maioria dos cientistas concorda que é muito cedo para fazer tal recomendação. Apesar de frutas e hortaliças que contêm muitos nutrientes antioxidantes e fitoquímicos estarem relacionados à diminuição do risco de diversos cânceres, os suplementos nem sempre provam que são benéficos. Na verdade, os benefícios são mais aparentes quando as vitaminas são provenientes de alimentos do que quando são oriundas de suplementos. Sem informações para confirmar os benefícios dos suplementos, não podemos aceitar os riscos potenciais. Todos os riscos são reais.

Considere as descobertas de um estudo feito para determinar se suplementos diários de vitamina E, betacaroteno ou ambos reduziriam a incidência de câncer de pulmão entre os fumantes. Após cinco a oito anos de suplementação, não houve redução na incidência de câncer de pulmão; na verdade, os pesquisadores encontraram uma incidência *maior* de câncer de pulmão entre os fumantes que estavam ingerindo betacaroteno. Outro grupo de pesquisadores declarou descobertas similares: fumantes e trabalhadores do amianto que ingeriram suplementos de vitamina A durante quatro anos tiveram maior incidência de câncer no pulmão e risco de morte que aqueles que tomaram placebo. Essas descobertas puseram um ponto final no estudo muito antes do planejado. Dada a relação entre grandes ingestões de alimentos *ricos* em betacaroteno e baixas taxas de câncer de pulmão reportada em estudos epidemiológicos mais antigos, as descobertas de riscos maiores foram, no mínimo, surpreendentes.[15] Assim como a maioria dos nutrientes, a ação do betacaroteno difere drasticamente em diferentes níveis de ingestão.[16] As quantidades comumente encontradas em alimentos podem ser benéficas, porém altas doses provocam a produção de queratina nas sensíveis células dos pulmões, e esse efeito é maximizado pelo fumo.[17]

A cura para doenças potencialmente letais, como o câncer no pulmão, não é tão simples como tomar um suplemento. Para os fumantes, é muito mais prudente parar de fumar do que confiar em pílulas para protegê-los contra o câncer de pulmão.

Mesmo que pesquisa prove que certo nutriente é o ingrediente fundamental de proteção nos alimentos, os suplementos não seriam a solução porque seu teor é limitado. A vitamina E, por exemplo, geralmente contém alfa-tocoferol, mas os alimentos fornecem diversos tocoferóis entre outros nutrientes, muitos dos quais podem oferecer proteção valiosa contra os danos causados por radicais livres. Os suplementos enganam os usuários.

Além disso, ainda é preciso muito mais pesquisa para definir os limites de ingestão ideais e os perigosos. No entanto, sabemos que os antioxidantes se comportam de forma diferente sob condições diversas. Nos níveis fisiológicos típicos de uma dieta saudável, eles atuam como antioxidantes, mas, em doses farmacológicas típicas dos suplementos, podem atuar como **pró-oxidantes**, estimulando a produção de radicais livres.[18] Isso é especialmente provável na presença de antioxidantes ou minerais como o ferro. Até que a ingestão ideal desses nutrientes possa ser determinada, os riscos da utilização de suplementos permanecem obscuros. A melhor maneira de acrescentar antioxidantes à dieta é comer porções generosas de frutas e hortaliças diariamente.

Agora deve estar claro que não podemos conhecer a identidade e a ação isolada de cada substância química em cada alimento. Mesmo se pudéssemos, por que criaríamos um suplemento para substituir um alimento? Por que não comer os alimentos e apreciar o prazer, a nutrição e os benefícios à saúde que eles nos proporcionam? Os componentes benéficos dos alimentos estão bem distribuídos entre as plantas. Entre as frutas, as romãs, frutas silvestres e frutas cítricas são ricas em antioxidantes; entre as hortaliças que mais contêm antioxidantes estão o repolho crespo, o espinafre e a couve-de-bruxelas; entre os grãos, o painço e a aveia são os campeões em quantidade de antioxidantes; o feijão-rajado e a soja são legumes extraordinários; e a noz se destaca entre as oleaginosas.[19] Mas não tente escolher um único alimento por seus nutrientes, antioxidantes ou fitoquímicos mágicos. Em vez disso, coma uma grande variedade de frutas e hortaliças em quantidades generosas *todos* os dias – e aproveite todos os componentes mágicos que esses alimentos têm a oferecer.

REFERÊNCIAS BIBLIOGRÁFICAS

1. P. Møller and S. Loft, Oxidative DNA damage in human white blood cells in dietary antioxidant intervention studies, *American Journal of Clinical Nutrition* 76 (2002): 303–310; B. Halliwell, Why and how should we measure oxidative DNA damage in nutritional studies? How far have we come? *American Journal of Clinical Nutrition* 72 (2000): 1082–1087.
2. F. Grodstein, J. Chen, and W. C. Willett, High-dose antioxidant supplements and cognitive function in community-dwelling elderly women, *American Journal of Clinical Nutrition* 77 (2003): 975–984; M. J. Engelhart and coauthors, Dietary intake of antioxidants and risk of Alzheimer disease, *Journal of the American Medical Association* 287 (2002): 3223–3229; H. L. Hu and coauthors, Mechanisms of ageing and development, *Science Direct* 121 (2001): 217–230; M. Meydani, Antioxidants and cognitive function, *Nutrition Reviews* 59 (2001): S75–S80; J. W. Miller, Vitamin E and memory: Is it vascular protection? *Nutrition Reviews* 58 (2000): 109–111.
3. A. Martin and coauthors, Roles of vitamins E and C on neurodegenerative diseases and cognitive performance, *Nutrition Reviews* 60 (2002): 308–326; H. Chen and coauthors, Dietary patterns and adenocarcinoma of the esophagus and distal stomach, *American Journal of Clinical Nutrition* 75 (2002): 137–144; B. Halliwell, Establishing the significance and optimal intake of dietary antioxidants: The biomarker concept, *Nutrition Reviews* 57 (1999): 104–113.
4. E. R. Berton and coauthors, A population-based case-control study of carotenoid and vitamin A intake and ovarian cancer (United States), *Cancer Causes Control* 12 (2001): 83–90; D. S. Michaud and coauthors, Intake of specific carotenoids and risk of lung cancer in 2 prospective US cohorts, *American Journal of Clinical Nutrition* 72 (2000): 990–997; M. L. Slattery and coauthors, Carotenoids and colon cancer, *American Journal of Clinical Nutrition* 71 (2000): 575–582; N. McKeown and coauthors, Antioxidants and breast cancer, *Nutrition Reviews* 57 (1999): 321–324; D. A. Cooper, A. L. Eldridge, and J. C. Peters, Dietary carotenoids and lung cancer: A review of recent research, *Nutrition Reviews* 57 (1999): 133–134; P. Riso and coauthors, Does tomato consumption effectively increase the resis-tance of lymphocyte DNA to oxidative damage? *American Journal of Clinical Nutri-tion* 69 (1999): 712–718; E. Giovannucci, Tomatoes, tomato-based products, lycopene, and cancer: Review of the epidemiologic literature, *Journal of the National Cancer Institute* 91 (1999): 317–331.
5. R. A. Jacob, Evidence that diet modification reduces in vivo oxidant damage, *Nutrition Reviews* 57 (1999): 255–258.
6. L. Liu and M. Meydani, Combined vitamin C and E supplementation retards early progression of arteriosclerosis in heart transplant patients, *Nutrition Reviews* 60 (2002): 368–371; H. Y. Huang and coauthors, Effects of vitamin C and vitamin E on in vivo lipid peroxidation: Results of a randomized controlled trial, *American Journal of Clinical Nutrition* 76 (2002): 549–555; C. R. Gale, H. E. Ashurst, and H. J. Powers, Antioxidant vitamin status and carotid atherosclerosis in the elderly, *American Journal of Clinical Nutrition* 74 (2001): 402–408; F. Nappo, Impairment of endothelial functions by acute hyperhomocysteinemia and reversal by antioxidant vitamins, *Journal of the American Medical Association* 281 (1999): 2113–2118.
7. A. Iannuzzi and coauthors, Dietary and circulating antioxidant vitamins in relation to carotid plaques in middle-aged women, *American Journal of Clinical Nutrition* 76 (2002): 582–587; M. Meydani, Effect of functional food ingredients: Vitamin E modulation of cardiovascular diseases and immune status in the elderly, *American Journal of Clinical Nutrition* 71 (2000): 1665S–1668S.
8. L. A. Yochum, A. R. Folsom, and L. H. Kushi, Intake of antioxidant vitamins and risk of death from stroke in postmenopausal women, *American Journal of Clinical Nutrition* 72 (2000): 476–483.
9. S. Devaraj, A. Harris, and I. Jialal, Modulation of monocyte-macrophage function with α-tocopherol: Implications for atherosclerosis, *Nutrition Reviews* 60 (2002): 8–14; L. J. van Tits and coauthors, α-Tocopherol supplementation decreases production of superoxide and cytokines by leukocytes ex-vivo in both normolipidemic and hypertriglyceridemic individuals, *American Journal of Clinical Nutrition* 71 (2000): 458–464; M. Meydani, Vitamin E and prevention of heart disease in high-risk patients, *Nutrition Reviews* 58 (2000): 278–281.
10. B. G. Brown and coauthors, Simvastatin and niacin, antioxidant vitamins, or the combination for the prevention of coronary disease, *New England Journal of Medicine* 345 (2001): 1583–1592.
11. D. D. Waters and coauthors, Effects of hormone replacement therapy and antioxidant vitamin supplements on coronary atherosclerosis in postmenopausal women: A randomized controlled trial, *Journal of the American Medical Association* 288 (2002): 2432–2440; Collaborative Group of the Primary Prevention Project (PPP), Low-dose aspirin and vitamin E in people at cardiovascular risk: A randomized trial in general practice, *Lancet* 357 (2001): 89–95.
12. L. Liu and coauthors, Vitamin C preserves endothelial function in patients with coronary heart disease after a high-fat meal, *Clinical Cardiology* 25 (2002): 219–224.
13. B. N. Ames, Micronutrient deficiencies: A major cause of DNA damage, *Annals of the New York Academy of Sciences* 889 (1999): 87–106.
14. F. B. Hu and W. C. Willett, Optimal diets for prevention of coronary heart disease, *Journal of the American Medical Association* 288 (2002): 2569–2578.
15. W. A. Pryor, W. Stahl, and C. L. Rock, Beta carotene: From biochemistry to clinical trials, *Nutrition Reviews* 58 (2000): 39–53.
16. J. S. Bertram, Carotenoids and gene regulation, *Nutrition Reviews* 57 (1999): 182–191.
17. G. Wolf, The effect of low and high doses of ß-carotene and exposure to cigarette smoke on the lungs of ferrets, *Nutrition Reviews* 60 (2002): 88–90.
18. X. D. Wang and R. M. Russell, Procarcin-ogenic and anticarcinogenic effects of ß-carotene, *Nutrition Reviews* 57 (1999): 263–272.
19. B. L. Halvorsen and coauthors, A systematic screening of total antioxidants in dietary plants, *Journal of Nutrition* 132 (2002): 461–471.

Capítulo 7

Água e Macrominerais

A Nutrição em sua Vida

Qual é a sua escolha de bebida? Se você respondeu água, então, parabéns por reconhecer a importância dela para manter o equilíbrio hídrico do seu corpo. Se você respondeu leite, parabéns novamente por ter cuidado especial com seus ossos. Se enfrentar falta de água, você perceberá quão vital ela é para a sua real sobrevivência. As conseqüências da falta de leite (ou de outros alimentos ricos em cálcio) também são graves, porém podem não se tornar aparentes durante décadas. Água, cálcio e todos os outros macrominerais ajudam o equilíbrio hídrico e a saúde dos ossos. Antes de aproveitar a leitura deste capítulo, você poderá sentir vontade de tomar um copo com água ou leite. Seu corpo agradecerá.

Resumo do Capítulo

Água e Fluidos Corporais
Equilíbrio Hídrico e Ingestão Recomendada • Volume Sangüíneo e Pressão Arterial • Equilíbrio Hidroeletrolítico • Desequilíbrio Hidroeletrolítico • Equilíbrio Ácido-Base

Os Minerais – Visão Geral

Sódio

Cloreto

Potássio

Cálcio: *Funções do Cálcio no Organismo • Fontes e Recomendações de Cálcio • Deficiência de Cálcio*

Fósforo

Magnésio

Enxofre

Destaque 7: *A Osteoporose e o Cálcio*

A água é um nutriente essencial mais importante para a vida que qualquer ser. A cada dia, o corpo necessita de mais água que qualquer outro nutriente. Além disso, só é possível sobreviver sem água por alguns dias, ao passo que a deficiência de outros nutrientes pode levar semanas, meses e até anos para se desenvolver.

Este capítulo se inicia com uma consideração sobre a água e os fluidos corporais. O corpo mantém o equilíbrio e a distribuição de água adequados com o auxílio de outra classe de nutrientes – os minerais. Além de apresentar os minerais que ajudam a regular os fluidos corporais, o capítulo descreve muitas outras funções importantes que os minerais desempenham no corpo. O Capítulo 10, do Volume 2, revê a água como bebida e direciona o interesse dos consumidores quanto à sua segurança.

Água e Fluidos Corporais

A água constitui cerca de 60% do peso corporal de um adulto, uma porcentagem maior em relação a uma criança. Pelo fato de a água compor aproximadamente três quartos do peso do tecido magro e menos de um quarto do peso da gordura, a composição corporal de uma pessoa influencia a quantidade de água do corpo. A proporção de água é, geralmente, menor em mulheres, pessoas obesas e idosos em razão da pequena proporção de tecido magro.

No corpo, a água torna-se o fluido em que ocorrem todos os processos vitais. A água nos fluidos corporais:

- Transporta nutrientes e resíduos pelo corpo.
- Mantém a estrutura de moléculas grandes, como as proteínas e o glicogênio.
- Participa das reações metabólicas.
- Serve como solvente para minerais, vitaminas, aminoácidos, glicose e muitas outras moléculas pequenas para que possam participar de atividades metabólicas.
- Age como lubrificante e amortecedor ao redor de articulações e dentro dos olhos, da medula espinhal e, em gestações, do saco amniótico que envolve o feto no útero.
- Auxilia na regulação da temperatura normal do corpo. Conforme explicado no Capítulo 5, do Volume 2, a evaporação do suor pela pele elimina o excesso de calor do corpo.
- Mantém o volume de sangue.

Para ajudar nestas e em outras funções vitais, o corpo mantém ativamente um **equilíbrio hídrico**.■

Equilíbrio Hídrico e Ingestão Recomendada

Cada célula contém o fluido na composição exata que é melhor para ela (**fluido intracelular**) e é envolvida externamente por outro fluido semelhante. O fluido intersticial é o maior componente do **fluido extracelular**. A Figura 7-1 ilustra uma célula e seus fluidos. Esses fluidos perdem e substituem seus componentes continuamente, ainda assim a composição em cada compartimento permanece notavelmente constante sob condições normais. Pelo fato de que desequilíbrios podem ser devastadores, o corpo responde rapidamente ajustando tanto a ingestão quanto a eliminação de água. Conseqüentemente, todo o sistema de células e de fluidos permanece em estado delicado, porém controlado, de homeostase.

Ingestão de Água A **sede** e a saciedade influenciam a ingestão de água, aparentemente em resposta a mudanças sensíveis à boca, ao hipotálamo;■ e aos nervos. Quando o sangue começa a se concentrar (sofrendo a perda de água, não de substâncias dissolvidas encontradas nele), a boca seca, e o hipotálamo inicia a sede. Os receptores de estiramento no estômago enviam sinais para interromper a ação de beber, assim como fazem os receptores que monitoram o volume de sangue no coração.

A sede leva a pessoa a procurar por água, porém, quando o corpo perde muita água e esta não é reposta, a **desidratação** começa a se desenvolver. Um dos primeiros sintomas de desidratação é a sede, um sinal de que o corpo já perdeu certa quantidade de líquido. Se uma pessoa não conseguir ingerir líquido ou, como no caso de muitos idosos, não conseguir perceber a mensagem dada pela sede, os sintomas da desidratação podem progredir rapidamente, de sede para fraqueza, exaustão e delírio, resultando em morte se não forem tomadas providências (consulte a Tabela 7-1). A desidratação pode se desenvolver facilmente tanto com a falta quanto com a perda excessiva de água. (O Capítulo 5, do Volume 2, volta ao tópico da desidratação e da necessidade de líquido em atletas.)

A **intoxicação por água**, por outro lado, é rara, mas pode ocorrer com a ingestão de água em excesso e nas doenças do rim que reduzem a produção de

---

■ Equilíbrio hídrico: ingestão = liberação.

■ Lembrete: O *hipotálamo* é uma porção central do cérebro que controla atividades como a manutenção do equilíbrio hídrico, regulação da temperatura corporal e o controle do apetite.

---

equilíbrio hídrico: o equilíbrio entre a água ingerida e a água eliminada.

fluido intracelular: fluido dentro das células, geralmente rico em potássio e fosfato. O fluido intracelular é responsável por aproximadamente dois terços da água do corpo.
• intra = dentro

fluido intersticial: fluido entre as células (intercelular), em geral rico em sódio e cloreto. O fluido intersticial é um grande componente do fluido extracelular.
• inter = entre, no meio

fluido extracelular: fluido fora das células. Os fluidos extracelulares incluem dois principais componentes: fluido intersticial e plasma. O fluido extracelular responde por aproximadamente um terço da água do corpo.
• extra = fora de

sede: desejo consciente de beber.

desidratação: condição em que a eliminação de água do corpo ultrapassa a ingestão de água. Os sintomas incluem sede, pele e membranas mucosas secas, aceleração do batimento cardíaco, pressão baixa e fraqueza.

intoxicação por água: condição rara na qual os conteúdos de água do corpo são muito elevados em todos os compartimentos de fluidos.

TABELA 7-1 Sinais de Desidratação

Perda de Peso Corporal (%)	Sintomas
1–2	Sede, fadiga, fraqueza, desconforto passageiro, perda de apetite
3–4	Desempenho físico prejudicado, boca seca, redução da quantidade de urina, pele avermelhada, impaciência, apatia
5–6	Dificuldade de concentração, dor de cabeça, irritabilidade, sonolência, regulação da temperatura prejudicada, aumento da taxa respiratória
7–10	Tontura, músculos espásticos, perda do equilíbrio, delírios, exaustão, colapso

OBSERVAÇÃO: O começo e a gravidade dos sintomas em vários graus de perda de peso corporal dependem da atividade, nível de condicionamento físico, grau de aclimatação, temperatura e umidade. Se não for solucionada, a desidratação pode levar à morte.

FIGURA 7-1 Uma Célula e seus Fluidos

Os fluidos se encontram dentro das células (intracelulares) ou fora delas (extracelulares). Os fluidos extracelulares incluem plasma (a parte líquida do sangue nos espaços intravasculares dos vasos sangüíneos) e fluidos intersticiais (o fluido do tecido que preenche os espaços intercelulares entre as células).

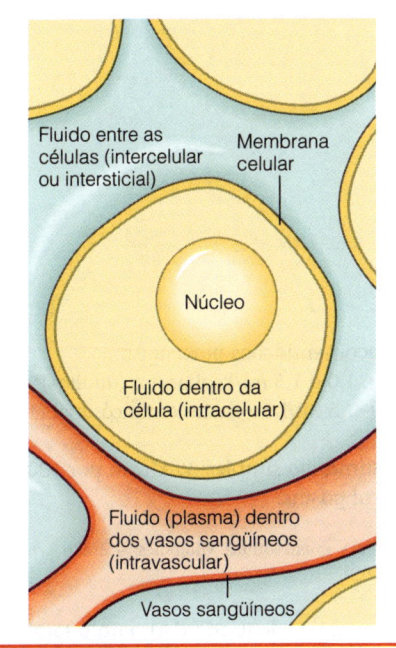

urina. Os sintomas podem incluir confusão, convulsões e até mesmo a morte em casos extremos. O Capítulo 5, do Volume 2, aborda a ingestão excessiva de água que contribui para uma condição perigosa conhecida como hiponatremia, que, com freqüência, ocorre em atletas de resistência.

Fontes de Água As fontes dietéticas evidentes da água são a própria água e bebidas, mas quase todos os alimentos também contêm água. A maioria das frutas e das hortaliças possui até 90% de água; muitos tipos de carne e queijo contêm pelo menos 50% (consulte a Tabela 7-2 para alimentos selecionados. A água também é produzida durante o metabolismo. Lembre-se de que os nutrientes fornecedores de energia são quebrados, suas partículas de carbono e hidrogênio combinam com o oxigênio para produzir dióxido de carbono (CO_2) e água (H_2O). Conforme mostrado na Tabela 7-3, a água derivada diariamente dessas três fontes chega à média de 2½ litros.

Perdas de Água O corpo pode eliminar um mínimo de 500 ml de água por dia■ em forma de urina – o suficiente para descartar os resíduos produzidos pelas atividades metabólicas diárias. Acima dessa quantidade, a excreção ajusta-se ao equilíbrio de ingestão. Se a pessoa ingerir mais água, os rins eliminam mais urina e esta se torna mais diluída. Além da urina, a água é eliminada pelos pulmões em forma de vapor e pela pele como suor; uma parte também é excretada nas fezes.* O total de líquido eliminado por via se modifica

■ A quantidade de água que o corpo tem de eliminar diariamente para se livrar de seus resíduos representa a **eliminação obrigatória da água** – cerca de 500 ml (aproximadamente 2 xícaras ou canecas).

TABELA 7-2 Porcentagem de Água em Alimentos Selecionados

100%	Água
90–99%	Leite desnatado, morango, melancia, alface, repolho, aipo, espinafre, brócolis
80–89%	Suco de frutas, iogurte, maçãs, uvas, laranjas, cenouras
70–79%	Camarão, banana, milho, batata, abacate, queijo cottage, ricota
60–69%	Massa, leguminosas, salmão, sorvete, peito de frango
50–59%	Carne bovina moída, queijo feta
40–49%	Pizza
30–39%	Queijo cheddar, bagels (pães em forma de anel), pão
20–29%	Lingüiça pepperoni, bolo, biscoitos
10–19%	Manteiga, margarina, frutas secas
1–9%	Bolachas salgadas, cereais, biscoitos salgados, massa de tacos, manteiga de amendoim, nozes
0%	Óleos

---

* A água eliminada pelos pulmões e pela pele é responsável por quase metade das perdas diárias, mesmo quando uma pessoa não esteja transpirando visivelmente; em geral se refere a essas perdas como perdas *imperceptíveis de água*.

TABELA 7-3 Equilíbrio Hídrico			
Fontes de Água	Quantidade (mL)	Perdas de Água	Quantidade (mL)
Líquidos	550 a 1.500	Rins (urina)	500 a 1.400
Alimentos	700 a 1.000	Pele (suor)	450 a 900
Água metabólica	200 a 300	Pulmão (respiração)	350
		Trato GI (fezes)	150
Total	1.450 a 2.800	Total	1.450 a 2.800

dependendo das condições do ambiente (como calor e umidade) e das condições físicas (como exercícios e febre). Em geral, as perdas diárias totalizam aproximadamente 2½ l. A Tabela 7-3 mostra como a eliminação de água se equilibra com a ingestão; para a manutenção desse equilíbrio são necessários rins saudáveis e a ingestão adequada de líquidos.

Recomendações quanto à Água Pelo fato de a necessidade de água variar dependendo da dieta, atividade física, temperatura do ambiente e da umidade, é difícil estabelecer uma necessidade geral do líquido. No passado, foram feitas recomendações proporcionalmente ao total de energia gasta sob condições ambientais típicas. A ingestão recomendada de água para uma pessoa que gasta diariamente 2.000 kcal, por exemplo, seria cerca de 2 a 3 l (de 7 a 11 copos aproximadamente). Essa recomendação corresponde à ingestão adequada (AI) para o total de água estabelecido pelo Comitê DRI (Comitê para Ingestões Dietéticas de Referência). O total de água inclui não apenas beber água, mas, também, a água encontrada em outras bebidas e alimentos.[1]

Pelo fato de uma grande parcela da ingestão de água prevenir a desidratação e suas consequências prejudiciais, a ingestão adequada (AI) se baseia nas quantidades médias de ingestão. Pessoas que são fisicamente ativas ou vivem em ambientes quentes podem precisar de mais. Dados de pesquisa mostram que as pessoas estão bebendo mais água, sucos, refrigerantes, café, chás e bebidas alcoólicas do que antes.[2] Independentemente de quais bebidas as pessoas ingiram, elas perdem fluidos em questão de algumas horas, razão pela qual necessitam se reabastecer.

■ Recomendações para água:
 • 1,0 a 1,5 ml/kcal gastos (adultos)*
 • 1,5 ml/kcal gastos (crianças e atletas)

Estimativa simples: ½ xícara por 100 kcal gastas.

---
* Para quem utiliza kilojoules: 4,2 a 6,3 ml/kJ gastos.

■ Ingestão Adequada (IA) para o *total* de água:
 • Homens: 3,7 l/dia.
 • Mulheres: 2,7 l/dia.

GLOSSÁRIOS DOS TERMOS RELACIONADOS À ÁGUA

água de poço artesiano: água extraída de poço que perfura um aqüífero confinado, no qual a água está sob pressão.

água engarrafada: água potável vendida em garrafas.

água carbonatada: água que contém gás dióxido de carbono, seja por ocorrência natural ou adicionado, que é responsável pela formação de bolhas; também chamada *água gaseificada* ou *água com gás*. Águas gasosas, sodas, águas tônicas são consideradas legalmente como refrigerantes e não são regulamentadas como água.

água destilada: água que foi vaporizada e recondensada, deixando-a livre de minerais dissolvidos.

água filtrada: água tratada por filtração, geralmente por *filtros* de carvão ativado que reduzem o chumbo na água de torneira ou por unidades de osmose reversa que forçam a água pressurizada por meio de uma membrana, removendo chumbo, arsênico e alguns microrganismos.

água dura: água com alto teor de cálcio e magnésio.

água mineral: água de fonte ou poço que normalmente contém 250 a 500 partes por milhão (ppm) de minerais. Os minerais dão à água um sabor característico. Muitas águas minerais têm alto teor de sódio.

água natural: água obtida de fonte ou poço que é certificada como segura e saudável. O conteúdo mineral pode não ser alterado, mas a água pode ser tratada de outras maneiras, como por meio de ozônio e filtração.

água de abastecimento público: água de um sistema municipal que foi tratada e desinfetada.

água purificada: água que foi tratada por destilação ou outros processos físicos ou químicos que removem sólidos dissolvidos. Como a água purificada não contém minerais nem contaminantes, é útil para fins medicinais e de pesquisa.

água mole: água com alto teor de sódio e potássio.

água da fonte: água originada de fonte subterrânea ou poço. Ela pode ser cheia de bolhas (carbonatada), "normal" ou "não-efervescente", o que quer dizer não-carbonatada.

água de poço: água retirada do subsolo com a perfuração de um aqüífero.

Algumas pesquisas indicam que pessoas que ingerem bebidas com cafeína perdem um pouco mais de líquido do que quando ingerem água, porque a cafeína age como diurético.[3] O Comitê DRI considerou essas descobertas em suas recomendações para a ingestão de água e concluiu que "bebidas com cafeína contribuem para o total diário de ingestão de água de forma similar ao total proporcionado pelas bebidas descafeinadas".[4] Em outras palavras, não parece ser relevante se as pessoas utilizarem bebidas que contenham cafeína ou outros tipos de bebidas para atender às suas necessidades de líquido.

Como explicado no Destaque 9, o álcool age como diurético e tem muitos efeitos adversos para o estado de saúde e de nutrição. Ele não deveria ser considerado adequado para atender às necessidades de fluido.

Efeitos da Água para a Saúde Beber bastante água pode proteger a bexiga contra o câncer por meio da diluição da urina e da redução de seu tempo de retenção. O risco de câncer na bexiga em homens se reduz quando a ingestão de fluidos é alta.[5] Uma ingestão de água adequada pode proteger contra pedras nos rins, câncer na próstata e câncer de mama.[6]

O tipo de água ingerida também pode fazer diferença para a saúde. A água é normalmente dura ou mole. A **água dura** possui altas concentrações de cálcio e magnésio; o sódio ou potássio é o principal mineral encontrado na **água mole** (consulte o glossário da página anterior para estes e outros termos comuns utilizados para descrever a água). Em termos práticos, a água mole faz mais bolhas com menos sabão; a água dura deixa um círculo na banheira, uma camada de cristais parecidos com pedras na chaleira e um resíduo acinzentado na água utilizada na lavanderia.

A água mole parece ser mais conveniente para a casa, e alguns proprietários compram emolientes para substituir o magnésio e cálcio por sódio. Para o corpo, no entanto, água mole com sódio pode agravar a hipertensão e doenças do coração.[7] Por outro lado, água dura pode beneficiar essas condições em razão do seu conteúdo de cálcio.[8]

A água mole também dissolve mais facilmente certos materiais contaminantes, como cádmio e chumbo, de tubulações de água antigas. Como explicado no Capítulo 8, esses minerais contaminantes prejudicam o corpo ao deslocar os minerais nutrientes de seus locais normais de ação. As pessoas que vivem em edifícios antigos devem deixar que a água fria corra pela torneira por um minuto para expulsar os minerais prejudiciais sempre que essa torneira estiver sem funcionar por mais de seis horas.

Muitas pessoas escolhem **água engarrafada** como alternativa para água de torneira acreditando que o primeiro tipo de água seja mais seguro e, portanto, valha seu preço. O Capítulo 10, do Volume 2, apresenta uma discussão sobre a segurança e as regulamentações referentes à água engarrafada.

> **RESUMO** A água soma cerca de 60% do peso corporal de um adulto. Ela auxilia no transporte de nutrientes e resíduos por todo o corpo, participa de reações químicas, age como solvente, serve como absorvente de choques e regula a temperatura do corpo. Para manter o equilíbrio hídrico, ingestões de líquidos, alimentos e o metabolismo devem se igualar às perdas do rim, da pele, dos pulmões e do trato GI. A quantidade e o tipo de água que uma pessoa bebe podem ter efeitos positivos ou negativos para sua saúde.

Volume Sangüíneo e Pressão Arterial

Os fluidos mantêm o volume sangüíneo, que, por sua vez, influencia a pressão arterial. Os rins são fundamentais para a regulação do volume sangüíneo e da pressão arterial. O dia inteiro e todos os dias os rins reabsorvem água e substâncias necessárias e eliminam resíduos com um pouco de água na urina (veja a Figura 7-2). Os rins ajustam meticulosamente o volume e a concentração de urina para acomodar as mudanças no corpo, incluindo as variações

FIGURA 7-2 — Um Néfron, uma das Muitas Unidades Funcionais do Rim

Um néfron (uma unidade funcional do rim). Cada rim possui mais de um milhão de néfrons.

- Vaso sangüíneo
- Glomérulo
- Capilares do glomérulo
- Túbulo
- Rim
- Uretra
- Pélvis
- Bexiga
- Para o corpo
- Artéria renal
- Veia renal
- Para a bexiga

O rim cortado para mostrar a localização dos néfrons.

1 O sangue flui para o glomérulo, e uma parte de seu fluido, com substâncias dissolvidas, é absorvida pelo túbulo.

2 Então, o fluido e as substâncias necessárias ao corpo retornam ao sangue em veias que percorrem o túbulo.

3 O túbulo permite a passagem dos resíduos para a bexiga.

A limpeza do sangue dentro do néfron é, grosso modo, similar à maneira como se limpa um carro. Primeiro, você retira todos os seus pertences e o lixo do carro e, então, pode passar o aspirador dentro dele **1**. Em seguida, você recoloca, no carro, o que deseja manter nele **2** e descarta o lixo **3**.

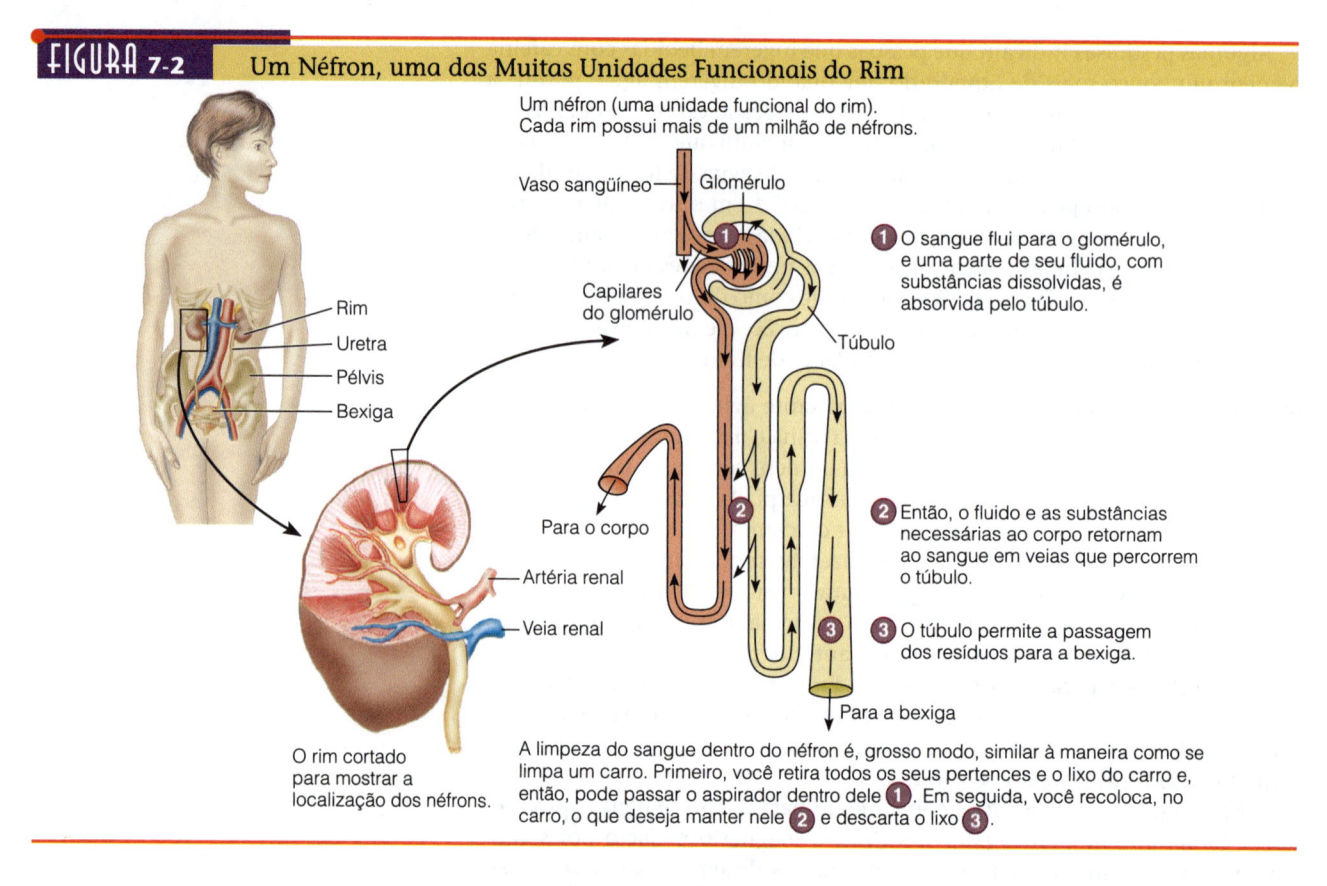

- Lembre-se de que, com o auxílio do Destaque 9, o álcool diminui a atividade do ADH, promovendo, por conseguinte, a perda de fluidos e a desidratação. Além de seu efeito antidiurético, o ADH eleva a pressão arterial e, desse modo, também é chamado **vasopressina**.
  - **vaso** = vasos
  - **pressina** = pressão

hormônio antidiurético (ADH): hormônio produzido pela glândula pituitária em reação à alta concentração do sangue. Os rins reagem com a reabsorção de água e, portanto, evitam a perda de água.

angiotensina: hormônio envolvido na regulação da pressão arterial. Sua proteína precursora é chamada **angiotensinogênio**.

vasoconstritor: substância que contrai ou estreita os vasos sangüíneos.

aldosterona: hormônio secretado pelas glândulas adrenais que regula a pressão arterial, aumentando a reabsorção de sódio pelos rins. A aldosterona também regula as concentrações de cloreto e potássio.

glândulas adrenais: glândulas adjacentes a e acima de cada rim.

quanto à ingestão diária de alimentos e bebidas. As instruções sobre reter ou liberar substâncias ou água vêm do hormônio antidiurético (ADH), da renina, da angiotensina e da aldosterona.

O ADH e a Retenção de Água Sempre que o volume sangüíneo e a pressão arterial caírem muito, ou sempre que o fluido extracelular se tornar demasiadamente concentrado, o hipotálamo alerta a glândula pituitária para que libere o **hormônio antidiurético (ADH)**. O ADH é um hormônio que promove a conservação da água ■ e estimula os rins a reabsorver água. Conseqüentemente, quanto maior for a necessidade de água, menor será a quantidade excretada pelos rins. Tais fatores também causam a sede. A ingestão de água e a retenção de fluidos elevam o volume sangüíneo e diluem os fluidos concentrados, e auxilia, desse modo, a restabelecer a homeostase.

A Renina e a Retenção de Sódio As células nos rins respondem à baixa pressão arterial pela liberação de uma enzima denominada **renina**. Por meio de uma série complexa de eventos, a renina faz com que os rins reabsorvam sódio. A reabsorção de sódio, por sua vez, é sempre acompanhada da retenção de água, o que ajuda a restabelecer a pressão arterial e o volume sangüíneo.

A Angiotensina e a Contração dos Vasos Sangüíneos A renina também transforma a proteína sangüínea chamada angiotensinogênio em **angiotensina**. A angiotensina é um poderoso **vasoconstritor**: ela estreita o diâmetro dos vasos sangüíneos e aumenta, por meio disso, a pressão arterial.

A Aldosterona e a Retenção de Sódio A angiotensina também age como mediadora na liberação do hormônio **aldosterona** a partir das **glândulas adrenais**. A aldosterona alerta os rins para que retenham mais sódio e, conseqüentemente, água, porque, quando o sódio circula, os fluidos também o acompanham. Novamente, o resultado é que quanto mais água for necessária, menos será excretada.

Todas essas atividades são demonstradas na Figura 7-3 e ajudam a explicar como dietas com alta concentração de sódio agravam condições como hi-

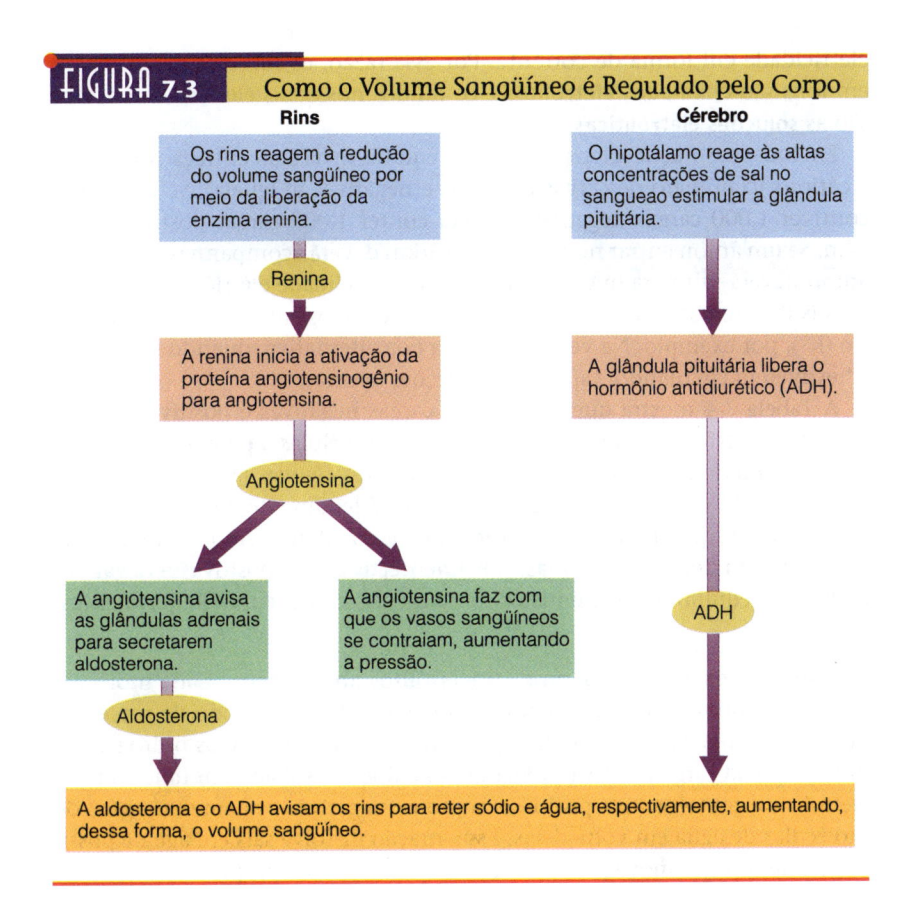

FIGURA 7-3 — Como o Volume Sangüíneo é Regulado pelo Corpo

Rins: Os rins reagem à redução do volume sangüíneo por meio da liberação da enzima renina.

→ Renina

A renina inicia a ativação da proteína angiotensinogênio para angiotensina.

→ Angiotensina

- A angiotensina avisa as glândulas adrenais para secretarem aldosterona.
- A angiotensina faz com que os vasos sangüíneos se contraiam, aumentando a pressão.

→ Aldosterona

Cérebro: O hipotálamo reage às altas concentrações de sal no sangue ao estimular a glândula pituitária.

A glândula pituitária libera o hormônio antidiurético (ADH).

→ ADH

A aldosterona e o ADH avisam os rins para reter sódio e água, respectivamente, aumentando, dessa forma, o volume sangüíneo.

---

pertensão ou edema. Sódio em excesso causa retenção de água, juntamente com um aumento da pressão arterial ou inchaço nas regiões intersticiais. O Capítulo 9, do Volume 2, trata detalhadamente da hipertensão.

RESUMO Como reação ao baixo volume sangüíneo, baixa pressão arterial ou altas concentrações de fluidos corporais, essas atividades se combinam para restabelecer, de forma efetiva, a homeostase:

- O ADH retém água.
- A renina retém sódio.
- A angiotensina contrai os vasos sangüíneos.
- A aldosterona retém sódio.

Essas atividades só conseguem manter o equilíbrio hídrico se a pessoa beber água o suficiente.

Equilíbrio Hidroeletrolítico

Manter um equilíbrio de aproximadamente dois terços dos fluidos corporais dentro das células e um terço fora é vital para as células. No caso de uma quantidade excessiva de água entrar nas células, ela poderá rompê-las; no caso da perda excessiva de água pelas células, elas entram em colapso. Para controlar o fluxo da água, as células regulam o fluxo dos macrominerais.■

Dissociação de Sal na Água Quando um **sal** mineral, como o cloreto de sódio (NaCl), é dissolvido em água, ele se divide **(dissocia)** em **íons** partículas carregadas positiva e negativamente (Na^+ e Cl^-). Os íons positivos são **cátions**; os negativos, **ânions**.■ Diferentemente da água pura, que conduz eletricidade de modo deficiente, os íons dissolvidos em água transportam

---

■ Os macrominerais:
- Sódio
- Cloreto
- Potássio
- Cálcio
- Fósforo
- Magnésio
- Enxofre

■ Para ajudar a lembrar a diferença, é só associar o "t" em cátions com o sinal de "mais" (+) e o "n" em ânions com "negativo" (-).

sal: composto constituído por um íon positivo diferente do H^+ e um íon negativo diferente do OH^-. Exemplo: cloreto de sódio (Na^+Cl^-).
- **Na** = sódio.
- **Cl** = cloreto.

dissocia-se: separa-se fisicamente.

íons: átomos ou moléculas que ganharam ou perderam elétrons e, portanto, têm carga elétrica. Os exemplos incluem o íon sódio (Na^+), com carga positiva, e o íon cloro (Cl^-), com carga negativa. Para mais detalhes sobre íons, consulte o Apêndice B.

cátions: íons com carga positiva.

ânions: íons com carga negativa.

eletricidade em forma de corrente. Por essa razão, os sais que se dissociam em íons são chamados **eletrólitos** e os fluidos nos quais eles estão contidos são as **soluções eletrolíticas**.

Em todas as soluções eletrolíticas, há o equilíbrio na concentração de ânions e cátions (o número de cargas positivas e negativas se iguala). Se um fluido contiver 1.000 cargas negativas, deverá conter 1.000 cargas positivas também. Se um ânion entrar no fluido, um cátion deverá acompanhá-lo ou outro ânion deverá sair para que seja mantida a neutralidade elétrica. Sempre que íons Na^+ saírem de uma célula, outros íons positivos entrarão: os íons potássio (K^+), por exemplo. Na verdade, é uma boa alternativa: quando íons Na^+ e K^+ estiverem circulando, estarão em direções opostas.

A Tabela 7-4 mostra que, de fato, as cargas negativas e positivas permanecem em perfeito equilíbrio, dentro e fora das células, apesar de o número de cada tipo de íon variar em grande escala. Nas células, as cargas positivas totalizam 202 e as negativas se equilibram perfeitamente a esse valor. Fora das células, as quantidades e proporções de íons diferem em relação aos que se encontram dentro delas, mas, novamente, as cargas positivas e negativas mantêm o equilíbrio (os cientistas somam essas cargas em **miliequivalentes, mEq**).

Os Eletrólitos Atraem Água Os eletrólitos atraem água. Cada molécula de água possui carga líquida equivalente a zero, ■ mas o lado da molécula que contém oxigênio recebe uma pequena carga negativa, e os hidrogênios, uma pequena carga positiva. A Figura 7-4 exibe o resultado em uma solução eletrolítica: tanto os íons positivos como os negativos atraem conjuntos de moléculas de água em volta delas. Essa atração dissolve sais em água e possibilita que o corpo mova fluidos para compartimentos apropriados.

A Água Acompanha os Eletrólitos Alguns eletrólitos permanecem principalmente fora das células (particularmente, sódio e cloreto), enquanto outros ficam predominantemente dentro das células (em particular, potássio, magnésio, fosfato, ■ e sulfato). As membranas das células são seletivamente permeáveis e isso significa que elas permitem a passagem de algumas molé-

---

■ Uma molécula neutra, como a da água, que possui cargas opostas separadas espacialmente dentro da molécula, é **polar**; consulte o Apêndice B para mais detalhes.

■ O sufixo *-ato* denota o formato de um sal do mineral. Portanto, o fosfato é o mineral fósforo em forma de sal e o sulfato, é o mineral enxofre em forma de sal.

---

eletrólitos: sais que dissolvem em água e se dissociam em partículas carregadas chamadas íons.

soluções eletrolíticas: soluções que podem conduzir eletricidade.

miliequivalentes (mEq): concentração de eletrólitos em um volume de solução. Os miliequivalentes são uma medida útil para considerar íons, pois o número de cargas revela características sobre a solução que não são evidentes quando a concentração é expressa em peso.

TABELA 7-4 — Eletrólitos Importantes do Corpo

Eletrólitos	Concentração (mEq/L) Intracelular (dentro das células)	Concentração (mEq/L) Extracelular (fora das células)
Cátions (íons carregados positivamente)		
Sódio (Na^+)	10	142
Potássio (K^+)	150	5
Cálcio (Ca^{++})	2	5
Magnésio (Mg^{++})	40	3
	202	155
Ânions (íons com carga negativa)		
Cloreto (Cl^-)	2	103
Bicarbonato (HCO_3^-)	10	27
Fosfato ($HPO_4^=$)	103	2
Sulfato ($SO_4^=$)	20	1
Ácidos Orgânicos (lactato, piruvato)	10	6
Proteínas	57	16
	202	155

OBSERVAÇÃO: O número de cargas positivas e negativas em determinado fluido é o mesmo. Por exemplo, em fluidos extracelulares, os cátions e ânions igualam-se a 155 mEq/L. A partir dos cátions, os íons sódio compõem 142 mEq/L, e os íons potássio, cálcio e magnésio compõem o restante. A partir dos ânions, o número de íons cloreto é de 103 mEq/L; o número de bicarbonatos é de 27, e o restante é proporcionado por íons fosfato, sulfato, ácidos orgânicos e proteínas.

ÁGUA E MACROMINERAIS • **231**

FIGURA 7-4 — A Água Dissolve o Sal e Acompanha os Eletrólitos

A organização estrutural dos dois átomos de hidrogênio e um átomo de oxigênio possibilita que a água dissolva o sal. O papel da água como solvente é uma de suas características mais valiosas.

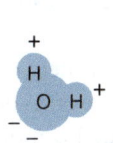

Os eletétrons com carga negativa que ligam o hidrogênio ao oxigênio estão, na maioria das vezes, próximos ao átomo de oxigênio. Como resultado, os átomos de oxigênio tornam-se um pouco negativos e os de hidrogênio, um pouco positivos (consulte o Apêndice B).

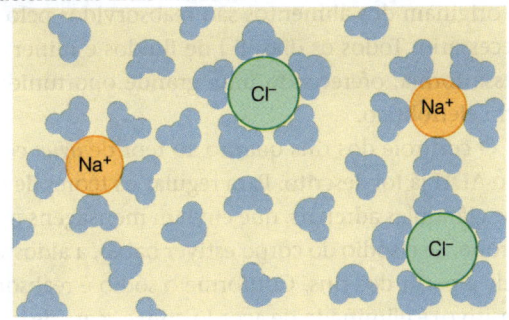

Em uma solução eletrolítica, as moléculas de água são atraídas tanto por ânions quanto por cátions. Repare que os átomos negativos de oxigênio das moléculas de água são atraídas pelo cátion de sódio (Na^+), enquanto os átomos positivos de hidrogênio das moléculas de água são atraídos pelos íons cloreto (Cl^-).

---

culas, mas não de outras. Sempre que os eletrólitos passam pela membrana a água acompanha.

O movimento da água através de uma membrana em direção aos **solutos mais concentrados**■ é denominado **osmose**. O total de pressão necessário para evitar o movimento da água através da membrana é chamado **pressão osmótica**. A Figura 7-5 mostra a osmose, e as fotos de berinjelas salgadas e frutas secas reidratadas oferecem exemplos conhecidos.

As Proteínas Regulam o Fluxo de Fluidos e Íons

O Capítulo 4 descreveu como as proteínas atraem água e ajudam a regular o movimento de fluidos. Além disso, o transporte de proteínas nas membranas celulares regula a passagem de íons positivos e outras substâncias de um lado da membrana até o outro. Os íons negativos seguem os positivos, e a água flui em direção à solução mais concentrada.

Uma proteína bem conhecida que regula o fluxo de fluidos e íons para dentro e fora das células é a bomba de sódio e potássio. A bomba troca ativamente sódio e potássio através da membrana celular por meio da utilização de ATP como fonte de energia. A Figura 4-10 ilustra essa ação.

■ Quando se imerge frutas secas em água, elas ficam inchadas, pois a água se direciona para a concentração mais alta de açúcar dentro das frutas.

FIGURA 7-5 — Osmose

A água flui na direção da solução mais concentrada.

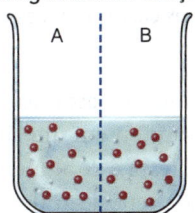

① Com um número igual de partículas solúveis em ambas as partes, as concentrações são iguais, e a tendência de a água fluir em qualquer direção é quase a mesma.

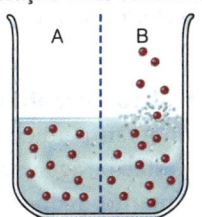

② Então, a solução adicional é acrescentada ao lado B. A solução não pode fluir através do divisor (no caso de uma célula, sua membrana).

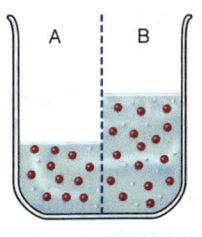

③ A água pode fluir para ambos os lados do divisor, mas tem uma tendência maior de fluir do lado A para o B, onde há grande concentração de soluto. O volume de água torna-se maior no lado B e as concentrações nos lados A e B tornam-se iguais.

solutos: substâncias que são dissolvidas em uma solução. O número de moléculas em determinado volume de líquido é a **concentração de soluto**.

osmose: movimento de água através de uma membrana em *direção* ao lado em que os solutos estão mais concentrados.

pressão osmótica: quantidade de pressão necessária para evitar o movimento da água através de uma membrana.

Regulação de Fluidos e Equilíbrio Eletrolítico As quantidades de diversos minerais no corpo devem manter-se quase constantes. A regulação ocorre principalmente em dois locais: no trato GI e nos rins.

Os sucos digestivos do trato GI contêm minerais. Esses minerais e os que se originam dos alimentos são reabsorvidos pelo intestino grosso, conforme necessário. Todos os dias, 8 l de fluidos e minerais associados são reciclados dessa forma, oferecendo uma grande oportunidade de regulação do equilíbrio eletrolítico.

O controle dos rins quanto ao teor de *água* corporal por meio do hormônio ADH já foi descrito. Para regular os teores de *eletrólitos*, os rins dependem das glândulas adrenais, que enviam mensagens por meio do hormônio aldosterona. Se o sódio do corpo estiver baixo, a aldosterona estimula a reabsorção dele a partir dos rins. Conforme o sódio é reabsorvido, o potássio (outro íon positivo) é eliminado de acordo com a regra de que o total de cargas positivas deve permanecer em equilíbrio com o total de cargas negativas.

Desequilíbrio Hidroeletrolítico

Normalmente, o corpo se previne eficientemente contra o desequilíbrio hidroeletrolítico. No entanto, certas situações e algumas medicações podem prejudicar a capacidade de compensação do corpo. Vômito e diarréia fortes e prolongados, além de suor excessivo, queimaduras e ferimentos traumáticos podem ocasionar grandes perdas de fluidos e eletrólitos e até causar um estado de emergência médica.

Sódio e Cloreto São Mais Facilmente Perdidos Pelo fato de o sódio e o cloreto serem os cátions e os ânions extracelulares principais do corpo, eles são os primeiros a se perderem quando o líquido é eliminado pelo suor, sangramento e excreção. Não é coincidência que, após suar excessivamente ou perder fluidos de outras maneiras, as pessoas sintam a necessidade de alimentos salgados e bebidas refrescantes. (O Capítulo 5, do Volume 2, apresenta uma discussão sobre bebidas isotônicas.)

Diferentes Solutos Perdidos por Diferentes Vias Se o líquido for perdido por vômito ou diarréia, perde-se sódio indiscriminadamente. Se as glândulas adrenais secretarem aldosterona em excesso, como ocorre quando se desenvolve um tumor, os rins poderão excretar potássio demasiadamente. Pessoas com diabetes descontrolado podem perder um soluto não normalmente excretado: a glicose e, com ela, grandes quantidades de líquido. Todas essas três situações causam desidratação, porém, beber só água não funciona para a recuperação do equilíbrio eletrolítico. Para todos os casos, é necessária intervenção médica.

Reposição de Fluidos e Eletrólitos Perdidos Em muitos casos, as pessoas podem repor os fluidos e minerais perdidos pelo suor ou em um surto temporário de diarréia com a ingestão de água natural e fresca e de alimentos apropriados. Alguns casos, no entanto, requerem rápida reposição de fluidos e eletrólitos – por exemplo, quando a vida de uma criança desnutrida corre risco por causa da diarréia. Profissionais da saúde por todo o mundo descobriram como utilizar fórmulas simples■ para tratar casos, de amenos a moderados, de diarréia. Essas fórmulas que salvam vidas não requerem hospitalização e podem ser preparadas com ingredientes facilmente disponíveis. Os profissionais da área médica necessitam apenas saber administrar medidas de ingredientes de forma cuidadosa e utilizar água livre de contaminantes. Uma vez reidratada, a pessoa pode começar a ingerir alimentos.

■ Profissionais da saúde utilizam a **oral terapia de reidratação oral (TRO)** – uma simples solução de açúcar, sal e água, ingerida via oral – para tratar a desidratação causada pela diarréia. Uma simples receita de TRO (resfrie-a antes de dar para a pessoa):
- 0,5 l de água fervida.
- Um pequeno punhado de açúcar (4 colheres de chá).
- 3 pitadas de sal (½ colher de chá).

Equilíbrio Ácido-Base

O corpo utiliza seus íons não apenas para manter o equilíbrio hidroeletrolítico, mas também para regular a acidez **(pH)** de seus fluidos. A escala de pH no Capítulo 1 se repete aqui, na Figura 7-6, com as variações de pH, normais e anormais, do sangue adicionado. Como se pode verificar, o corpo precisa manter o pH com variação limitada para evitar conseqüências que ponham a vida em risco. Pequenos desvios em qualquer das direções podem danificar proteínas, causando destruição metabólica. As enzimas não conseguiriam catalisar reações e as hemoglobinas não seriam capazes de transportar oxigênio – para dar apenas dois exemplos.

A acidez dos fluidos corporais é determinada pela concentração de íons de hidrogênio (H^+). Uma concentração alta de íons hidrogênio seria muito acídica. O metabolismo de energia normal produz muitos íons hidrogênio, bem como muitos outros ácidos, que devem ser neutralizados. Três sistemas protegem o corpo das oscilações no pH – tampões no sangue, a respiração nos pulmões e a excreção nos rins.

Regulação por meio de Tampões O **bicarbonato** (base) e o **ácido carbônico** (ácido) nos fluidos corporais, assim como algumas proteínas, protegem o corpo contra mudanças de acidez ao agir como tampões – substâncias que podem neutralizar ácidos e bases. Esses sistemas de tampão funcionam como primeiro plano de defesa contra alterações no equilíbrio ácido-base dos fluidos.

Regulação por meio dos Pulmões A respiração proporciona outra defesa. O dióxido de carbono, que é formado o tempo todo durante o metabolismo celular, produz ácido carbônico no sangue que, então, se dissocia

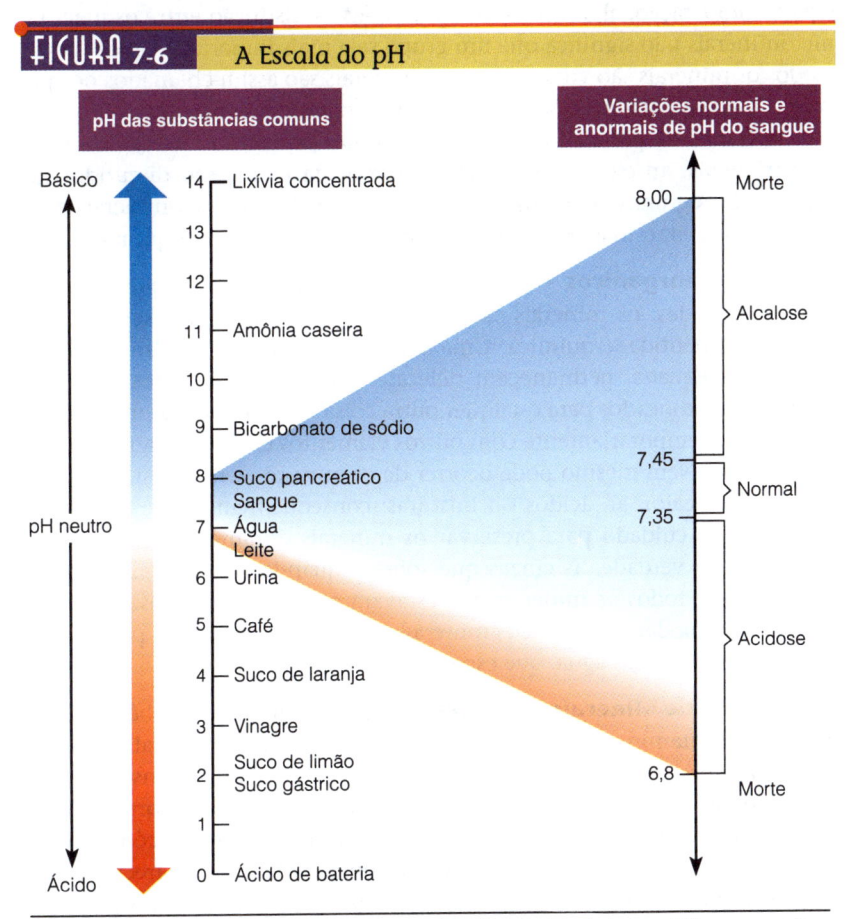

FIGURA 7-6 A Escala do pH

pH das substâncias comuns

- 14 — Lixívia concentrada
- 13
- 12
- 11 — Amônia caseira
- 10
- 9 — Bicarbonato de sódio
- 8 — Suco pancreático
- — Sangue
- 7 — Água
- — Leite
- 6 — Urina
- 5 — Café
- 4 — Suco de laranja
- 3 — Vinagre
- 2 — Suco de limão / Suco gástrico
- 1
- 0 — Ácido de bateria

Básico ↑ / pH neutro / Ácido ↓

Variações normais e anormais de pH do sangue

- 8,00 — Morte
- Alcalose
- 7,45 — Normal
- 7,35
- Acidose
- 6,8 — Morte

OBSERVAÇÃO: Cada item é dez vezes mais concentrado em base (1/10 de ácido equivalente ou H^+) em comparação ao item abaixo.

---

pH: unidade de concentração de íons H^+ (consulte o Apêndice B). Quanto menor for o pH, maior é a concentração de íon H^+ e mais forte é o ácido. Um pH acima de 7 é alcalino ou base (uma solução em que os íons OH^- são predominantes).

bicarbonato: composto com a fórmula HCO_3 que resulta da dissociação do ácido carbônico; de maior importância na manutenção do equilíbrio ácido-base do corpo. (O bicarbonato é também uma secreção alcalina do pâncreas, parte do suco pancreático.)

ácido carbônico: composto com a fórmula H_2CO_3, que resulta da combinação de dióxido de carbono (CO_2) e água (H_2O); de particular importância na manutenção do equilíbrio ácido-base do corpo.

para formar íons hidrogênio e bicarbonato. O equilíbrio apropriado entre o ácido carbônico e o bicarbonato é essencial para manter o pH do sangue ideal. Se o ácido carbônico for desenvolvido em excesso, a taxa respiratória acelera-se; essa hiperventilação aumenta a quantidade de dióxido de carbono exalado, diminuindo, por meio disso, a concentração de ácido carbônico e a restauração da homeostase. Opostamente, se o bicarbonato aumenta, a taxa respiratória torna-se mais lenta; o dióxido de carbono é retido e forma mais ácido carbônico. Novamente, a homeostase é restaurada.

Regulação por meio dos Rins Os rins possuem papel fundamental na manutenção de controle em longo prazo do equilíbrio ácido-base. Ao selecionar quais íons devem ser preservados e quais devem ser excretados, os rins ajustam o equilíbrio ácido-base do corpo. O trabalho deles é complexo, mas seu efeito líquido é fácil de resumir. A carga total de *ácido corporal* permanece quase constante; a acidez da urina oscila para ajustar esse equilíbrio.

RESUMO Os eletrólitos (minerais carregados) nos fluidos ajudam a distribuir os fluidos dentro e fora das células, assegurando, dessa maneira, o equilíbrio hídrico apropriado e o equilíbrio ácido-base para auxiliar em todos os processos da vida. Perdas excessivas de fluidos e eletrólitos impedem esse equilíbrio; os rins executam o papel importante na restauração da homeostase.

Os Minerais – Visão Geral

A Figura 7-7 mostra as quantidades dos **macrominerais** encontrados no corpo e, para comparação, alguns dos microminerais. A distinção entre os macro e microminerais não significa que um grupo seja mais importante que o outro – todos os minerais são vitais. Os macrominerais são assim chamados porque estão presentes e são necessários em maiores quantidades no organismo. Eles são mostrados na parte superior da figura e são expostos neste capítulo. Os microminerais, apresentados na parte inferior da figura, são discutidos no Capítulo 8. Algumas generalizações são próprias de todos os minerais e os distingue das vitaminas. Especialmente notável é sua natureza química.

Elementos Inorgânicos Diferentes das vitaminas orgânicas, que são facilmente destruídas, os minerais são elementos inorgânicos que sempre preservam sua identidade química. Uma vez que os minerais entram no corpo da forma adequada, permanecem nele até que sejam excretados; eles não podem ser modificados para qualquer outra coisa. O ferro, por exemplo, pode combinar-se temporariamente com outros elementos em sais, porém, ele será sempre ferro. Nem mesmo pode ocorrer de os minerais serem destruídos por fatores como calor, ar, ácidos ou misturas; conseqüentemente, é necessário um pouco de cuidado para preservar os minerais durante a preparação de alimentos. Na verdade, as cinzas que sobram quando um alimento é queimado contêm todos os minerais que estavam originalmente presentes nele. Os alimentos podem perder seus minerais somente quando estes passam por processo de lixívia em água, que escorre então ralo abaixo.

O Manuseio de Minerais Feito pelo Corpo Os minerais também se diferenciam das vitaminas quanto às quantidades que o corpo pode absorver e à proporção que eles podem ser especialmente manuseados. Alguns minerais, como o potássio, são facilmente absorvidos pelo sangue, transportados livre e prontamente excretados pelos rins, de forma muito parecida com as vitaminas solúveis em água. Outros minerais, como o cálcio, são parecidos com vitaminas solúveis em gordura, nas quais é preciso ter portadores para que sejam absorvidos e transportados. E, como algumas das vitaminas solúveis em gordura, os minerais ingeridos em excesso podem ser tóxicos.

---

minerais principais: nutrientes minerais essenciais encontrados no corpo humano em quantidades superiores a 5 g; às vezes, chamados **macrominerais**.

FIGURA 7-7 — Minerais em Corpos Humanos de 60 Kg

Os macrominerais não somente estão presentes no corpo em maiores quantidades que os microminerais, como também são necessários para ele em maiores quantidades. As ingestões recomendadas para macrominerais são estabelecidas em *centenas de miligramas* ou *gramas*, ao passo que as recomendações para microminerais são especificadas em *dezenas de miligramas* ou mesmo em *microgramas*.

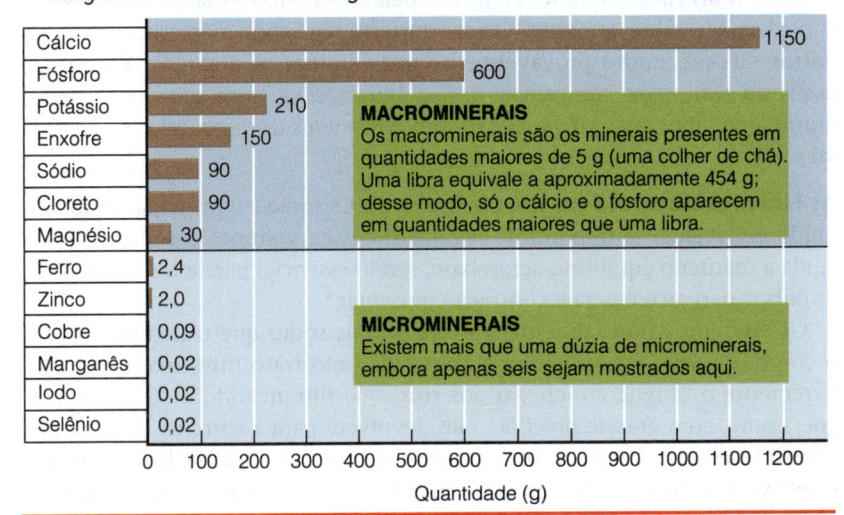

Mineral	Quantidade (g)
Cálcio	1150
Fósforo	600
Potássio	210
Enxofre	150
Sódio	90
Cloreto	90
Magnésio	30
Ferro	2,4
Zinco	2,0
Cobre	0,09
Manganês	0,02
Iodo	0,02
Selênio	0,02

MACROMINERAIS
Os macrominerais são os minerais presentes em quantidades maiores de 5 g (uma colher de chá). Uma libra equivale a aproximadamente 454 g; desse modo, só o cálcio e o fósforo aparecem em quantidades maiores que uma libra.

MICROMINERAIS
Existem mais que uma dúzia de microminerais, embora apenas seis sejam mostrados aqui.

Biodisponibilidade Variável A biodisponibilidade dos minerais varia. Alguns alimentos contêm **aglutinadores** que combinam quimicamente com minerais, evitando sua absorção e transportando-os para fora do corpo juntamente com outros resíduos. Exemplos de aglutinadores incluem fitatos, que são encontrados principalmente em leguminosas e grãos, e oxalatos, que estão presentes no espinafre e em outros alimentos. Esses alimentos contêm mais minerais do que o corpo realmente recebe e utiliza.

■ Lembrete: A *biodisponibilidade* refere-se à taxa e proporção com as quais um nutriente é absorvido e utilizado.

Interação de Nutrientes O Capítulo 5 descreveu como a presença ou ausência de uma vitamina pode afetar outra absorção, metabolismo e excreção. O mesmo é verdadeiro para os minerais. As interações entre o sódio e o cálcio, por exemplo, faz com que ambos sejam excretados quando as ingestões de sódio são altas. O fósforo se liga ao magnésio no trato GI, então a absorção de magnésio é limitada quando as ingestões de sódio são altas. Estes são apenas dois exemplos sobre as interações que envolvem os minerais apresentados neste capítulo. Discussões, tanto neste quanto no próximo capítulo, apontam para problemas adicionais que surgem dessas interações. Observe com que freqüência eles refletem o excesso de um mineral causador de inadequações a outro e como os suplementos – e não alimentos – são os maiores vilões.

Papéis Variados Enquanto todos os macrominerais ajudam a manter o equilíbrio hídrico corporal descrito anteriormente, o sódio, o cloreto e o potássio são mais conhecidos para esta função. Por essa razão, esses três minerais são discutidos nessa seção. As últimas seções descrevem os minerais mais conhecidos por seus papéis para a saúde e o desenvolvimento dos ossos – o cálcio, o sódio e o magnésio.

aglutinadores: compostos químicos nos alimentos que se combinam com nutrientes (especialmente minerais) formando complexos que o organismo não pode absorver. Os exemplos incluem **fitatos** e **oxalatos**.

RESUMO

Os macrominerais são encontrados em grandes quantidades no corpo, enquanto os microminerais ocorrem em menores quantidades. Os minerais são elementos que mantêm suas identidades químicas. Eles normalmente recebem manipulação e regulação especiais no corpo; além disso, podem se ligar a outras substâncias e interagir com outros minerais, limitando, dessa maneira, sua absorção.

Sódio

As pessoas consideraram como boa a utilização do sal (cloreto de sódio) no decorrer de toda a história. Falamos para alguém que admiramos: "você é o sal da terra"; e para alguém que consideramos desprezível: "você não vale o sal que consome". Até o termo *salário* se origina da palavra latina *sal*.

As culturas variam quanto ao uso da palavra sal, mas a maioria das pessoas considera seu sabor atraente. O sal empresta seu sabor marcante e acentua outros sabores, muito provavelmente por eliminar os amargos. Você pode fazer um teste para comprovar isso: a água tônica, com sua característica quinina de sabor amargo, parece ter um gosto mais doce quando se adiciona sal a ela.

As Funções do Sódio no Corpo Humano O **sódio** é o principal cátion do fluido extracelular e importante regulador de seu volume. O sódio também ajuda a manter o equilíbrio ácido-base, sendo essencial para a transmissão de impulsos nervosos e para a contração muscular.*

Os alimentos normalmente fornecem mais sódio que o necessário para o corpo. O sódio é prontamente absorvido pelo trato intestinal e percorre livremente o sangue até chegar aos rins, que filtram todo o sódio do sangue; então, com grande precisão, eles devolvem para a corrente sangüínea a quantidade exata de que o corpo necessita. Em geral, a quantidade excretada é aproximadamente a mesma que a ingerida em determinado dia. Quando o sódio do sangue aumenta, assim como quando uma pessoa ingere alimentos salgados, a sede dá uma mensagem para que as pessoas ingiram bebidas até que a proporção apropriada de sódio para água seja recuperada. Então, os rins excretam tanto água quanto sódio, quando em excesso.

Recomendações de Sódio As dietas dificilmente excluem sódio, até mesmo quando as ingestões são baixas, o corpo adapta-se reduzindo perdas de sódio na urina e no suor, fazendo, dessa forma, que deficiências sejam improváveis. As recomendações de sódio são suficientemente baixas para proteger contra pressão alta, porém altas o suficiente para permitir uma ingestão adequada de outros nutrientes. Pelo fato de as altas ingestões de sódio se correlacionarem com a alta pressão arterial, o limite superior tolerável de ingestão (UL) para adultos é estabelecido em 2.300 mg por dia, um pouco mais baixo que o valor diário utilizado nos rótulos (2.400 mg).

■ Ingestão Adequada (AI) para sódio:
- 1.500 mg/dia (19 a 50 anos)
- 1.300 mg/dia (51 a 70 anos)
- 1.200 mg/dia (> 70 anos)

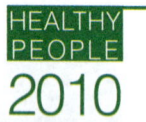

HEALTHY PEOPLE 2010

Aumentar a proporção de pessoas com a idade de 2 anos ou mais que consomem 2.400 mg ou menos de sódio diariamente.

sódio: principal cátion nos líquidos extracelulares do corpo; essencial para a manutenção do equilíbrio líquido, transmissões de impulsos nervosos e contrações musculares.

sensibilidade ao sal: característica de indivíduos que reagem à ingestão de alta concentração de sal com um aumento da pressão ou à ingestão de baixas concentrações de sal com uma queda da pressão.

Sódio e a Hipertensão Durante anos, altas ingestões de sódio eram consideradas o principal fator responsável pela alta pressão arterial. Então, pesquisas apontaram o sal (cloreto de sódio) como o vilão das dietas. O sal tem maior efeito na pressão arterial que qualquer outro sódio ou cloreto isolado ou em combinação com outros íons.

Alguns indivíduos respondem sensivelmente aos excessos de ingestão de sal reagindo com pressão alta. As pessoas que têm mais probabilidade de ter **sensibilidade ao sal** incluem aquelas cujos pais tiveram alta pressão arterial; pessoas com doenças renais crônicas ou diabetes; afro-americanos e quem já passou dos 50 anos.** Pessoas acima do peso também parecem ser particularmente sensíveis aos efeitos do sal na pressão arterial. Para elas, alta ingestão de sal

---

* Uma das formas que os rins utilizam para regular o equilíbrio ácido-base é por meio da eliminação de íons hidrogênio (H^+), trocando-os por íons sódio (Na^+).
** Comparados com outros, as pessoas sensíveis ao sal possuem concentrações elevadas de renina no sangue.

correlaciona-se fortemente com doenças do coração e a restrição de sal as ajuda a diminuir a pressão arterial.[9]

Na verdade, uma dieta restrita em sal também abaixa a pressão arterial de pessoas que não têm hipertensão.[10] Como a redução da ingestão de sal não causa danos à saúde e diminui o risco de hipertensão e doenças do coração, os *Guias de Alimentação* aconselham que se limite o consumo diário de sal para menos de 6 g■ (o equivalente a 2,4 g ou 2.400 mg de *sódio*). No entanto, ingestões mais altas parecem ser bem toleradas para a maioria das pessoas saudáveis. A seção "Como fazer" oferece estratégias para reduzir a ingestão de sal (e, portanto, de sódio).

Um planejamento de dieta conhecido como Abordagem Dietética para Deter a Hipertensão (DASH) também diminui a pressão arterial.[11] A dieta DASH dá ênfase a frutas, hortaliças e produtos de baixo teor calórico; inclui cereais integrais, nozes, carne de aves e peixe e chama a atenção para a redução do consumo de carne vermelha, manteiga e outros alimentos altamente calóricos. A dieta DASH combinada com a ingestão reduzida de sódio é ainda mais eficiente na redução da pressão arterial que qualquer estratégia isolada. O Capítulo 9, do Volume 2, oferece uma discussão completa sobre hipertensão e as recomendações dietéticas quanto à sua prevenção e tratamentos.

■ O sal (cloreto de sódio) é composto por aproximadamente 40% de sódio.
1 g de sal contribui com 400 mg de sódio.
5 g de sal = 1 colher de chá.

Sódio e Osteoporose A alta ingestão de sódio também é associada com a excreção de cálcio, mas há menos evidências quanto à sua influência na perda óssea.[12] Uma reconsideração da pesquisa concluiu que não há evidências suficientes para que se recomende a diminuição da ingestão de sódio para prevenir a osteoporose.[13] Outros pesquisadores discordam, alegando que, enquanto nenhuma evidência em longo prazo demonstrar que uma ingestão reduzida de sódio previne a osteoporose, indícios menos convincentes, juntamente com a falta de dados, sustentam tal recomendação.[14] Em outras palavras, reduzir a ingestão de sódio não causa nenhum mal e pode ajudar. Algumas pesquisas indicam que o potássio pode neutralizar os efeitos do sódio na excreção de cálcio.[15] Recomendações dietéticas para prevenir a osteoporose sugerem, portanto, a seleção de alimentos com altas concentrações de cálcio e potássio e baixas concentrações de sódio.

Sódio nos Alimentos Em geral, alimentos processados concentram a maior parte de sódio, ao passo que os não processados, como frutas frescas, hortaliças, leite e carnes têm menos sódio. Na realidade, 75% do sódio en-

---

COMO FAZER para Reduzir a Ingestão de Sal

A maioria das pessoas ingere mais sal (e, portanto, mais sódio) do que necessitam e algumas podem diminuir a pressão arterial, evitando alimentos muito salgados e retirando o saleiro de cima da mesa. Os alimentos ingeridos sem sal podem parecer menos saborosos no princípio, mas, sucessivamente, as pessoas podem aprender a aproveitar os sabores naturais de muitos alimentos sem sal. Algumas estratégias para reduzir a ingestão de sal são:

- Cozinhe com pouco ou sem sal.
- Prepare os alimentos com temperos que não contenham sódio, como manjericão, folhas de louro, *curry*, alho, gengibre, hortelã, orégano, pimenta, alecrim, tomilho, suco de limão, vinagre e vinho.
- Coloque pouco ou nenhum sal à mesa; experimente os alimentos antes de acrescentar sal.
- Leia os rótulos atentamente quanto ao sal.
- Selecione produtos com baixo teor de sal ou sem sal quando disponíveis.

Utilize esses alimentos com moderação:

- Alimentos preparados em salmoura, como picles, azeitonas e chucrute.
- Carnes salgadas ou defumadas, como mortadela, carne em conserva ou carne seca, bacon, salsichas de Frankfurt, presunto, embutidos, carne de porco salgada, lingüiça e língua defumada.
- Peixe salgado ou defumado, como anchovas, caviar, bacalhau salgado e seco, arenque, sardinhas ou salmão defumado.
- Salgados, como batatas fritas, biscoito salgado, pipocas e nozes salgadas e bolachas de água e sal.
- Condimentos, como cubos de caldo para tempero; sais para temperar; glutamato monossódico (GMS), molho de soja, *teriyaki* e molhos de churrasco; preparados de raiz-forte, *ketchup* e mostarda.
- Queijos, especialmente os processados.
- Sopas enlatadas e instantâneas.

contrado na dieta das pessoas são provenientes do sal adicionado aos alimentos pelos fabricantes; cerca de 15% se originam do sal acrescentado durante o cozimento e no momento das refeições; e apenas 10% derivam do conteúdo natural dos alimentos.

Como os alimentos processados podem conter sódio sem cloreto, em aditivos como bicarbonatos de sódio ou sacarina de sódio, e eles nem sempre parecem salgados. A maioria das pessoas se surpreende em saber que 28 g de flocos de milho contêm mais sódio que 28 g de amendoins salgados – e que uma medida equivalente a ½ xícara de sobremesa instantânea de chocolate contém ainda mais. (Os amendoins parecem ser mais salgados porque todo o sal se concentra na superfície, local em que todos os sensores da língua imediatamente o identificam.)

A Figura 7-8 mostra que alimentos processados não apenas contêm mais sódio que seus equivalentes menos processados, mas também apresentam menos concentração de potássio. Baixos teores de potássio podem ser tão graves quanto altos teores de sódio com relação à regulação da pressão arterial; portanto, os alimentos processados apresentam dois pontos desfavoráveis quanto à sua utilização.

Deficiência de Sódio Se o sódio do sangue cai, conforme ocorre em caso de vômito, diarréia ou suor excessivo, deve-se suprir o corpo com sódio e água novamente. Sob condições normais de suor causado por exercícios, as perdas de sal podem ser facilmente repostas pelo resto do dia por meio de alimentos comuns. Tabletes de sal não são recomendados, pois, sal em excesso, particularmente se ingeridos com pouca água, podem levar à desidratação. Durante atividades intensas, como em situações de alta resistência, os atletas podem perder tanto sódio e ingerir tanta água que podem desenvolver hiponatremia – escassez de sódio no sangue. O Capítulo 5, do Volume 2, fornece detalhes sobre a hiponatremia e apresenta as diretrizes para atletas de alta resistência.

FIGURA 7-8 O que o Processamento Faz com o Teor de Sódio e Potássio dos Alimentos

Pessoas que consomem alimentos com alta concentração de sal freqüentemente ingerem alimentos que contêm menos potássio ao mesmo tempo. Observe como se perde em potássio e se ganha em sódio, ao passo que os alimentos se tornam cada vez mais processados, fazendo com que a proporção de cálcio para sódio caia dramaticamente. Mesmo quando não se perde potássio, o acréscimo de sódio ainda diminui a proporção de cálcio para sódio. A limitação da ingestão de sódio pode, então, ajudar de duas formas – diminuir a pressão arterial em indivíduos sensíveis ao sal e, indiretamente, aumenta as ingestões de potássio em todos os indivíduos.

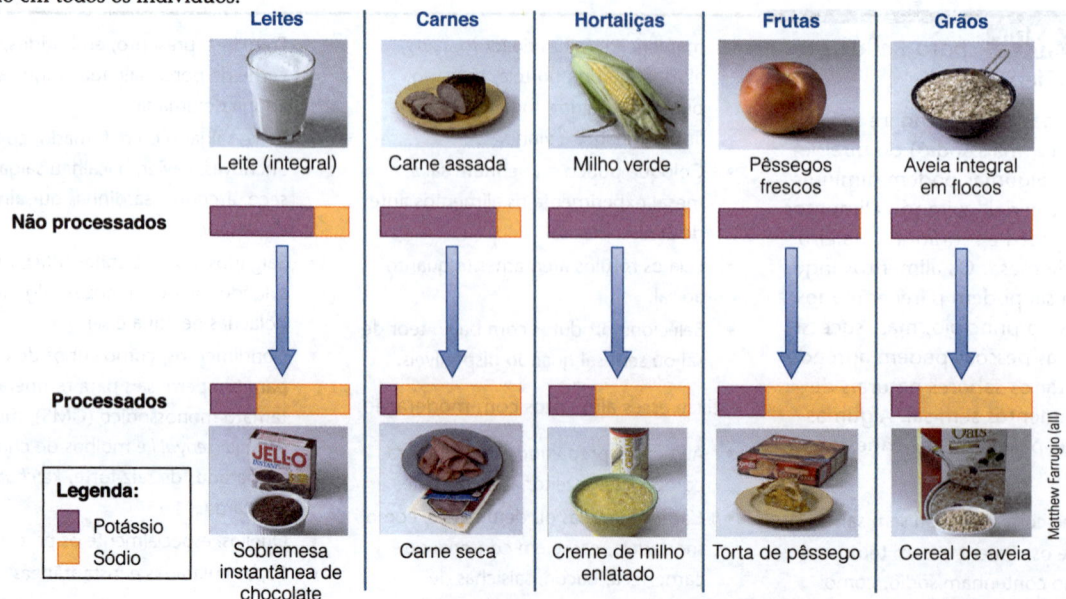

	Leites	Carnes	Hortaliças	Frutas	Grãos
	Leite (integral)	Carne assada	Milho verde	Pêssegos frescos	Aveia integral em flocos
Não processados					
Processados					
	Sobremesa instantânea de chocolate	Carne seca	Creme de milho enlatado	Torta de pêssego	Cereal de aveia

Legenda:
- Potássio
- Sódio

Toxicidade do Sódio e Ingestões Excessivas Os sintomas imediatos da toxicidade aguda de sódio são o edema e a hipertensão; porém, essa toxicidade não representa nenhum problema, desde que as necessidades de água sejam atendidas. A ingestão excessiva e prolongada de sódio pode contribuir para a hipertensão em algumas pessoas, conforme explicado anteriormente.

- Limite Superior Tolerável de Ingestão (UL) de sódio = 2.300 mg/dia.

RESUMO

O sódio é o principal cátion fora das células e um dos eletrólitos mais relevantes por ser responsável pela manutenção do equilíbrio líquido. A deficiência dietética é rara, e o excesso de sal ingerido pode agravar a hipertensão em algumas pessoas. Por essa razão, os profissionais de saúde aconselham uma dieta moderada em sal e sódio. A tabela a seguir resume as informações a respeito do sódio.

Sódio

Ingestão Adequada (IA) 2004

Adultos: 1.500 mg/dia (19 a 50 anos)
1.300 mg/dia (51 a 70 anos)
1.200 mg/dia (> 70 anos)

Limite Superior Tolerável de Ingestão (UL)

Adultos: 2.300 mg/dia

Principais Funções no Corpo

Mantém o fluido normal e o equilíbrio eletrolítico e auxilia na transmissão de impulsos nervosos e contração muscular.

Sintomas de Deficiência

Cãibras, apatia mental, perda de apetite

Sintomas de toxicidade

Edema e hipertensão aguda

Fontes Significativas

Sal de cozinha, molho de soja, quantidades moderadas de carne, leite, pão e hortaliças; grandes quantidades de alimentos processados.

Cloreto

O elemento *cloreto* (Cl_2) é um gás venenoso. No entanto, quando esse elemento reage com sódio ou hidrogênio, forma o íon negativo cloreto (Cl^-). O cloreto é um nutriente essencial, necessário na dieta.

As Funções do Cloreto no Corpo O **cloreto** é o principal ânion dos fluidos extracelulares (fora das células), onde ocorre com mais freqüência em associação com o sódio. O cloreto pode deslocar-se livremente através das membranas e, desse modo, também se associar com o potássio dentro das células. Como o sódio e o potássio, o cloreto mantém o equilíbrio hidroeletrolítico.

No estômago, o íon cloreto faz parte do ácido clorídrico, o qual mantém a forte acidez do suco gástrico. Uma das mais graves conseqüências de vomitar é a perda desse ácido do estômago que atrapalha o equilíbrio ácido-base.* Esses desequilíbrios são normalmente notados na bulimia nervosa, que será abordada no Destaque 4, do Volume 2.

Recomendações e Ingestões do Cloreto O cloreto é abundante em alimentos (especialmente os processados), sendo componente do cloreto de sódio e de outros sais. Como a proporção de cloreto é maior que a do sódio no sal, as recomendações de cloreto são um pouco maiores que as do sódio, mas ainda equivalentes. Em outras palavras, ¾ de colher de chá de sal proporcionarão um pouco de sódio, mais cloreto, atendendo, ainda, à Ingestão Adequada (AI) para ambos.

Deficiência e Toxicidade do Cloreto As dietas raramente excluem o cloreto. As perdas relacionadas a ele podem acontecer sob condições, como suor excessivo, diarréia crônica e vômito. A única causa conhecida sobre altas concentrações de cloreto no sangue é a desidratação decorrente da deficiência de água. Nos dois casos, o consumo de alimentos e de bebidas comuns pode recuperar o equilíbrio do cloreto.

- Lembrete: A perda de ácido pode levar à *alcalose*, uma alcalinidade no sangue e nos fluidos corporais acima do normal.

- O sal (cloreto de sódio) constitui-se em aproximadamente 60% de cloreto.
1 g de sal contribui com 600 mg de cloreto.
5 g de sal = 1 colher de chá.
1 colher de chá de sal contribui com 3.000 mg de cloreto.

cloreto: principal ânion nos fluidos extracelulares do corpo. O cloreto é a forma iônica do cloro, Cl^-; consulte o Apêndice B para a descrição da conversão cloro-cloreto.

---

* A secreção do ácido clorídrico no estômago envolve o acréscimo de íons bicarbonato (base) ao plasma. Esses íons bicarbonato (HCO_3^-) são neutralizados pelos íons hidrogênio (H^+) das secreções gástricas que são reabsorvidas pelo plasma. Quando se perde ácido clorídrico durante o vômito, esses íons hidrogênio não estão mais disponíveis para reabsorção e, assim, basicamente as concentrações de íons bicarbonato no plasma aumentam. Desse modo, o vômito excessivo de sucos gástricos ácidos leva à *alcalose metabólica*.

> **RESUMO** O cloreto é o principal ânion fora das células e se associa intimamente com o sódio. Além de seu papel no equilíbrio hídrico, o cloreto faz parte do ácido clorídrico do estômago. A tabela a seguir resume informações sobre o cloreto.
>
> **Cloreto**
>
> **Ingestão Adequada (AI) 2004**
> Adultos: 2.300 mg/dia (19 a 50 anos)
> 2.000 mg/dia (51 a 70 anos)
> 1.800 mg/dia (> 70 anos)
>
> **Limite Superior Tolerável de Ingestão (UL)**
> Adultos: 3.600 mg/dia
>
> **Principais Funções no Corpo**
> Mantém o equilíbrio hidroeletrolítico normal; componente do ácido clorídrico encontrado no estômago, necessário para a digestão adequada.
>
> **Sintomas de Deficiência**
> Não ocorre sob condições normais
>
> **Sintomas de Toxicidade**
> Vômito
>
> **Fontes Significativas**
> Sal de cozinha, molho de soja, quantidades moderadas de carnes, leite, ovos; grandes quantidades em alimentos processados.

Potássio

Como o sódio, o **potássio** é um íon de carga positiva. Se comparado com o sódio, o potássio é o principal cátion do corpo *dentro* das células.

As Funções do Potássio no Corpo O potássio tem papel principal na manutenção do equilíbrio hidroeletrolítico e na integridade das células. Durante a transmissão de impulsos nervosos e a contração muscular, o potássio e o sódio trocam brevemente de posição através da membrana celular. A célula então as manda rapidamente de volta a suas posições. O controle da distribuição do potássio é de alta prioridade para o corpo, pois influencia em muitos aspectos da homeostase, incluindo o batimento cardíaco estável.

Recomendações e Ingestões de Potássio O potássio é abundante em todas as células vivas, tanto em plantas quanto em animais. Como as células se mantêm intactas, a menos que os alimentos sejam processados, as fontes mais ricas de potássio são alimentos *frescos* de todos os tipos – como mostrado na Figura 7-9. Ao contrário, a maioria dos alimentos processados, como leguminosas enlatados, cereais prontos para consumo e embutidos contêm menos potássio – e mais sódio (veja a Figura 7-8). Para atender à ingestão adequada para o potássio, a maior parte das pessoas precisa aumentar a ingestão de frutas e hortaliças em cinco a nove porções ao dia.

Potássio e a Hipertensão As dietas com baixo teor de potássio parecem ter papel importante no desenvolvimento da alta pressão arterial. Ingestões com baixo teor de potássio aumentam a pressão arterial, ao passo que altas ingestões de potássio aparentemente previnem e regulam a hipertensão.[16] Frutas e hortaliças ricas em potássio também parecem reduzir o risco de derrame – função esta que extrapola a explicação acerca do seu papel na redução da pressão arterial.

Deficiência de Potássio A deficiência de potássio é o desequilíbrio eletrolítico mais comum. Ela é causada mais freqüentemente por perdas excessivas que por ingestões insuficientes. Condições por exemplo da acidose diabética, desidratação, vômito ou diarréia prolongados podem causar deficiência de potássio, assim como o uso regular de certos medicamentos como os diuréticos, esteróides e laxantes fortes.* Por essa razão, muitos médicos prescrevem

■ Lembrete: A dieta DASH, utilizada para diminuir a pressão arterial, prioriza alimentos ricos em potássio, como frutas e hortaliças.

potássio: principal cátion dentro das células do corpo; essencial para a manutenção do equilíbrio hídrico, transmissões de impulsos nervosos e contrações musculares.

---

* Pessoas que utilizam diuréticos para controlar a hipertensão deveriam ter ciência de que alguns causam a excreção de potássio e podem levar a uma deficiência. Quem utiliza esses medicamentos deve ter atenção especial para incluir fontes ricas de potássio em sua dieta diária (alguns diuréticos são desenvolvidos para evitar a perda de potássio).

ÁGUA E MACROMINERAIS • 241

FIGURA 7-9 — O Potássio em Alimentos Selecionados

A Ingestão Adequada (AI) para o potássio é 4.700 mg por dia.

POTÁSSIO
Frutas frescas (vermelho), hortaliças (verdes), leguminosas (marrom) e carnes (vermelho) contribuem com potássio para a dieta.

Legenda:
- Pães e cereais
- Hortaliças
- Frutas
- Leite e derivados
- Leguminosas, nozes e sementes
- Carnes
- Melhores fontes por quilocaloria

Alimento	Porção (kcal)
Pão, trigo integral	Porção (kcal)
Flocos de milho enriquecidos	30 g (110 kcal)
Espaguete	½ xícara, cozido (99 kcal)
Tortilha, farinha	1 unidade redonda de 25 cm (234 kcal)
Brócolis	½ xícara, cozido (22 kcal)
Cenoura	½ xícara, em tiras, crua (24 kcal)
Batata	1 unidade média, assada, com casca (133 kcal)
Suco de tomate	¾ copo (31 kcal)
Banana	1 unidade média, crua (109 kcal)
Laranja	1 unidade, média crua (62 kcal)
Morangos	½ xícara, frescos (22 kcal)
Melancia	1 fatia (92 kcal)
Leite	1 xícara, gordura reduzida em 2% (121 kcal)
Iogurte natural	1 xícara, desnatado (155 kcal)
Queijo *cheddar*	45 g (171 kcal)
Queijo *cottage*	½ xícara, gordura reduzida em 2% (101 kcal)
Feijão-rajado	½ xícara, cozido (117 kcal)
Manteiga de amendoim	1 xícara, desnatado (155 kcal)
Sementes de girassol	30 g secas (165 kcal)
Tofu (queijo de soja)	½ xícara (76 kcal)
Carne moída, magra	90 g, refogada (244 kcal)
Peito de frango	90 g, grelhado (140 kcal)
Atum em água enlatado	90 g (99 kcal)
Ovos	1 unidade cozido, gema dura (78 kcal)
Fontes excelentes e, algumas vezes, incomuns:	
Abóbora rasteira	½ xícara (76 kcal)
Soja	½ xícara, cozida (149 kcal)
Alcachofras	1 unidade (60 kcal)

Observação: Consulte a página 152 para outras informações sobre a utilização desta figura.

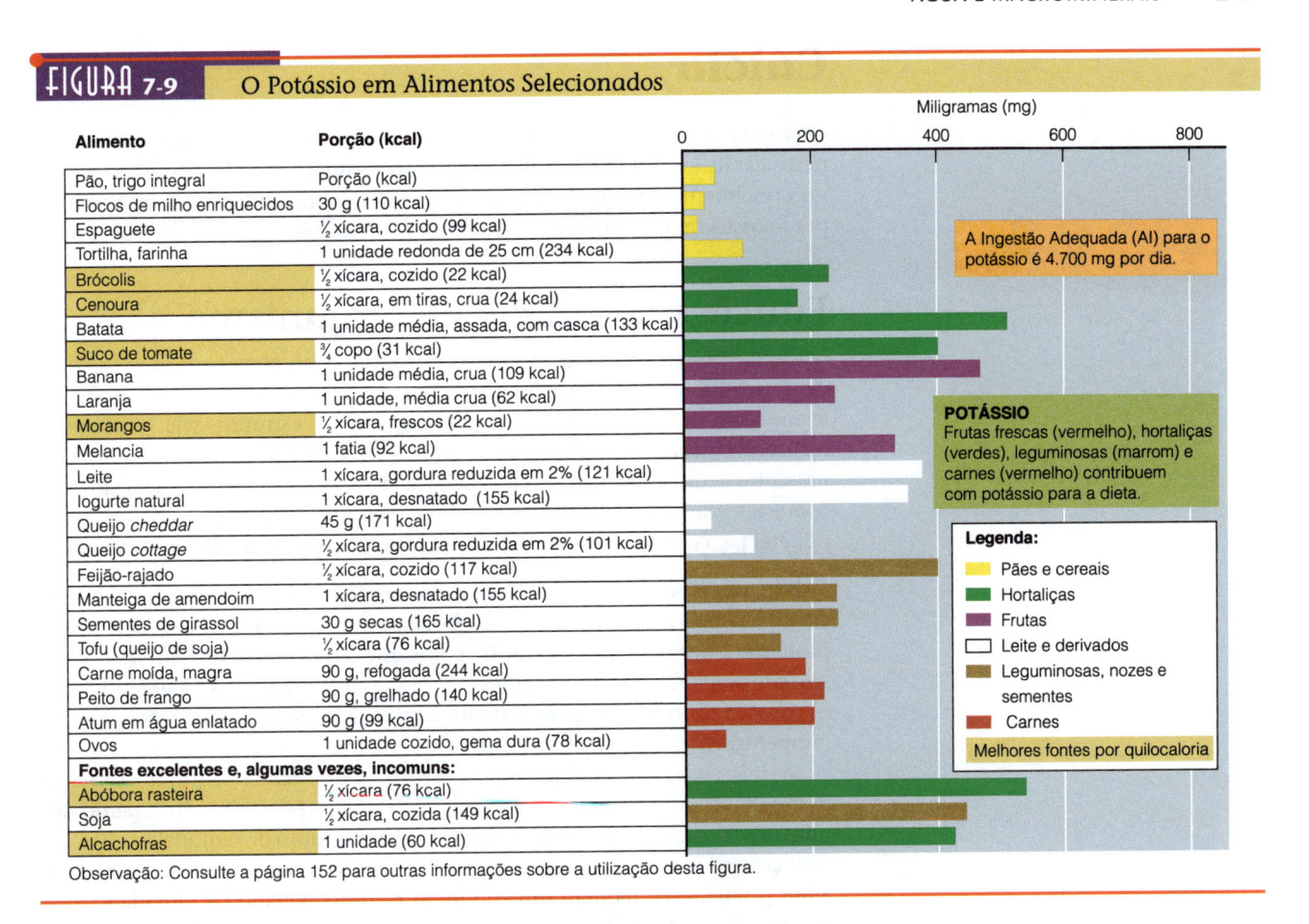

suplementos à base de potássio juntamente com esses medicamentos que o eliminam. Um dos primeiros sintomas da deficiência é a fraqueza muscular.

Toxicidade do Potássio A toxicidade do potássio não resulta da ingestão excessiva de alimentos com alto teor de potássio; portanto, nenhum Limite Superior Tolerável de Ingestão (UL) foi estabelecido. Ela pode resultar do consumo de suplementos ou sais à base de potássio (incluindo alguns *shakes* para atividades esportivas fornecedores de energia), além de poder resultar de certas doenças ou tratamentos.[17] Quando recebem mais potássio que o necessário para o organismo, os rins aceleram sua excreção. No entanto, se a passagem pelo trato GI for evitada e o potássio, injetado diretamente na veia, pode causar parada cardíaca.

RESUMO

O potássio, como o sódio e o cloreto, é um eletrólito que exerce importante papel na manutenção do equilíbrio hídrico. O potássio é o principal cátion dentro das células; alimentos frescos, principalmente frutas e hortaliças, são a melhor fonte desse mineral. A tabela a seguir resume fatos sobre ele.

Potássio

Ingestão Adequada (AI) 2004
Adultos: 4.700 mg/dia

Principais Funções no Corpo
Mantém o equilíbrio hidroeletrolítico normal; facilita muitas reações; suporta a integridade das células e auxilia a transmissão de impulsos nervosos e contrações musculares

Sintomas de Deficiência[a]
Fraqueza muscular, paralisia e confusão

Sintomas de Toxicidade
Fraqueza muscular; vômito; se injetado na veia, pode causar parada cardíaca

Fontes Significativas
Todos os alimentos integrais: carnes, leite, frutas, hortaliças, grãos e leguminosas

[a] A deficiência é acompanhada de desidratação.

Cálcio

O **cálcio** é o mineral mais abundante no corpo. Ele recebe bastante atenção neste capítulo, sendo destaque a seguir, pois uma ingestão adequada ajuda no crescimento saudável da estrutura óssea no início da vida e minimiza a perda óssea no fim da vida.

Funções do Cálcio no Organismo

Noventa e nove por cento do cálcio encontrado no corpo está nos ossos (e dentes), local em que ele desempenha duas funções. Primeiro, é uma parte integrante da estrutura óssea, o que permite que tal estrutura seja resistente e mantenha assim a postura ereta do corpo, e serve de ponto de conexão para os músculos e torna possível, dessa maneira, a locomoção. Em segundo lugar, serve como reserva de cálcio, oferecendo uma fonte prontamente disponível desse mineral para os fluidos do corpo, caso ocorra uma queda de cálcio no sangue.

Cálcio nos Ossos Enquanto os ossos começam a se formar, os sais de cálcio formam cristais, chamados **hidroxiapatita**, na matriz do colágeno da proteína. Durante a **mineralização**, conforme os cristais se tornam mais densos, proporcionam força e rigidez aos ossos em formação. Como resultado, os ossos compridos das pernas de uma criança podem suportar seu peso no momento em que ela começar a andar.

Muitas pessoas acreditam que, um osso, uma vez constituído, torna-se inerte como uma rocha. Na realidade, os ossos estão ganhando e perdendo minerais continuamente, em um processo ininterrupto de remodelamento. As crianças em fase de crescimento ganham mais massa óssea do que perdem e adultos saudáveis mantêm um equilíbrio razoável. Quando a retirada excede substancialmente os depósitos de cálcio, problemas, como a osteoporose, passam a se desenvolver (conforme descrito no Destaque 7).

A formação dos dentes segue um padrão semelhante à dos ossos. No entanto, o *turnover* de minerais nos dentes não acontece tão rápido quanto nos ossos; o fluoreto fortalece e estabiliza os cristais dos dentes, contrapondo-se à retirada de minerais deles.

Cálcio nos Fluidos Corporais O valor de 1% do cálcio do corpo que circula nos fluidos como cálcio ionizado é vital. O íon cálcio participa da regulação das contrações musculares, coagulação sangüínea, transmissão de impulsos nervosos, secreção de hormônios e ativação de algumas reações enzimáticas.

O cálcio também ativa a proteína chamada **calmodulina**. Essa proteína retransmite mensagens da superfície da célula para seu interior. Muitas dessas mensagens ajudam a manter a pressão arterial normal.

Cálcio e a Prevenção de Doenças O cálcio pode proteger contra a hipertensão.[18] Por esse motivo, a restrição de sódio no tratamento da hipertensão é um conselho restrito, especialmente se for considerado o sucesso da dieta DASH quanto à diminuição da pressão arterial. A dieta DASH não é particularmente baixa em sódio, mas rica em cálcio, assim como o magnésio e o potássio. Como mencionado anteriormente, a dieta DASH, aliada a uma ingestão reduzida de sódio, é mais eficiente na redução da pressão arterial que qualquer outra estratégia isolada. Algumas pesquisas também sugerem que a relação do uso de cálcio na dieta proporciona uma relação de proteção contra colesterol do sangue, diabetes e câncer de cólon.[19] O Destaque 7 explora o papel do cálcio na prevenção da osteoporose.

Cálcio e a Obesidade O cálcio também pode desempenhar a função de manter o peso corporal saudável.[20] Análises de dados de pesquisas, bem como

---

cálcio: mineral mais abundante no corpo; encontrado principalmente nos ossos do corpo e nos dentes.

hidroxiapatita: cristais compostos por cálcio e fósforo.

mineralização: processo no qual cálcio, fósforo e outros minerais cristalizam-se na matriz de colágeno de um osso em crescimento, endurecendo-o.

calmodulina: proteína inativa que se torna ativa quando ligada ao cálcio. Uma vez ativada, torna-se um mensageiro que diz a outras proteínas o que fazer. O sistema serve como um intérprete das mensagens de hormônios e nervos que chegam às células.

de estudos clínicos menos abrangentes demonstram uma relação inversa entre a ingestão de cálcio e a gordura corporal: quanto maior for a ingestão de cálcio, menor será a gordura corporal.[21] O cálcio que se origina dos laticínios parece exercer, particularmente, melhores efeitos em relação ao peso corporal que o cálcio em forma de suplementos.[22] Em particular, a ingestão de cálcio não reflete simplesmente um estilo de vida saudável; a relação parece se manter forte mesmo quando fatores como a ingestão de energia e os exercícios são levados em conta. Uma ingestão adequada de cálcio pode ajudar a prevenir a acumulação excessiva de gordura por meio do estímulo da ação hormonal que tem como alvo a quebra de gordura acumulada.[23] Estudos clínicos de grande proporção e bem elaborados são necessários para confirmar os efeitos da ingestão dietética de cálcio para o peso corporal.

Equilíbrio do Cálcio A homeostase do cálcio é uma das maiores prioridades do corpo e envolve um sistema de hormônios e vitamina D. Sempre que o cálcio no sangue cair ou aumentar demasiadamente, três sistemas de órgãos reagem: intestinos, ossos e rins. A Figura 7-10 ilustra como a vitamina D e os hormônios **paratormônio e calcitonina** fazem retornar o estado normal do cálcio no sangue.

FIGURA 7-10 Equilíbrio do Cálcio

O cálcio no sangue é regulado, em parte, pela vitamina D e por dois hormônios – calcitonina e paratormônio. Os ossos servem como reservatório quando o cálcio no sangue está alto e como fonte de cálcio quando o cálcio no sangue está baixo. Os osteoclastos quebram o osso e liberam cálcio para o sangue; os osteoblastos formam um novo osso utilizando cálcio a partir do sangue.

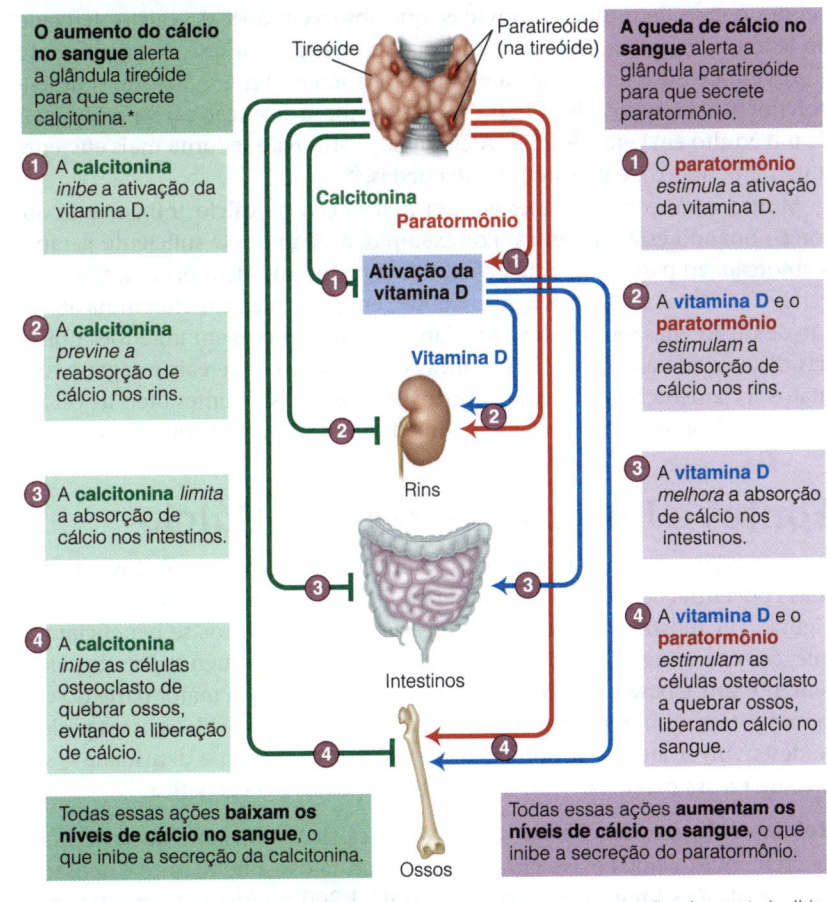

O aumento do cálcio no sangue alerta a glândula tireóide para que secrete calcitonina.*

1. A **calcitonina** *inibe* a ativação da vitamina D.

2. A **calcitonina** *previne a* reabsorção de cálcio nos rins.

3. A **calcitonina** *limita* a absorção de cálcio nos intestinos.

4. A **calcitonina** *inibe* as células osteoclasto de quebrar ossos, evitando a liberação de cálcio.

Todas essas ações **baixam os níveis de cálcio no sangue**, o que inibe a secreção da calcitonina.

A queda de cálcio no sangue alerta a glândula paratireóide para que secrete paratormônio.

1. O **paratormônio** *estimula* a ativação da vitamina D.

2. A **vitamina D** e o **paratormônio** *estimulam* a reabsorção de cálcio nos rins.

3. A **vitamina D** *melhora* a absorção de cálcio nos intestinos.

4. A **vitamina D** e o **paratormônio** *estimulam* as células osteoclasto a quebrar ossos, liberando cálcio no sangue.

Todas essas ações **aumentam os níveis de cálcio no sangue**, o que inibe a secreção do paratormônio.

Tireóide — Paratireóide (na tireóide) — Calcitonina — Paratormônio — Ativação da vitamina D — Vitamina D — Rins — Intestinos — Ossos

* A calcitonina exerce papel fundamental na proteção de bebês e crianças pequenas contra os perigos do aumento de cálcio no sangue que pode ocorrer quando doses regulares de leite fornecem grandes quantidades de cálcio para um corpo pequeno. Em contrapartida, a calcitonina tem papel relativamente menos relevante em adultos porque a absorção de cálcio por parte destes é menos eficiente e seus corpos têm maiores proporções, fazendo que seja improvável um teor elevado de cálcio no sangue.

paratormônio: hormônio das glândulas paratireóides que regula o cálcio no sangue, aumentando-o quando seus níveis caem muito; também conhecido como **hormônio da paratireóide**.

calcitonina: hormônio secretado pela glândula tireóide, que regula o cálcio no sangue, baixando-o quando os níveis estão muito altos.

FIGURA 7-11 Manutenção do Cálcio no Sangue a partir da Dieta e dos Ossos

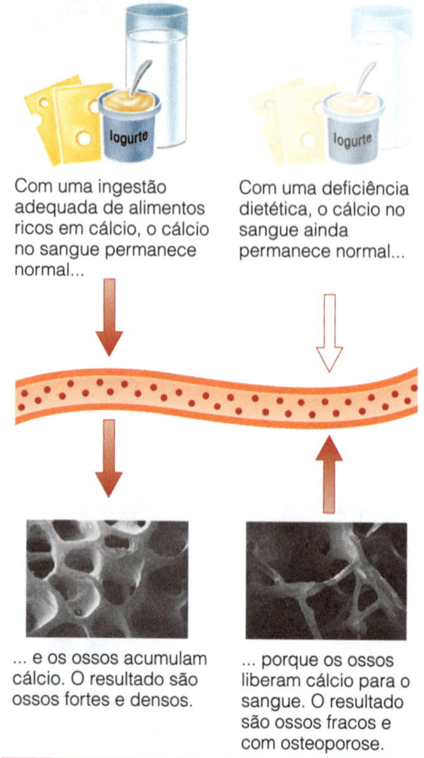

Com uma ingestão adequada de alimentos ricos em cálcio, o cálcio no sangue permanece normal...

Com uma deficiência dietética, o cálcio no sangue ainda permanece normal...

... e os ossos acumulam cálcio. O resultado são ossos fortes e densos.

... porque os ossos liberam cálcio para o sangue. O resultado são ossos fracos e com osteoporose.

© David Dempster, de J Bone Miner Res, 1986 (ambas)

- Fatores que *melhoram* a absorção de cálcio:
  - Ácido estomacal.
  - Vitamina D.
  - Lactose.
  - Hormônios do crescimento.

Fatores que *inibem* a absorção de cálcio:
  - Falta de ácido estomacal.
  - Deficiência de vitamina D.
  - Altas ingestões de fósforo.
  - Dietas com alto teor de fibras.
  - Fitatos (em sementes, nozes e grãos).
  - Oxalatos (folhas de beterraba e espinafre).

rigidez por hipercalcemia: dureza ou inflexibilidade dos músculos causada por altas concentrações de cálcio no sangue.

tetania por hipocalcemia: espasmos intermitentes dos membros em decorrência da excitação neuromuscular causada por baixas concentrações de cálcio no sangue.

proteína ligante de cálcio: proteína nas células intestinais, produzida com a ajuda de vitamina D, que facilita a absorção do cálcio.

pico de massa óssea: tamanho e densidade dos ossos máximos atingíveis para um indivíduo, desenvolvidos durante as três primeiras décadas da vida.

O cálcio nos ossos proporciona uma reserva quase inesgotável de cálcio para o sangue. O sangue pega cálcio emprestado e devolve conforme necessário, a fim de manter normal o cálcio no *sangue*, mesmo em caso de uma deficiência dietética ou mesmo com a diminuição do cálcio dos ossos (veja a Figura 7-11). O cálcio no sangue se altera apenas como reação ao controle de regulação anormal e não à dieta. Uma pessoa pode ter uma ingestão inadequada de cálcio por anos sem sofrer quaisquer sintomas perceptíveis. Somente no fim da vida torna-se aparente se a integridade dos ossos foi comprometida.

O cálcio no sangue acima do normal resulta em **rigidez por hipercalcemia:** os músculos contraem-se e não conseguem relaxar. De maneira semelhante, o cálcio no sangue abaixo do normal causa **tetania por hipocalcemia** – também caracterizada por contrações descontroladas dos músculos. Essas condições *não* refletem um *excesso* dietético ou deficiência em cálcio; eles são causados pela falta da vitamina D ou pela secreção anormal dos hormônios reguladores. Uma deficiência dietética crônica de cálcio ou uma deficiência crônica em razão de uma absorção insatisfatória ao longo dos anos esgota o valor de reserva nos ossos. Novamente: os ossos, e não o sangue, são atacados por uma deficiência de cálcio.

Absorção de Cálcio Muitos fatores afetam a absorção de cálcio, mas, em geral, os adultos absorvem cerca de 25% do cálcio que ingerem. A acidez do estômago ajuda a manter o cálcio solúvel, e a vitamina D, a criar a **proteína ligante de cálcio** necessária para a absorção. (Isso explica por que o leite rico em cálcio é um nutriente associado à vitamina D.)

Sempre que o cálcio se fizer necessário, o corpo aumenta a produção da proteína ligante do cálcio para melhorar a absorção deste. O resultado é evidente no caso de mulheres grávidas, que absorvem 50% do cálcio derivado do leite que ingerem. Da mesma forma, as crianças em fase de crescimento absorvem de 50% a 60% do cálcio que consomem. Então, quando o desenvolvimento dos ossos diminui ou se interrompe, a absorção cai para os níveis de um adulto em cerca de 25%. Além disso, a absorção se torna mais eficiente durante períodos de ingestões inadequadas.[24]

Muitas condições que aperfeiçoam a absorção de cálcio inibem essa absorção quando estão ausentes. Por exemplo, a vitamina D suficiente garante a absorção, ao passo que uma deficiência a prejudica. Além disso, a fibra, em geral, e os fitatos e oxalatos aglutinadores, em particular, interferem na absorção de cálcio, mas seus efeitos são relativamente menores em ingestões típicas das dietas norte-americanas. Hortaliças com oxalatos e cereais integrais com fitatos certamente são alimentos nutritivos, mas não são fontes úteis de cálcio. A margem■ apresenta fatores que influenciam no equilíbrio de cálcio.

Fontes e Recomendações de Cálcio

O cálcio é diferente da maioria dos nutrientes nos quais os hormônios mantêm suas concentrações sangüíneas, independentemente da ingestão dietética. A Figura 7-11 mostra que, quando a ingestão é alta, os ossos se beneficiam; e que, quando a ingestão é baixa, os ossos sofrem. As recomendações de cálcio têm, portanto, base na quantidade necessária para reter a maior parte do cálcio nos ossos. Ao reter a maior quantidade de cálcio possível, os ossos podem se desenvolver até o seu potencial máximo de tamanho e densidade – seu **pico de massa óssea** – dentro dos limites impostos pela genética.

Recomendações de Cálcio Como obter cálcio o suficiente durante a fase de crescimento ajuda a assegurar que a estrutura óssea fique forte e densa, as recomendações foram estabelecidas em até 1.300 mg/dia para adolescentes que se encontram dentro da faixa etária máxima de 18 anos. Entre os 19 e 50 anos, as recomendações diminuem para 1.000 mg/dia; para idades mais avançadas, as recomendações aumentam novamente, para 1.200 mg/dia, a fim de minimizar a perda óssea que tende a ocorrer em pessoas de mais idade. Algumas autoridades defendem até 1.500 mg/dia para mulheres acima dos 50 anos. Muitas pessoas nos Estados Unidos e no Canadá, particularmente as mulheres, ingerem cálcio em quantidades muito abaixo das recomendações atuais. Altas ingestões de cálcio a partir de suplementos podem causar efeitos colaterais, a exemplo da formação de pedras nos rins; por esse motivo foi estabelecido um Limite Superior Tolerável de Ingestão (UL) (consulte a tabela no fim do livro).

HEALTHY PEOPLE 2010

Aumentar a proporção de pessoas com a idade de 2 anos ou mais que atendem às recomendações dietéticas para cálcio.

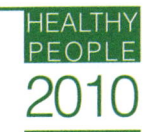

Ingestões altas tanto de proteínas dietéticas quanto de sódio aumentam as perdas de cálcio, porém, se essas perdas prejudicam o desenvolvimento de ossos ou não, permanece um fato ainda não esclarecido.[25] Ao estabelecer uma Ingestão Adequada (AI) para o cálcio, o Comitê DRI considerou essas interações de nutrientes, mas não fez nenhum ajuste sobre essas recomendações dietéticas com base nessas informações.

Cálcio em Produtos Derivados do Leite

A Figura 7-12 mostra que o cálcio é encontrado abundantemente em uma única categoria de alimentos – o leite e seus derivados. Infelizmente, muitas pessoas, por uma série de motivos, não podem beber ou simplesmente não tomam leite. Por exemplo, algumas pessoas são intolerantes à lactose, enquanto outras simplesmente não gostam do sabor do leite.

As pessoas que não gostam de beber leite podem optar por consumir queijos ou iogurtes. Como alternativa, o leite e seus derivados podem ser disfarçados

■ Porções mínimas diárias de leite sugeridas:
- Crianças pequenas (2 a 8 anos): 2 xícaras
- Adultos: 2 xícaras
- Crianças maiores, adolescentes e jovens adultos (9 a 24 anos): 3 xícaras
- Adultos com idade mais avançada (mais de 50 anos): 3 xícaras
- Mulheres grávidas ou em fase de lactação: 3 xícaras.

FIGURA 7-12 Cálcio em Alimentos Selecionados

Alimento	Porção (kcal)
Pão, trigo integral	1 fatia de 30 g (70 kcal)
Flocos de milho enriquecidos	30 g (110 kcal)
Espaguete	½ xícara, cozido (99 kcal)
Tortilha, farinha	1 unidade redonda de 25 cm (234 kcal)
Brócolis	½ xícara, cozidos (22 kcal)
Cenoura	½ xícara, em tiras crua (24 cal)
Batata	1 média assada, com casca (133 kcal)
Suco de tomate	¾ copo (31 kcal)
Banana	1 unidade, média, crua (109 kcal)
Laranja	1 unidade, média, crua (62 kcal)
Morangos	½ xícara, frescos (22 kcal)
Melancia	1 fatia (92 kcal)
Leite	1 xícara gordura reduzida em 2% (121 kcal)
Iogurte, natural	1 xícara, desnatado (155 kcal)
Queijo *cheddar*	45 g (171 kcal)
Queijo *cottage*	½ xícara, gordura reduzida em 2% (101 kcal)
Feijão-rajado	½ xícara, cozidos (117 kcal)
Manteiga de amendoim	2 colheres de sopa (188 kcal)
Sementes de girassol	30 g, secas (165 Kcal)
Tofu (queijo de soja)[a]	½ xícara, (76 kcal)
Carne bovina moída, magra	90 g, refogada (244 kcal)
Peito de frango	90 g, grelhado (140 kcal)
Atum em água enlatado	90 g (99 kcal)
Ovo	1 unidade, cozido (78 kcal)
Fontes excelentes e, algumas vezes, incomuns:	
Sardinhas com espinhas[b]	90 g, enlatadas (176 Kcal)
Bok choy (couve chinesa)	½ xícara, cozida (10 kcal)
Amêndoas	30 g (167 kcal)

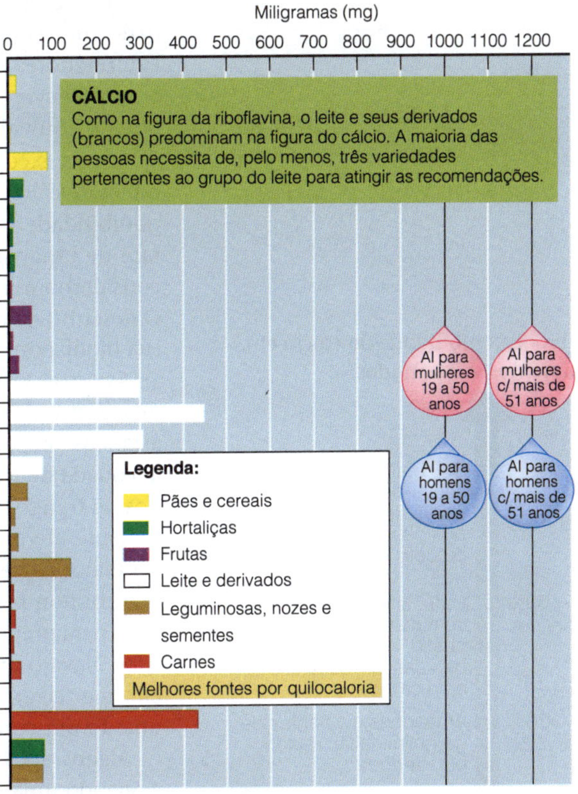

CÁLCIO
Como na figura da riboflavina, o leite e seus derivados (brancos) predominam na figura do cálcio. A maioria das pessoas necessita de, pelo menos, três variedades pertencentes ao grupo do leite para atingir as recomendações.

Legenda:
- Pães e cereais
- Hortaliças
- Frutas
- Leite e derivados
- Leguminosas, nozes e sementes
- Carnes
- Melhores fontes por quilocaloria

AI para mulheres 19 a 50 anos
AI para mulheres c/ mais de 51 anos
AI para homens 19 a 50 anos
AI para homens c/ mais de 51 anos

Observação: Consulte a página 152 para outras informações sobre a utilização desta figura.

[a] Os valores têm base em produtos que contêm sais de cálcio adicionados; o cálcio em ½ xícara de soja é de aproximadamente ⅔ do valor encontrado em ½ xícara de tofu.
[b] Se os ossos forem desconsiderados, o cálcio cai drasticamente.

em meio aos alimentos. Leite em pó livre de gorduras pode ser adicionado a caçarolas, sopas e pratos mistos durante a preparação; 5 colheres de sopa cheias oferecem o equivalente a um copo com leite. Esse simples procedimento é uma excelente forma de as mulheres com idade mais avançada obterem não apenas cálcio adicional, mas também mais proteína, vitaminas e minerais.

É particularmente difícil para crianças que não ingerem leite atingirem suas necessidades de cálcio. Crianças que não tomam leite têm ingestões inferiores de cálcio e saúde dos ossos mais precária em relação àquelas que consomem leite regularmente, além de serem de menor estatura.[26] As conseqüências de se ingerir pouquíssimo leite na infância e na adolescência persistem na fase adulta. Mulheres que raramente consumiam leite enquanto crianças ou adolescentes possuem menor densidade óssea e maiores riscos de sofrerem fraturas que as que consumiam leite regularmente.[27] É possível que pessoas que não bebem leite obtenham valores adequados de cálcio, mas somente se selecionarem outros alimentos ricos em cálcio.

Cálcio em Outros Alimentos Algumas culturas não utilizam leite; alguns vegetarianos excluem o leite, bem como a carne, e algumas pessoas são alérgicas à proteína do leite ou são intolerantes à lactose.■ Essas pessoas precisam encontrar fontes de cálcio que não sejam o leite para atender às suas necessidades de cálcio. Alguns tipos de tofu, tortilhas de milho, nozes (como as amêndoas) e algumas sementes (como as de gergelim) podem suprir cálcio para as pessoas que não consomem produtos derivados de leite. Uma fatia da maioria dos tipos de pães contém cerca de 5% a 10% do cálcio encontrado no leite, mas pode ser uma fonte principal para as pessoas que consomem muitas fatias, porque o cálcio é bem absorvido.

Entre as hortaliças, mostarda e folhas de nabo, *bok choy* (couve chinesa), couve, salsinha, agrião e brócolis são boas fontes de cálcio disponíveis. O mesmo vale para algumas algas marinhas, como a *nori*, famosa na culinária japonesa. Algumas hortaliças verde-escuras, cheias de folhas – particularmente o espinafre e a acelga –, parecem ser ricas em cálcio, porém, na realidade, oferecem pouco, se é que oferecem, cálcio ao organismo por causa dos aglutinadores que contêm. Seriam necessárias 8 xícaras de espinafre – contendo seis vezes o valor de cálcio encontrado em 1 copo com leite – para se obter o equivalente em cálcio que pode ser *absorvido*.[28]

Com a exceção de alimentos como o espinafre que contêm aglutinadores, o teor de cálcio dos alimentos é normalmente mais importante que a biodisponibilidade.[29] Conseqüentemente, ao reconhecer que as pessoas se alimentam de uma variedade de alimentos que contêm cálcio, o Comitê DRI não considerou a biodisponibilidade de cálcio ao estabelecer as recomendações. O desenho da margem■ classifica os elementos selecionados de acordo com sua biodisponibilidade.

As ostras também são uma rica fonte de cálcio, assim como peixes pequenos consumidos com a espinha, a exemplo das sardinhas enlatadas. Muitos asiáticos preparam um caldo de ossos que ajuda a responder pela ingestão adequada de cálcio sem o intermédio do leite. Eles deixam os ossos quebrados de frango, peru, porco ou peixe imersos em vinagre e os cozinham lentamente até que eles fiquem moles. Os ossos liberam cálcio no caldo ácido e a maior parte do vinagre evapora. Os cozinheiros utilizam, então, o caldo, que contém mais de 100 mg de cálcio por colher de sopa, em substituição à água para preparar sopas, hortaliças e arroz. Do mesmo modo, cozinheiros na tribo Navajo utilizam cinzas preparadas de ramos e folhas da árvore zimbro em suas receitas. Uma colher de chá de cinzas de zimbro oferece tanto cálcio quanto um copo com leite.

Alguns tipos de água mineral contêm até 500 mg de cálcio por litro, proporcionando uma maneira conveniente de atender tanto às necessidades de água quanto as de cálcio.[30] De modo similar, o suco de laranja enriquecido com cálcio, bem como outros sucos de frutas e hortaliças permitem que uma pessoa

■ Pessoas com intolerância à lactose podem consumir, quando muito, pequenas quantidades de leite, conforme explicado no Capítulo 2.

■ A biodisponibilidade do cálcio em alimentos selecionados

≥50% absorvidos	Couve-flor, agrião, couve-de-bruxelas, beterraba, couve, folhas de mostarda, *bok choy* (couve chinesa), brócolis e folhas de nabo
~30% absorvidos	Leite, leite de soja enriquecido com cálcio, tofu com cálcio, queijo, iogurte, alimentos e bebidas enriquecidos com cálcio
~20% absorvidos	Amêndoas, sementes de gergelim, feijão rajado, batata-doce
≤5% absorvidos	Espinafre e acelga

atinja suas necessidades de cálcio e vitaminas facilmente. Outros exemplos de alimentos enriquecidos em cálcio incluem leite com alto teor de cálcio (leite com cálcio extra adicionado) e cereais enriquecidos com cálcio. A seção "Como Fazer", na página 250, descreve um método alternativo para calcular sua ingestão de cálcio. O Destaque 7 discute sobre os suplementos à base de cálcio.

Um conceito geral que vem ganhando força ao longo deste livro é sustentado pelas informações apresentadas nesta seção sobre cálcio. Uma dieta balanceada que oferece uma variedade de alimentos é o melhor método de garantir a adequação com relação a todos os nutrientes essenciais. Todos os grupos alimentares deveriam ser incluídos e nenhum deveria ser excessivamente enfatizado. Em nossa cultura, a ingestão de cálcio é inadequada sempre que há falta de leite na dieta – seja por ignorância, condições financeiras precárias, simples desagrado, dieta da moda, intolerância à lactose ou alergia. Em contrapartida, o ferro sempre falta quando o leite é supervalorizado, conforme explicado no Capítulo 8.

Deficiência de Cálcio

Uma baixa ingestão de cálcio durante a fase de crescimento limita a capacidade de os ossos alcançarem sua massa e densidade ideais. A maioria das pessoas atinge um pico de massa óssea por volta dos 20 anos; e ossos densos protegem melhor contra perda óssea e fraturas relacionadas à idade (veja a Figura 7-13). Todos os adultos perdem massa óssea conforme envelhecem, começando entre os 30 e 40 anos. Caso as perdas ósseas atinjam um ponto que cause fraturas sob situações comuns de estresse diário, tal condição é conhecida como **osteoporose**. A osteoporose é um mal que aflige mais de 25 milhões de pessoas nos Estados Unidos, na maioria mulheres mais velhas.

Reduzir a predominância da osteoporose entre pessoas com 50 anos ou mais.   **HEALTHY PEOPLE 2010**

Diferentemente de muitas doenças que são conhecidas por seus sintomas, como dor, falta de ar, lesões na pele, cansaço e sintomas semelhantes, a osteoporose é silenciosa. O corpo não dá qualquer sinal de que os ossos estejam perdendo cálcio e, como resultado, sua integridade. Amostras de sangue não dão qualquer pista, pois o cálcio no sangue permanece normal, independentemente do teor nos ossos, e medições da densidade óssea não são corriqueiras. O Destaque 7 sugere estratégias para a prevenção contra perda óssea, das quais comer alimentos ricos em cálcio é a única. No entanto, mesmo durante a fase adulta, altas ingestões de cálcio podem promover o fortalecimento dos ossos, prevenir futuras deteriorações e reverter a perda óssea.[31]

FIGURA 7-13   As Fases do Desenvolvimento dos Ossos ao longo da Vida

A fase ativa de crescimento ocorre desde o nascimento até aproximadamente os 20 anos. A fase seguinte de desenvolvimento do pico de massa óssea ocorre entre os 12 e 30 anos. A fase final, quando a ressorção óssea excede a formação, tem início entre os 30 e 40 anos e continua pelo resto da vida.

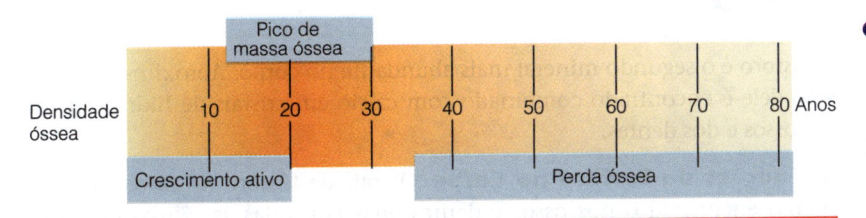

osteoporose: doença na qual os ossos se tornam porosos e frágeis em razão de uma perda de minerais; também chamada **perda óssea em adultos**.
- osteo = osso
- porose = poroso

COMO FAZER para Estimar sua Ingestão de Cálcio

A maioria dos especialistas em dietas desenvolveu uma alternativa muito útil para ajudá-los a estimar as ingestões de nutrientes e "verificar" inadequações em uma dieta. Eles podem dizer em um instante se as recomendações de cálcio das refeições de um dia são insatisfatórias, por exemplo.

Para estimar as ingestões de cálcio, tenha duas informações em mente:

- Um copo com leite fornece cerca de 300 mg de cálcio.
- Os adultos precisam de 1.000 a 1.200 mg de cálcio por dia, o que representa de 3 a 4 copos com leite – ou o equivalente:

1.000 mg ÷ 300 mg/xícara = 3⅓ xícaras
1.200 mg ÷ 300 mg/xícara = 4 xícaras

Se uma pessoa beber de 3 a 4 copos com leite por dia, percebe-se facilmente que as necessidades de cálcio estão sendo atendidas. Caso contrário, é necessário um trabalho de detetive para identificar as outras fontes e estimar a ingestão total de cálcio.

Para estimar a ingestão diária de cálcio de uma pessoa, use essa alternativa, que compara o cálcio de alimentos enriquecidos com esse mineral com o cálcio encontrado no leite. O cálcio em um copo com leite é determinado em 1 ponto e o objetivo é atingir de 3 a 4 pontos por dia. Os pontos são atribuídos aos alimentos da seguinte maneira:

- 1 xícara de leite, iogurte ou leite de soja enriquecido, ou 45 g de queijo = 1 ponto
- 120 g de peixe enlatado com espinha (sardinhas) = 1 ponto.
- A medida de 1 xícara de sorvete, queijo *cottage* ou hortaliças ricas em cálcio (consulte o texto) = ½ ponto

Dessa maneira, como outros alimentos também contribuem com pequenas quantias de cálcio, no total atribui-se a eles um ponto.

- Dieta bem balanceada contendo uma variedade de alimentos = 1 ponto

Considere agora as refeições de um dia, levando em conta o cálcio. Cereais com um copo de leite no café da manhã (1 ponto para o leite), sanduíche de queijo e presunto na baguete no almoço (1 ponto para o queijo) e uma xícara de brócolis e lasanha no jantar (½ ponto para a hortaliça rica em cálcio e 1 ponto para o queijo na lasanha) – mais 1 ponto para todos os outros alimentos ingeridos no dia – soma 4½ pontos. Essa estimativa indica que as recomendações de cálcio foram atendidas e uma análise da dieta desses alimentos revela uma ingestão de cálcio superior a 1.000 mg. Ao saber quais são as melhores fontes de cada nutriente, você pode aprender como examinar cuidadosamente as refeições do dia e perceber, de forma rápida, se está atingindo seus objetivos diários.

RESUMO

A maior parte do cálcio do corpo encontra-se nos ossos, proporcionando uma estrutura rígida e uma reserva de cálcio para o sangue. O cálcio no sangue tem participação em contrações musculares, coagulação sangüínea e impulsos nervosos, sendo rigorosamente regulado por um sistema de hormônios e vitamina D. O cálcio é encontrado predominantemente no leite e seus derivados, mas alguns outros alimentos, como certos tipos de hortaliças e tofu, também fornecem cálcio. Mesmo quando a ingestão de cálcio for inadequada, o cálcio no sangue permanece normalizado, porém à custa da perda óssea, que pode levar à osteoporose. As funções do cálcio, os sintomas de deficiências e as fontes de alimentos estão resumidos a seguir.

Cálcio

Ingestão Adequada (AI) 1997
Adultos: 1.000 mg/dia (19 a 50 anos)
1.200 mg/dia (> 51 anos)

Limite Superior Tolerável de Ingestão (UL)
Adultos: 2.500 mg/dia

Principais Funções no Corpo
Mineralização de ossos e dentes; também relacionado a contrações e relaxamentos musculares, funcionamento dos nervos, coagulação sangüínea, pressão arterial e defesas imunológicas.

Sintomas de Deficiência
Crescimento retardado em crianças; perda óssea (osteoporose) em adultos

Sintomas de Toxicidade
Constipação; risco aumentado de formação de cálculos nos rins e mau funcionamento dos rins; interferência na absorção de outros minerais

Fontes Significativas
Leite e seus derivados, peixes pequenos (com espinhas), tofu (queijo de soja), hortaliças (brócolis, acelga), leguminosas

Fósforo

O **fósforo** é o segundo mineral mais abundante no corpo. Aproximadamente, 85% dele é encontrado combinado com cálcio em cristais de hidroxiapatita dos ossos e dos dentes.

As Funções do Fósforo no Corpo Os sais de fósforo (fosfatos) não são apenas encontrados nos ossos e dentes, mas em todas as células do corpo

fósforo: mineral importante encontrado principalmente nos ossos e nos dentes.

como parte de um sistema-tampão principal (ácido fosfórico e seus sais). O fósforo também faz parte do DNA e RNA e, portanto, é necessário para todos os tipos de crescimento.

O fósforo auxilia o metabolismo energético. Muitas enzimas e as vitaminas do complexo B se tornam ativas somente quando um grupo de fosfato é incorporado. O ATP propriamente dito, a moeda de energia das células, utiliza três grupos de fosfato para realizar seu trabalho.

Os lipídios que contêm fósforo como parte de suas estruturas (fosfolipídios) ajudam a transportar outros lipídios no sangue. Os fosfolipídios também são os maiores componentes estruturais das membranas celulares, local em que controlam o transporte de nutrientes para dentro e fora das células. Algumas proteínas, como a caseína do leite, contêm fósforo como parte de suas estruturas (fosfoproteínas).

Recomendações e Ingestões de Fósforo As dietas que proporcionam a energia e proteínas adequadas também fornecem fósforo adequadamente. Deficiências dietéticas relacionadas a fósforo são desconhecidas. Conforme mostrado na Figura 7-14, os alimentos ricos em proteínas são as melhores fontes de fósforo. Além de leguminosas e alimentos derivados do leite e dos grupos da carne, alimentos processados (incluindo os refrigerantes) normalmente possuem alto teor de fósforo (originários dos aditivos).

No passado, pesquisadores enfatizaram a importância de uma proporção ideal de cálcio para fósforo da dieta para garantir o metabolismo de cálcio, mas há pouca ou nenhuma evidência que sustente esse conceito.[32] As quantidades de cálcio e fósforo na dieta são muito mais importantes que a proporção existente entre eles. Alta ingestão de fósforo foi considerada culpada pela perda óssea quando, na realidade, baixa ingestão de cálcio – e não uma

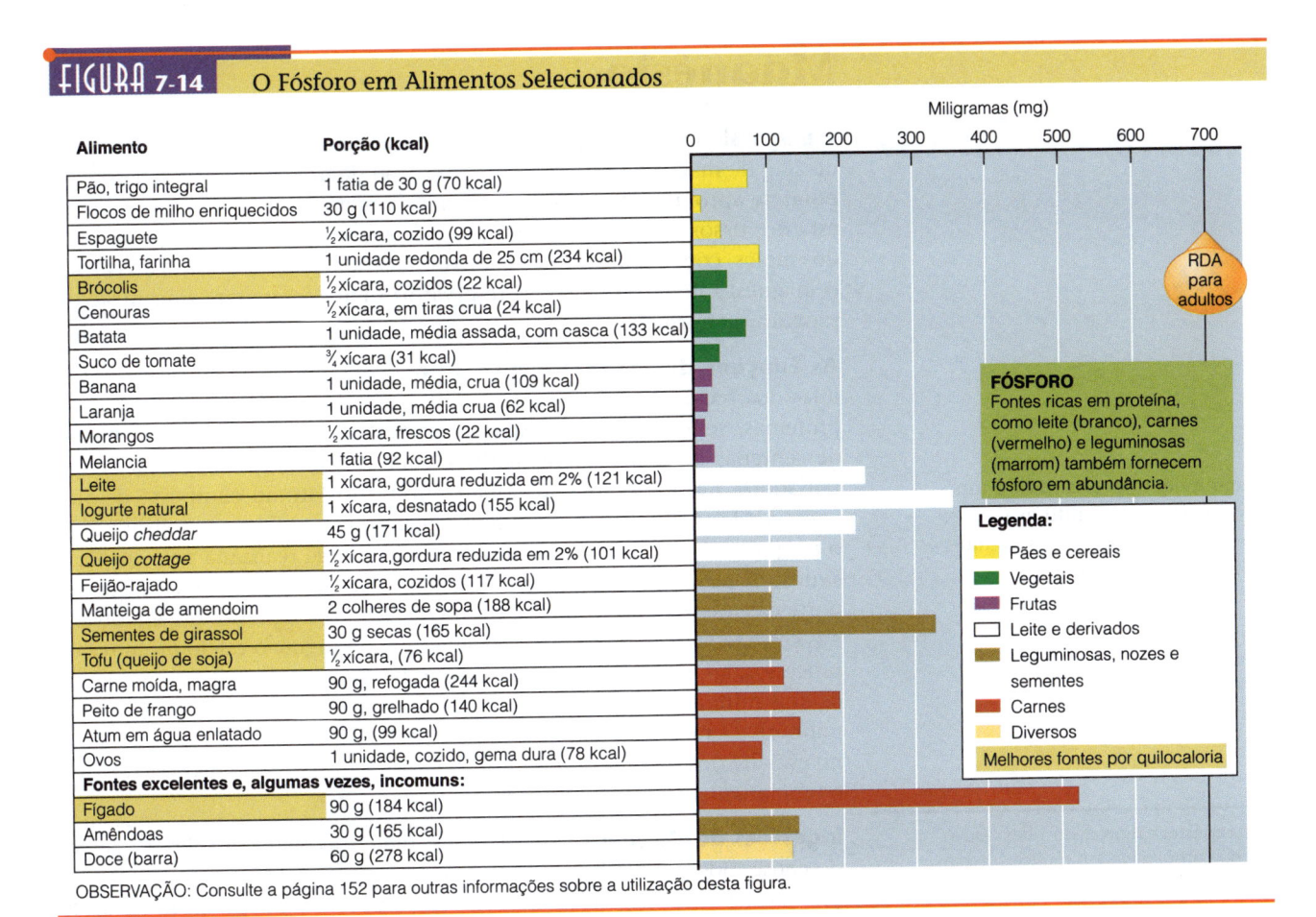

FIGURA 7-14 O Fósforo em Alimentos Selecionados

Alimento	Porção (kcal)
Pão, trigo integral	1 fatia de 30 g (70 kcal)
Flocos de milho enriquecidos	30 g (110 kcal)
Espaguete	½ xícara, cozido (99 kcal)
Tortilha, farinha	1 unidade redonda de 25 cm (234 kcal)
Brócolis	½ xícara, cozidos (22 kcal)
Cenouras	½ xícara, em tiras crua (24 kcal)
Batata	1 unidade, média assada, com casca (133 kcal)
Suco de tomate	¾ xícara (31 kcal)
Banana	1 unidade, média, crua (109 kcal)
Laranja	1 unidade, média crua (62 kcal)
Morangos	½ xícara, frescos (22 kcal)
Melancia	1 fatia (92 kcal)
Leite	1 xícara, gordura reduzida em 2% (121 kcal)
Iogurte natural	1 xícara, desnatado (155 kcal)
Queijo *cheddar*	45 g (171 kcal)
Queijo *cottage*	½ xícara, gordura reduzida em 2% (101 kcal)
Feijão-rajado	½ xícara, cozidos (117 kcal)
Manteiga de amendoim	2 colheres de sopa (188 kcal)
Sementes de girassol	30 g secas (165 kcal)
Tofu (queijo de soja)	½ xícara, (76 kcal)
Carne moída, magra	90 g, refogada (244 kcal)
Peito de frango	90 g, grelhado (140 kcal)
Atum em água enlatado	90 g, (99 kcal)
Ovos	1 unidade, cozido, gema dura (78 kcal)
Fontes excelentes e, algumas vezes, incomuns:	
Fígado	90 g (184 kcal)
Amêndoas	30 g (165 kcal)
Doce (barra)	60 g (278 kcal)

FÓSFORO Fontes ricas em proteína, como leite (branco), carnes (vermelho) e leguminosas (marrom) também fornecem fósforo em abundância.

Legenda:
- Pães e cereais
- Vegetais
- Frutas
- Leite e derivados
- Leguminosas, nozes e sementes
- Carnes
- Diversos
- Melhores fontes por quilocaloria

OBSERVAÇÃO: Consulte a página 152 para outras informações sobre a utilização desta figura.

toxicidade de fósforo ou uma proporção inadequada – é a responsável.[33] Pesquisas mostram que a substituição de leite na dieta por refrigerantes à base de cola, e não o teor de ácido fosfórico das bebidas, tem efeitos adversos para os ossos.[34] Nenhum efeito adverso decorrente de altas ingestões dietéticas de fósforo foram relatadas; mesmo assim, foi estabelecido um Limite Superior Tolerável de Ingestão (UL) (consulte a tabela no fim do livro).

RESUMO

O fósforo acompanha o cálcio tanto em cristais ósseos quanto em muitos alimentos, a exemplo do leite. O fósforo também é importante no metabolismo energético, como parte dos fosfolipídios, e parte dos materiais genéticos DNA e RNA. A tabela de resumo a seguir classifica as funções do fósforo e outras informações a respeito.

Fósforo

Ingestão Dietética Recomendada (RDA) 1997	Sintomas de Deficiência
Adultos: 700 mg/dia	Fraqueza muscular e dores nos ossos[a]
Limite Superior Tolerável de Ingestão (UL)	**Sintomas de Toxicidade**
Adultos (19 a 70 anos): 4.000 mg/dia	Calcificação dos tecidos não-esqueléticos, particularmente os rins
Principais Funções no Corpo	**Fontes Significativas**
Mineralização de ossos e dentes; componente de todas as células; importante no material genético, componente dos fosfolipídios, utilizado para a transferência de energia e em sistemas de tampões que mantêm o equilíbrio ácido-base	Todos os tecidos de animais (carne, peixe, aves, ovos e leite)

[a] A deficiência dietética raramente ocorre, mas alguns medicamentos podem ter seus componentes ligados ao fósforo, tornando-o indisponível e resultando em perda óssea que é caracterizada por fraqueza e dores.

Magnésio

O **magnésio** mal pode ser classificado como macromineral: somente cerca de 28 g de magnésio está presente no corpo de uma pessoa com peso corporal de aproximadamente 59 kg. Mais da metade do magnésio do corpo está nos ossos. A maior parte do restante encontra-se em músculos e tecidos moles, com apenas 1% no fluido extracelular. Como no caso do cálcio, o magnésio pode servir como reservatório para assegurar concentrações sangüíneas normais.

As Funções do Magnésio no Corpo O magnésio age em todas as células dos tecidos moles, nas quais cria parte do mecanismo produtor de proteínas, sendo necessário para o metabolismo energético. Ele participa de centenas de sistemas enzimáticos. Uma função importante é a de catalisador■ na reação que adiciona o último fosfato ao composto de alta energia ATP. Como um componente necessário para o metabolismo ATP, o magnésio é essencial para a utilização de glicose realizada pelo corpo; a síntese de proteínas, a gordura e os ácidos nucléicos, e os sistemas de transporte das membranas celulares. Como o cálcio, o magnésio está envolvido nas contrações musculares e na coagulação do sangue: o cálcio promove os processos, ao passo que o magnésio os inibe. Essa interação dinâmica entre os dois minerais ajuda a regular a pressão arterial e o funcionamento dos pulmões. O magnésio também ajuda a prevenir cáries ao preservar cálcio no esmalte dos dentes. Como muitos outros nutrientes, o magnésio auxilia o funcionamento normal do sistema imunológico.

Ingestões de Magnésio As estimativas dietéticas regulares sobre o magnésio consumido por adultos nos Estados Unidos estão abaixo das recomendações. Dados sobre ingestões dietéticas não incluem a contribuição realizada

■ Lembrete: Um *catalisador* é um composto que facilita as reações químicas sem que se modifique durante o processo.

magnésio: cátion dentro das células do corpo, ativo em muitos sistemas enzimáticos.

pela água. Em áreas onde a água é dura, esta contribui para as ingestões diárias de cálcio e magnésio. A água mineral reconhecida anteriormente por seu teor de cálcio pode também ser rica em magnésio e uma importante fonte de minerais para quem a consome[35]. A biodisponibilidade do magnésio da água mineral é de aproximadamente 50%, porém melhora quando a água é consumida acompanhando as refeições.[36]

As barras marrons na Figura 7-15 indicam que leguminosas, sementes e nozes contribuem significativamente com magnésio. Este faz parte da molécula de clorofila, portanto, vegetais verdes folhosos também são boas fontes de magnésio.

Deficiência de Magnésio Mesmo com as ingestões médias de magnésio abaixo das recomendações, os sintomas da deficiência raramente aparecem, exceto em casos de doenças. A deficiência de magnésio pode se desenvolver em casos de abuso de álcool, desnutrição protéica, distúrbios nos rins e vômito ou diarréia prolongados. Pessoas que utilizam diuréticos também podem apresentar sintomas. Uma deficiência grave de magnésio causa uma tetania similar à tetania por hipocalcemia descrita anteriormente. A deficiência de magnésio também prejudica a atividade do sistema nervoso central e pode ser responsável pelas alucinações que ocorrem durante a retirada de álcool.

Magnésio e a Hipertensão O magnésio é essencial para o funcionamento do coração e, ao que parece, protege contra hipertensão e doenças do coração. Um fato interessante é o de pessoas que vivem em áreas do país onde há água dura, a qual contém altas concentrações de cálcio e de magnésio, tendem a correr menos riscos de doença cardíaca. Com a deficiência de magnésio, as paredes arteriais e os capilares tendem a contrair, uma possível explicação para o efeito da hipertensão.

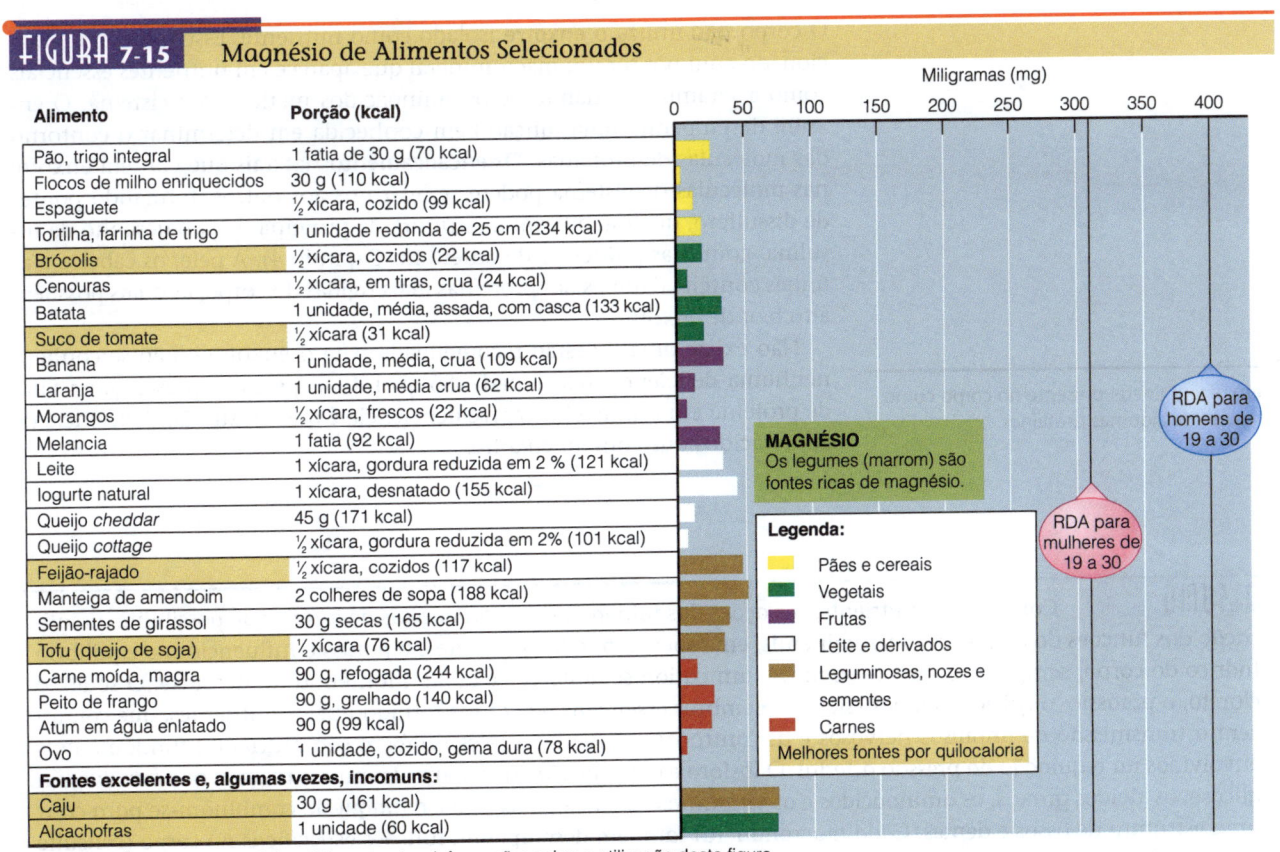

FIGURA 7-15 Magnésio de Alimentos Selecionados

Alimento	Porção (kcal)
Pão, trigo integral	1 fatia de 30 g (70 kcal)
Flocos de milho enriquecidos	30 g (110 kcal)
Espaguete	½ xícara, cozido (99 kcal)
Tortilha, farinha de trigo	1 unidade redonda de 25 cm (234 kcal)
Brócolis	½ xícara, cozidos (22 kcal)
Cenouras	½ xícara, em tiras, crua (24 kcal)
Batata	1 unidade, média, assada, com casca (133 kcal)
Suco de tomate	½ xícara (31 kcal)
Banana	1 unidade, média, crua (109 kcal)
Laranja	1 unidade, média crua (62 kcal)
Morangos	½ xícara, frescos (22 kcal)
Melancia	1 fatia (92 kcal)
Leite	1 xícara, gordura reduzida em 2 % (121 kcal)
Iogurte natural	1 xícara, desnatado (155 kcal)
Queijo *cheddar*	45 g (171 kcal)
Queijo *cottage*	½ xícara, gordura reduzida em 2% (101 kcal)
Feijão-rajado	½ xícara, cozidos (117 kcal)
Manteiga de amendoim	2 colheres de sopa (188 kcal)
Sementes de girassol	30 g secas (165 kcal)
Tofu (queijo de soja)	½ xícara (76 kcal)
Carne moída, magra	90 g, refogada (244 kcal)
Peito de frango	90 g, grelhado (140 kcal)
Atum em água enlatado	90 g (99 kcal)
Ovo	1 unidade, cozido, gema dura (78 kcal)
Fontes excelentes e, algumas vezes, incomuns:	
Caju	30 g (161 kcal)
Alcachofras	1 unidade (60 kcal)

MAGNÉSIO Os legumes (marrom) são fontes ricas de magnésio.

Legenda:
- Pães e cereais
- Vegetais
- Frutas
- Leite e derivados
- Leguminosas, nozes e sementes
- Carnes

Melhores fontes por quilocaloria

RDA para homens de 19 a 30
RDA para mulheres de 19 a 30

OBSERVAÇÃO: Consulte a página 152 para outras informações sobre a utilização desta figura.

A Toxicidade por Magnésio A toxicidade por magnésio é rara, mas pode ser fatal.[37] O Limite Superior Tolerável de Ingestão (UL) para o magnésio se aplica somente a fontes não alimentares, como suplementos e sais de magnésio.

RESUMO Assim como o cálcio e o fósforo, o magnésio auxilia a mineralização óssea. O magnésio também se envolve em diversos sistemas enzimáticos e no funcionamento do coração, sendo encontrado abundantemente em leguminosas e vegetais folhosos verdes e, em algumas regiões, na água. A tabela a seguir apresenta um resumo.

Magnésio

Ingestão Dietética Recomendada (RDA) 1997
- Homens (19 a 30 anos): 400 mg/dia
- Mulheres (19 a 30 anos): 310 mg/dia

Limite Superior Tolerável de Ingestão (UL)
- Adultos: 350 mg de magnésio não alimentar/dia

Principais Funções no Corpo
Mineralização óssea, produção de proteína, ação das enzimas, contrações musculares normais, transmissão de impulsos nervosos, manutenção dos dentes e funcionamento do sistema imunológico.

Sintomas de Deficiências
Fraqueza, confusão; em casos extremos, convulsões, contrações musculares estranhas (especialmente dos músculos ópticos e faciais), alucinações e dificuldade para engolir; em crianças, problemas de crescimento[a]

Sintomas de Toxicidade
Somente de fontes não alimentares; diarréia, alcalose e desidratação

Fontes Significativas
Nozes, leguminosas, cereais integrais, vegetais folhosos verdes, frutos do mar, chocolate e cacau.

[a] Uma deficiência ainda mais grave causa tetania, uma contração extrema e prolongada dos músculos similar à causada por baixas concentrações de cálcio no sangue.

Enxofre

O corpo não utiliza o **enxofre** isolado como nutriente. Esse mineral é mencionado aqui por ser um macromineral que aparece em nutrientes essenciais como a vitamina B, tiamina e os aminoácidos metionina e cisteína. O enxofre desempenha uma função bem conhecida em determinar o contorno das moléculas de proteínas. Os encadeamentos laterais que contêm enxofre nas moléculas de cisteína podem se ligar uns aos outros, formando pontes de dissulfeto, que estabilizam a estrutura da proteína (veja o desenho da insulina com suas pontes de dissulfeto no Capítulo 4). A pele, os cabelos e as unhas contêm algumas das proteínas mais rígidas do corpo, as quais possuem alto teor de enxofre.

Não existe uma ingestão recomendada para o enxofre e não se conhece nenhuma deficiência relacionada. Só quando as pessoas apresentarem falta de proteína em um nível de grave deficiência é que mostrarão deficiência de aminoácidos que contêm enxofre.

enxofre: mineral presente no corpo como parte de algumas proteínas.

RESUMO Como outros nutrientes, as ações dos minerais são coordenadas de forma que possibilite a realização das funções do corpo. Os macrominerais, em especial o sódio, o cloreto e o potássio influenciam o equilíbrio hídrico do corpo; sempre que um íon se move, um cátion se desloca – e assim mantém a homeostase. O sódio, o cloreto, o potássio, o cálcio e o magnésio são membros essenciais da equipe formada pelos nutrientes, que conduzem a transmissão de impulsos nervosos e as contrações musculares; eles também são nutrientes fundamentais envolvidos na regulação da pressão arterial. O fósforo e o magnésio participam de muitas reações que envolvem a glicose, os ácidos graxos, os aminoácidos e as vitaminas. O cálcio, o fósforo e o magnésio combinam-se para criar uma estrutura de ossos e dentes. Cada macromineral também desempenha funções específicas no corpo (consulte a tabela de resumo a seguir).

Macrominerais

Mineral e funções principais	Sintomas de Deficiência	Sintomas de Toxicidade	Fontes Significativas
Sódio Mantém o equilíbrio hidroeletrolítico normal; auxilia a transmissão de impulsos nervosos e as contrações musculares	Cãibras, apatia mental e perda de apetite	Edema, hipertensão aguda	Sal de cozinha, molho de soja; quantidades moderadas em carnes, leite, pães e hortaliças; grandes quantidades em alimentos processados
Cloreto Mantém o equilíbrio hidroeletrolítico normal; componente do ácido clorídrico encontrado no estômago, necessário para uma digestão adequada	Não ocorre sob condições normais	Vômito	Sal de cozinha, molho de soja; quantidades moderadas em carnes, leite e ovos; grandes quantidades em alimentos processados
Potássio Mantém o equilíbrio hidroeletrolítico normal; facilita muitas reações; garante a integridade da célula; auxilia a transmissão de impulsos nervosos e as contrações musculares	Fraqueza muscular, paralisia e confusão	Fraqueza muscular; vômito; se injetado na veia, pode causar parada cardíaca	Todos os alimentos integrais; carnes, leite, frutas, hortaliças, grãos e leguminosas
Cálcio Mineralização de ossos e dentes; também envolvido com contrações e relaxamentos musculares, funcionamento dos nervos, coagulação sanguínea, pressão arterial e defesas imunológicas	Crescimento retardado em crianças; perda óssea (osteoporose) em adultos	Constipação, risco aumentado de formação de cálculos nos rins e disfunção renal; interferência na absorção de outros minerais	Leite e seus derivados, peixes pequenos (com espinhas), tofu, hortaliças verdes (brócolis, acelga) e leguminosas
Fósforo Mineralização de ossos e dentes; componente de todas as células; importante para o material genético, componente dos fosfolipídios, utilizado na transferência de energia e em sistemas-tampão que mantêm o equilíbrio ácido-base	Fraqueza muscular e dor nos ossos[a]	Calcificação de tecidos não-esqueléticos, em particular, os rins	Todos os tecidos de animais (carnes, peixes, aves, ovos e leite)
Magnésio Mineralização óssea, produção de proteínas, atividades enzimáticas, contrações musculares normais, transmissão de impulsos nervosos, manutenção dos dentes e funcionamento do sistema imunológico	Fraqueza, confusão; em casos extremos, convulsões, contrações musculares estranhas (especialmente dos músculos ópticos e faciais), alucinações e dificuldade para engolir; em crianças, crescimento retardado[b]	Somente a partir de fontes não alimentares; diarréia, alcalose e desidratação	Nozes, leguminosas, cereais integrais, hortaliças verde-escuras folhosas, frutos do mar, chocolate e cacau
Enxofre Como componente das proteínas, estabiliza seu formato ao criar pontes de dissulfeto; componente das vitaminas biotina e tiamina e do hormônio insulina	Nenhuma conhecida; uma deficiência de proteína ocorreria primeiro	A toxicidade somente pode ocorrer se aminoácidos que contêm enxofre forem ingeridos em excesso; isso (em animais) debilita o crescimento	Todos os alimentos que contêm proteínas (carnes, peixes, aves, ovos, leite, leguminosas e nozes)

[a] A deficiência dietética raramente ocorre, mas alguns medicamentos podem ter seus componentes ligados ao fósforo, tornando-o indisponível e resultando em perda óssea caracterizada por fraqueza e dor.
[b] Uma deficiência ainda mais grave causa tetania, uma contração extrema e prolongada dos músculos similar à causada por baixas concentrações de cálcio no sangue.

Por todas as funções que esses minerais podem exercer, eles são de grande importância para a vida. Consumir a quantidade suficiente de cada um deles diariamente é fácil, dada a variedade de alimentos de cada um dos grupos alimentares. Pães integrais fornecem magnésio; frutas, hortaliças e leguminosas também, além de potássio; o leite proporciona cálcio e fósforo; carnes oferecem fósforo também, assim como enxofre; todos os alimentos fornecem sódio e cloreto, sendo os excessos mais problemáticos que as inadequações. A mensagem é bastante simples e tem-se repetido por todo este texto: para uma ingestão adequada de todos os nutrientes, incluindo os macrominerais, selecione alimentos diferentes de cada um dos cinco grupos alimentares. E beba bastante água.

A Nutrição em sua Vida

Muitas pessoas não atentam para a importância de se beber água o suficiente para manter o corpo bem hidratado ou de se obter cálcio o suficiente para promover ossos fortes; em comparação, as ingestões de sódio podem exceder as recomendadas para a saúde.

- Você bebe bastante água – cerca de 8 copos – diariamente?
- Seleciona e prepara os alimentos com menos sal?
- Bebe pelo menos 3 copos com leite – ou adquire o equivalente em cálcio – diariamente?

NUTRIÇÃO NA REDE

Acesse estes sites (em inglês) para estudos mais aprofundados sobre os assuntos abordados neste capítulo.

- Encontre atualizações e links rápidos para estes *sites* e outros relacionados à nutrição no endereço:
  www.wadsworth.com/nutrition
- Pesquise a respeito de *minerals* (minerais) no site da American Dietetic Association (Associação Dietética Americana):
  www.eatright.org
- Aprenda sobre o sódio em alimentos e em seus rótulos pelo FDA (Food and Drug Administration) – órgão de controle de alimentos e medicamentos dos Estados Unidos:
  www.fda.gov/fdac/foodlabel/sodium.html
- Encontre dicas e receitas sobre a inclusão de leite na dieta:
  www.whymilk.com
- Descubra os benefícios do cálcio por meio do National Dairy Council (Conselho Nacional de Laticínios):
  www.nationaldairycouncil.org

CÁLCULOS NUTRICIONAIS

Os problemas a seguir oferecem uma estimativa sobre os minerais nos alimentos. Certifique-se de apresentar seus cálculos (consulte a *página 427* para obter as respostas).

1. Para cada um destes minerais, observe a unidade de medida:
   Cálcio   Magnésio   Fósforo
   Potássio Sódio

2. Aprenda a estimar alimentos ricos em cálcio. Os alimentos na tabela a seguir estão classificados na ordem de seus teores de cálcio por porção.
   a. Que alimentos oferecem o máximo de cálcio por quilocaloria? Para calcular a densidade de cálcio, divida-o (mg) pela energia (kcal). Registre sua resposta na tabela (complete as respostas); a primeira já contém a resposta para você.
   b. Os cinco itens mais importantes classificados por teor de cálcio por porção são sardinhas > leite > queijo > salmão > brócolis. Quais são os cinco itens mais importantes na ordem de teor de cálcio por quilocaloria?

Alimento	Cálcio (mg)	Energia (kcal)	Densidade do Cálcio (mg/kcal)
Sardinhas enlatadas, 90 g	325	176	1,85
Leite desnatado, 1 xícara	301	85	
Queijo *cheddar*, 30 g	204	114	
Salmão enlatado, 90 g	182	118	
Brócolis frescos cortados e cozidos, ½ xícara	36	22	
Batata-doce assada com casca, 1 unidade	32	140	
Melão Cantaloupe, ½	29	93	
Pão integral, 1 fatia	21	64	
Maçã, 1 unidade média	15	125	
Contrafilé magro, 90 g	9	171	

Essas informações deveriam convencê-lo de que o leite e derivados, peixes consumidos com espinhas e verde-escuras são as melhores opções de cálcio.

3. a. Considere como a taxa de absorção influencia na quantidade de cálcio disponível para a utilização do corpo. Utilize o desenho na página 246 para determinar a quantidade de cálcio que o corpo realmente recebe dos alimentos catalogados na tabela ao lado, multiplicando os miligramas de cálcio do alimento pela porcentagem absorvida. A primeira já contém a resposta para você.
    b. Para estimar como a taxa de absorção influencia a quantidade de cálcio disponível para o corpo, faça uma comparação entre o brócolis e a amêndoa. Qual deles fornece mais cálcio nos alimentos e para o corpo?
    c. Para estimar como o teor de cálcio nos alimentos influencia a quantidade de cálcio disponível para o corpo, compare a couve-flor com o leite. Qual seria a quantidade de couve-flor que uma pessoa deveria ingerir para adquirir uma quantidade de cálcio equivalente a encontrada em 1 copo com leite? A sua resposta muda em que sentido, quando você considera diferenças entre as taxas de absorção desses alimentos?

Alimento	Cálcio no Alimento (mg)	Taxa de Absorção (%)	Cálcio no Corpo (mg)
Couve-flor fresca, ½ xícara cozida	10	≥ 50	≥ 5
Brócolis frescos, ½ xícara cozidos	36		
Leite semi-desnatado 1%, 1 xícara	300		
Amêndoas, 30 g	75		
Espinafre cru, 1 xícara	55		

QUESTÕES PARA ESTUDO

Estas questões o ajudarão a rever este capítulo.

1. Liste as funções da água no corpo.
2. Liste as fontes de água e as suas vias de excreção.
3. O que é ADH? Onde ele exerce sua ação? O que é aldosterona? Como ela trabalha?
4. Como o corpo utiliza os eletrólitos para regular o equilíbrio hídrico?
5. O que significam os termos macro e micro quando se refere aos minerais no corpo?
6. Descreva algumas características dos minerais que os distinguem das vitaminas.
7. Qual é a principal função do sódio no corpo? Descreva como os rins regulam o sódio do sangue. É provável acontecer uma deficiência dietética de sódio? Por quê?
8. Liste as funções do cálcio no corpo. Como o corpo mantém o cálcio do sangue constante independentemente da ingestão?
9. Cite fontes alimentares de cálcio significativas. Quais são as conseqüências de ingestões inadequadas?
10. Liste as funções do fósforo no corpo. Discuta as relações entre o cálcio e o fósforo. É provável acontecer uma deficiência dietética de fósforo? Por quê?
11. Mencione as principais funções do cloreto, potássio, magnésio e enxofre no corpo. É provável que aconteçam deficiências decorrentes desses nutrientes em sua própria dieta? Por quê?

Estas questões de múltipla escolha o ajudarão a se preparar para um exame. As respostas encontram-se na página 259.

1. O corpo gera água durante:
    a. o tamponamento dos ácidos.
    b. a destruição óssea.
    c. o metabolismo dos minerais.
    d. a quebra da energia dos nutrientes.
2. A regulação do equilíbrio hidroeletrolítico e do equilíbrio ácido-base depende primordialmente:
    a. dos rins.
    b. dos intestinos.
    c. das glândulas sudoríparas.
    d. dos canais lacrimais específicos.
3. A distinção entre os macro e microminerais refletem:
    a. a capacidade de seus íons de formar sais.
    b. a quantidade de seus teores no corpo.
    c. a importância de suas funções no corpo.
    d. a capacidade de manter sua identidade após a absorção.
4. O principal cátion nos fluidos extracelulares é:
    a. o sódio.
    b. o cloreto.
    c. o potássio.
    d. o fósforo.
5. A função do cloreto no estômago é ajudar:
    a. na assistência dos impulsos nervosos.
    b. na transmissão de mensagens hormonais.
    c. na manutenção da acidez forte.
    d. nas contrações musculares.

6. Qual dos itens seguintes fornece mais potássio?
   a. mortadela.
   b. batata.
   c. picles.
   d. pão integral.
7. A homeostase do cálcio depende da:
   a. vitamina K, aldosterona e renina.
   b. vitamina K, paratormônio e renina.
   c. vitamina D, aldosterona e calcitonina.
   d. vitamina D, calcitonina e paratormônio.
8. A absorção do cálcio é impedida por:
   a. lactose.
   b. oxalatos.
   c. vitamina D.
   d. ácido estomacal.
9. O fósforo auxilia em muitas atividades no corpo, mas *não*:
   a. no metabolismo energético.
   b. na coagulação do sangue.
   c. no transporte de lipídios.
   d. na formação de ossos e dentes.
10. A maior parte do magnésio do corpo pode ser encontrado nos:
    a. ossos.
    b. nervos.
    c. músculos.
    d. fluidos extracelulares.

REFERÊNCIAS BIBLIOGRÁFICAS

1. Committee on Dietary Reference Intakes, *Dietary Reference Intakes for Water, Potassium, Sodium, Chloride, and Sulfate* (Washington, D.C.: National Academies Press, 2004), p. 67.
2. U.S. Department of Agriculture, *1994–1996, 1998 Continuing Survey of Food Intakes by Individuals (CSFII) 1994–1996, and Diet and Health Knowledge Survey, 2000*. (Available from the National Technical Information Service, Springfield, VA: tel 1-800-553-6847; CD-ROM accession number PB2000-500027).
3. M. Neuhäuser-Berthold and coauthors, Coffee consumption and total body water homeostasis as measured by fluid balance and bioelectrical impedance analysis, *Annals of Nutrition and Metabolism* 41 (1997): 29–36.
4. Committee on Dietary Reference Intakes, 2004, pp. 120–121.
5. D. S. Michaud and coauthors, Fluid intake and the risk of bladder cancer in men, *New England Journal of Medicine* 340 (1999): 1390–1397.
6. S. M. Kleiner, Water: An essential but overlooked nutrient, *Journal of the American Dietetic Association* 99 (1999): 200–206.
7. M. P. Sauvant and D. Pepin, Geographic variation of the mortality from cardiovascular disease and drinking water in a French small area (Puy de Dome), *Environmental Research* 84 (2000): 219–227.
8. H. Bohmer, H. Muller, and K. L. Resch, Calcium supplementation with calcium-rich mineral waters: A systematic review and meta-analysis of its bioavailability, *Osteoporosis International* 11 (2000): 938–943; R. Maheswaran and coauthors, Magnesium in drinking water supplies and mortality from acute myocardial infarction in north west England, *Heart* 82 (1999): 455–460.
9. J. He and coauthors, Dietary sodium intake and subsequent risk of cardiovascular disease in overweight adults, *Journal of the American Medical Association* 282 (1999): 2027–2034.
10. F. M. Sacks and coauthors, Effects on blood pressure of reduced dietary sodium and the Dietary Approaches to Stop Hypertension (DASH) diet, *New England Journal of Medicine* 344 (2001): 3–10.
11. Sacks and coauthors, 2001.
12. M. Harrington and K. D. Cashman, High salt intake appears to increase bone resorption in postmenopausal women but high potassium intake ameliorates this adverse effect, *Nutrition Reviews* 61 (2003): 179–183.
13. A. J. Cohen and F. J. Roe, Review of risk factors for osteoporosis with particular reference to a possible aetiological role of dietary salt, *Food and Chemical Toxicology* 38 (2000): 237–253.
14. F. P. Cappuccio and coauthors, Unravelling the links between calcium excretion, salt intake, hypertension, kidney stones and bone metabolism, *Journal of Nephrology* 13 (2000): 169–177.
15. D. E. Sellmeyer, M. Schloetter, and A. Sebastin, Potassium citrate prevents increased urine calcium excretion and bone resorption induced by a high sodium chloride diet, *Journal of Clinical Endocrinology and Metabolism* 87 (2002): 2008–2012.
16. F. J. He and G. A. MacGregor, Beneficial effects of potassium, *British Medical Journal* 323 (2001): 497–501.
17. K. Kathleen, Hyperkalemia, *American Journal of Nursing* 100 (2000): 55–56.
18. R. Jorde and K. H. Bønaa, Calcium from dairy products, vitamin D intake, and blood pressure: The Tromsø study, *American Journal of Clinical Nutrition* 71 (2000): 1530–1535.
19. M. Jacqmain and coauthors, Calcium intake, body composition, and lipoprotein-lipid concentrations, *American Journal of Clinical Nutrition* 77 (2003): 1448–1452; E. Kampman and coauthors, Calcium, vitamin D, sunshine exposure, dairy products and colon cancer risk (United States), *Cancer Causes and Control* 5 (2000): 459–466; E. Kallay and coauthors, Dietary calcium and growth modulation of human colon cancer cells: Role of the extracellular calcium-sensing receptor, *Cancer Detection and Prevention* 24 (2000): 127–136.
20. S. J. Parikh and J. A. Yanovski, Calcium and adiposity, *American Journal of Clinical Nutrition* 77 (2003): 281–287; D. Teegarden, Calcium intake and reduction in weight or fat mass, *Journal of Nutrition* 133 (2003): 249S–251S; R. P. Heaney, K. M. Davies, and M. J. Barger-Lux, Calcium and weight: Clinical studies, *Journal of the American College of Nutrition* 21 (2002): 152–155.
21. Jacqmain and coauthors, 2003; Teegarden, 2003; Heaney, Davies, and Barger-Lux, 2002; M. B. Zemel and coauthors, Regulation of adiposity by dietary calcium, *FASEB Journal* 14 (2000): 1132–1138.
22. M. B. Zemel and coauthors, Dietary calcium and dairy products accelerate weight and fat loss during energy restriction in obese adults, *American Journal of Clinical Nutrition* 75 (2002): 342S.
23. M. B. Zemel, Mechanisms of dairy modulation of adiposity, *Journal of Nutrition* 133 (2003): 252S–256S.
24. R. L. Wolf and coauthors, Factors associated with calcium absorption efficiency in pre- and perimenopausal women, *American Journal of Clinical Nutrition* 72 (2000): 466–471; Committee on Dietary Reference Intakes, *Dietary Reference Intakes for Calcium, Phosphorus, Magnesium, Vitamin D, and Fluoride* (Washington, D.C.: National Academy Press, 1997), pp. 72–73.
25. Committee on Dietary Reference Intakes, 1997, pp. 75–76.
26. R. E. Black and coauthors, Children who avoid drinking cow milk have low dietary calcium intakes and poor bone health, *American Journal of Clinical Nutrition* 76 (2002): 675–680.
27. H. J. Kalkwarf, J. C. Khoury, and B. P. Lanphear, Milk intake during childhood and adolescence, adult bone density, and osteoporotic fractures in US women, *American Journal of Clinical Nutrition* 77 (2003): 257–265.
28. C. M. Weaver, W. R. Proulx, and R. Heaney, Choices for achieving adequate dietary calcium with a vegetarian diet, *American Journal of Clinical Nutrition* 70 (1999): 543S–548S.
29. Committee on Dietary Reference Intakes, 1997, pp. 73–74.
30. P. Galan and coauthors, Contribution of mineral waters to dietary calcium

and magnesium intake in a French adult population, *Journal of the American Dietetic Association* 102 (2002): 1658–1662; J. Guillemant and coauthors, Mineral water as a source of dietary calcium: Acute effects on parathyroid function and bone resorption in young men, *American Journal of Clinical Nutrition* 71 (2000): 999–1002.
31. R. P. Heaney and coauthors, Dietary changes favorably affect bone remodeling in older adults, *Journal of the American Dietetic Association* 99 (1999): 1228–1233.
32. Committee on Dietary Reference Intakes, 1997, pp. 152–154.
33. Committee on Dietary Reference Intakes, 1997, p. 182.
34. R. P. Heaney and K. Rafferty, Carbonated beverages and urinary calcium excretion, *American Journal of Clinical Nutrition* 74 (2001): 343–347.
35. Galan and coauthors, 2002.
36. M. Sabatier and coauthors, Meal effect on magnesium bioavailability from mineral water in healthy women, *American Journal of Clinical Nutrition* 75 (2002): 65–71.
37. J. K. McGuire, M. S. Kulkarni, and H. P. Baden, Fatal hypermagnesemia in a child treated with megavitamin/megamineral therapy, *Pediatrics* 105 (2000): e18.

RESPOSTAS

Cálculos Nutricionais

1. Cálcio: mg. Magnésio: mg. Fósforo: mg.
   Potássio: mg. Sódio: mg.
2. a.

Alimento	Densidade de Cálcio (mg/kcal)
Sardinhas enlatadas, 90 g	325 mg ÷ 176 kcal = 1,85 mg/kcal
Leite desnatado, 1 xícara	301 mg ÷ 85 kcal = 3,54 mg/kcal
Queijo *cheddar*, 30 g	204 mg ÷ 114 kcal = 1,79 mg/kcal
Salmão enlatado, 30 g	182 mg ÷ 118 kcal = 1,54 mg/kcal
Brócolis frescos, cortados e cozidos, ½ xícara	36 mg ÷ 22 kcal = 1,64 mg/kcal
Batata-doce, assada com casca 1 unidade	32 mg ÷ 140 kcal = 0,23 mg/kcal
Melão Cantaloupe, ½	29 mg ÷ 93 kcal = 0,31 mg/kcal
Pão integral, 1 fatia	21 mg ÷ 64 kcal = 0,33 mg/kcal
Maçã, 1 unidade, média	15 mg ÷ 125 kcal = 0,12 mg/kcal
Contrafilé, magro, 90 g	9 mg ÷ 171 kcal = 0,05 mg/kcal

  b. Leite > sardinhas > queijo > brócolis > salmão.
3. a.

Alimento	Cálcio no Alimento × Taxa de Absorção (%) = Cálcio no Corpo
Couve-flor fresca, ½ xícara, cozida	10 mg × 0,50 = 5 mg (ou mais)
Brócolis frescos, ½ xícara, cozidos	36 mg × 0,50 = 18 mg (ou mais)
Leite semidesnatado 1%, 1 xícara	300 mg × 0,30 = 90 mg
Amêndoas, 30 g	75 mg × 0,20 = 15 mg
Espinafre cru, 1 xícara	55 mg × 0,05 = 3 mg (ou menos)

  b. As amêndoas oferecem mais que o dobro do valor de cálcio por porção, porém uma quantidade equivalente após a absorção.

  c. Para igualar os 300 mg fornecidos pelo leite, uma pessoa precisaria consumir 15 xícaras de couve-flor (300 mg/xícara de leite ÷ 10 mg/½ xícara de couve-flor = 30 ½ xícaras ou 15 xícaras). Após considerar a melhor taxa de absorção da couve-flor, uma pessoa teria de consumir 9 xícaras de couve-flor (5 mg/½ xícara ou 10 mg/xícara; 90 mg ÷ 10 mg/xícara = 9 xícaras) para se equiparar com os 90 mg disponíveis para o corpo pelo leite após sua absorção. A melhor taxa de absorção reduziu significativamente a quantidade de couve-flor, mas ainda assim ela representa muita couve-flor.

Questões para Estudo (múltipla escolha)

1. d 2. a 3. b 4. a 5. c
6. b 7. d 8. b 9. b 10. a

DESTAQUE 7
A Osteoporose e o Cálcio

A osteoporose torna-se evidente no período mais avançado da vida, porém se desenvolve muito antes – e sem dar sinais. Poucas pessoas estão conscientes de que seus ossos estão perdendo força. O problema normalmente se torna evidente quando a bacia de uma pessoa sofre fratura pela primeira vez. As pessoas costumam dizer: "Ela caiu e quebrou a bacia", mas, na realidade, por estar tão sensível, ela pode ter sido fraturada *antes* mesmo da queda. Às vezes, até mesmo bater em uma mesa pode ser o suficiente para quebrar ossos porosos em fragmentos tão numerosos e dispersos que não podem ser reagrupados, tendo que ser substituídos por uma articulação artificial por meios cirúrgicos. Estima-se que 300 mil norte-americanos são hospitalizados por fraturas na bacia relacionadas com a osteoporose a cada ano, sendo que um quarto desse número morre por complicações em até um ano. Dos que sobrevivem, um quarto nunca mais andará ou viverá de forma independente novamente. Diminuindo a qualidade de vida dessas pessoas.

Este destaque analisa a osteoporose, uma das doenças relacionadas à idade mais predominantes, que afeta mais de 44 milhões de pessoas nos Estados Unidos – na maioria, mulheres acima dos 50 anos. Ele revê muitos fatores que contribuem com 1,5 milhão de fraturas em ossos da bacia, vértebras, pulsos, braços e tornozelo todo ano. Além disso, apresenta estratégias para reduzir os riscos, dando atenção especial ao papel do cálcio dietético.

Desenvolvimento e Deterioração dos Ossos

Os ossos possuem duas divisões: a externa, uma estrutura rígida de **osso cortical**, e a interna, matriz esponjosa do **osso trabecular** (o glossário define estes e outros termos relacionados a ossos). Ambos podem perder minerais, mas de maneiras e com taxas diferentes. A fotografia da página 259 mostra um osso da perna dividido no comprimento, expondo os cristais esponjosos que contêm cálcio do osso trabecular. Esses cristais cedem cálcio para o sangue quando a dieta é reduzida e retomam o cálcio quando o fornecimento for o suficiente (reveja a Figura 7-11). Para pessoas que consumiram alimentos ricos em cálcio durante os anos de formação óssea de sua juventude, esses depósitos tornam os ossos densos e fornecem um reservatório abundante de cálcio.

Em torno do osso trabecular, servindo como proteção, encontra-se uma estrutura densa, semelhante ao marfim – o osso cortical. Os ossos corticais compõem os eixos dos ossos longos, e uma estrutura cortical fina também cobre a extremidade do osso. Essas duas partes conferem força ao osso: o osso cortical fornece uma parede externa robusta, enquanto o osso trabecular oferece garantias aos nervos.

Os dois tipos de ossos exercem diferentes funções quanto ao equilíbrio de cálcio e à osteoporose. Sendo o osso trabecular suprido por vasos sangüíneos e metabolicamente ativo, é sensível aos hormônios que organizam

GLOSSÁRIO

antiácidos: agentes de tamponamento de ácidos utilizados para impedir o excesso de acidez no estômago. Preparações que contêm cálcio o disponibilizam. Antiácidos com hidróxidos de alumínio ou de magnésio podem acelerar a perda de cálcio.

farinha ou pó de osso: preparações de osso triturado ou moído que pretendem fornecer cálcio à dieta. O cálcio do osso não é bem absorvido e está freqüentemente contaminado com materiais tóxicos, como arsênico, mercúrio, chumbo e cádmio.

densidade óssea: medida da resistência óssea. Quando minerais preenchem a matriz do osso, tornando-o denso, deixam-no resistente.

osso cortical: tecido ósseo muito denso que forma a concha externa que circunda o osso trabecular e abrange o eixo de um osso longo.

dolomita: composto de minerais (carbonato de cálcio-magnésio) encontrado na pedra calcária e no mármore. A dolomita é transformada em pó e vendida como um suplemento de cálcio-magnésio, mas pode ser contaminada por minerais tóxicos, não ser bem absorvida, e interagir de maneira adversa com a absorção de minerais essenciais.

concha de ostra: produto feito de pó de concha que é vendido como suplemento de cálcio, mas não é bem absorvido pelo sistema digestivo.

osso trabecular: estrutura interna de cristais de cálcio, com forma semelhante à renda, que sustenta a estrutura óssea e fornece um banco de armazenagem de cálcio.

osteoporose tipo I: osteoporose caracterizada por rápidas perdas ósseas, principalmente do osso trabecular.

osteoporose tipo II: osteoporose caracterizada por perdas graduais do osso trabecular e do osso cortical.

Lembrete: A *osteoporose* é uma doença caracterizada por ossos porosos e frágeis.

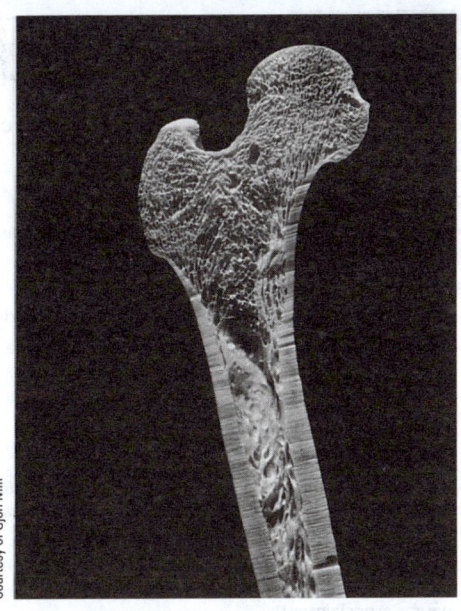

O osso trabecular é a rede esponjosa de cristais que contém cálcio que preenchem o interior. O osso cortical é o osso denso, semelhante ao marfim, que forma a estrutura externa.

óssea. A **osteoporose tipo I** envolve perdas do osso trabecular (veja a Figura D7-1). Essas perdas, algumas vezes, excedem em até três vezes a taxa prevista e, desse modo, fraturas ósseas podem ocorrer inesperadamente. Os ossos trabeculares tornam-se tão frágeis que até mesmo o peso corporal pode sobrecarregar a espinha – as vértebras podem se desintegrar e quebrar de repente, oprimindo dolorosamente os principais nervos. Os pulsos podem se quebrar conforme as extremidades ósseas se enfraquecem, e os dentes podem se afrouxar ou cair quando o osso trabecular da mandíbula regredir. Na maioria das vezes, as mulheres são as vítimas desse tipo de osteoporose, ultrapassando a quantidade de homens que sofrem dessa doença na razão de seis para um.

Na **osteoporose tipo II**, o cálcio dos ossos corticais e trabeculares vai saindo do armazenamento, porém o processo é lento ao longo dos anos. Com o avanço da idade, as vértebras podem se comprimir em formas curvadas, formando o que se chama geralmente de "corcunda de viúva", a postura que muitos idosos tomam conforme "começam a diminuir". A Figura D7-2 apresenta os efeitos da coluna vertebral comprimida na postura e altura de uma mulher. Como a estrutura cortical e o interior trabecular se enfraquecem, as fraturas mais freqüentemente ocorrem na bacia, conforme mencionado no parágrafo de introdução. As mulheres são provavelmente duas vezes mais suscetíveis à osteoporose tipo II que os homens.

A Tabela D7-1 resume as diferenças entre os dois tipos de osteoporose. Os médicos podem diagnosticar a osteoporose e avaliar os riscos de fraturas ósseas ao medir a **densidade óssea** no meio da densitometria de dupla emissão de raios X (exame de dexa) ou ultra-som. Eles também consideram fatores de risco que prognosticam fraturas ósseas como a idade, o histórico pessoal e familiar de fraturas, a hereditariedade, o Índice de Massa Corporal (IMC) e o sedentarismo.[1] A Tabela D7-2 resume os maiores fatores de risco e de prevenção para a osteoporose. Quanto maiores forem os riscos relacionados a uma pessoa, maiores serão as chances de perda óssea. Observe que os diversos fatores de risco que influenciam no desenvolvimento da osteoporose – por exemplo, a idade, o sexo e a hereditariedade – não podem ser alterados. Outros fatores de risco – como a dieta, as atividades físicas, o peso corporal, o tabagismo e o consumo de álcool – são comportamentos pessoais que podem ser mudados. Ao terem uma dieta bem balanceada rica em cálcio, serem fisicamente ativas, absterem-se do cigarro e ingerirem bebidas alcoólicas moderadamente (ou mesmo nenhuma), as pessoas podem se defender contra a osteoporose. Essas escolhas são particularmente importantes para quem possui outros fatores de risco inalteráveis.

os depósitos e as retiradas de cálcio diariamente. Ele cede minerais rapidamente, sempre que o cálcio do sangue necessita ser reabastecido. As perdas do osso trabecular começam a se tornar significativas para homens e mulheres por volta dos 30 anos, embora perdas possam ocorrer sempre que as retiradas de cálcio excederem os depósitos.

O osso cortical também cede cálcio, contudo, em um processo lento e constante. As perdas ósseas corticais iniciam-se normalmente por volta dos 40 anos, e continuam vagarosamente, nos anos seguintes.

As perdas ósseas trabeculares e corticais refletem dois tipos de osteoporose, que causam dois tipos de fratura

FIGURA D7-1 Ossos Trabeculares Saudáveis e com Osteoporose

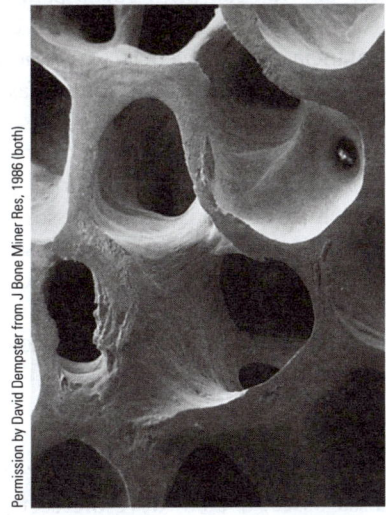

Fotomicrografia eletrônica de um osso trabecular saudável.

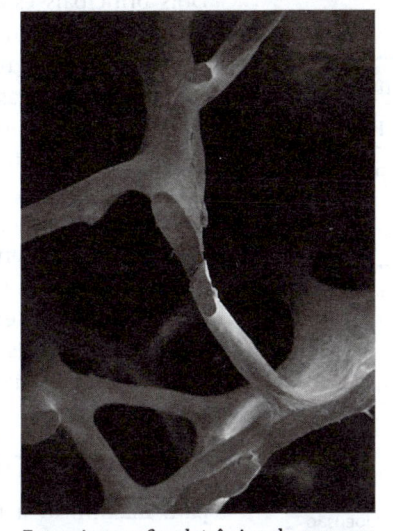

Fotomicrografia eletrônica de um osso trabecular afetado pela osteoporose.

FIGURA D7-2 — A Diminuição da Altura em Mulheres Causada pela Osteoporose

A mulher representada à esquerda tem cerca de 50 anos. A que se encontra à direita, tem 80 anos. Suas pernas não diminuíram: somente suas costas perderam em comprimento, em razão da deterioração causada aos ossos de sua coluna (as vértebras). As vértebras deterioradas não podem proteger os nervos da espinha da pressão que causa dores terríveis.

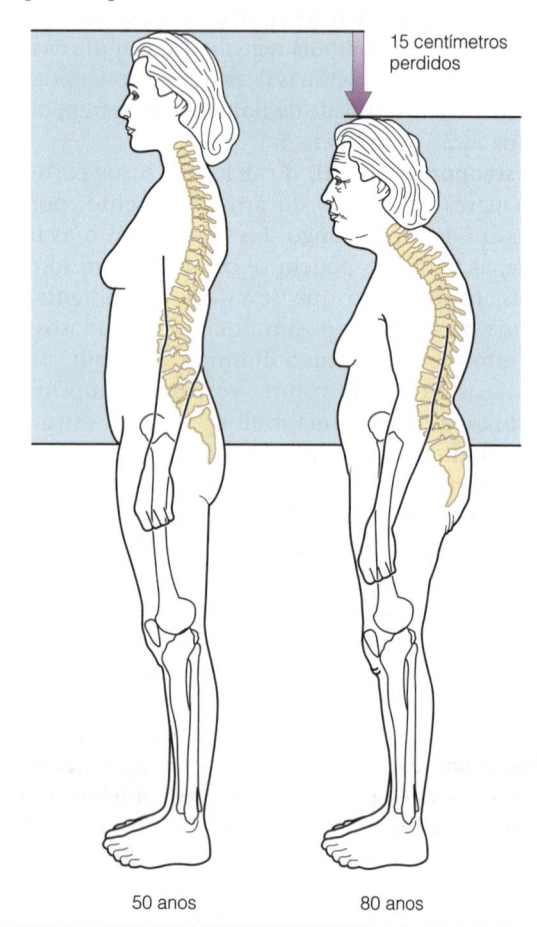

15 centímetros perdidos

50 anos — 80 anos

TABELA D7-1 — Tipos de Osteoporose Comparados

	Tipo I	Tipo II
Outros nomes	Osteoporose pós-menopausa	Osteoporose senil
Idade de início	50 a 70 anos	70 anos ou mais
Perda óssea	Osso trabecular	Osso trabecular e cortical
Locais de fratura	Pulsos e coluna	Bacia
Incidência nos sexos	6 mulheres para 1 homem	2 mulheres para 1 homem
Principais causas	Rápida perda de estrogênio em mulheres seguida da menopausa; perda de testosterona em homens com idade avançada	Absorção reduzida de cálcio, aumento da perda de minerais ósseos e da propensão para quedas

TABELA D7-2 — Fatores de Risco e de Prevenção para a Osteoporose

Fatores de Risco	Fatores de Prevenção
• Idade avançada	• Juventude
• Baixo IMC	• Alto IMC
• Hereditariedade caucasiana, asiática ou hispânica	• Hereditariedade afro-americana
• Tabagismo	• Não-tabagismo
• Consumo excessivo de álcool	• Consumo moderado de álcool
• Estilo de vida sedentário	• Exercícios regulares de levantamento de peso
• Uso de glicocorticóides ou anticonvulsivantes	• Uso de diuréticos
• Sexo feminino	• Sexo masculino
• Histórico pela parte materna de fratura decorrente de osteoporose ou histórico pessoal de fratura	• Avaliação de densidade óssea e tratamento (se necessário)
• Deficiência de estrogênio em mulheres (amenorréia ou menopausa, especialmente precoce ou induzida cirurgicamente); deficiência de testosterona em homens	• Uso de tratamento com estrogênio
• Dieta inadequada em relação ao cálcio e à vitamina D durante toda a vida	• Dieta rica em cálcio e vitamina D durante toda a vida

O fato de uma pessoa desenvolver a osteoporose ou não parece depender da interação de diversos fatores, entre eles, a nutrição. O fator de prognóstico mais relevante da densidade óssea é a idade: a osteoporose é responsável por 90% das fraturas na bacia em mulheres e 80% em homens com mais de 65 anos.

A Idade e o Cálcio dos Ossos

Dois principais estágios da vida são primordiais para o desenvolvimento da osteoporose. O primeiro é a fase de crescimento ósseo na infância ou adolescência. O segundo é representado pelas décadas de perda óssea durante a fase adulta (especialmente em mulheres após a menopausa). Os ossos ganham força e densidade durante todos os anos de crescimento e na primeira fase adulta. Conforme as pessoas envelhecem, as células que constroem os ossos se tornam gradualmente menos ativas, porém as que desestruturam os ossos continuam a funcionar. O resultado é que a perda óssea excede a formação. Algumas perdas ósseas são inevitáveis, no entanto, elas podem ser reduzidas quando se maximiza a massa óssea.

Maximização da Massa Óssea

Para maximizar a massa óssea, a dieta deve oferecer a recomendação adequada de cálcio ao longo das três primeiras décadas de vida. As crianças e os adolescentes que

FIGURA D7-3 Comparação de Perdas Ósseas com o Passar do Tempo

O pico de massa óssea é alcançado por volta dos 30 anos. As mulheres perdem massa óssea gradualmente até a menopausa, quando as perdas se aceleram drasticamente e então se extinguem gradualmente.

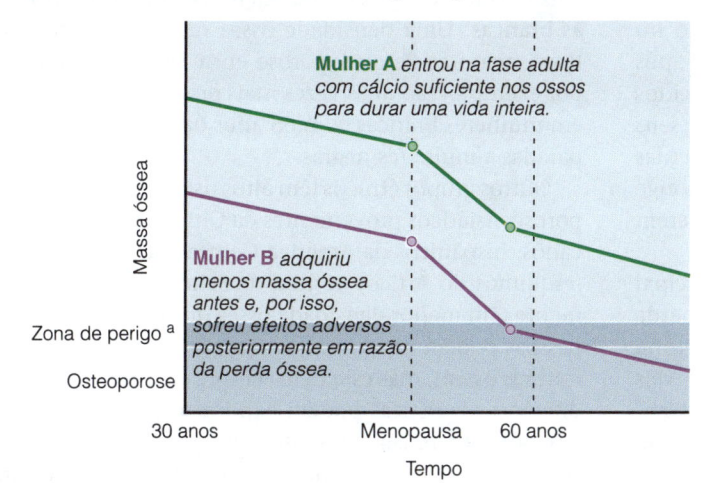

Mulher A entrou na fase adulta com cálcio suficiente nos ossos para durar uma vida inteira.

Mulher B adquiriu menos massa óssea antes e, por isso, sofreu efeitos adversos posteriormente em razão da perda óssea.

Zona de perigo [a]
Osteoporose

30 anos — Menopausa — 60 anos

[a] Pessoas com uma taxa moderada de redução da massa óssea são classificadas por terem osteopenia e correm grandes riscos de sofrer fraturas.
FONTE: Dados do Committee on Dietary Reference Intakes (Comitê sobre Ingestões Dietéticas de Referência). *Dietary Reference Intakes for Calcium, Phophorus, Magnesium, Vitamin D, and Fluoride.* Washington, DC: National Academy Press, p. 71-145, 1997.

ingerem o suficiente de cálcio e vitamina D têm ossos mais densos em relação aos que não têm ingestões adequadas. Com pouco ou nenhum cálcio proveniente da dieta, o corpo precisa contar com os ossos para suprir o cálcio para o sangue; a massa óssea é reduzida e os ossos perdem sua densidade e força. Quando as pessoas atingem os anos de perda óssea da meia-idade, as que formaram ossos densos durante a juventude têm vantagens. Elas simplesmente adquiriram mais massa óssea desde o princípio e "podem perder mais dela" antes de sofrerem efeitos adversos. A Figura D7-3 demonstra esses efeitos.

Minimização da Perda Óssea

O cálcio dietético não só constrói ossos saudáveis durante a juventude, mas também continua a ser importante para a proteção contra perdas nos anos posteriores.[2] Infelizmente, as ingestões de cálcio de adultos mais velhos são normalmente baixas e a absorção de cálcio cai quando a idade se aproxima de 65 anos. Os rins não ativam a vitamina D tão bem como faziam anteriormente (lembre-se de que a vitamina D ativa melhora a absorção de cálcio). Além disso, a luz solar é necessária para formar a vitamina D e pessoas mais velhas não passam muito tempo, ou mesmo nenhum, ao ar livre, sob a luz do sol. Por esses motivos e pelo fato de as ingestões de vitamina D serem normalmente baixas, a vitamina D do sangue diminui consideravelmente.

Alguns dos hormônios que regulam o metabolismo dos ossos e do cálcio também se alteram com o passar do tempo e aceleram a retirada de minerais ósseos.* Juntos, esses fatores relacionados à idade contribuem para a perda óssea: remodelamento ósseo insuficiente, ingestões de cálcio reduzidas, absorção de cálcio prejudicada, estado insuficiente de vitamina D e alterações hormonais que favorecem a retirada de minerais ósseos.

Sexo e Hormônios

Depois da idade, o sexo da pessoa é o segundo fator mais relevante no prognóstico da osteoporose: os homens possuem mais densidade óssea que as mulheres na maturidade e as mulheres têm perdas maiores que as dos homens no estágio mais avançado da vida. Conseqüentemente, as mulheres respondem por quatro de cada cinco casos de osteoporose. A menopausa coloca os ossos das mulheres em uma situação de risco. Os ossos diminuem rapidamente quando o hormônio estrogênio se reduz e a menstruação cessa. As mulheres podem perder até 20% de sua massa óssea durante os seis a oito anos que se sucedem à menopausa. Por fim, as perdas se extinguem e, desse modo, as mulheres têm novamente as mesmas taxas de perda óssea que os homens de sua idade. As perdas de minerais ósseos continuam durante o resto da vida de uma mulher, mas não ao passo desgovernado que ocorre durante os anos de menopausa (reveja a Figura D7-3).

Perdas ósseas rápidas também ocorrem quando os ovários de mulheres jovens não conseguem produzir estrogênio suficiente, e fazem que a menstruação cesse. Em algumas, ovários doentes são os responsáveis e devem ser removidos; em outras, os ovários não conseguem produzir estrogênio suficiente porque tais mulheres sofrem de anorexia nervosa e restringem sem razões aparentes seu peso corporal. A amenorréia e baixos pesos corporais explicam muito sobre a perda óssea observada nessas jovens mulheres, mesmo depois de anos de diagnóstico e tratamento.[3] O tratamento com estrogênio pode ajudar mulheres que não menstruam a prevenir mais perdas ósseas e reduzir as incidências de fraturas.[4] Como o tratamento com estrogênio pode aumentar os riscos de doenças do coração e câncer de mama, as mulheres devem contrabalancear cuidadosamente os possíveis benefícios com os possíveis perigos.[5] Outros medicamentos utilizados para prevenir ou tratar a osteoporose incluem o raloxifeno, alendronato, risedronato e a calcitonina.** Uma combinação de reposi-

---
* Entre os hormônios sugeridos com influenciadores estão o paratormônio, a calcitonina e o estrogênio.

** O raloxifeno é um modulador seletivo do receptor de estrogênio (Serm), comercializado como Evista; o alendronato é um bisfosfonato disponível como Fosamax; o risedronato é um bisfosfonato comercializado como Actonel e a calcitonina é um hormônio disponível como Calcimar e Miacalcin.

ção hormonal com um medicamento pode ser uma opção para algumas mulheres.[6]

Algumas mulheres que escolhem não fazer tratamento com estrogênio optam pela soja como tratamento alternativo. É interessante como os fitoquímicos normalmente encontrados na soja imitam as ações do estrogênio no corpo. Quando há falta de estrogênio natural, como após a menopausa, esses fitoquímicos podem estimular tecidos sensíveis ao estrogênio. Por meio dessa ação, a soja e seus fitoquímicos podem ajudar a prevenir as rápidas perdas ósseas dos anos da menopausa.[7] As pesquisas estão longe de chegar a uma conclusão, mas alguns indícios sugerem que a soja pode oferecer de fato alguma proteção.[8]

Se a deficiência de estrogênio for uma causa principal da osteoporose em mulheres, qual seria a razão da perda óssea em homens? O hormônio masculino testosterona parece exercer uma função. Homens com baixos níveis de testosterona, como ocorre após a remoção de testículos debilitados ou quando estes perdem sua função com o passar dos anos, sofrem algumas fraturas. O tratamento para homens com osteoporose inclui a reposição de testosterona. Portanto, hormônios masculinos e femininos participam do desenvolvimento e tratamento da osteoporose.

A maioria dos tratamentos com hormônios e medicamentos para a osteoporose funciona por meio da inibição das atividades de células que desintegra os ossos, permitindo, assim, às células que constroem ossos reforçarem aos poucos os tecidos com novos depósitos de cálcio.* Pesquisas também estão caminhando para desenvolver medicamentos que estimulem as células construtoras de ossos a acelerar a cura de fraturas e a recuperar a força dos ossos.[9] Os principais competidores incluem o paratormônio, os medicamentos que baixam o colesterol (estatinas) e a leptina.

Genética e Etnia

A osteoporose pode ser, em parte, hereditária; o histórico familiar de osteoporose ou fraturas é um fator de risco. O papel exato da genética não está claro, porém, muito provavelmente, ela influencia tanto o pico de massa óssea alcançada durante a fase de crescimento quanto a perda óssea que ocorre nos últimos anos de vida. No entanto, até que ponto esse potencial genético torna-se real depende de muitos fatores externos. A dieta e as atividades físicas, por exemplo, podem maximizar o pico de densidade óssea durante a fase de crescimento, ao passo que o abuso de álcool e tabaco pode acelerar as perdas ósseas nas idades mais avançadas.

Os riscos de osteoporose parecem percorrer as linhas étnicas, refletindo diferenças genéticas no desenvolvimento ósseo. Os afro-americanos, por exemplo, aparentemente utilizam e conservam cálcio de maneira mais eficiente que os caucasianos. Conseqüentemente, embora sua ingestão de cálcio seja normalmente mais baixa, as pessoas negras possuem ossos mais densos que as brancas. Uma densidade óssea maior se expressa em taxas menores de osteoporose entre os negros. Fraturas, por exemplo, são duas vezes mais prováveis de ocorrerem em mulheres brancas com 65 anos ou mais quando comparadas a mulheres negras.

Outros grupos étnicos têm altos riscos de adquirir osteoporose. Asiáticos provenientes da China e do Japão, mexicanos, hispânicos da América Central e do Sul e os *inuits* (esquimós do Ártico) da Ilha de Saint Lawrence normalmente têm menor densidade óssea que os caucasianos. As pessoas podem imaginar que esses grupos sofreriam mais fraturas ósseas, mas este nem sempre é o caso. Em geral, as diferenças genéticas podem explicar o porquê. Os asiáticos, por exemplo, geralmente têm quadris menores e mais compactos, o que os tornam menos suscetíveis a fraturas.

Descobertas ao redor do mundo demonstram que, embora os genes de uma pessoa possam fazer o trabalho estrutural, fatores ambientais influenciam a manifestação final dos genes. A dieta, em geral, e particularmente o cálcio, estão entre esses fatores ambientais. Outros incluem atividades físicas, peso corporal, tabagismo e álcool. Essencialmente, todos esses fatores são modificáveis, pois estão sob o controle de uma pessoa.

Atividade Física e Peso Corporal

A força muscular e a força óssea caminham juntas. Quando os músculos trabalham, eles pressionam os ossos, estimulando-os a desenvolver mais trabéculas e a se tornarem mais densos. Os hormônios que promovem o novo crescimento muscular também favorecem a construção óssea. Como resultado, os ossos ativos são mais densos que os sedentários.[10]

Para manter os ossos saudáveis, uma pessoa precisa aderir ao treinamento de peso ou a atividades de levantamento de peso diariamente (ex: danças e caminhadas vigorosas). Atividades físicas regulares combinadas com uma ingestão de cálcio adequada ajudam a maximizar a densidade óssea na adolescência.[11] Os adultos também podem maximizar e manter a densidade óssea com um programa regular de treinamento com pesos.[12] Mesmo depois da menopausa, quando a maioria das mulheres está perdendo massa óssea, o treinamento com pesos melhora a densidade óssea.[13]

Pesos corporais maiores e ganhos de peso dão uma tensão semelhante aos ossos e promovem sua densidade. Na realidade, o peso abaixo da média e perdas de peso também perfazem os fatores de prognósticos significativos e consistentes para as perdas de densidade óssea e para o risco de fraturas.[14] A combinação de peso

---

* O nome genérico do medicamento é alendronato, comercializado como Fosamax. Esse medicamento é de propriedade de um grupo de remédios não-hormonais chamados bisfosfonatos.

abaixo do normal, ingestão energética gravemente restrita, exercícios diários exagerados e amenorréia corroboram com a perda óssea. É interessante como alguns indícios sugerem que a densidade óssea associada ao excesso de peso pode ocorrer não apenas em razão do peso corporal, mas por causa da falta e/ou da incapacidade de responder à leptina.[15]

As células respondem, com o auxílio dos reguladores necessários, às demandas feitas a elas. Dessa forma, selecionam os nutrientes necessários do que estiver disponível. Para aumentar a densidade óssea, estabeleça um grau de exigência aos ossos, coloque-os para trabalhar e forneça as matérias-primas a partir das quais eles podem se fortalecer: o cálcio e todos os outros nutrientes dentro do equilíbrio adequado.

Tabagismo e Álcool

Acrescente a danificação dos ossos à lista das más conseqüências associadas ao tabagismo. Os ossos dos fumantes são menos densos que os dos não-fumantes – mesmo depois de se verificar as diferenças com relação à idade, peso corporal e hábitos de atividades físicas.[16] Os níveis de sangue da vitamina D e hormônios relacionados aos ossos em fumantes favorecem a diminuição da absorção de cálcio e o aumento da reabsorção óssea.[17]

Felizmente, esses efeitos danificadores podem ser revertidos com a interrupção do tabagismo. Indicadores sangüíneos de atividades ósseas benéficas tornam-se aparentes seis semanas após a interrupção.[18] Com o tempo, a densidade óssea de ex-fumantes é semelhante à de não-fumantes.

Pessoas que abusam de álcool normalmente sofrem de osteoporose e têm mais fraturas ósseas que as outras. Diversos fatores parecem estar envolvidos: o álcool aumenta a excreção de líquidos, levando a perdas excessivas de cálcio pela urina; prejudica o equilíbrio hormonal necessário para ossos saudáveis; diminui a formação óssea, levando a densidades ósseas mais baixas; estimula o rompimento dos ossos e aumenta o risco de quedas. No entanto, o álcool em quantidades moderadas pode proteger a densidade óssea ao reduzir a atividade de remodelamento.[19]

Cálcio Dietético é Fundamental para a Prevenção

A resistência dos ossos nas idades mais avançadas depende, em grande parte, de sua boa constituição durante a infância e adolescência. A nutrição adequada de cálcio durante a fase de crescimento é essencial para atingir o pico de massa óssea ideal.[20] Em outras palavras, as crianças em fase de crescimento que não ingerem cálcio suficiente não têm ossos fortes.[21] O mesmo vale para os adultos que não tiveram uma ingestão de cálcio suficiente durante a infância ou adolescência.[22] Para esse propósito, o Comitê de Recomendações Dietéticas Internacionais (DRI) recomenda 1.300 mg de cálcio por dia para todos os que se encontram na faixa etária de 9 a 18 anos. Infelizmente, poucas garotas alcançam as recomendações de cálcio durante esses anos de formação óssea (os garotos geralmente conseguem ingestões próximas das recomendadas por consumirem mais alimentos). Conseqüentemente, a maioria das garotas inicia sua fase adulta com a densidade óssea abaixo do ideal. Quanto aos adultos, as mulheres raramente atingem suas recomendações diárias de 1.000 a 1.200 mg a partir dos alimentos. Algumas autoridades sugerem 1.500 mg de cálcio para mulheres na pós-menopausa que não estão recebendo estrogênio, mas advertem que ingestões que excedam 2.500 mg/dia podem causar danos à saúde.

Outros Nutrientes Desempenham Papéis de Apoio

Muitas pesquisas tiveram foco no cálcio, porém outros nutrientes também auxiliam a saúde óssea. As proteínas adequadas protegem os ossos e reduzem a probabilidade de fraturas na bacia.[23] Como mencionado anteriormente, a vitamina D é necessária para a saúde óssea ideal.[24] Suplementos de vitamina D reduzem a perda óssea e o risco de fraturas.[25] A vitamina K protege contra fraturas na bacia.[26] Os minerais potássio e magnésio também auxiliam na manutenção da densidade de minerais ósseos.[27] A vitamina A é necessária no processo de remodelamento ósseo, porém pode ser muito associada à osteoporose.[28] Pesquisas adicionais apontam que os ossos não se beneficiam de um nutriente específico, mas de uma dieta rica em frutas e hortaliças.[29] Em contrapartida, dietas que contêm muito sal, doces ou cafeína são associadas a perdas ósseas.[30] É claro que uma dieta bem balanceada, que conta com todos os grupos alimentares para fornecer um conjunto completo de nutrientes, é essencial para a saúde dos ossos.

Uma Visão Panorâmica dos Suplementos

A saúde dos ossos melhora quando as pessoas aumentam sua ingestão de alimentos ricos em cálcio.[31] Pessoas que não consomem derivados do leite ou outros alimentos ricos em cálcio, em quantidades que fornecem até metade do cálcio recomendado, deveriam consultar um nutricionista para avaliar a dieta e sugerir opções de alimentos para corrigir qualquer inadequação. Para quem não consegue consumir alimentos suficientemente ricos em cálcio para prevenir a osteoporose, tomar suplementos de cálcio pode ser recomendado.

Selecionar um suplemento de cálcio requer um pouco de investigação para escolher entre as muitas opções. Antes de examinar os suplementos de cálcio, saiba que as pílulas de multivitaminas e minerais contêm pouco ou nenhum cálcio. O rótulo pode especificar alguns miligramas de cálcio, mas lembre-se de que as ingestões recomendadas são de 1 g ou mais para adultos.

Suplementos de cálcio são normalmente vendidos como compostos de carbonato de cálcio (comuns em **antiácidos** e chocolates enriquecidos), citratos, gluconatos, lactatos, malatos ou fosfatos. Esses suplementos em geral incluem magnésio, vitamina D ou ambos. Além disso, há suplementos de cálcio feitos a partir de **farinha de osso**, **concha de ostra**, ou **dolomita** (pedra calcária). Muitos suplementos de cálcio, especialmente os derivados desses produtos naturais, contêm chumbo – o qual pode prejudicar a saúde de diversas maneiras, conforme apresentado no Capítulo 8.[32] Felizmente, o cálcio interfere na absorção e na ação do chumbo no corpo.

A primeira pergunta a se fazer é: qual a quantidade de cálcio que os suplementos fornecem? A maioria dos suplementos de cálcio oferece de 250 a 1.000 mg de cálcio. Para que seja segura, a ingestão total de cálcio tanto a partir dos alimentos quanto dos suplementos não deve exceder os 2.500 mg/dia. Leia o rótulo para descobrir quanto cada dose fornece. Esteja ciente de que um tablete de 1.000 mg de carbonato de cálcio contém aproximadamente 400 mg de cálcio. A menos que o rótulo afirme o contrário, os suplementos de carbonato de cálcio possuem 40% de cálcio; os que são de citrato de cálcio possuem 20%; os lactatos, 13% e o glucanato, 9%. Escolha uma dose baixa de suplemento e tome-a várias vezes ao dia em vez de alta dose de suplemento de uma só vez. Tomar doses de 500 mg ou menos melhora a absorção. Pequenas doses também podem auxiliar em perturbações gastrointestinais (constipação, inchaço e gases intestinais em excesso) que, às vezes, acompanham o uso de suplementos de cálcio.

A próxima pergunta a ser feita é quão bem o corpo consegue absorver e utilizar o cálcio a partir de diversos suplementos. A maioria das pessoas saudáveis absorve cálcio igualmente bem – e, assim, como a partir do leite – também destes suplementos: carbonato de cálcio, citrato ou fosfato. Mais importante que a solubilidade do suplemento é a desintegração do tablete. Quando os fabricantes comprimem grandes quantidades de cálcio em pequenas pílulas, a acidez do estômago tem dificuldade em penetrar a pílula. Para testar a capacidade de dissolução de um suplemento, jogue-o dentro de uma xícara com cerca de 180 ml de vinagre e mexa de vez em quando. Uma formulação de alta qualidade se dissolverá em até meia hora.

Por fim, após ter escolhido um suplemento, uma pessoa deve tomá-lo regularmente. Mas quando deveria tomá-lo? Para evitar interações adversas de nutrientes, tome suplementos de cálcio entre, e não durante as refeições (muito importante, não tome suplementos de cálcio juntamente com suplementos de ferro ou alimentos ricos em ferro; o cálcio inibe a absorção de ferro). Para melhorar a absorção do cálcio, tome os suplementos com as refeições. Se conselhos tão contraditórios o deixarem confuso, reconsidere os benefícios das fontes alimentares de cálcio. A maior parte dos especialistas concorda que os alimentos são as melhores fontes de cálcio.

Algumas Considerações Finais

Infelizmente, muitos fatores de risco mais relevantes para a osteoporose estão além do controle das pessoas: a idade, o sexo e os fatores genéticos. Porém, ainda assim, há várias estratégias para a prevenção.[33]

Primeiro, assegure um pico de massa óssea ideal durante a infância e adolescência, com uma dieta balanceada, rica em cálcio e a prática de atividades físicas regulares. Mantenha, então, a massa óssea com a continuidade dessas dietas e hábitos saudáveis, abstenha-se de cigarros e faça uso moderado de álcool, ou mesmo nenhum. Por fim, minimize a perda óssea, com uma nutrição adequada e um regime de atividades e, no caso das mulheres, consulte um médico a respeito de suplementos de cálcio ou outros tratamentos via medicamentos que possam ser eficientes tanto na prevenção da perda óssea quanto em sua restauração. A recompensa é a melhor oportunidade possível de preservar a saúde dos ossos por toda a vida.

NUTRIÇÃO NA REDE

Acesse estes sites (em inglês) para estudos mais aprofundados sobre os assuntos abordados neste destaque.

- Encontre atualizações e *links* rápidos para estes sites e outros relacionados à nutrição no endereço: **www.wadsworth.com/nutrition**

- Pesquise a respeito de *falls and fractures* (quedas e fraturas) no National Institute on Aging (Instituto Nacional de Envelhecimento): **www.nih.gov/nia**

- Visite o(s) National Institutes of Health Osteoporosis and Related Bone Diseases' National Resource Center (Institutos Nacionais de Saúde para Osteoporose e Doenças Ósseas Relacionadas do Centro Nacional de Pesquisas): **www.osteo.org**

- Obtenha informações adicionais da National Osteoporosis Foundation (Fundação Nacional para Osteoporose): **www.nof.org**

REFERÊNCIAS BIBLIOGRÁFICAS

1. E. S. Siris and coauthors, Identification and fracture outcomes of undiagnosed low bone mineral density in postmenopausal women: Results from the National Osteoporosis Risk Assessment, *Journal of the American Medical Association* 286 (2001): 2815–2822; D. J. van der Voort and coauthors, Screening for osteoporosis using easily obtainable biometrical data: Diagnostic accuracy of measured, self-reported and recalled BMI, and related costs of bone mineral density measurements, *Osteoporosis International* 11 (2000): 233–239; L. W. Turner, P. A. Faile, and R. Tomlinson, Jr., Osteoporosis diagnosis and fracture, *Orthopaedic Nursing*, September/October 1999, pp. 21–27.
2. B. A. Peterson and coauthors, The effects of an educational intervention on calcium intake and bone mineral content in young women with low calcium intake, *American Journal of Health Promotion* 14 (2000): 149–156.
3. D. Hartman and coauthors, Bone density of women who have recovered from anorexia nervosa, *International Journal of Eating Disorders* 28 (2000): 107–112.
4. H. J. Kloosterboer and A. G. Ederveen, Pros and cons of existing treatment modalities in osteoporosis: A comparison between tibolone, SERMs and estrogen (+/− progestogen) treatments, *Journal of Steroid Biochemistry and Molecular Biology* 83 (2002): 157–165; R. A. Sayegh and P. G. Stubblefield, Bone metabolism and the perimenopause overview, risk factors, screening, and osteoporosis preventive measures, *Obstetrics and Gynecology Clinics of North America* 29 (2002): 495–510.
5. R. T. Chlebowski and coauthors, Influence of estrogen plus progestin on breast cancer and mammography in healthy post-menopausal women: The Women's Health Initiative Randomized Trial, *Journal of the American Medical Association* 289 (2003): 3243–3253; C. G. Solomon and R. G. Dluhy, Rethinking postmenopausal hormone therapy, *New England Journal of Medicine* 348 (2003): 579–580; Writing Group for the Women's Health Initiative Investigators, Risks and benefits of estrogen plus progestin in healthy postmenopausal women: Principal results from the Women's Health Initiative Randomized Controlled Trial, *Journal of the American Medical Association* 288 (2002): 321–333; O. Ylikorkala and M. Metsa-heikkila, Hormone replacement therapy in women with a history of breast cancer, *Gynecological Endocrinology* 16 (2002): 469–478.
6. S. L. Greenspan, N. M. Resnick, and R. A. Parker, Combination therapy with hormone replacement and alendronate for prevention of bone loss in elderly women: A randomized controlled trial, *Journal of the American Medical Association* 289 (2003): 2525–2533.
7. R. Brynin, Soy and its isoflavones: A review of their effects on bone density, *Alternative Medicine Review* 7 (2002): 317–327.
8. B. H. Arjmandi and coauthors, Soy protein has a greater effect on bone in postmenopausal women not on hormone replacement therapy, as evidenced by reducing bone resorption and urinary calcium excretion, *Journal of Clinical Endocrinology and Metabolism* 88 (2003): 1048–1054; T. Uesugi, Y. Fukui, and Y. Yamori, Beneficial effects of soybean isoflavone supplementation on bone metabolism and serum lipids in postmenopausal Japanese women: A four-week study, *Journal of the American College of Nutrition* 21 (2002): 97–102.
9. J. F. Whitfield, How to grow bone to treat osteoporosis and mend fractures, *Current Rheumatology Reports* 5 (2003): 45–56.
10. K. Delvaux and coauthors, Bone mass and lifetime physical activity in Flemish males: A 17-year follow-up study, *Medicine and Science in Sports and Exercise* 33 (2001): 1868–1875; L. Metcalfe and coauthors, Postmenopausal women and exercise for prevention of osteoporosis: The Bone, Estrogen, Strength Training (BEST) Study, *ACSM'S Health and Fitness Journal*, May/June 2001, pp. 6–14.
11. M. C. Wang and coauthors, Diet in midpuberty and sedentary activity in prepuberty predict peak bone mass, *American Journal of Clinical Nutrition* 77 (2003): 495–503; S. J. Stear and coauthors, Effect of a calcium and exercise intervention on the bone mineral status of 16-18-y-old adolescent girls, *American Journal of Clinical Nutrition* 77 (2003): 985–992; J. J. B. Anderson, Calcium requirements during adolescence to maximize bone health, *Journal of the American College of Nutrition* 20 (2001): 186S–191S.
12. J. E. Layne and M. E. Nelson, The effects of progressive resistance training on bone density: A review, *Medicine and Science in Sports and Exercise* 31 (1999): 25–30.
13. E. C. Cussler and coauthors, Weight lifted in strength training predicts bone change in postmenopausal women, *Medicine and Science in Sports and Exercise* 35 (2003): 10–17; Metcalfe and coauthors, 2001.
14. T. A. Ricci and coauthors, Moderate energy restriction increases bone resorption in obese postmenopausal women, *American Journal of Clinical Nutrition* 73 (2001): 347–352; D. Chao and coauthors, Effect of voluntary weight loss on bone mineral density in older overweight women, *Journal of the American Geriatrics Society* 48 (2000): 753–759; L. M. Salamone and coauthors, Effect of a lifestyle intervention on bone mineral density in premenopausal women: A randomized trial, *American Journal of Clinical Nutrition* 70 (1999): 97–103.
15. J. C. Fleet, Leptin and bone: Does the brain control bone biology? *Nutrition Reviews* 58 (2000): 209–211.
16. P. Gerdhem and K. J. Obrant, Effects of cigarette-smoking on bone mass as assessed by dual-energy X-ray absorptiometry and ultrasound, *Osteoporosis International* 13 (2002): 932–936; K. D. Ward and R. C. Klesges, A meta-analysis of the effects of cigarette smoking on bone mineral density, *Calcified Tissue International* 68 (2001): 259–270.
17. P. B. Rapuri and coauthors, Smoking and bone metabolism in elderly women, *Bone* 27 (2000): 429–436; A. P. Hermann and coauthors, Premenopausal smoking and bone density in 2015 perimenopausal women, *Journal of Bone and Mineral Research* 15 (2000): 780–787.
18. C. Oncken and coauthors, Effects of smoking cessation or reduction on hormone profiles and bone turnover in postmenopausal women, *Nicotine and Tobacco Research* 4 (2002): 451–458.
19. P. B. Rapuri and coauthors, Alcohol intake and bone metabolism in elderly women, *American Journal of Clinical Nutrition* 72 (2000): 1206–1213; O. Ganry, C. Baudoin, and P. Fardellone, for the EPIDOS, Effect of alcohol intake on bone mineral density in elderly women: The EPIDOS Study, *American Journal of Epidemiology* 151 (2000): 773–780.
20. D. Teegarden and coauthors, Previous milk consumption is associated with greater bone density in young women, *American Journal of Clinical Nutrition* 69 (1999): 1014–1017.
21. R. E. Black and coauthors, Children who avoid drinking cow milk have low dietary calcium intakes and poor bone health, *American Journal of Clinical Nutrition* 76 (2002): 675–680.
22. H. J. Kalkwarf, J. C. Khoury, and B. P. Lanphear, Milk intake during childhood and adolescence, adult bone density, and osteoporotic fractures in US women, *American Journal of Clinical Nutrition* 77 (2003): 257–265.
23. J. Bell, Elderly women need dietary protein to maintain bone mass, *Nutrition Reviews* 60 (2002): 337–341; B. Dawson-Hughes and S. S. Harris, Calcium intake influences the association of protein intake with rates of bone loss in elderly men and women, *American Journal of Clinical Nutrition* 75 (2002): 773–779; J. H. E. Promislow and coauthors, Protein consumption and bone mineral density in the elderly: The Rancho Bernardo Study, *American Journal of Epidemiology* 155 (2002): 636–644; R. G. Munger, J. R. Cerhan, and B. C. Chiu, Prospective study of dietary protein intake and risk of hip fracture in postmenopausal women, *American Journal of Clinical Nutrition* 69 (1999): 147–152.
24. A. G. Need and coauthors, Vitamin D status: Effects on parathyroid hormone and 1,25-dihydroxyvitamin D in postmenopausal women, *American Journal of Clinical Nutrition* 71 (2000): 1577–1581.
25. D. Feskanich, W. C. Willett, and G. A. Colditz, Calcium, vitamin D, milk consumption, and hip fractures: A prospective study among postmenopausal women, *American Journal of Clinical Nutrition* 77 (2003): 504–511.
26. N. C. Binkley and coauthors, A high phylloquinone intake is required to achieve maximal osteocalcin γ-carboxylation, *American Journal of Clinical Nutrition* 76 (2002): 1055–1060; S. L. Booth and coauthors, Dietary vitamin K intakes are associated with hip fracture but not with bone mineral density in elderly men and women, *American Journal of Clinical Nutrition* 71 (2000): 1201–1208; D. Feskanich and coauthors, Vitamin K intake and hip fractures in women: A prospective study, *American Journal of Clinical Nutrition* 69 (1999): 74–79.
27. K. L. Tucker and coauthors, Potassium, magnesium, and fruit and vegetable intakes are associated with greater bone mineral density in elderly men and women, *American Journal of Clinical Nutrition* 69 (1999): 727–736.

28. K. Michaelsson and coauthors, Serum retinol levels and the risk of fractures, *New England Journal of Medicine* 348 (2003): 287–294; D. Feskanich and coauthors, Vitamin A intake and hip fractures among postmenopausal women, *Journal of the American Medical Association* 287 (2002): 47–54; S. Johnasson and coauthors, Subclinical hypervitaminosis A causes fragile bones in rats, *Bone* 31 (2002): 685–689; N. Binkley and D. Krueger, Hypervitaminosis A and bone, *Nutrition Reviews* 58 (2000): 138–144; S. J. Whiting and B. Lemke, Excess retinol intake may explain the high incidence of osteoporosis in northern Europe, *Nutrition Reviews* 57 (1999): 192–195.
29. K. L. Tucker and coauthors, Bone mineral density and dietary patterns in older adults: The Framingham Osteoporosis Study, *American Journal of Clinical Nutrition* 76 (2002): 245–252; D. M. Hegsted, Fractures, calcium, and the modern diet, *American Journal of Clinical Nutrition* 74 (2001): 571–573; S. A. New and coauthors, Dietary influences on bone mass and bone metabolism: Further evidence of a positive link between fruit and vegetable consumption and bone health? *American Journal of Clinical Nutrition* 71 (2000): 142–151; J. J. B. Anderson, Plant-based diets and bone health: Nutritional implications, *American Journal of Clinical Nutrition* 70 (1999) 539S–542S; Tucker and coauthors, 1999.
30. M. Harrington and K. D. Cashman, High salt intake appears to increase bone resorption in postmenopausal women but high potassium intake ameliorates this adverse effect, *Nutrition Reveiws* 61 (2003): 179–183; Tucker and coauthors, 2002; P. B. Rapuri and coauthors, Caffeine intake increases the rate of bone loss in elderly women and interacts with vitamin D receptor genotypes, *American Journal of Clinical Nutrition* 74 (2001): 694–700.
31. R. P. Heaney and coauthors, Dietary changes favorably affect bone remodeling in older adults, *Journal of the American Dietetic Association* 99 (1999): 1228–1233.
32. E. A. Ross, N. J. Szabo, and I. R. Tebbett, Lead content of calcium supplements, *Journal of the American Medical Association* 284 (2000): 1425–1429.
33. NIH Consensus Development Panel on Osteoporosis Prevention, Diagnosis, and Therapy, Osteoporosis prevention, diagnosis, and therapy, *Journal of the American Medical Association* 285 (2001): 785–795.

Capítulo 8

Microminerais

A Nutrição em sua Vida

Micro – uma quantidade pouco perceptível. Contudo, os microminerais realizam grandes tarefas. Seu sangue não consegue carregar oxigênio sem ferro e a insulina não consegue depositar glicose sem cromo. Os dentes se desgastam sem flúor e as glândulas tireóides desenvolvem bócio sem iodo. Em conjunto, os microminerais – ferro, zinco, iodo, selênio, cobre, manganês, flúor, cromo e molibdênio – o mantêm saudável e forte. Onde é possível encontrar esses minerais maravilhosos? Uma variedade de alimentos, especialmente aqueles pertencentes ao grupo da carne e derivados, salpicados com um pouco de sal iodado e complementados com um copo de água fluoretada, será suficiente. É notável o que seu corpo consegue fazer com apenas poucos miligramas – ou até mesmo microgramas – dos microminerais.

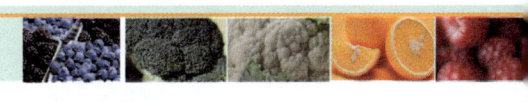

Resumo do Capítulo

Microminerais – Visão Geral

Ferro: *Funções do Ferro no Organismo • Absorção e Metabolismo do Ferro • Deficiência de Ferro • Toxicidade de Ferro • Fontes e Recomendações de Ferro • Contaminação e Suplementação de Ferro*

Zinco: *Funções do Zinco no Organismo • Absorção e Metabolismo do Zinco • Deficiência de Zinco • Toxicidade de Zinco • Fontes e Recomendações de Zinco • Suplementação de Zinco*

Iodo

Selênio

Cobre

Manganês

Flúor

Cromo

Molibdênio

Outros Microminerais

Minerais Contaminantes

Considerações Finais sobre os Nutrientes

Destaque 8: *Fitoquímicos e Alimentos Funcionais*

A Figura 7-7 do capítulo anterior mostrou as minúsculas quantidades de **microminerais** existentes no corpo humano. Eles recebem esse nome por estarem presentes e serem necessários em quantidades relativamente pequenas no organismo. Se juntássemos todos eles, teríamos somente um punhado de pó, que não seria suficiente para encher uma colher de sopa. Porém, são tão importantes quanto os principais minerais ou qualquer outro nutriente. Cada um dos microminerais desempenha uma função vital. A deficiência de qualquer um deles pode ser fatal, assim como o excesso de muitos deles. Incrivelmente, as dietas costumam fornecer apenas o suficiente desses minerais para manter a saúde.

Microminerais – Visão Geral

O corpo necessita de quantidades mínimas de microminerais. Eles participam de diversas tarefas por todo o organismo, cada um com obrigações especiais que somente ele pode realizar.

microminerais: nutrientes minerais essenciais encontrados no organismo em quantidades inferiores a 5 g; às vezes chamados **minerais traço**.

■ Lembrete: A *biodisponibilidade* refere-se à taxa ou e à extensão na qual um nutriente é absorvido e utilizado.

Fontes Alimentares O teor de microminerais nos alimentos depende da composição do solo e da água e de como os alimentos são processados. Além disso, muitos fatores na dieta e no corpo afetam a biodisponibilidade dos minerais.■ Contudo, fontes alimentares notáveis de cada micromineral, assim como as fontes para outros nutrientes, incluem ampla variedade de alimentos, especialmente aqueles não processados e integrais.

Deficiências Deficiências graves dos minerais mais conhecidos são fáceis de reconhecer. Já as deficiências dos demais podem ter um diagnóstico mais difícil e, no caso de todos os minerais, deficiências leves passam facilmente despercebidas. Uma vez que os minerais estão ativos em todos os sistemas do organismo – no trato gastrointestinal, no sistema cardiovascular, no sangue, nos músculos, nos ossos e no sistema nervoso central –, as deficiências podem ter efeitos de amplo alcance e para pessoas de todas as idades. O resultado mais comum de uma dessas deficiências nas crianças é a falha no crescimento e no desenvolvimento.

Toxicidades Alguns microminerais são tóxicos em ingestões não muito acima das necessidades estimadas. Assim, é importante não exceder habitualmente o Limite Superior Tolerável de Ingestão (UL) recomendado. Muitos suplementos vitamínicos e minerais contêm microminerais, o que torna fácil para os usuários excederem suas necessidades. O FDA (Food and Drug Administration – órgão de controle de alimentos e medicamentos) não tem autoridade para limitar as quantidades de microminerais presentes nos suplementos; os consumidores exigiram a liberdade de escolher suas próprias doses de nutrientes.* Portanto, os indivíduos que consomem suplementos devem estar atentos para os possíveis perigos e devem selecionar suplementos que não contenham mais de 100% do Valor Diário. Seria mais fácil e mais seguro atender às necessidades nutricionais pela seleção de uma variedade de alimentos do que pela combinação de uma diversidade de suplementos (consulte o Destaque 5).

Interações As interações entre os microminerais são comuns e, freqüentemente, bem coordenadas para atender às necessidades do organismo. Por exemplo, diversos microminerais estão envolvidos no trabalho da insulina, influenciando sua síntese, armazenamento, liberação e ação.[1]

Em outros momentos, as interações levam aos desequilíbrios nutricionais. O excesso de um pode causar uma deficiência de outro. (Uma leve sobrecarga de manganês, por exemplo, pode agravar uma deficiência de ferro.) A deficiência de um pode interferir no trabalho do outro. (Uma deficiência de selênio interrompe a ativação dos hormônios tireoidianos que contêm iodo.) A deficiência de um micromineral pode até mesmo abrir caminho para que um mineral contaminante provoque uma reação tóxica. (A deficiência de ferro, por exemplo, deixa o corpo vulnerável ao envenenamento por chumbo.) Esses exemplos reforçam a necessidade de balancear as ingestões e de usar suplementos de modo inteligente, ou de até mesmo não utilizá-los. Uma boa fonte alimentar de determinado nutriente pode ser uma fonte alimentar ruim de outro; e os fatores que aumentam a ação de alguns microminerais podem atrapalhar a de outros. (As carnes são boas fontes de ferro, mas fontes ruins de cálcio; a vitamina C aumenta a absorção de ferro, mas prejudica a absorção de cobre.) Pesquisas sobre os microminerais estão sendo feitas, sugerindo que temos muito mais o que aprender sobre eles.

RESUMO Embora o corpo utilize somente quantidades ínfimas de microminerais, eles são vitais para a saúde. Uma vez que muito pouco deles é requerido, os microminerais podem ser tóxicos em níveis um pouco acima das necessidades estimadas – algo que os usuários de suplementos devem considerar. Assim como os demais nutrientes, os microminerais são obtidos com mais acerto com a ingestão de uma variedade de alimentos integrais.

---

*O Canadá limita as quantidades de microminerais nos suplementos.

Ferro

O ferro é um nutriente essencial e vital para muitas atividades celulares, porém representa um problema para milhões de pessoas: algumas delas simplesmente não comem alimentos contendo ferro em quantidade suficiente para manter sua saúde em níveis ideais, ao passo que outras absorvem muito ferro, o que representa uma ameaça à vida. O ferro exemplifica o princípio de que tanto uma quantidade muito pequena quanto uma quantidade muito grande de determinado nutriente no organismo pode ser prejudicial.

Funções do Ferro no Organismo

O ferro possui capacidade de alternar-se entre dois estados iônicos.■ No estado reduzido, o ferro perdeu dois elétrons e, assim, tem uma carga líquida positiva de dois; essa forma é conhecida como *ferro ferroso*. No estado oxidado, o ferro perdeu um terceiro elétron, possui uma carga líquida positiva de três e é conhecido como *ferro férrico*. Como o ferro ferroso pode ser oxidado a ferro férrico e o ferro férrico pode ser reduzido a ferro ferroso, o ferro pode servir como um co-fator■ para as enzimas envolvidas nas reações de oxidação-redução – reações de ocorrência tão difundida no metabolismo que ocorrem em todas as células. O ferro também é requerido pelas enzimas envolvidas na produção de aminoácidos, colágeno, hormônios e neurotransmissores. (Para detalhes sobre íons, oxidação e redução, consulte o Apêndice B).

O ferro forma uma parte dos carregadores de elétrons que participam da cadeia de transporte de elétrons (discutida no Capítulo 9).* Na via, esses carregadores transferem hidrogênios e elétrons para o oxigênio, formando água, e no processo, produzem ATP para o uso de energia das células.

A maior parte do ferro do organismo é encontrada em duas proteínas: a hemoglobina,■ nos glóbulos vermelhos, e a **mioglobina**, nas células musculares. Em ambos, o ferro ajuda a aceitar, transportar e, em seguida, a liberar oxigênio.

Absorção e Metabolismo do Ferro

O organismo conserva o ferro. Como é difícil excretar o ferro quando ele já se encontra no organismo, o equilíbrio é mantido principalmente por meio da absorção: a associação do ferro é maior quando os estoques estão vazios e menor quando estão cheios.[2]

Absorção de Ferro Proteínas especiais ajudam o corpo a absorver o ferro dos alimentos (veja a Figura 8-1). Uma proteína, chamada **ferritina**, na mucosa, recebe o ferro dos alimentos e o armazena nas células da mucosa■ do intestino delgado. Quando o organismo precisa de ferro, a ferritina da mucosa libera um pouco do mineral para outra proteína, denominada **transferrina** da mucosa. A transferrina da mucosa transfere o ferro para outra proteína, a *transferrina do sangue*, que transporta o mineral para o resto do corpo. Se o organismo não precisar de ferro, ele é eliminado quando as células intestinais são desprendidas e excretadas nas fezes; as células intestinais são substituídas aproximadamente a cada três dias. Por se ligarem temporariamente ao ferro, essas células podem fornecê-lo quando a ingestão do dia for pequena ou eliminá-lo quando as ingestões excederem as necessidades.

Ferro Heme e Não-Heme A absorção de ferro depende em parte de sua fonte. O ferro se apresenta em duas formas nos alimentos: ferro **heme**, o qual é encontrado apenas em alimentos derivados da carne dos animais, como carnes

■ Os dois estados iônicos do ferro
  • Ferro ferroso (reduzido): Fe^{++}.
  • Ferro férrico (oxidado): Fe^{+++}.

■ Lembrete: Um *co-fator* é uma substância que atua em conjunto com uma enzima para facilitar uma reação química.

■ Lembrete: A *hemoglobina* é a proteína carregadora de oxigênio dos glóbulos vermelhos que transporta o oxigênio dos pulmões para os tecidos por todo o corpo; a hemoglobina é responsável por 80% do ferro do organismo.

■ Uma membrana mucosa, tal como aquela que reveste o trato gastrointestinal, às vezes é chamada **mucosa**. O adjetivo para mucosa é **mucoso**.

---

mioglobina: proteína ligadora de oxigênio das células musculares.
  • mio = músculo

ferritina: proteína de armazenamento de ferro.

transferrina: proteína de transporte de ferro.

heme: parte que se prende ao ferro das proteínas hemoglobina e mioglobina. Cerca de 40% do ferro na carne, nos peixes e nas aves é heme; os outros 60% são ferro **não-heme**.

---

*Os carregadores da cadeia de transporte de elétrons que contêm ferro são conhecidos como citocromos. Veja os detalhes sobre essa via no Apêndice C.

FIGURA 8-1 Absorção do Ferro

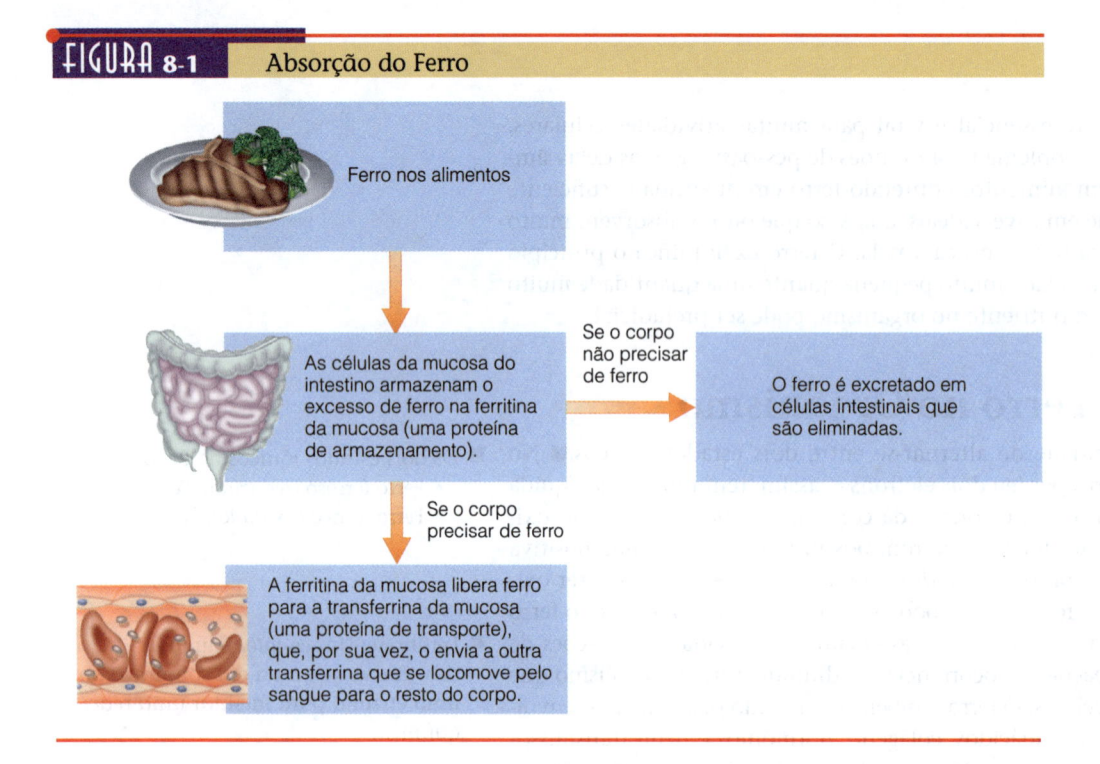

Ferro nos alimentos

As células da mucosa do intestino armazenam o excesso de ferro na ferritina da mucosa (uma proteína de armazenamento).

Se o corpo não precisar de ferro → O ferro é excretado em células intestinais que são eliminadas.

Se o corpo precisar de ferro

A ferritina da mucosa libera ferro para a transferrina da mucosa (uma proteína de transporte), que, por sua vez, o envia a outra transferrina que se locomove pelo sangue para o resto do corpo.

---

bovina, aves e peixes; e ferro não-heme, encontrado tanto em alimentos de origem vegetal quanto de origem animal (veja a Figura 8-2). Em média, o ferro heme representa cerca de 10% do ferro que uma pessoa consome diariamente. Embora o ferro heme responda somente por uma proporção pequena da ingestão, ele é tão bem absorvido que contribui com uma quantidade significante de ferro: cerca de 25% do ferro heme é absorvido. Em comparação, apenas 17% de ferro não-heme é absorvido, dependendo dos fatores dietéticos e dos estoques de ferro no organismo.[3] Na deficiência de ferro, a absorção aumenta e, na sobrecarga do mineral, a absorção cai.[4] Os pesquisadores discordam acerca da absorção do ferro heme responder aos estoques de ferro tão sensivelmente quanto a absorção de ferro não-heme.

Fatores que Aumentam a Absorção Carnes bovina, peixes e aves contêm não apenas o ferro heme bem-absorvido, mas também um fator (chamado **fa-**

FIGURA 8-2 Ferro Heme e Não-Heme nos Alimentos

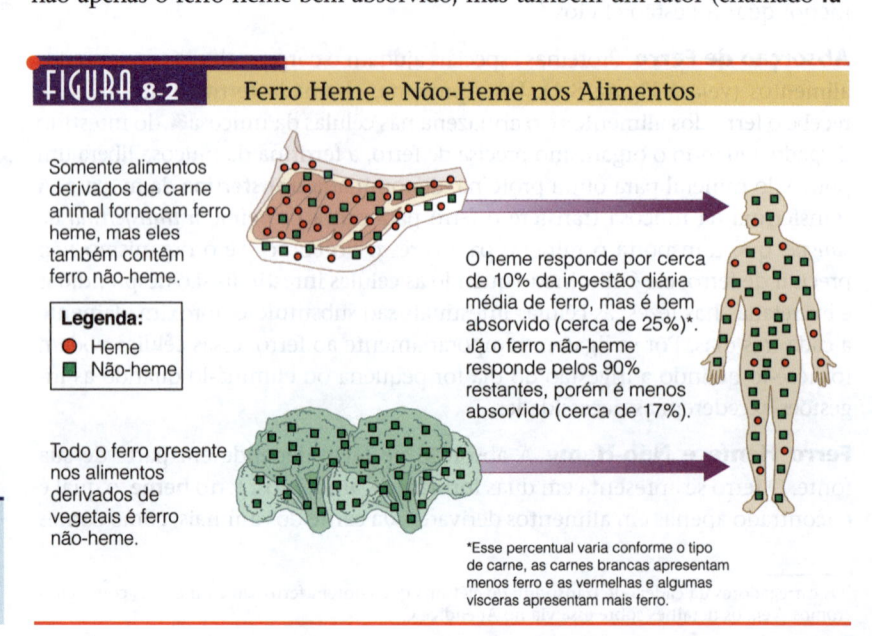

Somente alimentos derivados de carne animal fornecem ferro heme, mas eles também contêm ferro não-heme.

Legenda:
● Heme
■ Não-heme

Todo o ferro presente nos alimentos derivados de vegetais é ferro não-heme.

O heme responde por cerca de 10% da ingestão diária média de ferro, mas é bem absorvido (cerca de 25%)*. Já o ferro não-heme responde pelos 90% restantes, porém é menos absorvido (cerca de 17%).

*Esse percentual varia conforme o tipo de carne, as carnes brancas apresentam menos ferro e as vermelhas e algumas vísceras apresentam mais ferro.

---

fator MFP (carne bovina, peixes e aves): fator associado à digestão de carne, peixes e aves, que melhora a absorção de ferro não-heme.

tor MFP) que promove a absorção de ferro não-heme■ de outros alimentos ingeridos na mesma refeição. A vitamina C também aumenta a absorção de ferro não-heme dos alimentos ingeridos na mesma refeição capturando o ferro e mantendo-o na forma ferrosa reduzida, pronta para a absorção. Alguns ácidos e açúcares também aumentam a absorção de ferro não-heme.

Fatores que Inibem a Absorção Alguns fatores da dieta se ligam ao ferro não-heme, inibindo a absorção.■ Esses fatores incluem os fitatos e as fibras nos produtos derivados de soja, cereais integrais e nozes; os oxalatos existentes em algumas hortaliças; o cálcio e o fósforo presentes no leite; o EDTA em aditivos alimentares;* e o ácido tânico que há no chá, no café, nas nozes e em algumas frutas e leguminosas.

Fatores Dietéticos Combinados Os muitos promovedores e inibidores da absorção do ferro presentes na dieta, além de seus efeitos combinados, dificultam a estimativa da absorção do ferro.[5] A maioria desses fatores exerce forte influência individualmente, e não quando são combinados com outros existentes em uma refeição. Além disso, o impacto dos efeitos combinados diminui quando se avalia uma dieta ao longo de vários dias. Quando várias refeições são analisadas em conjunto, três fatores parecem ser mais relevantes: MFP e vitamina C como promovedores e fitatos como inibidores.[6]

Variação Individual Em geral, cerca de 18% do ferro dietético é absorvido de dietas mistas e somente cerca de 10% são absorvidos de dietas vegetarianas.[7] Como é de esperar, as dietas vegetarianas não têm o benefício do ferro heme de fácil absorção ou a ajuda do MFP no aumento dela, portanto, a absorção de ferro não-heme é baixa.[8] Além das influências na dieta, a absorção de ferro também depende da saúde do indivíduo, do estágio no ciclo de vida e do estado de ferro. A absorção pode ser muito baixa, por exemplo, 2% em uma pessoa com doença gastrointestinal, ou tão alta, como 35% em uma criança saudável em crescimento acelerado. O corpo se adapta para absorver mais ferro quando os estoques do mineral se reduzem, ou quando a necessidade por um motivo qualquer aumenta (por exemplo, gravidez). O corpo faz mais transferrina da mucosa absorver mais ferro dos intestinos e mais transferrina do sangue carregar mais ferro pelo corpo. Do mesmo modo, quando os estoques de ferro são suficientes, o organismo se adapta para absorver menos ferro.[9]

Transporte e Armazenamento de Ferro A transferrina do sangue fornece ferro para a medula óssea e para outros tecidos. A medula óssea usa grandes quantidades para produzir novos glóbulos vermelhos, ao passo que outros tecidos utilizam quantidades menores. O ferro excedente é armazenado na proteína ferritina, principalmente no fígado, mas também na medula óssea e no baço. Quando a dieta fornece ferro em abundância, a ferritina é constante e rapidamente produzida e rompida, proporcionando um suprimento de ferro de pronta disposição. Quando as concentrações de ferro se tornam anormalmente altas, o fígado converte certa quantidade de ferritina em outra proteína de armazenamento chamada hemossiderina. A hemossiderina libera o ferro mais lentamente que a ferritina. Ao armazenar o ferro em excesso, o organismo se protege uma vez que o ferro livre age como um radical livre, atacando os lipídios, o DNA e as proteínas das células.[10] (Consulte no Destaque 6 mais informações sobre radicais livres e o dano que eles podem causar.)

Reciclando o Ferro O glóbulo vermelho médio vive cerca de quatro meses; depois disso, as células do baço e do fígado o removem do sangue, o rompem e preparam os produtos de degradação para serem excretados ou reciclados. O ferro é resgatado: o fígado o liga à transferrina do sangue, que, por sua vez, o transporta de volta para a medula óssea para ser reutilizado na produção

■ Fatores que *aumentam* a absorção de ferro não-heme:
- Fator MFP.
- Vitamina C (ácido ascórbico).
- Ácido cítrico e ácido láctico dos alimentos e ácido HCl do estômago.
- Açúcares (incluindo os açúcares presentes no vinho).

■ Fatores que inibem a absorção de ferro não-heme:
- fitatos e fibras (grãos e vegetais).
- Oxalatos (espinafre, beterraba).
- Cálcio e fósforo (leite).
- EDTA (aditivos alimentares).
- Ácido tânico (e outros polifenóis existentes no chá e no café).

hemossiderina: proteína que armazena ferro, produzida principalmente em momentos de sobrecarga de ferro.

---
*EDTA é o etilenodiaminatetracético, um agente quelante utilizado no processamento de alimentos para retardar a formação de cristais e promover a retenção de cor.

■ Risco elevado de deficiência de ferro:
  • Mulheres em idade reprodutiva.
  • Mulheres grávidas.
  • Bebês e crianças pequenas.
  • Adolescentes.

de novos glóbulos vermelhos. Assim, embora os glóbulos vermelhos vivam somente cerca de quatro meses, o ferro é reciclado a cada nova geração de células (veja a Figura 8-3).

O corpo perde diariamente um pouco de ferro pelo trato gastrointestinal e, se ocorrer sangramento, pelo sangue; apenas quantidades ínfimas de ferro são perdidas na urina, no suor e na pele descamada.*

Deficiência de Ferro

No mundo todo, a **deficiência de ferro** é a deficiência nutricional mais comum, afetando mais de 1,2 bilhão de pessoas.[11] Nos países em desenvolvimento, quase metade das crianças em idade pré-escolar e das mulheres grávidas sofrem de **anemia ferropriva**.[12] Nos Estados Unidos, a deficiência de ferro possui uma preponderância menor, mas ainda assim afeta 10% das crianças entre 1 e 3 anos, garotas adolescentes e mulheres em idade fértil; a prevenção e a correção da deficiência de ferro são de alta prioridade.[13]

Estágios Vulneráveis da Vida Alguns estágios da vida■ ao mesmo tempo demandam mais e fornecem menos ferro, tornando a deficiência mais provável.[14] Mulheres em idade fértil são particularmente propensas à deficiência de ferro por causa das repetidas perdas de sangue durante a menstruação. A gravidez demanda ferro adicional para dar suporte ao maior volume de sangue, ao crescimento do feto e à perda de sangue durante o parto. Bebês e crianças pequenas recebem pouco ferro de suas dietas ricas em leite, necessitando ainda de mais ferro para suportar seu rápido crescimento. O rápido crescimento na adolescência, principalmente no caso dos homens, e as perdas menstruais das mulheres também demandam mais ferro, que não pode ser fornecido por uma dieta típica de adolescente. Uma ingestão adequada de ferro é especialmente importante durante esses estágios da vida.

deficiência de ferro: estado de ter reservas reduzidas de ferro.

anemia ferropriva: grave diminuição das reservas de ferro que resulta em baixa concentração de hemoglobina e glóbulos vermelhos pequenos e pálidos. As anemias que prejudicam a síntese de hemoglobina são **microcíticas**.
• **micro** = pequeno
• **cítico** = célula

FIGURA 8-3 Ferro Reciclado no Organismo

Assim que o ferro entra no organismo, a maior parte dele é reciclada. Uma porção é perdida com os tecidos corporais e deve ser reposta pela ingestão de alimentos que contêm ferro.

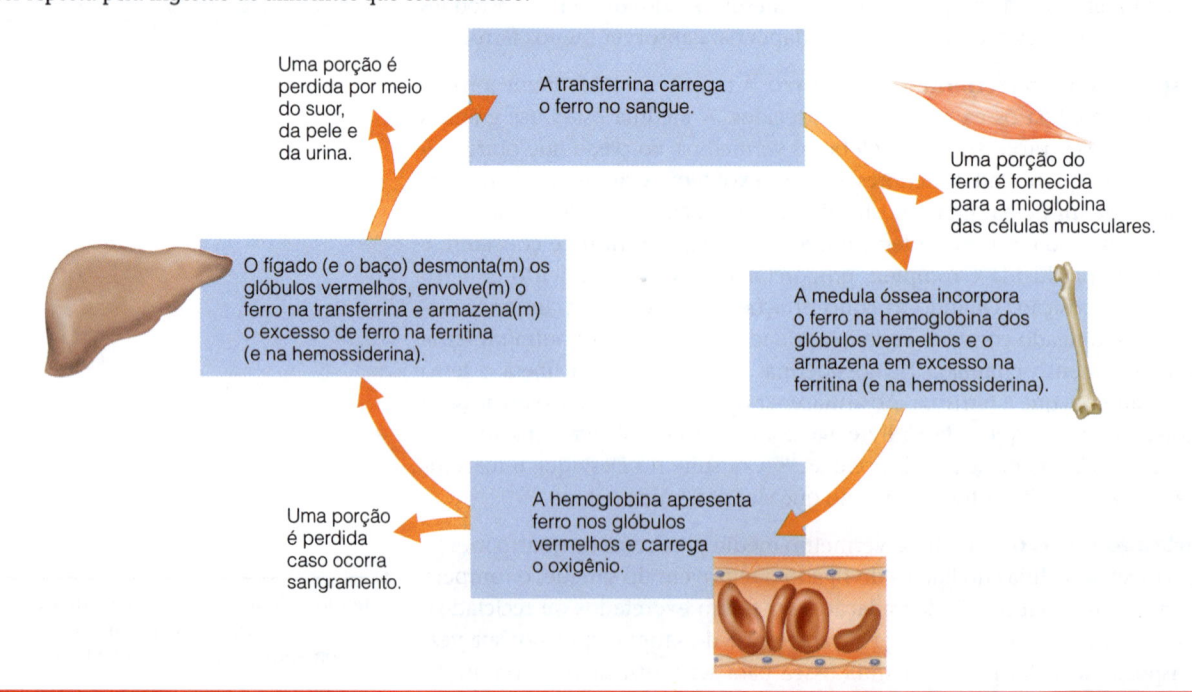

- A transferrina carrega o ferro no sangue.
- Uma porção é perdida por meio do suor, da pele e da urina.
- Uma porção do ferro é fornecida para a mioglobina das células musculares.
- A medula óssea incorpora o ferro na hemoglobina dos glóbulos vermelhos e o armazena em excesso na ferritina (e na hemossiderina).
- A hemoglobina apresenta ferro nos glóbulos vermelhos e carrega o oxigênio.
- Uma porção é perdida caso ocorra sangramento.
- O fígado (e o baço) desmonta(m) os glóbulos vermelhos, envolve(m) o ferro na transferrina e armazena(m) o excesso de ferro na ferritina (e na hemossiderina).

---

*Os adultos perdem cerca de 1 mg de ferro por dia. As mulheres perdem mais ferro no fluxo menstrual. As perdas menstruais variam consideravelmente, mas, em um mês, a média é de cerca de 0,5 mg por dia.

Reduz a deficiência de ferro entre crianças pequenas, mulheres em idade fértil e mulheres grávidas.

HEALTHY PEOPLE 2010

Perdas de Sangue O sangramento provindo de qualquer local leva à perda de ferro. Em alguns casos, como em uma úlcera ativa, o sangramento pode não ser óbvio, mas mesmo pequenas perdas crônicas de sangue diminuem significativamente as reservas de ferro. O tratamento da úlcera resolve a deficiência de ferro.[15] Em alguns países em desenvolvimento, a perda de sangue freqüentemente é resultado da malária e de infecções parasitárias do trato gastrointestinal. Pessoas que doam sangue regularmente também estão propensas a perdas e podem se beneficiar dos suplementos de ferro. Como mencionado, as perdas menstruais podem ser consideráveis, já que regularmente baixam os estoques de ferro das mulheres.

- O teor de ferro no sangue é de cerca de 0,5 mg/100 mL de sangue. Uma pessoa que doar uma bolsa de sangue (aproximadamente 500 mL) perde cerca de 2,5 mg de ferro.

Avaliação da Deficiência de Ferro A deficiência de ferro se desenvolve em estágios. Essa seção apresenta uma breve visão geral sobre como detectar esses estágios. No primeiro estágio de deficiência de ferro, os estoques de ferro diminuem. As medições de ferritina sérica (no sangue) refletem os estoques de ferro e são muito valiosas ao estimar o estado do ferro nesse estágio inicial.

O segundo estágio da deficiência de ferro é caracterizado por uma queda no transporte de ferro: o ferro sérico cai, e a proteína carregadora de ferro transferrina *aumenta* (uma adaptação que melhora a absorção de ferro). Em conjunto, essas duas medidas podem determinar a gravidade da deficiência – quanto mais transferrina e quanto menos ferro no sangue, mais avançada é a deficiência. A saturação de transferrina – a porcentagem de transferrina que é saturada com ferro – diminui conforme os estoques de ferro declinam.

O terceiro estágio da deficiência de ferro ocorre quando a falta de ferro limita a produção de hemoglobina. Agora, o precursor da hemoglobina, a **protoporfirina eritrocitária**, começa a se acumular na forma de hemoglobina e os valores do **hematócrito** caem.

Testes de hemoglobina e hematócrito são fáceis, rápidos e baratos; por isso, são os testes mais comumente usados na avaliação do estado de ferro; entretanto, sua utilidade é limitada porque são indicadores tardios da deficiência de ferro. Além disso, outras deficiências nutricionais e condições médicas podem influenciar nos seus valores.

- Estágios da deficiência de ferro:
  - Os estoques de ferro diminuem.
  - Diminuição do transporte de ferro.
  - A produção de hemoglobina declina.

Deficiência de Ferro e Anemia A deficiência de ferro e a anemia ferropriva não são a mesma coisa; as pessoas podem ter deficiência de ferro e não serem anêmicas. O termo deficiência de ferro diz respeito à diminuição nos estoques de ferro do organismo sem relação com o grau de depleção ou com a presença de anemia. O termo anemia ferropriva se refere à grave diminuição de estoques de ferro que resulta em uma concentração baixa de hemoglobina. Na anemia ferropriva, os glóbulos vermelhos são pálidos e pequenos (veja a Figura 8-4). Eles não conseguem carregar oxigênio suficiente dos pulmões para os tecidos. Sem ferro adequado, o metabolismo energético nas células oscila, resultando em fadiga, fraqueza, dores de cabeça, apatia, palidez e resistência baixa a temperaturas frias. Uma vez que a hemoglobina é o pigmento vermelho brilhante do sangue, a pele de uma pessoa clara que está anêmica fica visivelmente pálida. Em uma pessoa de pele escura, o revestimento da língua e do olho, normalmente na cor rosa, ficará bastante pálido.

A fadiga que acompanha a anemia ferropriva difere do cansaço que uma pessoa apresenta por ter dormido pouco. Pessoas anêmicas sentem fadiga somente quando fazem algum esforço. A suplementação de ferro pode aliviar a fadiga e melhorar a resposta do organismo ante à atividade física.[16] (As necessidades de ferro de pessoas fisicamente ativas e a deficiência especial de ferro, conhecida como anemia esportiva, são discutidas no Capítulo 5, do Volume 2).

- A anemia ferropriva é uma **anemia hipocrômica microcítica**.
  - **micro** = pequeno
  - **cítico** = célula
  - **hipo** = muito pouco
  - **cromo** = cor

protoporfirina eritrocitária: precursora da hemoglobina.

hematócrito: medida do volume de glóbulos vermelhos acumulado pela técnica da centrifugação em determinado volume de sangue.

FIGURA 8-4 Células Sangüíneas Normais e Anêmicas

Tanto o tamanho quanto a cor são normais nessas células do sangue.

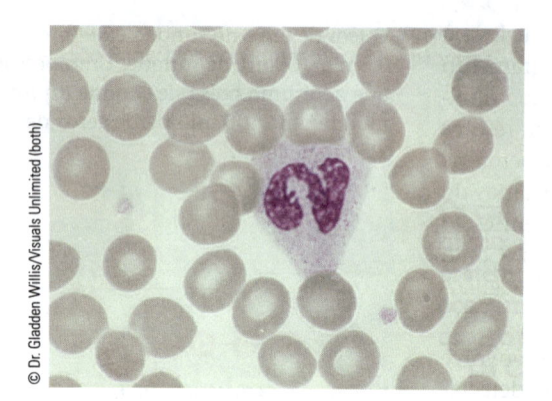

As células sangüíneas com anemia ferropriva são pequenas (microcíticas) e pálidas (hipocrômicas) por conterem menos hemoglobina.

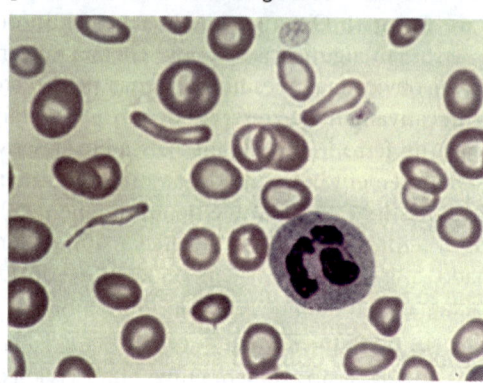

Deficiência de Ferro e Comportamento Bem antes de os glóbulos vermelhos serem afetados e do diagnóstico de anemia, uma deficiência de ferro em desenvolvimento afeta o comportamento. Mesmo em níveis de ferro ligeiramente reduzidos, o metabolismo de ferro é afetado e a síntese de neurotransmissores é alterada, reduzindo a capacidade de trabalho físico e de produtividade mental.[17] Sem a energia física e o alerta mental para trabalhar, planejar, pensar, jogar, cantar ou aprender, as pessoas simplesmente fazem menos coisas. Elas não apresentam nenhum sintoma óbvio da deficiência; elas apenas parecem desmotivadas, apáticas e menos saudáveis fisicamente. A produtividade no trabalho e as atividades voluntárias caem.[18]

Muitos sintomas associados à deficiência de ferro são facilmente confundidos com problemas comportamentais ou motivacionais. Uma criança irrequieta que não consegue prestar atenção na aula pode ser considerada teimosa. Uma dona de casa apática que deixou os afazeres domésticos se acumularem pode ser considerada preguiçosa. Nenhum nutricionista responsável jamais afirmaria que todos os problemas comportamentais são causados por deficiências nutricionais, mas a nutrição precária quase sempre contribui para problemas como estes. Ao investigar um problema comportamental, verifique a adequação da dieta e procure fazer um exame físico de rotina antes de comprometer-se com opções de tratamento mais custosas e possivelmente prejudiciais. (Os efeitos da deficiência de ferro sobre o comportamento das crianças são mais bem discutidos no Capítulo 7, do Volume 2.)

Deficiência de Ferro e "Pica" Um comportamento curioso observado em algumas pessoas com deficiência de ferro, especialmente em mulheres e crianças de baixa renda, é conhecido como **pica** – um apetite por gelo, barro, cremes (dentais, bem como sabonetes) e outras substâncias não comestíveis. Essas substâncias não contêm ferro e não podem remediar uma deficiência; aliás, o barro, na verdade, inibe a absorção de ferro, o que pode explicar a deficiência de ferro que acompanha tal comportamento.

Toxicidade de Ferro

Em geral, mesmo uma dieta que inclua alimentos enriquecidos não representa nenhum risco especial de toxicidade por ferro.[19] O organismo normalmente absorve menos ferro quando seus estoques estão repletos, mas alguns indivíduos são fracamente defendidos contra o excesso de ferro. Antes considerada rara, a **sobrecarga de ferro** surgiu como um distúrbio importante de metabolismo e regulamentação de ferro.

---

pica (apetite por substâncias inadequadas): desejo de comer substâncias que não são alimentos. Também conhecida como **geofagia** quando se refere à vontade de comer barro, e **pagofagia**, quando se trata do desejo de comer gelo.

sobrecarga de ferro: toxicidade por excesso de ferro.

Sobrecarga de Ferro A sobrecarga de ferro é conhecida como **hemocromatose** e normalmente é causada por um distúrbio genético que aumenta a absorção de ferro.[20] A hemocromatose hereditária é o distúrbio genético mais comum nos Estados Unidos, afetando cerca de 1,5 milhão de pessoas. Outras causas da sobrecarga de ferro incluem transfusões repetidas de sangue (que se desviam da defesa intestinal), doses maciças de ferro em suplemento (que sobrecarregam a defesa intestinal) e outros distúrbios metabólicos raros. O ferro em excesso pode causar **hemossiderose**, uma condição caracterizada por grandes depósitos da proteína de armazenamento de ferro hemossiderina no fígado e em outros tecidos.

Alguns dos sinais e sintomas da sobrecarga de ferro são semelhantes àqueles da deficiência de ferro: apatia, letargia e fadiga. Portanto, tomar suplementos de ferro antes de avaliar o estado de ferro no organismo é claramente uma insensatez; somente os testes de hemoglobina seriam incapazes de fazer a distinção por causa do excesso de ferro que se acumula no armazenamento. Os testes de avaliação da sobrecarga de ferro medem a saturação de transferrina e de ferritina sérica.

A sobrecarga de ferro é caracterizada por dano tecidual, especialmente em órgãos de armazenamento de ferro, como o fígado. As infecções são prováveis porque as bactérias vicejam no sangue rico em ferro. Os sintomas são mais graves em pessoas que abusam do álcool, em função do dano que causa ao intestino, comprometendo ainda mais suas defesas contra a absorção excessiva de ferro. A hemocromatose não tratada agrava os riscos de diabetes, câncer hepático, doenças cardíacas e artrite.

A sobrecarga de ferro é mais comum em homens que em mulheres e é duas vezes mais freqüente entre homens que a deficiência de ferro. A fortificação difundida de alimentos que contêm ferro dificulta o acompanhamento de uma dieta pobre em ferro por pessoas com hemocromatose e aumenta os perigos do uso indiscriminado de suplementos de ferro e vitamina C. A vitamina C não apenas aumenta a absorção de ferro, como também libera o ferro da ferritina, permitindo que o ferro livre desempenhe o dano típico dos radicais livres.[21] Esse exemplo mostra como a vitamina C atua como um pró-oxidante quando tomada em doses elevadas. (Veja no Destaque 6 uma discussão sobre os radicais livres e seus efeitos no desenvolvimento de doenças.)

Ferro e Doenças Cardíacas Algumas pesquisas sugerem uma ligação entre doenças cardíacas e estoques elevados de ferro, mas a evidência não é consistente ou convincente.[22] Como mencionado, os radicais livres podem atacar a ferritina, fazendo-a liberar o ferro armazenado. O ferro livre, por sua vez, atua como um oxidante que pode gerar mais radicais livres. Ainda não foi provado se a oxidação do ferro da LDL desempenha alguma função no desenvolvimento de doenças cardíacas.[23]

Ferro e Câncer Talvez exista uma associação entre ferro e alguns cânceres. As explicações sobre como o ferro pode estar envolvido na promoção de um câncer focam sua atividade como radical livre, o que pode danificar o DNA (consulte o Destaque 6). Um dos benefícios de uma dieta rica em fibras pode ser a ligação de seus fitatos ao ferro, deixando-o menos disponível para tais reações.

Envenenamento por Ferro Altas doses de suplementos de ferro causam incômodo gastrointestinal, incluindo constipação, náusea, vômitos e diarréia. Esses efeitos podem não ser tão graves quanto outras conseqüências da toxicidade do ferro, porém são consistentes o bastante para estabelecer um Limite Superior Tolerável de Ingestão (UL) de 45 mg por dia para os adultos.

A ingestão de suplementos que contêm ferro permanece como uma das principais causas de envenenamento acidental em crianças pequenas.[24] Os sintomas da intoxicação incluem náusea, vômitos, diarréia, batimento cardíaco acelerado, pulso fraco, tontura, choque e confusão. Uma quantia pequena de cinco comprimidos de ferro contendo somente 200 mg de ferro já provocou a

---

hemocromatose: defeito hereditário de absorção do ferro caracterizado por depósitos de pigmento contendo ferro em muitos tecidos, com o dano do tecido.

hemossiderose: condição caracterizada pelo depósito de hemossiderina no fígado e em outros tecidos.

> **COMO FAZER** para Estimar a Ingestão Diária Recomendada de Ferro
>
> Para calcular a ingestão diária recomendada de ferro, o Comitê de Recomendações Dietéticas Internacionais (DRI) considera inúmeros fatores. Por exemplo, para uma mulher em idade fértil (19 a 50 anos):
> - Perdas por fezes, urina, suor e pele descamada: 1 mg.
> - Perdas por meio da menstruação (cerca de 14 mg totais em média em 28 dias): 0,5 mg.
>
> Essas perdas refletem uma necessidade diária média (total) de 1,5 mg de ferro *absorvido*.
> Determina-se a necessidade média estimada com base na necessidade diária e na hipótese de que seja absorvida uma média de 18% de ferro ingerido:
>
> 1,5 mg de ferro (necessário) ÷ 0,18 (% de ferro absorvido) = 8 mg de ferro (necessidade média estimada).
>
> Em seguida, soma-se uma margem de segurança para cobrir as necessidades de essencialmente todas as mulheres em idade fértil, e a RDA é estabelecida em 18 miligramas.

morte de dezenas de crianças. A causa exata da morte é incerta, mas acredita-se que o dano excessivo por radicais livres tem participação na insuficiência cardíaca e na angústia respiratória; os relatórios de necropsia revelam depósitos de ferro e morte celular no estômago, intestino delgado, fígado e vasos sangüíneos (que podem causar sangramento interno).[25] Mantenha comprimidos que contêm ferro longe do alcance das crianças. Se você suspeitar de envenenamento por ferro, ligue imediatamente para o centro de controle de envenenamento mais próximo ou para um médico.

Fontes e Recomendações de Ferro

Para obter ferro em quantidade suficiente, as pessoas devem, primeiro, selecionar alimentos ricos em ferro e, depois, ingeri-los a fim de maximizar a absorção de ferro. Essa discussão começa pela identificação de alimentos ricos em ferro e logo após revisa os fatores que afetam a absorção.

Ingestões Recomendadas de Ferro A dieta comum nos Estados Unidos fornece cerca de 6 a 7 mg de ferro em cada 1.000 kcal. A ingestão diária recomendada para homens é de 8 mg, e a maioria dos homens come mais de 2.000 kcal por dia, então, eles conseguem atender às suas necessidades de ferro sem muito esforço. Entretanto, as mulheres em idade reprodutiva precisam de 18 mg por dia. (A seção "Como Fazer" explica como calcular a ingestão recomendada.) Os vegetarianos necessitam de 1,8 vezes a mais de ferro para compensar a baixa biodisponibilidade típica de suas dietas.[26]

■ Para calcular a RDA para vegetarianos, multiplique por 1,8:
- 8 mg × 1,8 = 14 mg/dia (homens vegetarianos).
- 18 mg × 1,8 = 32 mg/dia (mulheres vegetarianas, 19 a 50 anos).

Uma vez que as mulheres têm maiores necessidades de ferro e menores necessidades energéticas, às vezes elas enfrentam problemas em conseguir ferro em quantidade suficiente. Em média, as mulheres recebem somente de 12 a 13 mg de ferro por dia, o que não é suficiente até a menopausa. Para atender às necessidades de ferro a partir dos alimentos, as mulheres que estão na fase pré-menopausa precisam selecionar alimentos ricos em ferro em todas as refeições.

Ferro nos Alimentos A Figura 8-5 mostra as quantidades de ferro em alimentos selecionados. Carnes, peixes e aves contribuem com a maior parte do ferro; outros alimentos ricos em proteínas, como leguminosas e ovos, também são boas fontes. Embora sejam uma parte indispensável da dieta, alimentos derivados do leite são notoriamente pobres em ferro. Os alimentos com grãos variam: pães integrais, enriquecidos e fortificados, e cereais fornecem mais ferro. Por fim, as hortaliças de cor verde-escuro (como brócolis) e as frutas secas (como passas) contribuem com um pouco de ferro.

Alimentos Enriquecidos com Ferro O ferro é um dos nutrientes de enriquecimento dos produtos que contêm grãos. Uma porção de cereal ou pão enriquecido fornece um pouco de ferro, mas, uma vez que as pessoas ingerem muitas porções desses alimentos, a contribuição pode ser significativa. O ferro

FIGURA 8-5 Ferro em Alimentos Selecionados

Alimento	Tamanho da porção (kcal)
Pão, trigo integral	1 fatia de 30 g (70 kcal)
Cereais matinais, fortificados	30 g (110 kcal)
Macarrão espaguete	½ xícara, cozido (99 kcal)
Tortilha, farinha	1 unidade redonda 25 cm (234 kcal)
Brócolis	½ xícara, cozidos (22 kcal)
Cenoura	½ xícara, em tiras, crua (24 kcal)
Batata	1 unidade média assada, com casca (133 kcal)
Suco de tomate	½ xícara (31 kcal)
Banana	1 unidade média, crua (109 kcal)
Laranja	1 unidade média, crua (62 kcal)
Morangos	½ xícara, frescos (22 kcal)
Melancia	1 fatia (92 kcal)
Leite	1 xícara, gordura reduzida em 2% (121 kcal)
Iogurte natural	1 xícara, desnatado (155 kcal)
Queijo *cheddar*	45g (171 kcal)
Queijo *cottage*	½ xícara, gordura reduzida em 2% (101 kcal)
Feijão-rajado	½ xícara, cozidos (117 kcal)
Manteiga de amendoim	2 colheres de sopa (188 kcal)
Sementes de girassol	30 g, secas (165 kcal)
Tofu (queijo de soja)	½ xícara (76 kcal)
Carne moída, magra	90 g, refogada (244 kcal)
Peito de frango	90 g, grelhado (140 kcal)
Atum, enlatado em água	90 g (99 kcal)
Ovo	1 unidade, cozido gema dura (78 kcal)
Fontes excelentes e, às vezes, incomuns:	
Mariscos, enlatados	90 g (126 kcal)
Fígado bovino	90 g, frito (184 kcal)
Salsa	1 xícara, crua (22 kcal)

FERRO Carnes (vermelho), leguminosas (marrom) e alguns vegetais (verde) são as maiores contribuições de ferro na dieta.

Legenda:
- Pães e cereais
- Vegetais
- Frutas
- Leite e derivados
- Leguminosas, nozes e sementes
- Carnes
- Melhores fontes por kcal

Observação: Consulte a página 152 para mais informações sobre a utilização desta figura.

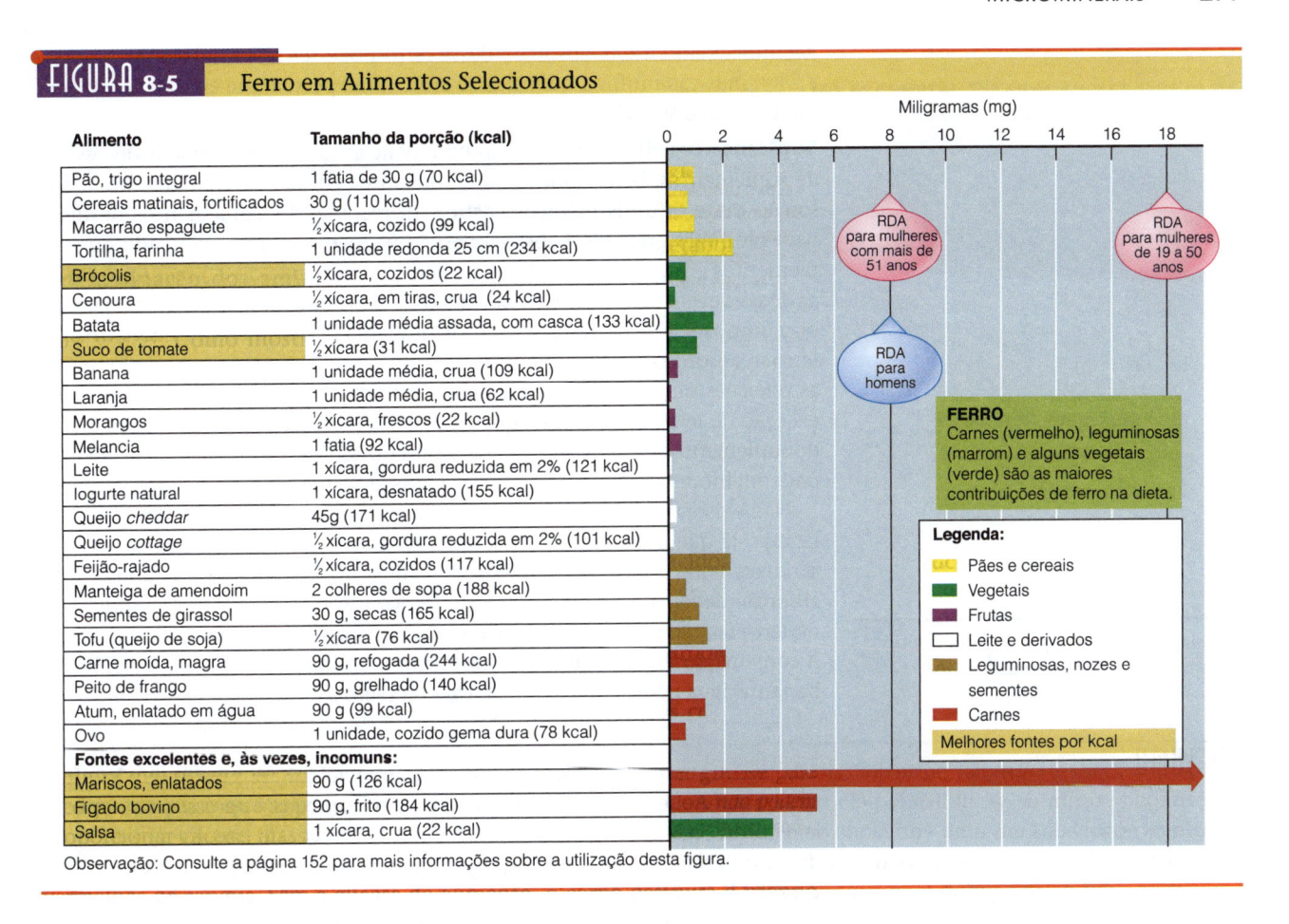

adicionado aos alimentos não é absorvido tão bem quanto o ferro provindo da natureza, porém, quando ingerido com alimentos que aumentam a absorção, o ferro proveniente do enriquecimento pode fazer diferença. Em casos de sobrecarga de ferro, o enriquecimento pode exacerbar o problema.[27]

Maximizando a Absorção de Ferro Em geral, a biodisponibilidade de ferro em carnes, peixes e aves é alta; em grãos e leguminosas, é intermediária; e, na maioria das hortaliças, especialmente aquelas ricas em oxalatos, como o espinafre, é baixa. Como mencionado anteriormente, a quantidade de ferro absorvida no fim das contas em uma refeição depende dos efeitos combinados de diversos fatores promovedores e inibidores. Para a absorção máxima de ferro não-heme, coma carne para obter MFP e frutas ou hortaliças para obter vitamina C. O ferro de feijões cozidos, por exemplo, será melhorado pelo MFP contido em um pedaço de presunto servido com eles; o ferro do pão será melhorado pela vitamina C contida em uma fatia de tomate em um sanduíche.

Contaminação e Suplementação de Ferro

Além do ferro proveniente dos alimentos, o **ferro contaminante** de origem de fontes não alimentares de sais inorgânicos de ferro pode contribuir nas ingestões diárias. As pessoas também podem conseguir ferro a partir de suplementos.

Ferro Contaminante Alimentos cozidos em panelas de ferro captam sais de ferro. Quanto mais ácido for o alimento e quanto mais tempo for cozido em panela de ferro, maior o teor de ferro. O teor de ferro dos ovos pode triplicar no momento em que eles são mexidos em uma frigideira de ferro.

ferro contaminante: ferro encontrado em alimentos como resultado da contaminação por sais de ferro inorgânicos de utensílios de ferro, solos e outros.

Reconhecidamente, a absorção desse ferro pode ser fraca (talvez apenas 1% a 2%), mas cada ínfima quantidade ajuda uma pessoa que está tentando aumentar a ingestão de ferro.

Suplementos de Ferro Pessoas com deficiência de ferro podem necessitar de suplementos, bem como de uma dieta rica em ferro e que melhore a absorção deste. Muitos médicos costumam recomendar suplementos de ferro para mulheres grávidas, bebês e crianças pequenas. O ferro derivado dos suplementos é menos absorvido que o ferro proveniente dos alimentos, então, as doses devem ser maiores. A absorção de ferro tomado como sulfato ferroso ou como **quelato** de ferro é melhor que aquela de outros suplementos de ferro. A absorção também melhora quando os suplementos são tomados entre as refeições ou antes de dormir com o estômago vazio e com líquidos, com exceção de leite, chá ou café, que inibem a absorção. Tomar uma dose única de suplementos de ferro em vez de várias doses por dia é igualmente eficaz e pode melhorar a boa vontade de uma pessoa de tomá-los regularmente.[28]

Não existe nenhum benefício em tomar suplementos de ferro com suco de laranja, já que a vitamina C não melhora a absorção dos suplementos como acontece com o ferro proveniente dos alimentos. (A vitamina C aumenta a absorção de ferro ao converter o ferro férrico insolúvel presente nos alimentos no ferro ferroso mais solúvel, e o ferro do suplemento já está na forma ferrosa). A constipação é um efeito colateral comum da suplementação de ferro; beber bastante água pode ajudar a aliviar esse problema.

quelato: substância que pode atrair os íons positivos de um metal.

RESUMO

A maior parte do ferro do organismo está na hemoglobina e na mioglobina, nas quais o oxigênio é carregado a fim de ser utilizado pelo metabolismo energético; uma porção do ferro também é necessária para as enzimas envolvidas em uma variedade de reações. Proteínas especiais auxiliam na absorção, no transporte e no armazenamento do ferro – todos contribuindo para manter um equilíbrio apropriado, pois tanto uma quantidade muito pequena quanto uma quantidade muito grande de ferro podem ser prejudiciais. A deficiência de ferro é mais comum entre bebês e crianças pequenas, adolescentes, mulheres em idade fértil e grávidas; os sintomas incluem fadiga e anemia. A sobrecarga de ferro é mais comum em homens. O ferro heme, encontrado somente em carnes, peixes e aves, é mais bem absorvido que o ferro não-heme, que está presente na maioria dos alimentos. A absorção do ferro não-heme é melhorada na ingestão de alimentos que possuem ferro com alimentos que contêm o fator MFP e a vitamina C; a absorção é limitada por fitatos e oxalatos. A tabela resumo apresenta algumas informações sobre o ferro.

Ferro

RDA 2001

Homens: 8 mg/dia

Mulheres: 18 mg/dia (19 a 50 anos)
8 mg/dia (mais de 50 anos)

Limite Superior Tolerável de Ingestão

Adultos: 45 mg/dia

Principais Funções no Organismo

Parte da proteína hemoglobina, que carrega oxigênio no sangue; parte da proteína mioglobina nos músculos, que disponibiliza o oxigênio para a contração muscular; necessárias para a utilização de energia como parte do maquinário metabólico das células.

Fontes Principais

Carnes vermelhas, peixes, aves, moluscos, ovos, leguminosas, frutas secas

Sintomas da Deficiência

Anemia: fraqueza, fadiga, dores de cabeça, comprometimento do desempenho no trabalho e da função cognitiva; imunidade comprometida; palidez, leitos ungueais, membranas mucosas e rugas na palma da mão; unhas côncavas; incapacidade de regular a temperatura corporal; pica

Sintomas de Toxicidade

Perturbações gastrointestinais
Sobrecarga de ferro: infecções, fadiga, dor nas articulações, pigmentação da pele; dano dos órgãos

■ Lembrete: Um *Co-fator* é uma substância que atua em conjunto com uma enzima para facilitar uma reação química.

Zinco

O zinco é um micromineral versátil necessário no papel de co-fator de mais de cem enzimas. Na prática, todas as células contêm zinco, mas as maiores concentrações estão nos músculos e nos ossos.

Funções do Zinco no Organismo

O zinco participa do trabalho de inúmeras proteínas do organismo, incluindo as **metaloenzimas,**■ que estão envolvidas em diversos processos metabólicos.* Além disso, estabiliza as membranas celulares, ajudando no fortalecimento de sua defesa contra os ataques dos radicais livres. Também auxilia na função imunológica, no crescimento e no desenvolvimento. O zinco participa da síntese, do armazenamento e da liberação do hormônio insulina no pâncreas, embora não pareça desempenhar uma função direta na ação da insulina. Além do mais, interage com as plaquetas na coagulação sangüínea, afeta a função dos hormônios tireoidianos e influencia no comportamento e no desempenho de aprendizagem. É necessário na produção da forma ativa da vitamina A (retinal) dos pigmentos visuais e da proteína ligadora de retinol que transporta vitamina A. É essencial para a percepção normal do paladar, para a cicatrização de feridas, para a produção de espermatozóides e para o desenvolvimento fetal. A deficiência do zinco compromete todas essas e outras funções, portanto, o zinco tem grande importância no suporte das proteínas do organismo.

■ As metaloenzimas que requerem zinco:
- Ajudam a dividir os materiais genéticos DNA e RNA em partes.
- Fabricam heme para a hemoglobina.
- Participam do metabolismo de ácidos graxos essenciais.
- Liberam vitamina A dos estoques hepáticos.
- Metabolizam carboidratos.
- Sintetizam proteínas.
- Metabolizam o álcool no fígado.
- Eliminam os radicais livres prejudiciais.

Absorção e Metabolismo do Zinco

Em certos aspectos, o modo como o organismo lida com o zinco lembra a maneira como lida com o ferro, diferindo de outros. A diferença fundamental é a passagem circular do zinco a partir do intestino para o corpo e vice-versa.

Absorção de Zinco A taxa de absorção do zinco varia em aproximadamente 15% a 40%, dependendo do estado de zinco de uma pessoa: se for preciso mais, será absorvido mais. Além disso, os fatores dietéticos influenciam na absorção de zinco. Por exemplo, fibras e fitatos se ligam ao zinco, limitando assim sua biodisponibilidade.[29]

Na absorção em uma célula intestinal, o zinco tem diversas opções. Ele pode estar envolvido em funções metabólicas da própria célula. Outra opção é a retenção dentro da célula pela **metalotioneína**, uma proteína ligadora especial, semelhante à proteína que armazena o ferro, a ferritina mucosa.

A metalotioneína nas células intestinais ajuda a regular a absorção de zinco e mantê-lo em reserva até que o corpo necessite dele. Daí, então, a metalotioneína o libera no sangue para permitir seu transporte pelo corpo. A metalotioneína no fígado desempenha papel semelhante, ligando o zinco até que outros tecidos do organismo sinalizem uma necessidade por ele.

Reciclagem do Zinco Uma porção do zinco atinge o pâncreas, onde é incorporada a várias enzimas digestivas para serem liberadas no intestino durante as refeições. Assim, o intestino recebe duas doses de zinco em cada refeição – uma provinda dos alimentos e outra das secreções pancreáticas ricas em zinco. A reciclagem do zinco no organismo, que passa do pâncreas para o intestino e volta para o pâncreas novamente, é chamada **circulação enteropancreática** do zinco. Conforme esse zinco circula pelo intestino, ele pode ter sua entrada recusada pelas células intestinais ou pode ser retido por elas em qualquer um desses momentos (veja a Figura 8-6). O corpo perde zinco principalmente pelas fezes. Ocorrem perdas menores na urina, na pele descamada, no cabelo, no suor, nos fluidos menstruais e no sêmen.

Transporte de Zinco O principal veículo de transporte do zinco no sangue é a proteína albumina. Uma porção do zinco também se liga à transferrina – a mesma transferrina que carrega o ferro no sangue. Nos indivíduos saudáveis, a transferrina normalmente é 50% menos saturada com ferro, mas, na sobrecarga de ferro, ela é mais saturada. As dietas que fornecem mais que o dobro

metaloenzimas: enzimas que contêm um ou mais minerais como parte de suas estruturas.

metalotioneína: proteína rica em enxofre que se liga avidamente a metais, como zinco e os transporta.
- **metalo** = que contém um metal
- **tio** = que contém enxofre
- **eína** = uma proteína

circulação enteropancreática: rota circulatória do pâncreas para o intestino e de volta para o pâncreas.

---

*Entre as metaloenzimas que necessitam de zinco estão a anidrase carbônica, a desoxitimidina quinase, DNA e RNA polimerase e fosfatase alcalina.

FIGURA 8-6 — Circulação Enteropancreática do Zinco

Uma porção do zinco proveniente dos alimentos é absorvida pelo intestino delgado e enviada para o pâncreas a fim de ser incorporada nas enzimas digestivas que retornam para o intestino delgado. Esse ciclo é chamado circulação enteropancreática do zinco.

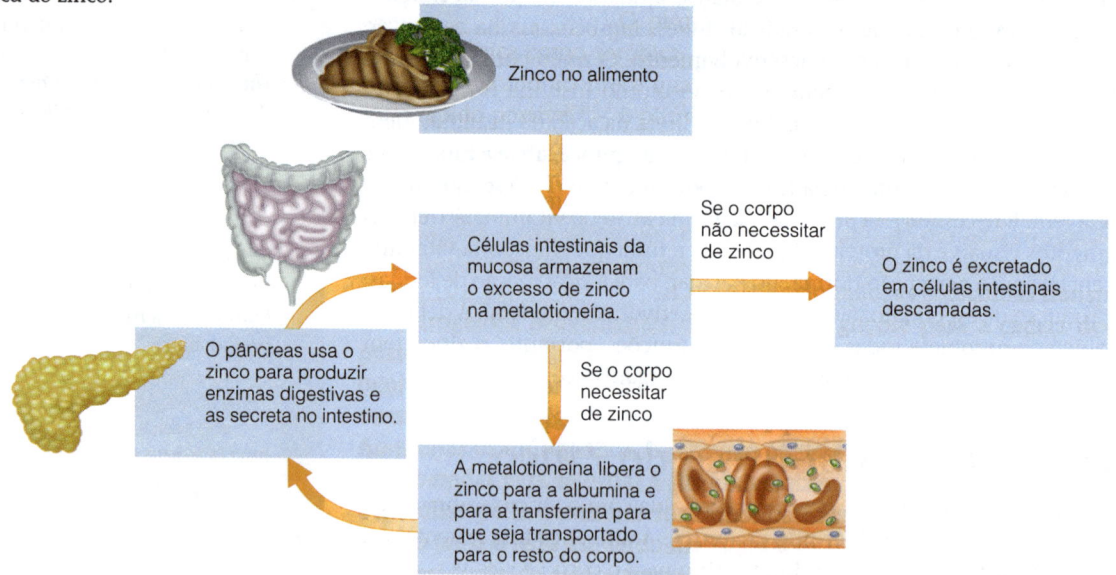

- Zinco no alimento
- Células intestinais da mucosa armazenam o excesso de zinco na metalotioneína.
- Se o corpo não necessitar de zinco: O zinco é excretado em células intestinais descamadas.
- Se o corpo necessitar de zinco: A metalotioneína libera o zinco para a albumina e para a transferrina para que seja transportado para o resto do corpo.
- O pâncreas usa o zinco para produzir enzimas digestivas e as secreta no intestino.

FIGURA 8-7 — Sintomas da Deficiência de Zinco – O Retardo do Crescimento Conhecido como Nanismo

O homem egípcio à direita é um adulto com altura dentro da média. O garoto egípcio à esquerda tem 17 anos, porém tem apenas 1,20 m de altura (1,20 m), o equivalente a uma criança de 7 anos nos Estados Unidos. Suas genitálias correspondem às de uma criança de 6 anos. O retardo do crescimento, conhecido como nanismo, é altamente atribuído à deficiência de zinco por ser parcialmente reversível quando o zinco é restaurado na dieta.

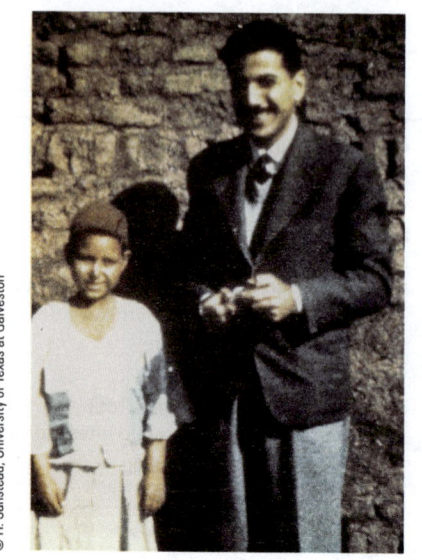

© H. Sanstead, University of Texas at Galveston

de ferro em relação ao zinco deixam poucos locais disponíveis na transferrina para o zinco. O resultado: uma absorção fraca de zinco. O oposto também é verdadeiro: altas doses de zinco inibem a absorção de ferro.

Altas doses de zinco criam um problema semelhante com outro mineral essencial, o cobre. Essas interações dos nutrientes destacam uma das muitas razões pelas quais as pessoas devem usar suplementos de modo conservador, uma vez que: a suplementação pode facilmente criar desequilíbrios.

Deficiência de Zinco

Deficiências graves de zinco não são comuns nos países desenvolvidos, porém ocorrem em grupos vulneráveis – mulheres grávidas, crianças pequenas, idosos e pobres. A deficiência humana do zinco foi relatada pela primeira vez na década de 1960 em crianças e garotos adolescentes no Egito, Irã e Turquia. As crianças têm necessidades especialmente altas de zinco porque estão crescendo rapidamente e sintetizando muitas proteínas que contêm zinco. As dietas do Oriente Médio costumam ser pobres na fonte mais rica de zinco, as carnes, e outros alimentos como leguminosas, pães ázimos e produtos com cereais integrais – todos ricos em fibras e fitatos, que inibem a absorção de zinco.*

A Figura 8-7 mostra o grave retardo de crescimento e menciona a maturação sexual atrasada característica da deficiência de zinco. Além disso, a deficiência de zinco reduz a digestão e a absorção, causando diarréia, o que agrava a desnutrição não apenas de zinco, mas de todos os nutrientes. Ela afeta a resposta imunológica, o que favorece as infecções – entre elas, infecções do trato gastrointestinal, as quais agravam a desnutrição, incluindo a desnutrição por zinco (uma cascata clássica de eventos). A deficiência crônica do zinco afeta o sistema nervoso central e o cérebro, podendo levar ao desenvolvimento motor e ao desempenho cognitivo deficitário. Uma vez que a deficiência de zinco compromete diretamente o metabolismo da vitamina A, freqüentemente apa-

---
*O pão ázimo não contém fermento, o que normalmente quebra os fitatos durante a fermentação.

recem os sintomas de deficiência da vitamina A. A deficiência de zinco também perturba a função da tireóide e a taxa metabólica. Ela altera o paladar, causa perda de apetite e retarda a cicatrização de feridas – aliás, seus sintomas são tão penetrantes que é mais provável que a desnutrição generalizada e o enjôo perfaçam o diagnóstico e não apenas a simples deficiência de zinco.

Toxicidade de Zinco

Doses altas (50 a 450 mg) de zinco podem causar vômitos, diarréia, dores de cabeça, exaustão e outros sintomas. O Limite Superior Tolerável de Ingestão para adultos foi estabelecido em 40 mg com base na interferência do zinco no metabolismo do cobre – um efeito que, nos animais, leva à degeneração do músculo cardíaco.

Fontes e Recomendações de Zinco

A Figura 8-8 indica as quantidades de zinco presentes nos alimentos por porção. O zinco está em maior quantidade nos alimentos ricos em proteínas, como mariscos (especialmente ostras), carnes, aves e fígado. Leguminosas e produtos que contêm cereais integrais são boas fontes de zinco, se ingeridos em grandes quantidades; nas dietas típicas norte-americanas, a ingestão de fitatos de grãos não é alta o suficiente para comprometer a absorção de zinco. As hortaliças variam no conteúdo de zinco, dependendo do solo no qual eles são cultivados. As ingestões médias nos Estados Unidos são ligeiramente maiores do que as recomendações.

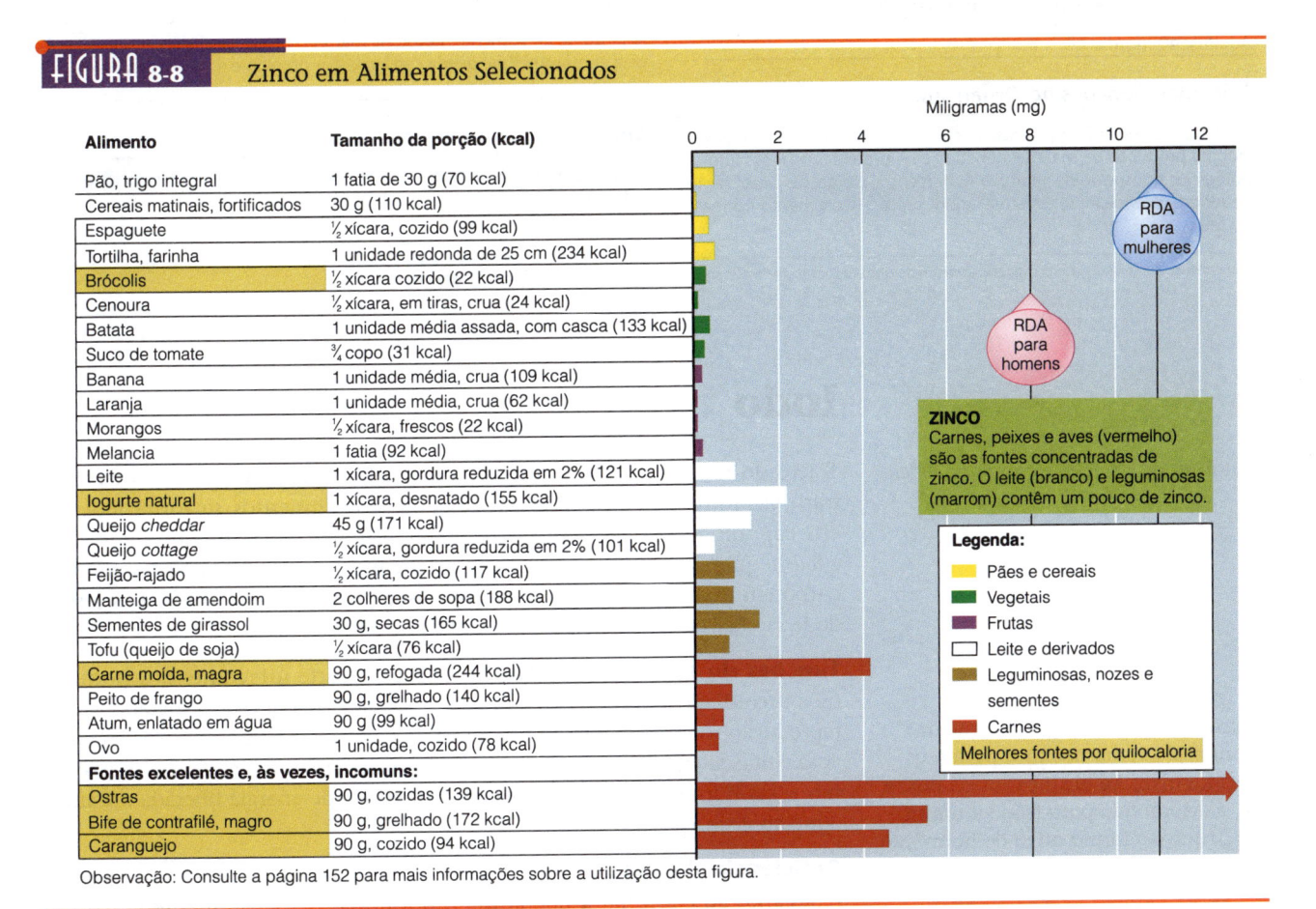

FIGURA 8-8 — Zinco em Alimentos Selecionados

Alimento	Tamanho da porção (kcal)
Pão, trigo integral	1 fatia de 30 g (70 kcal)
Cereais matinais, fortificados	30 g (110 kcal)
Espaguete	½ xícara, cozido (99 kcal)
Tortilha, farinha	1 unidade redonda de 25 cm (234 kcal)
Brócolis	½ xícara cozido (22 kcal)
Cenoura	½ xícara, em tiras, crua (24 kcal)
Batata	1 unidade média assada, com casca (133 kcal)
Suco de tomate	¾ copo (31 kcal)
Banana	1 unidade média, crua (109 kcal)
Laranja	1 unidade média, crua (62 kcal)
Morangos	½ xícara, frescos (22 kcal)
Melancia	1 fatia (92 kcal)
Leite	1 xícara, gordura reduzida em 2% (121 kcal)
Iogurte natural	1 xícara, desnatado (155 kcal)
Queijo *cheddar*	45 g (171 kcal)
Queijo *cottage*	½ xícara, gordura reduzida em 2% (101 kcal)
Feijão-rajado	½ xícara, cozido (117 kcal)
Manteiga de amendoim	2 colheres de sopa (188 kcal)
Sementes de girassol	30 g, secas (165 kcal)
Tofu (queijo de soja)	½ xícara (76 kcal)
Carne moída, magra	90 g, refogada (244 kcal)
Peito de frango	90 g, grelhado (140 kcal)
Atum, enlatado em água	90 g (99 kcal)
Ovo	1 unidade, cozido (78 kcal)
Fontes excelentes e, às vezes, incomuns:	
Ostras	90 g, cozidas (139 kcal)
Bife de contrafilé, magro	90 g, grelhado (172 kcal)
Caranguejo	90 g, cozido (94 kcal)

RDA para mulheres ≈ 8 mg; RDA para homens ≈ 11 mg

ZINCO: Carnes, peixes e aves (vermelho) são as fontes concentradas de zinco. O leite (branco) e leguminosas (marrom) contêm um pouco de zinco.

Legenda:
- Pães e cereais
- Vegetais
- Frutas
- Leite e derivados
- Leguminosas, nozes e sementes
- Carnes
- Melhores fontes por quilocaloria

Observação: Consulte a página 152 para mais informações sobre a utilização desta figura.

Suplementação de Zinco

Nos países desenvolvidos, a maioria das pessoas consegue obter zinco o suficiente a partir da dieta sem recorrer a suplementos. Nos países em desenvolvimento, os suplementos de zinco desempenham papel importante no tratamento de doenças infecciosas infantis. Os suplementos de zinco reduzem de modo eficaz a incidência de doença e morte associada à diarréia.[30]

O uso de comprimidos de zinco para tratar o resfriado comum tem sido controvertido e inconclusivo, com alguns estudos constatando que eles são eficazes e em outros que não o são.[31] Os diferentes resultados dos estudos podem refletir a eficácia de vários componentes que contêm zinco. Alguns estudos que utilizaram gluconato de zinco relataram duração mais curta dos sintomas do resfriado, ao passo que a maioria dos estudos que empregaram outras combinações de zinco não descreveu nenhum efeito. Os efeitos colaterais comuns dos comprimidos de zinco incluem náusea e alterações no paladar.

RESUMO As enzimas que requerem zinco participam de múltiplas reações que afetam o crescimento, a atividade da vitamina A e a síntese das enzimas digestivas pancreáticas, entre outros. Tanto o zinco proveniente da dieta quanto as secreções pancreáticas ricas em zinco (por meio da circulação enteropancreática) estão disponíveis para absorção. A absorção é monitorada por uma proteína de ligação especial (metalotioneína) no intestino. Alimentos ricos em proteína de origem animal são as melhores fontes de zinco biodisponível. Fibras e fitatos presentes nos cereais se ligam ao zinco, e limitam a sua absorção. O retardo no crescimento e a imaturidade sexual são sintomas indicativos da deficiência de zinco. Esses e outros fatos estão incluídos na tabela a seguir.

Zinco

RDA 2001

Homens: 11 mg/dia

Mulheres: 8 mg/dia

Limite Superior Tolerável de Ingestão

Adultos: 40 mg/dia

Principais Funções no Organismo

Parte de muitas enzimas; associado com o hormônio insulina; envolvido na produção de material genético e de proteínas; reações imunológicas; transporte de vitamina A, percepção do gosto, cicatrização de feridas, produção de espermatozóides e desenvolvimento normal do feto.

Fontes Principais

Alimentos que contêm proteína: carnes vermelhas, mariscos, grãos integrais

Sintomas da Deficiência[a]

Retardo do crescimento, atraso na maturação sexual, função imunológica comprometida, queda capilar, lesões no olho e na pele, perda de apetite

Sintomas de Toxicidade

Perda de apetite, imunidade comprometida, HDL baixa, deficiências de cobre e de ferro

[a]Rara doença hereditária decorrida da má absorção de zinco, *acrodermatite enteropática*, causa outros sintomas de maior gravidade.

Iodo

- A forma de íon *iodo* é chamada *iodeto*.

Traços do íon iodo (chamado iodeto) são indispensáveis para a vida. No trato gastrointestinal, o iodo proveniente dos alimentos se torna iodeto; este capítulo usa *iodo* quando se refere ao nutriente existente nos alimentos e *iodeto* quando se refere ao mineral no organismo. O iodo está presente no corpo em quantidades minúsculas, mas sua principal função e sua necessidade são bem estabelecidas.

Funções do Iodo no Organismo O iodo é parte integrante dos hormônios tireoidianos que regulam a temperatura corporal, a taxa metabólica, a reprodução, o crescimento, a produção de células sangüíneas, a função nervosa e muscular, entre outras. Ao controlar a taxa a que as células usam oxigênio, esses hormônios influenciam na quantidade de energia liberada durante o metabolismo basal.

- A glândula tireóide libera tetraiodotironina (T_4), comumente conhecida como **tiroxina** para seus tecidos-alvo. Ao alcançar as células, a T_4 é deiodinada para triiodotironina (T_3), que é a forma ativa do hormônio.

Deficiência de Iodo O hipotálamo regula a produção de hormônios tireoidianos ao controlar a liberação do hormônio tireoestimulante (TSH) da pituitária.■ Com a deficiência do iodo, a produção de hormônios tireoidianos cai, e o corpo responde secretando mais TSH em uma tentativa fútil de acelerar a captação de iodo pela glândula tireóide. Se a deficiência persistir, as células da glândula tireóide crescem, para aprisionar a maior quantidade possível de iodo. Às vezes, a glândula cresce até formar um nódulo visível no pescoço, um **bócio** simples (mostrado na Figura 8-9).

O bócio atinge cerca de 200 milhões de pessoas no mundo todo, muitas delas na América do Sul, na Ásia e na África. Quase 4% desses casos se devem à deficiência de iodo. Com relação aos 4% (8 milhões), a maior parte dos indivíduos apresenta bócio por comerem regularmente quantidades excessivas de alimentos■ que contêm uma substância antitireoidiana (**bociógeno**) cujo efeito não é neutralizado pelo iodo consumido na dieta. Os bociógenos presentes nas plantas nos lembram que mesmo componentes naturais de alimentos podem causar dano quando são comidos em excesso.

O bócio pode ser o primeiro e mais óbvio sinal da deficiência de iodo, mas o dano mais trágico e preponderante ocorre no cérebro. Crianças com até mesmo deficiência leve de iodo costumam apresentar bócio e desempenho fraco na escola; com tratamento, o desempenho mental na sala de aula melhora.[32]

Uma deficiência grave de iodo durante a gravidez causa o retardo mental e físico extremo e irreversível conhecido como **cretinismo**.■ O cretinismo afeta aproximadamente 6 milhões de pessoas no mundo todo e pode ser revertido com diagnóstico prematuro e tratamento da deficiência materna de iodo. Um esforço mundial para fornecer sal iodado para pessoas que vivem em áreas com deficiência em iodo teve um sucesso incrível.

Toxicidade do Iodo Assim como sua deficiência, ingestões excessivas de iodo podem provocar o crescimento da glândula tireóide. Durante a gravidez, a exposição ao iodo excessivo nos alimentos, suplementos pré-natais ou medicações é especialmente prejudicial para o bebê em desenvolvimento. Um bebê exposto a quantidades tóxicas de iodo durante a gestação pode desenvolver um bócio tão grave que bloqueia as vias aéreas e causa sufocação. O Limite Superior Tolerável de Ingestão é de mais de 1.000 μg por dia para um adulto – diversas vezes maior do que as ingestões médias.

Fontes e Recomendações do Iodo O oceano é a maior fonte de iodo do mundo. Nas áreas costeiras, frutos do mar, água e mesmo maresia que contém iodo são fontes seguras. Mais para o interior da terra, a quantidade de iodo nos alimentos é variável e geralmente reflete a quantidade presente no solo em que as plantas estão crescendo ou em que os animais pastam. Massas de terra que já estiveram, no passado, sob o oceano têm solos ricos em iodo; aqueles em áreas propensas a inundações onde a água remove o iodo do solo são pobres em iodo. Nos Estados Unidos e no Canadá, a iodização do sal■ eliminou a miséria disseminada causada pela deficiência de iodo durante a década de 1930, porém o sal iodado não está disponível em muitas partes do mundo. Alguns países acrescentam alternativamente o iodo no pão, na massa de peixe ou na água potável.

O consumo médio de iodo nos Estados Unidos excede às recomendações, mas também está abaixo dos níveis tóxicos. Uma parte do iodo em excesso na dieta norte-americana vem dos fast-foods, que usam sal iodado livremente. Um pouco de iodo é proveniente dos produtos panificados e do leite. A indústria panificadora usa iodatos (sais de iodo) como condicionadores de massa, e a maioria das fábricas de laticínios alimenta as vacas com medicamentos que contêm iodo e usa esse mineral para desinfetar o equipamento de ordenha. Agora que essas fontes foram identificadas, as indústrias alimentícias reduziram o uso desses componentes, mas a emergência súbita desse problema aponta para a necessidade de manter uma constante vigilância do suprimento alimentar. Os alimentos processados nos Estados Unidos não usam sal iodado.

■ O hormônio estimulante da tireóide é também chamado *tirotropina*.

■ Exemplos de alimentos que contêm bociógeno:
- Repolho, espinafre, rabanete, couve, nabo.
- Grãos de soja, amendoins.
- Pêssegos, morangos.

■ A subatividade da glândula tireóide é conhecida como *hipotireoidismo* e pode ser causada pela deficiência de iodo ou por inúmeras outras causas. Sem tratamento, um bebê com *hipotireoidismo congênito* desenvolverá retardo físico e mental de *cretinismo*.

■ Sal iodado contém cerca de 60 μg de iodo por grama de sal.

■ Em média, ½ colher de sopa de sal iodado fornece a RDA para iodo.

---

bócio: aumento da glândula tireóide em função de deficiência de iodo, ao mau funcionamento da glândula ou ao consumo excessivo de bociógeno. O bócio causado por deficiência de iodo é um **bócio simples**.

bociógeno: substância que aumenta a glândula tireóide e causa **bócio tóxico**. Bociógenos ocorrem naturalmente em alimentos como repolho, couve, couve de bruxelas, couve-flor e brócolis.

cretinismo: doença mental caracterizada por retardo mental e físico e comumente causada pela deficiência materna de iodo durante a gravidez.

FIGURA 8-9 Sintoma da Deficiência de Iodo – A Tireóide Aumentada como Bócio

Na deficiência de iodo, a glândula tireóide cresce – uma condição conhecida como bócio simples.

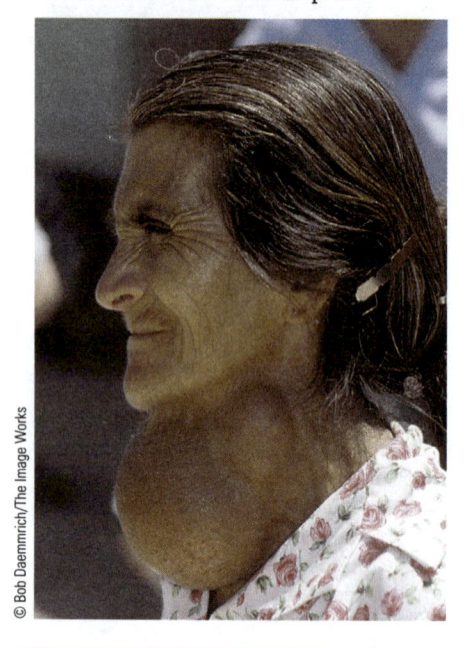

© Bob Daemmrich/The Image Works

A ingestão recomendada de iodo para adultos é uma quantidade minúscula. A necessidade de iodo é facilmente atendida pelo consumo de frutos do mar, hortaliças cultivadas em solo rico em iodo e sal iodado.■ Nos Estados Unidos, os rótulos indicam se o sal é iodado; no Canadá, todo sal de mesa é iodado.*

RESUMO O iodeto, íon do mineral iodo, é um componente essencial do hormônio tireoidiano. Uma deficiência de iodo pode levar ao bócio simples – aumento da glândula tireóide – e comprometer o desenvolvimento fetal, causando cretinismo. A iodização do sal eliminou em muito a deficiência de iodo nos Estados Unidos e no Canadá. A seguir, é apresentada a tabela resumo sobre o iodo.

Iodo

RDA 2001
Adultos: 150 µg/dia

Limite Superior Tolerável de Ingestão
1100 µg/dia

Principais Funções no Organismo
Um componente de dois hormônios tireoidianos que ajudam a regular o crescimento, o desenvolvimento e a taxa metabólica

Fontes Principais
Sal iodado, frutos do mar, pão, laticínios, plantas cultivadas em solo rico em iodo e animais alimentados com essas plantas

Doenças Causadas pela Deficiência
Bócio simples, cretinismo

Sintomas da Deficiência
Glândula tireóide subativa, retardo mental e físico em bebês (cretinismo)

Sintomas de Toxicidade
Glândula tireóide subativa, TSH elevado, bócio

Selênio

O mineral essencial **selênio** compartilha algumas características químicas do mineral enxofre. Essa semelhança permite que o selênio substitua o enxofre nos aminoácidos metionina, cisteína e cistina.[33]

Funções do Selênio no Organismo O selênio é um dos nutrientes antioxidantes do corpo, e atua principalmente como parte da enzima glutationa peroxidase. Essa enzima e a vitamina E atuam em consonância. Além disso, essa enzima impede a formação de radicais livres, bloqueando assim a reação em cadeia antes que ela comece; se os radicais livres se formarem e a reação em cadeia tiver início, a vitamina E a interrompe. (O Destaque 6 descreve detalhadamente a formação de radicais livres, as reações em cadeia e a ação antioxidante.) Outra enzima que converte o hormônio tireoidiano na sua forma ativa também contém selênio.

Deficiência de Selênio A deficiência de selênio está associada à doença cardíaca■ que prevalece em regiões da China em que o solo e os alimentos são escassos em selênio. Provavelmente, a causa primária dessa doença cardíaca seja um vírus, mas a deficiência desse mineral parece predispor as pessoas a ela, e selênio adequado parece preveni-la.

Selênio e Câncer Algumas pesquisas sugerem que o selênio pode proteger contra alguns tipos de câncer. Contudo, diante do potencial de dano e falta

■ A doença cardíaca associada à deficiência de selênio é chamada **doença de Keshan**, nome de uma das províncias da China onde ela foi estudada. A doença de Keshan é caracterizada pelo aumento do tamanho do coração e insuficiência cardíaca; o tecido fibroso substitui o tecido muscular que normalmente compõe a camada média das paredes do coração.

selênio: micromineral.

---

*No Brasil, ocorre o mesmo que no Canadá: todo sal de mesa é iodado.

de evidência conclusiva, recomendações para tomar suplementos de selênio seriam prematuras – e, talvez, ineficazes também. O selênio presente nos alimentos é bem mais eficaz na inibição do crescimento do câncer que o selênio contido nos suplementos.[34] Esse achado reforça um tema recorrente ao longo de todo este texto – os alimentos oferecem bem mais benefícios para a saúde que os suplementos.

Recomendações e Fontes de Selênio O solo de muitas regiões dos Estados Unidos e do Canadá contém selênio. As pessoas que vivem em regiões com solo pobre em selênio podem ainda obter esse mineral o suficiente, em parte, porque comem hortaliças e grãos de outras regiões e, em parte, porque comem carnes e outros produtos animais, que são fontes confiáveis de selênio. As ingestões médias nos Estados Unidos e no Canadá estão acima da RDA, que se baseia na quantidade necessária para maximizar a atividade de glutationa peroxidase.

Toxicidade do Selênio Como doses altas de selênio são tóxicas, um Limite Superior Tolerável de Ingestão foi estabelecido. A toxicidade de selênio causa perda e enfraquecimento do cabelo e das unhas, odor de alho na respiração e anormalidades no sistema nervoso.

RESUMO O selênio é um nutriente antioxidante que atua intimamente com a enzima glutationa peroxidase e com a vitamina E. O selênio é encontrado em associação com proteínas presentes nos alimentos. As deficiências estão associadas com uma predisposição a um tipo de doença cardíaca e possivelmente com alguns tipos de câncer. Consulte sobre o selênio na tabela resumo a seguir.

Selênio

RDA 2001
Adultos: 55 µg/dia

Limite Superior Tolerável de Ingestão
1100 µg/dia

Principais Funções no Organismo
Defende contra oxidação; regula o hormônio tireoidiano

Fontes Principais
Frutos do mar, carne, cereais integrais, hortaliças (dependendo do conteúdo do solo)

Sintomas da Deficiência
Predisposição para doença cardíaca caracterizada por tecido cardíaco que se torna fibroso (doença de Keshan)

Sintomas de Toxicidade
Perda e enfraquecimento de cabelo e unhas; *rash* cutâneo, fadiga, irritabilidade e distúrbios do sistema nervoso; odor de alho na respiração

---

Cobre

O corpo contém cerca de 100 mg de cobre. Ele é encontrado em uma variedade de células e tecidos.

Funções do Cobre no Organismo O cobre serve como constituinte de diversas enzimas. As enzimas que contêm cobre apresentam diversas funções metabólicas com uma característica em comum: todas estão envolvidas em reações que consomem oxigênio ou radicais de oxigênio. Por exemplo, enzimas que contêm cobre catalisam a oxidação de ferro ferroso em ferro férrico.*[35] A função do cobre no metabolismo do ferro o torna um fator-chave na síntese da hemoglobina. Duas enzimas contendo cobre e zinco par-

---

*A enzima que contém cobre ceruloplasmina participa da oxidação de ferro ferroso em ferro férrico.

ticipam da defesa natural do organismo contra radicais livres.* Além disso, outra enzima de cobre ajuda na fabricação de colágeno e na cicatrização de feridas.** O cobre, assim como o ferro, é necessário em muitas reações metabólicas relacionadas com a liberação de energia.***

Deficiência e Toxicidade do Cobre A deficiência de cobre é rara. Nos animais, a deficiência de cobre eleva o colesterol no sangue e danifica os vasos sangüíneos, o que faz surgir questões, como se uma ingestão baixa de cobre na dieta poderia contribuir para a doença cardiovascular nos seres humanos. As dietas norte-americanas típicas fornecem quantidades adequadas. Alguns distúrbios genéticos criam uma toxicidade do cobre, mas ingestões excessivas provenientes dos alimentos são improváveis. Ingestões excessivas de suplementos podem causar dano hepático e, portanto, foi estabelecido um Limite Superior Tolerável de Ingestão.

Dois distúrbios genéticos raros afetam o estado do cobre em direções opostas. Na doença de Menkes, as células intestinais absorvem cobre, mas não podem liberá-lo na circulação, causando deficiência de ameaça à vida. Na doença de Wilson, o cobre se acumula no fígado e no cérebro, criando uma toxicidade que coloca a vida em risco. A doença de Wilson pode ser controlada reduzindo-se a ingestão de cobre, usando agentes quelantes, como a penicilamina, e tomando suplementos que contêm zinco, que interferem na absorção de cobre. (O uso de quelação no cuidado com a saúde é mencionado na discussão do Destaque 9, no Volume 2, de terapias alternativas.)

Fontes e Recomendações de Cobre As fontes alimentares mais ricas de cobre são as leguminosas, cereais integrais, nozes, frutos do mar e sementes. Mais da metade do cobre dos alimentos é absorvida, e a principal via de eliminação parece ser a bile. A água pode fornecer cobre, dependendo do tipo de encanamento e da dureza da água.

RESUMO O cobre é um componente de várias enzimas, todas envolvidas de alguma maneira com o oxigênio ou com a oxidação. Algumas agem como antioxidantes; já outras são essenciais para o metabolismo do ferro. Leguminosas, cereais integrais e frutos do mar são boas fontes de cobre. Consulte a tabela a seguir para saber a respeito dos fatos sobre o cobre.

Cobre

RDA 2001
Adultos: 900 μg/dia

Limite Superior Tolerável de Ingestão
1100 μg/dia

Principais Funções no Organismo
Necessário para a absorção e o uso de ferro na formação de hemoglobina; parte de diversas enzimas

Fontes Principais
Frutos do mar, nozes, cereais integrais, sementes, leguminosas

Sintomas da Deficiência
Anemia, anormalidades ósseas

Sintomas de Toxicidade
Dano hepático

Manganês

O corpo humano contém uma quantia minúscula de 20 mg de manganês. A maior parte dela pode ser encontrada nos ossos e, metabolicamente, ativa os órgãos, como o fígado, os rins e o pâncreas.

---

* Duas enzimas superóxido dismutase que contêm cobre defendem contra os radicais livres.
** A enzima que contém cobre lisil oxidase ajuda a sintetizar os tecidos conjuntivos.
*** A enzima que contém cobre citocromo C oxidase participa da cadeia de transporte de elétrons.

Funções do Manganês no Corpo O manganês age como um co-fator de muitas enzimas que facilitam o metabolismo do carboidrato, dos lipídios e dos aminoácidos. Além disso, metaloenzimas contendo manganês auxiliam na formação óssea e na conversão de piruvato em um componente do ciclo TCA.

Deficiência e Toxicidade do Manganês As necessidades de manganês são baixas, e muitos alimentos vegetais contêm quantidades significativas desse micromineral, de modo que a presença de deficiências é rara. No entanto, assim como é verdade para outros microminerais, os fatores da dieta, como fitatos, inibem sua absorção. Além disso, altas ingestões de ferro e de cálcio limitam a absorção de manganês, então, as pessoas que regularmente usam suplementos desses minerais podem comprometer seu estado de manganês.

A toxidade tem maior probabilidade de ocorrer em um ambiente contaminado com manganês do que na ingestão da dieta. Os mineradores que inalam grandes quantidades de poeira de manganês no trabalho em períodos longos mostram sintomas de uma doença cerebral, juntamente com anormalidades na aparência e no comportamento. Ainda assim, um Limite Superior Tolerável de Ingestão foi estabelecido com base em ingestões de alimento, água e suplementos.

Fontes e Recomendações de Manganês Produtos com cereais são os que mais contribuem com manganês na dieta. Com informações insuficientes para estabelecer uma RDA, uma AI foi estabelecida com base nas ingestões médias.

RESUMO Enzimas dependentes de manganês estão envolvidas na formação e em vários processos metabólicos. O manganês é abundante em alimentos vegetais, por isso a presença de deficiências é rara, embora o uso regular de suplementos de cálcio e ferro possa limitar a absorção de manganês. Um resumo do manganês é apresentado na tabela a seguir.

Manganês

AI 2001	Fontes Principais
Homens: 2,3 mg/dia	Nozes, cereais integrais, hortaliças folhosas, chá
Mulheres: 1,8 mg/dia	**Sintomas da Deficiência**
Limite Superior Tolerável de Ingestão	Raros
Adultos: 11 mg/dia	**Sintomas de Toxicidade**
Principais Funções no Organismo	Distúrbios do sistema nervoso
Co-fator para diversas enzimas	

Flúor

O flúor está presente em praticamente todos os solos, suprimentos de água, plantas e animais. Há somente uma quantidade mínima de flúor no corpo humano, mas com essa quantidade, os depósitos cristalinos em ossos e dentes são maiores e mais perfeitamente formados.

Funções do Flúor no Corpo Durante a mineralização dos ossos e dentes, o cálcio e o fósforo formam cristais chamados hidroxiapatita. Depois, o flúor substitui as porções hidroxil (OH) do cristal de hidroxiapatia, formando a **fluorapatita**, que deixa os ossos mais fortes e os dentes mais resistentes à cárie.

Flúor e Cáries Dentárias A cárie dentária é classificada como o problema de saúde mais difundido do país: uma estimativa de 95% da po-

> **fluorapatita:** forma estabilizada de cristal ósseo e dental, na qual o flúor substitui os grupos hidroxila de hidroxiapatita.

FIGURA 8-10 — População Norte-americana com Acesso à Água Fluoretada pelos Sistemas Públicos de Saneamento

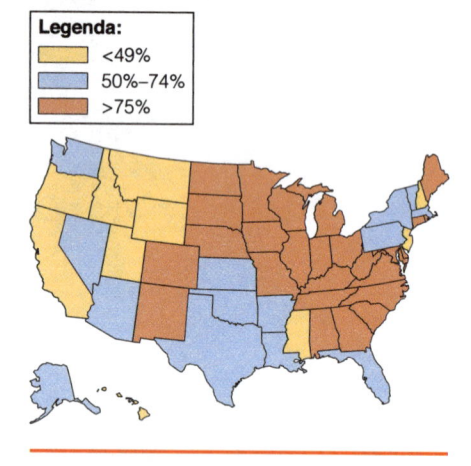

Legenda:
- <49%
- 50%–74%
- >75%

- Para se ter uma perspectiva, 1 parte por milhão (1 ppm) corresponde a aproximadamente 1 mg por litro.

- Para prevenir a fluorose:
  - Monitorar o teor de flúor do suprimento local de água.
  - Supervisionar crianças de 1 a 3 anos quando elas estão escovando os dentes e se estão usando pouca pasta (quantidade equivalente ao tamanho de uma ervilha).
  - Usar suplementos de flúor somente prescrito por um médico.

FIGURA 8-11 — Sintoma de Toxicidade do Flúor – Dentes Manchados em Função da Fluorose

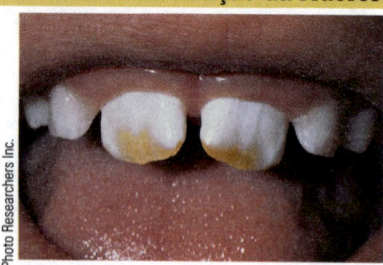

© Dr. P. Marrazi/Science Photo Library/Photo Researchers Inc.

fluorose: descoloração e corrosão do esmalte do dente causada por excesso de flúor durante o desenvolvimento do dente.

---

pulação possui dentes cariados, perdidos ou restaurados. Ao interferir na capacidade de uma pessoa de mastigar e comer ampla variedade de alimentos, esses problemas dentários podem rapidamente levar a imensa quantidade de problemas nutricionais. Na ausência de flúor, a cárie dentária é comum.

A água potável normalmente é a melhor fonte de flúor; mais de 65% da população dos Estados Unidos recebe flúor por meio do sistema público de água (veja a Figura 8-10).[36] (A maioria das águas em garrafa não tem flúor.) A fluoração da água potável para elevar a concentração de 1 parte de flúor por 1 milhão de partes de água oferece a maior proteção contra cáries dentárias e quase nenhum risco de toxicidade.[37] Ao fluorar a água potável, uma comunidade oferece a seus residentes, especialmente para as crianças, um modo seguro, econômico, prático e eficaz de defesa contra as cáries dentárias.[38]

Toxicidade do Flúor Muito flúor pode prejudicar os dentes, causando **fluorose**. Por esse motivo, um Limite Superior Tolerável de Ingestão foi estabelecido. Em casos leves, os dentes desenvolvem pequenas manchas brancas; nos casos graves, o esmalte sofre corrosão e é permanentemente manchado (como mostrado na Figura 8-11). A fluorose ocorre somente durante o desenvolvimento dentário e não pode ser revertida, tornando sua prevenção de alta prioridade. Para limitar a ingestão de flúor, tome cuidado para não engolir os produtos dentários contendo flúor, como pasta de dente e enxagüatório bucal.

Fontes e Recomendações de Flúor Como mencionado anteriormente, grande parte da população norte-americana tem acesso a água com uma concentração ideal de flúor, que normalmente fornece cerca de 1 mg por pessoa ao dia.[39] Os peixes e a maioria dos chás contêm quantidades apreciáveis de flúor natural.

HEALTHY PEOPLE 2010 — Aumenta a proporção da população norte-americana servida por sistemas de água comunitários com água idealmente fluoretada.

RESUMO — O flúor deixa os ossos mais fortes e os dentes mais resistentes à cárie. A fluoração em suprimentos públicos de água pode reduzir significativamente a incidência de cáries dentárias, mas um excesso de flúor durante o desenvolvimento dentário pode causar fluorose – esmalte dentário descolorido e corroído. A tabela resumo a seguir apresenta as informações sobre o flúor.

Flúor

AI 1997	Fontes Principais
Homens: 3,1 mg/dia	Água potável (se contendo flúor ou fluoretada), chá, frutos do mar
Mulheres: 3,1 mg/dia	

Limite Superior Tolerável de Ingestão	Sintomas da Deficiência
Adultos: 10 mg/dia	Suscetibilidade à cárie dentária

Principais Funções no Organismo	Sintomas de Toxicidades
Envolvido na formação de ossos e de dentes; ajuda a tornar os dentes resistentes à cárie	Fluorose (corrosão e descoloração dos dentes)

Cromo

O cromo é um mineral essencial que participa do metabolismo dos carboidratos e dos lipídios. Como o ferro, o cromo assume diferentes cargas. No caso do cromo, o íon Cr^{+++} é o mais estável e o mais comumente encontrado nos alimentos.

Papéis do Cromo no Organismo O cromo ajuda a manter a homeostase da glicose aumentando a atividade do hormônio insulina.■ Quando o cromo estiver faltando, uma condição semelhante ao diabetes pode se desenvolver com glicose elevada no sangue e comprometimento da tolerância à glicose e da resposta da insulina e do glucagon. Apesar dessas relações, achados de pesquisas sugerem que os suplementos de cromo não melhoram de modo eficaz as respostas da glicose ou da insulina no diabetes.[40]

■ Os componentes orgânicos pequenos que aumentam a ação da insulina são chamados **fatores de tolerância à glicose (GTF)**. Alguns fatores de tolerância à glicose contêm cromo.

Fontes e Recomendações de Cromo O cromo está presente em uma variedade de alimentos. As melhores fontes são alimentos não refinados, especialmente fígado, levedura de cerveja e cereais integrais. Quanto mais alimentos refinados as pessoas comerem, menos cromo elas estarão ingerindo.

Suplementos de Cromo As propagandas de suplementos tiveram êxito ao convencer os consumidores de que eles podem perder gordura e desenvolver músculos tomando o picolinato de cromo. O fato de os suplementos de cromo – picolinato ou sozinho – reduzirem a gordura ou aumentarem a força muscular continua controverso. (O Destaque 5, do Volume 2, faz uma revisão sobre o picolinato de cromo e outros suplementos que os atletas usam na esperança de melhorar seu desempenho.)

> **RESUMO** O cromo aumenta a ação da insulina. A deficiência desse mineral pode resultar em uma condição semelhante ao diabetes. O cromo está amplamente disponível em alimentos não refinados, incluindo levedura de cerveja, cereais integrais e fígado. A tabela a seguir fornece um resumo do cromo.

Cromo

RDA 2001	Sintomas da Deficiência
Homens: 35 µg/dia	Condição semelhante ao diabetes
Mulheres: 25 µg/dia	**Sintomas de Toxicidade**
Principais Funções no Organismo	Nenhum relatado
Aumenta a ação da insulina	
Fontes Principais	
Carnes (especialmente fígado), cereais integrais, levedura de cerveja	

Molibdênio

O **molibdênio** age como parte atuante de diversas metaloenzimas. Deficiências dietéticas de molibdênio são desconhecidas, pois as quantidades necessárias são minúsculas – só 0,1 parte por milhão de partes do tecido corporal. Leguminosas, pães e outros produtos com grãos, vegetais verdes folhosos, leite e fígado são alimentos ricos em molibdênio. As ingestões diárias médias estão dentro da variação sugerida de ingestões.

■ **molibdênio**: micromineral.

FIGURA 8-12 Cobalto com Vitamina B$_{12}$

A complicada molécula da vitamina B$_{12}$ contém um átomo do mineral cobalto. O nome alternativo para a vitamina B$_{12}$, cobalamina, reflete a presença de cobalto em sua estrutura.

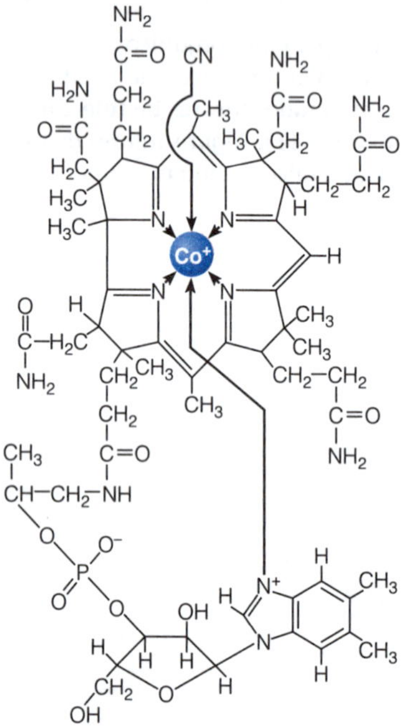

A toxicidade de molibdênio é rara, mas foi relatada em estudos com animais, e um Limite Superior Tolerável de Ingestão foi estabelecido. As características incluem dano hepático e anormalidades reprodutivas. Para um resumo dos fatos sobre o molibdênio, consulte a tabela a seguir.

Molibdênio 2001 RDA	Fontes Principais
Adultos: 45 µg/dia	Leguminosas, cereais, vísceras
Limite Superior Tolerável de Ingestão	**Sintomas da Deficiência**
Adultos: 2 mg/dia	Desconhecidos
Principais Funções no Organismo	**Sintomas de Toxicidade**
Co-fator de diversas enzimas	Nenhum relatado; efeitos reprodutivos nos animais

Outros Microminerais

A pesquisa para determinar se outros microminerais são essenciais é difícil, pois suas quantidades no corpo são reduzidas e as deficiências humanas são desconhecidas. Adivinhar quais são suas funções no organismo pode ser especialmente problemático. Muito do conhecimento disponível vem de pesquisas com animais.

O níquel pode servir como um co-fator para certas enzimas. O silício está envolvido na formação de ossos e do colágeno. O vanádio também é necessário para o crescimento e desenvolvimento ósseo, bem como para a reprodução normal. O cobalto é um mineral-chave na molécula grande da vitamina B$_{12}$ (veja a Figura 8-12), mas não é um nutriente essencial e nenhuma recomendação foi estabelecida. O boro pode desempenhar papel-chave nas atividades do cérebro; em animais, o boro fortalece os ossos.[41]

No futuro, muitos outros microminerais podem passar a desempenhar papéis nutricionais fundamentais. Mesmo o arsênico – conhecido com veneno usado por assassinos e como carcinógeno – pode se demonstrar essencial para os seres humanos em quantidades minúsculas; já foi comprovada sua utilidade no tratamento de alguns tipos de leucemia.

Minerais Contaminantes

O Capítulo 7 e este informaram as muitas formas da utilidade do corpo – mantendo o equilíbrio entre líquidos e eletrólitos, fornecendo suporte estrutural aos ossos, transportando oxigênio e auxiliando as enzimas. Ao contrário desses minerais que o corpo necessita, os minerais contaminantes comprometem o crescimento do corpo, na capacidade de trabalho e na saúde geral. Os minerais contaminantes incluem os **metais pesados** chumbo, mercúrio e cádmio que entram no suprimento alimentar por meio da poluição do solo, da água e do ar. Esta seção se concentra na intoxicação por chumbo, pois se trata da ameaça ambiental mais séria para crianças pequenas, mas todos os minerais contaminantes interrompem processos do corpo e comprometem o estado nutricional do mesmo modo.

Assim como os demais minerais, o chumbo é indestrutível; o corpo não é capaz de alterar a sua estrutura química. Sendo quimicamente semelhante a minerais nutrientes como ferro, cálcio e zinco (cátions com duas cargas posi-

metal pesado: qualquer um dos vários íons minerais, como mercúrio e chumbo, assim chamados em função de seu peso atômico relativamente elevado. Diversos metais pesados são tóxicos.

tivas), o chumbo os desloca de alguns locais metabólicos que normalmente eles ocupam, mas, depois disso, ele não consegue desempenhar seus papéis. Por exemplo, o chumbo compete com o ferro heme, porém, depois, não é capaz de carregar o oxigênio; do mesmo modo, o chumbo compete com o cálcio no cérebro, mas, depois, não consegue sinalizar mensagens das células nervosas. O excesso de chumbo no sangue também desarranja a estrutura das membranas dos glóbulos vermelhos, deixando-as porosas e frágeis. O chumbo também interage com os glóbulos brancos, afetando sua capacidade de combater as infecções, e se liga a anticorpos, impedindo seu esforço para resistir à doença.

Além de seus efeitos no sangue, o chumbo prejudica vários sistemas do corpo, especialmente o vulnerável sistema nervoso, os rins e a medula óssea. Ele compromete atividades normais, como o crescimento, ao interferir na atividade hormonal.[42] Ele interfere no desenvolvimento dentário e também pode contribuir com as cáries.[43] Mesmo em níveis baixos, as concentrações de chumbo no sangue estão correlacionadas com escores baixos de QI.[44] Resumindo, as interações do chumbo no corpo têm efeitos adversos profundos. Quanto maior a exposição, mais prejudiciais serão os efeitos. A Academia Americana de Pediatria recomenda testar as crianças que foram identificadas por possuir risco elevado de intoxicação por chumbo. Aquelas com níveis elevados de chumbo no sangue são tratadas com medicamentos que se ligam ao chumbo e o carregam para fora do organismo pela urina. A Tabela 8-1 relaciona os sintomas da toxicidade do chumbo.

O chumbo exemplifica os modos como todos os metais pesados se comportam no corpo: eles interferem com nutrientes que estão tentando executar suas tarefas. Os nutrientes "mocinhos" são expulsos pelos contaminantes "bandidos". Então, os contaminantes não conseguem desempenhar os papéis dos nutrientes, e a saúde decai. Para proteger nossa saúde, devemos nos defender contra a contaminação ingerindo alimentos ricos em nutrientes e preservando um ambiente limpo.

TABELA 8-1 Sintomas da Toxicidade do Chumbo

Em Crianças
- Dificuldades no aprendizado (memória de curta duração reduzida; problema com concentração)
- QI baixo
- Problemas comportamentais
- Crescimento lento
- Anemia ferropriva
- Cáries dentárias
- Distúrbios do sono (desperta à noite, inquietação, bate a cabeça)
- Distúrbios do sistema nervoso; convulsões
- Tempo de reação lento; coordenação fraca
- Audição comprometida

Em Adultos
- Hipertensão
- Complicações reprodutivas
- Insuficiência renal

Considerações Finais sobre os Nutrientes

Este capítulo completa as lições introdutórias sobre os nutrientes. Cada nutriente, dos aminoácidos ao zinco, foi descrito em profundidade – sua química, funções no organismo, fontes na dieta, sintomas de deficiência e toxicidade, e influências sobre a saúde e a doença. Um exame tão detalhado assim é informativo, mas também pode ser confuso. É importante se afastar do estudo míope sobre nutrientes individuais a fim de olhar para eles como um todo. Afinal de contas, as pessoas comem alimentos, não nutrientes, e a maioria dos alimentos fornece dúzias de nutrientes. Além do mais, os nutrientes atuam cooperativamente entre eles no corpo; suas ações são mais freqüentemente conhecidas como interações. Apenas este capítulo mencionou como o ferro depende da vitamina C para manter-se na forma ativa e como o cobre o incorpora na hemoglobina; como o zinco é necessário para ativar e transportar a vitamina A; e como tanto o iodo quanto o selênio são necessários para a síntese do hormônio tireoidiano. A tabela a seguir condensa as informações referentes aos microminerais para que você os reveja.

RESUMO: Os Microminerais

Minerais e Principais Funções	Sintomas da Deficiência	Sintomas de Toxicidade[a]	Principais Fontes
Ferro Parte da proteína hemoglobina, que carrega oxigênio no sangue; parte da proteína mioglobina em músculos, que disponibiliza o oxigênio para contração muscular; necessário para a utilização de energia como parte do maquinário metabólico das células	Anemia: fraqueza, fadiga, dores de cabeça, comprometimento do desempenho no trabalho; imunidade comprometida; palidez na pele, leitos ungueais, membranas mucosas e rugas na palma da mão; unhas côncavas; incapacidade de regular a temperatura corporal; pica	Incômodo gastrointestinal; Sobrecarga de ferro: infecções, fadiga, dor nas articulações, pigmentação da pele; dano dos órgãos	Carnes vermelhas, peixes, aves, mariscos, ovos, leguminosas, frutas secas
Zinco Faz parte da insulina e de muitas enzimas; associado à produção de material genético e proteína, reações imunológicas, transporte de vitamina A, percepção do gosto, cicatrização de feridas, produção de espermatozóides e desenvolvimento normal do feto	Retardo do crescimento, atraso na maturação sexual, função imunológica comprometida, queda capilar, lesões no olho e na pele, perda de apetite	Perda de apetite, imunidade comprometida, HDL baixa, deficiências de cobre e de ferro	Alimentos contendo proteína: carnes vermelhas, peixes, mariscos, aves, cereais integrais
Iodo Um componente de dois hormônios tireoidianos que ajudam a regular o crescimento, o desenvolvimento e a taxa metabólica	Glândula tireoidiana subativa, bócio, retardo mental e físico (cretinismo)	Glândula tireoidiana subativa, TSH elevado, bócio	Sal iodado, frutos do mar, plantas cultivadas em solo rico em iodo e animais alimentados com essas plantas
Selênio Parte de uma enzima defensora contra oxidação; regula o hormônio tireoidiano	Associado à doença de Keshan	Perda e quebra de cabelo e unhas; fadiga, irritabilidade e distúrbios do sistema nervoso; rash cutâneo, odor de alho na respiração	Frutos do mar, carne de órgãos; cereais integrais e hortaliças (dependendo do conteúdo do solo)
Cobre Ajuda na formação de hemoglobina; parte de diversas enzimas	Anemia, anormalidades ósseas	Dano hepático	Frutos do mar, nozes, leguminosas, cereais integrais, sementes
Manganês Co-fator para diversas enzimas	Raro	Distúrbios do sistema nervoso	Nozes, cereais integrais, hortaliças folhosas, chá
Flúor Ajuda na formação de ossos e dentes; confere resistência à cárie para os dentes	Suscetibilidade à cárie dentária	Fluorose (corrosão e descoloração) nos dentes	Água potável contendo flúor ou fluoretada, chá, frutos do mar
Cromo Aumenta a ação da insulina	Condição semelhante ao diabetes	Nenhum relatado	Carnes (fígado), cereais integrais, levedura de cerveja
Molibdênio Co-fator de diversas enzimas	Desconhecidos	Nenhum relatado	Leguminosas, cereais, vísceras

Estimativas sobre a quantidade de cada nutriente específico que o corpo necessita estão entre ingestões que são inadequadas e provocam doenças e ingestões que são excessivas e causam doenças. Entre a deficiência e a toxicidade está ampla gama de ingestões consideradas saudáveis – em graus variados. No passado, as necessidades de nutrientes foram determinadas pelo quanto era necessário para prevenir os sintomas da deficiência. Se a falta de um nutriente provocou doença, ele foi definido como essencial. Atualmente, as necessidades de nutrientes se baseiam no quanto é necessário para a saúde ideal. A quantidade de vitamina C necessária para a prevenção do escorbuto é bem menor que a quantidade correlacionada com a redução do risco de câncer, por exemplo. Além disso, os nutrientes estão sendo examinados dentro do contexto da dieta completa. Os benefícios para a saúde não são creditados somente à vitamina C, mas as frutas ricas em vitamina C e hortaliças que também fornecem muitos outros nutrientes – e não nutrientes (fitoquímicos) – importantes para a saúde.

As pessoas também podem melhorar sua saúde com atividades físicas. O gasto de energia é diferente do gasto de dinheiro: é desejável *gastar* energia, não economizá-la (de modo racional, é claro). Quanto mais energia as pessoas gastam, mais alimento elas podem se dispor a comer – alimentos que forneçam tanto nutrientes quanto prazer. O próximo capítulo apresenta detalhes sobre a nutrição e as atividades físicas.

A Nutrição em sua Vida

Os microminerais provenientes de uma variedade de alimentos, especialmente aqueles do grupo das carnes e substitutos, apresentam muitas atividades de seu organismo.

- Você come diariamente vários tipos de alimentos, incluindo alguma quantidade de carnes, frutos do mar, aves ou leguminosas?
- Você usa sal iodado?
- Você bebe água fluoretada?

NUTRIÇÃO NA REDE

Acesse estes sites (em inglês) para estudos mais aprofundados sobre os assuntos abordados neste capítulo.

- Encontre atualizações e *links* rápidos para esses sites e outros relacionados à nutrição no endereço:
  www.wadsworth.com/nutrition
- Faça uma busca por minerals (minerais) na American Dietetic Association (Associação Dietética Americana):
  www.eatright.org
- Faça uma busca por minerais individuais relacionados por nome no site de informações sobre saúde do governo dos Estados Unidos:
  www.healthfinder.gov
- Saiba mais a respeito da sobrecarga de ferro da Iron Overload Disease Association:
  www.ironoverload.org
- Saiba mais sobre o iodo e a doença tireoidiana da American Thyroid Association:
  www.thyroid.org

CÁLCULOS NUTRICIONAIS

Assim que dominar estes exemplos, você entenderá um pouco melhor os minerais e estará preparado(a) para examinar suas próprias escolhas alimentares. Certifique-se de indicar seus cálculos para cada problema (consulte as respostas no fim do capítulo).

1. Para cada um desses minerais, anote a unidade de medição para as recomendações:

   Ferro   Manganês
   Zinco   Flúor
   Iodo   Cromo
   Selênio   Molibdênio
   Cobre

2. Ordene os alimentos por sua densidade de ferro. A seguir está uma lista de alimentos com a quantidade de energia e o conteúdo de ferro por porção.

   a. Classifique esses alimentos pela quantidade de ferro em cada porção.

b. Calcule a densidade de ferro (divida os miligramas por quilocalorias) para esses alimentos e classifique-os pela quantidade de ferro por caloria.
c. Cite três alimentos que são mais ricos na segunda lista em comparação à primeira lista.
d. O que esses alimentos têm em comum?

Alimento	Ferro (mg)	Energia (kcal)	Densidade de Ferro (mg/kcal)
Leite, gordura reduzida, 1 xícara	0,10	85	
Queijo cheddar, 30 g	0,19	114	
Brócolis, cozinhado em estado fresco, cortado, 1 xícara	1,31	44	
Batata-doce, assada com casca, 1 unidade	0,51	117	
Melão cantaloupe, ½	0,56	93	
Cenouras, fresca, ½ xícara	0,48	35	
Pão de trigo integral, 1 fatia	0,87	64	
Ervilhas verdes, cozidas congeladas, ½ xícara	1,26	62	
Maçã, média	0,38	125	
Bife de contrafilé, magro, 120 g	3,81	228	
Costeleta de porco, magra, grelhada, 1 unidade	0,66	166	

QUESTÕES PARA ESTUDO

Estas questões o ajudarão a revisar este capítulo.

1. Diferencie ferro heme e não-heme. Discuta os fatores que aumentam a absorção de ferro.
2. Diferencie deficiência de ferro e anemia ferropriva. Quais são os sintomas da anemia ferropriva?
3. O que causa a sobrecarga de ferro? Quais são seus sintomas?
4. Descreva as semelhanças e as diferenças na absorção e na regulação do ferro e do zinco.
5. Discuta os possíveis motivos para uma baixa ingestão de zinco. Quais fatores afetam a biodisponibilidade do zinco?
6. Descreva as principais funções do iodeto, selênio, cobre, manganês, flúor, cromo e molibdênio no corpo.
7. Qual medida de saúde pública foi tomada para prevenir o bócio simples? Qual medida foi recomendada para proteção contra a cárie dentária?
8. Discuta a importância de dietas balanceadas e variadas para se obter minerais essenciais e evitar toxicidades.
9. Descreva alguns modos como os microminerais interagem uns com os outros e com outros nutrientes.

Estas questões de múltipla escolha o ajudarão a preparar-se para um exame. As respostas podem ser encontradas no fim do capítulo.

1. A absorção de ferro é comprometida por:
   a. heme;
   b. fitatos;
   c. vitamina C;
   d. fator MFP.

2. Qual dessas pessoas tem *menor* probabilidade de desenvolver deficiência de ferro?
   a. garoto de 3 anos;
   b. homem de 52 anos;
   c. garota de 17 anos;
   d. mulher de 24 anos.

3. Qual das seguintes opções *não* descreve células sangüíneas com deficiência grave de ferro?
   a. anemia;
   b. microcítica;
   c. perniciosa;
   d. hipocrômica.

4. Qual destes itens fornece o ferro de melhor absorção?
   a. 1 maçã;
   b. 1 xícara de leite;
   c. 90 g de bife;
   d. ½ xícara de espinafre.

5. A proteína intestinal que ajuda a regular a absorção de zinco é a:
   a. albumina;
   b. ferritina;
   c. hemossiderina;
   d. metalotioneína.

6. Um sinal clássico da deficiência de zinco é:
   a. anemia;
   b. bócio;
   c. dentes manchados;
   d. retardo de crescimento.

7. O cretinismo é causado por uma deficiência de:
   a. ferro;
   b. zinco;
   c. iodo;
   d. selênio.

8. O mineral mais conhecido por seu papel como um antioxidante é o:
   a. cobre;
   b. selênio;
   c. manganês;
   d. molibdênio.

9. A fluorose ocorre quando o flúor:
   a. é excessivo;
   b. é inadequado;
   c. se liga com o fósforo;
   d. interage com o cálcio.

10. Qual mineral aumenta a atividade de insulina?
    a. zinco;
    b. iodo;
    c. cromo;
    d. manganês.

REFERÊNCIAS BIBLIOGRÁFICAS

1. R. A. Anderson, Role of dietary factors: Micronutrients, *Nutrition Reviews* 58 (2000): S10–S11.
2. M. Wessling-Resnick, Iron transport, *Annual Review of Nutrition* 20 (2000): 129–151; N. C. Andrews, Disorders of iron metabolism, *New England Journal of Medicine* 341 (1999): 1986–1995.
3. Committee on Dietary Reference Intakes, *Dietary Reference Intakes for Vitamin A, Vitamin K, Arsenic, Boron, Chromium, Copper, Iodine, Iron, Manganese, Molybdenum, Nickel, Silicon, Vanadium, and Zinc* (Washington, D.C.: National Academy Press, 2001), p. 315.
4. S. Miret, R. J. Simpson, and A. T. McKie, Physiology and molecular biology of dietary iron absorption, *Annual Review of Nutrition* 23 (2003): 283–301.
5. L. Hallberg and L. Hulthén, Prediction of dietary iron absorption: An algorithm for calculating absorption and bioavailability of dietary iron, *American Journal of Clinical Nutrition* 71 (2000): 1147–1160.
6. M. B. Reddy, R. F. Hurrell, and J. D. Cook, Estimation of nonheme-iron bioavailability from meal composition, *American Journal of Clinical Nutrition* 71 (2000): 937–943.
7. Committee on Dietary Reference Intakes, 2001, p. 351.
8. J. R. Hunt and Z. K. Roughead, Nonheme-iron absorption, fecal ferritin excretion, and blood indexes of iron status in women consuming controlled lactoovovegetarian diets for 8 wk, *American Journal of Clinical Nutrition* 69 (1999): 944–952.
9. J. R. Hunt and Z. K. Roughead, Adaptation of iron absorption in men consuming diets with high or low iron bioavailability, *American Journal of Clinical Nutrition* 71 (2000): 94–102.
10. R. S. Eisenstein, Iron regulatory proteins and the molecular control of mammalian iron metabolism, *Annual Review of Nutrition* 20 (2000): 627–662.
11. J. L. Beard and J. R. Connor, Iron status and neural functioning, *Annual Review of Nutrition* 23 (2003): 41–58.
12. World Health Organization, http://www.who.int/nut/ida.htm.
13. Iron deficiency–United States, 1999–2000, *Morbidity and Mortality Weekly Report* 51 (2002): 897–899.
14. L. Hallberg, Perspectives on nutritional iron deficiency, *Annual Review of Nutrition* 21 (2001): 1–21.
15. B. Annibale and coauthors, Reversal of iron deficiency anemia after *Helicobacter pylori* eradication in patients with asymptomatic gastritis, *Annals of Internal Medicine* 131 (1999): 668–672.
16. T. Brownlie and coauthors, Marginal iron deficiency without anemia impairs aerobic adaptation among previously untrained women, *American Journal of Clinical Nutrition* 75 (2002): 734–742.
17. J. Beard, Iron deficiency alters brain development and functioning, *Journal of Nutrition* 133 (2003): 1468S–1472S; E. M. Ross, Evaluation and treatment of iron deficiency in adults, *Nutrition in Clinical Care* 5 (2002): 220–224.
18. J. D. Haas and T. Brownlie, Iron deficiency and reduced work capacity: A critical review of the research to determine a causal relationship, *Journal of Nutrition* 131 (2001): 676S–690S.
19. A. L. M. Heath and S. J. Fairweather-Tait, Health implications of iron overload: The role of diet and genotype, *Nutrition Reviews* 61 (2003): 45–62.
20. R. E. Fleming and W. S. Sly, Mechanisms of iron accumulation in hereditary hemochromatosis, *Annual Review of Physiology* 64 (2002): 663–680; R. J. Wood, The "anemic" enterocyte in hereditary hemochromatosis: Molecular insights into the control of intestinal iron absorption, *Nutrition Reviews* 60 (2002): 144–148; M. J. Nowicki and B. R. Bacon, Hereditary hemochromatosis in siblings: Diagnosis by genotyping, *Pediatrics* 105 (2000): 426–429; A. S. Tavill, Clinical implications of the hemochromatosis gene, *New England Journal of Medicine* 341 (1999): 755–757.
21. B. Lachili and coauthors, Increased lipid peroxidation in pregnant women after iron and vitamin C supplementation, *Biological Trace Element Research* 83 (2001): 103–110; V. Herbert, S. Shaw, and E. Jayatilleke, Vitamin C–driven free radical generation from iron, *Journal of Nutrition* 126 (1996): 1213S–1220S.
22. U. Ramakrishnan, E. Kuklina, and A. D. Stein, Iron stores and cardiovascular disease risk factors in women of reproductive age in the United States, *American Journal of Clinical Nutrition* 76 (2002): 1256–1260; C. T. Stempos and coauthors, Serum ferritin and death from all causes and cardiovascular disease: The NHANES II Mortality Study, National Health and Nutrition Examination Study, *Annals of Epidemiology* 10 (2000): 441–448; J. Danesh and P. Appleby, Coronary heart disease and iron status: Meta-analyses of prospective studies, *Circulation* 99 (1999): 852–854; B. de Valk and J. J. Marx, Iron, atherosclerosis, and ischemic heart disease, *Archives of Internal Medicine* 159 (1999): 1542–1548; K. Klipstein-Grobusch and coauthors, Serum ferritin and risk of myocardial infarction in the elderly: The Rotterdam Study, *American Journal of Clinical Nutrition* 69 (1999): 1231–1236.
23. J. L. Derstine and coauthors, Iron status in association with cardiovascular disease risk in 3 controlled feeding studies, *American Journal of Clinical Nutrition* 77 (2003): 56–62; K. Klipstein-Grobusch and coauthors, Dietary iron and risk of myocardial infarction in the Rotterdam Study, *American Journal of Epidemiology* 149 (1999): 421–428.
24. M. Shannon, Ingestion of toxic substances by children, *New England Journal of Medicine* 342 (2000): 186–191; C. C. Morris, Pediatric iron poisonings in the United States, *Southern Medicine Journal* 93 (2000): 352–358.
25. W. J. Bartfay and coauthors, Cytotoxic aldehyde generation in heart following acute iron-loading, *Journal of Trace Elements in Medicine and Biology* 14 (2000): 14–20; A. S. Ioannides and J. M. Panisello, Acute respiratory distress syndrome in children with acute iron poisoning: The role of intravenous desferrioxamine, *European Journal of Pediatrics* 159 (2000): 158–159; J. P. Pestaner and coauthors, Ferrous sulfate toxicity: A review of autopsy findings, *Biological Trace Element Research* 69 (1999): 191–198.
26. Committee on Dietary Reference Intakes, 2001, p. 351.
27. J. R. Backstrand, The history and future of food fortification in the United States: A public health perspective, *Nutrition Reviews* 60 (2002): 15–26.
28. S. Zlotkin and coauthors, Randomized, controlled trial of single versus 3-times-daily ferrous sulfate drops for treatment of anemia, *Pediatrics* 108 (2001): 613–616.
29. C. L. Adams and coauthors, Zinc absorption from a low-phytic acid maize, *American Journal of Clinical Nutrition* 76 (2002): 556–559.
30. T. A. Strand and coauthors, Effectiveness and efficacy of zinc for the treatment of acute diarrhea in young children, *Pediatrics* 109 (2002): 898–903; N. Bhandari and coauthors, Substantial reduction in severe diarrheal morbidity by daily zinc supplementation in young North Indian children, *Pediatrics* 109 (2002): e86; C. Duggan and W. Fawzi, Micronutrients and child health: Studies in international nutrition and HIV infection, *Nutrition Reviews* 59 (2001): 358–369; The Zinc Investigators' Collaborative Group, Therapeutic effects of oral zinc in acute and persistent diarrhea in children in

developing countries: Pooled analysis of randomized controlled trials, *American Journal of Clinical Nutrition* 72 (2000): 1516–1522; R. B. Costello and J. Grumstrup-Scott, Zinc: What role might supplements play? *Journal of the American Dietetic Association* 100 (2000): 371–375.

31. B. H. McElroy and S. P. Miller, Effectiveness of zinc gluconate glycine lozenges (Cold-Eeze) against the common cold in school-aged subjects: A retrospective chart review, *American Journal of Therapeutics* 9 (2002): 472–475; I. Marshall, Zinc for the common cold, *Cochrane Database of Systematic Reviews* 2 (2000): CD001364; J. L. Jackson, E. Lesho, and C. Peterson, Zinc and the common cold: A meta-analysis revisited, *Journal of Nutrition* 130 (2000): 1512S–1515S; A. S. Prasad and coauthors, Duration of symptoms and plasma cytokine levels in patients with the common cold treated with zinc acetate: A randomized, double-blind, placebo-controlled trial, *Annals of Internal Medicine* 133 (2000): 245–252; R. B. Turner and W. E. Cetnarowski, Effect of treatment with zinc gluconate or zinc acetate on experimental and natural colds, *Clinical Infectious Diseases* 31 (2000): 1202–1208.

32. T. van den Briel and coauthors, Improved iodine status is associated with improved mental performance of schoolchildren in Benin, *American Journal of Clinical Nutrition* 72 (2000): 1179–1185.

33. D. M. Driscoll and P. R. Copeland, Mechanism and regulation of selenoprotein synthesis, *Annual Review of Nutrition* 23 (2003): 17–40.

34. J. W. Finley and C. D. Davis, Selenium (Se) from high-selenium broccoli is utilized differently than selenite, selanate and selenomethionine, but is more effective in inhibiting colon carcinogenesis, *Biofactors* 14 (2001): 191–196.

35. N. E. Hellman and J. D. Gitlin, Ceruloplasmin metabolism and function, *Annual Review of Nutrition* 22 (2002): 439–458.

36. Populations receiving optimally fluoridated public drinking water–United States, 2000, *Morbidity and Mortality Weekly Report* 51 (2002): 144–147.

37. Position of the American Dietetic Association: The impact of fluoride on health, *Journal of the American Dietetic Association* 101 (2001): 126–132.

38. Recommendations for using fluoride to prevent and control dental caries in the United States, *Morbidity and Mortality Weekly Report* 50 (2001): entire supplement.

39. Populations receiving optimally fluoridated public drinking water–United States, 2000, 2002.

40. M. D. Althuis and coauthors, Glucose and insulin responses to dietary chromium supplements: A meta-analysis, *American Journal of Clinical Nutrition* 76 (2002): 148–155; L. G. Trow and coauthors, Lack of effect of dietary chromium supplementation on glucose tolerance, plasma insulin and lipoprotein levels in patients with type 2 diabetes, *International Journal of Vitamin and Nutrition Research* 70 (2000): 14–18.

41. T. A. Devirian and S. L. Volpe, The physiological effects of dietary boron, *Critical Reviews in Food and Science Nutrition* 43 (2003): 219–231.

42. S. G. Selevan and coauthors, Blood lead concentration and delayed puberty in girls, *New England Journal of Medicine* 348 (2003): 1527–1536.

43. M. E. Moss, B. P. Lanphear, and P. A. Auinger, Association of dental caries and blood lead levels, *Journal of the American Medical Association* 281 (1999): 2294–2298.

44. R. L. Canfield and coauthors, Intellectual impairment in children with blood lead concentrations below 10 μg per deciliter, *New England Journal of Medicine* 348 (2003): 1517–1526.

RESPOSTAS

Cálculos Nutricionais

1. Ferro: mg.   Selênio: μg.   Flúor: mg.
   Zinco: mg.   Cobre: μg.   Cromo: μg.
   Iodo: μg.   Manganês: mg.   Molibdênio: μg.

2. a. Bife de contrafilé > brócolis > ervilhas verdes > pão > costeleta de porco > melão cantaloupe > batata-doce > cenouras > maçã > queijo > leite.

   b. Brócolis > ervilhas verdes > bife de contrafilé > cenouras > pão > melão cantaloupe > batata-doce > costeleta de porco > maçã > queijo > leite.

   c. Brócolis, ervilhas verdes e cenouras são maiores na lista de calorias.

   d. Todos são hortaliças.

Alimento	Densidade de Ferro (mg/kcal)
Leite, gordura reduzida, 1 xícara	0.10 mg ÷ 85 kcal = 0.0012 mg/kcal
Queijo *cheddar*, 30 g	0.19 mg ÷ 114 kcal = 0.0017 mg/kcal
Brócolis, cozido fresco, cortado, 1 xícara	1.31 mg ÷ 44 kcal = 0.0298 mg/kcal
Batata-doce, assada com casca, 1 unidade	0.51 mg ÷ 117 kcal = 0.0044 mg/kcal
Melão cantaloupe, ½	0.56 mg ÷ 93 kcal = 0.0060 mg/kcal
Cenoura, fresca, ½ xícara	0.48 mg ÷ 35 kcal = 0.0137 mg/kcal
Pão de trigo integral, 1 fatia	0.87 mg ÷ 64 kcal = 0.0136 mg/kcal
Ervilhas verdes, cozidas congeladas, ½ xícara	1.26 mg ÷ 62 kcal = 0.0203 mg/kcal
Maçã, média	0.38 mg ÷ 125 kcal = 0.0030 mg/kcal
Bife de contrafilé, magro, 120 g	3.81 mg ÷ 228 kcal = 0.0167 mg/kcal
Costeleta de porco, magra, grelhada, 1 unidade	0.66 mg ÷ 166 kcal = 0.0040 mg/kcal

Questões para Estudo (múltipla escolha)

1. b   2. b   3. c   4. c   5. d
6. d   7. c   8. b   9. a   10. c

DESTAQUE 8

Fitoquímicos e Alimentos Funcionais

O Capítulo 8 completa as discussões introdutórias sobre as seis classes de nutrientes – carboidratos, lipídios, proteínas, vitaminas, minerais e água. Além desses nutrientes, os alimentos contêm milhares de componentes não nutricionais, incluindo os fitoquímicos. No Volume 2, serão introduzidos os fitoquímicos como componentes encontrados em alimentos derivados de vegetais (*fito* significa planta) que têm atividade biológica no corpo. A pesquisa sobre fitoquímicos está diariamente em expansão, aumentando nosso conhecimento sobre suas funções sobre a saúde humana, mas ainda existem muitas questões e apenas respostas experimentais. Somente poucas dezenas dentre os milhares de fitoquímicos foram pesquisadas, e só uma amostragem é mencionada neste destaque – o suficiente para ilustrar sua ampla variedade de fontes alimentares e funções no suporte à saúde.

O conceito de que os alimentos fornecem benefícios à saúde, além daqueles que vêm dos nutrientes, surgiu de inúmeros estudos epidemiológicos que mostram os efeitos protetores de dietas com base em vegetais contra o câncer e doença cardíaca. Há anos, as pessoas vêm usando os alimentos para manter a saúde e prevenir doenças, porém, agora, esses alimentos receberam um nome – são chamados **alimentos funcionais** (o glossário a seguir define este e outros termos relacionados). Grande parte desse texto louva os benefícios dos alimentos funcionais da natureza – grãos ricos em fibras dietéticas, peixes ricos em ácidos graxos ômega 3 e frutas ricas em fitoquímicos, por exemplo. Este destaque começa com uma olhada em alguns dos alimentos funcionais familiares, os fitoquímicos que eles contêm e seus papéis na prevenção de doenças. Em seguida, a discussão passa a examinar o mais controverso dos alimentos funcionais – os novos alimentos nos quais foram adicionados fitoquímicos para promover a saúde.[1] Ainda não está claro como esses alimentos estão no contexto de uma dieta saudável.[2]

Os Fitoquímicos

Nos alimentos, os fitoquímicos concedem gostos, aromas, cores e outras características. São eles que dão a sensação de queimação das pimentas, o sabor pungente do alho e a cor vermelha-escura dos tomates. No corpo, os fitoquímicos podem ter profundos efeitos fisiológicos, atuando como antioxidantes, imitando hormônios e suprimindo o desenvolvimento de doenças.[3] A Tabela D8-1 apresenta os nomes, possíveis efeitos e fontes alimentares de alguns dos fitoquímicos mais bem conhecidos.

Defesa contra o Câncer

Uma variedade de fitoquímicos proveniente de vários alimentos parece proteger contra danos ao DNA e de-

GLOSSÁRIO

flavonóides: pigmentos amarelos nos alimentos; fitoquímicos que podem exercer efeitos fisiológicos no corpo.

linhaça: pequena semente marrom do linho; utilizada no preparo de assados, com cereais ou outros alimentos e valorizada pela indústria como fonte de óleo de linhaça e fibra.

alimentos funcionais: alimentos que contêm compostos fisiologicamente ativos que oferecem benefícios à saúde, além de suas contribuições nutricionais; às vezes chamados *alimentos projetados* ou *nutracêuticos*.

lignanos: fitoquímicos presentes na linhaça, mas não no óleo de linhaça, os quais são convertidos em fitosteróis por bactérias intestinais e estão sob estudo como possíveis agentes anticancerígenos.

luteína: pigmento vegetal de coloração amarela; fitoquímico que, segundo se acredita, desempenha papéis no funcionamento do olho e na saúde.

licopeno: pigmento responsável pela cor vermelha dos tomates e de outros vegetais de coloração vermelha; fitoquímico que pode agir como um antioxidante no corpo.

fitoestrógenos: compostos de origem vegetal que possuem similaridades estruturais e funcionais ao estrógeno humano. Os fitoestrógenos incluem genisteína, daidzeína e gliciteína.

fitosteróis: compostos de origem vegetal que possuem similaridades estruturais com o colesterol, e reduzem esse colesterol do sangue competindo pela absorção. Os fitosteróis incluem os ésteres esteróis e os ésteres etanóis.

probióticos: ingredientes microbianos dos alimentos que são benéficos à saúde. Ingredientes alimentícios não digeríveis que estimulam o crescimento de bactérias favoráveis são chamados **prebióticos**.

- **pro** = para
- **bios** = vida
- **pre** = antes

iogurte: leite fermentado por culturas bacterianas específicas.

Lembrete: Os *fitoquímicos* são componentes não nutrientes encontrados em alimentos de origem vegetal que possuem atividade biológica no corpo.

TABELA D8-1 Fitoquímicos – suas Fontes Alimentares e Ações

Nome	Possíveis Efeitos	Fontes Alimentares
Capsaicina	Modula a coagulação sangüínea, possivelmente reduzindo o risco de coágulos fatais no coração e doenças arteriais.	Pimentas
Carotenóides (incluem betacaroteno, licopeno, luteína e centenas de componentes relacionados)[a]	Atua como antioxidantes, reduzindo possivelmente os riscos de câncer e outras doenças.	Frutas e hortaliças profundamente pigmentados (damascos, brócolis, melão cantaloupe, cenouras, abóbora, espinafre, batatas-doce, tomates)
Curcumina	Pode inibir enzimas que ativam carcinógenos.	Açafrão de cor amarela, tempero de cor amarela
Flavonóides (incluem flavonas, flavonóides, isoflavonas, catechinas e outros)[b,c]	Atuam como antioxidantes; varrem carcinógenos; captam nitratos no estômago, prevenindo a conversão em nitrosaminas; inibem a proliferação celular.	Bagas, chá preto, aipo, frutas cítricas, chá verde, azeitonas, cebolas, orégano, uvas roxas, suco de uvas roxas, sojas e produtos derivados da soja, hortaliças, trigo integral, vinho
Indóis[d]	Pode desencadear a produção de enzimas que bloqueiam o dano ao DNA de carcinógenos; pode inibir a ação do estrógeno.	Brócolis e outras hortaliças crucíferas (couve de bruxelas, repolho, couve-flor), raiz-forte, mostarda
Isotiocianatos (incluindo sulforafano)	Inibem as enzimas que ativam carcinógenos; desencadeiam a produção de enzimas que desintoxicam carcinógenos.	Brócolis e outras hortaliças crucíferas (couve de bruxelas, repolho, couve-flor), raiz-forte, mostarda
Lignanos[e]	Bloqueiam a atividade do estrógeno nas células, possivelmente reduzindo o risco de câncer da mama, do cólon, dos ovários e da próstata.	Linhaça e seu óleo, cereais integrais
Monoterpenos (incluem limoneno)	Podem desencadear a produção de enzimas para desintoxicar carcinógenos; inibem a promoção de câncer e a proliferação celular.	Cascas de frutas cítricas e óleos
Componentes organossulfurados	Podem acelerar a produção de enzimas destruidoras de carcinógenos; reduzem a produção de enzimas ativadoras de carcinógenos.	Cebolinha, alho, alho-poró, cebolas
Ácidos fenólicos[c]	Podem desencadear a produção de enzimas para produzir carcinógenos solúveis em água, facilitando a excreção.	Grãos de café, frutas (maçãs, mirtilos, cerejas, uvas, laranjas, pêras, ameixas secas), aveias, batatas, sojas
Ácido fítico	Liga-se a minerais, prevenindo a formação de radicais livres, possivelmente reduzindo o risco de câncer.	Cereais integrais
Fitoestrógenos (genisteína e daidzeína)	A inibição do estrógeno pode produzir essas ações; inibem a replicação celular no trato GI; reduzem o risco de cânceres de mama, cólon, ovário, próstata e outros cânceres sensíveis ao estrógeno; reduzem a sobrevivência das células cancerígenas. A imitação de estrógeno pode reduzir o risco de osteoporose.	Sojas, farinha de soja, leite de soja, tofu, proteína vegetal texturizada, outros produtos de leguminosas
Inibidores de protease	Podem suprimir a produção de enzimas em células cancerígenas, retardando o crescimento do tumor; inibem a ligação de hormônios; inibem mudanças malignas em células.	Brotos de brócolis, batatas, sojas e outros leguminosas, produtos da soja
Resveratrol	Compensa os efeitos prejudiciais às artérias das dietas ricas em gordura.	Vinho tinto, amendoins
Saponinas	Podem interferir na replicação de DNA, impedindo a multiplicação das células cancerígenas; estimulam a resposta imunológica.	Brotos de alfafa, outros brotos, hortaliças verdes, batatas, tomates
Taninos[c]	Podem inibir a ativação dos carcinógenos e a promoção de câncer; agem como antioxidantes.	Feijão-fradinho, uvas, lentilhas, vinho branco e tinto, chá

a Outros carotenóides incluem alfacaroteno, betacriptoxantina e zeaxantina.
b Outros flavonóides de interesse incluem ácido elágico e ácido ferúlico; consulte também *fitoestrógenos*.
c Subconjunto do grupo grande *fitoquímicos fenólicos*.
d Indóis incluem ditiotionas, isotiocianatos e outros.
e Lignanos atuam como fitosteróis, mas suas fontes alimentares são limitadas.

fender o corpo contra o câncer.[4] A seguir, temos alguns exemplos.

As sojas e seus derivados estão correlacionados com baixas taxas de câncer, especialmente com cânceres de mama e de próstata.[5] As sojas – assim como o óleo de **linhaça**, os cereais integrais, as frutas e as hortaliças – são fontes ricas em uma gama de fitoquímicos, entre eles os **fitoestrógenos**. Os fitoestrógenos são componentes vegetais que imitam muito bem ou modulam os efeitos do hormônio esteróide estrógeno no corpo.[6] Esses fitoestrógenos possuem atividade antioxidante e parecem retardar o crescimento dos cânceres de mama e de próstata.[7]

Os tomates parecem oferecer proteção contra cânceres do esôfago, pulmão, próstata e estômago. Com os fitoquímicos responsáveis por esse efeito está o **licopeno**, um dos muitos parentes carotenóides do betacaroteno. O licopeno é o pigmento que dá a cor avermelhada ao damasco, à goiaba, ao mamão, às toranjas rosas e à melancia – e é especialmente abundante nos tomates e nos produtos feitos com tomate. O licopeno é um potente antioxidante que parece inibir o crescimento das células cancerígenas.[8] É importante notar que esses benefícios são observados quando as pessoas ingerem *alimentos* que contêm produtos feitos a partir de tomates ricos em licopeno.[9]

Sojas e tomates são apenas dois das muitas frutas e vegetais julgados como fornecedores de atividade anticancerígena. Os pesquisadores especulam que as pessoas podem reduzir seus riscos de cânceres pela metade ao simplesmente atender às recomendações atuais de ingestão de cinco ou mais porções de frutas e hortaliças por dia.

Defesa contra a Doença Cardíaca

As dietas com base principalmente em alimentos não processados parecem contribuir com a saúde cardíaca de forma melhor que aquelas encontradas em alimentos altamente refinados – talvez por causa da abundância de nutrientes, fibras ou fitoquímicos, como **flavonóides**.[10] Os flavonóides, um grupo grande de fitoquímicos conhecido por suas qualidades promotoras de saúde, são encontrados em cereais integrais, leguminosas, soja, hortaliças, frutas, ervas, temperos, chás, chocolate, nozes, azeite de oliva e vinhos tintos.[11] Os flavonóides são poderosos antioxidantes que podem auxiliar na proteção para o colesterol LDL contra a oxidação e reduzir a aderência de plaquetas sangüíneas, tornando a coagulação sangüínea menos provável.[12] Uma abundância de *alimentos* contendo flavonóides na dieta reduz os riscos das doenças crônicas.[13] É importante observar que nenhuma afirmação pode ser feita dizendo que os próprios flavonóides são fatores de proteção, especialmente quando eles são extraídos dos alimentos e vendidos como suplementos.[14]

Além dos flavonóides, as frutas e as hortaliças são ricas em carotenóides. Estudos sugerem que uma dieta rica em carotenóides também está associada a um risco menor de doença cardíaca.[15] Entre os carotenóides que podem defender contra a doença cardíaca nota-se a **luteína** e o licopeno.[16]

Os **fitosteróis** da soja e outros vegetais também podem proteger contra doença cardíaca.[17] Essas moléculas semelhantes ao colesterol são naturalmente encontradas em todos os vegetais e inibem absorção de colesterol no organismo.[18] Como resultado, os níveis sangüíneos de colesterol caem. Os fitoestrógenos da soja também oferecem proteção contra a doença cardíaca ao agir como antioxidantes e ao reduzir a pressão sangüínea.[19]

Os Fitoquímicos em Perspectiva

Uma vez que os alimentos fornecem milhares de fitoquímicos, além de dúzias de nutrientes, os pesquisadores devem ser cuidadosos ao dar crédito para benefícios particulares de saúde a qualquer componente. Dietas ricas em cereais integrais, leguminosas, hortaliças, frutas e nozes parecem ser protetores contra doenças cardíacas e cânceres, mas a identificação *dos* alimentos específicos ou componentes de alimentos responsáveis é difícil.[20] Cada alimento possui uma gama única de fitoquímicos – frutas cítricas fornecem monoterpenos; uvas, resveratrol; e linhaça, que são **lignanos**. Os brócolis podem conter até 10 mil fitoquímicos diferentes – cada um com potencial para influenciar alguma ação no corpo. Bebidas como vinho, temperos como orégano, e azeites como o de oliva contêm fitoquímicos que podem explicar, ainda que parcialmente, o motivo pelo qual as pessoas que vivem na região do Mediterrâneo têm riscos reduzidos de doença cardíaca.[21] Mesmo a identificação de todos os fitoquímicos e seus efeitos não responde a todas as questões, pois as ações de fitoquímicos podem ser complementares ou sobrepostas – o que reforça o princípio de variedade no planejamento da dieta.[22] Para uma apreciação da gama de fitoquímicos oferecida por uma variedade de frutas e hortaliças, veja a Figura D8-1.

Alimentos Funcionais

Uma vez que os alimentos contêm naturalmente milhares de fitoquímicos que são biologicamente ativos no corpo, praticamente todos eles têm alguma contribuição para a saúde. Em outras palavras, mesmo alimentos simples e integrais, na realidade, são alimentos funcionais. As frutas silvestres podem ajudar a proteger contra infecções do trato urinário; o alho pode reduzir o colesterol no sangue; e os tomates podem proteger contra alguns cânceres, só para citar alguns exemplos.[23] No entanto, isso não impediu os fabricantes de alimentos de também tentarem criar alimentos funcionais. A criação de mais alimentos funcionais se tornou a tendência de maior crescimento e maior influência, e transformou o suprimento alimentar norte-americano.[24]

Muitos alimentos processados se tornam alimentos funcionais quando são enriquecidos com nutrientes ou melhorados com fitoquímicos ou ervas (suco de laranja enriquecido com cálcio, por exemplo). Com menos freqüência, um alimento inteiramente novo é criado, como no caso de um substituto da carne feito de micoproteína – uma proteína derivada de um fungo.*[25] Esse alimento funcional não fornece apenas fibra, gorduras poliinsaturadas e proteína de alta qualidade na dieta, mas também

---

* Esse produto de micoproteína é comercializado com o nome de Quorn.

FIGURA D8-1 Uma Gama de Fitoquímicos em uma Variedade de Frutas e Vegetais

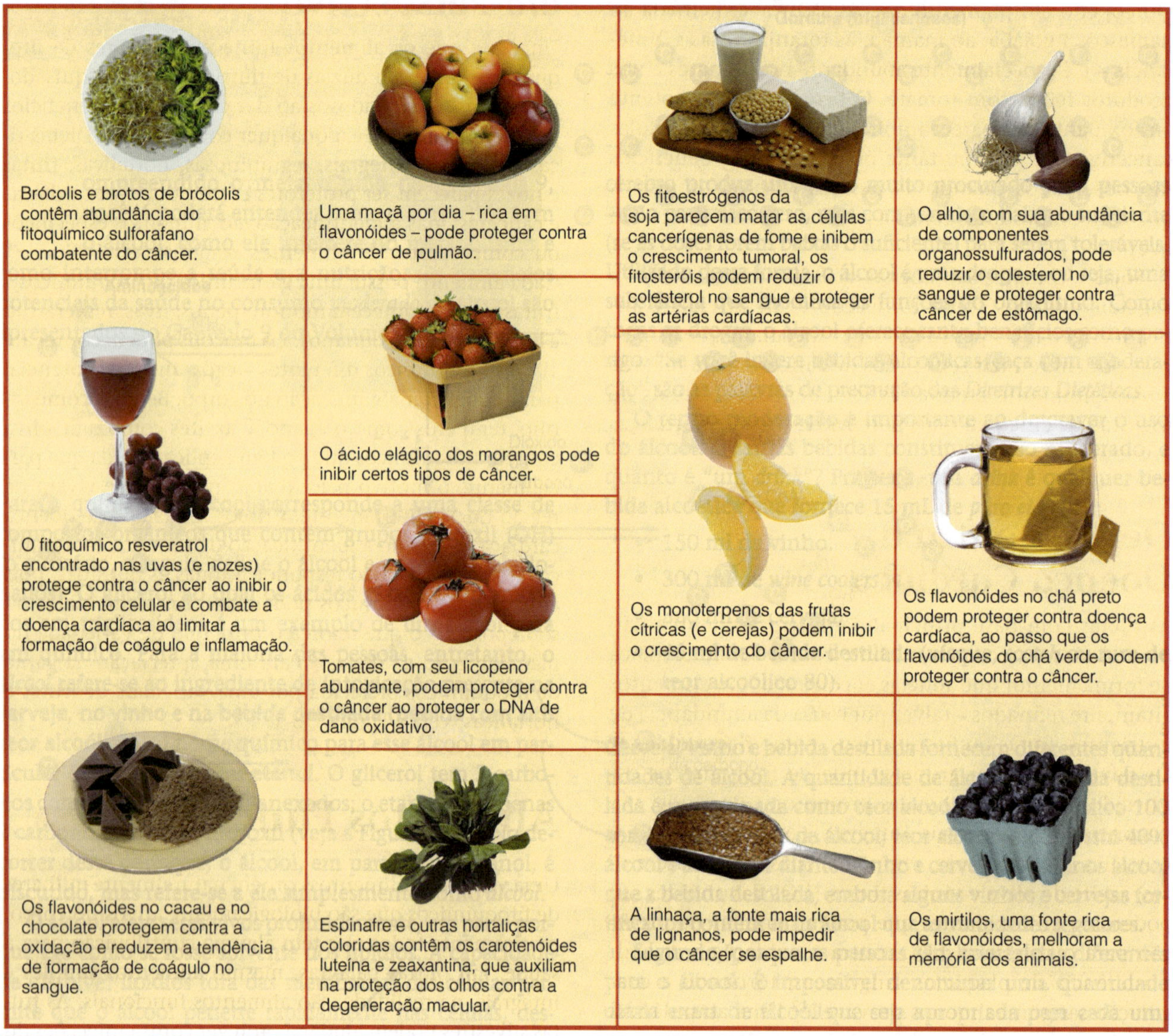

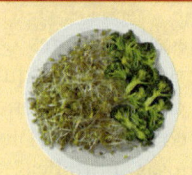

Brócolis e brotos de brócolis contêm abundância do fitoquímico sulforafano combatente do câncer.

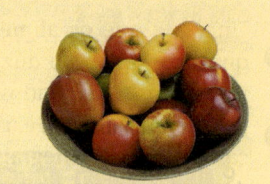

Uma maçã por dia – rica em flavonóides – pode proteger contra o câncer de pulmão.

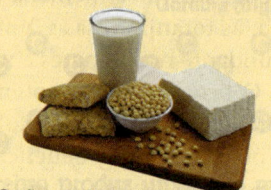

Os fitoestrógenos da soja parecem matar as células cancerígenas de fome e inibem o crescimento tumoral, os fitosteróis podem reduzir o colesterol no sangue e proteger as artérias cardíacas.

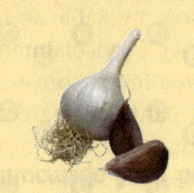

O alho, com sua abundância de componentes organossulfurados, pode reduzir o colesterol no sangue e proteger contra câncer de estômago.

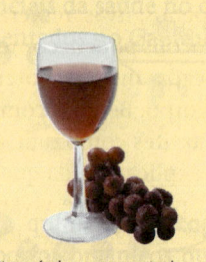

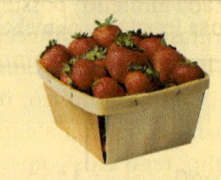

O ácido elágico dos morangos pode inibir certos tipos de câncer.

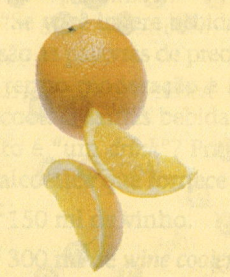

O fitoquímico resveratrol encontrado nas uvas (e nozes) protege contra o câncer ao inibir o crescimento celular e combate a doença cardíaca ao limitar a formação de coágulo e inflamação.

Tomates, com seu licopeno abundante, podem proteger contra o câncer ao proteger o DNA de dano oxidativo.

Os monoterpenos das frutas cítricas (e cerejas) podem inibir o crescimento do câncer.

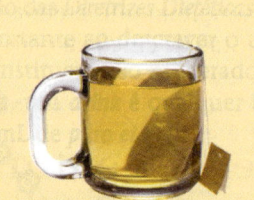

Os flavonóides no chá preto podem proteger contra doença cardíaca, ao passo que os flavonóides do chá verde podem proteger contra o câncer.

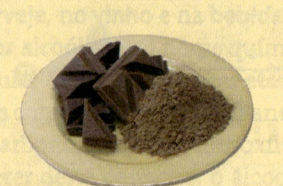

Os flavonóides no cacau e no chocolate protegem contra a oxidação e reduzem a tendência de formação de coágulo no sangue.

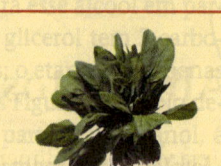

Espinafre e outras hortaliças coloridas contêm os carotenóides luteína e zeaxantina, que auxiliam na proteção dos olhos contra a degeneração macular.

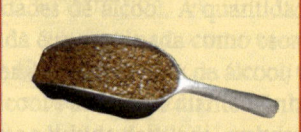

A linhaça, a fonte mais rica de lignanos, pode impedir que o câncer se espalhe.

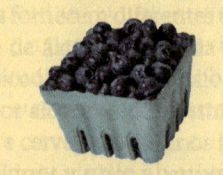

Os mirtilos, uma fonte rica de flavonóides, melhoram a memória dos animais.

---

reduz o colesterol LDL, eleva o colesterol HDL, melhora a resposta da glicose e prolonga a saciedade após uma refeição. Esse alimento funcional novo levanta uma questão – trata-se de um alimento ou de uma droga?

Alimentos Usados como Medicamentos

Há pouco tempo, a maioria de nós concordaria com a definição sobre o que era alimento e o que era medicamento. Hoje em dia, os alimentos funcionais confundem as distinções. Eles têm características semelhantes tanto às dos alimentos quanto às dos medicamentos, mas não se encaixam completamente em nenhuma das categorias.

Considere os poderes de cura do **iogurte**, por exemplo. O iogurte contém *lactobacilos* e outras bactérias vivas que fermentam o leite no iogurte. Esses microrganismos, chamados **probióticos**, alteram a população de micróbios no trato gastrointestinal, que melhora as defesas contra distúrbios gastrointestinais.[26] Está sendo realizada uma pesquisa para se determinar se os probióticos podem ajudar a aliviar a diarréia, a doença intestinal inflamatória e intolerância à lactose; aumentar a função imunológica; proteger contra o câncer gastrointestinal e reduzir o colesterol no sangue.[27] Conforme as informações sobre como os benefícios em potencial de probióticos se desenvolvem, os fabricantes de alimentos começam a incluir esses microorganismos em uma variedade de outros alimentos. As empresas alimentícias já desenvolveram produtos com fitoquímicos adicionados. Considere a margarina, por exemplo.

Ingerir margarina não-hidrogenada com moderação em vez de manteiga de forma generosa pode reduzir o colesterol no sangue ligeiramente ao longo de vários meses, e isso claramente se enquadra na categoria de alimentos. Tomar o medicamento Lipitor®, por outro lado, reduz significativamente o colesterol no sangue em semanas e claramente se enquadra na categoria de medicamentos. Mas a margarina incrementada com um fitosterol que reduz o colesterol no sangue está em uma área nebulosa entre as duas. A margarina parece e tem sabor de alimento, porém atua como um medicamento.

O uso de alimentos funcionais como medicamento cria todo um novo conjunto de problemas de planejamento de dieta. Não apenas os alimentos devem fornecer uma ingestão adequada de todos os nutrientes para sustentar uma boa saúde, mas eles também devem fornecer ingredientes que se assemelham a medicamentos para proteger contra doenças. Assim como os medicamentos usados para tratar doenças crônicas, os alimentos funcionais podem precisar ser ingeridos diversas vezes por dia durante vários meses ou anos para ter um efeito benéfico. Usuários esporádicos podem ficar decepcionados com os resultados. Quando usados quatro vezes por dia durante quatro semanas, a margarina enriquecida com fitosteróis reduz o colesterol em 8%, bem mais que a margarina regular faz, porém não se aproxima da redução de 32% observados nos medicamentos redutores de colesterol.[28] Por esse motivo, os alimentos funcionais podem ser mais úteis na prevenção e em casos leves de doenças que para intervenção e casos mais graves.

Os alimentos e os medicamentos também diferem drasticamente no preço. Os alimentos funcionais, como frutas fabricadas com adição de fitoquímicos, podem ser caros, custando até seis vezes mais que os produtos convencionais. O preço dos alimentos funcionais tipicamente fica entre o preço dos alimentos tradicionais e o preço de remédios.

Questões Não Respondidas

Para conseguir um efeito saudável desejável, qual é a melhor escolha: ingerir um alimento criado para afetar certas funções corporais ou simplesmente para se adequar à dieta? Faz mais sentido usar uma margarina enriquecida com um fitosterol que reduz o colesterol sangüíneo ou simplesmente limitar a quantidade de manteiga ingerida?*[29] É mais inteligente comer ovos enriquecidos com ácidos graxos ômega 3 ou restringir o consumo de ovos?[30] Os alimentos funcionais podem oferecer uma solução sensata para melhorar a saúde de nossa nação – se feitos corretamente? Talvez sim – mas há um problema com os alimentos funcionais: a indústria alimentícia está se movendo tão rapidamente que fica difícil tanto para os cientistas quanto para o FDA (Food and Drug Administration – órgão de controle de alimentos e medicamentos) acompanhar o ritmo. Os consumidores podiam comprar sopa com erva-de-são-joão, pois afirmavam melhorar o humor, e suco de fruta com equinácea que deveria combater resfriados enquanto os cientistas ainda estavam conduzindo estudos sobre esses ingredientes. A pesquisa para determinar a segurança e a eficácia dessas substâncias ainda está em progresso. Até que esse trabalho seja concluído, os consumidores devem encontrar por conta própria as respostas para as seguintes questões:[31]

- *Funciona?* Não existe pesquisa geral e os achados não são conclusivos.
- *Qual é a quantidade?* Não é requerido que os rótulos dos alimentos listem as quantidades de fitoquímicos adicionados. Mesmo se forem, os consumidores não têm um padrão de comparação e não podem deduzir se as quantidades mencionadas são pequenas ou grandes. O mais importante, até que a pesquisa seja concluída, é que os fabricantes de alimentos não sabem quais quantidades (se há alguma) são as mais eficazes – ou tóxicas.
- *É seguro?* Os alimentos funcionais podem agir como medicamentos. Eles contêm ingredientes que podem alterar as funções corporais, e outros efeitos colaterais. Porém, ao contrário dos rótulos dos medicamentos, os rótulos dos alimentos não fornecem instruções para dosagem, freqüência ou duração de tratamento.
- *É saudável?* A adição de fitoquímicos em um alimento não o torna magicamente uma escolha saudável. Um doce pode ser fortificado com fitoquímicos, mas ainda assim é feito principalmente de açúcar e de gordura.

Os críticos sugerem que a designação "alimentos funcionais" pode não passar de uma ferramenta de *marketing*. Afinal de contas, mesmo os pesquisadores mais experientes ainda não conseguem identificar a combinação perfeita de nutrientes e fitoquímicos que esteja condizente com a saúde ideal. Contudo, os fabricantes estão experimentando livremente várias preparações como se possuíssem tal conhecimento. Está correta a inserção de fitoquímicos em alimentos como frituras e rotulá-los como "funcionais", implicando assim em benefícios para a saúde? Queremos que nossos filhos recebam nutrição provinda de doces de caramelo e de bolos de chocolate enriquecidos?

Alimentos Futuros

A natureza elegantemente projetou alimentos para nos fornecer uma complexa gama de dezenas de nutrientes e milhares de componentes adicionais que podem beneficiar a saúde – a maioria dos quais ainda temos de identificar ou entender. Ao longo dos anos, ingerimos tais alimentos e primeiro os desconstruímos e, depois, os reconstruímos em um esforço para "melhorá-los". Com novos entendimentos científicos sobre como os nutrientes – e a miríade de outros componentes em alimentos – interagem com genes, podemos algum dia ser capazes de criar alimen-

---

* Os produtos que contêm margarina e reduzem colesterol no sangue contêm ésteres de esterol de óleos vegetais, soja e milho, ou ésteres de estanol da polpa da madeira.

tos para atender às necessidades exatas de saúde de cada indivíduo.³² De fato, nosso conhecimento do genoma humano e da nutrição humana pode se unir muito bem a fim de permitir recomendações específicas para indivíduos com base em sua predisposição para doenças relacionadas com a dieta.³³

Se a presente tendência continuar, então um dia os médicos poderão ser capazes de prescrever os alimentos perfeitos para melhorar sua saúde, e os fazendeiros serão capazes de cultivá-los. Como o Destaque 10, do Volume 2, explica, os cientistas desenvolveram a tecnologia genética para alterar a composição de colheitas de alimentos. Eles podem cultivar arroz enriquecido com vitamina A e tomates contendo uma vacina para a hepatite. Parece bem provável que alimentos poderão ser criados com o intuito de atender a qualquer possível necessidade humana. Mas, então, de certo modo, isso já era bem verdade há cem anos quando nos baseávamos na generosidade da natureza.

NUTRIÇÃO NA REDE

Acesse estes sites (em inglês) para estudos mais aprofundados sobre os assuntos abordados neste destaque.

- Encontre atualizações e links rápidos para estes sites e outros relacionados à nutrição no endereço: **www.wadsworth.com/nutrition**
- Faça uma busca por *functional foods* (alimentos funcionais) no International Food Information Council (Conselho Internacional de Informação Alimentar): **www.ificinfo.org**
- Faça uma busca por *functional foods* (alimentos funcionais) no Center for Science in the Public Interest: **www.cspinet.org**
- Descubra se foram emitidas advertências para um ingrediente alimentar qualquer no site da FDA: **www.fda.gov**

REFERÊNCIAS BIBLIOGRÁFICAS

1. J. A. Milner, Functional foods: The US perspective, *American Journal of Clinical Nutrition* 71 (2000): 1654S–1659S.
2. C. H. Halsted, Dietary supplements and functional foods: 2 sides of a coin? *American Journal of Clinical Nutrition* 77 (2003): 1001S–1007S.
3. P. M. Kris-Etherton and coauthors, Bioactive compounds in foods: Their role in the prevention of cardiovascular disease and cancer, *American Journal of Medicine* 113 (2002): 71S–88S.
4. C. S. Yang and coauthors, Inhibition of carcinogenesis by dietary polyphenolic compounds, *Annual Review of Nutrition* 21 (2001): 381–406; M. Abdulla and P. Gruber, Role of diet modification in cancer prevention, *Biofactors* 12 (2000): 45–51.
5. C. A. Lamartiniere, Protection against breast cancer with genistein: A component of soy, *American Journal of Clinical Nutrition* 71 (2000): 1705S–1707S.
6. I. C. Munro and coauthors, Soy isoflavones: A safety review, *Nutrition Reviews* 61 (2003): 1–33.
7. C. A. Lamartiniere and coauthors, Genistein chemoprevention: Timing and mechanisms of action in murine mammary and prostate, *Journal of Nutrition* 132 (2002): 552S–558S.
8. D. Heber and Q. Y. Lu, Overview of mechanisms of action of lycopene, *Experimental Biology and Medicine* 227 (2002): 920–923; T. M. Vogt and coauthors, Serum lycopene, other serum carotenoids, and risk of prostate cancer in US blacks and whites, *American Journal of Epidemiology* 155 (2002): 1023–1032; Q. Y. Lu and coauthors, Inverse associations between plasma lycopene and other carotenoids and prostate cancer, *Cancer Epidemiology, Biomarkers and Prevention* 10 (2001): 749–756.
9. E. Giovannucci and coauthors, A prospective study of tomato products, lycopene, and prostate cancer risk, *Journal of the National Cancer Institute* 94 (2002): 391–398; L. Chen and coauthors, Oxidative DNA damage in prostate cancer patients consuming tomato sauce–based entrees as a whole-food intervention, *Journal of the National Cancer Institute* 93 (2001): 1872–1879.
10. J. A. Ross and C. M. Kasum, Dietary flavonoids: Bioavailability, metabolic effects, and safety, *Annual Review of Nutrition* 22 (2002): 19–34.
11. F. M. Steinberg, M. M. Bearden, and C. L. Keen, Cocoa and chocolate flavonoids: Implications for cardiovascular health, *Journal of the American Dietetic Association* 103 (2003): 215–223; F. Visioli, and C. Galli, Biological properties of olive oil phytochemicals, *Critical Reviews in Food Science and Nutrition* 42 (2002): 209–221; Y. J. Surh, Anti-tumor promoting potential of selected spice ingredients with antioxidative and anti-inflammatory activities: A short review, *Food and Chemical Toxicology* 40 (2002): 1091–1097; J. M. Geleijnse and coauthors, Inverse association of tea and flavonoid intakes with incident myocardial infarction: The Rotterdam Study, *American Journal of Clinical Nutrition* 75 (2002): 880–886, C. L. Keen, Chocolate: Food as medicine/medicine as food, *Journal of the American College of Nutrition* 20 (2001): 436S–439S.
12. B. Fuhrman and M. Aviram, Flavonoids protect LDL from oxidation and attenuate atherosclerosis, *Current Opinion in Lipidology* 12 (2001): 41–48.
13. M. Messina, C. Gardner, and S. Barnes, Gaining insight into the health effects of soy but a long way still to go: Commentary on the Fourth International Symposium on the Role of Soy in Preventing and Treating Chronic Disease, *Journal of Nutrition* 132 (2002): 547S–551S; P. Knekt and coauthors, Flavonoid intake and risk of chronic diseases, *American Journal of Clinical Nutrition* 76 (2002): 560–568.
14. Ross and Kasum, 2002.
15. S. K. Osganian and coauthors, Dietary carotenoids and risk of coronary artery disease in women, *American Journal of Clinical Nutrition* 77 (2003): 1390–1399; S. Liu and coauthors, Intake of vegetables rich in carotenoids and risk of coronary heart disease in men: The Physicians' Heart Study, *International Journal of Epidemiology* 30 (2001): 130–135; S. B. Kritchevsky, beta-Carotene, carotenoids and the prevention of coronary heart disease, *Journal of Nutrition* 129 (1999): 5–8.
16. T. H. Rissanen and coauthors, Serum lycopene concentrations and carotid atherosclerosis: The Kuopio Ischaemic Heart Disease Risk Factor Study, *American Journal of Clinical Nutrition* 77 (2003): 133–138; Heber and Lu, 2002; J. H. Dwyer and coauthors, Oxygenated carotenoid lutein and progression of early atherosclerosis: The Los Angeles atherosclerosis study, *Circulation* 103 (2001): 2922–2927; L. Arab and S. Steck, Lycopene and cardiovascular disease, *American Journal of Clinical Nutrition* 71 (2000): 1691S–1695S.
17. R. E. Ostlund, Jr., Phytosterols in human nutrition, *Annual Review of Nutrition* 22 (2002): 533–549.
18. C. A. Vanstone and coauthors, Unesterified plant sterols and stanols lower LDL- cholesterol concentrations equivalently in hypercholesterolemic persons, *American Journal of Clinical Nutrition* 76 (2002): 1272–1278.

19. M. Rivas and coauthors, Soy milk lowers blood pressure in men and women with mild to moderate essential hypertension, *Journal of Nutrition* 132 (2002): 1900–1902.
20. Kris-Etherton and coauthors, 2002; C. M. Steinmaus, S. Nunez, and A. H. Smith, Diet and bladder cancer: A meta-analysis of six dietary variables, *American Journal of Epidemiology* 151 (2000): 693–702.
21. F. Visioli, A. Poli, and C. Gall, Antioxidant and other biological activities of phenols from olives and olive oil, *Medicinal Research Reviews* 22 (2002): 65–75; A. Trichopoulou, E. Vasilopoulou, and A. Lagiou, Mediterranean diet and coronary heart disease: Are antioxidants critical? *Nutrition Reviews* 57 (1999): 253–255.
22. J. W. Lampe, Health effects of vegetables and fruit: Assessing mechanism of action in human experimental studies, *American Journal of Clinical Nutrition* 70 (1999): 475S–490S.
23. A. B. Howell and B. Foxman, Cranberry juice and adhesion of antibiotic resistant uropathogens, *Journal of the American Medical Association* 287 (2002): 3082–3083; C. W. Hadley and coauthors, Tomatoes, lycopene, and prostate cancer: Progress and promise, *Experimental Biology and Medicine* 227 (2002): 869–880; R. T. Ackermann and coauthors, Garlic shows promise for improving some cardiovascular risk factors, *Archives of Internal Medicine* 161 (2001): 813–824.
24. Position of the American Dietetic Association: Functional foods, *Journal of the American Dietetic Association* 99 (1999): 1278–1285.
25. T. Peregrin, Mycoprotein: Is America ready for a meat substitute derived from a fungus? *Journal of the American Dietetic Association* 102 (2002): 628.
26. M. E. Sanders, Probiotics: Considerations for human health, *Nutrition Reviews* 61 (2003): 91–99; M. H. Floch and J. Hong-Curtiss, Probiotics and functional foods in gastrointestinal disorders, *Current Gastroenterology Reports* 3 (2001): 343–350; Probiotics and prebiotics, *American Journal of Clinical Nutrition* (supplement) 73 (2001): entire issue.
27. J. M. Saavedra and A. Tschernia, Human studies with probiotics and prebiotics: Clinical implications, *British Journal of Nutrition* 87 (2002): S241–S246; P. Marteau and M. C. Boutron-Ruault, Nutritional advantages of probiotics and prebiotics, *British Journal of Nutrition* 87 (2002): S153–S157; G. T. Macfarlane and J. H. Cummings, Probiotics, infection and immunity, *Current Opinion in Infectious Diseases* 15 (2002): 501–506; L. Kopp-Hoolihan, Prophylactic and therapeutic uses of probiotics: A review, *Journal of the American Dietetic Association* 101 (2001): 229–238; M. B. Roberfroid, Prebiotics and probiotics: Are they functional foods? *American Journal of Clinical Nutrition* 71 (2000): 1682S–1687S.
28. L. A. Simons, Additive effect of plant sterol-ester margarine and cerivastatin in lowering low-density lipoprotein cholesterol in primary hypercholesterolemia, *American Journal of Cardiology* 90 (2002): 737–740.
29. P. Nestel and coauthors, Cholesterol-lowering effects of plant sterol esters and non-esterified stanols in margarine, butter and low-fat foods, *European Journal of Clinical Nutrition* 55 (2001): 1084–1090.
30. D. J. Farrell, Enrichment of hen eggs with n-3 long-chain fatty acids and evaluation of enriched eggs in humans, *American Journal of Clinical Nutrition* 68 (1998): 538–544.
31. C. Hasler and coauthors, How to evaluate the safety, efficacy, and quality of functional foods and their ingredients, *Journal of the American Dietetic Association* 101 (2001): 733–736; B. Brophy and D. Schardt, Functional foods, *Nutrition Action Healthletter*, April 1999, pp. 3–7.
32. J. A. Milner, Functional foods and health: A US perspective, *British Journal of Nutrition* 88 (2002): S151–S158.
33. C. M. Hasler, The changing face of functional foods, *Journal of the American College of Nutrition* 19 (2000): 499S–506S; I. H. Rosenberg, *What Is a Nutrient? Defining the Food-Drug Continuum* (Washington, D.C.: Center for Food and Nutrition Policy, 1999).

Capítulo 9

Metabolismo: Transformações e Interações

A Nutrição em sua Vida

Você toma café-da-manhã e corre para a aula. Após o almoço, estuda para a prova do dia seguinte. Depois do jantar tem aula de dança. Já parou para pensar como o alimento que você ingere fornece energia para as atividades em sua vida? O que acontece quando não come – ou quando come muito? Saiba como as células de seu corpo transformam carboidratos, gorduras e proteínas em energia – e o que acontece quando as células recebem qualquer um desses nutrientes demais ou de menos. Descubra as vias metabólicas que levam à gordura corporal e aquelas que auxiliam a atividade física. É realmente muito fascinante.

Resumo do Capítulo

Reações Químicas no Organismo

Degradação de Nutrientes para a Obtenção de Energia: *Glicose • Glicerol e Ácidos Graxos • Aminoácidos • Quebra de Nutrientes para a Produção de Energia – Resumo • As Etapas Finais do Catabolismo*

Saldo da Energia do Corpo: *A Economia do Excesso • A Transição do Excesso para o Jejum • A Economia do Jejum*

Destaque 9: *Álcool e Nutrição*

A energia nos permite respirar, andar de bicicleta, compor músicas e fazer tudo o que fazemos. Toda a energia que sustenta a vida humana inicialmente vem do Sol. Durante a **fotossíntese**, as plantas produzem açúcares simples a partir do dióxido de carbono e captam a energia da luz solar nas ligações químicas desses açúcares. Então, os seres humanos se alimentam de plantas ou de animais que ingeriram essas plantas. Esses alimentos fornecem energia, mas como o corpo obtém essa energia dos alimentos? Este capítulo apresenta os nutrientes que fornecem **combustível** ao corpo e os acompanha por meio de uma série de reações que liberam energia a partir de suas ligações químicas. Conforme as ligações se quebram, elas liberam energia em uma versão comparada ao processo pelo qual a madeira queima em uma fogueira. Tanto a madeira quanto o alimento têm potencial para fornecer energia. Quando a madeira queima na presença do oxigênio, são liberados calor e luz (energia), vapor (água) e um pouco de dióxido de carbono e cinzas (resíduos). De forma semelhante, durante o **metabolismo** do corpo, energia, água e dióxido de carbono são liberados.

Ao estudar o metabolismo, você entenderá como o corpo utiliza o alimento para satisfazer suas necessidades e por que alguns alimentos satisfazem melhor

fotossíntese: processo no qual as plantas verdes usam a energia solar para produzir carboidratos a partir de dióxido de carbono e da água.
- **foto** = luz
- **síntese** = juntar (produzir)

combustível: compostos que as células podem usar para obter energia. Os principais combustíveis são glicose, ácidos graxos e aminoácidos; outros combustíveis incluem corpos cetônicos, ácido lático, glicerol e álcool.

metabolismo: soma total de todas as reações químicas que acontecem em células vivas. O metabolismo inclui todas as reações pelas quais o corpo obtém e gasta a energia do alimento.

essas necessidades que outros. Os leitores interessados no controle do peso descobrirão quais alimentos mais contribuem para a gordura corporal e quais escolher, ao tentar ganhar ou perder peso com segurança. Leitores fisicamente ativos descobrirão quais alimentos contribuem mais nas atividades de resistência e quais escolher, ao tentar desenvolver massa corporal magra.

Reações Químicas no Organismo

Os capítulos anteriores apresentaram algumas das reações químicas do organismo: a formação e a quebra de ligações químicas em carboidratos, lipídios e proteínas. O metabolismo é a soma de todas estas e outra reações químicas que ocorrem nas células vivas; o *metabolismo energético* inclui todos os meios pelos quais o corpo obtém e utiliza energia a partir do alimento.

Os Capítulos 2, 3 e 4 contêm a base para o estudo do metabolismo; uma breve revisão pode ser útil. Durante a digestão, são quebrados os três nutrientes fornecedores de energia – carboidratos, lipídios e proteínas – em quatro unidades básicas que podem ser absorvidas pelo sangue:

- os carboidratos a glicose (e outros monossacarídeos).
- as gorduras (triglicerídeos) a glicerol e ácidos graxos.
- as proteínas a aminoácidos.

O organismo utiliza carboidratos e gorduras para a maior parte de suas necessidades energéticas; aminoácidos são usados principalmente como blocos de construção para proteínas, mas eles também fazem parte das vias energéticas, contribuindo com cerca de 10% a 15% da energia utilizada em um dia.

Procure essas quatro unidades básicas que aparecem repetidas vezes nas reações metabólicas descritas neste capítulo. O álcool também entra em várias vias metabólicas; o Destaque 9 enfoca como o álcool interfere no metabolismo e como o corpo lida com isso.

Reações de Anabolismo Os capítulos anteriores descrevem como as reações de condensação combinam as unidades básicas dos nutrientes fornecedores de energia para formar compostos do organismo. Moléculas de glicose podem se agrupar para construir cadeias de glicogênio. Glicerol e ácidos graxos podem se juntar formando triglicerídeos. Aminoácidos unem-se para gerar proteínas. Cada uma dessas reações inicia-se com compostos simples e pequenos que são utilizados como blocos de formação para fabricar estruturas mais complexas e amplas. Essas reações envolvem trabalho e, dessa forma, requerem energia. A formação de compostos do organismo é conhecida como **anabolismo**; este livro representa reações anabólicas, onde possível, com setas apontadas "para cima" em diagramas químicos (como os mostrados na Figura 9-1).

Reações de Quebra – Catabolismo A quebra de compostos do organismo é conhecida como **catabolismo**; reações catabólicas liberam energia e são representadas, onde possível, por setas apontadas "para baixo" em diagramas químicos (como na Figura 9-1). Os capítulos anteriores descrevem como as reações de hidrólise quebram o glicogênio em glicose, triglicerídeos em ácidos graxos e glicerol, e proteínas em aminoácidos. Quando o corpo precisa de energia, ele quebra qualquer dessas quatro unidades básicas, ou todas elas, em unidades ainda menores, como será descrito posteriormente.

Transferência de Energia em Reações *Energia* é a capacidade de realizar trabalho. O conceito de energia pode ser difícil de compreender porque, embora cada aspecto de nossa vida dependa de energia, ela não pode ser vista ou

---

anabolismo: reações nas quais pequenas moléculas são agrupadas para formar outras maiores. Reações anabólicas requerem energia.

catabolismo: reações nas quais moléculas grandes são quebradas em moléculas menores. Reações catabólicas liberam energia.

FIGURA 9-1 — Comparação das Reações Anabólica e Catabólica

OBSERVAÇÃO: Você não precisa memorizar um código de cores para entender as figuras neste capítulo, mas pode achar útil saber que azul é usado para os carboidratos, amarelo para gorduras e vermelho para proteínas.

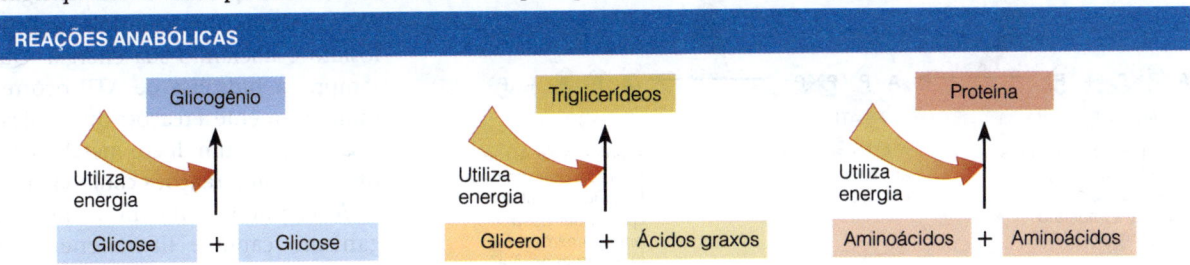

REAÇÕES ANABÓLICAS

Glicogênio ← (Utiliza energia) Glicose + Glicose

Triglicerídeos ← (Utiliza energia) Glicerol + Ácidos graxos

Proteína ← (Utiliza energia) Aminoácidos + Aminoácidos

Reações anabólicas incluem a produção de glicogênio, triglicerídeos e proteínas; essas reações requerem quantidades diferentes de energia.

REAÇÕES CATABÓLICAS

Glicogênio → Glicose → (Fornece energia)

Triglicerídeos → Glicerol / Ácidos graxos → (Fornece energia)

Proteína → Aminoácidos → (Fornece energia)

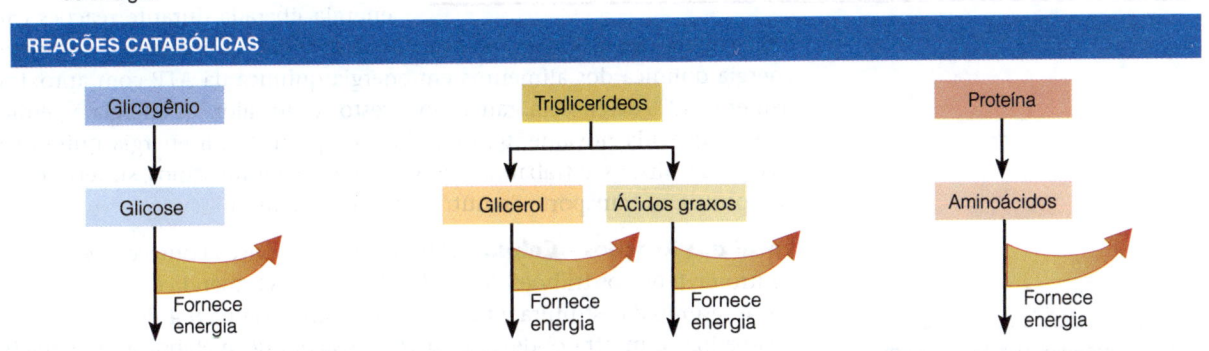

Reações catabólicas incluem a quebra de glicogênio, triglicerídeos e proteínas; o catabolismo posterior da glicose, glicerol, ácidos graxos e aminoácidos libera quantidades diferentes de energia. A maior parte da energia liberada é obtida das ligações da adenosina trifosfato (ATP), apresentada abaixo.

---

tocada, e se manifesta de várias formas, incluindo energia térmica, mecânica, elétrica e química. No corpo, a energia térmica mantém a temperatura constante e a energia elétrica envia impulsos nervosos, por exemplo. A energia está armazenada nos alimentos e no corpo como energia química.

Parte da energia liberada durante a quebra da glicose, do glicerol, dos ácidos graxos e dos aminoácidos dos alimentos é captada pelos "compostos de armazenamento de alta energia" no corpo. Um deles é a **ATP (adenosina trifosfato)**. A ATP, como seu nome indica, contém três grupos fosfato (veja a Figura 9-2). ■ As ligações que unem os grupos fosfato são freqüentemente descritas como ligações de "alta energia", referindo-se à disposição das ligações para liberar sua energia. As cargas negativas nos grupos fosfato tornam a ATP

■ ATP = A-P~P~P.
(Cada ~ denota uma ligação de "alta energia".)

FIGURA 9-2 — ATP (Adenosina Trifosfato)

A ATP é uma das moléculas do corpo que produz energia rapidamente. Observe que as ligações que unem os três grupos fosfato foram desenhadas com linhas onduladas, indicando ligação de alta energia. Quando essas ligações são quebradas, a energia é liberada.

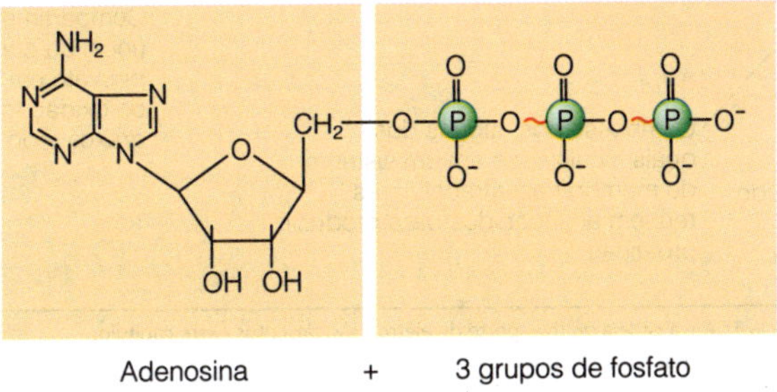

Adenosina + 3 grupos de fosfato

ATP ou **adenosina trifosfato**: composto comum de alta energia à base de purina (adenina), açúcar (ribose) e três grupos fosfato.

FIGURA 9-3 — Transferência de Energia pela ATP

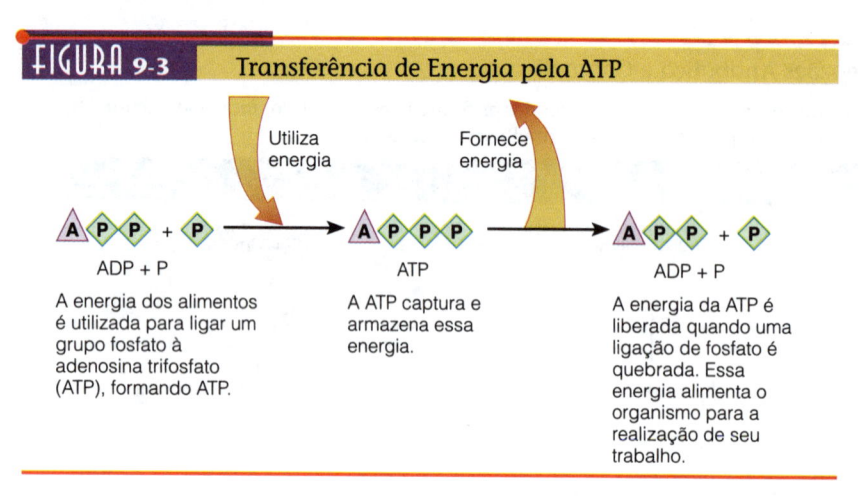

ADP + P → ATP → ADP + P

- Utiliza energia
- Fornece energia

A energia dos alimentos é utilizada para ligar um grupo fosfato à adenosina trifosfato (ATP), formando ATP.

A ATP captura e armazena essa energia.

A energia da ATP é liberada quando uma ligação de fosfato é quebrada. Essa energia alimenta o organismo para a realização de seu trabalho.

---

vulnerável à hidrólise. Sempre que as células realizam qualquer trabalho, as reações de hidrólise prontamente quebram essas ligações de alta energia de ATP, separando um ou dois grupos de fosfato e liberando sua energia. Quase sempre, a hidrólise de ATP ocorre simultaneamente a reações que utilizarão essa energia – um dueto metabólico conhecido como **reações conjugadas**.

A Figura 9-3 ilustra como o organismo capta e libera energia nas ligações de ATP. Essencialmente, o organismo utiliza ATP para transferir a energia liberada durante reações catabólicas para impulsionar suas reações anabólicas. O organismo converte a energia química dos alimentos em energia química da ATP com aproximadamente 40% de eficácia, radiando o resto como calor.[1] A energia é perdida, ao ser aquecida novamente, quando o corpo utiliza a energia química da ATP para realizar seu trabalho – movimentação dos músculos, sintetização de compostos ou transporte de nutrientes, por exemplo.

Local das Reações – Células O trabalho metabólico acontece o tempo todo dentro de todos os trilhões de células do corpo. (O Apêndice A apresenta um breve resumo da estrutura e função da célula.) A Figura 9-4 descreve uma célula-padrão e mostra onde as principais reações do metabolismo energético ocorrem. O tipo e a extensão da atividade metabólica variam dependendo do tipo da célula, mas de todas as células do organismo, as células do fígado são as mais versáteis e mais metabolicamente ativas. A Tabela 9-1 oferece um esclarecimento sobre o trabalho do fígado.

> **reações conjugadas:** pares de reações químicas nas quais parte da energia liberada pela quebra de um composto é usada para criar uma ligação na formação de outro composto.

FIGURA 9-4 — Uma Célula-padrão (Diagrama Simplificado)

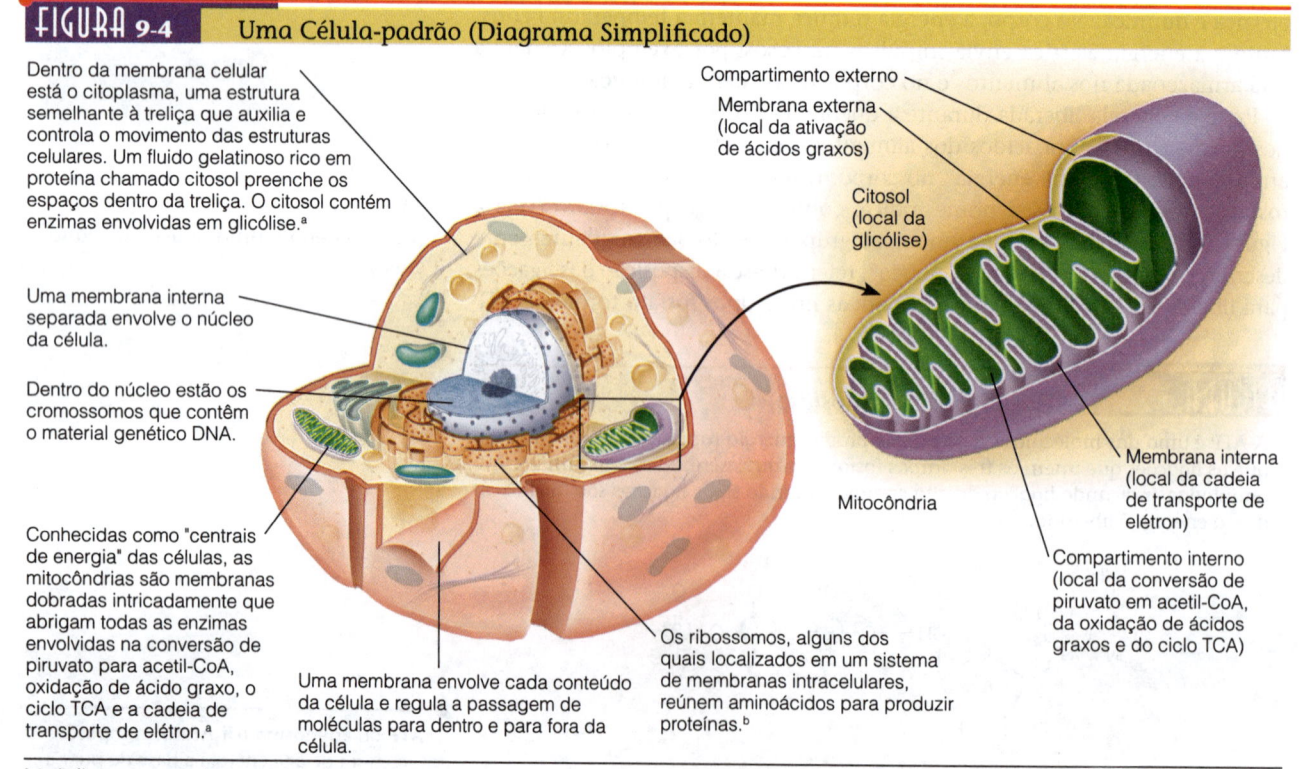

Dentro da membrana celular está o citoplasma, uma estrutura semelhante à treliça que auxilia e controla o movimento das estruturas celulares. Um fluido gelatinoso rico em proteína chamado citosol preenche os espaços dentro da treliça. O citosol contém enzimas envolvidas em glicólise.[a]

Uma membrana interna separada envolve o núcleo da célula.

Dentro do núcleo estão os cromossomos que contêm o material genético DNA.

Conhecidas como "centrais de energia" das células, as mitocôndrias são membranas dobradas intricadamente que abrigam todas as enzimas envolvidas na conversão de piruvato para acetil-CoA, oxidação de ácido graxo, o ciclo TCA e a cadeia de transporte de elétron.[a]

Uma membrana envolve cada conteúdo da célula e regula a passagem de moléculas para dentro e para fora da célula.

Os ribossomos, alguns dos quais localizados em um sistema de membranas intracelulares, reúnem aminoácidos para produzir proteínas.[b]

Compartimento externo

Membrana externa (local da ativação de ácidos graxos)

Citosol (local da glicólise)

Mitocôndria

Membrana interna (local da cadeia de transporte de elétron)

Compartimento interno (local da conversão de piruvato em acetil-CoA, da oxidação de ácidos graxos e do ciclo TCA)

---

[a] A glicólise, a conversão do piruvato em acetil-CoA, a oxidação de ácidos graxos, o ciclo TCA e a cadeia de transporte de elétron são descritos neste capítulo.
[b] A Figura 4-7 descreve a síntese de proteína.

TABELA 9-1 — Trabalho Metabólico do Fígado

O fígado é o centro de processos mais ativo do corpo. Quando os nutrientes são absorvidos pelo organismo, o fígado é o primeiro a recebê-los; em seguida, ele os metaboliza, envolve, armazena ou envia outros órgãos que os utilizarão. Quando o álcool, as drogas ou os venenos penetram no organismo, eles também são enviados diretamente ao fígado; ali eles são desintoxicados e seus derivados são enviados para excreção. Um professor entusiasta de anatomia e fisiologia uma vez ressaltou que, tendo em vista as várias atividades vitais do fígado, deveríamos expressar nossos sentimentos aos outros dizendo, "eu te amo do fundo meu fígado" em vez de "do fundo do meu coração". De fato, falta romance nessa declaração, mas isso faz algum sentido. Aqui estão apenas alguns dos principais trabalhos realizados pelo fígado.

Carboidratos:
- Converte frutose e galactose em glicose.
- Produz e armazena glicogênio.
- Quebra glicogênio e libera glicose.
- Quebra a glicose para produzir energia, quando necessário
- Produz glicose a partir de alguns aminoácidos e glicerol, quando necessário.
- Converte o excesso de glicose em ácido graxo.

Lipídios:
- Produz e quebra triglicerídeos, fosfolipídios e colesterol, quando necessário.
- Quebra ácido graxo para produzir energia, quando necessário.
- Envolve lipídios extras em lipoproteínas para transporte a outros órgãos do corpo.
- Produz bile para a vesícula biliar usada na digestão da gordura.
- Produz corpos cetônicos, quando necessário.

Proteínas:
- Produz aminoácidos não-essenciais para fornecimento mínimo.
- Remove da circulação aminoácidos que estão presentes em excesso e os desamina ou converte em outros aminoácidos.
- Remove a amônia do sangue e a converte em uréia que vai para os rins para excreção.
- Produz outros compostos que contêm nitrogênio que o corpo precisa (como as bases utilizadas no DNA e RNA).
- Produz proteínas de plasma, como fatores de coagulação.

Outros:
- Desintoxica álcool, outras drogas e venenos; prepara produtos residuais para excreção.
- Ajuda a desmontar glóbulos vermelhos velhos e captura o ferro para reciclagem.
- Armazena diversas vitaminas e minerais.

Para reforçar sua compreensão em relação a esse notável órgão, você pode rever a Figura 1-13.

Auxiliadores nas Reações – Enzimas e Coenzimas As reações metabólicas quase sempre requerem enzimas■ para facilitar suas ações. Em muitos casos, as enzimas precisam de assistência. Os auxiliadores da enzima são chamados de **coenzimas**.■

As coenzimas são moléculas orgânicas complexas que se associam intimamente com a maioria das enzimas, mas não são proteínas. As relações entre as várias coenzimas e suas respectivas enzimas podem diferir em detalhes, mas uma coisa é certa: sem sua coenzima, a enzima não pode funcionar. Algumas das vitaminas do complexo B servem como coenzimas que participam no metabolismo energético de glicose, glicerol, ácidos graxos e aminoácidos. (O Capítulo 5 fornece mais detalhes.)

■ Lembrete: *Enzimas* são catalisadores protéicos – proteínas que facilitam reações químicas sem serem alteradas no processo.

■ O termo geral para substâncias que facilitam a ação da enzima é **co-fatores**, que incluem tanto as coenzimas orgânicas, por exemplo, vitaminas e substâncias inorgânicas, como os minerais.

coenzimas: moléculas orgânicas complexas que trabalham com as enzimas para facilitar suas atividades. Muitas coenzimas têm vitaminas do complexo B como parte de suas estruturas. (A Figura 5-1, ilustra a ação da coenzima.)
- **co** = com

RESUMO
Durante a digestão, os nutrientes fornecedores de energia – carboidratos, lipídios e proteínas – são quebrados em glicose (e outros monossacarídeos), glicerol, ácidos graxos e aminoácidos. Auxiliadas pelas enzimas e coenzimas, as células utilizam esses produtos da digestão para formar mais compostos complexos (anabolismo) ou quebrá-los posteriormente para liberar energia (catabolismo). A energia liberada durante o catabolismo pode ser capturada por compostos de alta energia, como a ATP.

310 • CAPÍTULO 9

Degradação de Nutrientes para a Obtenção de Energia

Glicose, glicerol, ácidos graxos e aminoácidos são as unidades básicas derivadas dos alimentos. Porém uma molécula de cada um desses compostos é feita de unidades ainda menores, os átomos – carbonos, nitrogênios, oxigênios e hidrogênios. Durante o catabolismo, o corpo separa esses átomos uns dos outros. Para acompanhar essa ação, recorde-se quantos carbonos existem na "estrutura" desses compostos:

- A glicose tem 6 carbonos:

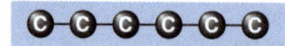

  C-C-C-C-C-C

- O glicerol tem 3 carbonos:

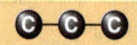

  C-C-C

- Um ácido graxo normalmente tem um número par de carbonos, mais comumente 16 ou 18 carbonos:*

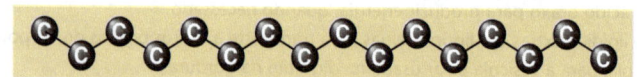

  C-C-C-C-C-C-C-C-C-C-C-C-C-C-C-C-C-C

- Um aminoácido tem 2, 3 ou mais carbonos com um nitrogênio ligado a eles:**

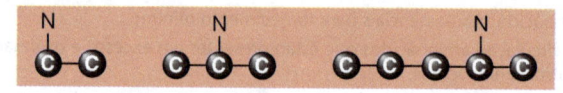

  N-C-C   N-C-C-C   N-C-C-C-C-C

Estruturas e reações químicas completas aparecem ambas nos capítulos iniciais e no Apêndice C; este capítulo esquematiza as reações utilizando apenas as cadeias de carbono e nitrogênio dos compostos.

Como você verá, cada um dos compostos – glicose, glicerol, ácidos graxos e aminoácidos – inicia um caminho diferente. Ao longo desse caminho, dois novos nomes aparecem: **piruvato** (uma estrutura com 3 carbonos) e **acetil-CoA** (uma estrutura com 2 carbonos com uma coenzima, **CoA**, anexa) – e o resto da história gira em torno deles.*** Deve-se observar dois pontos principais na discussão a seguir:

- O piruvato pode ser utilizado para produzir glicose.
- O acetil-CoA não pode ser utilizado para produzir glicose.

Finalmente, todos os nutrientes fornecedores de energia podem entrar nas vias comuns do **ciclo TCA** e na **cadeia de transporte de elétron**. (Da mesma forma, pessoas de três localidades diferentes podem entrar em uma via expressa interestadual e viajar para o mesmo destino.) O ciclo TCA e a cadeia de transporte de elétron têm papéis centrais no metabolismo energético e recebem, posteriormente, atenção completa neste capítulo; mas, primeiro, o texto descreve como cada um dos nutrientes fornecedores de energia é quebrado em acetil-CoA e outros componentes para a preparação de suas entradas nessas vias energéticas finais.

---

piruvato: composto de 3 carbonos que desempenha papel fundamental no metabolismo energético.

$$\begin{array}{c} CH_3 \\ | \\ C=O \\ | \\ COOH \end{array}$$

acetil-CoA: coenzima A; composto de 2 carbonos (**acetato** ou **ácido acético**, mostrado na Figura 3-1) ao qual uma molécula de CoA está ligada.

CoA: coenzima A; a coenzima derivada do ácido pantotênico (vitamina do complexo B) e com papel central no metabolismo energético.

ciclo TCA ou **ciclo do ácido tricarboxílico**: série de reações metabólicas que decompõem moléculas de acetil-CoA em dióxido de carbono e átomos de hidrogênio; também chamado **ciclo de Krebs** por causa do bioquímico que elucidou suas reações.

cadeia de transporte de elétron: via final no metabolismo energético que transporta elétrons do hidrogênio ao oxigênio e captura a energia liberada nas ligações de ATP.

---

* As figuras neste capítulo mostram ácidos graxos de 16 ou 18 carbonos. Ácidos graxos podem ter de 4 a 20 ou mais carbonos, com comprimentos de cadeia de 16 a 18 carbonos mais predominantes.

** As figuras neste capítulo normalmente mostram os aminoácidos como compostos de 2, 3 ou 5 carbonos organizados em uma linha reta, mas, na realidade, aminoácidos podem conter outras quantidades de carbonos e assumir outras formas estruturais (consulte o Apêndice C).

*** O termo *piruvato* significa um sal de *ácido pirúvico*. (No decorrer deste livro, o sufixo -ato é utilizado alternadamente para referir *ácido -ico*; para os nossos propósitos, eles significam a mesma coisa.)

Glicose

O que acontece com a glicose, o glicerol, os ácidos graxos e os aminoácidos durante o metabolismo energético pode ser mais bem entendido se começarmos pela glicose. Esta discussão destaca a glicose pelo seu papel central no metabolismo de carboidrato e porque as células do fígado convertem os outros monossacarídeos (frutose e galactose) em compostos que entram nas mesmas vias energéticas.

Glicose a Piruvato A primeira via em que a glicose entra ao longo de seu caminho para fornecer energia é denominada **glicólise** (divisão da glicose).* A Figura 9-5 mostra um desenho simplificado da glicólise. (A via, na verdade, envolve várias etapas e várias enzimas que são mostradas no Apêndice C.) Na glicólise, a glicose de 6 carbonos é dividida na metade, formando dois compostos de 3 carbonos. Esses compostos de 3 carbonos continuam pela via até que sejam convertidos em piruvato. Dessa forma, o fornecimento líquido de uma molécula de glicose são duas moléculas de piruvato. O fornecimento de energia neste ponto é pequeno; para iniciar a glicólise, a célula utiliza pouca energia e, em seguida, produz somente um pouco mais do que teve de investir inicialmente.** Além disso, conforme a glicose se quebra em piruvato, os átomos de hidrogênio com seus elétrons são liberados e transportados para a cadeia de transporte de elétron pelas coenzimas produzidas a partir da niacina (vitamina do complexo B). Uma seção posterior deste capítulo explica como o oxigênio aceita os elétrons e os combina com os hidrogênios para formar água, e como o processo captura energia nas ligações de ATP.

Esta discussão enfoca principalmente a quebra da glicose para produzir energia, mas, se necessário, as células do fígado (e, até certo ponto, dos rins) podem produzir glicólise novamente a partir de piruvato em um processo semelhante

> **glicólise**: decomposição metabólica de glicose em piruvato. A glicólise não requer oxigênio (anaeróbica).
> • **glico** = glicose
> • **lise** = quebra

FIGURA 9-5   Glicólise: De Glicose a Piruvato

Um pouco de ATP é utilizado para iniciar a divisão da glicose composta por 6 carbonos em dois compostos de 3 carbonos permutáveis. Esses compostos são convertidos em piruvato por uma série de reações.

Quaisquer desses monossacarídeos podem entrar na via glicolítica em vários pontos.

Um pouco de ATP é produzido e coenzimas carregam os hidrogênios e seus elétrons à cadeia de transporte de elétron.

A glicólise de uma molécula de glicose produz duas moléculas de piruvato.

Glicose
C-C-C-C-C-C

Utiliza energia (ATP)

C-C-C ↔ C-C-C

Coenzima
Coenzima
Coenzima → Para a Cadeia de Transporte de Elétron
Coenzima

Fornece energia (ATP)

2 Piruvato
C-C-C
C-C-C

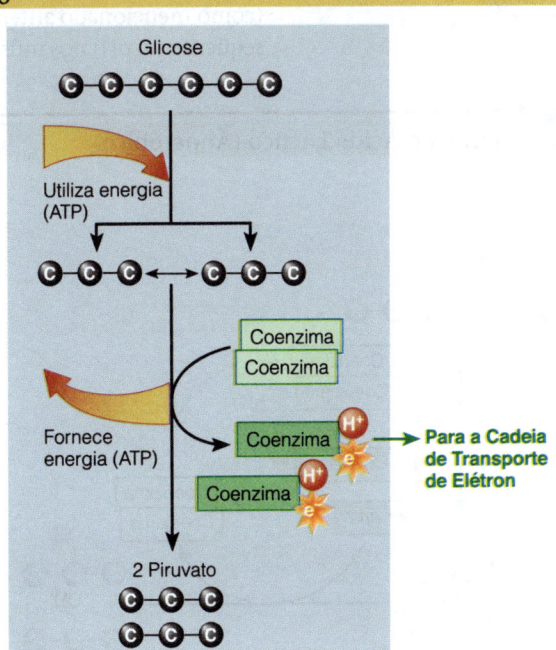

OBSERVAÇÃO: Essas setas apontam para baixo indicando a quebra da glicose em piruvato durante o metabolismo energético. Alternativamente, as setas poderiam apontar para cima, indicando a produção de glicose a partir do piruvato, mas este não é o foco desta discussão.

---

* A glicólise ocorre no citosol da célula (veja a Figura 9-4).
** A célula utiliza 2 ATPs para iniciar a quebra da glicose em piruvato, mas, em seguida, ganha 4 ATPs para um ganho líquido de 2 ATPs.

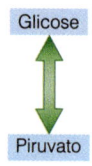

■ A glicose pode ir "para baixo" para produzir piruvato, ou o piruvato pode ir "para cima", dependendo das necessidades da célula.

---

anaeróbico: que não requer oxigênio.
• **an** = não

aeróbico: que requer oxigênio.

mitocôndrias: organelas celulares responsáveis pela produção de ATP aerobicamente; constituídas por membranas (lipídica e protéica) com enzimas sobre elas.
• **mitos** = filete (referindo-se à sua forma delgada)
• **chondros** = cartilagem (referindo-se à sua aparência externa)

ácido láctico: composto de 3 carbonos produzido a partir do piruvato durante o metabolismo anaeróbico.

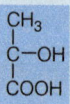

à reversão da glicólise. Contudo, a produção de glicose requer energia e algumas enzimas diferentes. Ainda assim, a glicose pode ser produzida a partir de piruvato, de forma que as setas entre a glicose e o piruvato podem apontar tanto para cima como para baixo.■

Opções do Piruvato O piruvato pode entrar tanto em uma via energética anaeróbica como aeróbica. Quando o organismo precisa de energia rapidamente – como acontece quando você corre "quatrocentos quilômetros o mais rápido possível" –, o piruvato é convertido em ácido lático em uma via **anaeróbica**. Quando os gastos de energia procedem em um ritmo mais lento – como acontece quando você anda de bicicleta por uma hora –, o piruvato se quebra em acetil-CoA em uma via **aeróbica**. Os parágrafos seguintes explicam essas vias.

Piruvato a Ácido Láctico Como mencionado, as coenzimas transportam os hidrogênios provenientes da quebra da glicose para a cadeia de transporte de elétron. Se ela não está apta a aceitar esses hidrogênios, como pode ocorrer quando falta **mitocôndria** suficiente nas células (reveja a Figura 9-4) ou na falta de oxigênio suficiente, o piruvato pode aceitar os hidrogênios. Ao aceitar os hidrogênios, o piruvato torna-se **ácido láctico**, e as coenzimas são liberadas para retornar à glicólise e obter mais hidrogênio. Dessa forma, a glicólise pode continuar fornecendo energia anaerobicamente por certo tempo (veja o lado esquerdo da Figura 9-6).

A produção de ácido láctico ocorre em uma extensão limitada mesmo em repouso. Durante alta intensidade de exercícios, porém, a concentração de ácido láctico aumenta consideravelmente. Sob essas condições, os músculos dependem essencialmente da glicólise anaeróbica para produzir ATP rapidamente. A velocidade rápida da glicólise produz piruvato em abundância e libera hidrogênios que carregam coenzimas mais rapidamente que as mitocôndrias podem controlar. Para possibilitar que o exercício continue nessa intensidade, o piruvato é convertido em ácido láctico, o que permite que a glicólise continue (como mencionado anteriormente). O acúmulo de ácido láctico (e a queda subseqüente no pH) nos músculos produz dor e fadiga, que são geralmente associa-

---

FIGURA 9-6 Piruvato Ácido Láctico (Anaeróbico)

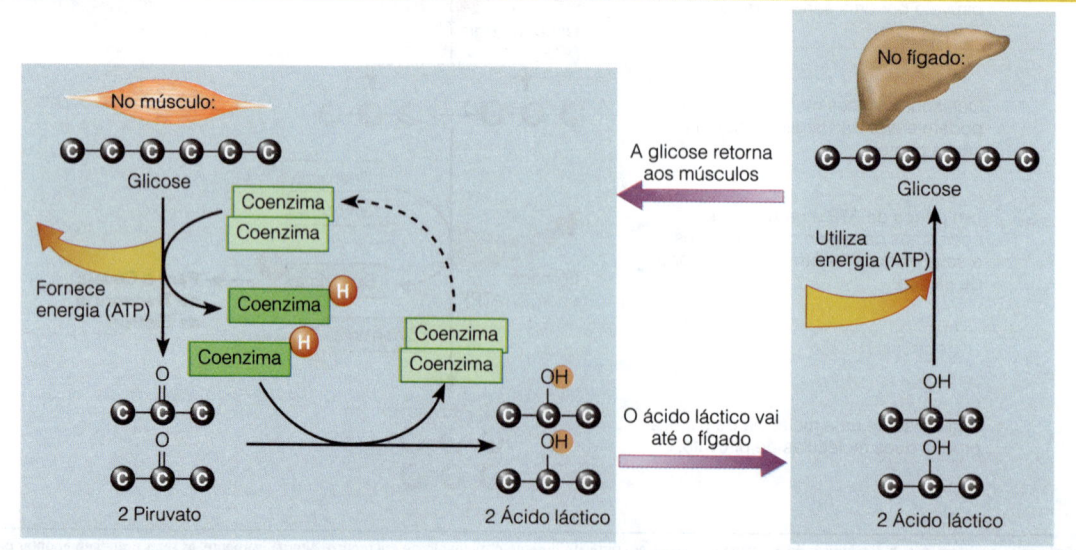

No músculo:

Ao trabalhar os músculos, há quebra da maioria das moléculas de glicose anaerobicamente em piruvato. Se as células não têm mitocôndrias suficientes ou falta oxigênio, o piruvato pode aceitar os hidrogênios a partir da quebra de glicose e se tornar ácido lático. Essa conversão libera as coenzimas de forma que a glicólise possa continuar.

No fígado:

As enzimas do fígado podem converter ácido láctico em glicose, mas essa reação requer energia. A reciclagem de glicose a partir do ácido lático é conhecida como o ciclo de Cori.

das aos exercícios intensos. Ao contrário, uma pessoa que executar o mesmo exercício seguido de treinamento de resistência sente menos desconforto, em parte, por causa do número de mitocôndrias nas células dos músculos que aumentaram. Essa adaptação melhorou a habilidade das mitocôndrias em manter o passo com velocidade rápida da glicólise, acumulando menos ácido láctico. Um possível destino de ácido láctico é o de ser transportado dos músculos ao fígado. Lá, o fígado pode converter o ácido láctico produzido nos músculos em glicose em um processo de reciclagem chamado **ciclo de Cori** (veja a Figura 9-6). (As células dos músculos não podem reciclar ácido láctico em glicose, porque não tem a enzima necessária.)

Sempre que carboidratos, gorduras ou proteínas são quebrados para fornecer energia, o oxigênio está envolvido essencialmente no processo. Vale a pena observar o papel do oxigênio no metabolismo, pois nos ajuda a compreender a fisiologia e as reações metabólicas.

O Capítulo 5 do Volume 2 descreverá a utilização pelo corpo dos nutrientes energéticos para abastecer a atividade física; mas os fatos são apenas apresentados e oferecem uma rápida apresentação. A quebra da glicose em piruvato e este em ácido láctico procede sem oxigênio (é anaeróbico). Essa via anaeróbica fornece energia rapidamente, porém não pode ser sustentada por muito tempo – alguns minutos somente. Pelo contrário, as vias aeróbicas produzem energia mais lentamente, apenas porque podem ser sustentadas por um longo prazo, e o fornecimento total de energia é maior.

Piruvato a Acetil-CoA Se a célula precisa de energia e o oxigênio está disponível, as moléculas de piruvato entram nas mitocôndrias da célula, onde serão convertidas em acetil-CoA. Um grupo de carbono (COOH) do piruvato de 3 carbonos é removido para produzir um composto de 2 carbonos que se liga a uma molécula de CoA, tornando-se acetil-CoA. O grupo de carbono do piruvato torna-se dióxido de carbono, que é liberado no sangue, circula até os pulmões e é expirado. A Figura 9-7 mostra a reação de piruvato a acetil-CoA.

A etapa de piruvato a acetil-CoA é metabolicamente irreversível: uma célula não pode recuperar os carbonos desprendidos do dióxido de carbono para produzir novamente o piruvato e, em seguida, a glicose. É uma única etapa, portanto, é mostrada apenas com uma seta voltada "para baixo" na Figura 9-8.

FIGURA 9-7 Piruvato a Acetil-CoA (Aeróbico)

Cada piruvato perde um carbono, conforme o dióxido de carbono prende uma molécula de CoA, tornando-se acetil-CoA. A seta é de sentido único (para baixo), porque a etapa não é reversível. Resultado de 1 glicose: 2 dióxido de carbono e 2 acetil-CoA.

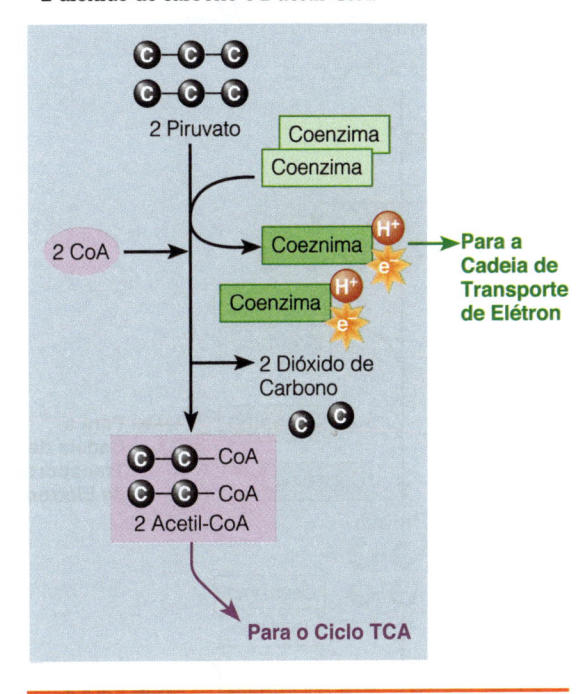

FIGURA 9-8 As Vias do Piruvato e Acetil-CoA

O piruvato pode seguir vários caminhos reversíveis, mas o caminho do piruvato acetil-CoA é irreversível.

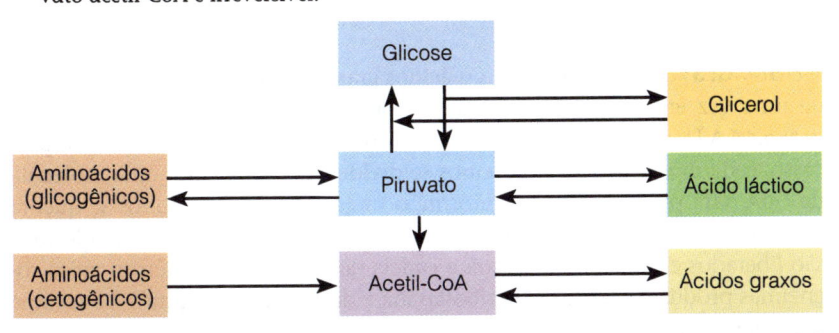

OBSERVAÇÃO: Aminoácidos que podem ser utilizados para produzir glicose são chamados *glicogênicos*; aminoácidos que são convertidos em acetil-CoA são denominados *cetogênicos*.

ciclo de Cori: ciclo do ácido láctico do músculo (que vai até o fígado) para a glicose (que pode voltar para o músculo). Cori é o nome do cientista que elucidou esse ciclo.

FIGURA 9-9 — A Glicose Entra na Via de Energia

Essa figura combina a Figura 9-5 e a Figura 9-7 para mostrar a quebra da glicose em piruvato e este em acetil-CoA. Detalhes do ciclo TCA e da cadeia de transporte de elétron são fornecidos posteriormente e no Apêndice C.

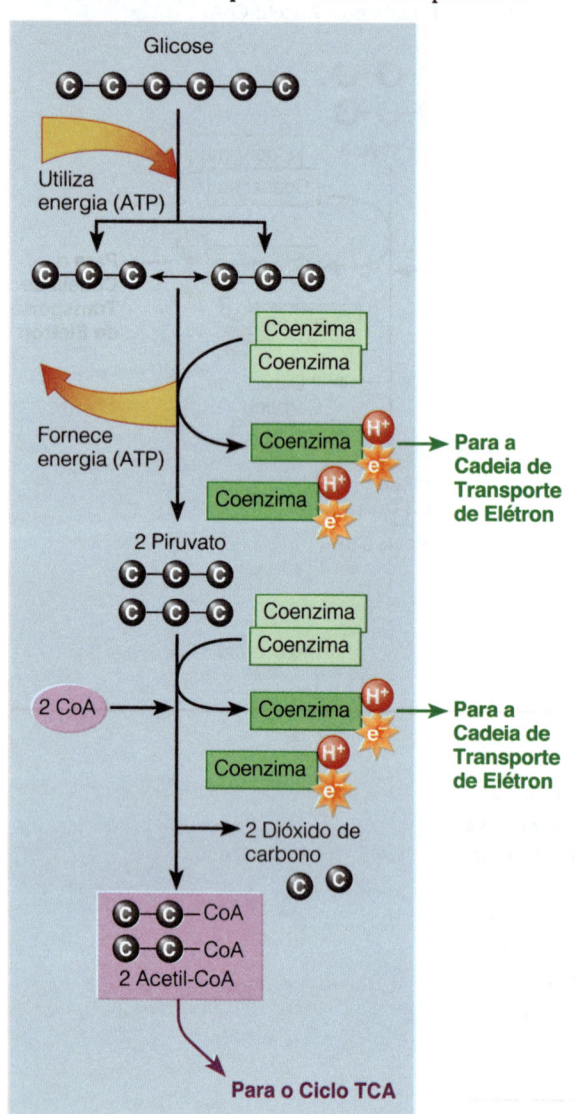

Glicose
C-C-C-C-C-C

Utiliza energia (ATP)

C-C-C ↔ C-C-C

Coenzima
Coenzima

Fornece energia (ATP)

Coenzima H⁺ e⁻ → Para a Cadeia de Transporte de Elétron
Coenzima H⁺ e⁻

2 Piruvato
C-C-C
C-C-C

Coenzima
Coenzima

2 CoA →

Coenzima H⁺ e⁻ → Para a Cadeia de Transporte de Elétron
Coenzima H⁺ e⁻

2 Dióxido de carbono
C C

C-C—CoA
C-C—CoA
2 Acetil-CoA

Para o Ciclo TCA

■ Observação: A *oxidação* dos nutrientes de energia refere-se às reações metabólicas que levam à liberação de energia.

oxidação de ácido graxo: a decomposição metabólica dos ácidos graxos em acetil-CoA; também chamada **betaoxidação**.

Opções do Acetil-CoA O acetil-CoA têm duas principais opções – deve ser utilizado para sintetizar gorduras ou gerar ATP: quando há abundância de ATP, o acetil-CoA produz gordura, o meio mais eficiente para armazenar energia para uso posterior quando a energia pode ser necessária. Assim, qualquer molécula que pode produzir acetil-CoA – incluindo glicose, glicerol, ácidos graxos e aminoácidos – pode produzir gordura. Ao rever a Figura 9-8, observe que o acetil-CoA pode ser usado como um bloco de formação para ácidos graxos, mas não pode ser utilizado para produzir glicose ou aminoácidos.

Quando a ATP está baixa e as células precisam de energia, o acetil-CoA pode proceder por meio do ciclo TCA, liberando hidrogênios com seus elétrons à cadeia de transporte de elétron. A história do acetil-CoA continua neste capítulo, após uma discussão de como a gordura e a proteína chegam até o mesmo cruzamento. Por enquanto, saiba que, quando o acetil-CoA, a partir da quebra da glicose, entra na via aeróbica do ciclo TCA e da cadeia de transporte de elétron, muito mais ATP é produzida do que durante a glicólise. O papel da glicólise é fornecer energia para uma atividade intensa e repentina e para o preparo da glicose para vias de energia posterior.

RESUMO A quebra da glicose em energia começa com a glicose, uma via que produz piruvato. Tenha sempre em mente que a glicose pode somente ser sintetizada a partir do piruvato ou compostos anteriores na via. O piruvato pode ser convertido em ácido láctico ou em acetil-CoA aerobicamente. Antes que seja feita a conversão em acetil-CoA, a glicose não é recuperável; o acetil-CoA não pode voltar a ser glicose. A Figura 9-9 resume a quebra da glicose.

Glicerol e Ácidos Graxos

Compreendida a quebra da glicose, a quebra da gordura e da proteína são facilmente aprendidas, pois todas as três, definitivamente; entram nas mesmas vias metabólicas. Lembre-se de que os triglicerídeos podem se quebrar em glicerol e ácidos graxos.

Glicerol a Piruvato O glicerol (composto com 3 carbonos, como o piruvato, mas com uma disposição diferente de H e OH sobre o C) é facilmente convertido em outro composto com 3 carbonos. Esse composto pode tanto ir "para cima" da via para formar glicose ou "para baixo" para formar piruvato e, em seguida, acetil-CoA (reveja a Figura 9-8).

Ácidos Graxos a Acetil-CoA Os ácidos graxos são divididos em 2 carbonos de uma vez em uma série de reações conhecidas como **oxidação do ácido graxo**.∎* A Figura 9-10 ilustra a oxidação do ácido graxo e mostra que, no processo, cada fragmento de 2 carbonos se divide e combina com uma molécula de CoA para produzir CoA. Conforme o fragmento de 2 carbonos se quebra a partir de um ácido graxo durante a oxidação, os hidrogênios e seus elétrons são liberados e transportados para a cadeia de transporte de elétron pelas coenzimas produzidas a partir da riboflavina e da niacina. A Figura 9-11 resume a quebra de gorduras.

---
*A oxidação de ácidos graxos ocorre na mitocôndria das células (veja a Figura 9-4).

FIGURA 9-10 — Ácido Graxo a Acetil-CoA

Ácidos graxos são divididos em fragmentos de 2 carbonos que combinam com a CoA para produzir acetil-CoA.

Ácido graxo com 16 C

O ácido graxo é inicialmente ativado pela coenzima A.

Utiliza energia (ATP)

Conforme cada ligação carbono-carbono é quebrada, os hidrogênios e seus elétrons são liberados e apanhados pelas coenzimas.

Para a Cadeia de Transporte de Elétron

Outra CoA une-se à cadeia e a ligação no segundo carbono (o betacarbono) enfraquece. O acetil-CoA se separa, deixando um ácido graxo que são dois carbonos menores.

Para o Ciclo TCA

O ácido graxo menor entra em uma via e o ciclo se repete, liberando mais hidrogênios com seus elétrons e mais acetil-CoA. As moléculas de acetil-CoA entram no ciclo TCA e as coenzimas transportam os hidrogênios e seus elétrons à cadeia de transporte de elétron.

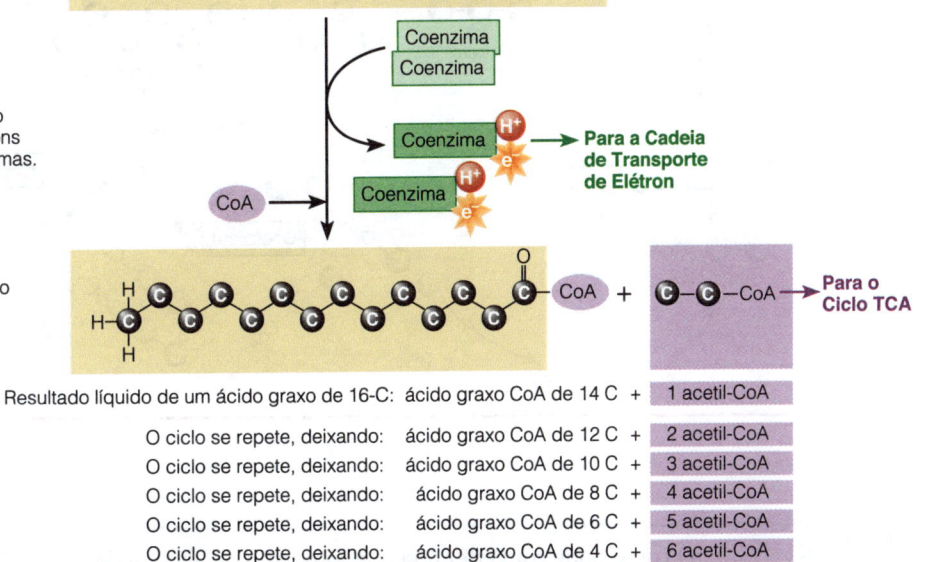

Resultado líquido de um ácido graxo de 16-C:	ácido graxo CoA de 14 C +	1 acetil-CoA
O ciclo se repete, deixando:	ácido graxo CoA de 12 C +	2 acetil-CoA
O ciclo se repete, deixando:	ácido graxo CoA de 10 C +	3 acetil-CoA
O ciclo se repete, deixando:	ácido graxo CoA de 8 C +	4 acetil-CoA
O ciclo se repete, deixando:	ácido graxo CoA de 6 C +	5 acetil-CoA
O ciclo se repete, deixando:	ácido graxo CoA de 4 C +	6 acetil-CoA
O ciclo se repete, deixando:	ácido graxo CoA* de 2 C +	7 acetil-CoA

* Observe que o ácido graxo CoA de 2 C = acetil-CoA, de forma que o fornecimento final de um ácido graxo de 16 C é 8 acetil-CoA.

Ácidos Graxos Não Podem Ser Utilizados para Sintetizar Glicose

Quando o carboidrato não está disponível, as células do fígado podem produzir glicose a partir do piruvato e de outros compostos com 3 carbonos, como o glicerol, ■ porém não podem produzir glicose a partir de fragmentos de 2 carbonos de ácidos graxos. Nos esquemas químicos, a seta entre o piruvato e o acetil-CoA sempre aponta somente para uma direção – para baixo – e os fragmentos de ácido graxo entram na via metabólica abaixo dessa seta (reveja a Figura 9-8). Dessa forma, os ácidos graxos não podem ser utilizados para produzir glicose.

Isso significa que as células vermelhas do sangue, o cérebro e o sistema nervoso dependem primariamente da glicose como combustível. Lembre-se de que quase todas as gorduras dietéticas são triglicerídeos, e triglicerídeos contêm somente uma pequena molécula de glicerol com três ácidos graxos. O glicerol pode fornecer glicose, mas isso representa 3, dos aproximadamente 50 átomos de carbono em um triglicerídeo – aproximadamente 5% de seu peso (veja a Figura 9-12). Os outros 95% não podem ser convertidos em glicose.

■ Lembrete: A produção de glicose de fontes que não contêm carboidrato é chamada *gliconeogênese*. A porção de glicerol de um triglicerídeo e a maioria dos aminoácidos pode ser utilizada para produzir glicose (reveja a Figura 9-8). O fígado é o local principal onde ocorre a glicogênese, mas os rins tornam-se cada vez mais envolvidos sob certas circunstâncias, como a fome.

FIGURA 9-11 — A Gordura Entra na Via de Energia

O glicerol entra na via da glicólise no meio do caminho entre a glicose e o piruvato e pode ser convertido em ambos; os ácidos graxos são quebrados em fragmentos de carbonos que se combinam com o CoA para formar acetil-CoA (mostrado na Figura 9-10). Rede de ácido graxo de 16 carbonos: 8 moléculas de acetil-CoA.

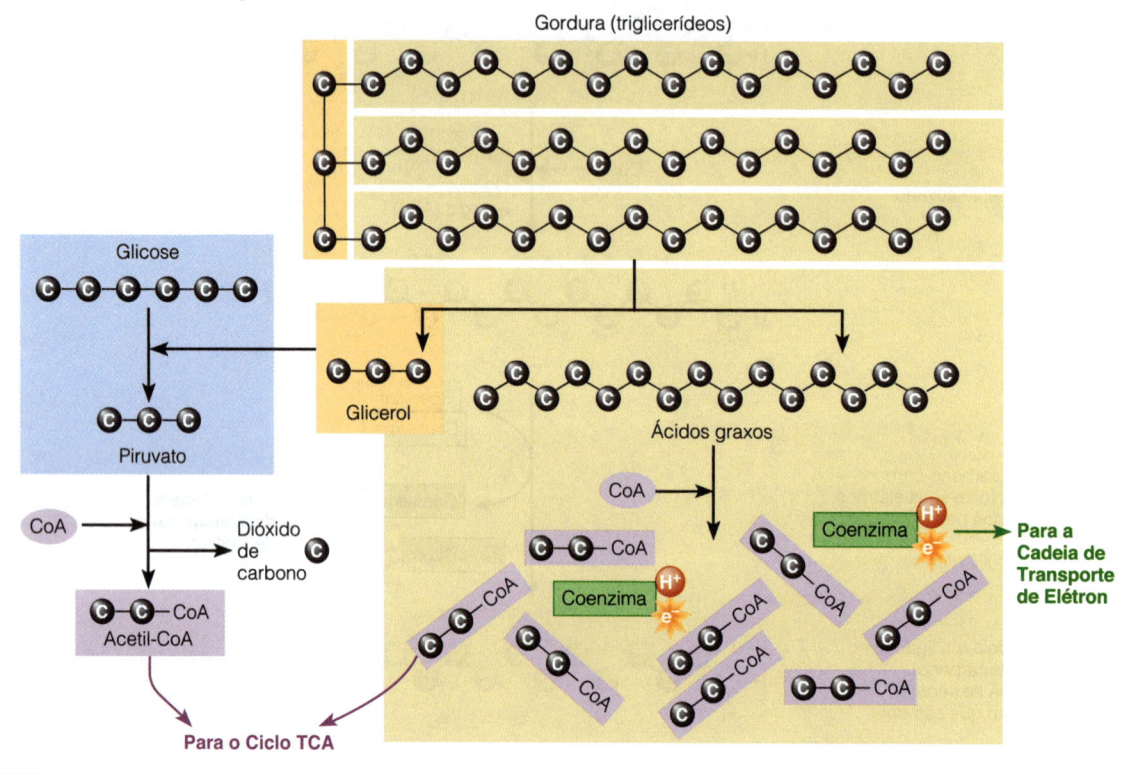

RESUMO

O corpo pode converter a pequena porção de glicerol de um triglicerídeo ou em piruvato (e, em seguida, em glicose) ou em acetil-CoA. Os ácidos graxos de um triglicerídeo, por outro lado, não podem produzir glicose; contudo, podem fornecer acetil-CoA em abundância. O acetil-CoA de ambas as fontes pode então entrar no ciclo TCA para produzir a gordura do corpo.

FIGURA 9-12 — Os Carbonos de um Triglicerídeo-padrão

Um triglicerídeo-padrão contém apenas uma pequena molécula de glicerol (3 C), porém possui três ácidos graxos (cada uma tem, geralmente, 16 C ou 18 C, ou aproximadamente 48 C a 54 C no total). Só a porção de glicerol de um triglicerídeo pode fornecer glicose.

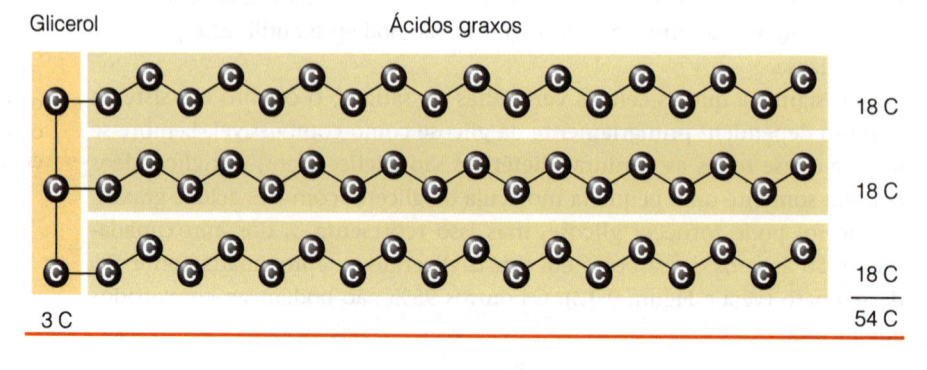

Aminoácidos

As duas seções anteriores mostraram como a quebra de carboidratos e gorduras produz acetil-CoA, que pode entrar nas vias que fornecem energia para a utilização pelo corpo. Há outro nutriente fornecedor de energia: a proteína ou, preferivelmente, os aminoácidos da proteína.

Aminoácidos a Acetil-CoA Antes de entrar nas vias metabólicas, há a desaminação dos aminoácidos (ou seja, eles perdem seus grupos de aminas, como descrito abaixo, e, em seguida, são catabolizados de vários modos. Como mostra a Figura 9-13, alguns aminoácidos podem ser convertidos em piruvato; outros, são convertidos em acetil-CoA; e outros ainda entram no ciclo TCA diretamente como compostos que não sejam acetil-CoA.

Aminoácidos a Glicose Como é de esperar, aminoácidos usados para produzir piruvato podem fornecer glicose, ao passo que aqueles utilizados para produzir acetil-CoA podem fornecer energia adicional ou produzir gordura para o corpo, mas não podem produzir glicose.■ Os aminoácidos que entram no ciclo TCA diretamente podem continuar no ciclo e gerar energia; alternativamente, podem gerar glicose.[2] Dessa forma, a proteína, diferentemente da gordura, é uma fonte razoável de glicose quando o carboidrato não está disponível.

A chave para entender essas vias metabólicas é saber quais combustíveis podem ser convertidos em glicose e quais não podem. As partes da proteína e gordura que podem ser convertidas em piruvato *podem* fornecer glicose para o corpo, ao passo que as partes que são convertidas em acetil-CoA *não podem* proporcionar glicose, mas podem prontamente fornecer gordura. O corpo deve ter glicose para abastecer as atividades do sistema nervoso central e células vermelhas do sangue. Sem a glicose do alimento, o corpo destruirá o próprio tecido magro (que contém proteína) para fornecer aminoácidos para produzir glicose. Portanto, para que isso não aconteça, o corpo precisa de alimentos que possam oferecer glicose – primariamente carboidratos. Consumindo somente

■ Aminoácidos que podem produzir glicose tanto por meio do piruvato como por intermediários do ciclo TCA são *glicogênicos*; aminoácidos desintegrados em acetil-CoA são *cetogênicos*.

FIGURA 9-13 Os Aminoácidos Entram na Via de Energia

OBSERVAÇÃO: As setas do piruvato e do ciclo TCA para os aminoácidos são possíveis somente para aminoácidos *não-essenciais*; lembre-se de que o corpo não pode produzir aminoácidos essenciais.

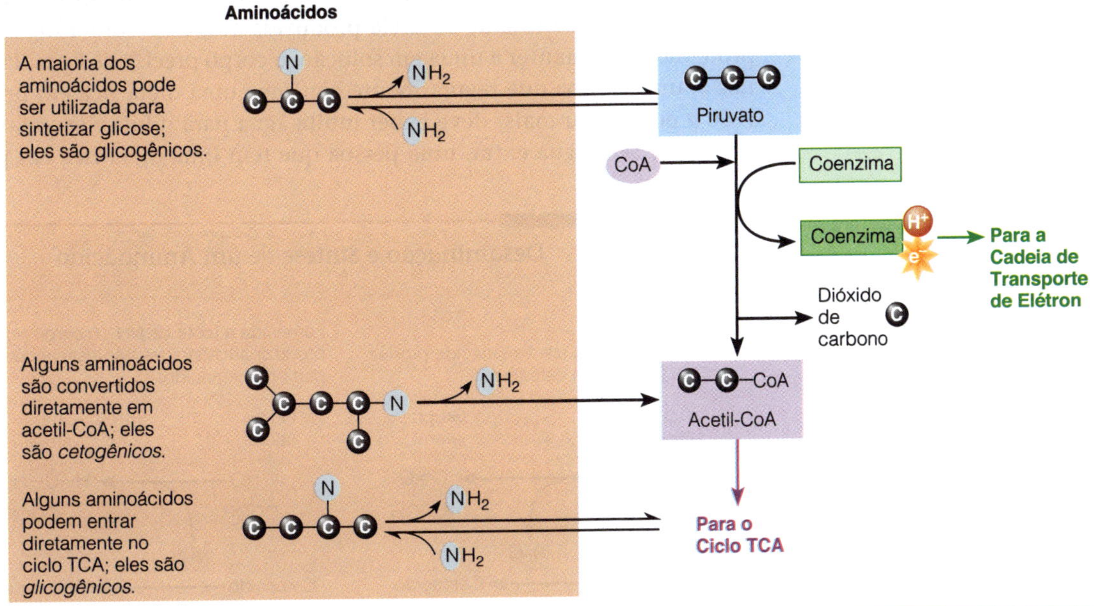

- Uma dieta saudável fornece:
  - 45% a 65% quilocalorias de carboidrato.
  - 10% a 35% quilocalorias de proteína.
  - 20% a 35% quilocalorias de gordura.

gordura, que fornece em sua maioria acetil-CoA, faz que o corpo quebre o tecido protéico para produzir glicose. Consumindo apenas proteínas, o corpo tem de convertê-las em glicose. Claramente, a melhor dieta deve fornecer carboidratos, proteínas adequadas e um pouco de gordura.

Desaminação Quando os aminoácidos são metabolizados para energia ou utilizados para produzir gordura, devem ser, primeiro, desaminados. Dois produtos resultam da desaminação. Um deles é a estrutura de carbono sem o grupo amina – geralmente um **cetoácido** (veja a Figura 9-14). O outro produto é a **amônia** (NH_3), um composto tóxico quimicamente idêntico à amônia com forte odor de soluções de limpeza. A amônia é uma base e, se o corpo produz quantidades maiores que as que ele pode suportar, o equilíbrio ácido-base crítico pode entrar em desordem.

Transaminação Como demonstrado na discussão sobre a proteína no Capítulo 4, apenas alguns aminoácidos são essenciais; outros podem ser produzidos no corpo, dado a fonte de nitrogênio. Transferindo-se um grupo amina de um aminoácido ao seu correspondente cetoácido, as células podem produzir um novo aminoácido e um novo cetoácido, como mostrado na Figura 9-15. Por meio de várias reações de **transaminação** envolvendo vários cetoácidos diferentes, as células do fígado podem sintetizar os aminoácidos não-essenciais.

Amônia para Uréia no Fígado O fígado produz, continuamente, pequenas quantidades de amônia nas reações de desaminação. Um pouco dessa amônia fornece o nitrogênio necessário para a síntese de aminoácidos não-essenciais (reveja a Figura 9-14). O fígado rapidamente combina toda a amônia restante com o dióxido de carbono para formar **uréia**, composto bem menos tóxico. A Figura 9-16 exibe um diagrama bem simplificado da síntese de uréia; os detalhes são mostrados no Apêndice C.

Excreção da Uréia pelos Rins As células do fígado liberam uréia no sangue, onde circula até passar pelos rins (veja a Figura 9-17). Os rins, então, removem a uréia do sangue para a excreção na urina. Normalmente, o fígado captura eficientemente toda a amônia, produz uréia a partir dela, e libera a uréia no sangue; em seguida, os rins eliminam toda a uréia do sangue. Essa divisão de trabalho permite um diagnóstico fácil de doenças de ambos os órgãos. Na doença de fígado, a amônia do sangue é alta; na doença dos rins, a uréia do sangue é alta.

A uréia é o principal veículo do corpo para excretar nitrogênio não absorvido, e a quantidade de uréia produzida aumenta com a ingestão de proteínas. Para manter a uréia em solução, o corpo precisa de água. Por essa razão, uma pessoa que regularmente consome uma dieta rica em proteína (100 g por dia ou mais) deve beber muita água para diluir e excretar uréia do corpo. Sem água extra, uma pessoa que tem uma dieta rica em proteí-

---

cetoácido: ácido orgânico que contém um grupo carbonila (C=O).

amônia: composto com a fórmula química NH_3, produzido durante a desaminação de aminoácidos.

transaminação: transferência de um grupo amina de um aminoácido a um cetoácido, gerando um novo aminoácido não-essencial e um novo cetoácido.

uréia: principal produto de excreção de nitrogênio do metabolismo protéico. Dois fragmentos de amônia são combinados com o dióxido de carbono para formar a uréia.

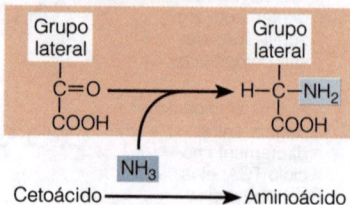

FIGURA 9-14 Desaminação e Síntese de um Aminoácido Não-Essencial

A desaminação de um aminoácido produz amônia (NH_3) e um cetoácido.

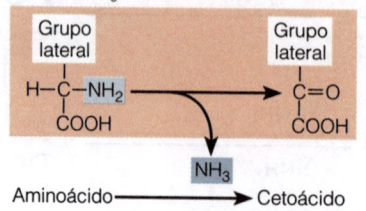

Aminoácido → Cetoácido + NH_3

Fornecida a fonte de NH_3, o corpo pode produzir aminoácidos não-essenciais a partir de cetoácidos.

Cetoácido + NH_3 → Aminoácido

FIGURA 9-15 — Transaminação e Síntese de um Aminoácido Não-Essencial

O corpo pode transferir grupos aminas (NH_2) de um aminoácido para um cetoácido, formando um novo aminoácido não-essencial e um novo cetoácido.

As reações de transaminação requerem a coenzima da vitamina B_6.

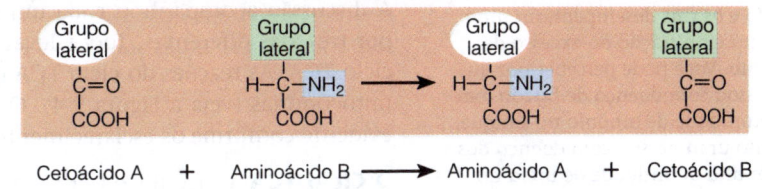

Cetoácido A + Aminoácido B ⟶ Aminoácido A + Cetoácido B

---

nas, corre o risco de desidratação, pois o corpo utiliza a água para liberar a uréia. Isso explica a perda de uma parte de água que acompanha dietas ricas em proteínas. Essas perdas podem fazer que essas dietas pareçam efetivas, mas a perda de água não tem, obviamente, valor para a pessoa que queira perder gordura do corpo.

RESUMO

O corpo pode usar um pouco de aminoácidos para produzir glicose, enquanto outros podem ser utilizados tanto para gerar energia como produzir gordura. Antes que um aminoácido entre em uma destas vias metabólicas, o grupo amina que contém nitrogênio deve ser removido por meio da desaminação. Parte do nitrogênio deve ser utilizada para produzir aminoácidos não-essenciais e outros compostos que contêm nitrogênio; o resto é eliminado pelo corpo por meio da síntese da uréia no fígado e da excreção nos rins.

Quebra de Nutrientes para a Produção de Energia – Resumo

Para rever os meios pelos quais o corpo pode utilizar os nutrientes fornecedores de energia, consulte a tabela resumo abaixo. Para obter energia, o corpo utiliza glicose e ácidos graxos como seus combustíveis primários e aminoácidos em extensão menor. Para produzir glicose, o corpo pode usar todos os carboidratos e a maioria dos aminoácidos, mas pode converter somente 5% de gordura (a porção de glicerol) em glicose. Para produzir proteína, o corpo precisa de aminoácidos. Ele pode utilizar a glicose para produzir um pouco de aminoácidos não-essenciais quando o nitrogênio está disponível; ele não pode utilizar gordura para produzir proteínas. Finalmente, quando a energia é consumida além das necessidades do organismo, todos os três nutrientes fornecedores de energia podem contribuir para o armazenamento de gordura.

FIGURA 9-16 — Síntese de Uréia

Quando o aminonitrogênio é separado dos aminoácidos, a amônia é produzida. O fígado desintoxica a amônia antes de liberá-la na corrente sanguínea, combinando-a com outros resíduos e com dióxido de carbono, para produzir uréia. Consulte o Apêndice C para detalhes.

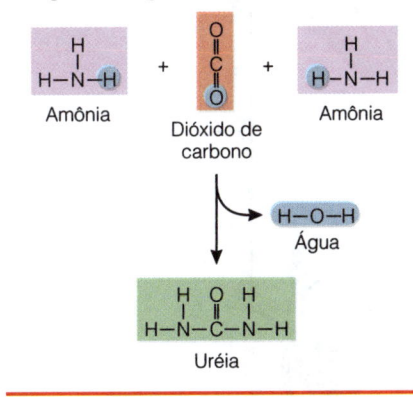

Amônia + Dióxido de carbono + Amônia ⟶ Água + Uréia

RESUMO

Nutriente	Fornece Energia?	Fornece Glicose?	Fornece Aminoácidos e Proteínas?	Fornece Reservas de Gordura?[a]
Carboidratos (glicose)	Sim	Sim	Sim – quando o nitrogênio está disponível, pode fornecer aminoácidos *não-essenciais*	Sim
Lipídios (ácidos graxos)	Sim	Não	Não	Sim
Lipídios (glicerol)	Sim	Sim – quando o carboidrato não está disponível	Sim – quando o nitrogênio está disponível, pode fornecer aminoácidos *não-essenciais*	Sim
Proteínas (aminoácidos)	Sim	Sim – quando o carboidrato não está disponível	Sim	Sim

[a] Quando a entrada de energia excede as necessidades, quaisquer nutrientes fornecedores de energia podem contribuir para as reservas de gordura no corpo.

FIGURA 9-17 — Excreção da Uréia

O fígado e os rins desempenham uma função na eliminação do excesso de nitrogênio. Você pode perceber por que uma pessoa com doença de fígado tem alta quantidade de amônia no sangue, enquanto uma pessoa com doença dos rins tem alta quantidade de uréia no sangue? (A Figura 7-2 fornece detalhes do funcionamento do fígado.)

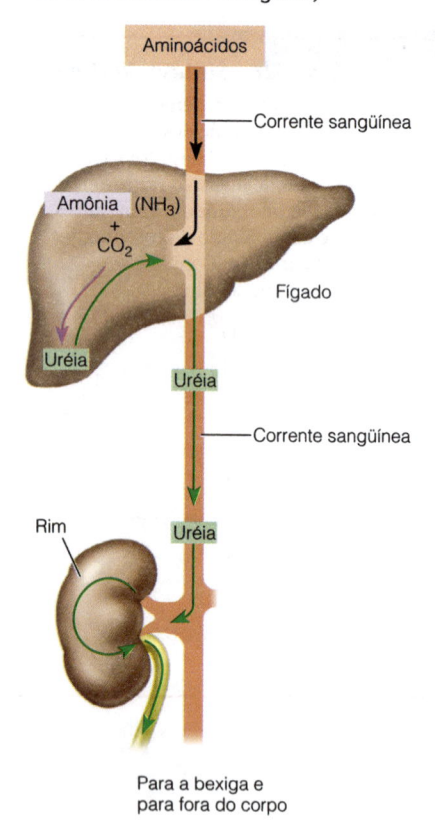

- Os resultados da cadeia de transporte de elétron:
  - O_2 consumido.
  - H_2O e CO_2 produzidos.
  - Energia capturada na ATP.

oxaloacetato: carboidrato intermediário do ciclo TCA.

As Etapas Finais do Catabolismo

A discussão acompanhou cada um dos nutrientes fornecedores de energia por três vias diferentes. Todos levam ao ponto onde o acetil-CoA entra no ciclo TCA. As reações do ciclo TCA ocorrem no compartimento interno das mitocôndrias (veja a Figura 9-4). O significado dessa localização se tornará evidente conforme os esclarecimentos dos detalhes.

O Ciclo TCA O acetil-CoA entra no ciclo TCA, um atarefado centro de tráfego metabólico. O ciclo TCA é chamado ciclo, mas isso não significa que ele regenera o acetil-CoA. O acetil-CoA faz um percurso de sentido único – para baixo para duas moléculas de dióxido de carbono e uma coenzima (CoA). O ciclo TCA é um caminho circular, no sentido de que um composto de 4 carbonos conhecido como **oxaloacetato** é necessário na primeira etapa e sintetizado na última.

A função do oxaloacetato em reabastecer o ciclo TCA é crítica. Quando o oxaloacetato é insuficiente, o ciclo TCA desacelera, e as células enfrentam uma crise de energia. O oxaloacetato é produzido primariamente, a partir de piruvato, embora ele possa ser produzido a partir de certos aminoácidos. Importante observar que o oxaloacetato não pode ser produzido a partir de gordura. O fato de o oxaloacetato estar disponível para o acetil-CoA para entrar no ciclo TCA ressalta a importância dos carboidratos na dieta. Uma dieta que forneça grande quantidade de carboidrato garante um abastecimento adequado de oxaloacetato (porque a glicose produz piruvato durante a glicólise).

Como mostra a Figura 9-18, o oxaloacetato é o primeiro composto de 4 carbonos para entrar no ciclo TCA. O oxaloacetato apanha o acetil-CoA (um composto de 2 carbonos), deixa um carbono (como dióxido de carbono), em seguida, outro carbono (como dióxido de carbono) e retorna para apanhar outro acetil-CoA. Quanto ao acetil-CoA, o carbono percorre o caminho de sentido único – para o dióxido de carbono (consulte o Apêndice C para detalhes adicionais).*

Conforme as moléculas de acetil-CoA se quebram em dióxido de carbono, os átomos de hidrogênio com seus elétrons são removidos dos compostos no ciclo. Em cada volta do ciclo TCA há uma perda de um total de 8 elétrons. As coenzimas, produzidas a partir das vitaminas B, niacina e riboflavina recebem os hidrogênios e seus elétrons do ciclo TCA e os transfere à cadeia de transporte de elétron – como um táxi que pega passageiros em um local e os deixa em outro.

Cadeia de Transporte de Elétron Na via final, a cadeia de transporte de elétron, a energia é capturada nas ligações de alta energia de ATP. A cadeia de transporte de elétron consiste em uma série de proteínas que servem como "transportadores" de elétron. Esses transportadores estão dispostos em seqüência na membrana interna das mitocôndrias (reveja a Figura 9-4). Conforme as coenzimas fornecem seus elétrons do ciclo TCA, da glicólise e da oxidação do ácido graxo para a cadeia de transporte de elétron, cada transportador recebe os elétrons e, em seguida, passa-os ao próximo carregador. Esses transportadores de elétrons continuam passando os elétrons até alcançarem o oxigênio no fim da cadeia. O oxigênio (O) aceita os elétrons e combina-os com os átomos de hidrogênio (H) para formar água (H_2O).■ Esse oxigênio deve estar disponível no metabolismo energético, o que explica sua essência para a vida.

---

* De fato, os carbonos que entram no ciclo no acetil-CoA podem não ser exatamente aqueles desprendidos como dióxido de carbono. Em uma das etapas do ciclo, um composto de 6 carbonos torna-se simétrico, ambas as extremidades ficam idênticas. Em seguida, ele perde carbono para formar dióxido de carbono em uma das extremidades. Portanto, só metade dos carbonos do acetil-CoA é desprendidas como dióxido de carbono em qualquer uma das voltas do ciclo; a outra metade torna-se parte do composto que retorna para apanhar outro acetil-CoA. É verdade, entretanto, que, para cada acetil-CoA que entra no ciclo TCA, 2 carbonos são desprendidos como dióxido de carbono. Também é verdade que, em cada volta do ciclo, a energia equivalente de um acetil-CoA é liberada.

FIGURA 9-18 O Ciclo TCA

O oxaloacetato, composto produzido primariamente a partir do piruvato, inicia o ciclo TCA. (Sabendo-se que a glicose produz piruvato durante a glicólise e que o oxaloacetato deve estar disponível para iniciar o ciclo TCA, é possível entender por que a oxidação completa de gordura requer carboidrato.) O oxaloacetato de 4 carbonos une-se ao acetil-CoA de 2 carbonos. O novo composto de 6 carbonos libera carbonos como dióxido de carbono, tornando-se um composto de 5 e, em seguida, de 4 carbonos. Cada reação altera insignificantemente a estrutura até, finalmente, o oxaloacetato de 4 carbonos original se formar novamente e apanhar outro acetil-CoA – da quebra da glicose, glicerol, ácidos graxos e aminoácidos – e iniciar o ciclo outra vez. A quebra do acetil-CoA libera hidrogênios com seus elétrons, que são transportados pelas coenzimas produzidas a partir das vitaminas B, niacina e riboflavina, à cadeia de transporte de elétron. (Para mais detalhes, consulte o Apêndice C).

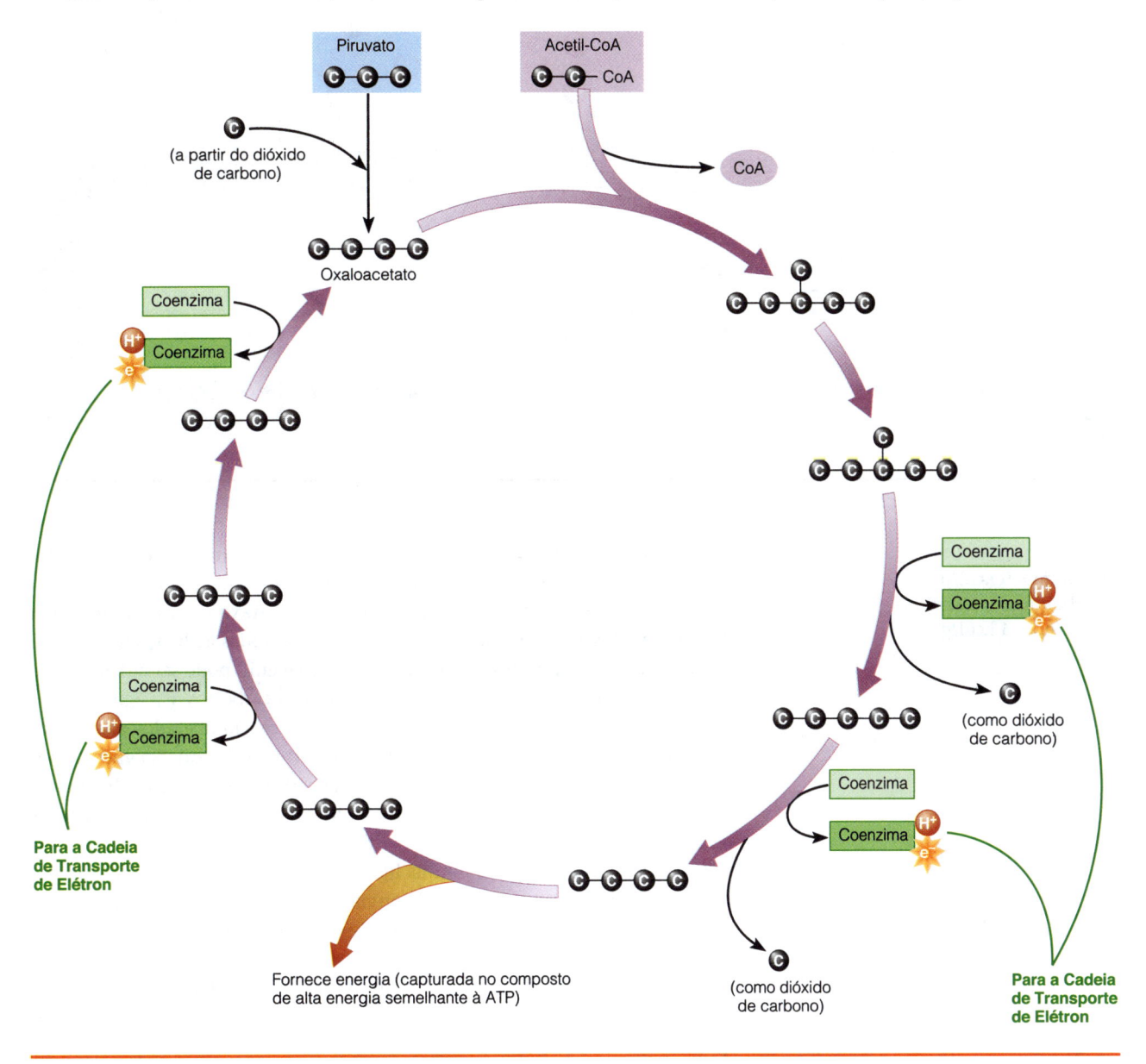

À medida que os elétrons passam de transportador para transportador, a energia suficiente é liberada para bombear íons hidrogênio por meio da membrana para o compartimento externo das mitocôndrias. O avanço dos íons hidrogênio de volta ao compartimento interno ativa a síntese de ATP. Dessa forma, a energia é capturada nas ligações de ATP. A ATP deixa as mitocôndrias e entra no citoplasma, onde ela pode ser utilizada como energia. A Figura 9-19 apresenta um diagrama simples da cadeia de transporte de elétron; consulte o Apêndice C para detalhes.

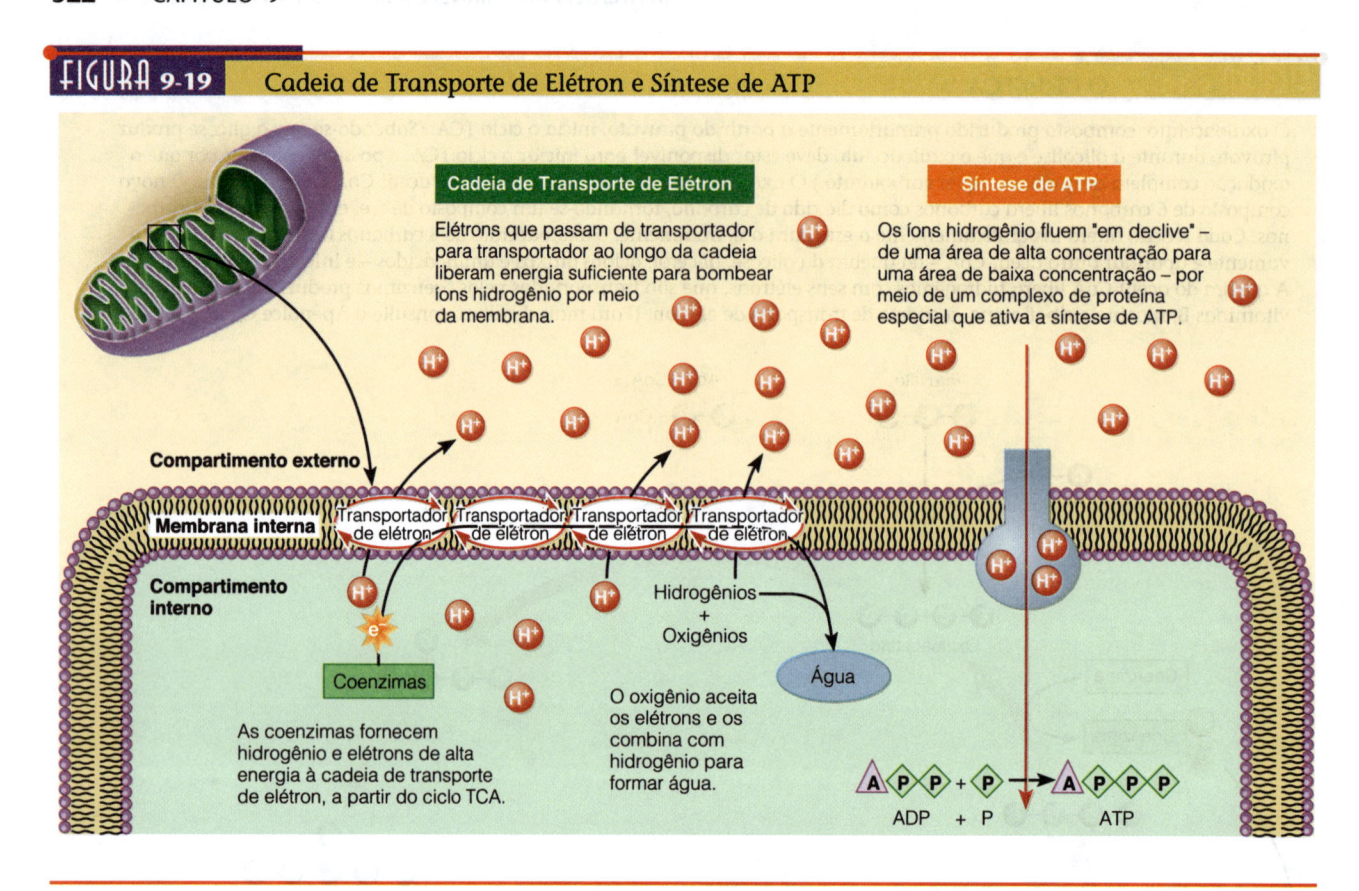

FIGURA 9-19 — Cadeia de Transporte de Elétron e Síntese de ATP

Cadeia de Transporte de Elétron
Elétrons que passam de transportador para transportador ao longo da cadeia liberam energia suficiente para bombear íons hidrogênio por meio da membrana.

Síntese de ATP
Os íons hidrogênio fluem "em declive" – de uma área de alta concentração para uma área de baixa concentração – por meio de um complexo de proteína especial que ativa a síntese de ATP.

Compartimento externo
Membrana interna
Compartimento interno
Transportador de elétron
Coenzimas

As coenzimas fornecem hidrogênio e elétrons de alta energia à cadeia de transporte de elétron, a partir do ciclo TCA.

Hidrogênios + Oxigênios → Água
O oxigênio aceita os elétrons e os combina com hidrogênio para formar água.

ADP + P → ATP

- Gordura = 9 kcal/g.
- Carboidrato = 4 kcal/g.
- Proteína = 4 kcal/g.

O Segredo de Quilocalorias por Grama Dos três nutrientes fornecedores de energia, a gordura é a que mais fornece energia por grama.■ O motivo é visível na Figura 9-20, que compara um ácido graxo com uma molécula de glicose. Observe que aproximadamente quase todas as ligações no ácido graxo estão entre carbonos e hidrogênios. O oxigênio pode ser adicionado a todos eles (formando dióxido de carbono com os carbonos, e a água com os hidrogênios). Conforme isso acontece, hidrogênios são liberados para as coenzimas que se direcionam à cadeia de transporte de elétron. Na glicose, por outro lado, um oxigênio já está ligado a cada carbono; desse modo há menos potencial para a oxidação e menos hidrogênios liberados quando as ligações restantes são quebradas.

Como a gordura contém muitas ligações de carbono-hidrogênio que podem ser prontamente oxidadas, ela envia inúmeras coenzimas com seus hidrogênios e elétrons à cadeia de transporte de elétron, onde essa energia possa ser capturada nas ligações de ATP. Isso explica por que a gordura fornece mais quilocalorias por grama que o carboidrato ou a proteína. (Lembre-se de que cada ATP retém energia e que as quilocalorias medem a energia; assim, quanto mais ATP é gerada, mais quilocalorias são coletadas.) Por exemplo, uma molécula de glicose fornecerá de 36 a 38 ATPs quando completamente oxidada. Em comparação com uma molécula de ácido graxo, de 16 carbonos, fornecerá 129 ATPs quando completamente oxidada. A gordura é a fonte de combustível mais eficiente. De grama em grama, a gordura pode fornecer muito mais energia que qualquer um dos outros dois nutrientes fornecedores de energia, fazendo dela a forma preferida de armazenamento de energia do corpo. (De forma semelhante, você pode preferir abastecer seu carro com um combustível que fornece cerca de 210 km por galão *versus* aquele que oferece 60 km por galão.)

FIGURA 9-20 Comparação de Estruturas Químicas do Ácido Graxo e da Glicose

Para facilitar a comparação, a estrutura apresentada aqui para a glicose não é a estrutura anular mostrada no Capítulo 2, mas uma forma alternativa de representar suas estruturas químicas.

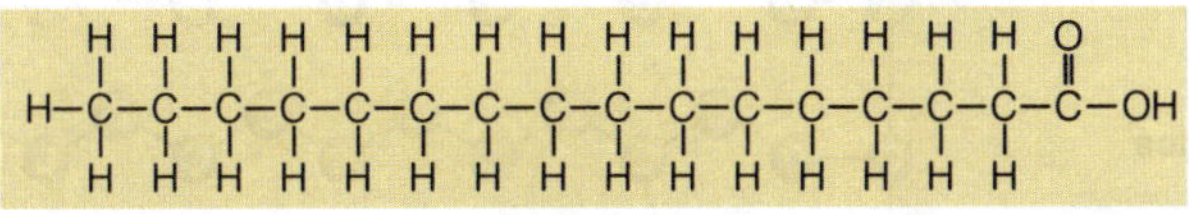

Ácido graxo

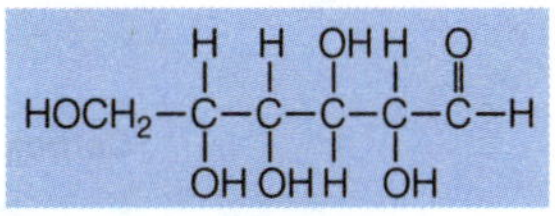

Glicose

RESUMO

Após uma refeição equilibrada, o corpo lida com os nutrientes como descrito a seguir. A digestão do carboidrato fornece glicose (e outros monossacarídeos); uma parte é armazenada como glicogênio e outra é quebrada em piruvato e acetil-CoA para fornecer energia. O acetil-CoA pode, assim, entrar no ciclo TCA e na cadeia de transporte de elétron para fornecer mais energia. A digestão de uma gordura fornece glicerol e ácidos graxos; uma parte é reagrupada e armazenada como gordura, e outras são quebradas em acetil-CoA, que podem entrar no ciclo TCA e na cadeia de transporte de elétron para fornecer energia. A digestão de proteína fornece aminoácidos, dos quais a maioria é utilizada para formar proteína do corpo ou outros compostos que contêm nitrogênio, porém alguns aminoácidos podem ser quebrados pelas mesmas vias que a glicose para fornecer energia. Outros aminoácidos entram diretamente no ciclo TCA, e estes também podem ser quebrados para fornecer energia. Em resumo, embora carboidrato, gordura e proteína entrem no ciclo TCA por caminhos diferentes, as vias finais são comuns para todos os nutrientes fornecedores de energia (veja a Figura 9-21).

Saldo da Energia do Corpo

A cada dia, uma dieta saudável libera milhares de quilocalorias dos alimentos, e o corpo ativo utiliza a maioria delas para realizar seu trabalho. Como resultado, no geral, o peso do corpo pouco muda. Esse feito notável pode ser chamado economia de manutenção. O saldo de energia do corpo está equilibrado. Algumas pessoas, porém, comem muito ou quase não praticam exercícios e engordam; outras comem muito pouco ou praticam muitos exercícios e emagrecem. Os detalhes do metabolismo já foram descritos; as próximas seções vão revisá-los a partir da perspectiva de ganho ou perda da gordura do corpo. Os possíveis motivos por que as pessoas ganham ou perdem peso são explorados no Capítulo 3 do Volume 2.

A Economia do Excesso

Quando uma pessoa come muito, o metabolismo favorece a formação de gordura. As células de gordura aumentam indiferentemente se o excesso em quilocalorias deriva da proteína, do carboidrato ou da gordura. A via da gordura dietética para a gordura do corpo, porém, é a mais direta (exige apenas poucas etapas metabólicas) e a mais eficiente (custa somente poucas calorias). Para converter um triglicerídeo dietético em um triglicerídeo em tecido adiposo, o corpo remove dois dos ácidos graxos a partir da cadeia de glicerol, absorve as partes e os coloca (e os outros) juntos novamente. Em comparação, para converter uma molécula de sacarose, o corpo precisa separar a glicose da frutose, absorvê-las, desmembrá-las em piruvato e acetil-CoA, agrupar várias moléculas de CoA em cadeias de ácidos graxos e, finalmente, anexar os ácidos graxos em cadeias de glicerol para produzir um triglicerídeo para armazenamento no tecido adiposo. De fato, o corpo utiliza muito menos energia para converter gordura dietética em gordura do corpo do que converter carboidrato dietético em gordura do corpo. Em média, o armazenamento do excesso de energia da gordura dietética em gordura do corpo

FIGURA 9-21 As Vias Centrais do Metabolismo Energético

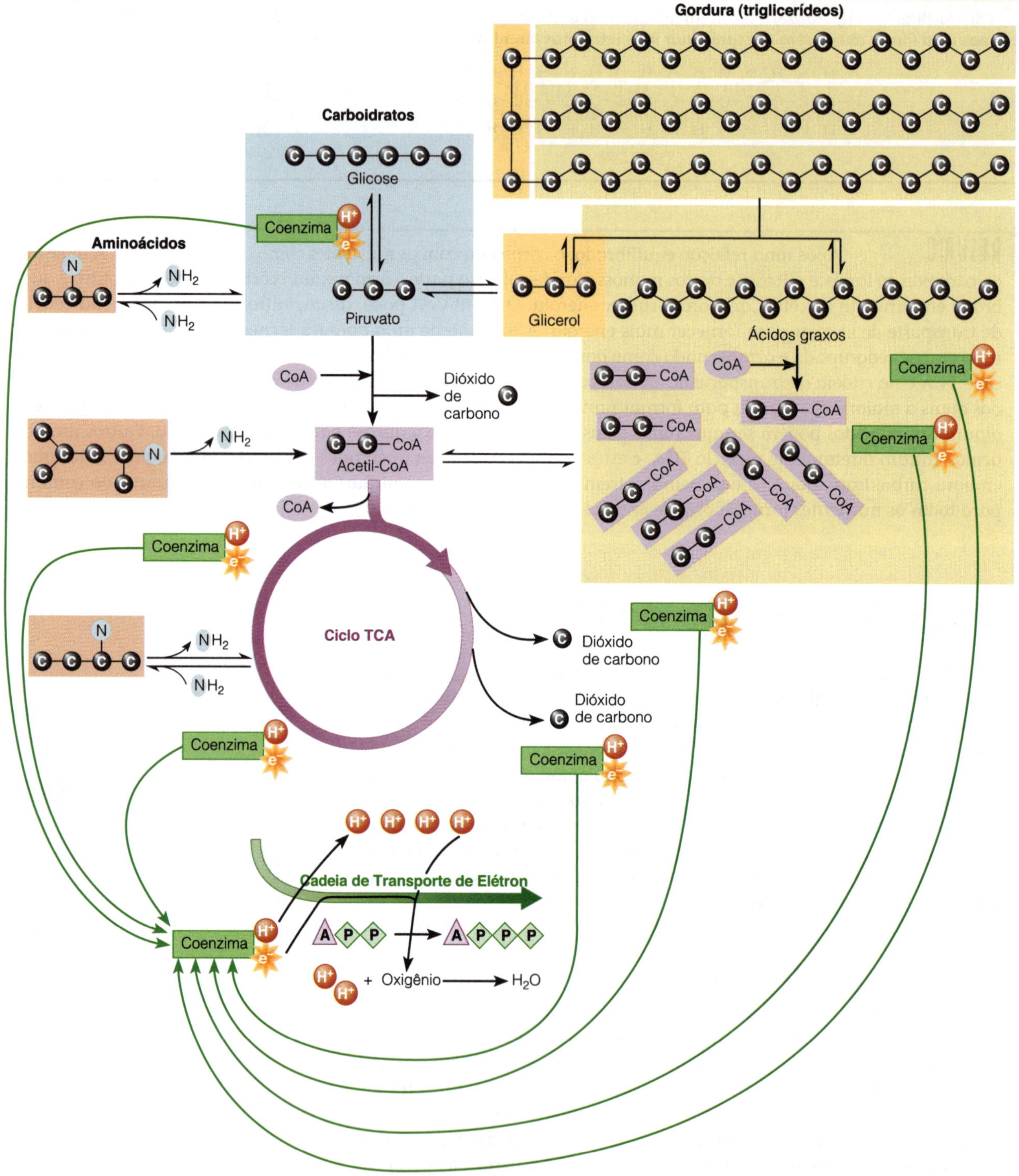

utiliza somente 5% da entrada de energia ingerida, mas o armazenamento do excesso de energia de carboidratos dietético em gordura do corpo requer um gasto de 25% da entrada de energia ingerida.

As vias dos excessos de proteína e carboidrato para a gordura do corpo não são somente indiretas e ineficientes, mas também menos preferidas (há outras prioridades). Antes de entrar no armazenamento de gordura, a proteína deve primeiro zelar por suas várias funções nos tecidos magros do organismo e o carboidrato deve abastecer as reservas de glicogênio. Por esses motivos, a produção de gordura é de pouca prioridade para esses dois nutrientes. Todavia, se ingerido em abundância, qualquer um dos nutrientes fornecedores de energia pode produzir gordura.

Este capítulo descreve cada um dos nutrientes fornecedores de energia individualmente, mas as células utilizam uma mistura desses combustíveis. Quanto de cada nutriente está misturado no combustível depende, em parte, de sua disponibilidade da dieta. (A proporção de cada combustível também depende de atividade física, como explicado no Capítulo 5 do Volume 2). Proteína dietética e carboidrato dietético influenciam a mistura de combustível utilizado durante o metabolismo energético. Normalmente, a contribuição da proteína à mistura do combustível é relativamente menor e convenientemente constante, porém a oxidação da proteína de fato aumenta quando a proteína é ingerida em excesso. Do mesmo modo, carboidratos ingeridos em excesso aumentam significativamente a oxidação do carboidrato. Em contrapartida, a oxidação da gordura não corresponde à ingestão de gordura dietética, especialmente quando as mudanças dietéticas ocorrem repentinamente. Quanto mais proteína ou carboidrato há na mistura do combustível, menos a gordura contribui para a mistura do combustível. Em vez de ser oxidada, a gordura se acumula armazenamento. Detalhes a seguir.

Proteína em Excesso Lembre-se no Capítulo 4 de que o corpo não pode armazenar excesso de aminoácidos; como tal ele deve convertê-los em outros compostos. Ao contrário da opinião popular, uma pessoa não pode aumentar os músculos simplesmente ingerindo proteína em excesso. Um tecido magro, como o músculo, desenvolve em resposta a um estímulo, como hormônios ou atividade física. Ao ingerir proteína em excesso, o corpo utiliza o excesso repondo as perdas diárias normais e, em seguida, aumentando a oxidação da proteína. O corpo alcança o equilíbrio da proteína dessa forma, mas qualquer aumento na oxidação da proteína desloca gordura na mistura de combustível. Qualquer proteína adicional é, então, desaminada e os carbonos restantes utilizados para produzir ácidos graxos. Dessa forma, uma pessoa pode aumentar a gordura ao ingerir muita proteína.

Pessoas que comem grandes porções de carne e outros alimentos ricos em proteínas, podem se perguntar por que têm problemas de peso. Não só a gordura, nesses alimentos, leva ao seu armazenamento, como também a proteína, quando a entrada de energia excede suas necessidades. Muitas dietas da moda que prometem perda de peso encorajam a elevada ingestão de proteína com base na suposição de que a proteína forma somente músculo e não gordura.

Excesso de Carboidrato Comparado com a proteína, a proporção de carboidrato na mistura do combustível altera mais dramaticamente quando se come demais. O corpo lida com a abundância de carboidrato, primeiro, armazenando-o como glicogênio; no entanto, as áreas de armazenamento de glicogênio são limitadas e abastecidas rapidamente. Pois a manutenção do equilíbrio da glicose é crítica, o corpo utiliza a glicose moderadamente, quando a dieta fornece somente pequenas quantidades e de forma livre, quando as reservas são abundantes. Em outras palavras, a oxidação da glicose rapidamente de adapta à ingestão dietética de carboidrato.

O excesso de glicose pode ser convertido em gordura diretamente, mas isso é uma via não preferencial.[3] Como mencionado, a conversão de glicose em gordura é energicamente dispendiosa e não ocorre após as reservas de glicogênio terem sido abastecidas. Mesmo assim, somente um pouco, se houver, de nova gordura é produzida a partir de carboidrato.[4]

Todavia, carboidratos dietéticos em excesso podem levar a um ganho de peso quando carboidrato é utilizado com a gordura na mistura do combustível. Quando isso ocorre, o carboidrato dispensa ambas as gorduras dietéticas e do corpo da oxidação – um efeito que pode ter mais incidências em pessoas acima do peso que em pessoas magras.[5] Resultado líquido: carboidrato em excesso contribui para a obesidade ou, pelo menos, à manutenção de um corpo acima do peso.

Excesso de Gordura Diferentemente do excesso de proteína e carboidrato, em que ambos aumentam sua própria oxidação, a ingestão de muita gordura não promove sua oxidação. Em vez disso, a gordura dietética em excesso movimenta-se de forma eficiente dentro das reservas de gordura do corpo; quase todo o excesso é armazenado.

RESUMO Se a entrada de energia excede as necessidades do corpo, o resultado será o ganho de peso novamente – sem considerar se a ingestão de excesso é de proteína, carboidrato ou gordura. A diferença é que o corpo é muito mais eficiente no armazenamento de energia quando o excesso deriva de gordura dietética.

A Transição do Excesso para o Jejum

A Figura 9-22 mostra as vias metabólicas operando no corpo conforme ele transita do excesso (parte A) para o jejum (partes B e C). Após uma refeição, a glicose, o glicerol e os ácidos graxos dos alimentos são utilizados de acordo com a necessidade e, em seguida, armazenados. Posteriormente, conforme o corpo transita do estado alimentado para o de jejum, ele começa a esgotar essas reservas. O glicogênio e a gordura são liberados do armazenamento para fornecer mais glicose, glicerol e ácidos graxos para energia.

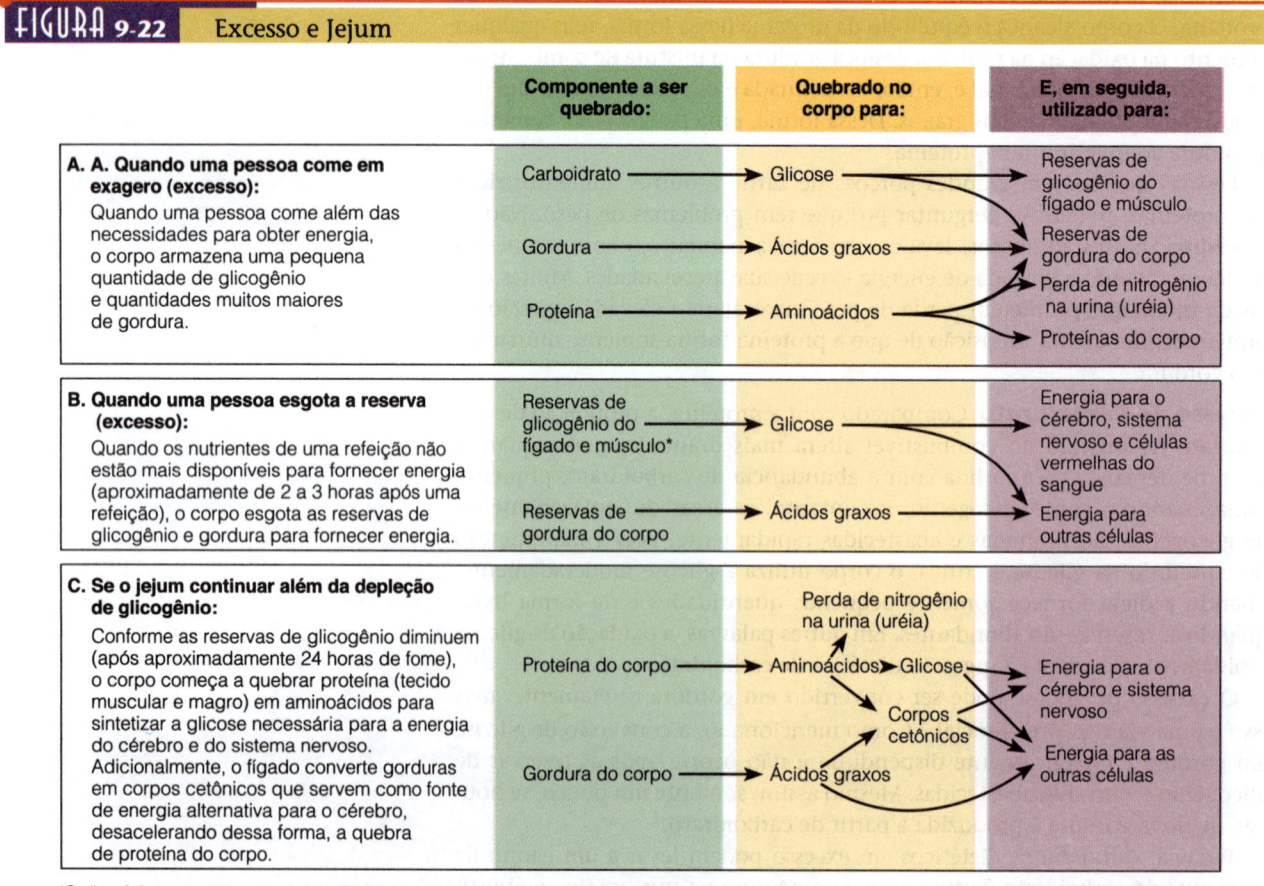

FIGURA 9-22 Excesso e Jejum

	Componente a ser quebrado:	Quebrado no corpo para:	E, em seguida, utilizado para:
A. Quando uma pessoa come em exagero (excesso): Quando uma pessoa come além das necessidades para obter energia, o corpo armazena uma pequena quantidade de glicogênio e quantidades muitos maiores de gordura.	Carboidrato Gordura Proteína	Glicose Ácidos graxos Aminoácidos	Reservas de glicogênio do fígado e músculo Reservas de gordura do corpo Perda de nitrogênio na urina (uréia) Proteínas do corpo
B. Quando uma pessoa esgota a reserva (excesso): Quando os nutrientes de uma refeição não estão mais disponíveis para fornecer energia (aproximadamente de 2 a 3 horas após uma refeição), o corpo esgota as reservas de glicogênio e gordura para fornecer energia.	Reservas de glicogênio do fígado e músculo* Reservas de gordura do corpo	Glicose Ácidos graxos	Energia para o cérebro, sistema nervoso e células vermelhas do sangue Energia para outras células
C. Se o jejum continuar além da depleção de glicogênio: Conforme as reservas de glicogênio diminuem (após aproximadamente 24 horas de fome), o corpo começa a quebrar proteína (tecido muscular e magro) em aminoácidos para sintetizar a glicose necessária para a energia do cérebro e do sistema nervoso. Adicionalmente, o fígado converte gorduras em corpos cetônicos que servem como fonte de energia alternativa para o cérebro, desacelerando dessa forma, a quebra de proteína do corpo.	Proteína do corpo Gordura do corpo	Perda de nitrogênio na urina (uréia) Aminoácidos → Glicose Corpos cetônicos Ácidos graxos	Energia para o cérebro e sistema nervoso Energia para as outras células

*O glicogênio armazenado nos músculos fornece glicose somente para o músculo no qual ele está armazenado.

A energia é necessária o tempo todo. Mesmo quando uma pessoa está adormecida ou totalmente relaxada, as células de vários órgãos estão trabalhando. De fato, esse trabalho – o trabalho das células que mantém todo o processo vital■ sem qualquer esforço consciente – representa aproximadamente dois terços a três quartos da energia total que uma pessoa gasta em um dia. O pouco que sobra é o trabalho que os músculos de uma pessoa desempenha voluntariamente.

A maior prioridade do corpo é satisfazer as necessidades das células, e isso é feito normalmente por abastecimento periódico, ou seja, se alimentando várias vezes por dia. Quando o alimento não está disponível, o corpo procura em seus próprios tecidos por outras fontes de combustível. Se as pessoas optam por não comer, dizemos que elas estão em jejum; se elas não têm escolha, então estão sofrendo por causa da fome. O organismo não faz essas distinções. Nessas situações, o corpo é forçado a mudar para um metabolismo consumptivo, esgotando suas reservas de carboidratos e gorduras e, dentro de um dia ou mais, seus tecidos vitais de proteína.

■ O trabalho das células que mantém todo o processo vital refere-se ao *metabolismo basal* do corpo.

A Economia do Jejum

Durante o jejum, carboidratos, gorduras e proteínas são todos eventualmente utilizados para a obtenção de energia – o combustível deve ser fornecido a todas as células. Quando se inicia o jejum, a glicose do glicogênio armazenado no fígado e os ácidos graxos da gordura armazenada no tecido adiposo fluem pelas células, em seguida, quebram-se para fornecer acetil-CoA e liberam energia para ativar o trabalho das células. Várias horas mais tarde, porém, a maior parte da glicose estará esgotada – o glicogênio do fígado é consumido e inicia-se a queda da glicose no sangue. A baixa glicose no sangue serve como um sinal que promove, posteriormente, a quebra de gordura e a liberação de aminoácidos dos músculos.

Glicose Necessária para o Cérebro Neste ponto, a maioria das células depende dos ácidos graxos para continuar o fornecimento de seu combustível. Mas as células vermelhas do sangue e as células do sistema nervoso precisam de glicose. A glicose é o principal combustível de energia e, mesmo quando outros combustíveis estão disponíveis, a glicose deve estar presente para permitir que o mecanismo de metabolismo energético do sistema nervoso trabalhe. Geralmente, o cérebro e as células nervosas – que pesam apenas 1,36 kg – consomem aproximadamente dois terços da *glicose* total utilizada a cada dia (aproximadamente 400 a 600 kcal). Mais ou menos de um quinto a um quarto da *energia* que o corpo adulto utiliza quando está em descanso é gasto pelo cérebro; em crianças, pode ser até a metade.

A Proteína Satisfaz as Necessidades da Glicose Os requisitos especiais das células vermelhas do sangue e do cérebro apresentam um problema para o corpo em jejum. O corpo pode utilizar suas reservas de gordura, que podem ser relativamente abundantes, para suprir a maior parte de suas células com energia, porém as células vermelhas do sangue dependem completamente da glicose,■ e o cérebro e os nervos consomem a energia em forma de glicose. Os aminoácidos que fornecem piruvato podem ser utilizados para produzir glicose; e para obter os aminoácidos, as proteínas do corpo devem ser quebradas. Por essa razão, os tecidos constituídos por proteínas do corpo, como o músculo e o fígado, sempre se quebram parcialmente, durante o jejum. Os aminoácidos que não podem ser utilizados para produzir glicose são usados como fonte de energia para outras células do corpo.

■ As células vermelhas do sangue não contêm mitocôndrias. Reveja a Figura 9-4 para perceber detalhadamente por que as células vermelhas do sangue dependem da glicose para fornecerem energia.

A quebra de proteínas do corpo é um meio expansivo para obter glicose. Durante os primeiros dias do jejum, a proteína do corpo fornece aproximadamente 90% da glicose necessária; o glicerol, mais ou menos 10%. Se as perdas de proteínas do corpo continuam nesta taxa, ocorrerá a morte dentro de três semanas, independentemente da quantidade de gordura que uma pessoa tem

■ Lembrete: *Corpos cetônicos* são compostos produzidos durante a quebra incompleta de gordura, quando a glicose não está disponível.

armazenada. Felizmente, a quebra de gordura também aumenta com o jejum – de fato, a quebra de gordura é quase o dobro, fornecendo energia para outras células do corpo e glicerol para a produção de glicose.

A Mudança para Cetose Conforme o jejum continua, o corpo encontra uma forma de utilizar sua gordura para abastecer o cérebro. Ele se adapta ao combinar fragmentos de acetil-CoA derivado de ácidos graxos para produzir uma fonte alternada de energia, os corpos cetônicos (veja a Figura 9-23). Geralmente produzidos e utilizados somente em pequenas quantidades, os corpos cetônicos■ podem fornecer combustível para algumas células do cérebro. A produção do corpo cetônico aumenta até aproximadamente dez dias após o jejum, isso atende a boa parte das necessidades de energia do sistema nervoso. Todavia, muitas áreas do cérebro contam exclusivamente com a glicose para energia e o corpo continua oferecendo proteína – ainda que a uma taxa menor que nos primeiros dias de jejum.

Quando os corpos cetônicos contêm um grupo ácido (COOH), são chamados cetoácidos. Pequenas quantidades de cetoácidos são uma parte normal da química do sangue, mas, quando sua concentração aumenta, há uma queda no pH do sangue. Isso é a cetose, um sinal de que a química do corpo está em desordem. Quantidades de cetonas elevadas no sangue (cetonemia) são excretadas na urina (cetonúria). Desenvolve-se um odor de fruta no hálito (conhecido como hálito de acetona), refletindo a presença da cetona acetona.

Supressão do Apetite A cetose também induz à perda do apetite. Conforme a fome continua, essa perda de apetite torna-se uma vantagem para a pessoa sem acesso à alimentação, pois a procura por alimentos poderia representar uma perda de energia. Quando a pessoa encontra o alimento e come novamente, o corpo sai da cetose, o centro de fome capta a mensagem de que o alimento está novamente disponível e o apetite retorna. O Destaque 3, no Volume 2, inclui uma discussão dos riscos de dietas que produzem cetose na recapitulação de dietas para perda de peso.

Desaceleração do Metabolismo Em um esforço para conservar os tecidos do corpo o quanto possível, os hormônios do jejum desaceleram o

---

FIGURA 9-23 Formação dos Corpos Cetônicos

① A primeira etapa na formação dos corpos cetônicos é a condensação de duas moléculas de acetil-CoA e a remoção do CoA para formar um composto que é convertido no primeiro corpo cetônico.

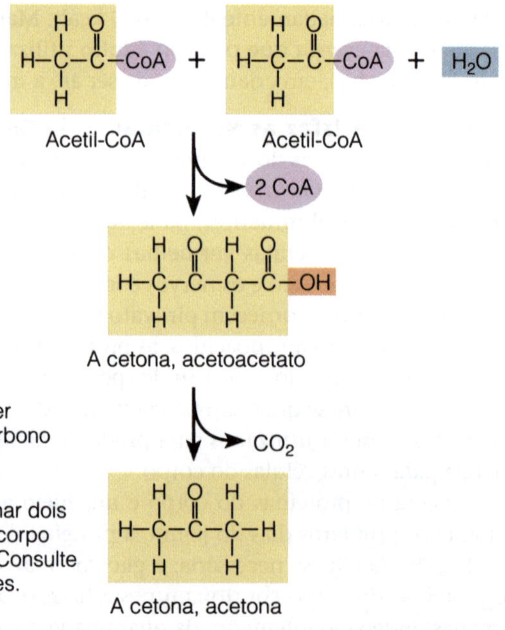

② Este corpo cetônico pode perder uma molécula de dióxido de carbono para formar outro cetônico.

③ Ou o acetoacetato pode adicionar dois hidrogênios, tornando-se outro corpo cetônico (beta-hidroxibutirato). Consulte o Apêndice C para mais detalhes.

metabolismo. Conforme o corpo substitui a utilização de corpos cetônicos, simultaneamente reduz a produção de energia e conserva tanto a gordura como o tecido magro. Todavia, os tecidos magros (que contêm proteína) dos órgãos encolhem em massa e desempenham menos trabalho metabólico, reduzindo os gastos de energia. Conforme os músculos definham, realizam menos trabalho e, dessa forma, requerem menos energia, reduzindo gastos posteriores. Em razão do metabolismo desacelerado, a perda de gordura cai ao mínimo – menos, de fato, do que a gordura que seria perdida em uma dieta de baixa quilocaloria. Desse modo, embora a perda de *peso* durante o jejum possa ser relativamente considerável, a perda de *gordura* pode ser menor se, pelo menos, algum alimento for ingerido.

Sintomas da Fome As adaptações descritas – desaceleração da produção de energia e redução da perda de gordura – ocorrem em uma criança com fome, um mendigo adulto faminto, uma pessoa em jejum religioso, um adolescente com anorexia nervosa e um paciente hospitalar desnutrido. Essas adaptações ajudam a prolongar suas vidas e explicam os sintomas físicos da privação de energia: emaciação, metabolismo desacelerado, temperatura baixa do corpo e baixa resistência a doenças.

As adaptações do corpo em relação ao jejum são suficientes para manter a vida por um longo tempo. A precaução mental não precisa ser reduzida, e mesmo um pouco de energia física pode permanecer intacta de forma surpreendente por um longo tempo. Todavia, o jejum apresenta perigo. Essas notáveis adaptações não nos impedem de reconhecer os verdadeiros riscos que o jejum apresenta.

RESUMO Quando está em jejum, o corpo realiza várias adaptações: aumenta a quebra de gordura para fornecer energia para a maioria das células, utiliza glicerol e aminoácidos para produzir glicose para as células vermelhas do sangue e sistema nervoso central, produz cetonas para abastecer o cérebro, suprime o apetite e desacelera o metabolismo. Todas essas medidas conservam energia e minimizam perdas. De fato, o metabolismo desacelera até certo ponto, de forma que a perda de gordura eventualmente desacelere para menos do que seria alcançado com uma dieta de baixas quilocalorias.

Este capítulo aprofundou os detalhes complexos do metabolismo no nível das células, explorando as transformações de nutrientes em energia e para armazenar compostos. Vários capítulos e destaques a seguir têm base nessas informações. O destaque que segue este capítulo mostra como o álcool interrompe o metabolismo normal. O Capítulo 3 do Volume 2 descreve como a entrada e o gasto de energia de uma pessoa são refletidos no peso e na composição do corpo. O Capítulo 4 do Volume 2 examina as conseqüências de um saldo não equilibrado de energia – sobrepeso e baixo peso. O Capítulo 5 mostra as funções vitais que as vitaminas do complexo B desempenham como coenzimas, auxiliando todas as vias metabólicas descritas aqui. E o Capítulo 5 do Volume 2 recapitula o metabolismo para mostrar como ele auxilia o trabalho de pessoas fisicamente ativas, e como os atletas podem aplicar essas informações da melhor forma em suas escolhas alimentares.

A Nutrição em sua Vida

O dia todo, diariamente, suas células desmembram carboidratos, gorduras e proteínas com a ajuda de vitaminas, minerais e água, liberando energia para satisfazer as necessidades imediatas do corpo ou armazenando-a como gordura para uso posterior.

- Que tipos de alimentos ajudam a melhorar atividades aeróbicas e anaeróbicas?
- Você ingere mais proteínas, carboidratos ou gorduras do que o seu corpo precisa?
- Você segue uma dieta com pouco carboidrato que força seu corpo a promover a cetose?

QUESTÕES PARA ESTUDO

Estas questões o ajudarão a rever este capítulo.

1. Defina metabolismo, anabolismo e catabolismo; dê um exemplo de cada um.
2. Diga o nome de uma das moléculas de alta energia do corpo e descreva como é utilizada.
3. Quais são as coenzimas e que serviços elas oferecem ao metabolismo?
4. Diga quais são as quatro unidades básicas, derivadas dos alimentos, que são utilizadas pelo corpo em transformações metabólicas. Quantos carbonos existem nas "cadeias" de cada uma?
5. Defina metabolismo aeróbico e anaeróbico. Como o oxigênio insuficiente influencia o metabolismo?
6. Como o corpo utiliza o excesso de energia?
7. Resuma as principais etapas no metabolismo da glicose, do glicerol, dos ácidos graxos e dos aminoácidos.
8. Descreva como o excesso dos três nutrientes energéticos contribui para as reservas de gordura do corpo.
9. Que adaptações o corpo realiza durante o jejum? O que são corpos cetônicos? Descreva a cetose.
10. Faça a distinção entre a perda de gordura e a perda de peso, e descreva como cada um pode acontecer.

Estas questões de múltipla escolha o ajudarão a se preparar para um exame. As respostas podem ser encontradas a seguir:

1. A hidrólise é um exemplo de:
    a. reação conjugada.
    b. reação anabólica.
    c. reação catabólica.
    d. reação de síntese.
2. Durante o metabolismo, a energia liberada é capturada e transferida:
    a. pelas enzimas.
    b. pelo piruvato.
    c. pelo acetil-CoA.
    d. pela adenosina trifosfato.
3. A glicólise:
    a. requer oxigênio.
    b. gera energia abundante.
    c. converte glicose em piruvato.
    d. produz amônia como subproduto.
4. A via do piruvato ao acetil-CoA:
    a. produz ácido láctico.
    b. é conhecida como glicogênese.
    c. é metabolicamente irreversível.
    d. requer mais energia do que pode produzir.
5. Para a oxidação completa, o acetil-CoA entra:
    a. na glicólise.
    b. no ciclo TCA.
    c. no ciclo de Cori.
    d. na cadeia de transporte de elétron.
6. A desaminação de um aminoácido produz:
    a. vitamina B_6 e energia.
    b. piruvato e acetil-CoA.
    c. amônia e cetoácido.
    d. dióxido de carbono e água.

7. Antes de entrar no ciclo TCA, cada um dos nutrientes fornecedores de energia é quebrado em:
   a. amônia.
   b. piruvato.
   c. elétrons.
   d. acetil CoA.

8. O corpo armazena energia para utilização posterior em:
   a. proteínas.
   b. acetil-CoA.
   c. triglicerídeos.
   d. corpos cetônicos.

9. Durante o jejum, quando as reservas de glicogênio são esgotadas, o corpo começa a sintetizar glicose a partir de:
   a. acetil-CoA.
   b. aminoácidos.
   c. ácidos graxos.
   d. corpos cetônicos.

10. Durante o jejum, o corpo produz corpos cetônicos por meio da:
    a. hidrolização de glicogênio.
    b. condensação de acetil-CoA.
    c. transaminação de cetoácidos.
    d. conversão de amônia em uréia.

REFERÊNCIAS BIBLIOGRÁFICAS

1. J. H. Wilmore and D. L. Costill, Physical energy: Fuel metabolism, *Nutrition Reviews* 59 (2001): S13–S16; A. D. Kriketos, J. C. Peters, and J. O. Hill, Cellular and whole-animal energetics, in *Biochemical and Physiological Aspects of Human Nutrition*, ed. M. H. Stipanuk (Philadelphia: W. B. Saunders, 2000), pp. 411–424.
2. J. L. Groff and S. S. Gropper, *Advanced Nutrition and Human Metabolism* (Belmont, Calif.: Wadsworth/Thomson Learning, 2000), p. 188.
3. M. K. Hellerstein, De novo lipogenesis in humans: Metabolic and regulatory aspects, *European Journal of Clinical Nutrition* 53 (1999): S53–S65.
4. R. M. Devitt and coauthors, De novo lipogenesis during controlled overfeeding with sucrose or glucose in lean and obese women, *American Journal of Clinical Nutrition* 74 (2001): 707–708.
5. I. Marques-Lopes and coauthors, Postprandial de novo lipogenesis and metabolic changes induced by a high-carbohydrate, low-fat meal in lean and overweight men, *American Journal of Clinical Nutrition* 73 (2001): 253–261.

RESPOSTAS

Questões para Estudo (múltipla escolha)
1. c   2. d   3. c   4. c   5. b
6. c   7. d   8. c   9. b   10. b

DESTAQUE 9

Álcool e Nutrição

Compreendido o metabolismo no Capítulo 9, você já poderá entender como o corpo lida com o álcool, como ele interfere no metabolismo e como interrompe a saúde e a nutrição. Os benefícios potenciais da saúde no consumo *moderado* de álcool são apresentados no Capítulo 9 do Volume 2.

O Álcool nas Bebidas

Para o químico, o **álcool** corresponde a uma classe de compostos orgânicos que contém grupos hidroxil (OH) (o glossário, a seguir, define o álcool e os termos relacionados). O glicerol ao qual os ácidos graxos estão anexados em triglicerídeos é um exemplo de um álcool para um químico. Para a maioria das pessoas, entretanto, o *álcool* refere-se ao ingrediente de intoxicação presente na **cerveja**, no **vinho** e na **bebida destilada (bebida com alto teor alcoólico)**. O nome químico para esse álcool em particular é álcool etílico ou **etanol**. O glicerol tem 3 carbonos com 3 grupos hidroxil anexados; o etanol tem apenas 2 carbonos e 1 grupo hidroxil (veja a Figura D9-1). No decorrer deste destaque, o álcool, em particular o etanol, é discutido, mas refere-se a ele simplesmente como *álcool*.

O álcool afeta seres vivos profundamente, em parte porque age como se fosse solvente dos lipídios. A capacidade de dissolver lipídios fora das membranas das células permite que o álcool penetre rapidamente nas células, destruindo estruturas celulares e, assim, matando as células. Por essa razão, a maioria dos alcoóis são tóxicos relativamente em pequenas quantidades; justamente por isso, por matarem células microbiais, são úteis como desinfetantes.

O etanol é menos tóxico que os outros alcoóis. Suficientemente diluído e tomado em pequenas doses, sua ação no cérebro produz um efeito muito procurado pelas pessoas – não com risco zero, mas com um risco baixo o suficiente (se as doses forem baixas o suficiente) para serem toleráveis. Utilizado dessa forma, o álcool é uma **droga** –, ou seja, uma substância que modifica as funções do organismo. Como todas as drogas, o álcool oferece tanto benefícios como perigo. "Se você ingere bebidas alcoólicas, faça com moderação" são as palavras de precaução das *Diretrizes Dietéticas*.

O termo **moderação** é importante ao descrever o uso do álcool. Quantas bebidas constituem uso moderado, e quanto é "um *drink*"? Primeiro, um *drink* é qualquer bebida alcoólica que fornece 15 mL de *puro etanol*:

- 150 ml de vinho.
- 300 ml de *wine coolers*.
- 360 ml de cerveja.
- 45 ml de bebida destilada (uísque, *scotch* ou rum de teor alcoólico 80).

Cerveja, vinho e bebida destilada fornecem diferentes quantidades de álcool. A quantidade de álcool na bebida destilada é mencionada como **teor alcoólico**: teor alcoólico 100 corresponde a 50% de álcool; teor alcoólico 80 possui 40% álcool e assim por diante. Vinho e cerveja têm menos álcool que a bebida destilada, embora alguns vinhos e cervejas fortificados contêm mais álcool que as variedades regulares.

Segundo, porque as pessoas têm tolerâncias diferentes para o álcool. É impossível denominar uma quantidade diária exata de álcool que seja apropriada para cada um. As autoridades têm se esforçado para identificar quantidades aceitáveis para a maioria das pessoas saudáveis. Uma definição aceita de moderação não é mais que dois *drinks* por dia, para um homem de estatura média, e não mais que um *drink* por dia, para uma mulher de estatura média. (Mulheres grávidas são aconselhadas a se abster do álcool.) Observe que esse conselho é declarado como uma máxima, não como uma média; a ingestão de sete doses em uma noite toda a semana não pode ser considerada moderada, embora a ingestão de apenas uma dose por dia sim. Sem dúvida, algumas pessoas podem consumir um pouco a mais; outras não podem lidar com tanto sem risco. A quantidade que uma pessoa pode beber com segurança é altamente individual e depende da genética, da saúde, gênero, composição do corpo, idade e histórico familiar.

FIGURA D9-1 Dois Alcoóis: Glicerol e Etanol

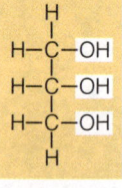

O glicerol é o álcool usado para produzir triglicerídeos.

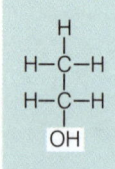

O etanol é o álcool da cerveja, do vinho e da bebida destilada.

Reduzir a média anual de consumo de álcool.

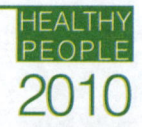

HEALTHY PEOPLE 2010

GLOSSÁRIO

abuso de álcool: padrão de ingestão de bebida alcoólica que abrange dificuldade de desempenho no trabalho, na escola ou de realizar as tarefas domésticas; beber em situações que sejam fisicamente perigosas (como dirigir embriagado); recorrer em problemas legais relativos ao álcool (como em acusações de assalto agravadas); ou o consumo regular, apesar dos problemas sociais contínuos que são causados ou piorados pelo álcool.

acetaldeído: intermediário no metabolismo do álcool.

álcool: classe de compostos orgânicos contendo grupos hidroxila (OH).

álcool desidrogenase: enzima ativa no estômago e no fígado que converte etanol em acetaldeído.

alcoolismo: padrão de ingestão de bebida alcoólica que inclui ânsia ardente por álcool, perda de controle e incapacidade de parar de beber uma vez começado, sintomas de abstinência (náusea, sudorese, fragilidade e ansiedade), após a ingestão pesada, e a necessidade de aumentar a quantidade de álcool para se sentir "alto".

bebida destilada ou **bebida com alto teor alcoólico:** bebida alcoólica produzida pela fermentação e destilação de grãos; às vezes, denominada *destilados*.

cerveja: bebida alcoólica produzida pela fermentação de malte e lúpulo.

cirrose: doença avançada do fígado em que as células do órgão ficam alaranjadas, morrem e endurecem, perdendo, permanentemente, sua função; é freqüentemente associada ao alcoolismo.

- *cirrhos* = laranja

drink: quantidade de qualquer bebida alcoólica que libera 15 mL de puro etanol:
- 320 mL de cerveja
- 150 mL de vinho
- 300 mL de *wine cooler*
- 45 mL de bebida destilada (uísque, *scotch*, rum ou vodca de teor alcoólico 80).

esteatose hepática: estágio inicial de deterioração do fígado vista em várias doenças, incluindo *kwashiorkor* e doença alcoólica do fígado. A gordura no fígado é caracterizada pelo acúmulo de gordura nas células do fígado.

etanol: tipo particular de álcool encontrado na cerveja, vinho, e bebidas destiladas; também chamado *álcool etílico* (veja Figura). O etanol é a droga mais amplamente usada e abusada em nossa sociedade. É também a única droga legal, vendida sem receita, que produz euforia.

fibrose: estágio intermediário da deterioração do fígado vista em várias doenças, incluindo hepatite viral e doença alcoólica do fígado. Na fibrose, as células do fígado perdem sua função e assumem as características de células do tecido conjuntivo (fibras).

hormônio antidiurético (ADH): hormônio produzido pela glândula pituitária em reação à desidratação (ou alta concentração de sódio no sangue). Ele estimula os rins a reabsorver mais água e, portanto, evita a perda de água na forma de urina (também chamado **vasopressina**). (Esse ADH não deve ser confundido com a enzima álcool desidrogenase, que, às vezes, também é abreviada como ADH.)

medicamento: substância que pode modificar uma ou mais funções do corpo.

moderação: em relação ao consumo de álcool, não mais que dois *drinks* por dia para um homem de tamanho médio, e não mais que um *drink* por dia para uma mulher de tamanho médio.

NAD (nicotinamida adenina dinucleotídeo): principal forma de coenzima da vitamina niacina. A forma reduzida é NADH.

narcótico: droga que entorpece os sentidos, induz ao sono e vicia em caso de uso prolongado.

síndrome de Wernicke-Korsakoff: distúrbio neurológico normalmente associado ao alcoolismo crônico e causado pela deficiência da vitamina B tiamina; também chamada *demência relacionada ao álcool*.

SMOE ou **sistema microssomal de oxidação do etanol:** sistema de enzimas no fígado que oxida não apenas o álcool, mas também várias classes de drogas.

teor alcoólico: maneira de expressar a porcentagem de álcool destilado na bebida. Uma bebida com teor alcoólico de teor 100 possui 50% de álcool; teor 90 tem 45% e assim por diante.

vinho: bebida alcoólica produzida pela fermentação do suco de uva.

Álcool no Corpo

No momento em que uma bebida alcoólica entra no corpo, o álcool é tratado como se tivesse privilégios especiais. Diferentemente dos alimentos que exigem tempo para a digestão, o álcool não precisa de digestão e é rapidamente absorvido. Aproximadamente 20% é absorvido diretamente por meio das paredes do estômago vazio e pode alcançar o cérebro dentro de um minuto. Conseqüentemente, uma pessoa pode imediatamente sentir-se eufórica enquanto bebe, especialmente com o estômago vazio.

Quando o estômago está cheio de comida, o álcool tem menos chance de tocar as paredes e se espalhar, fazendo que sua influência no cérebro atrase um pouco. Essa informação leva a uma dica prática: coma petiscos ao ingerir bebidas alcoólicas. Petiscos de carboidrato retardam a absorção do álcool, e os que são ricos em gordura retardam o peristaltismo, mantendo o álcool no estômago por mais tempo. Petiscos salgados provocam sede; para saciá-la, beba água, em vez de mais álcool.

O estômago começa a quebrar o álcool com a enzima **álcool desidrogenase**. Essa ação pode reduzir a quantidade de álcool que entra no sangue em aproximadamente 20%. As mulheres produzem menos dessas enzimas estomacais que os homens; conseqüentemente, mais álcool alcança o intestino para absorção na corrente sanguínea. Como resultado, as mulheres absorvem, aproximadamente, um terço a mais de álcool que os homens de mesma estatura, que bebem a mesma quantidade de álcool. Como conseqüência, é mais provável que elas se intoxiquem com menos álcool que os homens. Essas diferenças entre homens e mulheres explicam por que as mulheres têm uma tolerância para o álcool mais baixa e uma recomendação mais reduzida para a ingestão moderada.

No intestino delgado, o álcool é rapidamente absorvido. A partir desse ponto, ele recebe tratamento prioritário: é absorvido e metabolizado antes da maioria dos nutrientes. O *status* de prioridade do álcool ajuda a garantir uma eliminação rápida e reflete dois fatos: o álcool não pode ser armazenado no corpo e é potencialmente tóxico.

O Álcool Chega ao Fígado

Os capilares do trato digestivo fundem-se em veias que transportam o sangue com álcool ao fígado. Essas veias se ramificam várias vezes em capilares que alcançam cada célula do fígado. As células do fígado são as únicas no corpo que podem se valer da enzima álcool desidrogenase para oxidar o álcool a uma taxa razoável. O percurso do sangue através das células do fígado dá a elas a chance de descartarem uma parte do álcool, antes que ele continue seu caminho.

O álcool afeta cada órgão do corpo, mas a evidência mais dramática de seu comportamento disruptivo aparece no fígado. Se as células do fígado pudessem falar, elas descreveriam o álcool como exigente, egocêntrico e disruptivo em relação ao modo eficiente do fígado de realizar seu trabalho. Por exemplo, as células hepáticas normalmente preferem os ácidos graxos como combustível e gostam de "encapar" o excesso de ácidos graxos em triglicerídeos e os enviam para outros tecidos. Quando o álcool está presente, porém, as células do fígado são forçadas a metabolizar o álcool e deixar que os ácidos graxos se acumulem, às vezes em grandes estoques. O metabolismo do álcool pode também permanentemente alterar a estrutura da célula do fígado, prejudicando a capacidade do fígado de metabolizar gorduras. Isso explica por que pessoas que bebem muito desenvolvem esteatose hepática.

O fígado pode processar aproximadamente 15 ml de *etanol* por hora (a quantidade de um típico *drink*), dependendo da estatura do corpo, da experiência anterior em bebidas, da ingestão de alimentos e da saúde geral. A taxa máxima da quebra do álcool é definida pela quantidade de álcool desidrogenase disponível. Se chega mais álcool ao fígado do que as enzimas podem suportar, o álcool extra direciona-se para todas as partes do corpo, circulando repetidamente até que as enzimas do corpo finalmente estejam disponíveis para processá-lo. Outra sugestão prática provém dessa informação: beba devagar o suficiente para permitir que o fígado agüente – não mais que um *drink* por hora.

A quantidade da enzima álcool desidrogenase presente no fígado varia de acordo com os indivíduos, dependendo dos genes que herdaram e o modo como se alimentaram recentemente. O jejum, por mais breve que seja por dia, força o corpo a desintegrar suas proteínas, incluindo as enzimas de processamento de álcool, e isso pode reduzir a taxa de metabolismo de álcool pela metade. Beber sem ter comido durante o dia todo faz que os efeitos sejam sentidos prontamente por duas razões: rápida absorção e quebra reduzida. Ao manter altas concentrações no sangue por longas horas, o álcool pode anestesiar o cérebro quase inteiramente (como descrito posteriormente neste destaque).

A enzima álcool desidrogenase quebra o álcool removendo os hidrogênios em duas etapas. (A Figura D9-2 fornece um diagrama simplificado do metabolismo do álcool; o Apêndice C fornece os detalhes químicos.) Na primeira etapa, a enzima álcool desidrogenase oxida álcool em **acetaldeído**. Grandes concentrações de acetaldeído no cérebro e outros tecidos são responsáveis por vários efeitos danosos de **abuso de álcool**.

Na segunda etapa, uma enzima relacionada, acetaldeído desidrogenase, converte acetaldeído em acetato, que é assim convertido em acetil-CoA – o composto "encruzilhada" introduzido no Capítulo 9, que pode entrar no ciclo TCA para gerar energia. Essas reações produzem íons hidrogênios (H+). A vitamina do complexo B niacina, em sua função como coenzima **NAD** (nicotinamida adenina dinucleotídeo), proveitosamente coleta esses íons hidrogênios (tornando-se NADH). Dessa forma, sempre que o corpo quebra álcool, a NAD diminui e a NADH se acumula. (O Capítulo 5 apresenta informações sobre a NAD e outras funções da coenzima das vitaminas do complexo B.)

O Álcool Desorganiza o Fígado

Durante o metabolismo do álcool, inúmeras quantidades de processos metabólicos para os quais a NAD é requerida, incluindo a glicólise, o ciclo TCA e a cadeia de transporte de elétron, vacilam. Sua presença é muito sentida nessas vias de energia, pois ela é o transportador-chefe dos hidrogênios que percorrem com seus elétrons ao longo da cadeia de transporte de elétron. Sem NAD adequada, essas vias de energia não funcionam. O tráfego também retorna ou toma-se uma rota alternativa. Essas alterações no fluxo normal das vias de energia têm conseqüências físicas notáveis.

Para um, a acumulação de íons hidrogênio durante o metabolismo do álcool muda o equilíbrio ácido-base para o ácido. Para outro, a acumulação de NADH desacelera o ciclo TCA, formando assim, piruvato e acetil-CoA. Então, o excesso de acetil-CoA pega a rota da síntese de ácido graxo (como ilustra a Figura D9-3), e a gordura obstrui o fígado.

Como você pode esperar, um fígado sobrecarregado de gordura não funciona adequadamente. As células do fígado tornam-se pouco eficiente na realização de inúmeras tarefas. Muitas dessas ineficiências prejudicam a saúde nutricional de uma pessoa, de forma que não podem ser corrigidas somente por uma dieta. Por exemplo, o fígado tem dificuldade de ativar a vitamina D, assim como de produzir e liberar bile. Para superar esses problemas, a pessoa deve parar de ingerir álcool.

FIGURA D9-2 — Metabolismo do Álcool

A conversão do álcool em acetil-CoA requer a vitamina do complexo B niacina em sua função como coenzima NAD. Quando as enzimas oxidam o álcool, removem átomos H e anexam-no à NAD. Dessa forma, a NAD é utilizada, e a NADH se acumula. (Observação: Mais precisamente, NAD+ é convertida em NADH + H+.)

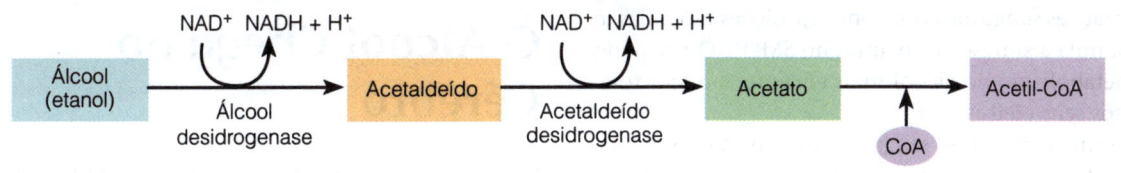

Álcool (etanol) →[Álcool desidrogenase] (NAD+ → NADH + H+) → Acetaldeído →[Acetaldeído desidrogenase] (NAD+ → NADH + H+) → Acetato →[CoA] → Acetil-CoA

A síntese de ácidos graxos acelera com a exposição ao álcool. A acumulação de gordura pode ser vista no fígado após uma única noite de muita ingestão de álcool. A **esteatose hepática**, o primeiro estágio da deterioração do fígado em consumidores freqüentes de álcool, interfere na distribuição de nutrientes e oxigênio às células do fígado. A esteatose hepática é reversível com a abstinência do álcool. Se ela permanecer por muito tempo, porém, as células do fígado morrerão e formarão um tecido fibroso. Esse segundo estágio de deterioração do fígado chama-se **fibrose**. Algumas células do fígado podem se regenerar com boa alimentação e abstinência de álcool, mas, em um estágio mais avançado, a **cirrose**, o dano é pouco reversível.

Com esteatose hepática, o fígado tem dificuldade para gerar glicose a partir da proteína. A falta de glicose juntamente com a superabundância de acetil-CoA define o estágio para a cetose. O corpo utiliza o acetil-CoA para produzir corpos cetônicos; sua acidez "empurra" o equilíbrio ácido-base em direção ao ácido e altera a atividade do sistema nervoso.

O excesso de NADH também promove a produção de ácido láctico a partir do piruvato. A conversão do ácido láctico em piruvato utiliza os hidrogênios a partir de NADH e restaura algumas NADs, mas um ácido láctico produzido tem suas próprias conseqüências – ele se junta ainda mais ao excesso de ácido do corpo e interfere na excreção de outro ácido, o ácido úrico, causando inflamação nas articulações.

O álcool altera os metabolismos dos aminoácidos e da proteína. A síntese de proteínas, importantes para o sistema imunológico, desacelera, enfraquecendo as defesas do corpo contra infecções. A deficiência de proteína pode se desenvolver da síntese de proteína e de uma dieta deficiente. Normalmente, as células poderiam, pelo menos, utilizar os aminoácidos dos alimentos com proteína ingeridos, mas o fígado de uma pessoa que bebe muito, desamina os aminoácidos e utiliza fragmentos de carbono primeiro para produzir gorduras ou cetonas. Comer bem não protege os que bebem da depleção de proteína; portanto, a alternativa é parar de consumir álcool.

O tratamento prioritário do álcool afeta o modo como o fígado lida com as drogas, bem como os nutrientes. Da mesma forma que a enzima desidrogenase já descrita,

---

FIGURA D9-3 — Rota Alternativa para o Acetil-CoA: à Gordura

As moléculas de acetil-CoA não podem entrar no ciclo TCA por causa do alto nível de NADH. Em vez de serem utilizadas para energia, as moléculas de acetil-CoA tornam-se blocos de formação para ácidos graxos.

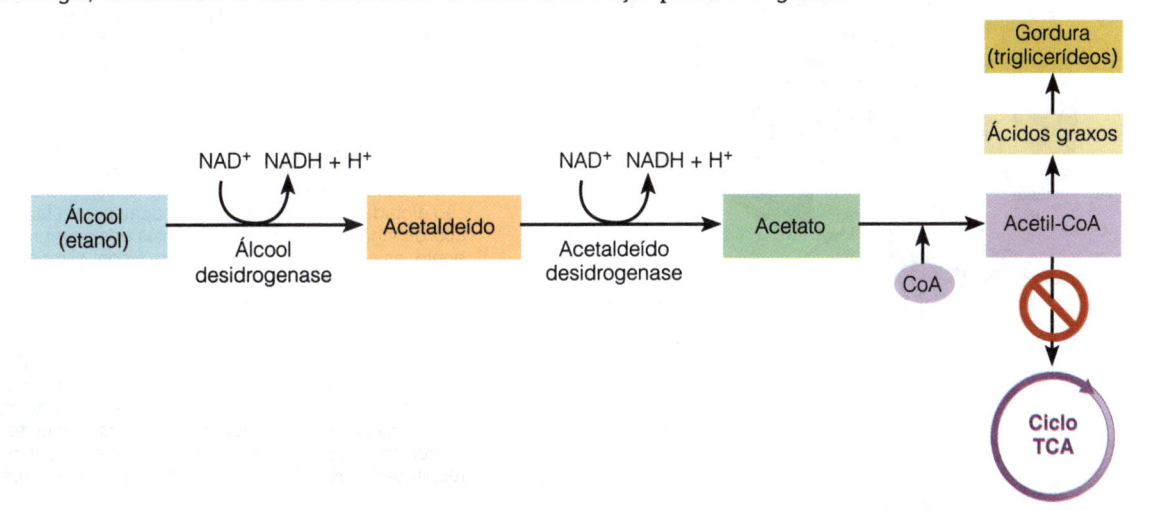

Álcool (etanol) →[Álcool desidrogenase] (NAD+ → NADH + H+) → Acetaldeído →[Acetaldeído desidrogenase] (NAD+ → NADH + H+) → Acetato →[CoA] → Acetil-CoA → Ácidos graxos → Gordura (triglicerídeos); Acetil-CoA ⊘→ Ciclo TCA

o fígado possui um sistema de enzimas que metaboliza tanto o álcool como vários outros tipos de drogas. Chamado **SMOE (sistema microssomal de oxidação do etanol)**, esse sistema lida com aproximadamente um quinto do total de álcool que uma pessoa consome. Em altas concentrações sanguíneas ou com exposições repetidas, o álcool simula a síntese de enzimas no SMOE. O resultado é um metabolismo do álcool mais eficiente e maior tolerância aos seus efeitos.

Conforme o álcool no sangue de uma pessoa aumenta, ele compete com – e ganha de – outros medicamentos cujo metabolismo também conta com o SMOE. Se a pessoa bebe e utiliza outros medicamentos ao mesmo tempo, o SMOE vai dispor primeiro do álcool e metabolizar o medicamento mais lentamente. Enquanto o medicamento espera sua vez, a dose pode aumentar de forma que seus efeitos sejam muito ampliados – às vezes, a ponto de ser fatal.

Em contrapartida, uma vez que um consumidor assíduo pára de beber, e o álcool não mais compete com outros medicamentos, o SMOE aperfeiçoado metaboliza os medicamentos muito mais rápido que antes. Como resultado, a determinação de dosagens corretas de medicamentos podem ser desafiantes.

Essa discussão enfatizou o meio principal em que o sangue está livre de álcool – metabolismo pelo fígado – mas há outro modo. Aproximadamente, 10% do álcool deixam o organismo por meio da respiração e da urina. Essa é a base dos testes de embriaguez, feitos por meio de bafômetro e exame de urina. As quantidades de álcool na respiração e na urina são proporcionais às da corrente sanguínea e do cérebro. Em quase todos os estados norte-americanos, o limite de embriaguez permitido é estabelecido em 0,10% ou menos, refletindo a relação entre o uso do álcool e o trânsito e outros acidentes.

O Álcool Chega ao Cérebro

O álcool é um **narcótico**. Foi utilizado por centenas de anos como um anestésico porque pode amortecer a dor. Mas o álcool é um anestésico fraco, porque não se sabe ao certo quanto uma pessoa poderia precisar para perder os sentidos ou quanto seria uma dose fatal. Conseqüentemente, anestésicos novos, mais prognosticáveis, têm substituído o álcool. Todavia, o álcool continua a ser utilizado atualmente como um tipo de anestésico social para ajudar as pessoas a relaxar ou a aliviar a ansiedade. As pessoas costumam pensar que o álcool é um estimulante porque tira inibições. De fato. Entretanto, isso acontece porque o álcool seda os nervos *inibidores*, que são em maior número que os nervos excitatórios. Ultimamente, o álcool age como um sedativo e afeta todas as células nervosas. A Figura D9-4 descreve os efeitos do álcool no cérebro.

Por sorte, o centro do cérebro responde à concentração ascendente de álcool no sangue na ordem descrita na Figura D9-4, pois geralmente uma pessoa desmaia antes de ingerir uma dose letal. É possível, entretanto, que, ao beber muito rápido, o efeito do álcool continue a acelerar

FIGURA D9-4 Efeitos do Álcool no Cérebro

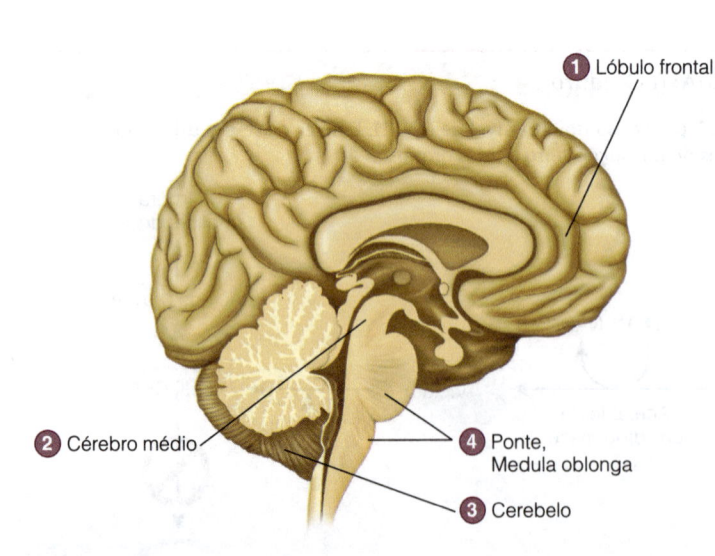

1. Lóbulo frontal
2. Cérebro médio
3. Cerebelo
4. Ponte, Medula oblonga

① Os centros de julgamento e da razão são os mais sensíveis ao álcool. Quando o álcool flui para o cérebro, primeiro o lóbulo frontal é sedado, o centro de toda a atividade consciente. Conforme as moléculas de álcool se espalham nas células desses lóbulos, interferem na razão e no julgamento.

② Os centros da fala e da visão no cérebro médio são os próximos a serem afetados. Se a pessoa bebe mais rápido do que a taxa a qual o fígado pode oxidar o álcool, as concentrações de álcool no sangue aumentam: os centros da fala e da visão do cérebro tornam-se sedados.

③ O controle muscular voluntário é, em seguida, afetado. Ainda em altas concentrações, as células, no cerebelo, responsáveis pela coordenação dos músculos voluntários são afetadas, incluindo aquelas usadas para a fala, coordenação olho-mão e movimentos dos membros. Nesse ponto, as pessoas sob influência de álcool cambaleiam ou oscilam quando tentam andar, ou não conseguem pronunciar indistintamente as palavras.

④ A respiração e o coração são os últimos a serem afetados. Finalmente, o cérebro consciente está completamente parado, e a pessoa desmaia. Agora, ela não pode mais beber; isso é bom, uma vez que altas doses anestesiariam os centros mais profundos do cérebro que controlam a respiração e as batidas do coração, causando a morte.

ÁLCOOL E NUTRIÇÃO • 337

depois que a pessoa desmaia. Ocasionalmente, uma pessoa morre ao beber o suficiente para parar o coração antes de desmaiar. A Tabela D9-1 mostra os níveis de álcool no sangue que correspondem progressivamente a uma intoxicação maior e a Tabela D9-2 mostra as reações do cérebro que ocorrem nesses níveis do sangue.

Assim como as células do fígado, as células do cérebro morrem com a exposição excessiva ao álcool. As células do fígado podem ser substituídas, mas nem todas as células do cérebro podem se regenerar. Dessa forma, consumidores assíduos de álcool sofrem danos permanentes no cérebro. Não está claro se o álcool prejudica a cognição naqueles que bebem com moderação.[1]

Pessoas que ingerem bebidas alcoólicas podem perceber que urinam mais, mas podem não estar cientes do ciclo vicioso que isso resulta. O álcool enfraquece a produção do **hormônio antidiurético (ADH)**, hormônio produzido pela glândula pituitária que retém água. A perda de água corporal provoca sede, e esta leva a mais bebida. A água alivia a desidratação, mas a pessoa bebe mais álcool, o que só piora o problema. Essas informações provêm de outra sugestão prática: beba água quando estiver com sede e antes de cada *drink* alcoólico. Beba um ou dois copos extra de água antes de ir para a cama. Essa estratégia ajudará a diminuir os efeitos da ressaca.

A perda de água é acompanhada pela perda de minerais importantes. Como explicado nos Capítulos 7 e 8, esses minerais são vitais ao equilíbrio hídrico do corpo e a várias reações químicas nas células, incluindo a ação do músculo. O tratamento de desintoxicação inclui a restauração do equilíbrio de minerais o mais rápido possível.

Álcool e Desnutrição

Para muitos consumidores moderados, o álcool não suprime a ingestão de alimentos e pode realmente estimular o apetite.[2] Consumidores moderados normalmente consomem álcool como energia *adicionada* – em sua ingestão normal de alimentos. Adicionalmente, o álcool em doses moderadas é metabolizado de forma eficiente, e, conseqüentemente, pode contribuir para a gordura do corpo e ganho de peso.[3] Metabolicamente, o álcool é quase tão eficiente quanto a gordura ao promover obesidade; cada 30 mL de álcool representa 15 mL de gordura. A contribuição do álcool para a gordura do corpo é mais evidente na obesidade central que normalmente acompanha o consumo de álcool, popularmente – e apropriadamente – conhecido como "barriga de cerveja". O álcool, em altas doses, entretanto, não é metabolizado de forma eficiente, gerando mais calor que gordura. Consumidores assíduos normalmente consomem o álcool como uma energia *substituta* – em vez da ingestão normal de alimentos. Eles tendem a comer de forma deficiente e podem sofrer de desnutrição.

O álcool é rico em energia (7 kcal/g), mas, como o açúcar puro ou a gordura, as quilocalorias não contêm nutrientes. Quanto mais álcool as pessoas bebem, é menos provável que se alimentem o suficiente para obter os nutrientes adequados. Quanto mais quilocalorias obtidas com o álcool, menos quilocalorias estarão disponíveis para se obter por meio de alimentos nutritivos. A *Tabela D9-3* mostra as quantidades de quilocalorias de bebidas alcoólicas típicas.

O abuso crônico de álcool não apenas substitui os nutrientes da dieta, como também interfere no metabolismo de nutrientes.[4] Mais dramático é o efeito do álcool sobre a vitamina do complexo B folato. O fígado perde sua capacidade de reter o folato e os rins aumentam sua excreção. O abuso de álcool cria uma deficiência de folato que destrói a função do sistema digestivo. O intestino normalmente libera e recupera folato continuamente, porém se torna de-

TABELA D9-1 Doses de Álcool e Níveis de Sangue

Número de Drinks[a]	Porcentagem de Álcool no Sangue por Peso				
	45 kg	54 kg	68 kg	80 kg	90 kg
2	0,08	0,06	0,05	0,04	0,04
4	0,15	0,13	0,10	0,08	0,08
6	0,23	0,19	0,15	0,13	0,11
8	0,30	0,25	0,20	0,17	0,15
12	0,45	0,36	0,30	0,25	0,23
14	0,52	0,42	0,35	0,34	0,27

OBSERVAÇÃO: Em alguns estados norte-americanos, dirigir sob a influência do álcool é provado quando o sangue de um adulto contém 0,08% de álcool e, em outros, 0,10%. Vários estados adotaram uma política de "tolerância zero" para motoristas menores de 21 anos, utilizando 0,02% como limites.
[a] Tomados dentro de uma hora ou mais; cada *drink* é equivalente a 15 mL de puro etanol.

TABELA D9-2 Níveis de Álcool no Sangue e Reações do Cérebro Responses

Concentração de Álcool no Sangue	Efeito no Cérebro
0,05	Julgamento prejudicado, inibições relaxadas, humor alterado, taxa cardíaca elevada.
0,10	Coordenação prejudicada, tempo de reação retardado, emoções exageradas, visão periférica e habilidade para dirigir um veículo prejudicadas.
0,15	Pronúncia indistinta de palavras, visão embaçada, andar cambaleante, coordenação e julgamento seriamente prejudicados.
0,20	Visão dupla, incapacidade de andar.
0,30	Comportamento desinibidor, estupor, confusão, incapacidade de compreensão.
0,40 a 0,60	Inconsciência, choque, coma, morte (parada cardíaca ou respiratória).

OBSERVAÇÃO: A concentração de álcool no sangue depende de uma série de fatores, incluindo o álcool na bebida, a taxa de consumo, o sexo da pessoa e o peso. Por exemplo, uma mulher de 45 kg pode estar legalmente embriagada (0,10 de concentração) se beber três cervejas em uma hora, enquanto um homem de 100 kg que consome uma quantidade na mesma taxa terá uma concentração de 0,05 de álcool no sangue.

TABELA D9-3 — Quilocalorias em Bebidas Alcoólicas e Ingredientes

Bebida	Quantidade (mL)	Energia (kcal)
Cerveja		
Regular	360	150
Light	360	78–131
Não alcoólica	360	32–82
Bebida destilada (gim, rum, vodca, uísque)		
Teor alcoólico 80	45	100
Teor alcoólico 86	45	105
Teor alcoólico 90	45	110
Licores		
Licor de café, teor alcoólico 53	45	175
Licor de café e creme, teor alcoólico 34	45	155
Creme de menta, teor alcoólico 72	45	185
Misturas		
Club soda	360	0
Cola	360	150
Coquetel de suco de *cranberry*	230	145
Drinks dietéticos	360	2
Refrigerante à base de gengibre ou tônica	360	125
Suco de toranja	230	95
Suco de laranja	230	110
Suco de hortaliças ou de tomate	230	45
Vinho		
De sobremesa	100	110–135
Não-alcoólico	230	14
Vermelho ou rosé	100	75
Branco	100	70
Wine cooler	360	170

A desnutrição ocorre não só por falta de ingestão e metabolismo alterado, mas também pelos efeitos tóxicos diretos. O álcool faz que as células do estômago secretem em excesso o ácido gástrico e a histamina, um agente do sistema imunológico que produz inflamação. A cerveja, em particular, estimula a secreção de ácido gástrico, irritando o revestimento interno do estômago e do esôfago, tornando-os vulneráveis para a formação de úlceras.

Acima de tudo, as deficiências dos nutrientes são certamente inevitáveis com abuso de álcool, não só porque o álcool substitui os alimentos, mas por ele interferir na utilização de nutrientes pelo corpo, tornando-os ineficientes mesmo se eles estiverem presentes. As células intestinais falham ao absorver vitaminas do complexo B, particularmente, a tiamina, o folato e a vitamina B_{12}. As células do fígado perdem a eficiência na ativação da vitamina D. As células da retina dos olhos, que normalmente processam a forma alcoólica de vitamina A (retinol) em forma de aldeído necessária para a visão (retinal), encontram-se, em vez disso, processando etanol em acetaldeído. Igualmente, o fígado não pode converter a forma aldeído da vitamina A (retinol) em sua forma ácida (ácido retinóico), que é necessária para auxiliar o crescimento de suas (e todas) células.[6]

Em suma, beber excessivamente durante a vida cria déficits de todos os nutrientes mencionados nesta discussão. Nenhuma dieta pode compensar os danos causados pelo consumo excessivo de álcool.

feituoso e, com sua deficiência e a toxidade do álcool, falha ao recuperar seu próprio folato e deixa escapar qualquer um que venha do alimento. O álcool também interfere na ação do folato, na conversão da homocisteína em metionina. O resultado é excesso de homocisteína, que está ligado às doenças do coração e um fornecimento inadequado de metionina, que reduz a produção de novas células, especialmente a rápida divisão celular do intestino e do sangue. A combinação do *status* de folato deficiente e o consumo de álcool também implicam em câncer colorretal.

A ingestão de alimentos inadequados e absorção de nutrientes prejudicada, que acompanha o abuso crônico de álcool, freqüentemente leva à deficiência de outra vitamina do complexo B: a tiamina. De fato, o conjunto de sintomas de deficiência de tiamina normalmente visto no **alcoolismo** crônico tem um nome: **síndrome de Wernicke-Korsakoff**. Essa síndrome é caracterizada pela paralisia ou coordenação deficiente dos músculos dos olhos, memória prejudicada e nervos danificados; isso e outros problemas de memória relacionados ao álcool podem ser modificados com o uso de suplementos da tiamina.[5]

O acetaldeído, intermediário no metabolismo do álcool (reveja a Figura D9-2), também interfere na utilização de nutriente. Por exemplo, o acetaldeído expele a vitamina B_6 de sua proteína de ligação protetora, de forma que ela seja destruída causando deficiência desta vitamina e, por causa disso, a baixa produção de células vermelhas do sangue.

Efeitos do Álcool em Curto Prazo

Os efeitos do abuso de álcool podem ser evidentes imediatamente ou podem não aparecer durante anos. Entre as conseqüências imediatas, todas as seguintes envolvem o consumo de álcool:[7]

- ¼ de todas as internações em salas de emergência em prontos socorros;
- ⅓ de todos os suicídios;
- metade dos homicídios;
- metade de todos os incidentes de violência doméstica;
- metade de todas as fatalidades de trânsito;
- metade de todas as fatalidades de vítimas de armas de fogo.

Essas estatísticas são preocupantes. As conseqüências do consumo de bebida alcoólica em excesso abrangem todos os elementos da sociedade – homens e mulheres, brancos e negros, jovens e idosos, ricos e pobres. Um grupo particularmente mais atingido pelo alcoolismo é o de estudantes universitários – não porque são propensos ao alcoolismo, mas porque estão inseridos em um ambiente e estão em um estágio de desenvolvimento da vida em que o consumo excessivo é considerado aceitável.[8]

HEALTHY PEOPLE 2010
Reduzir o percentual de indivíduos que consomem compulsivamente bebidas alcoólicas.

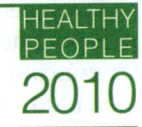

O consumo excessivo ou compulsivo (definido como, pelo menos, quatro doses para as mulheres e cinco para os homens em uma única situação) é espalhado nos *campus* das faculdades e se relaciona com sérias conseqüências sociais e de saúde dos consumidores e não-consumidores.*[9] De fato, o consumo compulsivo pode matar: o centro respiratório do cérebro torna-se anestesiado, e a respiração pára. A intoxicação aguda de álcool pode causar espasmos da artéria coronária que levam ao ataque cardíaco.

O consumo compulsivo é notável entre estudantes universitários que vivem em repúblicas, casas de fraternidades ou irmandades, freqüentam festas, adotam comportamentos de risco e têm históricos de consumo compulsivo no colégio.[10] Comparados com os que não bebem ou bebem moderadamente, essas pessoas que freqüentemente consomem compulsivamente (pelo menos três vezes em duas semanas) são mais prováveis de se envolverem em relações sexuais sem proteção, terem parceiros múltiplos, prejudicarem a propriedade e agredir os outros.[11] Em média, nos Estados Unidos, o álcool todos os dias está envolvido em:[12]

- Morte de quatro estudantes universitários.
- Violência sexual a 192 estudantes universitários.
- Injúria a 1.370 estudantes universitários.
- Agressão a 1.644 estudantes universitários.

Consumidores compulsivos distorcem as estatísticas sobre o uso do álcool entre estudantes universitários. A média de consumo entre eles é de 1,5 por semana, mas para os consumidores compulsivos é de 14,5. Apenas 20% de todos os estudantes são consumidores compulsivos habituais; até o momento, calculam-se dois terços de todo o consumo que os estudantes relataram consumir e a maioria dos problemas relacionados ao álcool.[13]

O consumo compulsivo não está, obviamente, limitado aos *campus* universitários, mas esse ambiente parece ser mais propício para tal comportamento apesar dos problemas. A aceitação social pode dificultar os consumidores compulsivos a reconhecer a si próprios como pessoas que possuem problema com alcoolismo. Por essa razão, as intervenções devem enfocar tanto a educação dos indivíduos quanto a mudança do ambiente social dos *campus*.[14] As causas do prejuízo do álcool tornam-se pior se o padrão não for quebrado. O abuso do álcool tem início mais rapidamente em adolescentes que em adultos. Aqueles que começam a beber muito cedo sofrem com mais freqüência de alcoolismo do que as pessoas que iniciam mais tarde. A Tabela D9-4 lista os principais sinais do alcoolismo.

Efeitos do Álcool em Longo Prazo

O efeito mais destruidor em longo prazo é o dano causado a uma criança cuja mãe abusou do álcool durante a gravidez. Os efeitos do álcool na criança que está por nascer e o porquê as mulheres grávidas não devem consumir álcool são apresentados no Destaque 6 do Volume 2.

Para mulheres adultas não-grávidas, um *drink* ou dois inicia vários processos destrutivos no corpo, no entanto, o dia seguinte de abstinência pode fazê-los voltar ao normal, contanto que as doses sejam moderadas, em intervalos grandes entre elas e a nutrição seja adequada, a recuperação é provavelmente completa.

Se as doses de álcool são altas e em pequenos intervalos, a recuperação completa não ocorre. Ataques repetidos ao álcool gradualmente atingem todas as partes

TABELA D9-4 Sinais do Alcoolismo

- Tolerância: a pessoa precisa cada vez mais de ingestão de álcool para alcançar a intoxicação.
- Abstinência: a pessoa que pára de beber tem ansiedade, agitação, aumento da pressão sanguínea, ou convulsões, ou procura por álcool para aliviar esses sintomas.
- Controle debilitado: a pessoa tem a intenção de beber 1 ou 2 *drinks*, mas, em vez disso, bebe 9 ou 10, ou tenta controlar ou desistir da bebida, porém não consegue.
- Desinteresse: a pessoa negligencia atividades importantes, sejam sociais, familiares de trabalho ou da escola por consequência da bebida.
- Tempo: a pessoa gasta muito tempo na obentação e na ingestão do álcool ou se recuperando do consumo excessivo.
- Capacidade debilitada: a intoxicação ou os sintomas de abstinência interferem no trabalho, na escola ou em casa.
- Problemas: a pessoa continua a beber apesar dos riscos físicos ou problemas médicos, legais, psicológicos, familiares de trabalho ou escolares.

FONTE: Adaptado do *Diagnostic and statistical manual of mental disorders*. 4. ed. Washington, D.C.: American Psychiatric Association, 1994.

---

* Essa definição de consumo compulsivo, sem a especificação do tempo passado, é consistente com a linguagem-padrão em pesquisa do álcool.

do corpo (consulte a Tabela D9-5). Comparados com as pessoas que não bebem ou bebem moderadamente, os consumidores excessivos – especialmente abaixo de 35 anos – têm riscos significativamente maiores de morrer de todas as causas.[15]

Estratégias Pessoais

Uma opção óbvia às pessoas que se reúnem socialmente é aproveitar a conversa, comer e ingerir bebidas não-alcoólicas. Várias dessas bebidas não-alcoólicas estão disponíveis e imitam a aparência e o gosto das suas correspondentes alcoólicas. Para os que apreciam champanhe ou cerveja, cidras espumantes e cervejas sem álcool já estão disponíveis. Em vez de beber um coquetel, pode-se tomar um gole de suco de tomate com um pedaço de limão e um talo de aipo ou simplesmente tomar um refrigerante. Qualquer uma dessas bebidas pode tornar a conversa agradável.

A pessoa que escolhe ingerir álcool deve tomar pequenos goles de cada *drink* com comida. O álcool deve chegar às células do fígado de forma que as enzimas possam absorvê-lo. É melhor fazer grandes intervalos entre um *drink* e outro, aproximadamente uma hora ou mais para metabolizá-los.

HEALTHY PEOPLE 2010 — Reduzir mortes e danos causados por acidentes de veículos relacionados ao álcool e às drogas.

Caso queira socorrer um amigo que bebeu muito, não se incomode em dar os braços para ajudar a carregá-lo. Os músculos das pernas têm de trabalhar duro, mas as células do músculo não podem metabolizar o álcool; somente as células do fígado. Lembre-se de que cada um tem uma quantidade da enzima álcool desidrogenase que limpa o sangue a uma taxa fixa. O tempo sozinho fará o trabalho.

Também não dê ao seu amigo uma xícara de café. A cafeína é um estimulante; entretanto, não acelera o metabolismo do álcool. A polícia diria lamentavelmente, "se der uma xícara de café a um bêbado, você terá apenas um bêbado bem acordado em suas mãos". A Tabela D9-6 apresenta outros mitos do álcool.

As pessoas que desmaiam por causa da bebida precisam de 24 horas para ficar sóbrias totalmente. Deixe-as dormir, mas esteja atento a elas. Faça-as a dormirem de lado e não de costas. Assim, se vomitarem não terão como engasgar.

Não dirija logo após beber. A falta de glicose na função do cérebro e a duração do tempo necessário para limpar o sangue de álcool prolongam os efeitos adversos do álcool depois que sua concentração no sangue cai. A coordenação para dirigir ainda está prejudicada na manhã seguinte *após* uma noite de bebida, mesmo se for moderada. Pilotos de aeronaves responsáveis devem esperar 24 horas para que o sangue limpe o álcool completamente; antes disso devem se recusar a voar. A Administração de Aviação Federal e as principais companhias aéreas reforçam essa regra.

Veja novamente o desenho do cérebro na Figura D9-4 e observe que, quando alguém bebe, o julgamento é o primeiro a falhar. O julgamento é o que diz à pessoa que

TABELA D9-5 Efeitos do Consumo Excessivo de Álcool sobre a Saúde

Problema de Saúde	Efeitos do Álcool
Artrite	Aumenta o risco de articulações inflamadas.
Câncer	Aumenta o risco de câncer de fígado, pâncreas, reto e mama; aumenta o risco de câncer de boca, faringe, laringe e esôfago, locais em que o álcool interage sinergisticamente com o tabaco.
Síndrome alcoólica fetal	Causa anormalidade física e de comportamento no feto.
Doença do coração	Em consumidores excessivos, aumenta a pressão sanguínea, os lipídios no sangue e o risco de derrame e doença do coração; quando comparado com aqueles que não bebem, o risco de doença no coração é, geralmente, menor em consumidores leves a moderados.
Hiperglicemia	Aumenta a glicose no sangue.
Hipoglicemia	Reduz a glicose no sangue, especialmente em pessoas com diabetes.
Infertilidade	Aumenta os riscos de distúrbios menstruais e abortos espontâneos (em mulheres); diminui o hormônio luteinizante (em mulheres) e a testosterona (em homens).
Doença dos rins	Aumenta os rins; altera as funções dos hormônios e aumenta o risco de falência dos rins.
Doença do fígado	Causa esteatose hepática, hepatite alcoólica e cirrose.
Desnutrição	Aumenta o risco de desnutrição protéico-energética; diminua ingestão de proteína, cálcio, ferro, vitamina A, vitamina C, tiamina, vitamina B^6 e riboflavina; prejudica a absorção de cálcio, fósforo, vitamina D e zinco.
Distúrbios nervosos	Causa neuropatia e demência; prejudica o equilíbrio e a memória.
Obesidade	Aumenta a entrada de energia, mas não é a causa primária da obesidade.
Distúrbios psicológicos	Causa depressão, ansiedade e insônia.

OBSERVAÇÃO: Essa lista não abrange tudo. O álcool tem efeitos tóxicos diretos em todos os sistemas do organismo.

TABELA D9-6 — Mitos e Verdades em Relação ao Álcool

Mito:	Bebidas com alto teor alcoólico, como rum, vodca e tequila, são mais prejudiciais que o vinho e a cerveja.
Verdade:	O dano causado pelo álcool depende amplamente da *quantidade* consumida. Comparados com a bebida de alto teor alcoólico, a cerveja e o vinho têm relativamente baixas porcentagens de álcool; no entanto, são freqüentemente consumidos em grandes quantidades.
Mito:	O consumo de álcool com frutos do mar crus diminui a probabilidade de hepatite.
Verdade:	Pessoas que comem ostras contaminadas enquanto ingerem bebidas alcoólicas não adoecem como aquelas que não bebem. Mas não se engane: a hepatite é uma doença muito séria para que alguém dependa de álcool para proteção.
Mito:	O álcool estimula o apetite.
Verdade:	Para algumas pessoas, o álcool pode estimular o apetite; entretanto, para os consumidores excessivos, parece ter o efeito contrário. Esses consumidores tendem a se alimentar mal e a sofrer de desnutrição.
Mito:	Consumir álcool é saudável.
Verdade:	O consumo moderado de álcool está associado com o risco menor de doenças do coração. Ingestões maiores, porém, aumentam os riscos da pressão alta do sangue, derrame, doenças do coração, alguns cânceres, acidentes, violência, suicídio, defeitos ao de nascença e mortes em geral. Além disso, o consumo excessivo de álcool prejudica o fígado, pâncreas, cérebro e coração. Nenhuma autoridade recomenda o consumo de bebidas alcoólicas para obter benefícios para a saúde.
Mito:	O vinho aumenta a absorção de minerais pelo corpo.
Verdade:	O vinho pode aumentar a absorção de potássio, cálcio, fósforo, magnésio e zinco contudo, o álcool no vinho também promove a excreção desses minerais pelo corpo, ou seja, não há nenhum benefício.
Mito:	O álcool é legalizado e, portanto, não é uma droga.
Verdade:	O álcool é legalizado para adultos acima de 18 anos, mas também é uma droga, substância que altera uma ou mais funções do corpo.
Mito:	Uma dose de álcool aquece o corpo.
Verdade:	O álcool desvia o fluxo sangüíneo para a pele fazendo que você se sinta mais quente, mas, na verdade, ele esfria o corpo.
Mito:	Vinho e cerveja são suaves; eles não levam ao alcoolismo.
Verdade:	O alcoolismo não está relacionado ao tipo de bebida, e sim à quantidade e freqüência de consumo.
Mito:	A mistura de diferentes tipos de bebidas alcoólicas resulta em ressaca.
Verdade:	Muito álcool de qualquer forma resulta em ressaca.
Mito:	O álcool é um estimulante.
Verdade:	As pessoas pensam que o álcool é um estimulante porque ele parece liberar as inibições; no entanto, ele o faz enfraquecendo a atividade do cérebro. O álcool é definido medicinalmente como uma droga calmante.
Mito:	A cerveja é ótima fonte de carboidrato, vitaminas minerais e fluidos.
Verdade:	A cerveja realmente fornece carboidrato, mas a maior parte de sua quilocaloria vem do álcool. As poucas vitaminas e minerais na cerveja não podem ser comparadas com as fontes alimentares. E o efeito diurético do álcool faz que o corpo perca mais fluidos na urina do que é fornecido na cerveja.

duas doses é o limite de consumo de álcool em uma festa, mas se a primeira dose afeta o julgamento, muitos outros *drinks* virão em seguida. A falha de parar de beber, como planejado em ocasiões repetidas, é um sinal perigoso que adverte que a pessoa não deve beber. A seguir, Nutrição na Rede fornece *sites* para organizações que oferecem informações sobre álcool e abusode álcool.

O etanol interfere em inúmeras reações químicas e hormonais no corpo – muito mais que as enumeradas aqui. Com o consumo de álcool excessivo, o potencial prejuízo é grande. A melhor forma de escapar dos efeitos prejudiciais do álcool é, obviamente, recusando-o completamente. Se você costuma ingerir bebidas alcoólicas, faça-o com cuidado e com moderação.

NUTRIÇÃO NA REDE

Acesse esses sites (em inglês) para estudos mais aprofundados sobre os assuntos abordados neste destaque.

- Encontre atualizações e links rápidos para estes e outros sites relacionados à nutrição no endereço: **www.wadsworth.com/nutrition**
- Procure por "alcohol" no site de informações sobre saúde do governo dos Estados Unidos: **www.healthfinder.gov**
- Reúna informações sobre abuso de álcool e drogas do National Clearinghouse for Alcohol and Drug Information (NACI): **www.health.org**
- Saiba mais sobre alcoolismo e dependência de drogas no National Council on Alcoolism and Drug Dependence (NCADD): **www.ncadd.org**
- Procure ajuda para problemas de álcool na família nos grupos de auxílio Alateen e Al-Anon Family: **www.al-anon.alateen.org**
- Encontre apoio para os problemas de álcool e drogas nos Alcoólicos Anônimos (AA) ou Narcóticos Anônimos: **www.aa.org** ou **www.wsoinc.com**
- Efetue uma busca por "party" (festa) para encontrar dicas de como as mães podem oferecer uma festa segura contra "beber e dirigir": **www.madd.org**

REFERÊNCIAS BIBLIOGRÁFICAS

1. D. Krahn and coauthors, Alcohol use and cognition at mid-life: The importance of adjusting for baseline cognitive ability and educational attainment, *Alcoholism: Clinical and Experimental Research* 27 (2003): 1162–1166.
2. M. S. Westerterp-Plantenga and C. R. Verwegen, The appetizing effect of an aperitif in overweight and normal-weight humans, *American Journal of Clinical Nutrition* 69 (1999): 205–212.
3. S. G. Wannamethee and A. G. Shaper, Alcohol, body weight, and weight gain in middle-aged men, *American Journal of Clinical Nutrition* 77 (2003): 1312–1317.
4. C. S. Lieber, Alcohol: Its metabolism and interaction with nutrients, *Annual Review of Nutrition* 20 (2000): 395–430.
5. M. L. Ambrose, S. C. Bowden, and G. Whelan, Thiamin treatment and working memory function of alcohol-dependent people: Preliminary findings, *Alcoholism: Clinical and Experimental Research* 25 (2001): 112–116.
6. X.-D. Wang, Chronic alcohol intake interferes with retinoid metabolism and signaling, *Nutrition Reviews* 57 (1999): 51–59.
7. Position paper on drug policy: Physician Leadership on National Drug Policy (PLNDP), Brown University Center for Alcohol and Addiction Studies, 2000.
8. A. M. Brower, Are college students alcoholics? *Journal of American College Health* 50 (2002): 253–255.
9. H. Wechsler and coauthors, Trends in college binge drinking during a period of increased prevention efforts–Findings from Harvard School of Public Health College Alcohol Study Surveys: 1993–2001, *Journal of American College Health* 50 (2002): 203–217.
10. P. W. Meilman, J. S. Leichliter, and C. A. Presley, Greeks and athletes: Who drinks more? *Journal of American College Health* 47 (1999): 187–190; B. E. Borsari and K. B. Carey, Understanding fraternity drinking: Five recurring themes in the literature, 1980–1998, *Journal of American College Health* 48 (1999): 30–37.
11. Wechsler and coauthors, 2002.
12. R. W. Hingson and coauthors, Magnitude of alcohol-related mortality and morbidity among U.S. college students ages 18–24, *Journal of Studies on Alcohol* 63 (2002): 136–144; National Institute of Alcohol Abuse and Alcoholism, *A Call to Action: Changing the Culture of Drinking at U.S. Colleges, 2002,* available from www.collegedrinkingprevention.gov.
13. H. Wechsler and coauthors, College alcohol use: A full or empty glass? *Journal of American College Health* 47 (1999): 247–252.
14. A. Ziemelis, R. B. Bucknam, and A. M. Elfessi, Prevention efforts underlying decreases in binge drinking at institutions of higher learning, *Journal of American College Health* 50 (2002): 238–252.
15. I. R. White, D. R. Altmann, and K. Nanchahal, Alcohol consumption and mortality: Modeling risks for men and women at different ages, *British Medical Journal* 325 (2002): 191–197.

Apêndices

Apêndice A
Células, Hormônios e Nervos

Apêndice B
Conceitos Básicos de Química

Apêndice C
Estruturas e Vias Bioquímicas

Apêndice D
Medidas de Qualidade de Proteína

Células, Hormônios e Nervos

CONTEÚDO
A Célula
Os Hormônios
O Sistema Nervoso
O Conjunto

Este apêndice é oferecido como um capítulo adicional para os leitores que desejam aprimorar sua compreensão sobre como o corpo coordena suas atividades. O texto apresenta um breve resumo da estrutura e função da unidade de funcionamento básico do corpo (a célula) e dos dois sistemas regulatórios principais do corpo (o sistema hormonal e o sistema nervoso).

A Célula

Os órgãos do nosso corpo são constituídos por milhões de células e materiais produzidos por elas. Cada **célula** é especializada para desempenhar suas funções no órgão, mas todas elas possuem estruturas comuns (consulte o glossário e Figura A-1). Cada célula é envolvida por uma **membrana celular**. A membrana celular auxilia na movimentação dos materiais para dentro e para fora da célula, e algumas de suas principais proteínas atuam como "bombas" (descrito no Capítulo 4). Algumas características das membranas celulares, como as microvilosidades (Capítulo 1), permitem que as células interajam com outras células e com seus ambientes de maneira altamente específica.

Na membrana encontra-se o **citoplasma**, que é preenchido por **citosol**, ou "fluido" celular. Porém, o citoplasma contém muito mais do que apenas fluido. Ele é um sistema altamente organizado de fibras, tubos, membranas, partículas e **organelas** celulares tão complexo como uma cidade. Essas peças se intercomunicam, fabricam e trocam materiais, embalam e preparam materiais para exportação, e fazem sua própria manutenção e reparos.

Em cada célula, existe outro corpo envolvido por uma membrana, o **núcleo**. No núcleo estão os **cromossomos**, que contêm o material genético, o DNA. O DNA codifica todas as instruções para realizar as atividades da célula. O papel do DNA na codificação protéica das células está resumido na Figura 4-7. O Capítulo 4 também descreve a variedade de proteínas produzidas pelas células e a maneira pela qual elas realizam seu trabalho no corpo.

Entre as organelas que estão dentro da célula estão os ribossomos, as mitocôndrias e os lisossomos. A Figura 4-7 refere-se resumidamente aos **ribossomos**; eles montam aminoácidos nas proteínas, seguindo as instruções que lhes são enviadas por cópias do RNA a partir do DNA nos cromossomos.

As **mitocôndrias** são constituídas por membranas dobradas de forma complexa que carregam milhares de conjuntos altamente organizados de enzimas em suas superfícies externa e interna. As mitocôndrias são cruciais ao metabolismo de energia, descrito no Capítulo 9, e os músculos condicionados a trabalhar aerobicamente são envolvidos por elas. Sua presença é lembrada sempre que o ciclo TCA e a cadeia de transporte de elétron são mencionados, pois as mitocôndrias abrigam as enzimas necessárias.*

Os **lisossomos** são membranas que envolvem as enzimas que degradam. Quando uma célula precisa se autodestruir ou digerir materiais ao seu redor, os lisossomos liberam suas enzimas. Eles estão ativos quando o reparo ou remodelagem de tecidos está ocorrendo, por exemplo, na limpeza de infecções, cura de feridas, formação de órgãos de embriões e remodelagem de ossos.

Além destas e outras organelas celulares, o citoplasma contém um sistema altamente organizado de membranas, o **retículo endoplasmático**. Os ribossomos podem flutuar livremente no citoplasma ou podem estar montados nessas membranas. Uma superfície membranosa salpicada por ribossomos parece manchada quando visualizada em um microscópio e é conhecida como retí-

---

> **GLOSSÁRIO DE ESTRUTURAS CELULARES**
>
> **célula:** unidade estrutural básica de todos as coisas vivas.
>
> **membrana celular:** fina camada de tecido que circunda a célula que envolve seu conteúdo; é constituída basicamente por lipídio e proteína.
>
> **cromossomos:** conjunto de estruturas dentro do núcleo de cada célula que contém o material genético da célula, o DNA, associado a outros materiais (principalmente proteínas).
>
> **citoplasma:** o conteúdo da célula, exceto o núcleo.
> - **cito** = célula
> - **plasma** = forma
>
> **citosol:** fluido do citoplasma; contém água, íons, nutrientes e enzimas.
>
> **retículo endoplasmático:** rede complexa de membranas intracelulares. O **retículo endoplasmático rugoso** é salpicado por ribossomos, nos quais ocorre a síntese de proteínas. O **retículo endoplasmático liso** não tem ribossomos.
>
> **complexo de Golgi:** conjunto de membranas dentro da célula, em que materiais de secreção são envolvidos para exportação.
>
> **lisossomos:** organelas celulares; bolsas envolvidas por membranas de enzimas degradativas.
>
> **mitocôndrias; singular, mitocôndria:** as organelas celulares responsáveis pela produção aeróbica de QTP; constituídas por membranas (lipídica e protéica) com enzimas sobre elas.
>
> **núcleo:** corpo principal envolvido por uma membrana dentro de cada célula, que contém o material genético da célula, o DNA, inserido nos cromossomos.
>
> **organelas:** estruturas subcelulares, como ribossomos, mitocôndrias e lisossomos.
>
> **ribossomos:** organelas produtoras de proteína nas células; constituída por RNA e proteína.

---

*Para saber sobre as reações de glicólise, o ciclo TCA e a cadeia de transporte de elétron, consulte o Capítulo 9 e o Apêndice C. As reações de glicólise ocorrem no citoplasma; a conversão do piruvato em acetil-CoA se dá nas mitocôndrias, assim como o ciclo TCA e as reações da cadeia de transporte de elétron. As mitocôndrias, então, liberam dióxido de carbono, água e ATP como produtos finais.

CÉLULAS, HORMÔNIOS E NERVOS • A-3

FIGURA A-1 Estrutura de uma Célula Típica

A célula mostrada poderia ser de uma glândula (como o pâncreas) que fabrica produtos para secreção (enzimas) para exportação (para o intestino). O retículo endoplasmático rugoso com seus ribossomos produz as enzimas; o retículo liso as conduz para a região de Golgi; as membranas de Golgi fundem-se à membrana celular, na qual as enzimas podem ser liberadas no fluido extracelular.

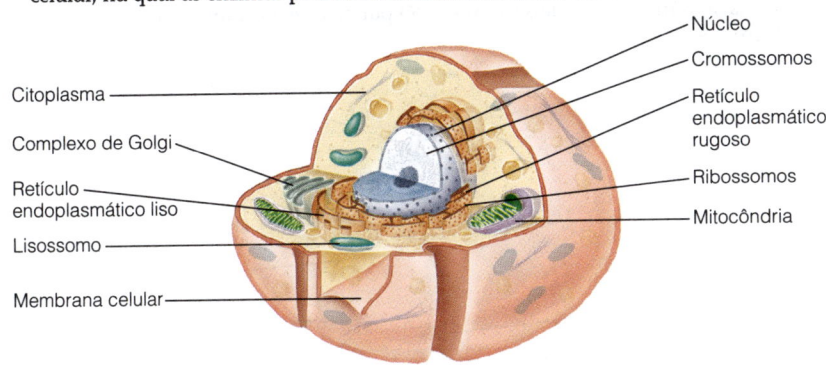

Citoplasma
Complexo de Golgi
Retículo endoplasmático liso
Lisossomo
Membrana celular
Núcleo
Cromossomos
Retículo endoplasmático rugoso
Ribossomos
Mitocôndria

culo endoplasmático "rugoso"; essa superfície sem os ribossomos é chamada "lisa". Algumas membranas intracelulares são organizadas em túbulos que coletam material celular, unem-se à membrana celular e descarregam seu conteúdo para fora da célula; esses sistemas de membrana são denominados **complexo de Golgi**, por causa do cientista que os descreveu pela primeira vez. Os retículos endoplasmáticos rugoso e liso e o complexo de Golgi são uma continuidade um do outro, assim as secreções produzidas no fundo do interior da célula podem ser transportadas com eficiência para fora e serem liberadas. Estas e outras estruturas celulares permitem às células executarem uma grande quantidade de funções para as quais elas são especializadas.

As ações das células são coordenadas por hormônios e nervos, como as próximas seções demonstram. Entre os tipos de organelas celulares estão os receptores dos hormônios que fornecem instruções que se originam em outro lugar no corpo. Alguns hormônios penetram na célula e no núcleo e se prendem aos receptores nos cromossomos, onde ativam determinados genes para que iniciem, parem, acelerem ou reduzam a velocidade da síntese de certas proteínas, conforme a necessidade. Outros hormônios se prendem aos receptores na superfície da célula e transmitem as mensagens de lá. Os hormônios■ serão descritos na próxima seção; os nervos, logo após.

Os Hormônios

Um composto químico – um **hormônio** – é originado em uma glândula e viaja na circulação sangüínea. O hormônio flui para todos os lugares no corpo, mas somente os órgãos-alvo respondem a ele, porque só eles possuem os receptores para recebê-los.

Os hormônios, as glândulas que os originam, os seus órgãos-alvo e os efeitos são descritos nesta seção. Muitos dos hormônios pelos quais você pode se interessar estão incluídos, porém apenas alguns serão discutidos em detalhes. A Figura A-2 identifica as glândulas que produzem os hormônios, e o glossário que a acompanha define os hormônios discutidos nesta seção.

Hormônios da Glândula Pituitária e Hipotálamo

A glândula pituitária■ anterior produz os seguintes hormônios, e cada um atua em um ou mais órgãos-alvo e produz uma resposta característica:

■ O estudo dos hormônios e de seus efeitos é chamado **endocrinologia**.

■ A **glândula pituitária**, localizada no cérebro, divide-se em duas partes – a parte **anterior** (frontal) e a **posterior** (traseira).

GLOSSÁRIO DE HORMÔNIOS

adrenocorticotropina ACTH: hormônio, assim chamado porque estimula (*trope*) o córtex adrenal. A glândula adrenal, como a pituitária, tem duas partes, nesse caso uma parte externa (*córtex*) e uma parte interna (*medula*). A liberação de ACTH é mediada pelo **hormônio liberador da corticotropina (CRH)**.

aldosterona: hormônio da glândula adrenal envolvido na regulação da pressão sangüínea.

angiotensina: hormônio envolvido na regulação da pressão sangüínea que é ativado pela **renina**, uma enzima produzida pelos rins.

hormônio antidiurético (ADH): hormônio que evita a perda de água pela urina (também chamado **vasopressina**).

calcitonina: hormônio secretado pela glândula tireóide que regula (harmoniza) o metabolismo de cálcio.

eritropoietina: hormônio que estimula a produção de glóbulos vermelhos.

estrogênios: hormônios responsáveis pelo ciclo menstrual e outras características femininas.

FIGURA A-2 — O Sistema Endócrino

Estes órgãos e glândulas liberam hormônios que regulam os processos do corpo. Uma *glândula endócrina* secreta seu produto diretamente no (*endo*) sangue; por exemplo, as células do pâncreas que produzem insulina. Uma glândula exócrina secreta seu(s) produto(s) fora (*exo*) para uma superfície epitelial, diretamente ou por um ducto; as glândulas sudoríparas da pele e as glândulas produtoras de enzimas do pâncreas são dois exemplos. O pâncreas é, portanto, uma glândula endócrina e exócrina.

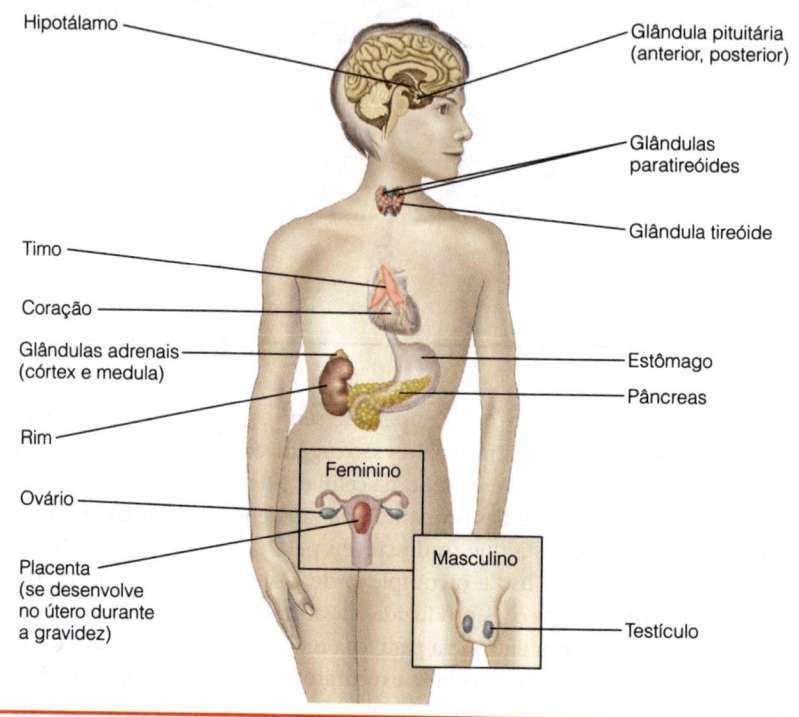

- Hipotálamo
- Glândula pituitária (anterior, posterior)
- Glândulas paratireóides
- Glândula tireóide
- Timo
- Coração
- Glândulas adrenais (córtex e medula)
- Estômago
- Pâncreas
- Rim
- Ovário (Feminino)
- Placenta (se desenvolve no útero durante a gravidez)
- Testículo (Masculino)

- Os hormônios que são desativados por seus próprios efeitos são ditos hormônios regulados por **resposta negativa**.

hormônio folículo-estimulante (FSH): hormônio que estimula a maturação dos folículos ovarianos nas mulheres e a produção de esperma nos homens. (Os folículos ovarianos fazem parte do sistema reprodutivo das mulheres, no qual os óvulos são produzidos.) A liberação de FSH é mediada pelo **hormônio liberador de folículo-estimulante (FSH-RH)**.

glucocorticóides: hormônios do córtex adrenal que afetam o gerenciamento de glicose do corpo.

hormônio do crescimento (GH): hormônio secretado pela pituitária que regula a divisão celular e a síntese de proteínas necessárias ao crescimento normal. A liberação de GH é mediada pelo **hormônio liberador de GH (GHRH-R)**.

hormônio: mensageiros químicos. Os hormônios são secretados por uma variedade de glândulas endócrinas em resposta às condições alteradas no corpo. Cada hormônio viaja para um ou mais tecidos ou órgãos-alvo específicos designados, nos quais produz uma resposta específica para manter a homeostase.

hormônio luteinizante (LH): hormônio que estimula a ovulação e o desenvolvimento do corpo lúteo (o tecido pequeno que se desenvolve a partir da ruptura de um folículo ovariano e secreta hormônios); assim chamado porque o folículo fica amarelo quando amadurece. Em homens, o LH estimula a secreção de testosterona. A liberação de LH é mediada pelo **hormônio liberador de hormônio luteinizante (LH-RH)**.

- **Adrenocorticotropina (ACTH)** atua no córtex adrenal; promove a produção e liberação de seus hormônios.
- **Hormônio tireoestimulante (TSH)** atua na glândula tireóide; promove a produção e liberação de hormônios da tireóide.
- **Hormônio de crescimento (GH)** atua em todos os tecidos; promove crescimento, decomposição de gordura e formação de anticorpos.
- **Hormônio folículo-estimulante (FSH)** age nos ovários na mulher, promove sua maturação; e nos testículos no homem, promove a formação de esperma.
- **Hormônio luteinizante (LH)** também age nos ovários, estimula sua maturação, a produção e liberação de progesterona e estrogênios e a ovulação; e nos testículos, promove a produção e liberação de testosterona.
- **Prolactina**, secretada na mulher durante a gravidez e a lactação, age nas glândulas mamárias para estimular seu crescimento e a produção de leite.

Cada um desses hormônios tem um ou mais sinais que os ativa e outro (ou outros) que os desativa. Entre esses sinais de controle estão vários hormônios produzidos pelo hipotálamo:

- **Hormônio liberador da corticotropina (CRH)**, que promove a liberação de ACTH, é ativado pelo estresse e desativado pelo ACTH quando o suficiente já foi liberado.
- **Hormônio liberador de TSH (TRH)**, que promove a liberação de TSH, é ativado por grandes refeições ou por baixa temperatura do corpo.

CÉLULAS, HORMÔNIOS E NERVOS • **A-5**

- **Hormônio liberador de GH (GHRH-R)**, que estimula a liberação do hormônio do crescimento, é ativado pela insulina.
- **Hormônio inibidor de GH (GHIH** ou **somatostanina)**, que inibe a liberação de GH e interfere na liberação de TSH, é ativado pela hipoglicemia e/ou atividade física e é destruído rapidamente pelos tecidos do corpo de forma a não se acumular.
- **Hormônio liberador de LH/FSH (FSH/LH-RH)** é ativado na mulher por mensagens nervosas ou pelo baixo estrogênio e no homem pela baixa testosterona.
- **Hormônio inibidor de prolactina (PIH)** é ativado pelos altos níveis de prolactina e desativado pelo estrogênio, testosterona e lactação (por meio de mensagens nervosas).

Vamos examinar alguns desses controles. Por exemplo, o PIH responde a níveis elevados de prolactina (lembre-se de que a prolactina promove a produção de leite). Altos níveis de prolactina garantem a produção de leite e, com o PIH sendo produzido, assegura-se que os níveis de prolactina não fiquem altos demais. Mas, quando o bebê está mamando, gerando uma demanda por leite, o PIH nem sempre é liberado para o trabalho (a lactação desativa o PIH). Como conseqüência: o nível de prolactina permanece alto e a produção de leite continua. Então, faz que o bebê ajuste diretamente o fornecimento de leite. A necessidade é satisfeita com a interação dos nervos e hormônios.

Como outro exemplo, considere o CRH. O estresse, percebido no cérebro e retransmitido para o hipotálamo, ativa o CRH. Ao chegar à pituitária, o CRH ativa o ACTH. Então, o ACTH age em seu órgão-alvo, o córtex adrenal, que responde com a produção e liberação de hormônios de estresse. Os hormônios de estresse ativam uma cascata de eventos que envolvem todas as células do corpo e muitos outros hormônios.

Os inúmeros passos exigidos para estabelecer uma resposta ao estresse possibilitam o corpo a dar o ajuste fino na resposta; o controle pode ser mostrado em cada passo. Esses dois exemplos ilustram o que o corpo pode fazer em resposta a dois estímulos diferentes – produzir leite em resposta à necessidade de uma criança e aumentar a marcha para ações de emergência.

A glândula pituitária posterior produz dois hormônios, cada um deles age em uma ou mais células-alvo e produzem uma resposta característica:

- O **hormônio antidiurético (ADH)**, ou **vasopressina**, atua nas artérias, ao promover sua contração, e nos rins, evita a excreção de água. O ADH é ativado sempre que o volume de sangue estiver baixo, a pressão sangüínea estiver baixa ou a concentração de sal no sangue estiver alta (consulte o Capítulo 7). É desativado pelo retorno dessas condições aos níveis normais.
- A **oxitocina** atua no útero, ao induzir contrações, e nas glândulas mamárias, ao gerar a expulsão de leite. A oxitocina é produzida em resposta aos níveis reduzidos de progesterona, à lactação ou ao alongamento do colo do útero.

Hormônios que Regulam o Metabolismo de Energia

Os hormônios produzidos por várias glândulas diferentes têm efeitos sobre o metabolismo de energia:

- A insulina das células beta do pâncreas é ativada por muitos estímulos, incluindo a taxa de glicose elevada no sangue. Age sobre as células para aumentar a retenção de glicose e aminoácidos dentro delas e promover a secreção de GHRH-R.
- O glucagon das células alfa do pâncreas responde à baixa taxa de glicose no sangue e age no fígado para promover a decomposição de glicogênio em glicose, a conversão de aminoácidos em glicose e a liberação de glicose.

oxitocina: hormônio que estimula as glândulas mamárias para excretar leite durante a lactação e o útero a contrair durante o nascimento da criança.

progesterona: hormônio da gestação (gravidez).

prolactina: hormônio assim nomeado porque promove (*pro*) a produção de leite (*lacto*). A liberação de prolactina é mediada pelo **hormônio inibidor de prolactina (PIH)**.

relaxina: hormônio do estágio final da gravidez.

somatostatina (GHIH): hormônio que inibe a liberação do hormônio de crescimento; o oposto de **somatotropina (GH)**.

testosterona: hormônio esteróide dos testículos, ou testes. Os esteróides, conforme explicado no Capítulo 3, estão relacionados quimicamente com, e alguns são derivados, o colesterol lipídico.

hormônio tireoestimulante (TSH): hormônio secretado pela pituitária que estimula a glândula tireóide a secretar seus hormônios – tiroxina e triiodotironina. A liberação de TSH é mediada pelo **hormônio liberador de TSH (TRH)**.

> A norepinefrina e a epinefrina eram antes chamadas **noradrenalina** e **adrenalina**, respectivamente.

- A tiroxina da glândula tireóide responde ao TSH e age em muitas células para aumentar sua taxa metabólica, crescimento e produção de calor.
- A norepinefrina e a epinefrina da medula adrenal respondem à estimulação por nervos simpáticos e produzem reações em muitas células que facilitam a disponibilidade do corpo para a "luta ou fuga": atividade cardíaca aumentada, constrição dos vasos sangüíneos, decomposição de glicogênio e glicose, níveis de glicose no sangue aumentados e decomposição de gordura. A norepinefrina e a epinefrina também influenciam a secreção de muitos hormônios do hipotálamo que exercem controle em outros sistemas do corpo.
- O hormônio de crescimento (GH) da pituitária anterior (já mencionado).
- Os **glucocorticóides** do córtex adrenal ficam ativos durante momentos de estresse e metabolismo de carboidratos.

Todas as partes do corpo são afetadas por esses hormônios. Cada hormônio diferente tem efeitos singulares; e hormônios que se opõem uns aos outros são produzidos em quantidades cuidadosamente reguladas, assim cada um deles pode responder no grau exato e apropriado à condição.

Hormônios que Ajustam Outros Equilíbrios do Corpo

Os hormônios são envolvidos no movimento do cálcio para dentro e para fora dos depósitos de armazenamento do corpo nos ossos:

- A **calcitonina** produzida pela glândula tireóide age nos ossos, que respondem ao armazenar cálcio proveniente da circulação sangüínea sempre que o nível de cálcio no sangue sobe além do limite normal. Ela age também nos rins para aumentar a excreção de cálcio e fósforo na urina. A calcitonina tem papel principal nos bebês e nas crianças, mas é menos ativo em adultos.
- O paratormônio (hormônio de paratireóide ou PTH), produzido pela glândula paratireóide, responde à condição oposta – nível de cálcio diminuído no sangue – e atua em três alvos: nos ossos, que liberam o cálcio armazenado no sangue; nos rins, que desaceleram a excreção de cálcio; e no intestino, que aumenta a absorção de cálcio.
- A vitamina D da pele e ativada nos rins interage com o paratormônio e é essencial para a absorção de cálcio no intestino.

A Figura 7-10 mostra as maneiras que a vitamina D e os hormônios calcitonina e paratormônio regulam a homeostase de cálcio.

Outro hormônio tem efeito sobre a atividade de produção de sangue:

- A **eritropoietina** dos rins é responsiva à depleção de oxigênio do sangue e à anemia. Age na medula óssea para estimular a fabricação de glóbulos vermelhos.

Outro hormônio é especial na gravidez:

- A **relaxina** dos ovários é secretada em resposta aos níveis elevados de progesterona e estrogênio na gravidez em estágio avançado. Esse hormônio age no colo do útero e nos ligamentos pélvicos para permitir que eles estiquem de forma a acomodar o processo de nascimento sem esforço.

Outros agentes ajudam a regular a pressão sangüínea:

- A **renina** (uma enzima), dos rins, em cooperação com a **angiotensina** presente no sangue responde a uma provisão de sangue reduzida experimentada pelos rins e atua de várias maneiras para aumentar a pressão sangüínea. A renina e a angiotensina também estimulam o córtex adrenal a secretar o hormônio aldosterona.

- A **aldosterona**, hormônio do córtex adrenal, tem por objetivo os rins, que respondem reabsorvendo o sódio. O efeito é a retenção de mais água na circulação sangüínea; logo, aumenta, mais uma vez, a pressão sangüínea. A Figura 7-3 fornece mais detalhes.

Os Hormônios Gastrointestinais

Vários hormônios são produzidos no estômago e nos intestinos em resposta à presença de alimentos ou componentes de alimentos:

- A gastrina do estômago e do duodeno estimula a produção e a liberação de ácido gástrico e outros sucos digestivos, além do movimento do conteúdo gastrointestinal pelo sistema.
- A colecistoquinina do duodeno sinaliza para a vesícula biliar e pâncreas que liberem seus conteúdos para o intestino para ajudar na digestão.
- A secretina do duodeno faz que o bicarbonato neutralizador do ácido produzido pelo pâncreas seja mandado para o intestino e reduza a ação do estômago e sua secreção de ácido e sucos digestivos.
- O peptídeo inibidor gástrico do duodeno e jejuno inibe a secreção de ácido gástrico e desacelera o processo de digestão.

Esses hormônios são definidos e apresentados em mais detalhe no Capítulo 1.

Os Hormônios Sexuais

Existem três hormônios sexuais principais:

- A **testosterona** produzida nos testículos é liberada em resposta ao LH (anteriormente descrito) e atua em todos os tecidos envolvidos na sexualidade masculina, promove seu desenvolvimento e manutenção.
- Os **estrogênios** produzidos pelo ovário são liberados semelhantemente em resposta ao FSH e LH nas mulheres.
- A **progesterona** produzida pelo corpo lúteo do ovário e placenta atua no útero e nas glândulas mamárias e os prepara para a gravidez e lactação.

Essa breve descrição sobre os hormônios e suas funções deve ser suficiente para fornecer uma consciência sobre o enorme impacto que esses compostos têm nos processos do corpo. A outra "agência reguladora global" é o sistema nervoso.

O Sistema Nervoso

O sistema nervoso tem um sistema de controle central – um tipo de computador – que pode avaliar as informações sobre as condições dentro e fora do corpo, e um sistema vasto de conexões que recebe informações e envia instruções. A unidade de controle é formada pelo cérebro e a medula espinhal, chamada **sistema nervoso central**; e o vasto complexo de conexões entre o centro e as peças é o **sistema nervoso periférico**. O perfeito funcionamento que resulta dos ajustes do sistema às condições de mudança é a homeostase.

O sistema nervoso tem duas funções gerais: controlar os músculos voluntários em resposta aos estímulos sensoriais e controlar os músculos internos, involuntários, e as glândulas em resposta aos sinais carregados pelos nervos e sinais químicos sobre sua condição. De fato, o sistema nervoso é mais bem compreendido como dois sistemas que usam as mesmas vias ou vias semelhantes para receber e transmitir suas mensagens. O **sistema nervoso somático** controla os músculos voluntários; o **sistema nervoso autônomo** controla os órgãos internos.

Quando os cientistas estudaram pela primeira vez o sistema nervoso autônomo, notaram que, quando alguma coisa fere um órgão do corpo, alguns dos

---

GLOSSÁRIO DO SISTEMA NERVOSO

sistema nervoso autônomo: divisão do sistema nervoso que controla as reações automáticas do corpo. Seus dois ramos são: o ramo **simpático**, que ajuda o corpo a responder a fatores estressantes do ambiente externo, e o ramo **parassimpático**, que regula as atividades normais do corpo entre os momentos estressantes.

sistema nervoso central: cérebro e medula espinhal.

sistema nervoso periférico: parte periférica (mais externa) do sistema nervoso; vasto complexo de conexões que se estende do sistema nervoso central às áreas mais distantes do corpo. Contém componentes somáticos e autônomos.

sistema nervoso somático: divisão do sistema nervoso que controla os músculos voluntários, o que o difere do sistema nervoso autônomo, que controla as funções involuntárias.

outros órgãos reagiam como em afinidade com o órgão afligido. Portanto, eles deram à rede de nervos que estavam estudando o nome de **sistema nervoso simpático**. O termo ainda é usado atualmente para se referir àquele ramo do sistema nervoso autônomo que responde à dor e ao estresse. O outro ramo é chamado sistema nervoso parassimpático. (Pense no ramo simpático como respondedor quando a homeostase precisa se restabelecer e no parassimpático como o chefe das funções em momentos normais.) Ambos os sistemas transmitem suas mensagens pelo cérebro e medula espinhal. Nervos dos dois ramos viajam lado a lado ao longo das mesmas vias para transmitir suas mensagens, mas se opõem às ações uns dos outros (veja a Figura A-3).

Um exemplo mostrará como os sistemas nervosos simpático e parassimpático trabalham para manter a homeostase. Quando você sai de casa no tempo frio, os receptores de temperatura da sua pele enviam mensagens "frias" ao cérebro e medula espinhal. Sua mente consciente pode intervir neste momento para lhe dizer para fechar a jaqueta, mas digamos que você não tenha uma jaqueta. Seu sistema nervoso simpático reage ao fator que exerce o estresse, o frio. Ele sinaliza aos seus vasos capilares da superfície da pele para que se fechem, assim seu sangue circulará mais profundamente em seus tecidos onde conservará calor. Seu sistema nervoso simpático também sinaliza contrações involuntárias dos músculos pequenos abaixo da superfície da pele. O produto dessas contrações musculares é o calor e o resultado visível é a "pele de ganso (arrepios)". Se essas medidas não elevarem a temperatura do seu corpo o suficiente, então os nervos simpáticos sinalizam aos grupos de músculos grandes para que tremam; as contrações desses músculos grandes produzem ainda mais calor. Toda essa atividade é somada a um conjunto de ajustes que mantêm sua homeostase (no que se refere à temperatura) sob condições ex-

FIGURA A-3 Organização do Sistema Nervoso

O cérebro e medula espinhal avaliam as informações sobre as condições dentro e fora do corpo, e os nervos periféricos recebem informações e enviam instruções.

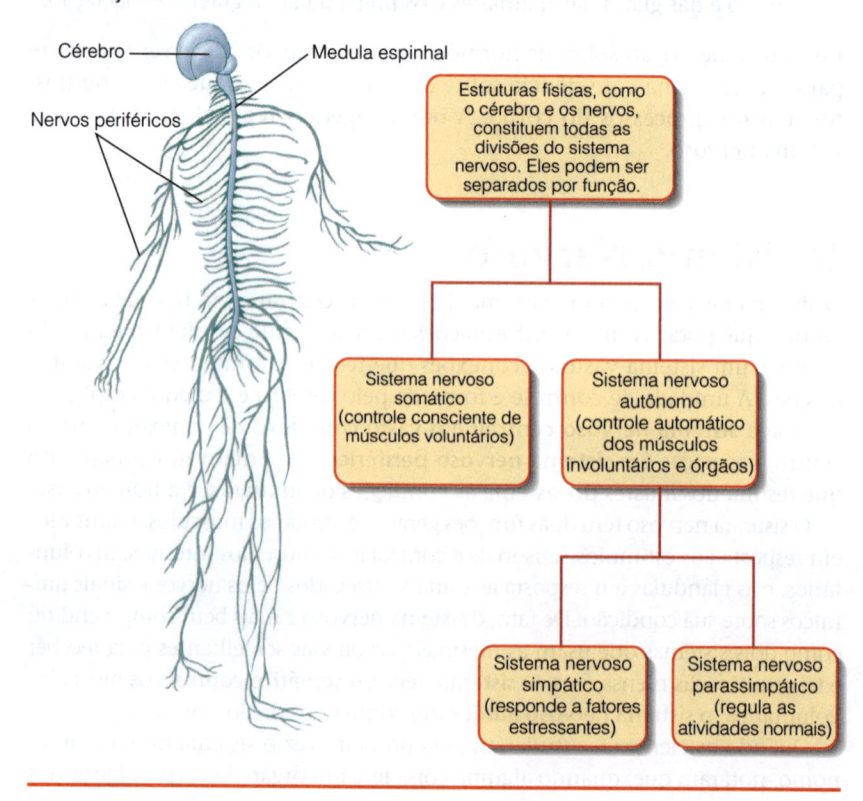

Cérebro — Medula espinhal
Nervos periféricos

Estruturas físicas, como o cérebro e os nervos, constituem todas as divisões do sistema nervoso. Eles podem ser separados por função.

- Sistema nervoso somático (controle consciente de músculos voluntários)
- Sistema nervoso autônomo (controle automático dos músculos involuntários e órgãos)
  - Sistema nervoso simpático (responde a fatores estressantes)
  - Sistema nervoso parassimpático (regula as atividades normais)

ternas extremas (frio) que iriam fazer perder o equilíbrio. O frio foi o fator que provocou o estresse; a resposta do corpo foi a resistência.

Agora, digamos que você entre e sente perto de uma fogueira e beba chocolate quente. Você está aquecido e já não precisa de toda aquela atividade simpática. Nesse momento, seus nervos parassimpáticos tomam conta; eles sinalizam aos seus vasos capilares da superfície da pele para se dilatarem novamente, para a pele arrepiada se acalmar e para seus músculos relaxarem. Seu corpo está de volta à normalidade. Esta é a recuperação.

O Conjunto

Os sistemas nervoso e hormonal coordenam as funções do corpo transmitindo e recebendo mensagens. As mensagens de ponto a ponto do sistema nervoso viajam por um painel de comando central (a medula espinhal e o cérebro), enquanto as mensagens do sistema hormonal são transmitidas via circulação sangüínea, e qualquer órgão com os receptores apropriados as pode apanhar. Os impulsos nervosos viajam mais rápido que as mensagens hormonais, embora ambos sejam consideravelmente rápidos. Enquanto o comando do seu cérebro para balançar seus dedos do pé chega até os dedos do pé em uma fração de segundo e pára da mesma forma, a mensagem de uma glândula para alterar uma condição do corpo pode levar vários segundos ou minutos para ser iniciada e pode desaparecer igualmente devagar.

Juntos, os dois sistemas possuem todas as características que uma rede de comunicação soberba precisa: velocidades variadas de transmissão, com linhas de comunicação particulares ou sistemas de transmissão públicos, dependendo das necessidades do momento. O sistema hormonal, em conjunto com o sistema nervoso, integra o funcionamento total do corpo de forma que todas as peças atuem tranqüilamente juntas.

Conceitos Básicos de Química

Este apêndice pretende fornecer um pano de fundo sobre química básica necessário à compreensão dos conceitos nutricionais apresentados neste livro. Química é o ramo da ciência natural que se preocupa com a descrição e classificação da **matéria**, as mudanças que a matéria sofre, e a **energia** associada a essas mudanças. O glossário que acompanha este apêndice define matéria, energia e outros termos relacionados.

Matéria: As Propriedades dos Átomos

Toda substância tem propriedades físicas e químicas que se distinguem de todas as outras substâncias, dando, assim, a essa substância uma identidade única. As propriedades físicas incluem características como cor, sabor, textura e odor, bem como temperaturas nas quais uma substância muda de estado (de sólido para líquido ou de líquido para gasoso) e o peso de um volume de unidade (sua densidade). As propriedades químicas de uma substância estão relacionadas com o tipo de reação que ocorre com outras substâncias ou a resposta a uma mudança em seu ambiente de forma que substâncias novas com conjuntos de propriedades diversas sejam produzidas.

Uma mudança física não altera a composição química de uma substância. Os três estados físicos – gelo, água e vapor – consistem todos em dois átomos de hidrogênio e um átomo de oxigênio ligados. Em contrapartida, uma mudança química ocorre quando uma corrente elétrica atravessa a água. A água desaparece, e são formadas duas substâncias diferentes: gás de hidrogênio, que é inflamável, e gás de oxigênio, necessário à vida.

Substâncias: Elementos e Compostos

A menor parte de uma substância que pode existir separadamente sem perder as suas propriedades físicas e químicas é uma **molécula**. Se uma molécula é composta por átomos que são semelhantes, a substância é um **elemento** (por exemplo, O_2). Se uma molécula é composta por dois ou mais tipos diferentes de átomos, a substância é um **composto** (por exemplo H_2O).

Somente cerca de cem elementos são conhecidos, e estes estão relacionados na Tabela B-l. Um exemplo familiar é o hidrogênio cujas moléculas são compostas apenas por átomos de hidrogênio ligados aos pares (H_2). Por outro lado, mais de um milhão de compostos são conhecidos. Um exemplo é a glicose. Cada uma de suas moléculas é composta por 6 átomos de carbono, 6 átomos de oxigênio e 12 átomos de hidrogênio ligados em uma organização específica (como descrito no Capítulo 2).

CONTEÚDO
Matéria: As Propriedades dos Átomos
Ligações Químicas
Formação de Íons
Água, Ácidos e Bases
Reações Químicas
Formação de Radicais Livres

GLOSSÁRIO

átomos: menores componentes de um elemento que têm todas as propriedades de um elemento.

composto: substância composta por dois ou mais átomos diferentes, por exemplo, água (H_2O).

elemento: substância composta por átomos semelhantes, por exemplo, o ferro (Fe).

energia: capacidade para fazer um trabalho.

matéria: qualquer coisa que ocupa espaço e tem massa.

molécula: dois ou mais átomos do mesmo elemento ou de elementos diferentes unidos por ligações químicas. Como exemplo, temos as moléculas do elemento oxigênio, composto por dois átomos de oxigênio (O_2); e as de moléculas do composto água, formada por dois átomos de hidrogênio e um átomo de oxigênio (H_2O).

A Natureza dos Átomos

Os próprios átomos são feitos de partículas menores. No núcleo atômico estão os prótons (partículas positivamente carregadas), e cercando o núcleo estão os elétrons (partículas negativamente carregadas). O número de prótons (+) no núcleo do átomo determina o número de elétrons (–) ao seu redor. A carga positiva em um próton é igual à carga negativa em um elétron, logo, as cargas cancelam uma a outra e deixam o átomo neutro aos que os cercam.

O núcleo também pode conter nêutrons, partículas subatômicas que não possuem carga. Prótons e nêutrons têm massa igual e juntos eles dão peso ao átomo. Os elétrons unem os átomos para formar as moléculas, e estas são envolvidas em reações químicas.

Cada tipo de átomo tem um número característico de prótons em seu núcleo. O átomo de hidrogênio é o mais simples de todos. Ele tem um único próton com um único elétron associado a ele:

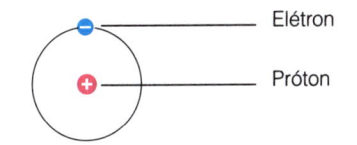

Átomo de hidrogênio (H), número atômico 1.

Da mesma maneira que o hidrogênio sempre possui um próton, o hélio sempre tem dois, o lítio, três, e assim por diante. O número atômico de cada elemento é o número de prótons no núcleo daquele átomo, e este nunca muda em uma reação química; ele dá ao átomo sua identidade. Os números atômicos para os elementos conhecidos estão relacionados na Tabela B-1.

Além do hidrogênio, os átomos mais comuns em seres vivos são o carbono (C), o nitrogênio (N) e o oxigênio (O), cujos números atômicos são 6, 7, e 8, respectivamente. Suas estruturas são mais complexas que a do hidrogênio, mas cada um deles possui o mesmo número de elétrons que o número de prótons existentes no núcleo. Esses elétrons se encontram em órbitas ou camadas (mostrado a seguir).

TABELA B-1 Símbolos Químicos dos Elementos

Número de Prótons (Número Atômico)	Elemento	Número de Elétrons na Camada Externa	Número de Prótons (Número Atômico)	Elemento	Número de Elétrons na Camada Externa
1	Hidrogênio (H)	1	52	Telúrio (Te)	6
2	Hélio (He)	2	53	Iodo (I)	7
3	Lítio (Li)	1	54	Xenônio (Xe)	8
4	Berílio (Be)	2	55	Césio (Cs)	1
5	Boro (B)	3	56	Bário (Ba)	2
6	Carbono (C)	4	57	Lantânio (La)	2
7	Nitrogênio (N)	5	58	Cério (Ce)	2
8	Oxigênio (O)	6	59	Praseodímio (Pr)	2
9	Flúor (F)	7	60	Neodímio (Nd)	2
10	Neônio (Ne)	8	61	Promécio (Pm)	2
11	Sódio (Na)	1	62	Samário (Sm)	2
12	Magnésio (Mg)	2	63	Európio (Eu)	2
13	Alumínio (Al)	3	64	Gadolínio (Gd)	2
14	Silício (Si)	4	65	Térbio (Tb)	2
15	Fósforo (P)	5	66	Disprósio (Dy)	2
16	Enxofre (S)	6	67	Hólmio (Ho)	2
17	Cloro (Cl)	7	68	Érbio (Er)	2
18	Argônio (Ar)	8	69	Túlio (Tm)	2
19	Potássio (K)	1	70	Itérbio (Yb)	2
20	Cálcio (Ca)	2	71	Lútecio (Lu)	2
21	Escândio (Sc)	2	72	Háfnio (Hf)	2
22	Titânio (Ti)	2	73	Tantálo (Ta)	2
23	Vanádio (V)	2	74	Tungstênio (W)	2
24	Cromo (Cr)	1	75	Rênio (Re)	2
25	Manganês (Mn)	2	76	Ósmio (Os)	2
26	Ferro (Fe)	2	77	Irídio (Ir)	2
27	Cobalto (Co)	2	78	Platina (Pt)	1
28	Níquel (Ni)	2	79	Ouro (Au)	1
29	Cobre (Cu)	1	80	Mercúrio (Hg)	2
30	Zinco (Zn)	2	81	Tálio (Tl)	3
31	Gálio (Ga)	3	82	Chumbo (Pb)	4
32	Germânio (Ge)	4	83	Bismuto (Bi)	5
33	Arsênio (As)	5	84	Polônio (Po)	6
34	Selênio (Se)	6	85	Astato (At)	7
35	Bromo (Br)	7	86	Radônio (Rn)	8
36	Criptônio (Kr)	8	87	Frâncio (Fr)	1
37	Rubídio (Rb)	1	88	Rádio (Ra)	2
38	Estrôncio (Sr)	2	89	Actínio (Ac)	2
39	Ítrio (Y)	2	90	Tório (Th)	2
40	Zircônio (Zr)	2	91	Protactínio (Pa)	2
41	Nióbio (Nb)	2	92	Urânio (U)	1
42	Molibdênio (Mo)	1	93	Neptúnio (Np)	2
43	Tecnécio (Tc)	1	94	Plutônio (Pu)	2
44	Rutênio (Ru)	1	95	Amerício (Am)	2
45	Ródio (Rh)	1	96	Cúrio (Cm)	2
46	Paládio (Pd)	–	97	Berquélio (Bk)	2
47	Prata (Ag)	1	98	Califórnio (Cf)	2
48	Cádmio (Cd)	2	99	Einstênio (Es)	2
49	Índio (In)	3	100	Férmio (Fm)	2
50	Estanho (Sn)	4	101	Mendelévio (Md)	2
51	Antimônio (Sb)	5	102	Nobélio (No)	2
			103	Lawrêncio (Lr)	2

Legenda:
- Elementos encontrados em nutrientes que produzem energia, vitaminas e água.
- Principais minerais.
- Oligoelementos.

CONCEITOS BÁSICOS DE QUÍMICA • B-3

Átomo de carbono (C), número atômico 6.

Átomo de nitrogênio (N), número atômico 7.

Átomo de oxigênio (O), número atômico 8.

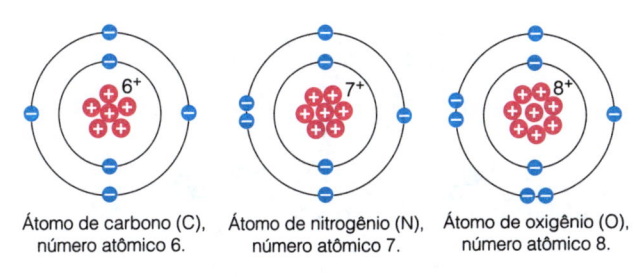

Nestes e em todos os diagramas que seguem, só os prótons e elétrons são mostrados. Os nêutrons, que contribuem apenas para o peso atômico, e não para a carga, são omitidos.

A característica estrutural mais importante de um átomo para determinação de seu comportamento químico é o número de elétrons em sua camada mais externa. A primeira camada, a mais interna, fica cheia quando ocupada por dois elétrons; assim, um átomo com dois ou mais elétrons fica com a primeira camada cheia. Quando a primeira camada está cheia, os elétrons começam a preencher a segunda camada.

A segunda camada está completamente cheia quando tiver oito elétrons. Uma substância que tem uma camada externa cheia tende a não realizar reações químicas. O neônio, de número atômico 10, é uma substância quimicamente inerte porque sua camada externa está completa. O flúor, de número atômico 9, tem uma grande tendência de retirar um elétron de outras substâncias para completar sua camada externa, e assim é altamente reativo. O carbono tem uma camada externa semiplena, que ajuda a explicar sua grande versatilidade; ela pode se combinar com outros elementos em uma variedade de maneiras para formar um grande número de compostos.

Os átomos buscam chegar a um estado de estabilidade máxima ou de energia mínima da mesma forma que uma bola rolará por uma ladeira até chegar ao lugar mais baixo. Um átomo alcança um estado de estabilidade máxima:

- Ganhando ou perdendo elétrons para encher ou esvaziar sua camada externa.
- Compartilhando seus elétrons por meio de ligações com outros átomos e, dessa forma, completando sua camada externa.

O número de elétrons determina como o átomo reagirá quimicamente com outros átomos. O número atômico, não o peso, é o que dá ao átomo sua natureza química.

Ligações Químicas

Os átomos freqüentemente completam suas camadas externas compartilhando elétrons com outros átomos. A fim de completar sua camada externa, um átomo de carbono requer quatro elétrons. Um átomo de hidrogênio requer um; logo, quando um átomo de carbono compartilha elétrons com quatro átomos de hidrogênio, cada um deles completa sua camada externa (como mostrado na próxima coluna). O compartilhamento de elétrons une os átomos e satisfaz as condições de estabilidade máxima para a molécula. A camada externa de cada átomo está completa, desde que o hidrogênio tenha efetivamente os dois elétrons exigidos em sua primeira camada (exterior), o carbono tenha oito elétrons em sua segunda camada (externa); e a molécula seja eletricamente neutra, com um total de dez prótons e dez elétrons.

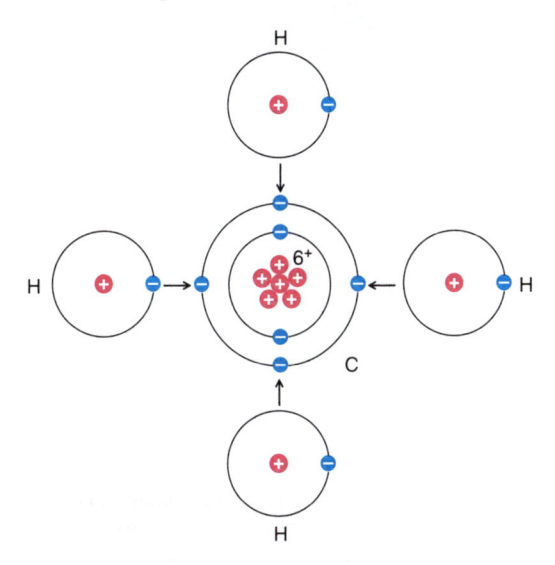

Quando um átomo de carbono compartilha elétrons com quatro átomos de hidrogênio, uma molécula de metano é formada.

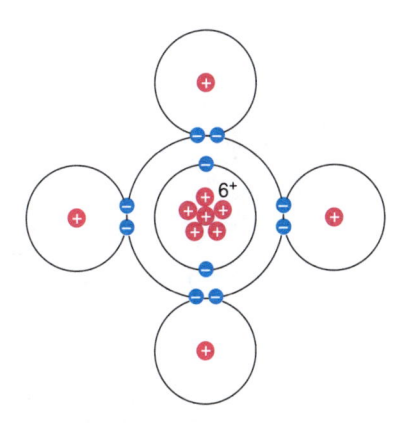

A fórmula química do metano é CH_4. Observe que, ao compartilhar elétrons, todos os átomos conseguem preencher a camada externa.

Ligações que envolvem o compartilhamento de elétrons, como as ligações entre carbono e os quatro hidrogênios, são o tipo de associação mais estável que os átomos podem formar uns com os outros. Essas ligações são chamadas ligações covalentes e as combinações de átomos resultantes são chamadas moléculas. Um único par de elétrons compartilhados forma uma única ligação. Um modo simplificado para representar uma única ligação é com uma linha única. Assim, a estrutura do metano (CH_4) poderia ser representada desta forma:

$$\begin{array}{c} H \\ | \\ H-C-H \\ | \\ H \end{array}$$

Metano (CH_4).

De modo semelhante, um átomo de nitrogênio e três átomos de hidrogênio podem compartilhar elétrons para formar uma molécula de amônia (NH_3):

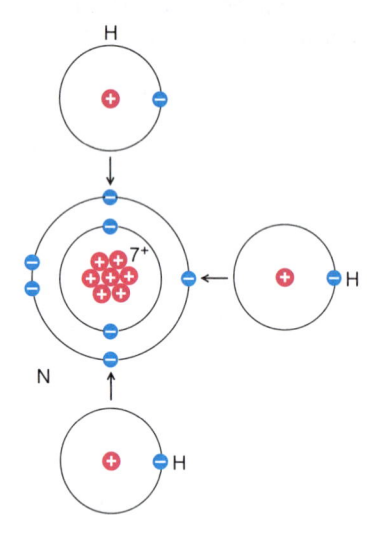

Quando um átomo de nitrogênio compartilha elétrons com três átomos de hidrogênio, uma molécula de amônia é formada.

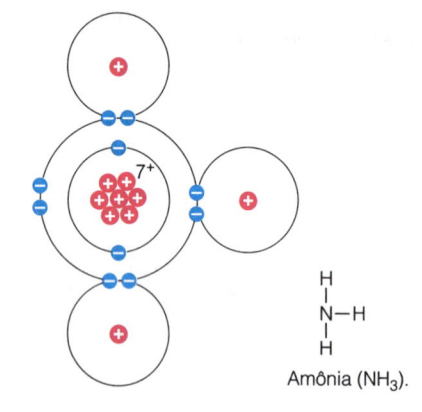

Amônia (NH_3).

A fórmula química da amônia é NH_3. Conte os elétrons em cada camada externa do átomo para confirmar se está completa.

Um átomo de oxigênio pode se ligar a dois átomos de hidrogênio para formar uma molécula de água (H_2O):

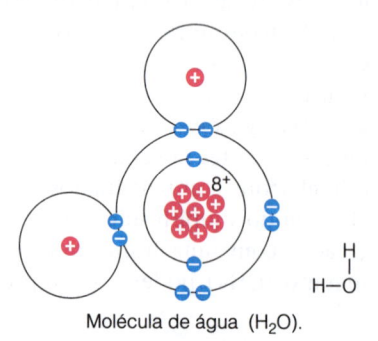

Molécula de água (H_2O).

Quando dois átomos de oxigênio formam uma molécula de oxigênio, eles devem compartilhar dois pares de elétrons. Essa dupla ligação pode ser representada por duas únicas linhas:

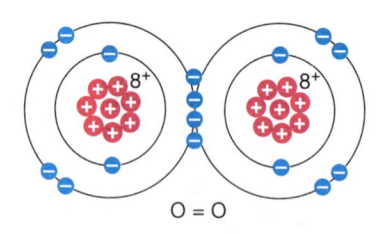

Molécula de oxigênio (O_2).

Átomos pequenos formam as ligações mais estáveis e curtas. H, O, N e C são os menores átomos capazes de formar uma, duas, três e quatro ligações de pares de elétrons (respectivamente). Esta é a base para a afirmação do Capítulo 2 que nos desenhos dos compostos que contêm esses átomos, o hidrogênio deve sempre ter um, o oxigênio dois, o nitrogênio três e o carbono quatro ligações irradiando para outros átomos:

A estabilidade das associações entre esses átomos pequenos e a versatilidade com a qual eles podem se combinar os torna muito comuns nos seres vivos. De forma interessante, todas as células, sejam de animais, plantas ou bactérias, contêm os mesmos elementos quase nas mesmas proporções. Os elementos normalmente encontrados nos seres vivos são mostrados na Tabela B-2.

TABELA B-2 Composição Básica do Corpo Humano

Elemento	Símbolo Químico	Por Peso (%)
Oxigênio	O	65
Carbono	C	18
Hidrogênio	H	10
Nitrogênio	N	3
Cálcio	Ca	1,5
Fósforo	P	1,0
Potássio	K	0,4
Enxofre	S	0,3
Sódio	Na	0,2
Cloro	Cl	0,1
Magnésio	Mg	0,1
Total		99,6[a]

[a] O 0,40% restante por peso tem contribuições dos oligoelementos: cromo (Cr), cobre (Cu), zinco (Zn), selênio (Se), molibdênio (Mo), flúor (F), iodo (I), manganês (Mn) e ferro (Fe). As células também podem conter traços variáveis de alguns dos seguintes elementos: boro (B), cobalto (Co), lítio (Li), estrôncio (Sr), alumínio (Al), silício (Si), chumbo (Pb), vanádio (V), arsênio (As), bromo (Br), entre outros.

Formação de Íons

Um átomo como o sódio (Na, número atômico 11) não consegue preencher sua camada externa facilmente por meio de compartilhamento. O sódio possui uma primeira camada completa com dois elétrons e uma segunda camada completa com oito; há somente um elétron na sua camada mais externa:

Átomo de sódio (Na)
11 cargas +
11 cargas –

Carga líquida 0 com um elétron reativo na camada externa

Perda de 1 elétron

Íon sódio (Na$^+$)
11 cargas +
10 cargas –

Carga líquida 1 + e uma camada externa completa

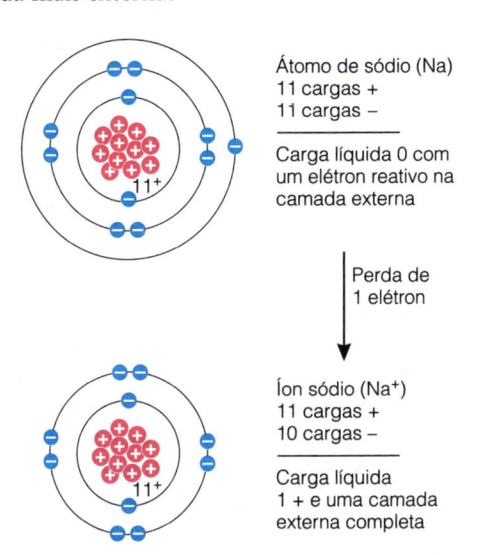

Se o sódio perder esse elétron, satisfaz uma condição para estabilidade: uma camada externa completa (agora, sua segunda camada conta como a camada externa). Porém, ela não é eletricamente neutra. Ela tem 11 prótons (positivos) e só 10 elétrons (negativos). Portanto, ela tem uma carga líquida positiva. Um átomo ou uma molécula que perdeu ou ganhou um ou mais elétrons fica, então, eletricamente carregado e é chamado um íon.

Um átomo como o do cloro (Cl, número atômico 17), com sete elétrons em sua camada mais externa, pode compartilhar elétrons para preencher sua camada externa ou pode ganhar um elétron para completar sua camada externa e, então, fornece uma carga negativa:

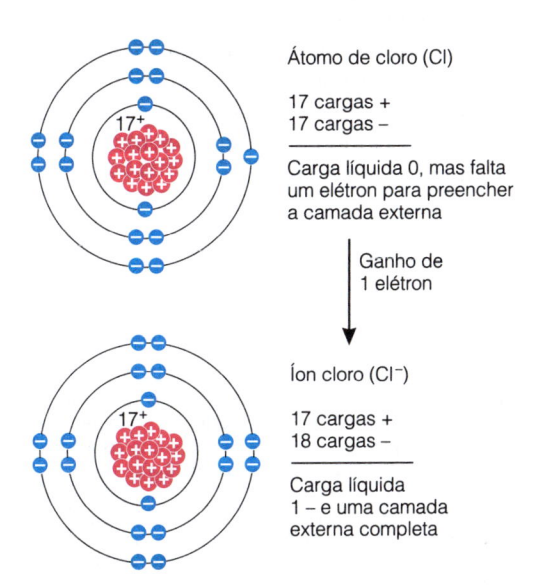

Átomo de cloro (Cl)
17 cargas +
17 cargas –

Carga líquida 0, mas falta um elétron para preencher a camada externa

Ganho de 1 elétron

Íon cloro (Cl$^-$)
17 cargas +
18 cargas –

Carga líquida 1 – e uma camada externa completa

Um íon positivamente carregado como o íon sódio (Na$^+$) é chamado cátion; um íon negativamente carregado como o íon cloro (Cl$^-$) é denominado ânion. Cátions e ânions atraem uns aos outros para formar sais:

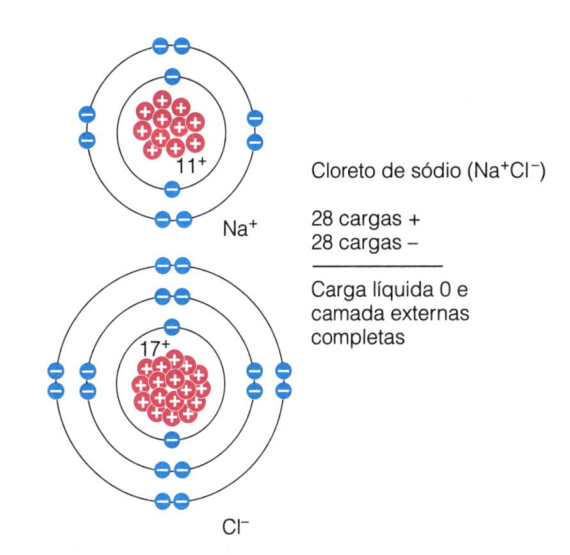

Na$^+$

Cloreto de sódio (Na$^+$Cl$^-$)
28 cargas +
28 cargas –

Carga líquida 0 e camada externas completas

Cl$^-$

Com todos seus elétrons, o sódio é um metal brilhante, altamente reativo; o cloro é o gás venenoso amarelo-esverdeado que foi usado na Primeira Guerra Mundial. Mas depois que sódio e o cloro transferem elétrons, eles formam o sal branco estável conhecido como sal de cozinha ou cloreto de sódio (Na$^+$Cl$^-$). A diferença drástica ilustra quão profundamente a organização dos elétrons pode influenciar a natureza de uma substância. A ampla distribuição de sal na natureza confirma a estabilidade da união entre os íons. Cada um satisfaz as necessidades do outro (um bom casamento).

Quando seco, o sal existe na forma de cristais; seus íons são amontoados muito regularmente em uma treliça, com íons positivos e negativos alternando-se em uma estrutura de tabuleiro de damas tridimensional. Na água, contudo, o sal se dissolve rapidamente e seus íons se separam um do outro formando uma solução de eletrólitos na qual eles se movem livremente. As moléculas covalentemente ligadas raramente se dissociam dessa maneira em uma solução aquosa. A exceção mais comum é quando eles se comportam como ácidos e liberam íons H$^+$, como discutido na próxima seção.

Um íon também pode ser um grupo de átomos ligados de tal modo que esse grupo tenha uma carga líquida e realize reações como uma única unidade. Muitos desses grupos estão ativos nos fluidos do corpo. O íon bicarbonato é composto por cinco átomos – um H, um C e três Os – e tem uma carga líquida de −1 (HCO$_3^-$). Outro íon importante desse tipo é o íon fosfato com um H, um P e quatro O, e uma carga líquida de −2 (HPO$_4^{-2}$).

Enquanto muitos elementos têm somente uma configuração na camada externa e, portanto, só um modo para se ligar a outros elementos, alguns elementos têm a possibilidade de configurações variadas. O ferro é um desses elementos. Sob determinadas condições, o ferro perde dois elétrons, e sob outras circunstâncias perde três. Se o ferro perder dois elétrons, fica com uma carga líquida de + 2, e o chamaremos ferro ferroso (Fe^{++}). Se ele doa três elétrons a outro átomo, se torna o íon +3, ou ferro férrico (Fe^{+++}).

Ferro ferroso (Fe^{++})
(tinha 2 elétrons na camada externa, mas os perdeu)
26 cargas +
24 cargas –
 carga líquida +2

Ferro férrico (Fe^{+++})
(tinha 3 elétrons na camada externa, mas os perdeu)
26 cargas +
23 cargas –
 carga líquida +3

Lembre-se de que uma carga positiva em um íon significa que cargas negativas – elétrons – foram perdidas, e não que cargas positivas foram acrescentadas ao núcleo.

Água, Ácidos e Bases

Água

A molécula de água é eletricamente neutra e tem números iguais de prótons e elétrons. Entretanto, quando um átomo de hidrogênio compartilha seu elétron com oxigênio, aquele elétron gastará a maior parte de seu tempo próximo ao núcleo de oxigênio positivamente carregado. Isso deixa o próton positivo (núcleo do átomo de hidrogênio) exposto na parte externa da molécula de água. Também sabemos que os dois hidrogênios se ligam ao mesmo lado do oxigênio. Esses dois fatos explicam por que as moléculas de água são polares: elas têm regiões de carga mais positiva e mais negativa.

Moléculas polares como as da água se atraem pelas forças atrativas entre as áreas polares positivas de uma e os pólos negativos de outra. Essas forças atrativas, às vezes conhecidas como vínculos polares ou vínculos de hidrogênio, ocorrem entre muitas moléculas e também dentro das diferentes partes de uma única molécula grande. Embora muito fracos em comparação às ligações covalentes, os vínculos polares podem ocorrer em tal abundância que se tornam excessivamente importantes para a determinação da estrutura dessas moléculas grandes, tais como proteínas e DNA.

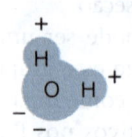

Este diagrama da molécula de água polar mostra o deslocamento de elétrons para o núcleo de O; assim, a região negativa fica próxima ao O e as regiões positivas próximas dos Hs.

As moléculas de água têm leve tendência à ionização, separando-se em íons positivos (H^+) e negativos (OH^-). Na água pura, um número pequeno, mas constante, desses íons está presente, e o número de íons positivos se iguala exatamente ao número de íons negativos.

Ácido

Um ácido é uma substância que libera íons de H^+ (prótons) em uma solução aquosa. O ácido clorídrico (HCl^-) é uma dessas substâncias, pois se dissocia em uma solução aquosa em íons H^+ e Cl^-. O ácido acético também é um ácido, porque se dissocia em água em íons acetato e H^+ livres:

O ácido acético se dissocia em um íon acetato e um íon hidrogênio.

Quanto mais íons H^+ libertados, mais forte o ácido.

pH

Os químicos definem os graus de acidez por meio da escala de pH, que vai de 0 a 14. O pH expressa a concentração de íons H^+: um pH 1 é extremamente ácido, 7 é neutro e 13 é muito básico. Há uma diferença de dez vezes na concentração de íons H^+ entre os pontos nessa escala. Uma solução com pH 3, por exemplo, tem *dez vezes* a quantidade de íons H^+ de uma solução com pH 4. Em pH 7, as concentrações de H^+ e OH^- livres são exatamente as mesmas – 1/10.000.000 mols por litro (10^{-7} mols por litro).* Em pH 4, a concentração de H^+ livres é de 1/10.000 mols por litro (10^{-4} mols por litro). Essa é a concentração mais alta de íons H^+, logo, a solução é de ácido. A Figura 1-7 apresenta a escala de pH.

Bases

Uma base é uma substância que pode ser combinada com íons H^+, reduzindo assim a acidez de uma solução. O composto amônia é uma dessas substâncias. A molécula de amônia tem dois elétrons que não são compartilhados com qualquer outro átomo; um íon hidrogênio (H^+) é somente um próton nu, sem camadas de elétrons. O próton se combina prontamente com a molécula de amônia para formar um íon amônio; assim, um próton livre é retirado da solução e passa a não mais contribuir para sua acidez. Muitos compostos contendo nitrogênio são bases importantes em sistemas vivos. Os ácidos e as bases neutralizam um ao outro para produzir substâncias que não são nem ácido nem base.

A amônia captura um íon hidrogênio da água. Os dois-pontos aqui representam os dois elétrons não compartilhados com outro átomo. Esses pontos ordinariamente não são mostrados em desenhos de estrutura de substância química. Compare esse desenho com o diagrama anterior de uma molécula de amônia (página B-4).

---

* Um mol é um número determinado (aproximadamente 6×10^{23}) de moléculas. O pH de uma solução é definido como o logaritmo negativo da concentração de íons hidrogênio da solução. Logo, se a concentração é de 10^{-2} (mols por litro), o pH é 2; se é de 10^{-8}, o pH é 8; e assim por diante.

Reações Químicas

Uma reação química, ou mudança química, resulta na quebra de substâncias e a formação de novas substâncias. Quase todas essas reações envolvem uma mudança na ligação de átomos. Ligações velhas são quebradas e novas ligações são formadas. Os núcleos dos átomos nunca são envolvidos nas reações químicas, somente seus elétrons da camada externa tomam parte na reação. Ao término de uma reação química, o número de átomos de cada tipo é sempre igual ao que era no princípio. Por exemplo, duas moléculas de hidrogênio ($2H_2$) podem reagir com uma molécula de oxigênio (O_2) para formar duas moléculas de água ($2H_2O$). Nessa reação, duas substâncias (hidrogênio e oxigênio) desaparecem, e uma nova substância (água) é formada, mas, ao término da reação, há ainda quatro átomos de H e dois átomos de O, da mesma maneira que havia no princípio. Como os átomos estão ligados agora de modo diferente, suas características ou propriedades mudaram.

Em muitos exemplos, as reações químicas não envolvem a religação de moléculas, mas a troca de elétrons ou prótons entre eles. Em tais reações, a molécula que ganha um ou mais elétrons (ou perde um ou mais íons hidrogênio) é considerada reduzida; a molécula que perde elétrons (ou ganha prótons) é oxidada. Um íon hidrogênio é equivalente a um próton. As reações de oxidação e de redução acontecem simultaneamente, pois um elétron ou próton que é perdido por uma molécula é aceito por outra. A adição de um átomo de oxigênio também é oxidação, porque o oxigênio (com seis elétrons na camada externa) aceita dois elétrons ao se ligar. A oxidação, então, é a perda de elétrons, ganho de prótons, ou adição de oxigênio (com seis elétrons); a redução é o oposto – ganho de elétrons, perda de prótons, perda de oxigênio. A adição de átomos de hidrogênio ao oxigênio para formar água pode então ser descrita como a redução de oxigênio *ou* a oxidação de hidrogênio.

Se uma reação resulta em um aumento líquido na energia de um composto, ela é chamada reação endergônica ou *uphill* (para cima) (energia, *erg*, é acrescentada, *endo*, no composto). Um exemplo é o resultado principal da fotossíntese, a fabricação de açúcar em uma planta a partir de dióxido de carbônico e água usando a energia da luz do Sol. Reciprocamente, a oxidação de açúcar em dióxido de carbono e água é uma reação exergônica ou *downhill* (para baixo), porque os produtos finais têm menos energia que os produtos iniciais. Com freqüência, mas não sempre, reações de redução são endergônicas, resultando em um aumento na energia dos produtos. As reações de oxidação freqüentemente, mas não sempre, são exergônicas.

As reações químicas tendem a ocorrer espontaneamente se os produtos finais estiverem em um estado mais baixo de energia e, portanto, são mais estáveis que os compostos em reação. Essas reações freqüentemente soltam energia na forma de calor à medida que acontecem. A geração de calor pela queima de madeira em uma lareira e a manutenção de calor no corpo humano dependem das reações químicas que resultam em energia. Essas reações *downhill* ocorrem facilmente, embora possam exigir um pouco de energia de ativação para serem iniciadas, da mesma maneira que uma bola exige um empurrão para começar a rolar ladeira abaixo.

As reações *uphil*, nas quais os produtos contêm mais energia que os compostos em reação começados, não ocorrem até que uma fonte de energia seja fornecida. Um exemplo de tal fonte de energia é a luz solar usada na fotossíntese, em que o dióxido de carbono e a água (um composto de baixa energia) são combinados para formar a glicose (um composto de alta energia). Outro exemplo é o uso da energia da glicose para unir dois compostos de baixa energia no corpo no composto de alta energia ATP (veja o Capítulo 9).

Diagramas:

Hidrogênio

Oxigênio

Água

Estruturas:

H—H
+
H—H
+
O=O

H—O—H
+
H—O—H

Fórmulas:

$2H_2 + O_2 \longrightarrow 2H_2O$

Hidrogênio e oxigênio reagem para formar água.

A energia em ATP pode ser fornecida a muitas outras reações *uphill* que precisam de energia. Obviamente, qualquer uma de muitas moléculas diferentes pode ser usada como um local de armazenamento temporário para energia.

A energia muda à medida que a reação acontece

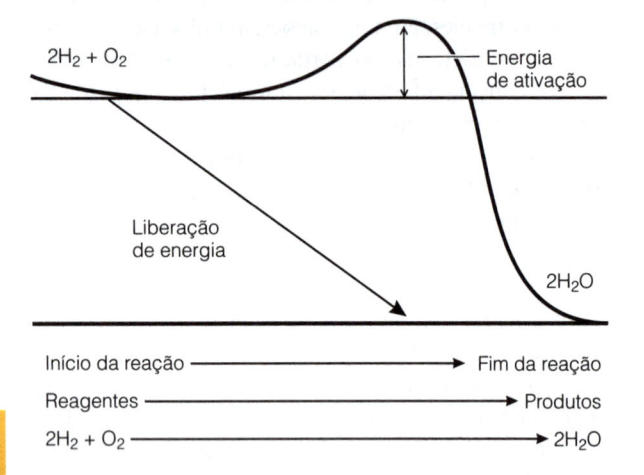

[Gráfico mostrando energia de ativação, liberação de energia, $2H_2 + O_2 \rightarrow 2H_2O$, início da reação → fim da reação, reagentes → produtos]

Nem as reações *downhil* nem as reações *uphill* acontecem até que algo as provoque (ativação) ou até que um caminho a ser seguido lhes seja fornecido. O corpo usa enzimas como meios para fornecer esses caminhos e controlar as reações químicas (veja o Capítulo 4). Ao controlar a disponibilidade e a ação de suas enzimas, as células podem "decidir" quais reações químicas evitar e quais promover.

Formação de Radicais Livres

Normalmente, quando uma reação química acontece, as ligações são quebradas e se formam novamente com a redistribuição de alguns átomos e a reorganização das ligações para formar novos compostos estáveis. Em geral, as ligações não se dividem de tal modo a deixar uma molécula com um elétron excedente, sem par. Quando isso acontece, são formados os radicais livres. Radicais livres são altamente instáveis e reagem rapidamente com outros compostos, formando mais radicais livres em uma reação em cadeia. Uma cascata pode sobrevir na qual muitos radicais altamente reativos podem ser gerados, resultando finalmente no rompimento de uma estrutura viva como a membrana de uma célula, por exemplo.

$$H-O-O-H \text{ ou } R-O-O-H \xrightarrow{\text{Calor ou luz}} H-O\cdot + \cdot O-H \text{ ou } R-O\cdot + \cdot O-H$$

Peróxido de hidrogênio ou qualquer hidroperóxido (R é qualquer cadeia de carbono com o número apropriado de H).

Radical livre

Radicais livres são formados. Os pontos representam elétrons sozinhos que estão disponíveis para compartilhamento (o átomo precisa de outro elétron para preencher sua camada externa).

$$H-O\cdot + H-\underset{H}{\overset{H}{C}}-H \longrightarrow H-O-H + H-\underset{H}{\overset{H}{C}}\cdot$$

ou
R—H

ou
R·

Radical livre | Composto com ligação fraca (talvez um ácido graxo insaturado) | Novo composto estável (água ou um álcool) | Radical livre

Destruição de compostos biológicos por radicais livres. Os radicais livres atacam uma ligação fraca e um composto biológico, o rompe e forma uma nova molécula estável e outro radical livre. Esse radical livre pode atacar outro composto biológico e assim por diante.

A oxidação de alguns compostos pode ser induzida pelo ar à temperatura ambiente na presença da luz. Considera-se que tais reações acontecem pela formação de compostos chamado peróxidos:

Peróxidos:

H—O—O—H   Peróxido de hidrogênio

R—O—O—H   Hidroperóxidos (R é qualquer cadeia de carbono com os números apropriados de H)

R—O—O—R   Peróxido

Alguns peróxidos se desintegram prontamente em radicais livres, iniciando reações em cadeia como estas que descrevemos aqui.

Os radicais livres são de interesse especial na nutrição, pois as propriedades antioxidantes das vitaminas C e E, bem como do betacaroteno e do mineral selênio são consideradas protetoras contra os efeitos destrutivos desses radicais livres (veja o Destaque 6). Por exemplo, vitamina E na superfície dos pulmões reage com e é destruída por radicais livres, impedindo assim que os radicais cheguem às células subjacentes e oxidem os lipídios em suas membranas.

Estruturas e Vias Bioquímicas

Os diagramas de nutrientes aqui apresentados foram desenhados para aprimorar sua compreensão sobre as moléculas orgânicas mais importantes na dieta humana. Seguindo os diagramas de nutrientes estão as seções que tratam das principais vias metabólicas mencionadas no Capítulo 9 – glicólise, oxidação de ácido graxo, degradação de aminoácidos, o ciclo TCA e a cadeia de transporte de elétrons, além de uma descrição sobre como o álcool interfere nessas vias. Discussões sobre o ciclo de uréia e a formação de corpos cetônicos completam o apêndice.

CONTEÚDO
Carboidratos
Lipídios
Proteína: Aminoácidos
Vitaminas e Coenzimas
Glicólise
Oxidação de Ácido Graxo
Degradação do Aminoácido
O Ciclo TCA
A Cadeia de Transporte de Elétron
Interferência do Álcool no Metabolismo de Energia
O Ciclo da Uréia
Formação de Corpos Cetônicos

Carboidratos

Monossacarídeos

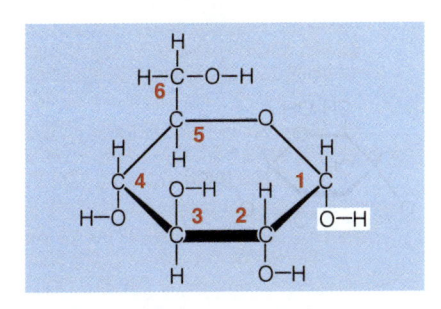

Glicose (forma alfa). O anel forma ângulos retos no plano do papel. As ligações direcionadas para cima estão acima do plano; as direcionadas para baixo estão abaixo do plano. Essa molécula é considerada uma forma alfa, porque o OH sobre o carbono 1 aponta para baixo.

Glicose (forma beta). O OH sobre o carbono 1 aponta para cima.
Frutose, galactose: consultar o Capítulo 2.

Abreviatura da glicose (forma alfa). Essa abreviatura, na qual os carbonos no anel e os hidrogênios foram eliminados, será utilizada por todo este apêndice.

Dissacarídeos

Maltose.

Lactose (forma alfa).

Sacarose.

Polissacarídeos

Conforme descrito no Capítulo 2, o amido, o glicogênio e a celulose são todos cadeias longas de moléculas de glicose ligadas de forma covalente.

Amilose (amido não ramificado)

Amido. Dois tipos de ligações covalentes acontecem entre as moléculas de glicose no amido, dando origem a dois tipos de cadeias. A amilose é composta por cadeias lineares, com carbono 1 de uma glicose ligada ao carbono 4 da próxima (ligação α-1,4). A amilopectina é composta por cadeias lineares como a amilose, mas tem ramificações ocasionais que surgem quando o carbono 6 de uma glicose também está ligado ao carbono 1 de outra glicose (ligação α-1,6).

Glicogênio. A estrutura de glicogênio é como a da amilopectina, mas com muito mais ramificações.

Amilopectina (amido ramificado)

Celulose. Como o amido e o glicogênio, a celulose também é formada por cadeias de unidades de glicose, porém há uma diferença importante: na celulose, o OH sobre o carbono 1 está na posição beta (consulte a página C-1). Quando o carbono 1 de uma glicose é ligado ao carbono 4 da próxima, uma ligação β-1,4 é formada, a qual não pode ser quebrada por enzimas digestivas no trato gastrointestinal humano.

As fibras, como as hemiceluloses, consistem em cadeias longas de vários monossacarídeos.

Monossacarídeos comuns na cadeia determinante das hemiceluloses:

Xilose   Manose   Galactose

*Essas estruturas são demonstradas na forma alfa com o H sobre o carbono apontando para cima e o OH apontando para baixo, mas eles também podem aparecer na forma beta com o H apontando para baixo e o OH para cima.

Monossacarídeos comuns nas cadeias laterais das hemiceluloses:

Arabinose — Ácido glicurônico — Galactose

Hemiceluloses. As hemiceluloses mais comuns são compostas por uma cadeia determinante formada por xilose, manose e galactose, com cadeias laterais ramificadas de arabinose, ácido glicurônico e galactose.

Lipídios

TABELA C-1 — Ácidos Graxos Saturados Encontrados nas Gorduras Naturais

Ácidos Graxos Saturados	Fórmulas Químicas	Número de Carbonos	Fontes Alimentares Principais
Butírico	C_3H_7COOH	4	Manteiga
Capróico	$C_5H_{11}COOH$	6	Manteiga
Caprílico	$C_7H_{15}COOH$	8	Óleo de coco
Cáprico	$C_9H_{19}COOH$	10	Óleo de palma
Láurico	$C_{11}H_{23}COOH$	12	Óleo de coco, óleo de palma
Mirístico[a]	$C_{13}H_{27}COOH$	14	Óleo de coco, óleo de palma
Palmítico[a]	$C_{15}H_{31}COOH$	16	Óleo de palma
Esteárico[a]	$C_{17}H_{35}COOH$	18	Maioria das gorduras animais
Araquídico	$C_{19}H_{39}COOH$	20	Óleo de amendoim
Behênico	$C_{21}H_{43}COOH$	22	Sementes
Lignocérico	$C_{23}H_{47}COOH$	24	Óleo de amendoim

[a]Ácidos graxos saturados mais comuns.

TABELA C-2 — Ácidos Graxos Insaturados Encontrados nas Gorduras Naturais

Ácidos Graxos Insaturados	Fórmulas Químicas	Número de Carbonos	Número de Ligações Duplas	Notação-padrão[a]	Notação Ômega[b]	Fontes Alimentares
Palmitoléico	$C_{15}H_{29}COOH$	16	1	16:1;9	16:1ω7	Frutos do mar, carne de boi
Oléico	$C_{17}H_{33}COOH$	18	1	18:1;9	18:1ω9	Azeite de oliva, óleo de canola
Linoléico	$C_{17}H_{31}COOH$	18	2	18:2;9,12	18:2ω6	Óleo de girassol, óleo de cártamo
Linolênico	$C_{17}H_{29}COOH$	18	3	18:3;9,12,15	18:3ω3	Óleo de soja, óleo de canola
Araquidônico	$C_{19}H_{31}COOH$	20	4	20:4;5,8,11,14	20:4ω6	Ovos, maioria das gorduras animais
Eicosapentaenóico	$C_{19}H_{29}COOH$	20	5	20:5;5,8,11,14,17	20:5ω3	Frutos do mar
Docosahexaenóico	$C_{21}H_{31}COOH$	22	6	22:6;4,7,10,13,16,19	22:6ω3	Frutos do mar

OBSERVAÇÃO: Um ácido graxo tem duas terminações; a terminação designada do metil (CH3) e a terminação da carboxila ou ácido (COOH).
[a]A conformação química-padrão começa contando os carbonos na terminação ácida. O número de carbonos que o ácido graxo contém vem primeiro, seguido por dois-pontos e outro número que indica o número de ligações duplas; depois vem um ponto-e-vírgula seguido de um número ou números indicando as posições das ligações duplas. Assim, a conformação para o ácido linoléico, um ácido graxo de 18 carbonos com duas ligações duplas entre os carbonos 9 e 10 e entre os carbonos 12 e 13, é 18:2;9,12.
[b]Como as cadeias do ácido graxo são alongadas pela adição de carbonos na terminação ácida, os químicos usam o sistema ômega para facilitar a tarefa de identificá-los. O sistema ômega começa contando os carbonos na terminação metil. O número de carbonos que o ácido graxo contém vem primeiro, seguido por dois-pontos e o número de ligações duplas; em seguida, vem o símbolo ômega (ω) e um número que indica a posição das ligações duplas mais próximas da terminação metil. Assim, o ácido linoléico com a primeira ligação dupla no sexto carbono a partir da terminação metil seria notado 18:2ω6 no sistema ômega.

Proteína: Aminoácidos

Os aminoácidos comuns podem ser classificados em sete grupos listados a seguir. Os aminoácidos marcados com um asterisco (*) são essenciais.

1. Aminoácidos com cadeias laterais alifáticas que consistem em átomos de hidrogênio e carbono (hidrocarbonetos):

   - Glicina (Gly)
   - Alanina (Ala)
   - Valina* (Val)
   - Leucina* (Leu)
   - Isoleucina* (Ile)

2. Aminoácidos com cadeias laterais de hidroxila (OH):

   - Serina (Ser)
   - Treonina* (Thr)

3. Aminoácidos com cadeias laterais que contêm grupos acetosos ou suas amidas, os quais contêm o grupo NH_2:

   - Ácido aspártico (Asp)
   - Ácido glutâmico (Glu)
   - Asparagina (Asn)
   - Glutamina (Gln)

4. Aminoácidos com cadeias laterais básicas:

   - Lisina* (Lys)
   - Arginina (Arg)
   - Histidina* (His)

5. Aminoácidos com cadeias laterais aromáticas, que são caracterizadas pela presença de pelo menos uma estrutura em forma de anel:

   - Fenilalanina* (Phe)
   - Tirosina (Tyr)
   - Triptofano* (Trp)

6. Aminoácidos com cadeias laterais que contêm átomos de enxofre:

   - Cisteína (Cys)
   - Metionina* (Met)

7. Iminoácido:

   - Prolina (Pro)

   A prolina tem a mesma estrutura química dos outros aminoácidos, mas seu grupo amina deixou um hidrogênio para formar um anel.

Vitaminas e Coenzimas

Vitamina A: retinol. Esta molécula é a forma de álcool da vitamina A.

Vitamina A: retinal. Esta molécula é a forma de aldeído da vitamina A.

Vitamina A: ácido retinóico. Esta molécula é a forma ácida da vitamina A.

Precursor da vitamina A: betacaroteno. Esta molécula é o carotenóide com a maior parte da atividade da vitamina A.

Tiamina. Esta molécula é parte da coenzima tiamina pirofosfato (TPP).

Tiamina pirofosfato (TPP). A TPP é uma coenzima que inclui a molécula de tiamina como parte de sua estrutura.

Riboflavina. Esta molécula é uma parte de duas coenzimas – flavina mononucleotídeo (FMN) e flavina adenina dinucleotídeo (FAD).

Flavina mononucleotídeo (FMN). A FMN é uma coenzima que inclui a molécula de riboflavina como parte de sua estrutura.

Flavina adenina dinucleotídeo (FAD). A FAD é uma coenzima que inclui a molécula de riboflavina como parte de sua estrutura.

A FAD pode apanhar hidrogênios e levá-los para a cadeia de transporte de elétron.

FAD (forma oxidada) se transforma em FADH$_2$ (forma reduzida)

Niacina (ácido nicotínico e nicotinamida). Estas moléculas são partes de duas coenzimas – nicotinamida adenina dinucleotídeo (NAD⁺) e nicotinamida adenina dinucleotídeo fosfato (NADP⁺).

Nicotinamida adenina dinucleotídeo (NAD⁺) e nicotinamida adenina dinucleotídeo fosfato (NADP⁺).
A NADP tem a mesma estrutura que a NAD, mas com um grupo de fosfato anexo ao O em vez do H.

NAD⁺ reduzida (NADH). Quando a NAD⁺ é reduzida pela adição de H⁺ e dois elétrons, ela se torna a coenzima NADH. (Os pontos no H que entram nesta reação representam os elétrons – consulte o Apêndice B.)

Vitamina B₆ (um nome geral para três compostos — piridoxina, piridoxal e piridoxamina).
Estas moléculas são parte de duas coenzimas – piridoxal fosfato e piridoxamina fosfato.

ESTRUTURAS E VIAS BIOQUÍMICAS • C-7

Piridoxal Fosfato (PLP) e piridoxamina fosfato. Estas coenzimas incluem a vitamina B_6 como parte de suas estruturas.

Folato (folacina ou ácido fólico). Esta molécula consiste em um anel duplo combinado com um anel único e pelo menos um glutamato (um aminoácido não-essencial destacado no quadrado). A forma biologicamente ativa do folato é o ácido de tetraidrofólico.

Vitamina B_{12} (cianocobalamina). As setas neste diagrama indicam que os pares de elétron disponíveis nos nitrogênios os atraem para o cobalto.

Ácido tetraidrofólico. Esta forma ativa de coenzima de folato tem quatro hidrogênios acrescidos. Uma forma intermediária, o diidrofolato, tem dois hidrogênios acrescidos.

Ácido pantotênico. Esta molécula faz parte de coenzima A (CoA).

Coenzima A (CoA). A coenzima A inclui o ácido pantotênico como parte de sua estrutura.

Biotina.

Vitamina C. Dois átomos de hidrogênio com seus elétrons são perdidos quando o ácido ascórbico é oxidado e ganhos quando ele é novamente reduzido.

Ácido ascórbico (forma reduzida) ⇌ Ácido deidroascórbico (forma oxidada)

7-deidrocolesterol
↓ Luz ultravioleta na pele

Vitamina D^3 (também chamada colecalciterol ou calciol)
↓ Hidroxilação no fígado

25-hidroxi-vitamina D_3 (também chamada calcidiol)
↓ Hidroxilação nos rins

1,25-diidroxi-vitamina D_3 (também chamada calcitrol)

Vitamina D. A síntese da vitamina D ativa começa com 7-deidrocolesterol. (Os átomos de carbono nos quais ocorrem modificações são numerados.)

ESTRUTURAS E VIAS BIOQUÍMICAS • C-9

Vitamina E (alfatocoferol). O número e a posição dos grupos metil (CH$_3$) ligados à estrutura de anel se diferencia entre os tocoferóis.

Os tocotrienóis contêm ligações duplas aqui.

Vitamina K. Compostos que ocorrem naturalmente com atividade de vitamina K incluem filoquinonas (das plantas) e menaquinonas (das bactérias).

Menadiona. Este composto sintético tem a mesma atividade que a vitamina K natural.

Adenosina trifosfato (ATP), o transportador de energia. O ponto de divisão marca a ligação que é quebrada quando a ATP de divide para formar ADP + P.

Adenosina difosfato (ADP).

Glicólise

A Figura C-1 aponta os eventos da glicólise. O texto a seguir descreve passos fundamentais, conforme numerados na figura.

FIGURA C-1 — Glicólise

Note que a galactose e a frutose entram em lugares diferentes, mas continuam na mesma via.

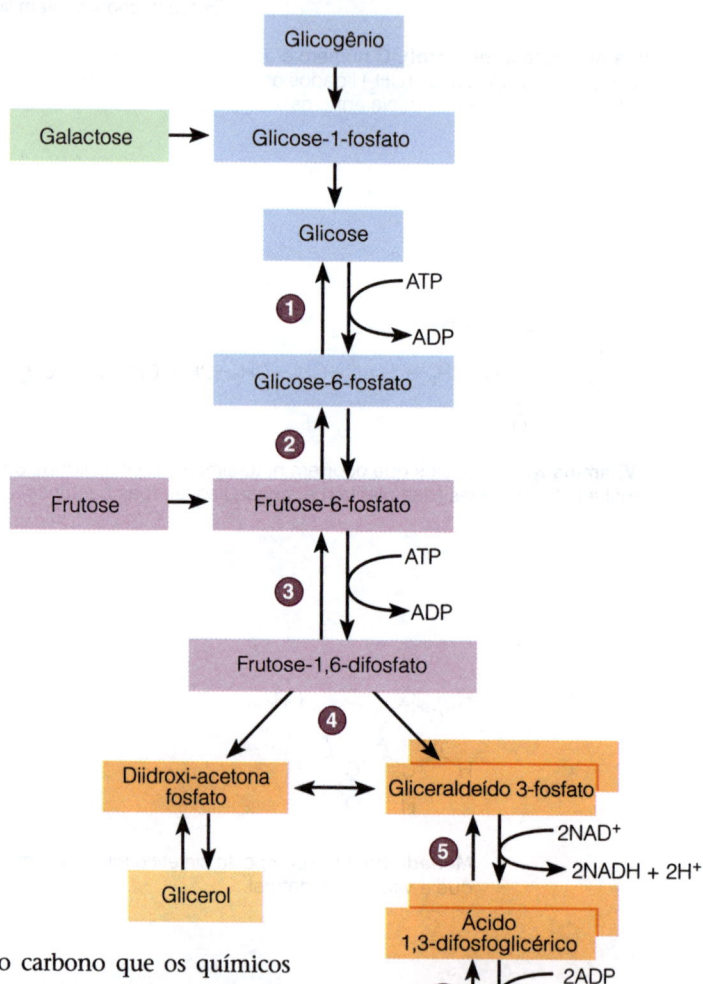

1. Um fosfato é preso à glicose no carbono que os químicos chamam número 6 (revise o primeiro diagrama de glicose na página C-1 para saber como os químicos numeram os carbonos em uma molécula de glicose). O produto é denominado, logicamente, glicose 6-fosfato. Uma molécula de ATP é usada para realizar isso.

2. A glicose 6-fosfato é rearranjada por uma enzima.

3. Um fosfato é acrescentado em outra reação que usa outra molécula de ATP. O produto desta vez é a frutose 1,6-difosfato. Neste momento, o açúcar do carbono 6 tem um grupo de fosfato em seu primeiro e sexto carbonos e está pronto para se quebrar.

4. Quando a frutose 1,6-difosfato quebra-se ao meio, os dois compostos de três carbonos não são idênticos. Cada um tem um grupo de fosfato anexo, mas somente o gliceraldeído 3-fosfato se converte diretamente em piruvato. O outro composto, entretanto, se converte facilmente em gliceraldeído 3-fosfato.

5. No próximo passo, energia suficiente é liberada para converter NAD⁺ em NADH + H⁺.
6. Em dois dos seguintes passos o ATP é regenerado.

Lembre-se de que, de fato, duas moléculas de gliceraldeído-3 fosfato são produzidas a partir da glicose; logo, quatro moléculas de ATP são geradas de cada molécula de glicose. Foram necessárias duas ATP para que a seqüência fosse iniciada, assim o ganho líquido neste momento é de duas ATP e duas moléculas de NADH + H⁺. Como veremos mais tarde, cada NADH + H⁺ se move para a cadeia de transporte de elétron para descarregar seus hidrogênios sobre o oxigênio, produzindo duas ATP. Dessa forma, o rendimento total de glicose para piruvato é de oito ATP.

Oxidação de Ácido Graxo

A Figura C-2 apresenta a oxidação do ácido graxo. A seqüência é a seguinte:

1. O ácido graxo é ativado ao combinar-se com a coenzima A (CoA). Nesta reação, a ATP perde dois átomos de fósforo (PP, ou pirofosfato) e se torna AMP (adenosina monofosfato) – o equivalente a uma perda de duas ATP.
2. Na próxima reação, dois H com seus elétrons são removidos e transferidos para FAD, formando $FADH_2$.
3. Em um reação posterior, dois H são retirados e vão para NAD⁺ (formando NADH + H⁺).
4. O ácido graxo é dividido no carbono "beta", o segundo carbono a partir da terminação carboxila (COOH). Essa quebra resulta em um ácido graxo que é dois carbonos mais curto que o anterior e uma molécula de dois carbonos de acetil-CoA. Ao mesmo tempo, outro CoA é preso ao ácido graxo, ativando-o, assim, para sua volta pela série de reações.
5. A seqüência é repetida com cada ciclo produzindo um acetil-CoA e um ácido graxo mais curto até que somente um ácido graxo de 2 carbonos sobre o ácido – acetil-CoA.

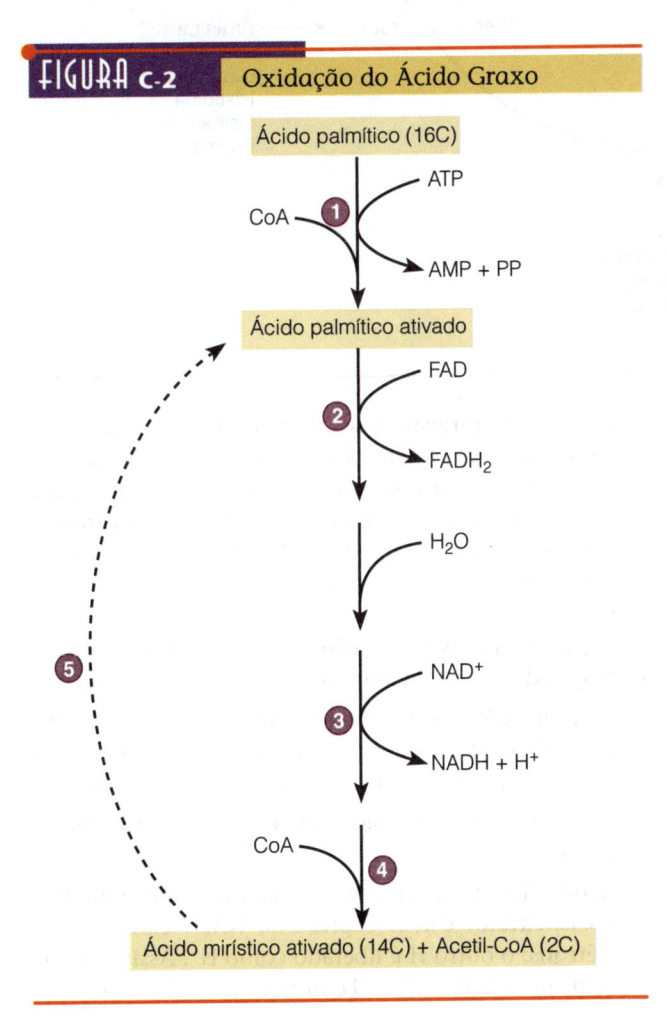

No exemplo mostrado na Figura C-2, o ácido palmítico (um ácido graxo de 16 carbonos) passará por essa série de reações sete vezes, usando o equivalente a duas ATP para a ativação inicial e gerando sete $FADH_2$, sete NADH + H⁺ e oito acetil-CoA. Como veremos adiante, cada um dos sete $FADH_2$ entrará na cadeia de transporte de elétron para descarregar seus hidrogênios sobre o oxigênio, rendendo duas ATP (para um total de 14). De forma semelhante, cada NADH + H⁺ entrará na cadeia de transporte de elétron para descarregar seus hidrogênios sobre o oxigênio, rendendo três ATP (para um total de 21). Assim, a oxidação de um ácido graxo de 16 carbonos usa 2 ATP e gera 35 ATP. Quando os oito acetil-CoA entram no ciclo TCA, mais ATP seja gerado, como descreve uma seção posterior.

Degradação do Aminoácido

O primeiro passo na degradação do aminoácido é a remoção do grupo amina que contém nitrogênio por meio de reações de desaminação (Figura 9-14) ou transaminação (Figura 9-15). Depois, os esqueletos de carbono remanescentes podem acessar as vias metabólicas em locais diferentes, como demonstrado na Figura C-3.

O Ciclo TCA

O ciclo do ácido tricarboxílico ou TCA é o conjunto de reações que decompõem acetil-CoA em dióxido de carbono e hidrogênio. Para ligar a glicólise ao ciclo TCA, o piruvato entra na mitocôndria, perde um grupo de carbono e se liga a uma molécula de CoA para se transformar em acetil-CoA. O ciclo TCA utiliza qualquer substância que possa ser convertida em acetil-CoA direta ou indiretamente por meio do piruvato.

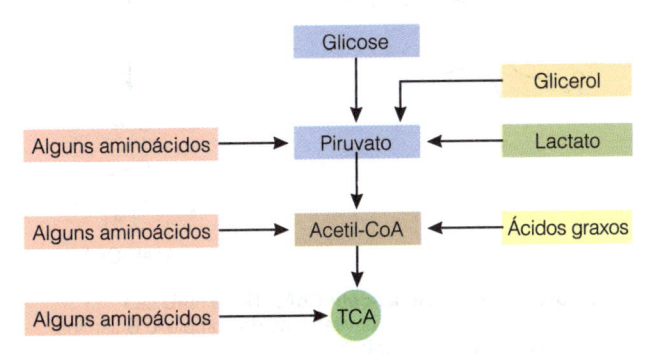

FIGURA C-2 Oxidação do Ácido Graxo

Ácido palmítico (16C)
1. + CoA + ATP → AMP + PP
Ácido palmítico ativado
2. + FAD → $FADH_2$
+ H_2O
3. + NAD⁺ → NADH + H⁺
4. + CoA
Ácido mirístico ativado (14C) + Acetil-CoA (2C)
5. (ciclo de retorno)

Glicose → Piruvato
Glicerol → Piruvato
Alguns aminoácidos → Piruvato ← Lactato
Alguns aminoácidos → Acetil-CoA ← Ácidos graxos
Alguns aminoácidos → TCA

FIGURA C-3 — Degradação do Aminoácido

Depois de perder seus grupos amina, os esqueletos de carbono podem ser convertidos em uma das sete moléculas que podem entrar no ciclo TCA (apresentado na Figura C-4).

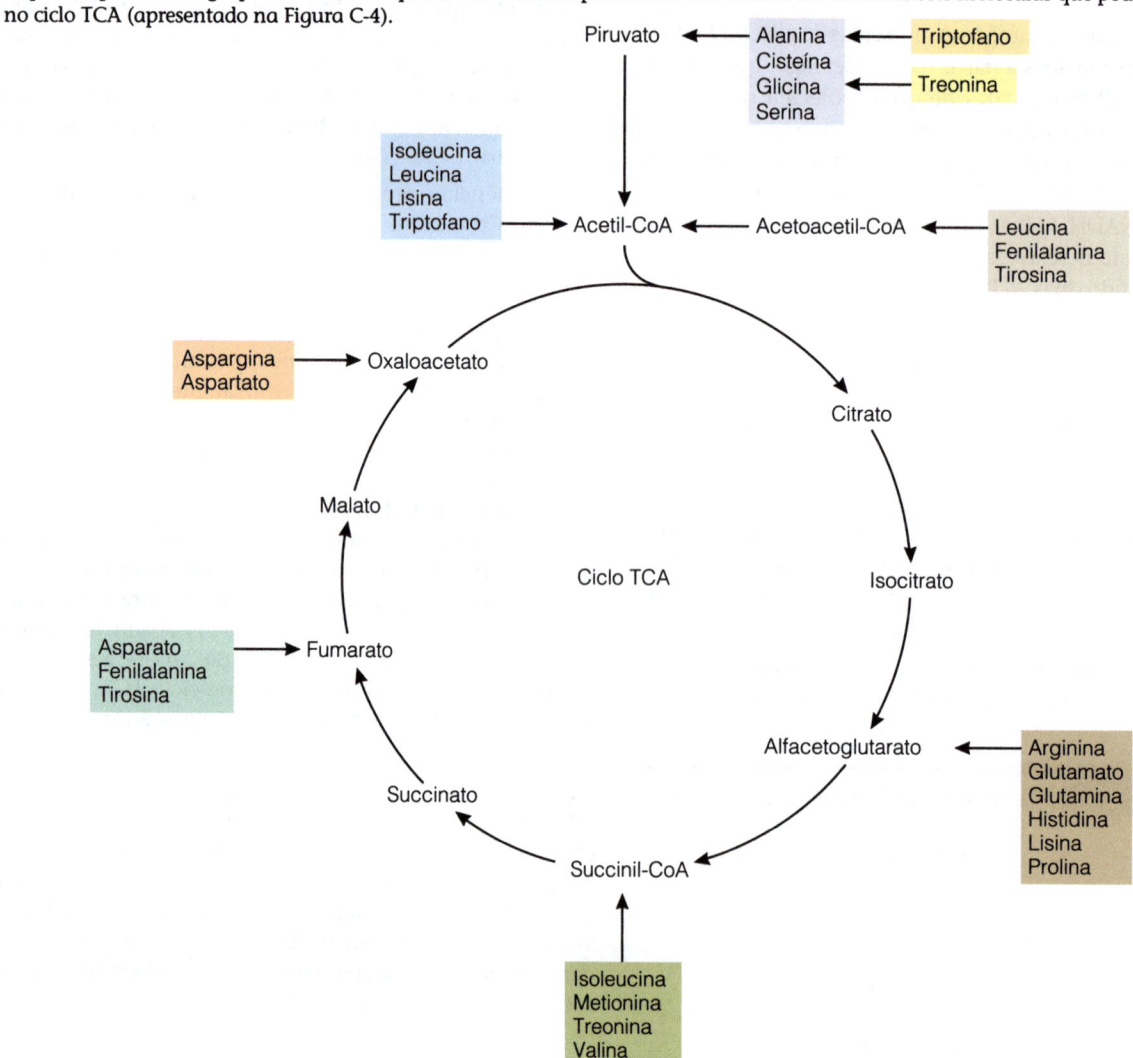

Piruvato ← Alanina / Cisteína / Glicina / Serina ← Triptofano; Treonina

Acetil-CoA ← Isoleucina / Leucina / Lisina / Triptofano

Acetil-CoA ← Acetoacetil-CoA ← Leucina / Fenilalanina / Tirosina

Oxaloacetato ← Aspargina / Aspartato

Fumarato ← Asparato / Fenilalanina / Tirosina

Alfacetoglutarato ← Arginina / Glutamato / Glutamina / Histidina / Lisina / Prolina

Succinil-CoA ← Isoleucina / Metionina / Treonina / Valina

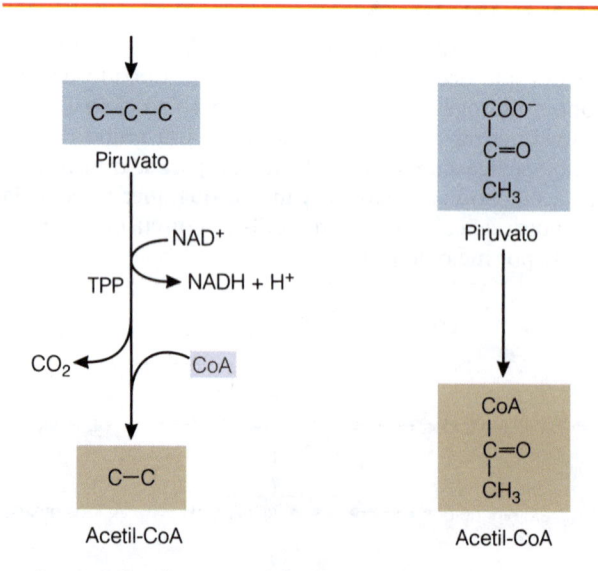

Ciclo TCA: Oxaloacetato → Citrato → Isocitrato → Alfacetoglutarato → Succinil-CoA → Succinato → Fumarato → Malato → Oxaloacetato

---

O passo de piruvato a acetil-CoA. (TPP e NAD são coenzimas que contêm as vitaminas do complexo B tiamina e niacina, respectivamente.)

Piruvato (C–C–C) + NAD$^+$ (TPP) → Acetil-CoA (C–C) + CO$_2$ + NADH + H$^+$ + CoA

Piruvato:
COO$^-$
C=O
CH$_3$

Acetil-CoA:
CoA
|
C=O
CH$_3$

O passo do piruvato para acetil-CoA é complexo. Incluímos somente aquelas substâncias que o ajudarão a compreender a transferência de energia dos nutrientes. O piruvato perde um carbono para o dióxido de carbono e é preso a uma molécula de CoA. No processo, o NAD$^+$ apanha dois hidrogênios com seus elétrons associados, se transformando em NADH + H$^+$.

Sigamos os passos do ciclo de TCA (veja os números correspondentes na Figura C-4).

1. O acetil-CoA de dois carbonos se combina com um composto de quatro carbonos, oxaloacetato. O CoA sai e o produto é um composto por seis carbonos, o citrato.

2. Os átomos de citrato são reorganizados para formar o isocitrato.

3. Agora, dois H (com seus dois elétrons) são retirados do isocitrato. Um H é preso ao NAD$^+$ com os dois elétrons; o outro H é liberado como H$^+$. Assim, NAD$^+$ se torna NADH + H$^+$. (Lembre-se deste NADH + H$^+$,

ESTRUTURAS E VIAS BIOQUÍMICAS • C-13

FIGURA C-4 — O Ciclo TCA

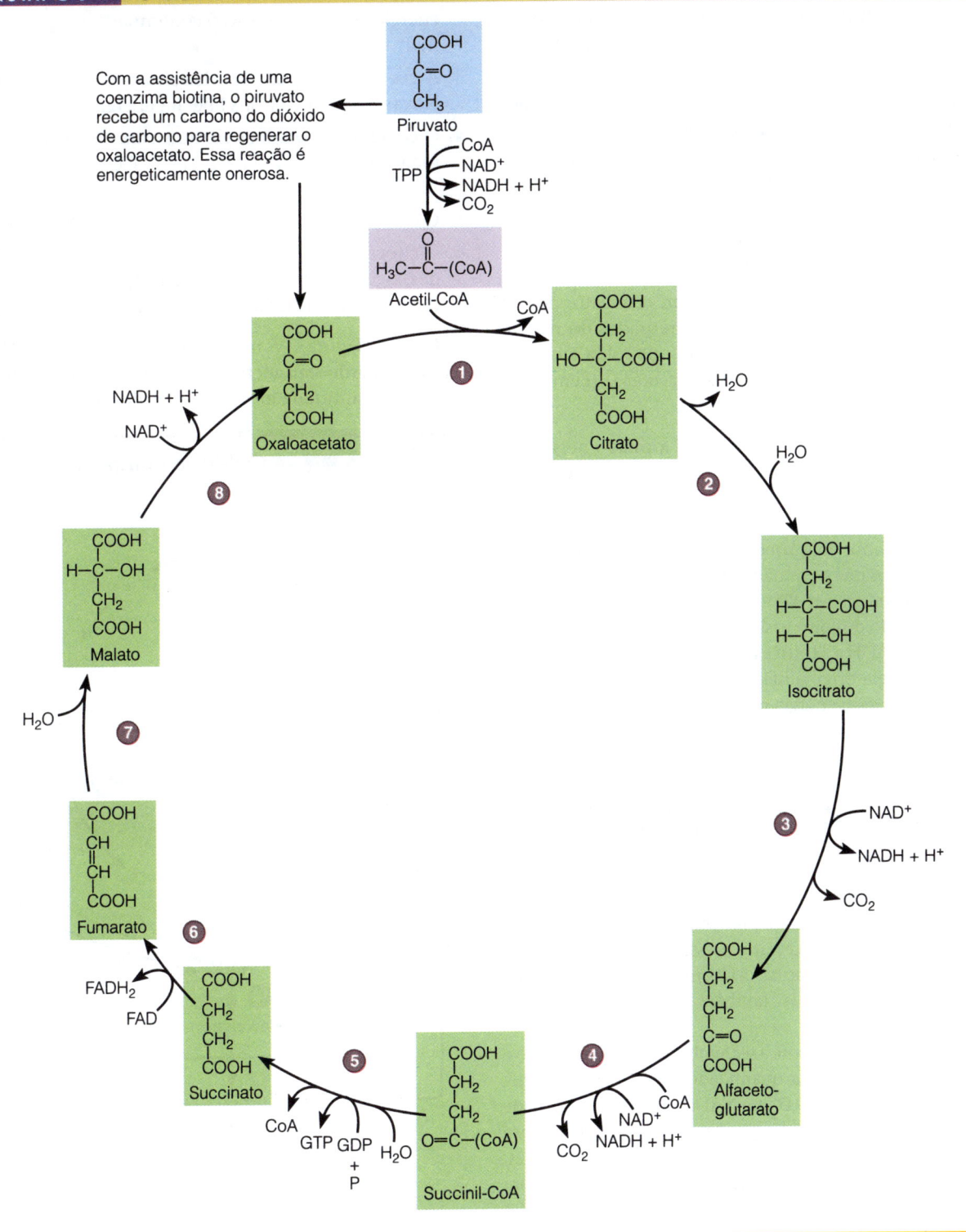

Com a assistência de uma coenzima biotina, o piruvato recebe um carbono do dióxido de carbono para regenerar o oxaloacetato. Essa reação é energeticamente onerosa.

mas vamos seguir com os carbonos primeiro.) Um carbono é combinado com dois oxigênios, formando dióxido de carbono (que difunde no sangue e é exalado). O que sobra é o composto de cinco carbonos alfacetoglutarato.

4. Agora, dois compostos interagem com alfacetoglutarato – uma molécula de CoA e uma molécula de NAD$^+$.

Nessa reação complexa, um carbono e dois oxigênios são removidos (formando dióxido de carbono); dois hidrogênios são removidos e vão para NAD$^+$ (formando NADH + H$^+$); e o composto de quatro carbonos restante é preso ao CoA, formando succinil-CoA. (Lembre-se também deste NADH + H$^+$. Veremos adiante o que acontece com ele.)

5. Desta vez, duas moléculas reagem com succinil-CoA – uma molécula chamada GDP e uma de fosfato (P). A CoA sai, o GDP e o P se combinam para formar o composto altamente energético GTP (semelhante a ATP), e o succinato permanece. (Lembre-se deste GTP.)

6. Na próxima reação, dois H com seus elétrons são retirados do succinato e transferidos para uma molécula de FAD (uma coenzima como a NAD$^+$) para formar FADH$_2$. O produto que sobra é o fumarato. (Lembre-se deste FADH$_2$.)

7. Em seguida, uma molécula de água é acrescentada ao fumarato, formando o malato.

8. Uma molécula de NAD$^+$ reage com o malato; dois H com seus elétrons associados são retirados do malato e formam NADH + H$^+$. O produto que sobra é o composto de quatro carbonos oxaloacetato. (Lembre-se deste NADH + H$^+$.)

De volta ao início. O oxaloacetato formado nesse processo pode se combinar com outra molécula de acetil-CoA (passo 1), e o ciclo pode começar novamente, como mostrado na Figura C-4.

Até aqui, vimos dois carbonos trazidos com o acetil-CoA e dois carbonos que terminam em dióxido de carbono. Mas onde está a energia e a ATP que prometemos?

Uma revisão dos oito passos do ciclo TCA mostra que os compostos NADH + H$^+$ (três moléculas), FADH$_2$ e GTP capturam a energia originalmente encontrada na acetil-CoA. Para ver como essa energia resulta em ATP, temos de seguir os elétrons adiante, na cadeia de transporte de elétron.

A Cadeia de Transporte de Elétron

As seis reações descritas aqui são as que ocorrem na cadeia de transporte de elétron, que são mostradas na Figura C-5. Como o oxigênio é necessário a essas reações, e ADP e P são combinados para formar ATP em várias dessas reações (o ADP é fosforilado), elas também são chamadas fosforilação oxidativa.

Um conceito importante a ser lembrado neste momento é que um elétron não é uma quantidade fixa de energia. Os elétrons que ligam o H a NAD$^+$ em NADH têm uma quantidade relativamente grande de energia. Na série de reações que seguem, eles liberam essa energia em pequenas quantidades, até que no final eles se juntam (com H) ao oxigênio (O) para formar água (H$_2$O). Em alguns dos passos, a energia que eles liberam é capturada no ATP em reações conjuntas.

1. No primeiro passo da cadeia de transporte de elétron, o NADH reage com uma molécula chamada flavoproteína, perdendo seus elétrons (e seu H). Os produtos são NAD$^+$ e flavoproteína reduzida. Um pouco de energia é liberada na forma de calor nesta reação.

2. A flavoproteína passa os elétrons para uma molécula chamada coenzima Q. Novamente, eles liberam um pouco de energia na forma de calor, mas o ADP e P se ligam e formam ATP, armazenando grande parte da energia. Essa é uma reação conjunta:
ADP + P → ATP.

3. A coenzima Q passa os elétrons para o citocromo b. Novamente, os elétrons liberam energia.

4. O citocromo b passa os elétrons para o citocromo c em uma reação conjunta na qual a ATP é formada:
ADP + P → ATP.

5. O citocromo c passa os elétrons para o citocromo a.

6. O citocromo a os repassa (com seus H) para um átomo de oxigênio (O), formando água (H$_2$O). Essa é uma reação conjunta na qual forma-se ATP: ADP + P → ATP.

Como a Figura C-5 mostra, a cada vez que o NADH é oxidado (perde seus elétrons) por esses meios, a energia liberada é capturada em três moléculas de ATP. Quando

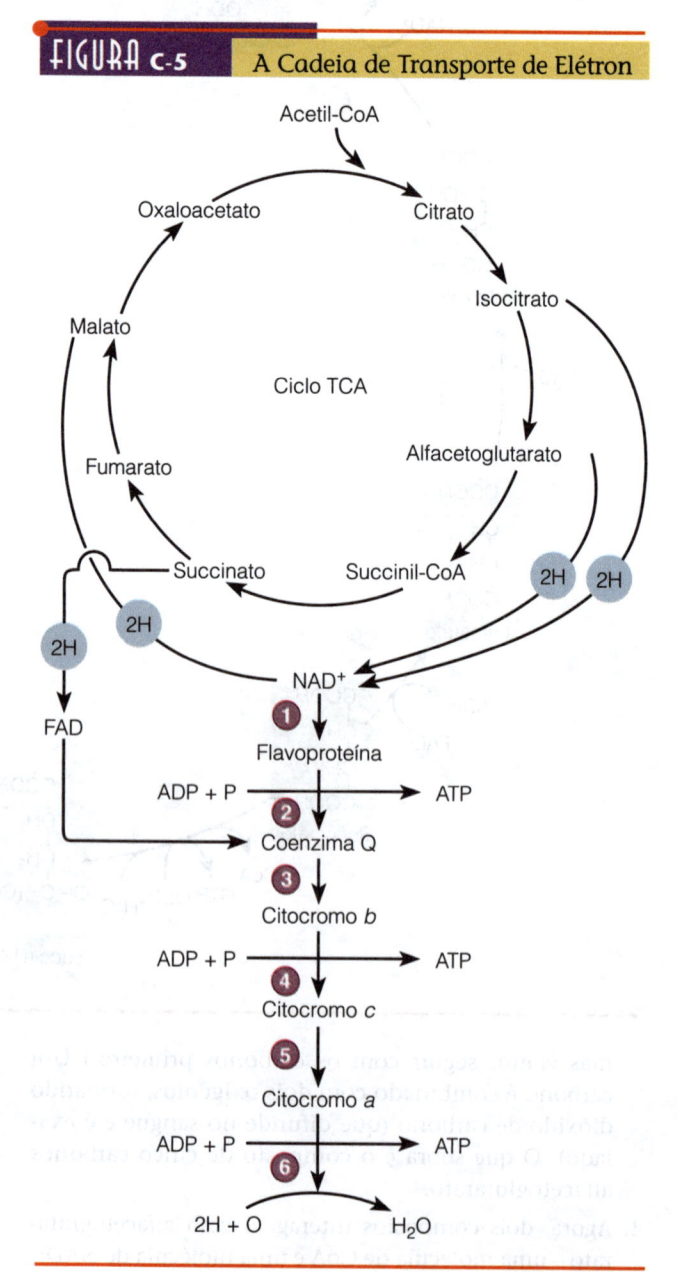

FIGURA C-5   A Cadeia de Transporte de Elétron

os elétrons são passados para a água no final, eles têm muito menos energia em relação ao que tinham originariamente. Isso completa a história dos elétrons do NADH.

Quanto ao $FADH_2$, seus elétrons entram na cadeia de transporte de elétron na coenzima Q. Da coenzima Q para água, o ATP é gerado em apenas dois passos. Portanto, a $FADH_2$ que sai do ciclo TCA rende apenas duas moléculas de ATP.

Um composto receptor de energia do ciclo de TCA (GTP) não entra na cadeia de transporte de elétron, mas doa sua energia diretamente ao ADP em uma reação de fosforilação simples. Essa reação rende um ATP.

Agora, é possível preparar um balancete do metabolismo de glicose (consultar Tabela C-3). A glicólise rendeu 4 NADH + H⁺ e 4 moléculas de ATP e gastou 2 ATP. Os 2 acetil-CoA passando pelo ciclo de TCA renderam 6 NADH + H⁺, 2 $FADH^2$ e 2 moléculas de GTP. Depois que o NADH + H⁺ e o $FADH^2$ passam pela cadeia de transporte de elétron, há 34 ATP. Acrescentado a estes, os 4 ATP de glicólise e os 2 ATP de GTP, perfazendo o total de 40 ATP gerados a partir de uma molécula de glicose. Depois que o gasto de 2 ATP é subtraído, há um ganho líquido de 38 ATP.*

Um balancete semelhante da decomposição completa de um ácido graxo de 16 carbonos mostraria um ganho líquido de 129 ATP. Como mencionado anteriormente, foram gerados 35 ATP dos sete FADH2 e sete NADH + H⁺ produzidos durante a oxidação do ácido graxo. Os oito acetil-CoA produzidos vão, cada um, gerar 12 ATP à medida que passarem pelo ciclo TCA e pela cadeia de transporte de elétron, para um total de mais 96 ATP. Depois de subtrair os 2 ATP necessários à ativação inicial do ácido graxo, o rendimento líquido de um ácido graxo de 16 carbonos: 35 + 96 − 2 = 129 ATP.

Estes cálculos ajudam a explicar por que a gordura rende mais energia (medida em quilocalorias) por grama que carboidrato ou proteína. Quanto mais átomos de hidrogênio um combustível contém, mais ATP será gerado durante a oxidação. A molécula de ácido graxo de 16 carbonos, com seus 32 átomos de hidrogênio, gera 129 ATP, enquanto a glicose, com seus 12 átomos de hidrogênio, rende apenas 38 ATP.

O ciclo TCA e a cadeia de transporte de elétron são os meios principais do corpo para capturar a energia de nutrientes em moléculas de ATP. Outros meios, como a glicólise anaeróbica, contribuem rapidamente com energia, mas os processos aeróbicos são os mais eficientes. Os biólogos e químicos entendem muito mais sobre esses processos que o que foi apresentado aqui.

---

* O total às vezes pode ser 36 ou 37, em lugar de 38, ATP. O NADH + H⁺ gerado no citoplasma durante a glicólise passa seus elétrons para moléculas de transporte, que os conduzem para as mitocôndrias. Um malato de transporte contribui com seus elétrons para a cadeia de transporte de elétron antes do primeiro local de síntese de ATP, rendendo 3 ATP. Outro, o glicerol fosfato, soma seus elétrons à cadeia depois do primeiro local, rendendo 2 ATP. Assim, às vezes 3, e às vezes somente 2 ATP, são o resultado do NADH + H⁺ que surge de glicólise. A quantidade depende da célula.

TABELA C-3 — Balancete do Metabolismo de Glicose

	Gastos	Entradas
Glicólise:		
1 glicose	2 ATP	4 ATP
1 frutose, 1,6-difosfato		2 NADH + H⁺
2 piruvato		2 NADH + H⁺
Ciclo TCA:		
2 isocitrato		2 NADH + H⁺
2 alfa-cetoglutarato		2 NADH + H⁺
2 succinil-CoA		2 GTP
2 succinato		2 $FADH_2$
2 malato		2 NADH + H⁺
Total de ATP coletado:		
Da glicólise	2 ATP	4 ATP
Dos 2 NADH + H⁺		4–6 ATPª
Dos 8 NADH + H⁺		24 ATP
Dos 2 GTP		2 ATP
Dos 2 $FADH_2$		4 ATP
Total:	2 ATP	38–40 ATP
Equilíbrio em posse de 1 molécula de glicose:		36–38 ATP

ªCada NADH + H⁺ da glicólise pode render 2 ou 3 ATP. Veja o teste incluso.

Interferência do Álcool no Metabolismo de Energia

O Destaque 9 dá uma visão geral sobre como o álcool interfere no metabolismo de energia. Com uma compreensão sobre o ciclo de TCA, alguns outros detalhes podem ser apreciados. Durante o metabolismo do álcool, a enzima álcool desidrogenase oxida o álcool em acetaldeído, enquanto reduz uma molécula de NAD⁺ simultaneamente a NADH + H⁺. A enzima desidrogenase relacionada ao acetaldeído reduz outro NAD⁺ a NADH + H⁺ enquanto oxida acetaldeído em acetil-CoA, o composto que entra no ciclo TCA para gerar energia. Assim, sempre que o álcool está sendo metabolizado no corpo, o NAD⁺ diminui e o NADH + H⁺ se acumula. Os químicos dizem que o "estado redox" do corpo é alterado, porque o NAD⁺ pode oxidar, e o NADH + H⁺ pode reduzir, muitos outros compostos do corpo. Durante o metabolismo do álcool, o NAD⁺ fica indisponível para diversas reações para as quais é necessário.

Conforme explicado nas seções anteriores, para que a glicose seja completamente metabolizada, o ciclo TCA deve estar em operação, e o NAD⁺ deve estar presente. Se essas condições não forem satisfeitas (e quando o álcool estiver presente, elas podem não estar), a via será bloqueada, e o tráfego recuará ou, então, uma rota alternativa será tomada. Pense sobre isso enquanto segue a via apresentada na Figura C-6.

Em cada passo do metabolismo do álcool no qual NAD⁺ é convertido em NADH + H⁺, íons hidrogênio se acumulam, resultando em uma troca perigosa do equilíbrio de ácido-

FIGURA C-6 — O Etanol Entra na Via Metabólica

Essa é uma versão simplificada da via glicose para energia, mostrando a entrada do etanol. A coenzima NAD (que é a forma ativa da vitamina B niacina) é a única apresentada neste exemplo; contudo, muita outras estão envolvidas.

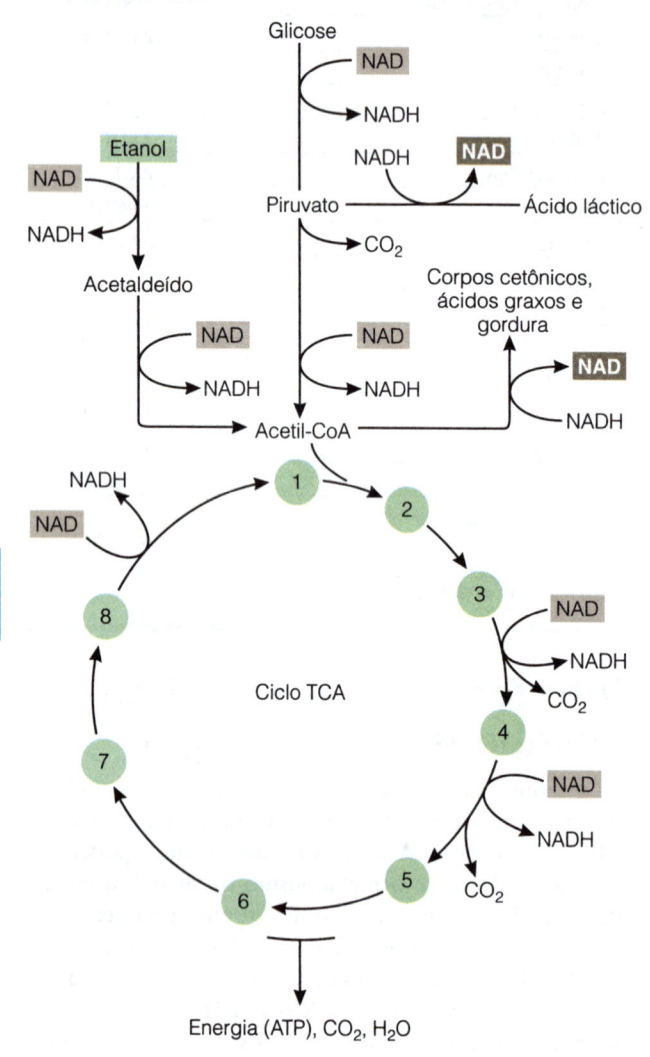

Logo, as cascatas de álcool pelas vias metabólicas causam destruições ao longo do caminho. Essas conseqüências têm efeitos físicos, que estão descritos no Destaque 7.

O Ciclo da Uréia

O Capítulo 9 acrescenta o processo pelo qual os resíduos de nitrogênio são eliminados do corpo afirmando que as moléculas de amônia se combinam com dióxido de carbono para produzir uréia. Isso é verdade, mas não é a história toda. A uréia é produzida em um processo de várias etapas nas células do fígado.

A amônia, liberada por um aminoácido ou outro composto durante o metabolismo em qualquer parte do corpo, chega ao fígado pela circulação sanguínea e é levada para uma célula do fígado. Lá, é combinada inicialmente com dióxido de carbono e um grupo de fosfato de ATP para formar carbamil fosfato:

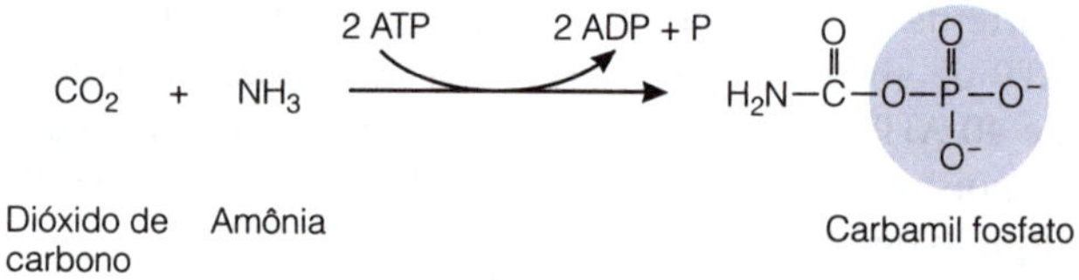

$$CO_2 + NH_3 \xrightarrow{2\ ATP \rightarrow 2\ ADP + P} \text{Carbamil fosfato}$$

A Figura C-7 mostra o ciclo de quatro reações que se seguem:

1. O carbamil fosfato combina-se com o aminoácido ornitina, perdendo seu grupo fosfato. O composto formado é a citrulina.

2. A citrulina combina-se com o aminoácido ácido aspár-

base para ácido (o Capítulo 7 explica o equilíbrio de ácido-base). O acúmulo de NADH + H$^+$ comprime a atividade do ciclo TCA, assim piruvato e acetil-CoA são construídos. Essa condição favorece a conversão de piruvato em ácido láctico, que serve como um lugar de armazenamento temporário para hidrogênios de NADH + H$^+$. A conversão de piruvato em ácido láctico restabelece um pouco de NAD$^+$, mas o aumento de ácido láctico tem suas próprias conseqüências sérias. Ele acrescenta uma carga de ácido no corpo e interfere na excreção úrico, causando sintomas semelhantes aos da gota. As moléculas de acetil-CoA se tornam blocos de construção para ácidos graxo ou corpos cetônicos. A fabricação de corpos cetônicos consome acetil-CoA e gera NAD$^+$; porém alguns corpos cetônicos são ácidos, assim eles empurram o equilíbrio de ácido-base adicionalmente para o ácido.

FIGURA C-7 — O Ciclo da Uréia

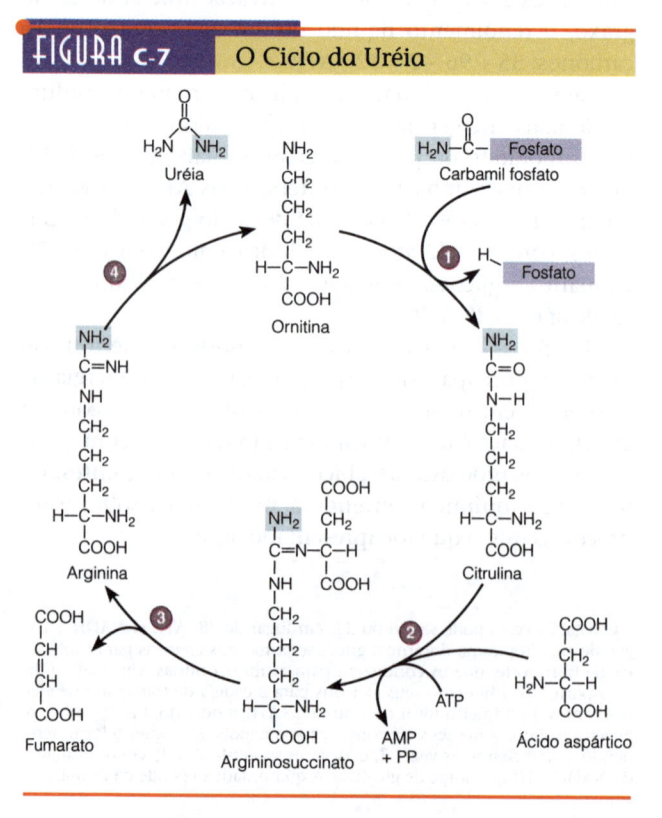

ESTRUTURAS E VIAS BIOQUÍMICAS • C-17

FIGURA C-8 — A Formação de Corpos Cetônicos

$$H_3C-\overset{O}{\underset{\|}{C}}-CH_2-\overset{O}{\underset{\|}{C}}-CoA \;+\; H_3C-\overset{O}{\underset{\|}{C}}-CoA \;+\; H_2O$$

Acetoacetil-CoA   Acetil-CoA   Água

↓ ①

$$HOOC-CH_2-\underset{\underset{OH}{|}}{\overset{\overset{CH_3}{|}}{C}}-CH_2-\overset{O}{\underset{\|}{C}}-CoA \;+\; CoA$$

Beta-hidroxibeta-metilglutaril-CoA   Coenzima A

↓ ②

$$H_3C-\overset{O}{\underset{\|}{C}}-CH_2-COOH \;+\; H_3C-\overset{O}{\underset{\|}{C}}-CoA$$

Acetoacetato   Acetil-CoA
(um corpo cetônico)

NADH + H⁺ ↘ ③a   ③b ↘
NAD⁺ ↙

$$H_3C-\underset{\underset{H}{|}}{\overset{\overset{OH}{|}}{C}}-CH_2-COOH \qquad H_3C-\overset{O}{\underset{\|}{C}}-CH_3 \;+\; CO_2$$

Beta-hidroxibutirato   Acetona   Dióxido de
(um corpo cetônico)   (um corpo cetônico)   carbono

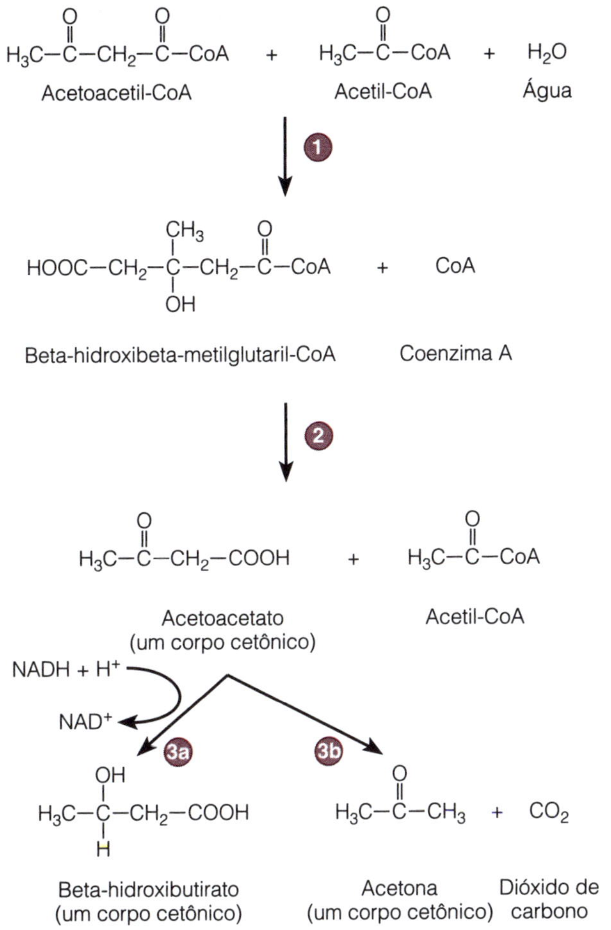

tico para formar argininosuccinato. A reação requer energia do ATP. (O ATP foi mostrado anteriormente perdendo um átomo de fósforo em um grupo fosfato, P, para se tornar ADP. Nessa reação, ele perde dois átomos de fósforo unidos, PP, e se transforma em adenosina monofosfato, AMP.)

3. A argininosuccinato é dividida, formando outro ácido, o fumarato e o aminoácido arginina.
4. A arginina perde seu carbono terminal com dois grupos amina fixos e apanha um oxigênio da água. O produto final é a uréia, que os rins excretam na urina. O composto que permanece é a ornitina, idêntica à ornitina com a qual esta série de reações se iniciou, e pronta para reagir com outra molécula de carbamil fosfato e começar o ciclo novamente.

Formação de Corpos Cetônicos

Normalmente, oxidação de ácido graxo progride para dióxido de carbono e água. Porém, na cetose (discutida no Capítulo 9), um intermediário é formado da condensação de duas moléculas de acetil-CoA: o acetoacetil-CoA. A Figura C-8 mostra a formação de corpos cetônicos a partir desse intermediário.

1. O acetoacetil-CoA se condensa com acetil-CoA para formar um intermediário de seis carbonos, beta-hidroxi-betametilglutaril -CoA.
2. Esse intermediário é dividido em acetil-CoA e acetoacetato.
3. O acetato pode ser metabolizado para ácido beta-hidroxibutirato (passo 3a) ou para acetona (3b).

O acetoacetato, o beta-hidroxibutirato e a acetona são os chamados corpos cetônicos. Dois são cetonas verdadeiras (eles têm um grupo C=O entre dois carbonos); o outro é um álcool que foi produzido durante a formação de cetona, daí o termo *corpos cetônicos,* para descrever os três. Há muitas outras cetonas na natureza; estes três são característicos da cetose no corpo.

Medidas de Qualidade de Proteína

Em um mundo em que os alimentos são escassos e as dietas de muitas pessoas contêm quantidades mínimas ou inadequadas de proteína, é importante saber quais alimentos possuem as proteínas de melhor qualidade. O Capítulo 4 descreve a qualidade da proteína, e este apêndice apresenta diferentes medidas utilizadas por pesquisadores para avaliar a qualidade de uma proteína alimentar. O glossário que o acompanha define os termos relacionados.

Escore de Aminoácidos

O **escore de aminoácidos** avalia a qualidade da proteína, determinando sua composição de aminoácidos e comparando-a com a composição de uma proteína de referência. As vantagens do escore de aminoácidos é que é simples e barato, identifica com facilidade o aminoácido limitante e pode ser usado para conseguir misturas de proporções matematicamente diferentes de duas ou mais proteínas sem ter de compor uma mistura e testá-la. Seus principais pontos fracos são que ele não consegue estimar a digestibilidade de uma proteína, o que pode afetar fortemente a qualidade da proteína; ele conta com um procedimento químico no qual certos aminoácidos podem ser destruídos, tornando o padrão analisado impreciso; além de não enxergar outras características da proteína (como a presença de substâncias que podem inibir a digestão ou a utilização

CONTEÚDO
Escore de Aminoácidos
PDCAAS
Valor Biológico
Utilização Líquida de Proteína
Razão de Eficiência Protéica

GLOSSÁRIO

escore de aminoácidos: medida da qualidade da proteína avaliada pela comparação de um padrão de aminoácido da proteína com o da proteína de referência; às vezes chamada **escore químico**.

valor biológico (VB): medida da qualidade da proteína avaliada pela medida da quantidade de nitrogênio da proteína, que é retido a partir de determinada quantidade de nitrogênio da proteína que é absorvido.

utilização líquida de proteína (NPU): medida de qualidade da proteína, que é avaliada pela medição de quanto nitrogênio da proteína é retido de determinada quantidade de nitrogênio de proteína ingerido.

escore de aminoácidos corrigido pela digestibilidade da proteína (PDCAAS): medida da qualidade da proteína avaliada pela comparação do escore dos aminoácidos de uma proteína alimentar com as necessidades de aminoácidos de crianças em idade pré-escolar e, então, corrigida para a digestibilidade verdadeira da proteína; recomendado pelo FAO/WHO e usado para estabelecer a qualidade da proteína nos alimentos para as porcentagens de Valores Diários nos rótulos dos alimentos.

razão de eficiência protéica (PER): medida da qualidade da proteína avaliada pela determinação de como certa proteína suporta o ganho de peso em ratos de laboratório; usada para estabelecer a qualidade de proteínas para fórmulas lácteas infantis e comidas de bebê.

da proteína) que só seriam reveladas por testes feitos em animais vivos.

A Tabela D-1 mostra o padrão de referência dos nove aminoácidos essenciais. Para interpretar a tabela, leia: "Para cada 3.210 unidades de aminoácidos essenciais, 145 devem ser histidina, 340 devem ser isoleucina, 540 devem ser leucina" e assim por diante. Para comparar uma proteína de teste com a proteína de referência, o pesquisador primeiro obtém uma análise química dos aminoácidos da proteína examinada. Em seguida, tomando 3.210 unidades dos aminoácidos, compara a quantidade de cada aminoácido com a quantidade encontrada em 3.210 unidades de aminoácidos essenciais na proteína de ovo. Por exemplo, suponha que a proteína testada continha (a cada 3.210 unidades) 360 unidades de isoleucina; 500 unidades de leucina; 350 de lisina; e, para cada um dos outros aminoácidos, mais unidades do que a proteína do ovo. Os dois aminoácidos com nível baixo são a leucina (500 comparados com 540 no ovo) e a lisina (350 contra 440 no ovo). A proporção, aminoácido na proteína de teste dividido pelo aminoácido no ovo, é de 500/540 (ou cerca de 0,93) para

TABELA D-1 Padrão de Referência para o Escore de Aminoácidos

Aminoácidos Essenciais	Proteína de Referência – Ovo Inteiro (mg de aminoácido/g de nitrogênio)
Histidina	145
Isoleucina	340
Leucina	540
Lisina	440
Metionina + Cistina[a]	355
Fenilalanina + Tirosina[b]	580
Trionina	294
Triptofano	106
Valina	410
Total	3210

[a] A metionina é essencial e também é utilizada para produzir cistina. Assim, a necessidade de metionina é mais baixa se a cistina é fornecida.
[b] A fenilalanina é importante e também é utilizada para produzir tirosina se não houver disponibilidade suficiente desse aminoácido. Portanto, a necessidade de fenilalanina é mais baixa se a tirosina é fornecida.

TABELA D-2 Valores Biológicos (VB) de Alimentos Selecionados

Alimento	VB
Ovo	100
Leite	93
Carne	75
Peixe	75
Milho	72

OBSERVAÇÃO: 100 é o VB máximo que um alimento pode receber.

leucina e 350/440 (ou cerca de 0,80) para lisina. A lisina é o aminoácido limitante (o que é menor comparado com o ovo). Se o aminoácido limitante da proteína for 80% da quantidade encontrada na proteína de referência, ele recebe uma classificação 80.

PDCAAS

O **escore de aminoácidos corrigido pela digestibilidade da proteína (PDCAAS)** leva o método de escore de aminoácidos um passo à frente para a correção da digestibilidade da proteína. O Capítulo 4 apresenta o PDCAAS em detalhes.

Valor Biológico

O **valor biológico (VB)** de uma proteína mede sua eficiência na satisfação das necessidades do corpo. Em um teste de valor biológico, são feitos dois estudos de equilíbrio nitrogenado. No primeiro, nenhuma proteína é fornecida, e as excreções de nitrogênio (N) pela urina e pelas fezes são medidas. Presume-se que, sob essas condições, o N perdido na urina é a quantidade que o corpo necessariamente sempre perde pela filtração na urina a cada dia, independentemente de qual proteína é fornecida (N endógeno). O N perdido nas fezes (chamado N metabólico) é a quantidade que o corpo perde invariavelmente no intestino a cada dia, tenha sido a proteína fornecida ou não. (Para ajudar a lembrar da terminologia: N endógeno é o "N urinário em uma dieta sem proteínas"; N metabólico é o "N fecal em dieta sem proteínas").

No segundo estudo, uma quantidade de proteína levemente abaixo da quantidade necessária é fornecida. A ingestão e as perdas são medidas; dessa maneira, o VB é derivado usando a seguinte fórmula:

$$VB = \frac{N \text{ retido}}{N \text{ absorvido}} \times 100.$$

O denominador dessa equação expressa a quantidade de nitrogênio *absorvido*: N do alimento menos o N fecal (excluindo o N metabólico que o corpo perderia nas fezes de qualquer maneira, mesmo que sem alimentação). O numerador expressa a quantidade de N *retido* do N absorvido: N absorvido (conforme o denominador) menos o N excretado na urina (excluindo o N endógeno que o corpo perderia de qualquer maneira, mesmo sem alimentação). Quanto mais nitrogênio é retido, mais alta a qualidade da proteína. (Lembre-se de que, quando um aminoácido essencial estiver faltando, a síntese de proteína pára, e os aminoácidos remanescentes são desaminados e o nitrogênio é excretado).

A proteína do ovo possui um VB de 100, indicando que 100% do nitrogênio absorvido é retido. Fornecida em quantidade adequada, uma proteína com um VB de 70 ou maior pode sustentar o crescimento humano desde que a ingestão de energia seja apropriada. A Tabela D-2 apresenta o VB para alguns alimentos selecionados.

Esse método tem as vantagens de ser baseado em experimentos realizados com seres humanos (podem ser feitos também com animais, é claro) e de medir a retenção real de nitrogênio. Porém, é também incômodo, caro e, freqüentemente, impraticável; além disso, tem base em várias suposições que podem não ser válidas. Por exemplo, a fisiologia, o meio ambiente normal ou a ingestão típica de alimentos dos sujeitos utilizados no teste podem não ser semelhantes àqueles para os quais a proteína de teste será usada por fim. Como outro exemplo, a retenção de proteína no corpo não significa necessariamente que ela está sendo bem utilizada. Uma troca considerável de proteínas entre os tecidos (*turnover* protéico) acontece, mas é omitida da nossa visão quando só a ingestão de N e os resultados são medidos. O teste de valor biológico não detectaria se houvesse a redução de um tecido.

Utilização Líquida de Proteína

Como o VB, a **utilização líquida proteína (NPU)** mede a eficiência com que uma proteína é utilizada pelo corpo e envolve dois estudos de equilíbrio. A diferença é que a NPU mede a retenção de nitrogênio do alimento em lugar do nitrogênio alimentar absorvido (como no VB). A fórmula para o cálculo da NPU é a seguinte:

$$NPU = \frac{N \text{ retido}}{\text{Ingestão de N}} \times 100.$$

O numerador é o mesmo utilizado para o VB, porém o denominador representa apenas a ingestão de N dos alimentos – não o N absorvido.

Esse método oferece vantagens semelhantes àquelas das determinações de VB e é usado mais freqüentemente com animais que com sujeitos de teste. Uma desvantagem é que se uma NPU baixa é obtida, os resultados do teste não oferecem nenhuma ajuda na distinção entre duas causas possíveis: uma composição pobre em aminoácidos da proteína de teste ou a digestibilidade inferior. Existe também um limite da medida de quais resultados de testes em animais serão considerados aplicáveis em seres humanos.

Razão de Eficiência Protéica

A **razão de eficiência protéica (PER)** mede o ganho de peso de um animal em crescimento e o compara à ingestão de proteína do animal. Até recentemente, a PER era geralmente aceita nos Estados Unidos e no Canadá como o método oficial para avaliar a qualidade de proteína, e ele ainda é usado para avaliar proteínas para bebês.

Os ratos jovens são alimentados com certa quantidade de proteína e pesados periodicamente à medida que crescem. A PER é representada como:

$$PER = \frac{\text{ganho de peso (g)}}{\text{ingestão de proteína (g)}}$$

Esse método tem como intuito economia e simplicidade, mas também possui muitas desvantagens. Os experimentos são demorados; as necessidades de aminoácido dos ratos não são as mesmas dos seres humanos; e as necessidades de aminoácido para o crescimento não são as mesmas que para a manutenção de animais adultos (animais em crescimento precisam de mais lisina, por exemplo). A Tabela D-3 apresenta os valores da PER para alguns alimentos selecionados.

TABELA D-3 Valores da Razão de Eficiência Protéica (PER) de Alimentos Selecionados

Caseína (leite)	2,8
Soja	2,4
Glúten (trigo)	0,4

Glossário

Muitos termos médicos têm sua origem no latim ou no grego. Aprendendo algumas poucas derivações, pode-se captar o significado de palavras que nunca se ouviu antes. Por exemplo, se souber que "hiper" significa acima do normal, "glic" significa glicose e "emia" significa sangue, pode-se facilmente concluir que "hiperglicemia" significa alta taxa de glicose no sangue. As derivações à esquerda o ajudarão a aprender muitos termos apresentados no glossário.

GERAL

a- ou an- = não ou sem
ana- = para cima
ant- ou anti- = contra
ante- ou pre- ou pro- = anterior a
cata- = para baixo
co- = com ou junto
bi- ou di- = dois, duas vezes
dis- ou mal- = ruim, difícil, doloroso
endo- = interno ou dentro
epi- = sobre
extra- = fora de, além de, ou em adição a
exo- = forma de ou sem
gen- ou -gen = gerar, produzir
homeo- = como, similar, estado constante
hiper- = sobre, acima, em excesso
hipo- = sob, abaixo, inferior
in- = não
inter- = entre, no meio
intra- = dentro
-ite = infecção ou inflamação
-lise = quebra
macro- = grande, longo
micro- = pequeno
mono- = um, único
neo- = novo, recente
oligo- = pouco ou pequeno
-ose ou -ase = condição
para- = perto
peri- = ao redor de, em torno de
poli- = muito, grande quantidade
semi- = metade
-stat ou -stase- = estacionário
tri- = três

CORPO

angi- ou vaso- = vaso
arterio- = artéria
cardíaco ou cardio- = coração
-cito = célula
entero = intestino
gastro- = estômago
hema- ou -emia = sangue
hepático = fígado
mio- ou sarco- = músculo
nefr- ou renal = rim
neuro- = nervo
osteo- = osso
pulmo- = pulmão
ure- ou -uria = urina
vena- ou veno = veia

QUÍMICA

-al = aldeído
-ase = enzima
-ate = sal
glic- ou gluc- = açúcar (glicose)
hidro- ou hidrato = água
lipo- = lipídio
-ol = álcool
-ose = carboidrato
saca- = açúcar

A

absorção: assimilação de nutrientes pelas células do intestino delgado para transporte para o sangue ou para a linfa.

abuso de álcool: padrão de ingestão de bebida alcoólica que abrange dificuldade em desempenhar atividades no trabalho, na escola ou de realizar as tarefas domésticas; beber em situações que sejam fisicamente perigosas (como dirigir estando embriagado); recorrer em problemas legais relativos ao álcool (como em acusações de assalto agravadas); ou o consumo regular apesar dos problemas sociais contínuos que são causados ou piorados pelo álcool.

acesulfame de potássio: adoçante artificial composto por um sal orgânico que foi aprovado para uso nos Estados Unidos, no Canadá e no Brasil; também conhecido como **acesulfame-K**, porque K é o símbolo químico do potássio.

acetaldeído: intermediário no metabolismo do álcool.

Acetil-CoA: composto de carbono 2 (**acetato** ou **ácido acético**, mostrado na Figura 3-1) ao qual uma molécula de CoA é ligada.

ácido aracdônico: ácido graxo poliinsaturado ômega 6 com 20 carbonos e quatro ligações duplas; presente em pequenas quantidades na carne e em outros produtos de origem animal e sintetizado no corpo a partir do ácido linoléico.

ácido ascórbico: uma das duas formas ativas de vitamina C (veja a Figura 5-15). Muitas pessoas referem-se à vitamina C por esse nome.

ácido carbônico: composto com a fórmula H_2CO_3 que resulta da combinação de dióxido de carbono (CO_2) e água (H_2O); de particular importância na manutenção do equilíbrio ácido básico do corpo.

ácido clorídrico: ácido composto por átomos de hidrogênio e cloro (HCl), normalmente produzido pelas glândulas gástricas.

ácido fítico: componente não-nutriente de sementes vegetais; também chamado de fitato. O ácido fítico ocorre nas cascas de grãos, leguminosos e sementes, e é capaz de se ligar a minerais, como zinco, ferro, cálcio, magnésio e cobre de complexos insolúveis nos intestinos, diminuindo a absorção destes.

ácido graxo: composto orgânico constituído por uma cadeia de carbono com hidrogênios ligados e um grupo ácido (COOH), de um lado, e um grupo metila (CH_3), do outro.

ácido graxo insaturado: ácido graxo que precisa de átomos de hidrogênio e tem pelo menos uma ligação dupla entre os carbonos (inclui os ácidos graxos monoinsaturados e poliinsaturados). Uma **gordura insaturada** é composta por triglicerídeos, nos quais a maioria dos ácidos graxos são insaturados.

ácido graxo monoinsaturado: ácido graxo em que faltam dois átomos de hidrogênio e que tem uma ligação dupla entre os carbonos, por exemplo, ácido oléico. A **gordura monoinsaturada** é composta por triglicerídeos, nos quais a maioria dos ácidos graxos são monoinsaturados.

ácido graxo ômega-3: ácido graxo poliinsaturado, no qual a primeira ligação dupla está a três carbonos da extremidade metila (CH_3) da cadeia carbônica.

ácido graxo ômega-6: ácido graxo poliinsaturado, no qual a primeira ligação dupla está a seis carbonos da extremidade metila (CH_3) da cadeia carbônica.

ácido graxo poliinsaturado (AGPI): ácido graxo que necessita de quatro ou mais átomos de hidrogênio e tem duas ou mais ligações duplas entre os carbonos, por exemplo, ácido linoléico (duas ligações duplas) e ácido linolênico (três ligações duplas). Uma **gordura poliinsaturada** é composta por triglicerídeos, nos quais a maioria dos ácidos graxos são poliinsaturados.

ácido graxo saturado: ácido graxo que carrega o número máximo possível de átomos de hidrogênio, por exemplo, ácido esteárico. Uma **gordura saturada** é composta por triglicerídeos, nos quais, a maior parte dos ácidos graxos é saturada.

ácido láctico: composto de 3 carbonos produzido a partir do piruvato durante o metabolismo anaeróbico.

ácido linoléico: ácido graxo essencial com 18 carbonos e duas ligações duplas.

ácido linolênico: ácido graxo essencial com 18 carbonos e três ligações duplas.

ácido pangâmico: também chamado de vitamina B_{15} (mas não é uma vitamina nem mesmo um composto específico – pode ser qualquer coisa com esse rótulo); falsamente declarado como melhorador do fornecimento de oxigênio.

ácido pantotênico: vitamina do complexo B. A principal forma ativa faz parte da coenzima A, chamada "CoA" ao longo do Capítulo 9.

ácidos: compostos que liberam íons hidrogênio em uma solução.

ácidos graxos essenciais: ácidos graxos que o corpo necessita, mas que não são produzidos em quantidades suficientes para satisfazer as necessidades fisiológicas.

ácidos graxos *trans*: ácidos graxos com hidrogênios em lados opostos ao da ligação dupla.

acidose: acidez acima do normal no sangue ou nos fluidos corporais.

acne: inflamação crônica dos folículos da pele e glândulas sebáceas, que leva a um acúmulo de óleo nos ductos as redor dos pêlos; normalmente associada ao amadurecimento de jovens.

açúcar branco: sacarose pura ou "açúcar de mesa" produzido pela dissolução, concentração e recristalização do açúcar bruto.

açúcar bruto: primeira leva de cristais colhida durante o processamento. O açúcar bruto não pode ser vendido nos Estados Unidos, pois contém muitos resíduos (sujeira, fragmentos de insetos e coisas do gênero). O açúcar vendido como "açúcar bruto" domesticamente, na verdade, passou pela metade das etapas de refino.

açúcar de bordo: açúcar (principalmente sacarose) purificado a partir da seiva do bordo.

açúcar de confeiteiro: sacarose em pó muito fino; 99,9% pura.

açúcar granulado: sacarose cristalina; 99,9% pura.

açúcar invertido: mistura de glicose e frutose formada por hidrólise da sacarose em um processo químico; vendido apenas na forma líquida e mais doce que a sacarose. O açúcar invertido é usado como aditivo para ajudar a conservar os alimentos frescos e evitar o encolhimento.

açúcar marrom: cristais de açúcar branco refinado, ao qual os fabricantes adicionaram melaço com sabor e cor naturais; contém de 91% a 96% de sacarose pura.

açúcar turbinado: açúcar produzido usando o mesmo processo de refino do açúcar branco, mas sem o clareamento e tratamento antiaglomerante. Traços de melado dão ao turbinado sua cor de areia.

açúcares adicionados: açúcares e xaropes utilizados como ingrediente no processamento e preparo de alimentos, como pães, bolos, bebidas, geléias e sorvetes, além dos açúcares ingeridos separadamente ou adicionados aos alimentos na mesa.

acupuntura: técnica que envolve a perfuração da pele com agulhas finas e longas em pontos anatômicos específicos para aliviar a dor ou doença. A acupuntura às vezes utiliza calor, pressão, fricção, sucção ou energia eletromagnética para estimular os pontos.

adenomas: cânceres que surgem em tecidos glandulares.

adequação (dietética): fornecimento de todos os nutrientes essenciais, fibras e energia em quantidades suficientes para manter a saúde.

aditivos: substâncias não normalmente consumidas como alimentos, mas adicionadas a eles intencionalmente.

aditivos alimentares intencionais: aditivos intencionalmente adicionados a alimentos, como nutrientes, colorantes e conservantes.

aditivos indiretos ou **incidentais**: substâncias que podem entrar no alimento como resultado do contato durante o cultivo, processamento, empacotamento, armazenagem, cocção, ou qualquer outro estágio anterior ao consumo; às vezes denominados **aditivos acidentais**. No Brasil é chamado contaminante

aditivos nutrientes: vitaminas e minerais adicionados para melhorar o valor nutritivo dos alimentos.

adoçantes artificiais: substitutos de açúcar que fornecem quantidade insignificante ou nula de energia; às vezes, chamados **adoçantes não nutritivos**.

adoçantes de milho: xaropes e açúcares derivados do milho.

adoçantes nutritivos: adoçantes que produzem energia, incluindo tanto açúcares como substitutos de açúcar.

adolescência: período do início da puberdade até a maturidade.

adrenocorticotropina ou **ACTH**: hormônio, assim chamado porque estimula (trópico significa volta, direção) o córtex adrenal. A glândula adrenal, como a pituitária, tem duas partes, nesse caso, uma parte externa (*córtex*) e uma parte interna (*medula*). A liberação de ACTH é mediada pelo **hormônio liberador da corticotropina (CRH)**.

aeróbico: que requer oxigênio.

agentes antimicrobianos: conservantes que impedem o crescimento de microrganismos.

aglutinadores: compostos químicos nos alimentos que se combinam com nutrientes (especialmente minerais) formando complexos que o organismo não pode absorver. Os exemplos incluem **fitatos** e **oxalatos**.

agricultura sustentável: práticas agrícolas que usam abordagens individualizadas apropriadas às condições locais para minimizar os insumos tecnológicos, de combustível e de substâncias químicas.

agronegócio: agricultura praticada em massa por grandes empresas proprietárias de vários acres de terras e que empregam tecnologia, combustível e insumos químicos em abundância.

água carbonatada: água que contém gás dióxido de carbono, seja por ocorrência natural, ou adicionado, que é responsável pela formação de bolhas; também chamada *água gaseificada* ou *água com gás*. Águas efervescentes aromatizadas, sodas, águas tônicas são classificadas como refrigerantes e não são regulamentados como água.

água da fonte: água originada de fonte subterrânea ou poço. Ela pode ser cheia de bolhas (carbonatada), ou "normal" ou "não efervescente", o que quer dizer não carbonatada. Marcas como "Fonte Pura" não necessariamente indicam que a água vem de uma fonte.

água de abastecimento público: água de um sistema municipal que foi tratada e desinfetada.

água de poço: água retirada do subsolo com a perfuração de um aqüífero.

água de poço artesiano: água extraída de poço que perfura um aqüífero confinado, no qual a água está sob pressão.

água destilada: água que foi vaporizada e recondensada, deixando-a livre de minerais dissolvidos.

água dura: água com alto conteúdo de cálcio e magnésio.

água engarrafada: água potável vendida em garrafas.

água filtrada: água tratada por filtração, geralmente por *filtros de carvão ativado* que reduzem o chumbo na água de torneira, ou por unidades de *osmose reversa* que forçam a água pressurizada através de uma membrana, removendo chumbo, arsênico e alguns microrganismos.

água mineral: água de fonte ou poço que normalmente contém 250 a 500 partes por milhão (ppm) de minerais. Os minerais dão à água um sabor característico. Muitas águas minerais têm alto teor de sódio.

água mole: água com um alto teor de sódio e potássio.

água natural: água obtida de fonte ou poço que é certificada como segura e saudável. O conteúdo mineral pode não ser alterado, mas a água pode ser tratada de outras maneiras, como por meio de ozônio e filtração.

água purificada: água que foi tratada por destilação ou outros processos físicos ou químicos que removem sólidos dissolvidos. Como a água purificada não contém minerais nem contaminantes, é útil para fins medicinais e de pesquisa.

Aids (síndrome da imunodeficiência adquirida): estágio final da infecção por HIV, na qual complicações graves são manifestadas. O agrupamento de sintomas brandos que ocorrem no início do andamento da Aids é chamado **complexo relacionado à Aids (ARC)**.

alcalose: alcalinidade (base) acima do normal no sangue e nos fluidos corporais.

álcool: classe de compostos orgânicos contendo grupos hidroxila (OH).

álcool desidrogenase: enzima ativa no estômago e no fígado que converte etanol em acetaldeído.

alcoolismo: padrão de ingestão de bebida alcoólica que inclui ânsia ardente por álcool, perda de controle e incapacidade de parar de beber uma vez começado, sintomas de abstinência (náusea, sudorese, fragilidade e ansiedade) após a ingestão abundante e a necessidade de aumentar a quantidade de álcool para se sentir "alto".

aldosterona: hormônio secretado pelas glândulas adrenais que regula a pressão arterial aumentando a reabsorção de sódio pelos rins. A aldosterona também regula as concentrações de cloreto e potássio.

alegação de propriedades de saúde: declarações que caracterizam a relação entre um nutriente ou outra substância em um alimento, e uma doença, ou condição relacionada à saúde.

alegação de propriedades funcionais e estruturais: afirmação que caracteriza a relação entre um nutriente ou outra substância em um alimento e sua função no corpo.

alergia alimentar: reação adversa a um alimento que envolve uma resposta imunológica; também chamada **reação de hipersensibilidade a alimento**.

alfalactalbumina: uma das principais proteínas do leite materno, ao contrário da **caseína**, uma das principais proteínas do leite de vaca.

alfatocoferol: composto ativo de vitamina E.

alimentos: produtos derivados de plantas ou animais que podem ser consumidos para fornecer ao corpo nutrientes e energia para a manutenção da vida e crescimento e recuperação dos tecidos.

alimentos de quilocaloria vazia: termo popular usado para denotar alimentos que contribuem com energia, mas nenhuma proteína, vitamina, nem minerais.

alimentos funcionais: alimentos que contêm compostos fisiologicamente ativos que fornecem benefícios à saúde, além de suas contribuições nutritivas; às vezes denominados *nutracêuticos*. Os alimentos funcionais podem incluir alimentos integrais, alimentos fortificados e alimentos modificados.

alimentos processados: alimentos que foram tratados para modificar suas propriedades físicas, químicas, microbiológicas ou sensoriais.

alimentos substitutos: alimentos que são destinados a substituir outros alimentos.

alimentos tipo imitação: alimentos que substituem ou são semelhantes a outro alimento, mas são nutricionalmente inferiores a ele no que diz respeito ao conteúdo de vitaminas, minerais ou proteínas. Se o substituto não for inferior ao alimento original, ele é semelhante, e se seu nome fornecer uma descrição precisa do produto, não há necessidade de que seja rotulado como "imitação".

alitame: adoçante artificial composto por dois aminoácidos (alanina e ácido aspártico); A aprovação pelo FDA está pendente.

alta potência: 100% ou mais que o Valor Diário de um nutriente em um suplemento simples e pelo menos dois terços dos nutrientes em um suplemento multinutriente.

alto teor: 20% ou mais que o Valor Diário de determinado nutriente por porção; os sinônimos incluem "rico em" ou "excelente fonte".

alto teor de fibras: 5 g ou mais de fibras por porção. A declaração de alto teor de fibras em um alimento que contenha mais de 3 g por porção e por 100 g de alimento deve indicar também a gordura total.

amenorréia: a ausência a ou cessação da menstruação. **Amenorréia primária** é a menarca atrasada após os 16 anos. **Amenorréia secundária** é a ausência de três a seis ciclos menstruais consecutivos.

amenorréia pós-parto: ausência temporária normal de períodos menstruais imediatamente após o nascimento da criança.

amidos: polissacarídeos vegetais compostos de glicose.

amidos resistentes: amidos que escapam da digestão e absorção no intestino delgado de pessoas saudáveis.

amilase: enzima que hidrolisa a amilose (uma forma de amido). A amilase é uma *carboidrase*, uma enzima que quebra carboidratos.

aminoácido condicionalmente essencial: aminoácido que é normalmente não essencial, mas deve ser fornecido por uma dieta em circunstâncias especiais em que a necessidade deles ultrapassa a capacidade do corpo de produzi-los.

aminoácidos: blocos formadores das proteínas. Cada um contém um grupo amina e um grupo ácido, um átomo de hidrogênio e um grupo distintivo, todos ligados a um átomo central de carbono.

aminoácidos de cadeia ramificada: aminoácidos essenciais leucina, isoleucina e valina, que estão presentes em grandes quantidades no tecido músculo-esquelético; falsamente promovidas como combustível para exercitar os músculos.

aminoácidos essenciais: aminoácidos que o corpo não pode sintetizar em quantidade suficiente para satisfazer as necessidades fisiológicas (consulte a Tabela 4-1).

aminoácidos limitantes: os aminoácidos essenciais encontrados em suprimentos mais reduzidos em relação às quantidades necessárias para a síntese protéica no corpo. Quatro aminoácidos têm mais probabilidade de serem limitantes:
    Lisina
    Metionina
    Treonina
    Triptofano

aminoácidos não-essenciais: aminoácidos que o corpo pode sintetizar (consulte a Tabela 4-1).

amônia: um composto com a fórmula química NH_3; produzido durante a desaminação de aminoácidos.

anabolismo: reações nas quais pequenas moléculas são unidas para formar moléculas maiores. Reações anabólicas requerem energia.

anaeróbico: que não requer oxigênio.

anemia: literalmente, "muito pouco sangue". A anemia é qualquer condição em que poucos glóbulos vermelhos estão presentes ou eles são imaturos (e grandes), ou muito pequenos, ou contêm pouca hemoglobina para transportar a quantidade normal de oxigênio para os tecidos. Pode ser sintoma de diversas condições de doença, incluindo muitas deficiências nutritivas, hemorragia, destruição excessiva de células vermelhas e formação de células vermelhas deficientes.

anemia esportiva: condição temporária de baixa concentração de hemoglobina no sangue. Associada aos estágios iniciais de treinamentos esportivos ou outra atividade extenuante.

anemia falciforme: forma hereditária de anemia caracterizada por glóbulos vermelhos anormais em formato de foice ou crescente. As células falciformes interferem no transporte de oxigênio e no fluxo sangüíneo. Os sintomas são precipitados por desidratação e oxigênio insuficiente (como pode ocorrer em altitudes elevadas) e inclui a anemia hemolítica (ruptura dos glóbulos vermelhos), febre e dor forte nas articulações e no abdômen.

anemia ferropriva: diminuição grave das reservas de ferro que resulta em baixa concentração de hemoglobina e glóbulos vermelhos pequenos e pálidos. As anemias que prejudicam a síntese de hemoglobina são **microcíticas** (células pequenas).

anemia ferropriva associada ao leite de vaca: anemia por deficiência de ferro que se desenvolve quando a ingestão excessiva de leite substitui alimentos ricos em ferro da dieta.

anemia hemolítica: a condição de ter poucos glóbulos vermelhos em virtude da hemólise dos eritrócitos.

anemia perniciosa: distúrbio sangüíneo que reflete uma deficiência de vitamina B_{12} causada pela falta do fator intrínseco e caracterizada por glóbulos vermelhos anormalmente grandes e imaturos. Outros sintomas incluem fraqueza muscular e dano neurológico irreversível.

anencefalia: tipo comum e sempre fatal de defeito do tubo neural, caracterizado pela ausência de cérebro.

angina: sensação dolorosa de aperto ou de pressão em torno do coração, geralmente irradiando para as costas, pescoço e braços; causada pela falta de oxigênio em uma área do músculo cardíaco.

angiotensina: hormônio envolvido na regulação da pressão arterial. Sua proteína percussora é chamada *angiotensinogênio*; é ativada pela **renina**, uma enzima dos rins.

ânions: íons com carga negativa.

anorexia nervosa: distúrbio alimentar caracterizado por uma recusa de manter um peso corporal minimamente normal e uma distorção na percepção da forma do corpo e do peso.

antagonista: fator concorrente que contraria a ação de outro fator. Quando uma droga desloca uma vitamina de seu local de ação, a droga torna a vitamina ineficaz e, portanto, age como antagonista da vitamina.

antiácidos: medicações usadas para aliviar a indigestão neutralizando o ácido no estômago.

anticorpos: grandes proteínas do sangue e fluidos corporais, produzidas pelo sistema imunológico em reação à invasão do corpo por moléculas estranhas (geralmente proteínas chamadas *antígenos*). Os anticorpos combinam-se e inativam os invasores estranhos, protegendo o corpo dessa forma.

antígenos: substâncias que induzem a formação de anticorpos ou uma reação inflamatória do sistema imunológico. Uma bactéria, um vírus, uma toxina e uma proteína na comida que cause alergia são todos exemplos de antígenos.

antioxidantes: no corpo, compostos que protegem outros da oxidação, sendo eles mesmos oxidados, decrescendo, assim, os efeitos adversos de radicais livres nas funções fisiológicas normais.

antioxidantes: são aditivos alimentares, conservantes que atrasam ou impedem o ranço de gorduras nos alimentos e outros danos à comida causados pelo oxigênio.

antipromotores: fatores que se opõem ao desenvolvimento do câncer.

antropométrico: relacionado à medida das características físicas do corpo, como peso e altura.

ânus: o final do trato gastrointestinal.

apêndice: estreita bolsa cega que se estende do início do cólon e que armazena células linfáticas.

apetite: a resposta integrada à visão, ao olfato, ao pensamento ou ao sabor da comida, que pode iniciar ou retardar a alimentação.

aplicações médicas bioeletromagnéticas: uso de energia elétrica, energia magnética, ou ambas, para estimular a reparação óssea, a cura de ferimentos e a regeneração de tecidos.

aquecimento: 5 a 10 minutos de atividade de baixa intensidade, como uma corrida ou pedalada leve, antes do exercício a fim de preparar o corpo para uma atividade mais vigorosa.

arginina: aminoácido não essencial falsamente promovido como ativador da secreção do hormônio do crescimento humano, da decomposição da gordura e do desenvolvimento muscular.

aromaterapia: técnica com óleos extraídos de plantas e flores (geralmente aplicados em massagens ou banhos) para melhorar a saúde física, mental e espiritual.

artérias: vasos que transportam o sangue do coração para os tecidos.

artrite: inflamação de uma articulação, geralmente acompanhada por dor, inchaço e mudanças estruturais.

artrite reumatóide: doença do sistema imunológico que envolve inflamação e dor nas articulações e estruturas relacionadas.

-ase: sufixo que denota uma enzima. A palavra inicial freqüentemente identifica os compostos sobre os quais a enzima age.

aspartame: adoçante artificial composto por dois aminoácidos (fenilalanina e ácido aspártico); aprovado para uso tanto nos Estados Unidos como no Canadá e Brasil.

ataque do coração: morte repentina de tecido causada por bloqueio de vasos que alimentam o coração; também chamado **infarto do miocárdio** ou **parada cardíaca**.

ataque isquêmico transitório (AIT): redução temporária do fluxo sangüíneo para o cérebro, o que causa sintomas temporários que variam dependendo da parte do cérebro afetada. Os sintomas comuns incluem atordoamento, distúrbios visuais, paralisia, cambaleio, dormência e incapacidade de engolir.

aterosclerose: tipo de doença arterial caracterizada por placas (acúmulos de material contendo lipídio) nas paredes internas das artérias (consulte o Capítulo 9 do Volume 2).

atividade de vitamina A: termo que se refere tanto às formas ativas de vitamina A como às formas de precursores nos alimentos sem fazer distinção entre elas.

atividade física: movimento corporal produzido por contrações musculares que aumentam substancialmente o gasto de energia.

átomos: os menores componentes de um elemento que tem todas as propriedades do elemento.

ATP ou **adenosina trifosfato:** composto comum altamente energético formado por purina (adenina), açúcar (ribose) e três grupos fosfato.

atrofia: tornar-se menor; com relação aos músculos, uma diminuição de tamanho (e de força) por causa do desuso, desnutrição ou doenças debilitantes.

avaliação nutricional: análise abrangente do estado de nutrição da pessoa que usa históricos socioeconômicos, de saúde, drogas e dieta, medições antropométricas, exames físicos e laboratoriais.

avaliação pelos pares: processo no qual um quadro de cientistas avalia rigorosamente um estudo de pesquisa para garantir que o método científico seja seguido.

aversões alimentares: fortes desejos de evitar determinados alimentos.

ayurveda: tradicional sistema hindu de melhora da saúde, que utiliza ervas, dieta, meditação, massagem e ioga para estimular o corpo, a mente e o espírito, para prevenir e tratar doenças.

B

baixo colesterol: 20 mg ou menos de colesterol por porção e 2 g ou menos de gordura saturada e gordura *trans* combinadas por porção.

baixo peso: peso corporal abaixo de um padrão de peso aceitável que é geralmente definido em relação à altura (como o IMC).

baixo peso de nascimento (BPN): peso de 2,5 kg ou menos; indica provável saúde debilitada no recém-nascido e estado de nutrição deficiente da mãe durante a gravidez, antes da gravidez ou ambos. O peso normal de um bebê ao nascer é de aproximadamente 3 a 4 kg.

baixo teor: quantidade que permite o consumo freqüente de um alimento sem exceder o Valor Diário de um nutriente. Um alimento que tenha naturalmente baixo teor de um nutriente pode fazer tal reivindicação, mas apenas se se aplicar a todos os alimentos similares (por exemplo, "couve-flor, um alimento com baixo teor de sódio"); os sinônimos incluem "pequena quantidade", "pouco" e "baixa fonte de".

baixo teor calórico: 40 kcal ou menos por porção.

baixo teor de gordura: 3 g ou menos de gordura por porção.

baixo teor de gordura saturada: 1 g ou menos de gordura saturada e menos de 0,5 g de gordura *trans* por porção.

baixo teor de sódio: 140 mg ou menos por porção.

balanço nitrogenado: quantidade de nitrogênio consumida em comparação com a quantidade de nitrogênio excretada em um determinado período de tempo.

banco de alimentos: instituição que coleta e distribui doações de alimento a organizações autorizadas com o objetivo de reduzir a fome.

bases: são compostos que aceitam íons hidrogênio em uma solução.

bebida destilada ou **bebida com alto teor alcoólico:** bebida alcoólica produzida pela fermentação e destilação de grãos; às vezes chamada *destilados*.

beribéri: doença causada pela carência da tiamina.

betacaroteno: um dos carotenóides; um pigmento cor de laranja precursor da vitamina A encontrado em hortaliças.

BHA e **BHT:** conservantes comumente utilizados para desacelerar o desenvolvimento de perda de sabor, odores e alterações de cor, causados pela oxidação.

bicarbonato: composto com a fórmula HCO_3 que resulta da dissociação do ácido carbônico; de maior importância na manutenção do equilíbrio ácido-base do corpo. (O bicarbonato é também uma secreção alcalina do pâncreas, parte do suco pancreático.)

bicarbonato de sódio: sal alcalino. Segundo se crê, neutraliza o ácido láctico do sangue e, dessa forma, reduz a dor e melhora a carga de trabalho possível. A "carga de bicarbonato de sódio" pode causar inchaço intestinal e diarréia.

bile: emulsificante que prepara gorduras e óleos para a digestão; uma secreção exócrina produzida pelo fígado, armazenada na vesícula biliar e liberada no intestino delgado quando necessário.

bioacumulação: acumulação de contaminantes na carne de animais que estão no topo da cadeia alimentar.

biodisponibilidade: taxa na qual e até a qual um nutriente é absorvido e utilizado.

biofeedback: uso de dispositivos especiais para transportar informação sobre os batimentos cardíacos, pressão arterial, temperatura da pele, relaxamento muscular e o desejo de tornar uma pessoa capaz de aprender como controlar conscientemente essas funções importantes para medicina.

biotecnologia: uso de sistemas biológicos ou organismos para criar ou modificar produtos. Os exemplos incluem o uso de bactérias para produzir iogurte, levedura para produzir cerveja, hibridação para melhorar a produção de culturas.

bioterrorismo: disseminação intencional de microrganismos ou toxinas causadores de doenças.

biotina: vitamina do complexo B que funciona como coenzima no metabolismo.

boa fonte de: o produto fornece de 10% a 19% do Valor Diário de determinado nutriente por porção.

boca: cavidade oral que contém a língua e os dentes.

bócio: aumento da glândula tireóide em virtude de uma deficiência de iodo, ao mau funcionamento da glândula ou ao consumo excessivo de **bociógeno**. O bócio causado por deficiência de iodo é um **bócio simples**.

bociógeno: substância que aumenta a glândula tireóide e causa **bócio tóxico**. Bociógenos ocorrem naturalmente em alimentos como repolho, repolho crespo, couve de bruxelas, couve-flor, brócolis e couve-rábano.

bolo: uma porção; com relação ao alimento, a quantidade engolida de uma vez.

bomba calorimétrica: instrumento que mede energia liberada na forma de calor quando os alimentos são queimados, fornecendo, assim, uma estimativa do potencial energético dos alimentos.

boro: mineral não essencial que é promovido como um substituto "natural" do esteróide.

botulismo: doença, geralmente fatal, causada pela ingestão de alimentos contendo uma toxina produzida por bactérias que crescem sem oxigênio (consulte o Capítulo 10, do Volume 2, para mais detalhes).

bulimia nervosa: transtorno alimentar caracterizado por episódios de comer compulsivo, geralmente seguido por indução de vômito, abuso de laxativos ou diuréticos e exercícios excessivos.

C

cadeia alimentar: seqüência em que seres vivos dependem de outros seres vivos para se alimentar.

cadeia de transporte de elétron: via final no metabolismo de energia que transporta elétrons do hidrogênio para o oxigênio e captura a energia liberada nas ligações de ATP.

cafeína: estimulante natural encontrado em muitos alimentos e bebidas comuns, incluindo café, chá e chocolate; pode melhorar a resistência estimulando a liberação de ácidos graxos. Doses elevadas causam dor de cabeça, tremores, taquicardia e outros efeitos colaterais indesejáveis.

cálcio: o mineral mais abundante no corpo; encontrado principalmente nos ossos do corpo e nos dentes.

calcitonina: hormônio, secretado pela glândula tireóide, que regula o cálcio no sangue baixando-o quando os níveis estão muito altos.

calmodulina: proteína inativa que se torna ativa quando ligada ao cálcio. Uma vez ativada, torna-se um mensageiro que comanda outras proteínas. O sistema serve como um intérprete das mensagens de hormônios e nervos que chegam às células.

calorias: unidades por meio das quais a energia é medida. A energia dos alimentos é medida em **quilocalorias** (1.000 calorias é igual a 1 quilocaloria), abreviação **kcalorias** ou **kcal**. Uma quilocaloria é a quantidade de calor necessária para elevar a temperatura de 1 quilograma (kg) de água em 1 °C. O uso científico do termo *quilocaloria* é o mesmo que o uso popular do termo *caloria*.

cânceres: doenças que resultam do crescimento descontrolado de tumores malignos.

capilares: pequenos vasos que se ramificam de uma artéria. Os capilares conectam artérias a veias. A troca de oxigênio, nutrientes e materiais de descarte acontece através das paredes dos capilares.

carboidrase: enzima que hidrolisa carboidratos.

carboidratos: compostos constituídos por carbono, oxigênio e hidrogênio arranjados como monossacarídeos ou múltiplos de monossacarídeos. Muitos, mas nem todos, os carboidratos têm uma proporção de uma molécula de carbono para uma molécula de água: $(CH_2O)_n$.

carboidratos complexos (amidos e fibras): polissacarídeos compostos por cadeias lineares ou ramificadas de monossacarídeos.

carboidratos simples (açúcares): monossacarídeos e dissacarídeos.

carcinógenos: substâncias ou agentes que são capazes de causar câncer.

carcinomas: cânceres que surgem nos tecidos epiteliais.

cárie de mamadeira: cárie extensa devida a contato prolongado do dente com bebidas lácteas, leite, suco de frutas ou outros líquidos ricos em carboidratos oferecidos a um bebê na mamadeira.

cárie dentária: cárie do dente.

carnitina: aminoácido não protéico, não essencial, sintetizado no corpo a partir da lisina, que ajuda a transportar os ácidos graxos pela membrana mitocondrial. A carnitina supostamente "queima" gordura e poupa glicogênio durante provas de resistência, mas, na verdade, não faz nem uma coisa nem outra.

carotenóides: pigmentos comumente encontrados em vegetais e animais, alguns dos quais têm atividade de vitamina A. O carotenóide com mais atividade de vitamina A é o betacaroteno.

catabolismo: reações nas quais grandes moléculas são quebradas em moléculas menores. As reações catabólicas liberam energia.

catalisador: composto que facilita as reações químicas sem sofrer modificação no processo.

catarata: espessamento das lentes dos olhos que prejudica a visão e pode levar à cegueira.

catártico: forte laxativo.

cátions: íons carregados positivamente.

CD4+ T-linfócitos: glóbulos brancos da circulação que contém proteína CD4+ em suas superfícies e são componentes necessários do sistema imunológico.

CDC (Centros de Controle de Doenças): ramo do Departamento de Saúde e Serviços Humanos dos Estados Unidos (responsável, entre outras coisas, pelo monitoramento de doenças de origem alimentar).

cegueira noturna: lenta recuperação da visão após a exposição a *flashes* de luz intensos durante a noite ou uma incapacidade de enxergar com pouca luz; sintoma inicial de deficiência de vitamina A.

célula: unidade estrutural básica de todas as coisas vivas.

células B: linfócitos que produzem anticorpos. "B" vem de *bursa*, um órgão no frango associado à primeira identificação das células B.

células calciformes: células do trato GI (e pulmões) que secretam mucos.

células epiteliais: células na superfície da pele e membranas mucosas.

células T: linfócitos que atacam antígenos. T vem da glândula timo, na qual as células T são armazenadas por um tempo.

celulite: supostamente, uma gordura de fórmula granulosa, mas não é verdade. As áreas gordurosas do corpo podem parecer granulosas quando as fibras do tecido conjuntivo, que conecta a pele aos músculos subjacentes, esticam muito onde a gordura é espessa. A gordura em si é igual à gordura em qualquer outra área do corpo. Se a gordura nessas áreas for perdida, a aparência granulosa desaparece.

ceratomalácia: amolecimento da córnea que leva à cegueira irreversível; pode ser vista na deficiência grave de vitamina A.

cereal integral: grão produzido na sua integridade, não-refinado.

certificação: processo no qual um laboratório privado inspeciona remessas de um produto para verificação de determinadas substâncias químicas e, então, se o produto estiver livre de níveis excessivos destas substâncias, é expedida uma garantia para esse fim.

cerveja: bebida alcoólica produzida pela fermentação de malte e lúpulo.

cesariana: nascimento assistido cirurgicamente envolvendo remoção do feto por uma incisão no útero, geralmente por meio da parede abdominal.

cetoácido: ácido orgânico que contém um grupo carboxila (C=O).

cetose: indesejável alta concentração de corpos cetônicos no sangue e na urina.

choque anafilático: reação alérgica generalizada do organismo que ameaça a vida.

ciclamato: adoçante artificial que está sendo considerado para aprovação nos Estados Unidos e Canadá como um adoçante de mesa e não como um aditivo.

ciclo de Cori: ciclo do ácido láctico do músculo (que se encaminha para o fígado) para glicose (que pode voltar para o músculo); intitulado a partir do nome do cientista que elucidou esse ciclo.

ciclo TCA ou **ciclo do ácido tricarboxílico**: série de reações metabólicas que decompõem moléculas de acetil CoA em dióxido de carbono e átomos de hidrogênio; também chamado de ciclo de Krebs por causa do bioquímico que elucidou suas reações.

circulação enteropancreática: rota circulatória do pâncreas para o intestino, e de volta para o pâncreas.

circunferência abdominal: medida antropométrica usada para avaliar a gordura abdominal de uma pessoa.

cirrose: doença avançada do fígado em que as células ficam alaranjadas, morrem e endurecem, perdendo, permanentemente, sua função; é freqüentemente associada ao alcoolismo.

citocinas: proteínas especiais que conduzem as respostas imunológicas e inflamatórias.

citoplasma: conteúdo da célula, exceto núcleo.

citosol: fluido de citoplasma; contém água, íons, nutrientes e enzimas.

claudicação intermitente: forte dor na panturrilha causada por fornecimento inadequado de sangue. Ela ocorre ao andar e diminui durante o repouso.

Cláusula Delaney: cláusula na Emenda de Aditivos de Alimentos da Lei de Alimentos, Drogas e Cosméticos determina que nenhuma substância que cause câncer em animais ou seres humanos seja, em nenhuma dose, adicionada a alimentos.

cloreto: principal ânion nos fluidos extracelulares do corpo. O cloreto é a forma iônica do cloro, Cl_2; consulte o Apêndice B para a descrição da conversão cloro-cloreto.

clorofila: pigmento verde das plantas, que absorve a luz e transfere a energia a outras moléculas, iniciando, assim, a fotossíntese.

CoA: coenzima A; a coenzima derivada da vitamina B (ácido pantotênico) e central para o metabolismo energético.

coberto: oculto, como se estivesse sob cobertas.

coenzima Q10: lipídio encontrado nas células (mitocôndria) que mostrou melhorar o desempenho nos exercícios de pacientes com doença do coração, mas não eficaz na melhora do desempenho de atletas saudáveis.

coenzimas: moléculas orgânicas complexas que trabalham com as enzimas para facilitar a atividade delas. Muitas coenzimas têm vitaminas do complexo B como parte de suas estruturas (a Figura 5-1 ilustra a ação da coenzima).

colágeno: proteína da qual os tecidos conjuntivos, como cicatrizes, tendões, ligamentos e as bases de ossos e dentes, são feitos.

colecistoquinina ou **CCK**: hormônio produzido por células da parede intestinal. Órgão-alvo: a vesícula biliar. Resposta: liberação da bile e redução da mobilidade gastrointestinal.

colesterol: esterol contendo uma estrutura em anel de quatro carbonos com uma cadeia carbônica lateral.

colina: composto contendo nitrogênio encontrado em alimentos e sintetizado no corpo a partir do aminoácido metionina. A colina faz parte do fosfolipídio lecitina e do neurotransmissor acetilcolina.

colite: inflamação do cólon.

colostro: secreção da mama, semelhante ao leite, presente no primeiro dia depois do parto, antes de aparecer o leite; é rico em fatores de proteção.

combustíveis fósseis: carvão, petróleo e gás natural.

combustível: compostos que as células podem usar para obter energia. Os principais combustíveis são glicose, ácidos graxos e aminoácidos; outros combustíveis incluem corpos cetônicos, ácido láctico, glicerol e álcool.

complexo de Golgi: conjunto de membranas dentro da célula onde materiais secretórios são armazenados para serem secretadas.

complexo de sintomas de intolerância a GMS: reação de intolerância temporária, aguda, que pode ocorrer após a ingestão do aditivo GMS (glutamato monossódico). Os sintomas incluem sensações de queimação, rubor e dor na face e no peito e dores de cabeça com palpitações.

composição corporal: proporções de músculo, osso, gordura e outros tecidos que constituem o peso corporal do indivíduo.

composto: substância constituída por dois ou mais átomos diferentes, por exemplo, água (H_2O).

concepção: união do espermatozóide com o óvulo; fertilização.

concha de ostra: produto feito de pó de concha que é vendido como suplemento de cálcio, mas não é bem absorvido pelo sistema digestivo.

condensação: reação química, na qual dois reagentes se combinam para formar um produto maior.

condicionamento: efeito físico do treinamento; melhora da flexibilidade, força e resistência.

condicionamento cardiorrespiratório: melhorias no funcionamento do coração e do pulmão e aumento do volume sangüíneo proporcionados pelo treinamento aeróbico.

condicionamento físico: características que permitem que o corpo realize atividades físicas; mais amplamente, a habilidade de cumprir a demanda física de rotina com reserva suficiente de energia para encarar um desafio físico; ou a habilidade corporal de resistir a estresse de todos os tipos.

conservantes: agentes antimicrobianos, antioxidantes e outros aditivos alimentares que retardam a deterioração ou mantêm qualidades desejáveis, como a maciez de alimentos cozidos.

constipação: condição de ter movimentos intestinais pouco freqüentes ou difíceis.

contaminação cruzada: contaminação por bactérias que ocorre quando o alimento entra em contato com superfícies previamente tocadas por carne de boi, aves, frutos do mar crus, ou qualquer alimento contaminado.

contaminantes: substâncias que tornam o alimento impuro e impróprio para ingestão.

controladores de acidez: medicações usadas para evitar ou aliviar a ingestão de ácidos, suprimindo a produção de ácido no estômago; também chamados **bloqueadores H2**. As marcas comuns incluem Pepcid AC, Tagamet HB, Zantac 75 e Axid AR.

controle de quilocalorias (energia): controle da ingestão de energia alimentar.

corantes artificiais: corantes certificados adicionados ao alimento para melhorar a aparência. (*Certificado* significa aprovado pelo FDA). **Agentes branqueadores** podem ser usados para clarear alimentos, como farinha e queijo.

cordão umbilical: estrutura semelhante a uma corda pela qual as veias e artérias do feto atingem a placenta; a via de alimentação e oxigênio para o feto e a via de descarte de resíduos do feto. A cicatriz no meio do abdômen que marca a antiga ligação do cordão umbilical é o umbigo.

córnea: membrana transparente que cobre a parte externa do olho.

corpos cetônicos: produto da decomposição incompleta da gordura quando a glicose não está disponível nas células.

correlação: aumento, redução ou mudança simultânea em duas variáveis. Se A aumenta na medida em que B aumenta, ou se A diminui na medida em que B diminui, a correlação é **direta ou positiva** (o que não significa que A cause B ou vice-versa). Se A aumenta na medida em que B diminui, ou se A diminui na medida em que B aumenta, a correlação é **inversa ou negativa**. (Isso não significa que A impeça B ou vice-versa). Um terceiro fator pode ser responsável por ambos, A e B.

cozinhas de emergência: programas que fornecem refeições preparadas para serem ingeridas no local; freqüentemente chamadas *cozinhas de sopas*.

creatina: composto contendo nitrogênio que se combina com fosfato para formar o composto altamente energético creatina fostato (ou fosfocreatina) nos músculos. As alegações de que a creatina melhora o uso da energia e a força muscular necessita de comprovação.

creatina fosfato (também chamada fosfocreatina): composto altamente energético presente nas células musculares que age como um reservatório de energia podendo manter um fornecimento regular de ATP. A CP fornece energia para curtas explosões de atividade.

cretinismo: doença mental caracterizada por retardo mental e físico e comumente causada pela deficiência materna de iodo durante a gravidez.

criptas: glândulas tubulares que ficam entre as vilosidades e secretam sucos intestinais no intestino delgado.

cromossomos: conjunto de estruturas dentro do núcleo de cada célula que contém o material genético da célula, DNA, associado a outros materiais (principalmente proteínas).

cura pela fé: cura pela invocação da intervenção divina sem o uso da medicina, cirurgia ou outra terapia tradicional.

D

débito cardíaco: volume de sangue bombeado pelo coração a cada minuto; é determinado pela multiplicação do volume ejetado pela freqüência cardíaca. O volume ejetado é a quantidade de sangue oxigenado que o coração bombeia para os tecidos a cada batimento. Débito cardíaco (volume/minuto) x volume ejetado (volume/batimento) = freqüência cardíaca (batimentos/minuto).

defecar: movimento intestinal e eliminação dos resíduos.

defeitos congênitos relacionados ao álcool (ARBD): malformações do sistema esquelético e orgânico (coração, rins, olhos, ouvidos) associados à exposição pré-natal ao álcool.

defeitos do tubo neural: malformação do cérebro, medula espinal, ou ambos, durante o desenvolvimento embrionário, que freqüentemente resulta em incapacidade por toda a vida ou morte. Os dois principais tipos de defeitos do tubo neural são a espinha bífida ("espinha partida") e anencefalia ("ausência de cérebro").

deficiência de ferro: estado de ter reservas reduzidas de ferro.

deficiência de lactase: falta da enzima necessária para digerir o dissacarídeo lactose em seus componentes monossacarídeos (glicose e galactose).

deficiência primária: deficiência de determinado nutriente causada por ingestão inadequada.

deficiência secundária: deficiência de nutriente causada por outra razão que não seja a ingestão inadequada, como uma doença ou interação medicamentosa que reduz a absorção, acelera o uso, pára a excreção do nutriente ou o destrói.

deficiência subclínica: deficiência nos estágios iniciais, antes que os sinais externos tenham aparecido.

deficiente: quantidade de nutriente abaixo da qual se prevê que quase todas as pessoas saudáveis, com o passar do tempo, tenham sintomas de deficiência.

degeneração macular: deterioração da área macular do olho que pode levar à perda da visão central e a eventual cegueira. A mácula é região pequena, oval, amarelada, no centro da retina, que fornece a visão pontual, crucial para atividades como leitura e direção de veículo.

demência senil: perda de função cerebral além da perda normal de competência física e da memória que ocorre com o envelhecimento.

densidade do nutriente: medida dos nutrientes em relação à energia que um alimento fornece. Quanto mais nutrientes e menos quilocalorias, maior a densidade de nutriente.

densidade energética: medida da energia que um alimento fornece em relação à quantidade de alimento (quilocalorias por grama).

densidade óssea: medida da resistência óssea. Quando minerais preenchem a matriz do osso, tornando-o denso, deixam-no resistente.

derrame: evento no qual o fluxo sanguíneo para uma parte do cérebro é interrompido; também chamado de **acidente vascular cerebral (AVC)**.

desaminação: remoção do grupo amina (NH_2) de composto, como, por exemplo um aminoácido.

desejo: ânsia de comer um alimento em particular.

desidratação: condição em que a eliminação de água do corpo ultrapassa a ingestão de água. Os sintomas incluem sede, pele e membranas mucosas secas, aceleração do batimento cardíaco, pressão baixa e fraqueza.

desmame: substituição gradual do leite materno por fórmulas lácteas, por outro leite ou outros alimentos.

desnaturação: mudança na forma de uma proteína e conseqüente perda de sua função provocada por calor, agitação, ácido, base, álcool ou outros agentes.

desnutrição protéico-energética (DPE) também chamada de **desnutrição protéico-calórica (DPC)**: deficiência de proteína, energia, ou ambos, incluindo *kwashiorkor*, marasmo, e outros casos em que elas se sobrepõem.

despensas comunitárias de alimentos (food pantries): programas que fornecem mantimentos para serem preparados e comidos em casa.

dextrose: antigo nome da glicose.

DHA, ou **ácido docosaexaenóico**: ácido graxo poliinsaturado ômega 3 com 22 carbonos e seis ligações duplas; está presente nos peixes e é sintetizado em quantidades limitadas no corpo a partir do ácido linolênico.

DHEA (deidroepiandrosterona) e **androstenediona**: hormônios produzidos nas glândulas adrenais que servem como precursores do hormônio masculino testosterona; são falsamente promovidos por queimar gordura, criar músculo e retardar o envelhecimento. Seus efeitos colaterais incluem acne, agressividade e aumento do fígado.

diabetes gestacional: taxa anormal de glicose no sangue durante a gravidez.

diabetes melitos: distúrbio do metabolismo de carboidrato caracterizado por alteração na regulação e utilização de glicose, geralmente em decorrência de insulina insuficiente ou ineficaz.

diabetes tipo 1: tipo menos comum de diabetes, no qual a pessoa não produz insulina.

diabetes tipo 2: tipo mais comum de diabetes, no qual as células adiposas resistem à insulina.

diarréia: passagem freqüente de movimentos intestinais rápidos e com conteúdos aquosos.

diarréia dos viajantes: náusea, vômito e diarréias causados pelo consumo de alimentos ou água contaminados por qualquer um de vários organismos, mais comumente, *E. coli*, *Shigella*, *Campylobacter jejuni* e *Salmonella*.

dieta: alimentos e bebidas que uma pessoa ingere.

dietas da moda: planos da alimentação populares que prometem rápida perda de peso. A maioria das dietas da moda limita certos alimentos ou enfatizam outros excessivamente (por exemplo, nunca comer batatas ou tomar sopa de repolho diariamente).

dietas macrobióticas: dietas extremamente restritivas limitadas a poucos grãos e hortaliças; baseadas em crenças metafísicas e não em nutrição. Uma dieta macrobiótica pode consistir em arroz integral, sopa *missô* e vegetais marinhos, por exemplo.

diferenciação celular: processo pelo qual células imaturas desenvolvem funções específicas, diferentes daquelas da original, que são características de seu tipo de célula madura.

digestão: processo pelo qual o alimento é decomposto em unidades absorvíveis.

digestibilidade da proteína: medida da quantidade de aminoácidos absorvidos a partir de determinada ingestão de proteína.

dioxinas: classe de poluentes químicos criados como subprodutos de fabricação química, incineração, clareamento de polpa de papel com cloro e outros processos industriais. As dioxinas persistem no meio ambiente e acumulam-se na cadeia alimentar.

dipeptídeo: dois aminoácidos ligados.

disenteria: infecção do trato digestivo que causa diarréia.

disfagia: dificuldade de engolir.

dismorfia muscular: distúrbio psiquiátrico caracterizado por uma preocupação em adquirir massa corporal.

dissacarídeos: pares de monossacarídeos ligados. Consulte o Apêndice C com relação às estruturas químicas dos dissacarídeos.

dissociados: fisicamente separados.

distrofia muscular: doença hereditária, na qual os músculos enfraquecem gradualmente. Os efeitos mais debilitantes surgem nos pulmões.

distúrbio do desenvolvimento neurológico relacionado ao álcool (DDNRA): anomalias no sistema nervoso central e no desenvolvimento cognitivo associadas à exposição pré-natal ao álcool.

diverticulite: divertículos inflamados ou infectados.

divertículos: sacos ou bolsas que se desenvolvem nas áreas enfraquecidas da parede intestinal (como saliências em uma câmara de ar onde a parede do pneu está fraca).

diverticulose: a condição de ter divertículos. Cerca de uma a cada seis pessoas nos países ocidentais desenvolve diverticulose na metade ou no fim da vida.

DNA (ácido desoxirribonucléico): o material genético das células necessário para a síntese protéica; é falsamente promovido como ativador de energia.

doença auto-imune: condição na qual o corpo desenvolve anticorpos contra suas próprias proteínas e então passa a destruir as células que contêm essas proteínas. No diabetes tipo 1, o corpo desenvolve anticorpos contra sua própria insulina e destrói as células pancreáticas, criando uma deficiência de insulina.

doença cardíaca coronariana: dano que ocorre quando os vasos sanguíneos que levam o sangue ao coração (**artérias coronárias**) tornam-se estreitos e obstruídos.

doença cardiovascular (DCV): termo geral para todas as doenças do coração e vasos sanguíneos. A aterosclerose é a principal causa de DCV. Quando as artérias que carregam o sangue para o músculo cardíaco ficam bloqueadas, o coração sofre dano conhecido como **doença coronariana**.

doença da mama fibrocística: condição inofensiva em que as mamas desenvolvem nódulos, às vezes associados ao consumo de cafeína. Em alguns casos, apresenta resultados com a abstinência de cafeína; em outros, pode ser tratada com vitamina E.

doença de Alzheimer: doença degenerativa do cérebro que envolve perda da memória e alterações estruturais importantes nas redes neurais; também conhecida como *demência senil do tipo Alzheimer (DSTA)*, *demência degenerativa primária de início na senilidade* ou *síndrome cerebral crônica*.

doença de origem alimentar: doença transmitida aos seres humanos por meio de alimento e água, causada ou por um agente infeccioso (infecção de origem alimentar) ou uma substância tóxica (intoxicação do alimento); comumente conhecida como "**intoxicação alimentar**".

doença hemorrágica: doença caracterizada por sangramento excessivo.

doenças crônicas: doenças caracterizadas por uma progressão lenta e longa duração. Por exemplo, doença do coração, câncer e diabetes.

dolomita: composto de minerais (carbonato de cálcio-magnésio) encontrado na pedra calcária e no mármore. A dolomita é transformada em pó e vendida como suplemento de cálcio-magnésio, mas pode ser contaminada com minerais tóxicos, não é bem absorvida e interage de maneira adversa com a absorção de minerais essenciais.

DPE aguda: desnutrição protéico-energética aguda causada por recente restrição alimentar grave, cuja característica é de baixo peso de crianças em relação à altura (conhecida por *wasting*).

DPE crônica: desnutrição protéico-energética crônica causada por um longo período de privação de alimento; caracterizada em crianças por baixa estatura para a idade (retardo do crescimento).

drink: uma dose de qualquer bebida alcoólica que libera cerca de 15 g de puro etanol.

duodeno: porção superior do intestino delgado (cerca de "12 dedos" de comprimento na terminologia antiga).

duração: extensão de tempo (por exemplo, o tempo gasto em cada sessão de atividade).

duração de vida: quantidade máxima de anos de vida atingida por um membro da espécie.

E

eclâmpsia: estágio grave de pré-eclâmpsia caracterizado por convulsões.

edema: inchaço de tecido corporal causado por quantidade excessiva de líquido nos espaços intersticiais; visto na deficiência de proteína (entre outras condições).

efeito do placebo: resultado de expectativas sobre a eficácia de um medicamento, mesmo medicamento sem efeitos farmacêuticos.

efeito poupador de proteína: ação do carboidrato (e da gordura) de fornecer energia que permite que a proteína seja usada para outros fins.

efeito térmico dos alimentos (ETA): estimativa da energia necessária para processar alimentos (digerir, absorver, transportar, metabolizar e armazenar os nutrientes ingeridos); também chamado de **efeito dinâmico específico (EDE)** do alimento ou **ação dinâmica específica (ADE)** do alimento. A soma do ETA e qualquer aumento na taxa metabólica em decorrência de superalimentação é conhecida como **termogênese induzida pela dieta (TID)**.

efeitos do álcool no feto (EAF): termo antigo, menos preferível, usado para descrever os defeitos congênitos relacionados ao álcool e distúrbios do desenvolvimento neurológico.

eicosanóides: derivados de ácidos graxos de 20 carbonos; compostos biologicamente ativos que ajudam a regular a pressão arterial, a coagulação e outras funções do corpo. Eles incluem *prostaglandinas*, *trombox-anos* e *leucotrienos*.

elemento: substância composta de átomos que são semelhantes, por exemplo, ferro (Fe).

eletrólitos: sais que dissolvem em água e dissociam em partículas carregadas chamadas íons.

embolia: obstrução de um vaso sangüíneo por um **êmbolo**, ou coágulo, causando a morte repentina do tecido.

embrião: bebê em desenvolvimento de duas a oito semanas após a concepção.

emético: agente que causa vômito.

emulsificante: substância com porções solúveis em água e solúveis em gordura que promove a mistura de óleos e gorduras em solução aquosa.

emulsificantes e gomas: como aditivos, agentes espessantes e estabilizantes que mantêm emulsões, espumas ou suspensões ou dão uma consistência espessa aos alimentos.

enemas: soluções inseridas no reto e no cólon para estimular um movimento intestinal e esvaziar a parte inferior do intestino grosso.

energia: capacidade de realizar trabalho. A energia no alimento é energia química. O corpo pode converter essa energia química em energia mecânica, elétrica ou térmica.

engenharia genética: uso de biotecnologia para modificar o material genético de células vivas de maneira que produzam novas substâncias ou realizem novas funções. Alimentos produzidos por meio dessa tecnologia são chamados **geneticamente modificados (GM)** ou **alimentos produzidos pela engenharia genética (GE)**.

enriquecido: adição de nutrientes ao alimento que foram perdidos durante o processamento, de maneira que o alimento esteja de acordo com um padrão específico.

enxofre: mineral presente no corpo como parte de algumas proteínas.

enzimas: proteínas que facilitam reações químicas sem serem alteradas no processo; catalisadores de proteína.

enzimas digestivas: proteínas encontradas nos sucos digestivos que agem nas substâncias alimentares, decompondo-as em compostos mais simples.

EPA (Agência de Proteção Ambiental): agência federal Americana responsável por, entre outras coisas, regular os pesticidas e estabelecer padrões de qualidade da água.

EPA, ou ácido eicosapentaenóico: ácido graxo poliinsaturado ômega 3 com 20 carbonos e cinco ligações duplas; presente nos peixes e sintetizado em quantidades limitadas no corpo a partir do ácido linolênico.

epidemia: surgimento de uma doença (geralmente infecciosa) ou condição que ataca muitas pessoas ao mesmo tempo na mesma região.

epiglote: cartilagem na garganta que protege a entrada da traquéia e evita que líquido ou comida entre ali quando uma pessoa engole.

epinefrina: hormônio da glândula adrenal que modula a reação de estresse; anteriormente chamada **adrenalina**. Quando administrada por injeção, a epinefrina age contra o choque anafilático abrindo as vias aéreas e mantendo os batimentos cardíacos e a pressão arterial.

epoetina: droga derivada do hormônio humano eritropoietina e comercializada com o nome Epogen; usada ilegalmente para aumentar a capacidade de oxigênio.

equilíbrio (dietético): fornecimento alimentar em proporções adequadas que atende às necessidades do organismo.

equilíbrio ácido-base: equilíbrio no corpo entre concentrações de ácido e de base (consulte o Capítulo 7).

equilíbrio hídrico: equilíbrio entre a água ingerida e a água eliminada (perdas).

equilíbrio líquido: manutenção dos tipos e quantidades adequadas de líquidos em cada compartimento do corpo (consulte também o Capítulo 7).

equivalentes de atividade de retinol (RAE): medida de atividade de vitamina A; a quantidade de retinol que o corpo irá retirar de um alimento que contenha retinol pré-formado ou de seu precursor betacaroteno.

equivalentes de niacina (NE): quantidade de niacina presente no alimento, incluindo a niacina que pode teoricamente ser produzida a partir do precursor, triptofano, presente no alimento.

equivalentes de risco de doenças coronarianas: distúrbios que elevam o risco de ataques cardíacos, derrames e outras implicações coronarianas associadas a doenças cardiovasculares no mesmo grau que as doenças coronarianas existentes. Esses distúrbios incluem doença sintomática da artéria carótida, doença arterial periférica, aneurisma da aorta abdominal e diabetes melito.

equivalentes dietéticos de folato (DFE): quantidade de folato disponível para o corpo de fontes que ocorrem naturalmente, alimentos fortificados e suplementos, sendo responsável pelas diferenças de biodisponibilidade de cada fonte.

eritropoietina: hormônio que estimula a produção de glóbulos vermelhos.

eructação: liberação de gás do estômago pela boca.

escassez de alimentos: fome resultante de acesso inadequado à comida disponível por várias razões, entre elas, recursos inadequados, obstáculos políticos, rupturas sociais, más condições do tempo e falta de transporte.

escorbuto: doença causada pela deficiência de vitamina C.

escore de aminoácidos: medida da qualidade da proteína avaliada pela comparação de um padrão de aminoácido da proteína com o da proteína de referência; às vezes chamado **escore químico**.

escore de aminoácidos corrigido pela digestibilidade da proteína (PDCAAS): medida da qualidade da proteína avaliada pela comparação do escore dos aminoácidos de uma proteína alimentar com as necessidades de aminoácidos de crianças na idade pré-escolar e, então, corrigida pela verdadeira digestibilidade da proteína.

esfíncter: músculo circular que circunda e é capaz de fechar uma abertura do organismo. Os esfíncteres encontram-se em pontos específicos do trato GI e regulam o fluxo de partículas alimentares.

esfíncter esofágico: músculo esfíncter na parte superior ou inferior do esôfago. O *esfíncter esofágico inferior* é também chamado *esfíncter cárdico*.

esfíncter pilórico: músculo circular que separa o estômago do intestino delgado e regula o fluxo do alimento parcialmente digerido para o intestino delgado; também chamado de *piloro* ou *válvula pilórica*.

esôfago: tubo de alimentação; condutor que vai da boca ao estômago.

espermatozóide: célula reprodutiva masculina capaz de fertilizar um óvulo.

espinha bífida: um dos tipos mais comuns de defeitos do tubo neural; caracterizada pelo fechamento incompleto da medula espinhal e de seu envoltório ósseo.

espirulina: tipo de alga ("maná azul-verde") que supostamente contém grande quantidade de proteína e vitamina B_{12}, suprime o apetite e melhora o desempenho atlético. Na verdade, ela não realiza nenhuma dessas funções e é potencialmente tóxica.

esquemas de grupo alimentar: ferramentas de planejamento de dieta que classifica os alimentos de origem e conteúdo de nutrientes similares em grupos e depois especifica que as pessoas devem comer determinadas quantidades de cada grupo.

esteatose hepática: estágio inicial de deterioração do fígado vista em várias doenças, incluindo *kwashiorkor* e doença alcoólica do fígado. A esteatose hepática é caracterizada pelo acúmulo de gordura nas células do fígado.

estéril: livre de microrganismos, como bactérias.

esteróides anabolizantes: drogas relacionadas ao hormônio sexual masculino, testosterona, que estimula o desenvolvimento da massa corporal magra.

esteróides herbais ou **esteróides de plantas:** curiosas misturas de ervas, que supostamente melhoram a atividade hormonal. Os produtos comercializados como esteróides herbais incluem astrágalo, damiana, *dong quai*, *fo ti teng*, raiz de ginseng, glicirriza, frutos de *saw palmetto* (*serenoa repens*), *sarsaparilla*, *schizardra*, raiz de unicórnio, iombina e *yucca*.

esteróis: compostos que contêm uma estrutura de 4 carbonos em anel com uma variedade de cadeias anexadas.

estévia: arbusto sul-americano cujas folhas são usadas como adoçante; vendido nos Estados Unidos como suplemento dietético que fornece sabor doce sem calorias.

estômago: porção elástica do trato digestivo semelhante a uma bolsa, que mexe o alimento engolido, misturando-o com ácido e enzimas para formar o quimo.

estressantes: elementos ambientais, físicos ou psicológicos que causam estresse.

estresse: qualquer ameaça ao bem-estar de uma pessoa; uma exigência do corpo por adaptação.

estresse oxidativo: condição na qual a produção de oxidantes e radicais livres ultrapassa a capacidade do corpo de controlá-los e evitar danos.

estrógenos: hormônios responsáveis pelo ciclo menstrual e outras características femininas.

etanol: tipo particular de álcool encontrado na cerveja, vinho e bebidas destiladas; também denominado *álcool etílico* (veja a Figura D9-1). O etanol é a droga mais amplamente usada e abusada em nossa sociedade. É também uma das drogas lícitas comercializadas livremente, que produz euforia.

excrementos: matéria evacuada do cólon; também chamada de fezes.

exercício: movimento corporal, estruturado, planejado e repetitivo, que promove ou mantém a forma física.

exercício moderado: atividade equivalente à taxa de esforço atingida ao caminhar a uma velocidade de 6 quilômetros por hora (15 minutos para caminhar um quilômetro e meio).

expectativa de vida: número médio de anos vividos pelas pessoas em determinada sociedade.

experimento cego: experimento em que os indivíduos não sabem se são membros do grupo experimental ou do grupo controle.

experimento duplo-cego: experimento no qual nem os sujeitos nem os pesquisadores sabem quais sujeitos são membros do grupo experimental nem quais estão servindo como controle, até que o experimento tenha acabado.

exposição pré-natal ao álcool: sujeitar o feto a um padrão de ingestão excessiva de álcool caracterizada por uso regular substancial ou consumo episódico pesado.

extra magra: menos de 5 g de gordura, 2 g de gordura saturadas e *trans* combinadas e 95 mg de colesterol por porção e por 100 g de carne, ave ou frutos do mar.

F

fagócitos: glóbulos brancos (neutrófilos e macrófagos) que têm a capacidade de ingerir e destruir substâncias estranhas.

fagocitose: processo pelo qual fagócitos envolvem e destroem os materiais estranhos.

falso negativo: resultado de teste indicando que uma condição não está presente (negativo) quando, na verdade, ela está presente (portanto, falso).

falso positivo: um resultado de teste indicando que uma condição está presente (positivo) quando, na verdade, ela não está presente (portanto, falso).

FAO (Organização para Alimentação e Agricultura): agência internacional (parte das Nações Unidas) que adotou padrões para regulamentar o uso de pesticidas entre outras responsabilidades.

faringe: via que vai do nariz e da boca à laringe e ao esôfago, respectivamente.

farinha ou pó de osso: preparações de osso triturado ou moído que pretendem fornecer cálcio à dieta. O cálcio do osso não é bem absorvido e está freqüentemente contaminado como materiais tóxicos, como arsênico, mercúrio, chumbo e cádmio.

fator antiescorbútico: nome original da vitamina C.

fator de risco: condição ou comportamento associado com a freqüência elevada de uma doença, mas não comprovada como causa. Os fatores de risco que levam a doenças crônicas são obesidade, fumo, pressão alta, colesterol alto, inatividade física, e uma dieta rica em gorduras saturadas e pobre em hortaliças, frutas e cereais integrais.

fator intrínseco: glicoproteína (proteína com curtas cadeias de polissacarídeos ligadas) produzida no estômago relacionada com a absorção de vitamina B_{12}.

fator MFP (carne bovina, peixes e aves): fator associado à digestão de carne, peixe e aves que melhora a absorção de ferro não-heme.

fatores bífidos: fatores presentes no colostro e no leite materno que favorecem o crescimento de bactérias "benéficas" *Lactobacillus bifidus* no trato intestinal do bebê, de maneira que outros habitantes intestinais menos desejáveis não floresçam.

fatores de risco emergente: fatores recentemente identificados que melhoram a habilidade de prever o risco de doenças em um indivíduo.

FDA (Food and Drug Administration – órgão de controle de alimentos e medicamentos dos Estados Unidos): parte dos serviços de saúde pública do Departamento de Saúde e Serviços Humanos dos Estados Unidos, responsável por garantir a segurança e a salubridade de todos os suplementos dietéticos e alimentos processados e vendidos no comércio interestadual, exceto carne, aves e ovos (que estão sob a jurisdição do USDA); inspeciona vegetais comestíveis e alimentos importados, e estabelece padrões para composição de alimentos e rótulos de produtos.

fermentável: ponto até o qual as bactérias no trato GI podem quebrar as fibras em fragmentos que o corpo pode usar. Fibras alimentares são fermentadas por bactérias no cólon em ácidos graxos de cadeias menores, que são absorvidos e metabolizados por células do fígado e do trato GI (o Capítulo 3 descreve os ácidos graxos).

ferritina: proteína de armazenamento de ferro.

ferro contaminante: ferro encontrado em alimentos como resultado da contaminação por sais de ferro inorgânicos de utensílios de ferro, solos e outros.

fertilidade: capacidade de uma mulher produzir um óvulo normal periodicamente ou de um homem produzir espermatozóides normais; a capacidade de se reproduzir.

feto: bebê em desenvolvimento de oito semanas após a concepção até o termo.

fibras: em alimentos de origem vegetal, os *polissacarídeos não-amidos* que não são digeridos pelas enzimas digestivas humanas, embora alguns sejam digeridos pelas bactérias do trato GI. As fibras incluem celulose, hemiceluloses, pectinas, gomas e mucilagens, e os não-polissacarídeos, ligninas, cutinas e taninos.

fibras insolúveis: componentes alimentares não digestivos que não absorvem água. Os exemplos incluem as estruturas fibrosas rijas encontradas nas fibras do aipo e nas cascas dos grãos de milho.

fibras solúveis: componentes alimentícios não digeríveis que absorvem água para formar um gel. Um exemplo é a pectina da fruta, que é usada para engrossar geléias.

fibrose: estágio intermediário da deterioração do fígado vista em várias doenças, incluindo hepatite viral e doença alcoólica do fígado. Na fibrose, as células do fígado perdem sua função e assumem as características de células do tecido conjuntivo (fibras).

fígado: órgão que produz bile. (O fígado tem muitas outras funções, descritas no Capítulo 9.)

fígado dessecado: pó de fígado desidratado que supostamente contém todos os nutrientes encontrados no fígado na forma concentrada; possivelmente não nocivo, mas não tem nenhum mérito nutricional especial e é, consideravelmente, mais caro que o fígado fresco.

fitoestrógenos: compostos de origem vegetal que têm similaridades estruturais e funcionais ao estrógeno humano. Os fitoestrógenos incluem genisteína, daidzeína e gliciteína.

fitoquímicos: compostos não-nutrientes encontrados em alimentos de origem vegetal que têm atividade biológica no corpo.

fitosteróis: compostos de origem vegetal que têm similaridades estruturais ao colesterol e abaixam o colesterol do sangue competindo com ele pela absorção. Os fitosteróis incluem os ésteres esteróis e os ésteres etanóis.

flavonóides: pigmentos amarelos nos alimentos; fitoquímicos que podem exercer efeitos fisiológicos no corpo.

flexibilidade: capacidade das articulações de realizar toda uma série de movimentos; a capacidade de se curvar e voltar à posição sem dor.

fluido extracelular: fluido fora das células. Os fluidos extracelulares incluem dois principais componentes: fluido intersticial e plasma. O fluido extracelular responde por aproximadamente um terço da água do corpo.

fluido intersticial: fluido entre as células (intercelular), geralmente rico em sódio e cloreto. O fluido intersticial é um grande componente do fluido extracelular.

fluido intracelular: fluido dentro das células, geralmente rico em potássio e fosfato. O fluido intracelular é responsável por aproximadamente dois terços da água do corpo.

fluorapatita: forma estabilizada de cristal ósseo e dental, na qual o flúor substitui os grupos hidroxila de hidroxiapatita.

fluorose: descoloração e corrosão do esmalte do dente causada por excesso de flúor durante o desenvolvimento do dente.

***flushing* induzido por niacina**: sensação temporária de queimação, formigamento e coceira que ocorre quando uma pessoa ingeria uma grande dose de ácido nicotínico; freqüentemente acompanhado por dor de cabeça, vermelhidão no rosto, braços e no peito.

folato: vitamina do complexo B; também conhecido como ácido fólico, folacina, ou ácido pteroilglutâmico. As formas de coenzima são **DHF (diidrofolato)** e **THF (tetraidrofolato)**.

fome: sensação desconfortável causada pela falta de alimento que inicia o comportamento de procura por alimento; extrema escassez de alimento em região que causa inanição e morte em uma grande parte da população.

força muscular: capacidade de um músculo trabalhar contra resistência.

fórmulas hipoalergênicas: fórmulas lácteas quimicamente testadas que não provocam reação em 90% dos bebês e crianças com alergia ao leite de vaca confirmada. Como todas as fórmulas lácteas infantis, as fórmulas hipoalergênicas devem se demonstrar adequadas para promover o crescimento e o desenvolvimento do bebê. Os exemplos são as fórmulas extensivamente hidrolisadas e com base em aminoácidos livres.

fortificado: adição, a um alimento, dos nutrientes que não estavam originalmente presentes ou que estavam presentes em quantidades insignificantes. A fortificação pode ser usada para evitar uma deficiência extensa de nutrientes ou para equilibrar o perfil total de nutrientes de um alimento.

fosfolipídio: composto similar a um triglicerídeo, mas que tem um grupo fosfato (um sal contendo fósforo) e cloro (ou outro composto contendo nitrogênio) no lugar de um dos ácidos graxos.

fósforo: mineral importante encontrado principalmente nos ossos e nos dentes.

fotossíntese: processo no qual as plantas verdes usam a energia solar para produzir carboidratos do dióxido de carbono e água.

fraturas por estresse: danos ósseos ou fraturas causadas por estresse nas superfícies ósseas durante o exercício.

freqüência: número de ocorrências por unidade de tempo (por exemplo, número de sessões de atividades físicas por semana).

frutose: monossacarídeo. Às vezes, conhecida como açúcar das frutas ou **levu-lose**, a frutose é encontrada em abundância nas frutas, mel e seiva.

G

galactose: monossacarídeo; parte do dissacarídeo lactose.

gastrina: hormônio secretado por células na parede do estômago. Órgão-alvo: as glândulas do estômago. Resposta: secreção de ácido gástrico.

gastrite atrófica: inflamação crônica do estômago acompanhada por uma diminuição do tamanho e do funcionamento da membrana mucosa e das glândulas.

Gatekeepers ("porteiros"): com relação à nutrição, pessoas-chave que controlam o acesso de outras pessoas a alimentos e, assim, exercem impactos profundos em sua nutrição. Exemplos, a esposa que compra e cozinha o alimento, os pais que *alimentam* a criança e os profissionais de uma creche.

gelatina: forma solúvel de colágeno de proteína, usado para espessar alimentos; às vezes, falsamente promovidas como capaz de aumentar o vigor.

geléia real: substância produzida pelas abelhas operárias que alimenta a rainha; falsamente promovida por aumentar a força e melhorar o desempenho.

genoma: totalidade de material genético (DNA) nos cromossomos de uma célula. Nos seres humanos, o genoma consiste em 46 cromossomos. O estudo de genomas é chamado **genômica**.

genômica nutricional: ciência de como os nutrientes afetam as atividades dos genes e de como os genes afetam as atividades dos nutrientes.

geralmente reconhecido como seguro (GRAS): aditivos alimentares que estão em uso há muito tempo e são considerados seguros. Estabelecida pela primeira vez pelo FDA em 1958, a lista de GRAS está sujeita à revisão sempre que novos fatos são conhecidos.

gestação: período da concepção ao nascimento. Para os seres humanos, a duração média de uma gestação saudável é de 40 semanas. A gravidez é freqüentemente dividida em três terços, denominados **trimestres**.

ginseng: planta cujo extrato supostamente aumenta a energia. Os efeitos colaterais de seu consumo incluem nervosismo, confusão e depressão.

glândula: célula ou grupo de células que secretam materiais para consumos especiais no corpo. As glândulas podem ser **exócrinas**, que secretam seus materiais "fora" (no trato digestivo ou na superfície da pele), ou **endócrinas**, que secretam seus materiais "dentro" (no sangue).

glândulas adrenais: glândulas adjacentes ao, e bem acima do, rim.

glândulas gástricas: glândulas exócrinas na parede do estômago que secretam o suco gástrico.

glândulas mamárias: glândulas do peito feminino que secretam leite.

glândulas salivares: glândulas exócrinas que secretam saliva na boca.

glicerol: álcool composto por uma cadeia de três carbonos, que serve como estrutura de base para um triglicerídeo.

glicina: aminoácido não essencial promovido como recurso ergogênico por ser um precursor do composto altamente energético creatina fostato. Outros aminoácidos comumente embalados para atletas igualmente inúteis são o triptofano, ornitina, arginina, lisina e outros aminoácidos de cadeia ramificada.

glicogênio: polissacarídeo animal composto por glicose; produzido e armazenado no fígado e nos músculos como forma de depósito de glicose. O glicogênio não é uma fonte significativa de carboidrato e não é considerado como um dos carboidratos complexos dos alimentos.

glicólise: decomposição metabólica de glicose em piruvato. A glicólise não requer oxigênio (anaeróbica).

gliconeogênese: produção de glicose a partir de outra fonte que não carboidrato (descrita em mais detalhes no Capítulo 9).

glicose: monossacarídeo; às vezes denominada como açúcar no sangue ou **dextrose**.

gliomas: cânceres que surgem nas células gliais do sistema nervoso central.

glucagon: hormônio que é secretado por células especiais no pâncreas em reação à concentração baixa de glicose no sangue e induz a liberação de glicose das reservas de glicogênio do fígado.

glucocorticóides: hormônios do córtex adrenal que afetam o gerenciamento da glicose do corpo.

glucose de milho: xarope feito de amido de milho que foi tratado com ácido, altas temperaturas e enzimas que produzem glicose, maltose e dextrinas. Consulte também *xarope de milho com alto teor de frutose* (HFCS).

glucose de milho com alto teor de frutose (HFCS): xarope feito com amido de milho que foi tratado com uma enzima que converte parte da glicose em frutose mais doce; produzido especialmente para uso em alimentos e bebidas processadas, como o adoçante predominante. Com estrutura química similar a da sacarose, a glucose com alto teor de frutose tem um conteúdo de frutose de 42%, 55%, ou 90%, com a glicose compondo o restante.

glutamato monossódico (GMS): sal de sódio do aminoácido ácido glutâmico comumente usado como realçador de sabor.

O FDA classifica o GMS como um ingrediente "geralmente reconhecido como seguro".

gordura intra-abdominal: gordura armazenada na cavidade abdominal em associação com os órgãos abdominais internos, diferentemente da gordura armazenada diretamente sob a pele (gordura subcutânea).

gorduras: lipídios que são sólidos à temperatura ambiente (70 °F ou 25 °C).

gorduras artificiais: substitutos de gordura com energia zero que são quimicamente sintetizados para imitar as qualidades sensoriais e de cozimento das gorduras naturais, mas são total ou parcialmente resistentes à digestão.

gravidez de alto risco: gravidez caracterizada por indicadores que mostram a probabilidade de um nascimento problemático, como parto prematuro, nascimento difícil, retardado do crescimento, defeitos de nascença e morte prematura do bebê.

gravidez de baixo risco: gravidez caracterizada por indicadores de normalidade.

grelina: proteína produzida pelas células do estômago que aumenta o apetite e reduz o gasto energético.

grupo controle: grupo de indivíduos similar em todos os aspectos possíveis ao grupo experimental, exceto pelo tratamento. Idealmente, o grupo controle recebe um placebo e o grupo experimental, um tratamento real.

grupo experimental: grupo de indivíduos similares em todos os aspectos possíveis ao grupo controle, exceto pelo tratamento. O grupo experimental recebe o tratamento real.

guaraná: fruto avermelhado encontrado no vale amazônico brasileiro, usado como ingrediente de refrigerantes, e tomado na forma de pó ou comprimido. O guaraná é comercializado como recurso ergogênico para aumentar a velocidade e a resistência, como afrodisíaco, "tônico cardíaco", "desinfetante intestinal" e uma droga da inteligência que supostamente melhora a memória e a concentração e combate a senilidade. Como o guaraná contém sete vezes mais cafeína que seu parente grão de café, há preocupações de que altas doses possam estressar o coração e causar ataques de pânico.

H

halogênio orgânico: compostos orgânicos contendo um ou mais átomos de halogênio – flúor, cloro, iodo, ou bromo.

HDL (lipoproteína de alta densidade): tipo de lipoproteína que transporta colesterol de volta para as células do fígado; composto principalmente por proteína.

Healthy People: iniciativa nacional de saúde pública sob a jurisdição do Departamento de Saúde e Serviços Humanos dos Estados Unidos (DHHS) que identifica as ameaças à saúde preveníveis mais significativas e concentra esforços para eliminá-las.

hematócrito: medida do volume de glóbulos vermelhos acumulado pela técnica da centrifugação em determinado volume de sangue.

heme: parte ligante de ferro das proteínas hemoglobina e mioglobina.

hemocromatose: defeito hereditário de absorção do ferro caracterizado por depósitos de pigmento contendo ferro em muitos tecidos, com o dano do tecido.

hemofilia: doença hereditária na qual o sangue não consegue coagular, pois não é capaz de sintetizar certos fatores coagulantes. A hemofilia é causada por um defeito genético e não tem nenhuma relação com a vitamina K.

hemoglobina: proteína dos glóbulos vermelhos que transporta oxigênio dos pulmões para as células do corpo todo.

hemólise de eritrócitos: ruptura dos glóbulos vermelhos (eritrócitos); um sintoma da deficiência de vitamina E nos seres humanos.

hemorróidas: inchaço doloroso das veias que circundam o reto.

hemossiderina: proteína que armazena ferro, produzida principalmente em momentos de sobrecarga de ferro.

hemossiderose: condição caracterizada pelo depósito de hemossiderina no fígado e outros tecidos.

HGH (hormônio do crescimento humano): hormônio produzido pela glândula pituitária do cérebro que regula o crescimento e o desenvolvimento normais; também chamado *somatotropina*. Alguns atletas fazem mau uso desse hormônio para aumentar sua altura e força.

hidrófilo: termo que se refere a substâncias que atraem água ou solúveis em água.

hidrófobo: termo que se refere a substâncias que repelem a água ou não solúveis em água; também conhecidas como **lipófilo** (amigo da gordura).

hidrogenação: processo químico pelo qual hidrogênios são adicionados a ácidos graxos não saturados e poliinsaturados para reduzir o número de ligações duplas, tornando as gorduras mais saturadas (sólidas) e mais resistentes à oxidação (protegendo contra o ranço). A hidrogenação produz ácidos graxos *trans*.

hidrólise: reação química na qual um reagente principal é decomposto em dois produtos, com a adição de um átomo de hidrogênio (H) a um, e um grupo hidroxila (OH) a outro (originários da água, H_2O). (O nome é **hidrólise**; o verbo é **hidrolisar**).

hidroterapia: uso de água (em redemoinho, como duchas, ou na forma de gelo, por exemplo) para promover relaxamento e cura.

hidroxiapatita: cristais compostos por cálcio e fósforo.

hiperatividade: comportamento desatento e impulsivo que é mais freqüente e grave comparado com outros indivíduos da mesma idade; profissionalmente chamado de **transtorno do déficit de atenção/ hiperatividade (TDAH)**.

hipertensão: pressão arterial acima do normal. A hipertensão que se desenvolve sem uma causa identificável é conhecida como **hipertensão essencial** ou **primária**; a hipertensão causada por um distúrbio específico, como doença renal, é conhecida como **hipertensão secundária**.

hipertensão transitória da gravidez: pressão alta que se desenvolve na segunda metade da gravidez e volta ao normal depois do nascimento da criança, geralmente sem afetar o resultado da gravidez.

hipertermia: temperatura corporal acima do normal.

hipertrofia: crescimento excessivo; com relação aos músculos; refere-se ao aumento de tamanho (e força) em resposta ao uso.

hipnoterapia: técnica que usa a hipnose e o poder da sugestão para melhorar comportamentos saudáveis, aliviar a dor e curar.

hipoglicemia: concentração anormalmente baixa de glicose no sangue.

hiponatremia: concentração reduzida de sódio no sangue.

hipotálamo: centro cerebral que controla atividades, como a manutenção do equilíbrio líquido, a regulação da temperatura corporal e o controle do apetite.

hipotermia: temperatura corporal abaixo do normal.

hipótese: declaração não provada que tenta explicar as relações entre duas ou mais variáveis.

histamina: substância produzida pelas células do sistema imunológico como parte de uma reação imunológica local a um antígeno; participa do processo inflamatório.

histórico de medicamentos: registro de todos os medicamentos, sem ou com receita médica, que uma pessoa toma rotineiramente.

histórico de saúde: histórico do estado de saúde atual e passado de um paciente e os riscos de doença.

histórico dietético: registro de comportamentos alimentares e dos alimentos ingeridos por uma pessoa.

histórico socioeconômico: registro da experiência social e econômica de uma pessoa, incluindo fatores como educação, renda e identidade étnica.

HIV (vírus da imunodeficiência humana): o vírus que causa a Aids. A infecção progride tornando-se um distúrbio do sistema imunológico que deixa suas vítimas sem defesa contra numerosas infecções.

HMB (beta-hidroxi-betametilbutirato): metabólito do aminoácido de cadeia ramificada leucina. Afirma-se que o HMB aumenta a massa muscular e a força com base em resultados de dois estudos do laboratório que desenvolveu o HMB como suplemento.

homeopatia: prática baseada na teoria que "os semelhantes curam-se pelos semelhantes", isto é, substâncias que causam sintomas em pessoas saudáveis podem curar esses sintomas quando dadas em quantidades muito diluídas.

homeostase: manutenção de condições internas constantes (como química do sangue, temperatura e pressão arterial) pelos sistemas de controle do corpo. Um sistema homeostático está constantemente reagindo contra forças externas para manter os limites estabelecidos pelas necessidades do corpo.

hormônio antidiurético (ADH): hormônio produzido pela glândula pituitária em reação à desidratação (ou alta concentração de sódio no sangue). Ele estimula os rins a reabsorver mais água e, portanto, evita a perda de água na forma de urina (também chamado **vasopressina**). (Esse ADH não deve ser confundido com a enzima álcool desidrogenase, que, às vezes, também é abreviada como ADH.)

hormônio do crescimento (GH): hormônio secretado pela pituitária que regula a divisão celular e a síntese protéica necessárias ao crescimento normal. A liberação de GH é mediada pelo **hormônio liberador de GH (GHRH)**.

hormônio do crescimento bovino (BGH): hormônio produzido naturalmente na glândula pituitária de uma vaca, que promove o crescimento e a produção de leite; atualmente produzido por bactérias para uso na agricultura.

hormônio folículo-estimulante (FSH): hormônio que estimula a maturação dos folículos ovarianos nas mulheres e a produção de espermatozóides no homem. (Os folículos ovarianos são parte do sistema reprodutivo das mulheres, nos quais os óvulos são produzidos.) A liberação de FSH é mediada pelo **hormônio liberador do hormônio folículo-estimulante (FSH-RH)**.

hormônio luteinizante (LH): hormônio que estimula a ovulação e o desenvolvimento do corpo lúteo (o pequeno tecido que se desenvolve a partir da ruptura de um folículo ovariano e secreta hormônio); assim chamado porque o folículo se torna amarelo quando amadurece. No homem, o LH estimula a secreção de testosterona. A liberação de LH é mediada pelo **hormônio liberador do hormônio luteinizante (LH-RH)**.

hormônio tireoestimulante (TSH): hormônio secretado pela pituitária que estimula a glândula tireóide a secretar seus hormônios tiroxina e triiodotironina. A liberação do TSH é mediada pelo **hormônio liberador de TSH (TRH)**.

hormônios: mensageiros químicos. Os hormônios são secretados por uma variedade de glândulas como reação a alterações das condições do corpo. Um hormônio se dirige para um ou mais órgãos ou tecidos-alvo específicos, nos quais induzem uma reação específica para manter a homeostase.

I

idade cronológica: idade de uma pessoa em anos a partir de sua data de nascimento.

idade fisiológica: idade estimada de uma pessoa segundo a saúde de seu corpo e provável expectativa de vida.

íleo: o último segmento do intestino delgado.

implantação: estágio de desenvolvimento em que o zigoto se fixa à parede do útero e começa a se desenvolver; ocorre durante as duas primeiras semanas após a concepção.

imunidade: capacidade do corpo de se defender contra doenças; consulte o Capítulo 9 do Volume 2.

imunoglobulinas: proteínas capazes de agir como anticorpos.

índice de alimentação saudável: medida de desenvolvimento pelo USDA para avaliar como e quão bem uma dieta se adequa às recomendações da Pirâmide Alimentar e das diretrizes de alimentação para norte-americanos (*Dietary Guidelines for Americans*).

índice de massa corporal (IMC): índice do peso de uma pessoa em relação à sua altura; determinado pela divisão do peso (em quilogramas) pelo quadrado da altura (em metros).

índice glicêmico: método de classificação de alimentos de acordo com seu potencial de aumentar a glicose no sangue.

indigestão: digestão incompleta ou desconfortável, geralmente acompanhada por dor, náusea, vômito, queimação, gases ou eructação.

infecções oportunistas: infecções originárias de microrganismos que normalmente não causam doença na população em geral, mas podem ser prejudiciais a pessoas cujo sistema imunológico está comprometido (por exemplo, na infecção por HIV).

Ingestão Adequada (AI): quantidade média diária de um nutriente que parece suficiente para manter um critério de adequação; um valor usado como orientação para a ingestão de nutrientes quando uma RDA não pode ser determinada.

Ingestão Diária Aceitável (IDA): quantidade estimada de Aditivos alimentares que os indivíduos podem consumir com segurança cada dia durante a vida sem efeito adverso.

Ingestão Dietética de Referência (DRI): conjunto de valores de ingestão de nutrientes para pessoas saudáveis nos Estados Unidos, Canadá e também no Brasil. Esses valores são utilizados para planejar e avaliar dietas e incluem:
- Necessidade Média Estimada (EAR).
- Ingestão Dietética Recomendada (RDA).
- Ingestão Adequada (AI):
- Limite Superior Tolerável de Ingestão (UL).

Ingestão Dietética Recomendada (RDA): quantidade diária média de um nutriente considerada adequada para satisfazer as necessidades de nutrientes de praticamente todas as pessoas saudáveis; uma meta para ingestão dietética pelos indivíduos.

iniciadores: fatores que causam mutações que dão origem a câncer.

inorgânico: que não contém carbono ou não pertence a coisas vivas.

inosina: substância química orgânica que é falsamente mencionada como "célula ativadora, produtora de energia e facilitadora do exercício", mas, na verdade, tem mostrado reduzir a resistência de corredores.

inositol: nutriente não essencial que pode ser produzido no organismo a partir da glicose. O inositol participa das estruturas membranosas da célula.

insegurança alimentar: acesso limitado ou incerto a alimentos de qualidade ou quantidade suficientes para manter uma vida ativa e saudável.

insolação: perigoso acúmulo de calor no corpo acompanhado por perda de líquido.

insuficiência de alimentos: quantidade inadequada de alimento em virtude da falta de recursos.

insulina: hormônio secretado por células especiais do pâncreas relacionado, entre outras coisas, com o controle da concentração de glicose no sangue. O papel principal da insulina é controlar o transporte de glicose da corrente sangüínea para o músculo e para as células adiposas.

intensidade: grau de esforço durante o exercício físico (por exemplo, a quantidade de peso levantado ou a velocidade de corrida).

Intervalos de Distribuição Aceitável de Macronutrientes (AMDR, do inglês, Acceptable Macronutrient Distribution Range): faixas de ingestão para nutrientes energéticos que fornecem energia e nutrientes adequados e reduzem o risco de doenças crônicas.

intestino delgado: intestino de pequeno diâmetro e 3 metros de comprimento que é o principal local de digestão de alimento e absorção de nutrientes. Seus segmentos são o duodeno, jejuno e íleo.

intestino grosso ou **cólon:** porção inferior do intestino que conclui o processo digestivo. Seus segmentos são o cólon ascendente, o cólon transverso e o cólon descendente e o cólon sigmóide.

intolerância à glicose: níveis de glicose no sangue superior ao normal, mas não elevados o suficiente para o diagnóstico de diabetes; às vezes chamada **pré-diabetes**.

intolerância à lactose: condição resultante da inabilidade de digerir o açúcar do leite, a lactose; caracterizada por gases, desconforto abdominal e diarréia. A intolerância à lactose diferencia-se da alergia ao leite, que é causada por uma reação imunológica à proteína do leite.

intolerâncias alimentares: reações adversas a alimentos que não envolvem o sistema imunológico.

intoxicação por água: condição rara na qual os conteúdos de água do corpo são muito elevados em todos os compartimentos de fluidos.

iogurte: leite fermentado por culturas bacterianas especiais.

íons: átomos ou moléculas que ganharam ou perderam elétrons e, portanto, têm carga elétrica. Os exemplos incluem o íon sódio (Na^+), com carga positiva, e o íon cloro (Cl^-), com carga negativa. Para mais detalhes sobre íons, consulte o Apêndice B.

iridologia: estudo das mudanças da íris e suas relações com doenças.

irradiação: esterilização por ondas energéticas, similares à luz ultravioleta e microondas.

irrigação do cólon: popular, mas potencialmente nociva, prática de "lavagem" do intestino grosso com uma máquina potente para *clister*.

J

jejuno: os primeiros dois quintos do intestino delgado depois do duodeno.

K

kwashiorko: uma forma de DPE que resulta de ingestão inadequada de proteína ou, mais comumente, origina-se de infecções.

L

lactação: produção e secreção do leite materno para a alimentação do bebê.

lactaderina: proteína no leite materno que ataca os vírus causadores de diarréia.

lactase: enzima que hidrolisa a lactose.

lactoferrina: proteína do leite materno que se liga ao ferro e o mantém para sustentar o crescimento da flora bacteriana intestinal do bebê.

lacto-ovovegetarianos: pessoas que incluem leite, derivados e ovos em suas dietas, mas excluem carnes, aves e peixes.

lactose: dissacarídeo composto por glicose e galactose; comumente conhecida como açúcar do leite.

lactovegetarianos: pessoas que incluem leite e derivados de leite, mas excluem carnes, aves, peixes, frutos do mar e ovos de suas dietas.

laringe: caixa de voz (veja a Figura D1-1).

laxativos: substâncias que soltam o intestino e, dessa forma, tratam a constipação.

LDL (lipoproteína de baixa densidade): abreviação que designa lipoproteína ou betalipoproteína de baixa densidade (do inglês, *Low Density Lipoprotein*), que contém, em sua composição, principalmente colesterol

lecitina: um dos fosfolipídios. Tanto a natureza e a indústria alimentícia usam a lecitina como emulsificante para combinar ingredientes solúveis em água e ingredientes solúveis em gordura, que normalmente não se misturam, como água e óleo.

leguminosas: vegetais da família do feijão e da ervilha, ricos em proteínas em comparação com outros alimentos derivados de vegetais.

leite acidófilo: leite fermentado criado pela adição de *Lactobacillus acidophilus*, uma bactéria que quebra a lactose em glicose e galactose, produzindo um produto adocicado sem lactose.

leptina: proteína produzida pelas células adiposas sob a direção do gene que reduz o apetite e aumenta o gasto de energia; às vezes chamada **proteína ob**.

leucemias: cânceres que surgem nos glóbulos brancos.

levedura de cerveja: preparado de células de levedura, contendo uma quantidade concentrada de vitamina do complexo B e alguns minerais; falsamente promovida como ativador de energia.

levulose: antigo nome da frutose.

liberadores de hormônio do crescimento: ervas ou pílulas que supostamente regulam os hormônios; falsamente promovidos como melhoradores do desempenho atlético.

licopeno: pigmento responsável pela cor vermelha dos tomates e de outros vegetais de coloração vermelha; um fitoquímico que pode agir como um antioxidante no organismo.

ligação peptídica: ligação que conecta a extremidade ácida de um aminoácido com a extremidade amina de outro, formando um elo em uma cadeia protéica.

light: um terço a menos de calorias que o alimento de referência; 50% menos gordura ou sódio que o alimento de referência; qualquer uso do termo de maneira diferente da definida deve especificar a que se está referindo (por exemplo, "*light* na cor" ou "*light* na textura").

lignanos: fitoquímicos presentes na linhaça, mas não presentes no óleo de linhaça, que são convertidos em fitosteróis por bactérias intestinais e sob estudo como possíveis agentes anticancerígenos.

Limite Superior Tolerável de Ingestão (UL): quantidade máxima diária de um nutriente que parece seguro para a maioria das pessoas saudáveis e além da qual há um risco crescente de efeitos adversos para a saúde.

linfa: fluido amarelo claro quase idêntico ao sangue, exceto por não conter glóbulos vermelhos nem plaquetas. A linfa do trato GI transporta gordura e vitaminas solúveis em gordura para a corrente sangüínea por meio dos vasos linfáticos.

linfócitos: glóbulos brancos que participam da imunidade adquirida; células B e células T.

linfomas: cânceres que surgem no sistema linfático.

linhaça: pequena semente marrom do linho; valorizada por ser fonte de óleo de linhaça, fibras e ácidos graxos ômega 3.

lipase: enzima que hidrolisa lipídios (gorduras).

lipase sensível a hormônio: enzima dentro das células adiposas que satisfaz às necessidades corporais de combustível hidrolisando triglicerídeos para que suas partes (glicerol e ácidos graxos) escapem para a circulação geral e, dessa forma, disponibilizem combustível para outras células. Os sinais aos quais essas enzimas respondem incluem epinefrina e glucagon, que se opõem à insulina (consulte o Capítulo 2).

lipídios: família de compostos que incluem triglicerídeos, fosfolipídios e esteróis. Os lipídios são caracterizados por sua insolubilidade em água. (Os lipídios também incluem vitaminas solúveis em gordura, consulte o Capítulo 6).

lipoproteína lipase (LPL): enzima que hidrolisa triglicerídeos que passam pela corrente sangüínea e conduzem suas partes dentro das células, nas quais elas podem ser metabolizadas para energia ou remontadas para armazenagem.

lipoproteínas: conjuntos de lipídios associados com proteínas que servem como veículos de transporte para lipídios na linfa e no sangue.

lisossomos: organelas celulares; bolsas envolvidas por membranas de enzimas catalíticas.

listas de substituições: ferramentas de planejamento de dieta que organiza os alimentos conforme suas proporções de carboidrato, gordura e proteína. Alimentos em qualquer lista podem ser usados de maneira intercambiável.

livre: "nutricionalmente trivial" e improvável de ter conseqüência fisiológica; os sinônimos incluem "sem", "não" e "zero". Um alimento que não contenha um nutriente naturalmente pode fazer tal reivindicação, mas apenas se se aplicar a todos os alimentos similares (por exemplo, "suco de maçã, um alimento livre de gordura").

livre de gordura: menos de 0,5 g de gordura por porção (e nenhuma adição de óleo ou gordura); sinônimo de "gordura zero", "sem gordura".

livre de gordura (percentual): pode ser usado apenas se o produto satisfizer a definição de *baixo teor de gordura* ou *livre de gordura* e deve refletir a quantidade de gordura em 100 g (por exemplo, um alimento que contenha 2,5 g de gordura por 50 g pode declarar-se "95% livre de gordura").

livre de gordura saturada: menos que 0,5 g de gordura saturada e 0,5 g de gordura *trans* por porção.

livre de gordura *trans*: menos que 0,5 g de gordura *trans* e menos de 0,5 g de gordura saturada por porção.

longevidade: duração de vida.

lúmen: o espaço dentro de um vaso, tal como o intestino.

luteína: pigmento vegetal de coloração amarela; um fitoquímico que, segundo se acredita, desempenha papel no funcionamento do olho e na saúde.

M

ma huang: derivado de sempre-vivas que supostamente aumenta a energia e ajuda a controlar o peso. O *ma huang* contém efedrina, um estimulante cardíaco, e tem sido associado ao aumento da pressão e da freqüência cardíaca, danos nos nervos, trauma muscular, psicose, derrame e perda de memória.

má nutrição: qualquer condição causada por excesso ou deficiência de energia alimentar ou ingestão de nutrientes, ou por desequilíbrio de nutrientes.

macrominerais principais: nutrientes minerais essenciais encontrados no organismo em quantidades superiores a 5 g.

magnésio: cátion intracelular, componente de muitos sistemas enzimáticos.

magra: menos de 10 g de gordura, 4,5 g de gordura saturada e gordura *trans* combinadas, e 95 mg de colesterol por porção e por 100 g de carne, ave ou fruto do mar.

mais: pelo menos 10% mais do Valor Diário de um determinado nutriente do que o alimento de referência; os sinônimos incluem "adicionado" e "extra".

maltase: enzima que hidrolisa maltose.

maltose: dissacarídeo composto por duas unidades de glicose; conhecido como açúcar do malte.

manejo integrado de pragas (MIP): manejo de pragas usando uma combinação de controles naturais e biológicos e pouco ou quase nenhum pesticida.

manobra de Heimlich (manobra de compressão abdominal): técnica para deslocar um objeto da traquéia de uma pessoa em choque (veja a Figura D1-2); recebeu o nome do físico que a desenvolveu.

manutenção bem-sucedida da perda de peso: atingir uma perda de peso de pelo menos 10% do peso inicial e manter a perda por pelo menos um ano.

marasmo: forma de DPE que resulta da privação grave ou da absorção prejudicada de energia, proteína, vitaminas e minerais.

margem de segurança: em se tratando de aditivos alimentares, uma zona entre a concentração normalmente usada e aquela em que represente perigo. Para o sal de cozinha comum, por exemplo, a margem de segurança é ⅕ (cinco vezes a quantidade geralmente usada é considerado perigoso).

massa corporal magra: peso do corpo menos o conteúdo de gordura.

massoterapia: método de cura no qual o terapeuta massageia os músculos para reduzir a tensão, aumentar a circulação sangüínea, melhorar a mobilidade das articulações e promover a cura de doenças.

matéria: qualquer coisa que ocupe espaço e tenha massa.

matriz: substância básica que dá forma a uma estrutura em desenvolvimento; no corpo, as células formadoras dos dentes e dos ossos.

medicamento: substância que pode modificar uma ou mais funções do corpo.

medicina complementar: abordagem que usa terapias alternativas como coadjuvantes e não simplesmente como substitutas da medicina convencional.

medicina complementar e alternativa: diversos sistemas, práticas e produtos médicos e de cuidados com a saúde e que não são atualmente considerados parte da medicina convencional; também chamada terapias *adjuvantes*, *não convencionais* ou *não ortodoxas*.

medicina convencional: prática de diagnóstico e tratamento de doenças por médicos e profissionais de saúde afins, como fisioterapeutas e enfermeiros registrados; também chamada *alopatia*; *medicina ocidental*, *ortodoxa* ou *regular*.

medicina herbal: uso de plantas para tratar doenças ou melhorar a saúde; conhecida também como *medicina botânica* ou *fitoterapia*.

medicina integrativa: uma abordagem que incorpora terapias alternativas na prática da medicina convencional (similar à medicina complementar, mas uma relação mais próxima está implícita).

medicina naturopática: sistema que canaliza as forças curativas naturais de dentro do corpo integrando várias práticas, incluindo a medicina tradicional, medicina herbal, nutrição clínica, homeopatia, acupuntura, medicina do leste asiático, hidroterapia e terapia manipulativa.

medicina ortomolecular: uso de grandes doses de nutrientes para tratar doenças crônicas.

meditação: técnica autodirigida de relaxamento do corpo e tranqüilização da mente.

mel: açúcar (principalmente sacarose) formado a partir do néctar produzido pelas abelhas. Uma enzima decompõe a sacarose em glicose e frutose. A composição e o sabor variam, mas o mel sempre contém uma mistura de sacarose, frutose e glicose.

melaço: xarope marrom espesso produzido durante o refino do açúcar. O melaço retém açúcar residual e outros subprodutos e poucos minerais; o melaço escuro contém quantidades significativas de cálcio e ferro.

melanomas: cânceres que surgem nas células pigmentadas da pele.

membrana celular: fina camada de tecido que circunda a célula e envolve seu conteúdo; é constituída principalmente por lipídio e proteína.

membranas mucosas: membranas, compostas por células que secretam muco e revestem os tecidos do corpo.

menos: pelo menos 25% menos de determinado nutriente ou quilocalorias do que o alimento de referência (consulte nutrientes individuais); os sinônimos incluem "pouco" e "reduzido".

menos colesterol: 25% ou menos colesterol que o alimento de referência (refletindo uma redução de pelo menos 20 mg por porção) e 2 g ou menos de gordura saturada e gordura *trans* combinadas por porção.

menos gordura: 25% ou menos gordura do que o alimento de referência.

menos gordura saturada: 25% ou menos gordura saturada e gordura *trans* combinadas do que o alimento de referência.

mentalização: técnica que guia os indivíduos a atingir um estado físico, emocional ou espiritual desejado por meio da visualização deles mesmos nesse estado.

metabolismo: soma total de todas as reações químicas que acontecem em células vivas. O metabolismo inclui todas as reações pelas quais o corpo obtém e gasta a energia a partir do alimento.

metabolismo basal: energia necessária para manter a vida quando o corpo está em total repouso digestivo, físico e emocional.

metal pesado: qualquer um dos vários íons minerais, como mercúrio e chumbo, assim chamados porque eles têm peso atômico relativamente elevado. Vários metais pesados são tóxicos.

metaloenzimas: enzimas que contêm um ou mais minerais como parte de suas estruturas.

metalotioneína: proteína que se liga com metais, como zinco, e os transporta.

metastatizar: espalhar de uma parte do corpo para outra.

micelas: minúsculos complexos esféricos de gordura emulsificada que surge durante a digestão; a maioria contém sais de bile e os produtos da digestão de lipídios, incluindo ácidos graxos, monoglicerídeos e colesterol.

microvilosidades: minúsculas projeções semelhantes a cabelos em cada célula de cada vilosidade que podem absorver partículas de nutrientes e transportá-los até as células; singular **microvilosidade**.

miliequivalentes (mEq): concentração de eletrólitos em um volume de solução. Os miliequivalentes são uma medida útil para considerar íons, pois o número de cargas revela características sobre a solução que não são evidentes quando a concentração é expressa em peso.

minerais: elementos inorgânicos. Alguns minerais são nutrientes essenciais necessários em pequenas quantidades para um corpo saudável.

minerais traço: nutrientes minerais essenciais encontrados no organismo em quantidades menores que 5 g; às vezes chamados **microminerais**.

mineralização: processo no qual cálcio, fósforo e outros minerais cristalizam-se na matriz de colágeno de um osso em crescimento, endurecendo-o.

mioglobina: proteína ligadora de oxigênio das células musculares.

mitocôndrias: organelas celulares responsáveis pela produção aeróbica de ATP; constituídas membranas (lipídica e protéica) com enzimas sobre elas.

moderação: em relação ao consumo de álcool, não mais que dois *drinks* por dia para um homem de tamanho médio, e não mais do que um *drink* por dia para uma mulher de tamanho médio.

moderação (dietética): fornecer o suficiente, mas não muito de uma substância.

modificação do comportamento: mudança de comportamento pela manipulação de antecedentes (sugestões ou fatores ambientais que provocam um comportamento), o comportamento em si, e suas conseqüências (as punições ou recompensas ligadas ao comportamento).

molécula: dois ou mais átomos do mesmo elemento ou de elementos diferentes unidos por ligações químicas. Por exemplo, a molécula do elemento oxigênio, composta por dois átomos de oxigênio (O_2), e a molécula de água, composta por dois átomos de hidrogênio e um átomo de oxigênio (H_2O).

molibdênio: micromineral.

monoglicerídeos: moléculas de glicerol ligadas a um ácido graxo. Uma molécula de glicerol ligada a dois ácidos graxos é um **diglicerídeo**.

monossacarídeos: carboidratos com a fórmula geral $C_nH_{2n}O_n$ que consiste em um único anel. Consulte as estruturas químicas dos monossacarídeos no Apêndice C.

muco: substância lúbrica secretada pelas células do revestimento GI (e outros revestimentos do corpo) que as protege contra a exposição ao suco digestivo (e outros agentes destrutivos). O revestimento do trato GI com sua camada de muco é **uma membrana mucosa**. (O nome é **muco**; o adjetivo é **mucoso**.)

N

NAD (nicotinamida adenina dinucleotídeo): principal forma de coenzima da vitamina niacina. A forma reduzida é NADH.

não-nutrientes: compostos alimentares que não se encaixam nas seis classes de nutrientes.

narcótico: droga que entorpece os sentidos, induz o sono e vicia em caso de uso prolongado.

necessidade: ingestão contínua mínima de um nutriente que manterá um critério específico de adequação.

Necessidade Estimada de Energia (EER): ingestão média de energia que mantém o equilíbrio energético e a boa saúde de uma pessoa com determinada idade, sexo, peso, altura e nível de atividade física.

Necessidade Média Estimada (EAR): quantidade média diária de nutriente que manterá uma função bioquímica ou fisiológica específica em metade das pessoas saudáveis de determinada idade e sexo.

neotame: adoçante artificial composto por dois aminoácidos (fenilalanina e ácido aspártico); aprovado para uso nos Estados Unidos.

neurônios: células nervosas; as unidades estruturais e funcionais do sistema nervoso. Os neurônios iniciam e conduzem as transmissões de impulsos nervosos.

neuropeptídeo Y: substância química produzida no cérebro que estimula o apetite, diminui o gasto de energia e aumenta o armazenamento de gordura.

neurotransmissores: químicos que são liberados na extremidade de uma célula nervosa quando um impulso nervoso chega ali. Eles se propagam através dos espaços até a próxima célula e alteram a membrana dessa segunda célula para inibi-la ou excitá-la.

niacina: vitamina do complexo B. As formas de coenzima são **NAD (nicotinamida adenina dinucleotídeo)** e **NADP (a forma fosfatada da NAD)**. A niacina pode ser ingerida pré-formada ou produzida no corpo a partir de precursor, triptofano, um dos aminoácidos.

nitritos: sais adicionados ao alimento para evitar botulismo. Um exemplo é o nitrito de sódio, que é usado para conservar carne.

nitrosaminas: derivados de nitritos que podem ser formados no estômago quando os nitritos combinam-se com aminas. As nitrosaminas são carcinogênicas em animais.

nível de tolerância: quantidade máxima de resíduos permitidos em um alimento quando um defensivo agrícola ou outra substância são usadas de acordo com as orientações do rótulo.

núcleo: corpo principal envolvido por membrana dentro de cada célula, que contém o material genético da célula, DNA, inserido nos cromossomos.

nutrição: ciência dos alimentos, nutrientes, e outras substâncias que eles contêm, e suas ações no organismo, incluindo ingestão, digestão, absorção, transporte e excreção. Uma definição mais ampla inclui implicações sociais, econômicas, culturais e psicológicas dos alimentos e da alimentação.

nutrientes: substâncias químicas obtidas do alimento e usadas no corpo para fornecer energia, materiais estruturais e agentes reguladores para sustentar o crescimento, manutenção e reparo dos tecidos do corpo. Os nutrientes também podem reduzir os riscos de algumas doenças.

nutrientes essenciais: nutrientes que uma pessoa deve obter do alimento, pois o corpo não pode produzi-los em quantidade suficiente para satisfazer as necessidades fisiológicas; são também chamados **nutrientes indispensáveis**. Cerca de 40 nutrientes são atualmente considerados essenciais para os seres humanos.

nutrientes fornecedores de energia: nutrientes que se decompõem para fornecer a energia que o corpo pode usar.

O

obesidade central: excesso de gordura em torno do tronco; também chamada **gordura abdominal** ou **gordura na parte superior do corpo**.

obesidade grave: IMC de 40 ou superior a 35 com fatores adicionais de risco. Um termo menos preferível para descrever a mesma condição é *obesidade mórbida*.

octacosanol: álcool isolado do gérmen de trigo; falsamente promovido como melhorador do desempenho atlético.

óleo de gérmen de trigo: óleo do grão de trigo; com freqüência falsamente promovido como um recurso energético.

óleo mineral: líquido purificado derivado do petróleo e usado para tratar a constipação.

óleos: lipídios que são líquidos à temperatura ambiente (70°F ou 25°C).

olestra: gordura sintética feita de sacarose e ácidos graxos que fornece 0 (zero) quilocaloria por grama; também conhecida como **poliéster de sacarose**.

ômega: última letra do alfabeto grego (ω), usada pelos químicos para se referir à posição da primeira ligação dupla a partir da extremidade metila (CH_3) de um ácido graxo.

OMS (Organização Mundial da Saúde): órgão internacional dedicado à promoção da saúde e erradicação das doenças.

onívoros: pessoas que não têm restrição em comer qualquer tipo de alimento.

opsina: porção de proteína da molécula de pigmento que não capta a luz.

organelas: estruturas subcelulares, como ribossomos, mitocôndria e lisossomos.

orgânico: em química, uma substância ou molécula contendo ligações carbono-carbono ou ligações carbono-hidrogênio. Essa definição exclui carvão, diamante e alguns poucos compostos que contêm um único carbono e nenhum hidrogênio, como dióxido de carbono (CO_2), carbonato de cálcio ($CaCO_3$), carbonato de magnésio ($MgCO_3$) e cianeto de sódio (NaCN).

orgânico: na agricultura, produtos cultivados e processados de acordo com as regulamentações do USDA que definem o uso de fertilizantes, herbicidas, inseticidas, fungicidas, conservantes e outros ingredientes químicos.

orgânico: nos rótulos de alimentos, significa que pelo menos 95% dos ingredientes do produto foram cultivados e processados de acordo com as regulamentações do USDA que definem o uso de fertilizantes, herbicidas, inseticidas, fungicidas, conservantes e outros ingredientes químicos (consulte o Capítulo 10 do Volume 2).

orizanol: esterol vegetal que supostamente fornece as mesmas reações que os esteróides anabolizantes sem os efeitos colaterais; conhecido como *ácido felúrico*, *felurato* ou *FRAC*.

orlistat: droga usada no tratamento de obesidade que inibe a absorção de gordura no trato GI, limitando, assim, o consumo energético.

ornitina: aminoácido não essencial, falsamente promovido por melhorar a secreção do hormônio do crescimento humano, quebrar gordura e desenvolver o músculo.

osmose: movimento de água através de uma membrana *em direção* ao lado em que os solutos estão mais concentrados.

osso cortical: *tecido* ósseo muito denso que forma a concha externa que circunda o osso trabecular e abrange o eixo de um osso longo.

osso trabecular: estrutura interna de cristais de cálcio, com forma semelhante à renda, que sustenta a estrutura óssea e fornece um banco de armazenagem de cálcio.

osteoartrite: doença degenerativa, dolorosa, das articulações, que ocorre quando a cartilagem amortecedora na articulação se deteriora; a estrutura da articulação é danificada, como perda da função; também chamada de **artrite degenerativa**.

osteomalácia: doença óssea caracterizada por amolecimento dos ossos. Os sintomas incluem encurvamento da coluna e arqueamento das pernas. A doença ocorre com mais freqüência nas mulheres adultas.

osteoporose: doença na qual os ossos tornam-se porosos e frágeis em razão de uma perda de minerais; também chamada **perda óssea em adultos**.

osteoporose tipo I: osteoporose caracterizada por rápidas perdas ósseas, principalmente do osso trabecular.

osteoporose tipo II: osteoporose caracterizada por perdas graduais do osso trabecular e do osso cortical.

óvulo: célula reprodutiva feminina, capaz de se desenvolver em um novo organismo pela fertilização; comumente referido como ovo.

oxaloacetato: carboidrato intermediário do ciclo TCA.

oxidação: processo de combinação de uma substância com oxigênio; *reações* de oxidação envolvem a perda de elétrons.

oxidação de ácido graxo: a decomposição metabólica dos ácidos graxos em acetil-CoA; também chamada **betaoxidação**.

oxidantes: compostos (como o próprio oxigênio) que oxidam outros compostos. Os compostos que evitam oxidação são chamados *antioxidantes*, e os que promovem oxidação são chamados *pró-oxidantes*.

oxitocina: hormônio que estimula as glândulas mamárias a ejetar o leite durante a lactação e o útero a contrair durante o nascimento da criança.

ozonoterapia: uso do gás ozônio para melhorar o sistema imunológico.

P

pâncreas: glândula que secreta as enzimas digestivas e sucos no duodeno.

paratormônio: hormônio das glândulas paratireóides que regula o cálcio no sangue, aumentando-o quando seus níveis caem muito; também conhecido como **hormônio da paratireóide**.

pasteurização: processo de aquecimento do alimento que inativa alguns, mas nem todos os microrganismos do alimento; não é um processo de esterilização. As bactérias que causam a deterioração ainda podem continuar presentes.

patógenos: microrganismos capazes de produzir doenças.

patrimônio genético: todas as informações genéticas de uma população em dado momento.

PBB (bifenil polibrominado) e PCB (bifenil policlorado): componentes orgânicos tóxicos usados em pesticidas, tintas e controladores de chamas.

pelagra: doença causada pela deficiência de niacina.

pepsina: enzima gástrica que hidrolisa proteína. A pepsina é secretada na forma inativa pepsinogênio, que é ativado pelo ácido clorídrico do estômago.

peptidase: enzima digestiva que hidrolisa ligações peptídicas. *Tripeptidases* clivam tripeptídeos; *dipeptidases* clivam dipeptídeos. *Endopeptidases* clivam ligações peptídicas dentro da cadeia para criar fragmentos menores, e *exopeptidases* clivam ligações nas extremidades para liberar aminoácidos livres.

peptídeo inibidor gástrico: hormônio produzido pelo intestino. Órgão-alvo: o estômago. Resposta: redução da velocidade de secreção dos sucos gástricos e da mobilidade GI.

perfil lipídico no sangue: resultados de exames de sangue da pessoa que revelam o colesterol total, triglicerídeos e várias lipoproteínas.

período de resfriamento: cinco a dez minutos de atividade leve, tal como caminhada ou alongamento após um trabalho vigoroso, para que o corpo retorne gradualmente a uma temperatura próxima da normal.

períodos críticos: períodos finitos durante o desenvolvimento nos quais ocorrem certos eventos que terão efeitos irreversíveis nos estágios de desenvolvimento posteriores; geralmente um período de rápida divisão celular.

peristaltismo: contrações musculares em forma de onda do trato GI que empurra seu conteúdo para diante.

persistência: continuação obtinada ou duradoura; com relação a contaminantes alimentícios, a qualidade de persistir, em vez de sucumbir nos corpos de animais e seres humanos.

pesticidas: substâncias químicas usadas para controlar insetos, ervas daninhas, fungos e outras pragas nas plantas, hortaliças, frutas e animais. Usado amplamente, o termo inclui herbicidas (para matar ervas daninhas), inseticidas (para matar insetos) e fungicidas (para matar fungos).

pesticidas naturais: pesticidas feitos de vegetais.

pH: unidade de medição que expressa acidez ou alcalinidade de uma substância. Quanto menor for o pH, maior é a concentração de íon H+ e mais forte é o ácido. Um pH acima de 7 é alcalino, ou básico (uma solução em que os íons OH- são predominantes).

pica: desejo por comer substâncias que não são alimentos. Também conhecida como geofagia quando se refere à vontade de comer barro e pagofagia quando se refere ao desejo de comer gelo.

pico de massa óssea: tamanho e densidade dos ossos máximos atingíveis para um indivíduo, desenvolvidos durante as três primeiras décadas da vida.

picolinato de cromo: suplemento mineral traço; é falsamente promovido por criar músculo, aumentar a energia e queimar gordura. O **picolinato** é um derivado do aminoácido triptofano que parece aumentar a absorção de cromo.

pigmento: molécula capaz de absorver certos comprimentos de onda da luz para refletir apenas aqueles que nós percebemos como determinada cor.

pílulas de fosfato: produto que demonstrou aumentar os níveis de compostos de fosfato metabolicamente importantes (difosfoglicerato) nos glóbulos vermelhos e o potencial das células de levar oxigênio às células musculares do corpo. Entretanto, elas não ampliam a resistência ou aumentam a eficiência do metabolismo aeróbico e podem causar perdas de cálcio dos ossos se tomadas em excesso.

piruvato: composto de 3 carbonos que desempenha um papel fundamental no metabolismo energético.

placa: acúmulo de depósitos de gordura, células musculares lisas e tecidos conjuntivos fibrosos que se desenvolve nas paredes das artérias na aterosclerose. A placa associada à aterosclerose é conhecida como **placa de ateroma**.

placa bacteriana: massa pastosa de bactérias que cresce nos dentes e pode levar à cárie ou doenças da gengiva.

placas de gordura: acúmulos de colesterol e outros lipídios ao longo das paredes das artérias.

placebo: medicamento inerte e inofensivo para fornecer conforto e esperança; um falso medicamento usado em estudos de pesquisa controlados.

placenta: órgão que se desenvolve dentro do útero no início da gravidez por meio do qual o feto recebe nutrientes e oxigênio e devolve dióxido de carbono e outros resíduos para excreção.

plaquetas: minúsculas substâncias no sangue com formato de disco, importantes na formação da coagulação sanguínea.

pólen de abelha: produto que consiste em saliva de abelha, néctar de planta e pólen, que supostamente ajuda na perda de peso e aumenta o desempenho atlético. Pode ou não causar reação alérgica em indivíduos sensíveis.

polímeros de glicose: compostos que fornecem glicose, não como moléculas simples, mas ligadas a cadeias, como amido. O objetivo é atrair menos água do corpo para o trato digestivo (a atração osmótica depende da quantidade e não do tamanho das partículas).

polipeptídeo: muitos (dez ou mais) aminoácidos interligados.

polissacarídeos: compostos constituídos de muitos monossacarídeos interligados. Uma cadeia intermediária de três a dez monossacarídeos é um **oligossacarídeo**.

poluição da água não puntual: poluição da água causada por escoamento de toda uma área e não de fontes pontuais separadas. Um exemplo é a poluição causada por escoamento de campos cultivados.

ponto de ajuste: ponto no qual os controles são regulados (por exemplo, em um termostato). A teoria do ponto de ajuste relacionada ao peso corporal sugere que o corpo tende a manter certo peso por meio de seus próprios controles internos.

ponto de insaturação: ligação dupla de um ácido graxo em que os átomos de hidrogênio podem facilmente ser adicionados à estrutura.

***pool* de aminoácidos:** fornecimento de aminoácidos derivados, tanto das proteínas do alimento como das proteínas do corpo, que se acumula nas células e na circulação sanguínea e se encontra pronto para ser incorporado nas proteínas e em outros compostos ou usado como energia.

pós-termo (bebê): bebê nascido após 42 semanas de gravidez.

potássio: principal cátion dentro das células do corpo; essencial para a manutenção do equilíbrio líquido, transmissões de impulsos nervosos e contrações musculares.

precursores: substâncias que precedem outras; com relação a vitaminas, compostos que podem ser convertidos em vitaminas ativas; também conhecidos como provitaminas.

pré-eclâmpsia: condição caracterizada por hipertensão, retenção de líquidos e proteína na urina; conhecida anteriormente como *hipertensão induzida pela gravidez*.

pré-hipertensão: pressão arterial levemente mais alta do que o normal, mas não tão elevada como a hipertensão.

pressão osmótica: quantidade de pressão necessária para evitar o movimento da água através de uma membrana.

pré-termo (bebê): bebê nascido antes de 38 semanas de gravidez; também chamado de **bebê prematuro**. Um bebê nasce **a termo** entre a 38ª e 42ª semanas de gravidez.

princípio de sobrecarga progressiva: princípio de treinamento no qual um sistema corporal, para melhorar, deve ser trabalhado a freqüências, durações ou intensidades que aumentem gradualmente as exigências físicas.

probióticos: ingredientes microbianos dos alimentos que são benéficos à saúde. Ingredientes alimentícios não-digeríveis que estimulam o crescimento de bactérias favoráveis são chamados **prebióticos**.

progesterona: hormônio da gestação (gravidez).

programação fetal: influência de substâncias durante o crescimento fetal no desenvolvimento de doenças futuras.

prolactina: hormônio secretado da glândula pituitária anterior que age nas glândulas mamárias para promover *(pro)* a produção de leite *(lacto)*. A liberação de prolactina é mediada pelo **hormônio inibidor da prolactina (PIH)**.

promotores: fatores que favorecem o desenvolvimento de câncer uma vez iniciado.

pró-oxidantes: substâncias que induzem significativamente o estresse oxidativo.

protease: enzima que hidrolisa proteína.

proteína C-reativa (PCR): proteína produzida durante a fase aguda de uma infecção ou inflamação que melhora a imunidade ao promover a fagocitose e ativar as plaquetas. Sua presença pode ser usada para avaliar o risco para uma pessoa de ataque do coração ou derrame iminente.

proteína de referência: padrão de referência para medir a qualidade de outras proteínas.

proteína do soro do leite: subproduto da produção de queijo; falsamente promovido por aumentar a massa muscular. O soro é a parte aquosa do leite que o separa do coalho.

proteína ligante de cálcio: proteína das células intestinais, produzida com a ajuda de vitamina D, que facilita a absorção do cálcio.

proteína ligante de retinol (RBP): proteína específica responsável pelo transporte de retinol.

proteína vegetal texturizada: proteína de soja texturizada usada em produtos vegetarianos, como hambúrgueres de soja; veja também *substitutos de carne*.

proteínas: compostos constituídos de átomos de hidrogênio, oxigênio e nitrogênio, organizados em aminoácidos ligados, formando uma cadeia. Alguns aminoácidos também contêm átomos de enxofre.

proteínas complementares: duas ou mais proteínas alimentares cujos grupos de aminoácidos se complementam de maneira que os aminoácidos essenciais faltantes em um são supridos pelo outro.

proteínas de alta qualidade: proteínas alimentares que contêm todos os aminoácidos essenciais relativamente na mesma quantidade de que os humanos necessitam. Elas podem conter também aminoácidos não essenciais.

protoporfirina eritrocitária: precursora da hemoglobina.

puberdade: período da vida no qual uma pessoa torna-se fisicamente capaz para a reprodução.

público: aberto e fácil de observar.

Q

qi gong: sistema chinês que combina movimento, meditação e técnicas de respiração para aumentar o fluxo de *qi* (energia vital) no corpo.

qualidade de vida: bem-estar físico e mental percebido pela pessoa.

queimação: sensação de queimação na área do peito causada por refluxo do ácido estomacal para o esôfago.

quelato: substância que pode atrair os íons positivos de um metal.

queratina: proteína insolúvel em água; a proteína normal do cabelo e das unhas. As células que produzem queratina podem substituir as células produtoras de muco na deficiência de vitamina A.

queratinização: acúmulo de queratina em um tecido; um sinal de deficiência de vitamina A.

questionário de freqüência alimentar: um *checklist* de alimentos no qual uma pessoa pode registrar a freqüência com a qual se ingere cada alimento.

quilomícrons: classe de lipoproteínas que transportam lipídios das células intestinais para o restante do corpo.

quimo: massa semilíquida do alimento parcialmente digerido expelida pelo estômago no duodeno.

quimosina: enzima que coagula o leite; encontrada no suco gástrico de vacas, mas não nos seres humanos.

quiroprática: método de cura com as mãos de manipulação da espinha para restabelecer a saúde.

R

radicais livres: átomos ou moléculas instáveis e altamente reativos que têm um ou mais elétrons desemparelhados no orbital externo (consulte o Apêndice B para uma revisão dos conceitos básicos de química).

randomização: processo de escolha aleatória e sem preconceitos dos membros dos grupos de sujeitos que irão participar de uma pesquisa ou experimento.

raquitismo: doença causada pela deficiência de vitamina D em crianças caracterizada por mineralização inadequada do osso (manifestada em pernas arqueadas ou genuvalgos, peito arqueado para fora e costelas salientes). Um raro tipo de raquitismo, não causado por deficiência de vitamina D, é conhecido como *raquitismo refratário ao tratamento com vitamina D*.

rastreamento nutricional: uso das técnicas de avaliação nutricional preliminar para identificar pessoas que se alimentam mal ou que estão em risco de desnutrição.

razão de eficiência protéica (PER): medida da qualidade da proteína avaliada pela determinação de como certa proteína suporta o ganho de peso em ratos de laboratório; usada para estabelecer a qualidade da proteína para fórmulas lácteas infantis e comidas de bebê.

reações adversas: reações não-usuais a alimentos (incluindo intolerâncias e alergias).

reações conjugadas: pares de reações químicas, nas quais, parte da energia liberada pela decomposição de um composto é usada para criar uma ligação na formação de outro composto.

recordatório de 24 horas: registro dos alimentos ingeridos por uma pessoa no período de 24 horas anterior ao interrogatório.

recuperação alimentar: coleta de alimento saudável para distribuição para pessoas de baixa renda que passam fome.

recursos ergogênicos: substâncias ou técnicas usadas em uma tentativa de aumentar o desempenho físico.

refeições comunitárias (*congregate meals*): programas de nutrição que fornecem alimentos para idosos em locais convenientemente localizados, como centros comunitários.

Refeições sobre Rodas (Meals on Wheels): programa norte-americano de nutrição que entrega alimentos a idosos em suas casas.

refino: processo pelo qual as partes rústicas de um alimento são removidas. Quando o trigo é transformado (refinado) em farinha, o farelo, o gérmen e a casca são removidos, deixando apenas o endosperma.

reflexo de ejeção: reflexo que força o leite para a frente da mama quando o bebê começa a sugar.

refluxo: fluxo contrário.

refluxo gastroesofágico: contrafluxo do ácido estomacal no esôfago, causando danos às células do esôfago e a sensação de queimação. A **doença do refluxo gastroesofágico (DRGE)** é caracterizada por sintomas de refluxo que ocorrem duas ou mais vezes por semana.

registro alimentar: extenso e cuidadoso registro dos alimentos ingeridos durante um período de um dia, vários dias ou semanas. Um registro alimentar que inclui informações, como, quando, onde e com quem cada alimento é ingerido é às vezes chamado *diário alimentar*.

relaxina: hormônio do estágio final da gravidez.

remodelagem: desmanche e recomposição de uma estrutura, como no caso de um osso.

renina: enzima dos rins que ativa a angiotensina.

replicação: repetição de um experimento e obtenção dos mesmos resultados. O cientista cético, ao saber de uma nova descoberta entusiasmante, perguntará: "ela já foi replicada?" Se não, o cientista recusará opinar sobre a validade da descoberta.

resíduos: tudo o que resta. No caso de pesticidas, as quantidades que permanecem sobre os alimentos ou dentro deles quando as pessoas o compram e o consomem.

resistência à insulina: condição na qual uma quantidade normal de insulina produz um efeito subnormal, resultando em rápido aumento da glicose; uma conseqüência da obesidade que precede o diabetes tipo 2.

resistência cadiorrespiratória: capacidade de realizar exercícios musculares dinâmicos de moderada a alta intensidade por períodos prolongados.

resistência muscular: capacidade de um músculo contrair repetidamente sem se tornar exausto.

resposta ao estresse: reação do corpo ao estresse, mediada tanto pelos nervos como pelos hormônios.

resposta glicêmica: escala até a qual um alimento aumenta a concentração de glicose no sangue e estimula uma resposta de insulina.

retículo endoplasmático: rede complexa de membranas intracelulares. O **retículo endoplasmático rugoso** é semeado por ribossomos, em que acontece a síntese protéica. O **retículo endoplasmático liso** não tem ribossomos.

retina: camada de células nervosas sensíveis à luz que revestem a parte interna posterior do olho; consiste de bastões e cones.

retinóides: compostos quimicamente relacionados com a atividade biológica similar à do retinol; metabólitos de retinol.

reto: parte terminal muscular do intestino, que se estende do cólon-sigmóide até o ânus.

riboflavina: vitamina do complexo B. As formas de coenzima são **FMN (flavina mononucleotídeo)** e **FAD (flavina adenina nucleotídeo)**.

ribose: açúcar com 5 carbonos falsamente promovido por melhorar a regeneração de ATP e, conseqüentemente, a velocidade de recuperação após exercício de alta intensidade.

ribossomos: organelas celulares produtoras de proteínas; constituídos de RNA e proteínas.

rigidez por hipercalcemia: dureza ou inflexibilidade dos músculos causada por altas concentrações de cálcio no sangue.

risco: fonte de perigo; usado para referir-se a circunstâncias nas quais é possível haver dano sob condições normais de uso.

risco: medida da probabilidade e gravidade de danos.

RNA (ácido ribonucléico): material genético das células necessário para a síntese protéica; falsamente promovido por aumentar o desempenho atlético.

rodopsina: pigmento da retina sensível à luz; contém a forma retinal da vitamina A e a proteína opsina.

S

sabores artificiais, realçadores de sabor: produtos químicos que imitam sabores naturais e aqueles que realçam sabor.

sacarase: enzima que hidrolisa sacarose.

sacarina: adoçante artificial que foi aprovado para uso em diversos países. No Canadá, a aprovação para uso em alimentos e bebidas está pendente; atualmente disponível apenas em farmácias e somente como adoçante de mesa, não como aditivo.

sacarose: dissacarídeo composto de glicose e frutose; comumente conhecido como açúcar de mesa, açúcar de beterraba ou açúcar de cana. A sacarose também ocorre em muitas frutas e algumas hortaliças e grãos.

saciação: sensação de satisfação e plenitude que ocorre durante uma refeição e suspende a alimentação. A saciação determina a quantidade de alimento consumido durante a refeição.

saciante: que tem poder de suprimir a fome e inibir a alimentação.

saciedade: sensação de satisfação que ocorre após uma refeição e inibe a fome até a próxima refeição. A saciedade determina quanto tempo se passa entre as refeições.

saco amniótico: a "bolsa d'água" no útero em que o feto flutua.

sais celulares: preparado mineral supostamente extraído de células vivas, vendido como suplemento favorável à saúde.

sal: composto constituído de um íon positivo diferente do H^+ e um íon negativo diferente do OH^-. Um exemplo é o cloreto de sódio (Na^+ Cl^-).

saliva: secreção das glândulas salivares. Suas principais enzimas iniciam a digestão de carboidratos.

sarcomas: cânceres que surgem nos músculos, ossos ou tecidos conjuntivos.

sarcopenia: perda de massa, força e qualidade músculo-esquelética.

saudável: alimento com baixo teor de gordura, gordura saturada, colesterol e sódio, que contém pelo menos 10% dos Valores Diários de vitamina A, vitamina C, ferro, cálcio, proteína ou fibra.

secretina: hormônio produzido pelas células da parede do duodeno. Órgão-alvo: o pâncreas. Resposta: secreção de suco pancreático rico em bicarbonato.

sede: desejo consciente de beber água.

sedentário: fisicamente inativo (literalmente, "muito parado").

segmentação: aperto ou separação periódica do intestino a intervalos regulares ao longo de seu comprimento por seus músculos circulares.

segurança: condição de estar livre de danos ou perigo.

segurança alimentar: acesso seguro de todas as pessoas, a todo momento, a alimentos suficientes para manter uma vida ativa e saudável.

selênio: micromineral.

sem açúcar: menos de 0,5 g de açúcar por porção.

sem calorias: menos de 5 kcal por porção.

sem colesterol: menos de 2 mg de colesterol por porção e 2 g ou menos de gordura saturada e gordura *trans* combinadas por porção.

sem sódio e **sem sal**: menos de 5 mg de sódio por porção.

sensibilidade a sal: característica de indivíduos que reagem à ingestão de alta concentração de sal com um aumento da pressão.

serotonina: neurotransmissor importante na regulação do sono, controle de apetite e percepção sensorial entre outras funções. A serotonina é sintetizada no corpo a partir do aminoácido triptofano com ajuda da vitamina B_6.

sibutramina: droga usada no tratamento da obesidade que torna lenta a reabsorção de serotonina no cérebro, suprimindo, dessa forma, o apetite e criando uma sensação de satisfação plena.

síndrome alcoólica fetal (SAF): conjunto de anomalias físicas, comportamentais e cognitivas associadas à exposição alcoólica pré-natal, incluindo malformações faciais, retardo do crescimento e distúrbios do sistema nervoso central.

síndrome consumptiva: perda involuntária de mais de 10% do peso corporal, comum na Aids e no câncer.

síndrome da morte súbita do lactente (SMSL): inesperada e inexplicável morte de um bebê aparentemente bem; a causa mais comum de morte do lactente entre a segunda semana e o final do primeiro ano de vida; também chamada de *morte no berço*.

síndrome de Down: anomalia genética que causa retardamento mental, baixa estatura, e traços faciais planos.

síndrome de Wernicke-Korsacoff: distúrbio neurológico normalmente associado com alcoolismo crônico e causado pela deficiência da vitamina B tiamina; também chamada de *demência relacionada ao álcool*.

síndrome do intestino irritável: distúrbio intestinal de causa desconhecida. Os sintomas incluem desconforto abdominal e cólicas, diarréia, constipação ou alternância de diarréia e constipação.

síndrome do túnel do carpo: nervo comprimido no punho, causando dor ou dormência nas mãos. É freqüentemente causado por movimento repetitivo do punho.

síndrome metabólica: combinação de alguns fatores de risco – como resistência à insulina, hipertensão, volume anormal de lipídios no sangue e obesidade –, que aumenta grandemente o risco de uma pessoa desenvolver doenças cardiovasculares; também chamada **síndrome X**, **síndrome de resistência à insulina**, ou **síndrome dismetabólica**.

sinergísticos: múltiplos fatores operando juntos de uma tal maneira que seu efeito combinado seja maior do que a soma de seus efeitos individuais.

Sistema de Análise de Perigos e Pontos Críticos de Controle (APPCC): plano sistemático para identificar e corrigir riscos microbianos potenciais na fabricação, distribuição e uso comercial de produtos alimentares, comumente referido como em inglês: HCCP (Hazard Analysis Critical Control Points).

sistema digestivo: todos os órgãos e glândulas associados à ingestão e digestão dos alimentos.

sistema imunológico: defesa natural do corpo contra agentes estranhos (antígenos).

sistema linfático: sistema livremente organizado de vasos e dutos que transportam fluidos para o coração. A parte GI do sistema linfático transporta os produtos da digestão de gordura para a corrente sangüínea.

sistema nervoso autônomo: divisão do sistema nervoso que controla as reações automáticas do corpo. Seus dois ramos são o **simpático**, que ajuda o corpo a reagir contra fatores de estresse do ambiente externo, e o **parassimpático**, que regula atividades normais do corpo nos momentos de estresse.

sistema nervoso central: cérebro e medula espinhal.

sistema nervoso periférico: parte periférica (mais externa) do sistema nervoso; vasto complexo de conexões que se estende do sistema nervoso central às áreas mais externas do corpo. Ele contém tanto componentes somáticos como autonômicos.

sistema nervoso somático: divisão do sistema nervoso que controla os músculos voluntários diferentemente do sistema nervoso autônomo, que controla as funções involuntárias.

SMOE ou sistema microssomal de oxidação do etanol: sistema de enzimas no fígado que oxida não apenas o álcool, mas também várias classes de drogas.

sobrecarga de ferro: toxicidade por excesso de ferro.

sobrepeso: peso corporal acima de algum padrão de peso aceitável, que é geralmente definido em relação à altura (como o IMC).

sódio: principal cátion nos líquidos extracelulares do corpo; essencial para a manutenção do equilíbrio líquido, transmissões de impulsos nervosos e contrações musculares.

solanina: substância tóxica semelhante a um narcótico presente na casca e nos brotos de batata.

soluções eletrolíticas: soluções que podem conduzir eletricidade.

soluços: sons repetitivos semelhantes à tosse e sacudidas que são produzidos quando um espasmo involuntário do diafragma suga o ar para a traquéia.

solutos: substâncias que são dissolvidas em uma solução. O número de moléculas em um determinado volume de líquido é a **concentração de soluto**.

somatostina (GHIH): hormônio que inibe a liberação do hormônio do crescimento; o oposto da **somatotropina (GH)**.

subnutrição: deficiência de energia ou nutrientes.

substitutos da carne: produtos formulados para parecer e ter o gosto semelhante carne, peixe ou ave; geralmente produzidos a partir da proteína vegetal texturizada.

substitutos de açúcar: compostos semelhantes ao açúcar que podem ser derivados de frutas ou comercialmente produzidos a partir da dextrose; também chamados de **álcoois de açúcar** e **polióis**. Os álcoois de açúcar são absorvidos mais vagarosamente do que outros açúcares e metabolizados de maneira diferente no organismo; eles não são prontamente utilizados pelas bactérias comuns da boca. Os exemplos são **matitol, manitol, orbitol, xilitol** e **lactitol**.

substitutos de gordura: ingredientes que substituem parte ou toda a gordura e podem ou não fornecer energia.

succinato: composto sintetizado no corpo e envolvido no ciclo TCA; falsamente promovido como melhorador metabólico.

suco gástrico: secreção digestiva das glândulas gástricas do estômago.

suco pancreático: secreção exócrina do pâncreas, contendo enzimas para a digestão de carboidrato, gordura e proteína, como também bicarbonato, um agente neutralizante. O suco flui do pâncreas ao intestino delgado por meio do duto pancreático. (O pâncreas também tem uma função endócrina, a secreção de insulina e outros hormônios.)

sucralose: adoçante artificial aprovado para uso nos Estados Unidos, no Canadá e no Brasil.

sujeitos: pessoas ou animais que participam de um projeto de pesquisa.

sulfitos: sais contendo enxofre que são adicionados a alimentos para evitar que estraguem.

supernutrição: excesso de energia ou nutrientes.

superóxido dismutase (SOD): enzima que protege as células da oxidação. Quando é tomada oralmente, o corpo digere e inativa esta proteína; é inútil para atletas.

suplementação de carboidrato: regime de exercício moderado seguido pelo consumo de uma dieta de carboidratos que permite que os músculos armazenem glicogênio além da capacidade normal; também chamada **suplementação de glicogênio** ou **supercompensação de glicogênio**.

suplementos: pílulas, cápsulas, comprimidos, líquidos ou pós que contêm vitaminas, minerais, ervas ou aminoácidos; visam a aumentar a ingestão dessas substâncias na dieta.

sushi: arroz aromatizado com vinagre e frutos do mar, normalmente enrolado em algas e recheado com vegetais coloridos. Alguns sushis são recheados com peixe cru; outras variedades contêm frutos do mar cozidos.

sustentável: capaz de continuar indefinidamente. No Capítulo 11, do Volume 2, o termo significa a utilização de recursos a um ritmo em que a Terra possa manter sua renovação, e produção de poluentes a um ritmo em que os esforços de limpeza efetuados pelo meio ambiente e pelo homem possam acompanhá-la, de maneira que não ocorra acúmulo líquido de poluição.

T

tagatose: monossacarídeo estruturalmente similar à frutose, que é absorvido de maneira incompleta e, portanto, produz apenas 1,5 quilocalorias por grama; aprovado para uso como um ingrediente "geralmente reconhecido como seguro".

taxa metabólica basal (TMB): taxa de uso de energia para o metabolismo sob condições específicas – após um jejum de 12 horas e sono tranqüilo, sem nenhuma atividade física ou agitação emocional e em um ambiente confortável. É geralmente expressa em quilocalorias por quilogramas de peso corporal por hora.

taxa metabólica de repouso (TMR): similar à taxa metabólica basal (TMB), uma medida do uso de energia de uma pessoa em repouso em um ambiente confortável, mas com menos critérios rigorosos para ingestão recente de alimento e desempenho de atividade física. Conseqüentemente, a TMR é levemente mais alta do que a TMB.

tecido adiposo: tecido gorduroso do corpo; consiste em massas de células que armazenam triglicerídeos.

tecido adiposo marrom: massas de células de gordura especializadas envolvidas por mitocôndria pigmentada que produzem calor em vez de ATP.

tecido epitelial: camada do corpo que serve como uma barreira seletiva entre o interior do corpo e o ambiente (os exemplos são: a córnea dos olhos, a pele, o revestimento respiratório dos pulmões e o revestimento do trato digestivo).

tempeh: alimento fermentado de soja, rico em proteínas e fibras.

teor alcoólico: maneira de expressar a porcentagem de álcool destilado na bebida. Uma bebida com teor alcoólico de teor 100 tem 50% de álcool; teor 90 tem 45%, e teor 50, 15%.

teor muito baixo de sódio: 35 mg ou menos por porção.

teoria: tentativa de explicação que integra diversas descobertas para promover a compreensão de um tópico definido.

terapia com cartilagem: uso de tecido conjuntivo limpo em pó, tal como colágeno, para melhorar a saúde.

terapia de quelação: uso de ácido etilenodiaminotetracético para se ligar com íons metálicos e remover metais tóxicos.

terapia de reidratação oral (TRO): administração de uma solução simples de açúcar, sal e água, tomada pela boca, para tratar a desidratação causada por diarréia.

terapia do campo biológico: método de cura com as mãos que direciona uma força curativa de uma fonte externa (normalmente, Deus ou outro ser sobrenatural) por meio de um prático experiente, que manipula dentro do corpo do cliente, muitas vezes com massagens, meditação, comumente conhecida como "imposição das mãos".

teratogênico: que causa desenvolvimento anormal do feto e defeitos congênitos.

termogênese: geração de calor; usada nos estudos de fisiologia e nutrição como um índice da quantidade de energia que o corpo está gastando.

termogênese adaptativa: ajustes no gasto de energia relacionados a mudanças ambientais, como frio extremo, e eventos psicológicos, como superalimentação, trauma e alterações hormonais.

testosterona: hormônio esteróide dos testículos. Os esteróides, como explicado no Capítulo 3, são quimicamente relacionados ao, e alguns são derivados do, lipídio colesterol.

tetania por hipocalcemia: espasmos intermitentes dos membros em decorrência da excitação neuromuscular causada por baixas concentrações de cálcio no sangue.

tiamina: vitamina do complexo B. A forma de coenzima é TPP (tianina pirofosfato).

tocoferol: termo geral para vários compostos quimicamente relacionados, os quais têm atividade de vitamina E (consulte o Apêndice C para estruturas químicas).

tofu: coalhada feita de soja, rica em proteína e freqüentemente fortificada com cálcio; usado em muitos pratos asiáticos e vegetarianos em substituição à carne.

toxicidade: capacidade de uma substância prejudicar organismos vivos. Todas as substâncias podem ser tóxicas se as concentrações suficientemente altas forem usadas.

transaminação: transferência de um grupo amina de um aminoácido a um cetoácido, produzindo um aminoácido não-essencial e um novo cetoácido.

transferrina: proteína de transporte de ferro.

transtorno de compulsão alimentar: transtorno alimentar cujos critérios são similares aos da bulimia nervosa, excluindo a purgação ou outros comportamentos compensatórios.

transtornos alimentares: comportamentos alimentares que não são nem normais nem saudáveis, incluindo alimentação de maneira restrita, rápida, compulsiva ou purgatória.

transtornos alimentares não-específicos: transtornos alimentares que não se encaixam nos critérios definidos para os transtornos alimentares específicos.

traquéia: passagem da boca e nariz aos pulmões.

tratamento UHT (temperatura ultra alta): esterilização de um alimento por exposição breve a altas temperaturas.

trato gastrointestinal (GI): trato digestivo. Os principais órgãos são o estômago e os intestinos.

treinamento: prática regular de uma atividade física, o que leva ao condicionamento. (Treinamento é o que se faz; condicionamento é o que se obtém.)

treinamento com pesos (também chamado de **treinamento de resistência**): uso de pesos livres ou máquinas com ajuste de peso para fornecer resistência a fim de desenvolver força e resistência musculares. O próprio peso da pessoa pode ser utilizado para fornecer resistência, por exemplo, quando uma pessoa faz flexões ou abdominais.

tríade da mulher atleta: combinação potencialmente fatal de três problemas médicos: transtorno alimentar, amenorréia e osteoporose.

triglicerídeos: forma mais importante de gordura na dieta e a principal forma de armazenagem de gordura no corpo; compostos por uma molécula de glicerol com três ácidos graxos anexados; também chamados **triacilgliceróis**.

tripeptídeo: três aminoácidos interligados.

trombose: formação de um trombo, ou um coágulo sangüíneo, que pode obstruir um vaso sangüíneo, causando morte gradual do tecido.

tumor: novo crescimento de tecido formando uma massa anormal sem função; também chamado de **neoplasma**. Tumores que se multiplicam de forma descontrolada ameaçam a saúde e requerem tratamento são malignos. Tumores que param de crescer sem intervenção ou podem ser removidos por cirurgia e que não ameaçam a saúde são benignos.

turnover **protéico**: degradação e síntese de proteína.

U

úlcera: erosão nas camadas mais altas, e às vezes nas camadas subjacentes, de células em uma área. Consulte também *úlcera péptica*.

úlcera péptica: erosão na membrana mucosa do estômago (uma úlcera gástrica) ou do duodeno (úlcera duodenal).

úlceras de pressão: danos à pele e aos tecidos subjacentes em razão de compressão e circulação deficiente; comumente vista em pessoas que estão acamadas ou em cadeiras de roda.

uréia: principal produto de excreção de nitrogênio do metabolismo protéico. Dois fragmentos de amônia são combinados com dióxido de carbono para formar a uréia.

USDA (Departamento de Agricultura dos Estados Unidos): órgão federal responsável pela aplicação de padrões de salubridade e qualidade de carnes, aves e ovos produzidos nos Estados Unidos, conduzindo pesquisas e educando a população sobre nutrição.

útero: órgão muscular dentro do qual o bebê se desenvolve antes do nascimento.

utilização de proteína líquida (NPU): medida da qualidade protéica avaliada pela medição de quanto nitrogênio da proteína é retido de uma determinada quantidade de nitrogênio de proteína ingerido.

V

validade: ter a qualidade de ser fundamentado em fato e evidência.

valor biológico (VB): avaliação da qualidade da proteína pela medida da quantidade de nitrogênio da proteína que é retido a partir de uma determinada quantidade de nitrogênio da proteína que é absorvido.

Valores Diários (VD): valores de referência desenvolvidos pelo FDA especificamente para o uso em rótulos de alimentos.

válvula ileocecal: o esfíncter que separa o intestino delgado do grosso.

variáveis: fatores que mudam. Uma variável pode depender de outra variável (por exemplo, a altura de uma criança depende de sua idade), ou pode ser independente (por exemplo, a altura de uma criança não depende da cor de seus olhos). Às vezes, as variáveis correlacionam-se com uma terceira variável (a altura e a cor dos olhos de uma criança dependem da genética).

variedade (dietética): comer uma vasta seleção de alimentos dos principais grupos alimentícios.

vasoconstritor: substância que contrai ou estreita os vasos sangüíneos.

vegans: pessoas que excluem todos os alimentos de origem animal (incluindo carnes, aves, peixes, ovos e laticínios) de suas dietas; também chamados de **vegetarianos puros, vegetarianos estritos, vegetarianos totais** ou **vegetarianos radicais**.

vegetarianos: termo geral usado para descrever pessoas que excluem carnes, aves, peixes ou outros alimentos de origem animal de suas dietas.

veia hepática: veia que coleta sangue dos capilares do fígado e o retorna ao coração.

veia porta: veia que coleta o sangue do trato GI e o conduz aos capilares do fígado.

veias: vasos que transportam sangue para o coração.

vesícula biliar: órgão que armazena e concentra bile. Quando recebe o sinal que a gordura está presente no duodeno, a vesícula se contrai e injeta bile através do ducto biliar no duodeno.

vilosidades: projeções semelhantes a dedos das pregas do intestino delgado; singular **vilosidade**.

vinho: bebida alcoólica produzida pela fermentação do suco de uva.

viscoso: consistência semelhante ao gel.

vitamina A: todos os compostos que ocorrem naturalmente com a atividade biológica de retinol, a forma alcoólica de vitamina A.

vitamina A pré-formada: vitamina A alimentar na sua forma ativa.

vitamina B_6: família de compostos – piridoxal, piridoxina e piridoxamina. A principal coenzima ativa é **PLP (piridoxal fosfato)**.

vitamina B_{12}: vitamina do complexo B caracterizada pela presença de cobalto (veja a Figura 8-12). As formas ativas de coenzima B_{12} são a **metilcobalamina** e **deoxiadenosilcobalamina**.

vitaminas: nutrientes essenciais orgânicos necessários em pequenas quantidades para um corpo saudável.

VLDL (lipoproteína de muito baixa densidade): tipo de lipoproteína produzido principalmente pelas células hepáticas para transportar lipídios para vários tecidos do organismo, composta principalmente de triglicerídeos.

VO_2max: taxa máxima de consumo de oxigênio por um indivíduo no nível do mar.

vômito: eliminação dos conteúdos do estômago através do esôfago para a boca.

X

xantofilas: pigmentos encontrados em plantas; responsáveis pela mudança de cor das folhas no outono.

xeroftalmia: cegueira progressiva causada por deficiência grave de vitamina A.

xerose: ressecamento anormal da pele e membranas mucosas; um sinal de deficiência de vitamina A.

Z

zigoto: produto da união de um óvulo e um espermatozóide; assim chamado durante as duas primeiras semanas após a fertilização.

DRIs: *Dietary Reference Intakes*

A expressão Dietary Reference Intakes (DRIs) inclui conjuntos de valores que servem de metas para a ingestão de nutrientes como a Ingestão Dietética Recomendada (Recommended Dietary Allowances – RDA) e a Ingestão Adequada (Adequate Intake – AI). A RDA reflete a quantidade média diária de um nutriente considerada adequada para atender às necessidades da maioria das pessoas saudáveis. Se não houver evidências suficientes para definir uma RDA, estabelece-se um valor para a AI.

A AI é estabelecida com base em níveis de ingestão derivados de experimentos em animais, mas tanto a RDA quanto a AI podem ser usadas como metas para ingestão de nutrientes.

Além dos valores que servem de meta para a ingestão de nutrientes (apresentada nas tabelas a seguir), as DRIs também incluem um conjunto de valores chamado de Limite Superior Tolerável de Ingestão (Tolerable Upper Intake Level – UL). O UL representa a quantidade máxima de um nutriente que parece segura ao consumo regular da maioria das pessoas saudáveis. Veja, nas páginas seguintes, uma relação do UL para algumas vitaminas e minerais.

Necessidade Estimada de Energia (Estimated Energy Requirement – EER), Ingestão Dietética Recomendada (RDA) e Ingestão Adequada (AI) de Água, Energia e Nutrientes Energéticos

Idade (anos)	IMC ref. (kg/m²)	Altura ref. cm (pol.)	Peso ref. kg (lb)	AI Água[a] (l/dia)	EER[b] Energia (kcal/dia)	RDA Carboidratos (g/dia)	AI Fibras totais (g/dia)	AI Gordura total (g/dia)	AI Ácido Linoleico (g/dia)	AI Ácido Linolênico[c] (g/dia)	RDA Proteínas (g/dia)[d]	RDA Proteínas (g/kg/dia)
Homen												
0–0,5	—	62 (24)	6 (13)	0,7[e]	570	60	—	31	4,4	0,5	9,1	1,52
0,5–1	—	71 (28)	9 (20)	0,8[f]	743	95	—	30	4,6	0,5	13,5	1,5
1–3[g]	—	86 (34)	12 (27)	1,3	1046	130	19	—	7	0,7	13	1,1
4–8[g]	15,3	115 (45)	20 (44)	1,7	1742	130	25	—	10	0,9	19	0,95
9–13	17,2	144 (57)	36 (79)	2,4	2279	130	31	—	12	1,2	34	0,95
14–18	20,5	174 (68)	61 (134)	3,3	3152[h]	130	38	—	16	1,6	52	0,85
19–30	22,5	177 (70)	70 (154)	3,7	3067[h]	130	38	—	17	1,6	56	0,8
31–50				3,7	3067[h]	130	38	—	17	1,6	56	0,8
>50				3,7	3067[h]	130	30	—	14	1,6	56	0,8
Mulheres												
0–0,5	—	62 (24)	6 (13)	0,7[e]	520	60	—	31	4,4	0,5	9,1	1,52
0,5–1	—	71 (28)	9 (20)	0,8[f]	676	95	—	30	4,6	0,5	13,5	1,5
1–3[g]	—	86 (34)	12 (27)	1,3	992	130	19	—	7	0,7	13	1,1
4–8[g]	15,3	115 (45)	20 (44)	1,7	1642	130	25	—	10	0,9	19	0,95
9–13	17,4	144 (57)	37 (81)	2,1	2071	130	26	—	10	1,0	34	0,95
14–18	20,4	163 (64)	54 (119)	2,3	2368	130	26	—	11	1,1	46	0,85
19–30	21,5	163 (64)	57 (126)	2,7	2403[i]	130	25	—	12	1,1	46	0,8
31–50				2,7	2403[i]	130	21	—	12	1,1	46	0,8
>50				2,7	2403[i]	130	21	—	11	1,1	46	0,8
Gravidez												
1º Trimestre				3,0	+0	175	28	—	13	1,4	+25	1,1
2º Trimestre				3,0	+340	175	28	—	13	1,4	+25	1,1
3º Trimestre				3,0	+452	175	28	—	13	1,4	+25	1,1
Lactação												
1º Semestre				3,8	+330	210	29	—	13	1,3	+25	1,1
2º Semestre				3,8	+400	210	29	—	13	1,3	+25	1,1

OBSERVAÇÃO: Para todos os nutrientes, os valores para crianças até um ano são AI. Os travessões indicam valores que não foram definidos.

[a] A AI inclui a água potável pura, a água contida em bebidas e a água contida nos alimentos; no geral, a água potável e as demais bebidas contribuem com cerca de 70% a 80% e os alimentos com o restante. Fatores de conversão: 1 xícara = 240 ml.

[b] A Necessidade Estimada de Energia (EER) representa a ingestão dietética média de energia necessária para manter o equilíbrio energético em uma pessoa saudável de certo sexo, idade, peso, altura e nível de atividade física. Os valores relacionados estão baseados em uma pessoa "ativa", que esteja na altura e peso de referência e no ponto médio de idade para cada faixa etária até os 19 anos. O Capítulo 3 do Volume 2 e o Apêndice B no Volume 2 apresentam equações e tabelas para definir os valores da necessidade estimada de energia.

[c] O ácido linolênico mencionado nesta tabela e texto é o ácido graxo ômega-3 conhecido como ácido alfa-linolênico.

[d] Os valores relacionados baseiam-se em pesos corporais de referência.

[e] Presumida como proveniente do leite materno.

[f] Presumida como proveniente do leite materno e de alimentos complementares e bebidas, o que inclui aproximadamente 0,6 L (~3 xícaras) de líquido total, contando mamadeiras à base de leite em pó, sucos e água potável.

[g] Para energia, as faixas etárias para crianças pequenas são 1-2 anos e 3-8 anos.

[h] Para homens, subtraia 10 kcal por dia para cada ano de idade acima dos 19.

[i] Para mulheres, subtraia 7 kcal por dia para cada ano de idade acima dos 19.

FONTE: Adaptado da série *Dietary Reference Intakes*, National Academies Press. Copyright 1997, 1998, 2000, 2001, 2002, 2004, National Academies of Sciences.

Ingestão Dietética Recomendada (RDA) e Ingestão Adequada (AI) para Vitaminas

Idade (anos)	RDA Tiamina (mg/dia)	RDA Riboflavina (mg/dia)	RDA Niacina (mg/dia)[a]	AI Biotina (μg/dia)	AI Ácido Pantotênico (mg/dia)	RDA Vitamina B6 (mg/dia)	RDA Folato (μg/dia)[b]	RDA Vitamina B12 (μg/dia)	AI Colina (mg/dia)	RDA Vitamina C (mg/dia)	RDA Vitamina A (μg/dia)[c]	AI Vitamina D (μg/dia)[d]	RDA Vitamina E (mg/dia)[e]	AI Vitamina K (μg/dia)
Bebês														
0–0,5	0,2	0,3	2	5	1,7	0,1	65	0,4	125	40	400	5	4	2,0
0,5–1	0,3	0,4	4	6	1,8	0,3	80	0,5	150	50	500	5	5	2,5
Crianças														
1–3	0,5	0,5	6	8	2	0,5	150	0,9	200	15	300	5	6	30
4–8	0,6	0,6	8	12	3	0,6	200	1,2	250	25	400	5	7	55
Homens														
9–13	0,9	0,9	12	20	4	1,0	300	1,8	375	45	600	5	11	60
14–18	1,2	1,3	16	25	5	1,3	400	2,4	550	75	900	5	15	75
19–30	1,2	1,3	16	30	5	1,3	400	2,4	550	90	900	5	15	120
31–50	1,2	1,3	16	30	5	1,3	400	2,4	550	90	900	5	15	120
51–70	1,2	1,3	16	30	5	1,7	400	2,4	550	90	900	10	15	120
>70	1,2	1,3	16	30	5	1,7	400	2,4	550	90	900	15	15	120
Mulheres														
9–13	0,9	0,9	12	20	4	1,0	300	1,8	375	45	600	5	11	60
14–18	1,0	1,0	14	25	5	1,2	400	2,4	400	65	700	5	15	75
19–30	1,1	1,1	14	30	5	1,3	400	2,4	425	75	700	5	15	90
31–50	1,1	1,1	14	30	5	1,3	400	2,4	425	75	700	5	15	90
51–70	1,1	1,1	14	30	5	1,5	400	2,4	425	75	700	10	15	90
>70	1,1	1,1	14	30	5	1,5	400	2,4	425	75	700	15	15	90
Gestantes														
≤18	1,4	1,4	18	30	6	1,9	600	2,6	450	80	750	5	15	75
19–30	1,4	1,4	18	30	6	1,9	600	2,6	450	85	770	5	15	90
31–50	1,4	1,4	18	30	6	1,9	600	2,6	450	85	770	5	15	90
Lactantes														
≤18	1,4	1,6	17	35	7	2,0	500	2,8	550	115	1200	5	19	75
19–30	1,4	1,6	17	35	7	2,0	500	2,8	550	120	1300	5	19	90
31–50	1,4	1,6	17	35	7	2,0	500	2,8	550	120	1300	5	19	90

OBSERVAÇÃO: Para todos os nutrientes, os valores para os bebês de 0 a 1 ano são AI.
[a] As recomendações de niacina são expressas em equivalentes de niacina (NE), à exceção das recomendações para bebês com menos de 6 meses, que são expressas em niacina pré-formada.
[b] As recomendações de folato são expressas em equivalentes de folato dietético (DFE).
[c] As recomendações de vitamina A são expressas em equivalentes de atividade de retinol (RAE).
[d] As recomendações de vitamina D são expressas em colecalciferol e presumem ausência de exposição adequada à luz do sol.
[e] As recomendações de vitamina E são expressas em alfa-tocoferol.

Ingestão Dietética Recomendada (RDA) e Ingestão Adequada (AI) para Minerais

Idade (anos)	AI Sódio (mg/dia)	AI Cloreto (mg/dia)	AI Potássio (mg/dia)	AI Cálcio (mg/dia)	RDA Fósforo (mg/dia)	RDA Magnésio (mg/dia)	RDA Ferro (mg/dia)	RDA Zinco (mg/dia)	RDA Iodo (μg/dia)	RDA Selênio (μg/dia)	RDA Cobre (μg/dia)	AI Manganês (mg/dia)	AI Fluoreto (mg/dia)	AI Cromo (μg/dia)	RDA Molibdênio (μg/dia)
Bebês															
0–0,5	120	180	400	210	100	30	0,27	2	110	15	200	0,003	0,01	0,2	2
0,5–1	370	570	700	270	275	75	11	3	130	20	220	0,6	0,5	5,5	3
Crianças															
1–3	1000	1500	3000	500	460	80	7	3	90	20	340	1,2	0,7	11	17
4–8	1200	1900	3800	800	500	130	10	5	90	30	440	1,5	1,0	15	22
Homens															
9–13	1500	2300	4500	1300	1250	240	8	8	120	40	700	1,9	2	25	34
14–18	1500	2300	4700	1300	1250	410	11	11	150	55	890	2,2	3	35	43
19–30	1500	2300	4700	1000	700	400	8	11	150	55	900	2,3	4	35	45
31–50	1500	2300	4700	1000	700	420	8	11	150	55	900	2,3	4	35	45
51–70	1300	2000	4700	1200	700	420	8	11	150	55	900	2,3	4	30	45
>70	1200	1800	4700	1200	700	420	8	11	150	55	900	2,3	4	30	45
Mulheres															
9–13	1500	2300	4500	1300	1250	240	8	8	120	40	700	1,6	2	21	34
14–18	1500	2300	4700	1300	1250	360	15	9	150	55	890	1,6	3	24	43
19–30	1500	2300	4700	1000	700	310	18	8	150	55	900	1,8	3	25	45
31–50	1500	2300	4700	1000	700	320	18	8	150	55	900	1,8	3	25	45
51–70	1300	2000	4700	1200	700	320	8	8	150	55	900	1,8	3	20	45
>70	1200	1800	4700	1200	700	320	8	8	150	55	900	1,8	3	20	45
Gestantes															
≤18	1500	2300	4700	1300	1250	400	27	12	220	60	1000	2,0	3	29	50
19–30	1500	2300	4700	1000	700	350	27	11	220	60	1000	2,0	3	30	50
31–50	1500	2300	4700	1000	700	360	27	11	220	60	1000	2,0	3	30	50
Lactantes															
≤18	1500	2300	5100	1300	1250	360	10	14	290	70	1300	2,6	3	44	50
19–30	1500	2300	5100	1000	700	310	9	12	290	70	1300	2,6	3	45	50
31–50	1500	2300	5100	1000	700	320	9	12	290	70	1300	2,6	3	45	50

Limite Superior Tolerável de Ingestão (UL) para Vitaminas

Idade (anos)	Niacina (mg/dia)[a]	Vitamina B6 (mg/dia)	Folato (μg/dia)[a]	Colina (mg/dia)	Vitamina C (mg/dia)	Vitamina A (μg/dia)[b]	Vitamina D (μg/dia)	Vitamina E (mg/dia)[c]
Bebês								
0–0,5	—	—	—	—	—	600	25	—
0,5–1	—	—	—	—	—	600	25	—
Crianças								
1–3	10	30	300	1000	400	600	50	200
4–8	15	40	400	1000	650	900	50	300
9–13	20	60	600	2000	1200	1700	50	600
Adolescentes								
14–18	30	80	800	3000	1800	2800	50	800
Adultos								
19–70	35	100	1000	3500	2000	3000	50	1000
>70	35	100	1000	3500	2000	3000	50	1000
Gestantes								
≤18	30	80	800	3000	1800	2800	50	800
19–50	35	100	1000	3500	2000	3000	50	1000
Lactantes								
≤18	30	80	800	3000	1800	2800	50	800
19–50	35	100	1000	3500	2000	3000	50	1000

[a] O UL para niacina e folato aplica-se às formas sintéticas obtidas em suplementos, alimentos fortificados ou uma combinação dos dois.
[b] O UL para vitamina A aplica-se apenas à vitamina pré-formada.
[c] O UL para vitamina E aplica-se a qualquer forma de alfa-tocoferol suplementar, alimentos fortificados ou uma combinação dos dois.

Limite Superior Tolerável de Ingestão (UL) para Minerais

Idade (anos)	Sódio (mg/dia)	Cloreto (mg/dia)	Cálcio (mg/dia)	Fósforo (mg/dia)	Magnésio (mg/dia)[d]	Ferro (mg/dia)	Zinco (mg/dia)	Iodo (μg/dia)	Selênio (μg/dia)	Cobre (μg/dia)	Manganês (mg/dia)	Fluoreto (mg/dia)	Molibdênio (μg/dia)	Boro (mg/dia)	Níquel (mg/dia)	Vanádio (mg/dia)
Bebês																
0—0,5	—[e]	—[e]	—	—	—	40	4	—	45	—	—	0,7	—	—	—	—
0,5—1	—[e]	—[e]	—	—	—	40	5	—	60	—	—	0,9	—	—	—	—
Crianças																
1-3	1500	2300	2500	3000	65	40	7	200	90	1000	2	1,3	300	3	0,2	—
4-8	1900	2900	2500	3000	110	40	12	300	150	3000	3	2,2	600	6	0,3	—
9-13	2200	3400	2500	4000	350	40	23	600	280	5000	6	10	1100	11	0,6	—
Adolescentes																
14-18	2300	3600	2500	4000	350	45	34	900	400	8000	9	10	1700	17	1,0	—
Adultos																
19-70	2300	3600	2500	4000	350	45	40	1100	400	10000	11	10	2000	20	1,0	1,8
>70	2300	3600	2500	3000	350	45	40	1100	400	10000	11	10	2000	20	1,0	1,8
Gestantes																
≤18	2300	3600	2500	3500	350	45	34	900	400	8000	9	10	1700	17	1,0	—
19-50	2300	3600	2500	3500	350	45	40	1100	400	10000	11	10	2000	20	1,0	—
Lactantes																
≤18	2300	3600	2500	4000	350	45	34	900	400	8000	9	10	1700	17	1,0	—
19-50	2300	3600	2500	4000	350	45	40	1100	400	10000	11	10	2000	20	1,0	—

[d] O UL para o magnésio aplica-se às formas sintéticas obtidas apenas em suplementos ou medicamentos.
[e] A fonte da ingestão deve ser leite materno (ou leite em pó) ou alimentos.

OBSERVAÇÃO: O UL não foi estabelecido para as vitaminas e minerais não relacionados e para as faixas etárias marcadas com um travessão (–) em virtude da falta de dados, e não porque esses nutrientes são seguros para serem consumidos em qualquer nível de ingestão; contudo, todos os nutrientes podem ter efeitos adversos quando a ingestão é excessiva.

FONTE: Adaptado com permissão da série *Dietary Reference Intakes*, National Academy Press. Copyright 1997, 1998, 2000, 2001, pela National Academies of Sciences. Cortesia da National Academy Press, Washington, D.C.

Índice Remissivo

A

Abordagem preventiva da saúde. *Veja* Risco e prevenção de doenças
Absorção, 1, 11-14
  anatomia GI e, 11, 12-14
  de álcool, 333-334
  desnutrição e deficiência de zinco, 280-281
  fígado e, 16
  olestra e, 96
  por difusão facilitada, 12, 38
  por difusão simples, 12
  por transporte ativo, 12, 38
  regulação de, 17-19
  sistema vascular e, 14, 15, 17
  sites sobre, 20
  Veja também Digestão; Índice glicêmico; Transporte (nutriente); Nutrientes específicos
Abuso de álcool, 333, 337-338
  dano a tecido por, 335
  deficiências e, 150, 162, 251
  doença cardíaca e, 336-337, 340
  efeitos sobre a nutrição e, 337-338, 340
  osteoporose, 263
  sites sobre, 342
  sobrecarga de ferro e, 275
Ação poupadora de proteína pelos carboidratos, 42, 121
Accutane, 199
Acesulfame de potássio (acesulfame-K), 62, 64
Acetaldeído, 159, 333, 334, 338
Acetaldeído desidrogenase, 335
Acetil-CoA, 310
  ácido clorídrico, 239
  amônia e, 318
  cetose e, 42
  ciclo TCA e, 320-323
  escala de pH e, 233
  esteatose hepática, 335
  metabolismo de aminoácidos e, 317
  metabolismo de glicose e, 313, 314
  metabolismo de gorduras, 313, 314, 315, 316
  reguladores de, 119, 121, 233-234, 236
  vitaminas do complexo B e, 158, 170, 171
  vômito e, 239
  Veja também pH
Acetilcolina, 169
Acetona, 328
Acidez do suco gástrico, 8, 18, 27, 239
Ácido acético, 37, 70
Ácido aracdônico, 85
Ácido ascórbico. *Veja* Vitamina C
Ácido aspártico, 111
Ácido butírico, 37
Ácido carbônico, 233
Ácido clorídrico (HCl), 8
  alcalose metabólica e vômito, 239
  equilíbrio ácido-base, 239
  funções do, 8, 14
Ácido desoxirribonucléico. *Veja* DNA
Ácido docosa-hexaenóico (DHA), 85, 90, 104
Ácido Eicosapentanóico (EPA), 85, 86, 90, 104
Ácido elágico, 300
Ácido esteárico, 70, 72, 88
Ácido fítico (fitato), 36
  absorção de cálcio, 244

absorção de ferro, 270, 275
fermento, 280
minerais e, 36, 298
zinco e, 479
Ácido fólico. *Veja* Folato
Ácido galacturônico, 35, C-3
Ácido láctico, 312-313
  álcool e, 335
  exercício e, 312
  vias anaeróbicas, 312, 313
Ácido linoléico, 71, 72
  deficiência de, 85
  estrutura do, 71-72, C-3
  fontes de, 72, 85, 90
  química do, 85
  Veja também Ácidos graxos ômega-6
Ácido linolênico, 71-73
  AI para, 92
  fontes de, 71, 85-91
  funções do, 85
  nas dietas vegetarianas, 141
  química do, 85
  Veja também Ácidos graxos ômega 3
Ácido linolênico alfa, 85
Ácido linolênico gama, 85
Ácido nicotínico. *Veja* Niacina
Ácido oléico, 71, 72
Ácido orótico, 169
Ácido pangâmico, 170
Ácido pantotênico, 170, 171, 180, C-7
Ácido paraminobenzóico (Paba), 344
Ácido pirúvico, 310
Ácido propiônico, 37
Ácido retinóico, 194, 195, C-5
Ácido tetraidrofólico, C-17
Ácidos, 119, B-6
  Veja também pH
Ácidos biliares, 79, 80
Ácidos fenólicos, 298
Ácidos graxos, 70-76
  ácido aracdônico, 85, 86
  de cadeia média, 71, 82
  deficiências de, 86, 87
  DHA (ácido docosaexanóico), 85, 90, 104
  efeito do álcool nos, 334
  essenciais, 84-85
  estrutura dos, 70-73, 310, 323
  insaturados, 71, 73-75
  metabolismo dos. *Veja* Metabolismo de gorduras
  moninsaturados. *Veja* Gorduras monoinsaturadas
  oxidação dos. *Veja* Oxidação de gorduras
  peixes gordurosos, 91
  poliinsaturados (Pufa). *Veja* Ácidos graxos poliinsaturados
  química dos, C-3
  saturados. *Veja* Gorduras saturadas
  síntese de, 314
  trans-, 74, 75, 89, 92, 96, 105
  trans- versus *cis-*, 74, 75
  Veja também Ácidos graxos ômega 3; Ácidos graxos ômega 6
Ácidos graxos *cis*, 75
Ácidos graxos insaturados, 71-72, C-3
  Veja também Ácidos graxos poliinsaturados
Ácidos graxos monoinsaturados, 71
Ácidos graxos ômega 3, 72
  benefícios, para a saúde, dos, 90-92, 104

deficiência de, 86
doença cardíaca e, 85, 90
estrutura dos, 72
fontes de, 72, 74, 85, 89, 106
na dieta mediterrânea, 107
nas dietas vegetarianas, 141
ovos enriquecidos com, 90, 107
química dos, 85
recomendações de ingestão, 89
risco de câncer e, 91
Ácidos graxos ômega 6, 72-73
  doença cardíaca e, 91
  estrutura dos, 72, 85
  fontes de, 72, 74, 85, 89, 100
  química dos, 85
  recomendações de ingestão, 90
Ácidos graxos poliinsaturados (Pufa), 71
  doenças cardíacas e, 89, 90, 219
  estrutura, 71, C-3
  fontes de, 72, 74, 90, 104, 106
  radicais livres e, 219
  vitamina E e, 207, 208
  Veja também Ácidos graxos ômega 3; Ácidos graxos ômega 6
Ácidos graxos saturados, 71
Ácidos graxos *trans*, 75
  estrutura, 75
  fabricantes de alimentos e, 107
  fontes de, 88, 90, 106
  nos rótulos, 96
  recomendações de ingestão, 91, 105
  risco, para a saúde, dos, 88
Ácidos graxos, cadeia curta
  absorção dos, 82
  fibras fermentadas por bactérias, 9, 35, 37
  tipos de, 37
Acidose, 119
Acne (e vitamina A), 199
Acrodermatite enteroepática, 282
ACTH (adrenocorticotropina), A-3, A-4, A-5
Açúcar do leite. *Veja* Lactose
Açúcar no sangue. *Veja* Níveis de glicose no sangue
Açúcares, 30-34
  absorção dos, 11
  alternativas a, 61-67
  comportamento dos, 49
  diretrizes de ingestão, 50-51
  dissacarídeos. *Veja* Dissacarídeos
  doença do coração e, 49
  efeitos, sobre a saúde, dos, 46-51
  energia (kcal) nos, 47, 48, 50
  estrutura dos, 30-33, C-1 a C-3
  mel *versus*, 47, 48
  monossacarídeos. *Veja* Monossacarídeos
  nos alimentos, 50
  nos rótulos, 46
  obesidade e, 49
  química dos, 30-33
  tipos de, 47
  sites sobre, 57
  Veja também Doces
Açúcares adicionados, 46-47, 50
ADA. *Veja* Associação Dietética Americana (ADA)
Adenosina difosfato (ADP), 307, 308, C-9
Adenosina trifosfato. *Veja* ATP
Adequação (dietética), 20

ADH (hormônio antidiurético), 228, 333, A-5
   álcool e, 237
   função de, 119
   regulação do volume sangüíneo, 229, A-5
   retenção de água e, 228
Aditivo
   absorção de ferro, 270-271
   açúcar como, 46, 50
   fósforo em, 248-249
   sódio em, 237-238
   Veja também Indústria alimentícia
Adoçantes artificiais, 61-66
Adoçantes não nutritivos. *Veja* Adoçantes artificiais
Adoçantes nutritivos, 61, 65-67
Adolescência
   deficiência de ferro e, 272
   densidade óssea e, 262
   diabete e obesidade, 44
   dietas *vegan* e, 142
   distúrbios alimentares, 142
   nutrição durante, 246, 260-261
Adolescentes. *Veja* Adolescência
ADP (adenosina difosfato), 308, C-9
Adrenalina. *Veja* Epinefrina
Adrenocorticotropina (ACTH), A-3, A-4, A-5
Aeróbico, definição, 312
Afro-americanos/negros
   osteoporose e, 262
   sensibilidade ao sal, 236
   vitamina D e, 205
Aglutinadores, 235
Água, 224-234
   ADH e retenção de, 228
   consumo de álcool e, 337
   de poço artesiano, 226
   eliminação obrigatória da água, 225
   engarrafada, 227
   estrutura da, 230-231
   estrutura molecular da, B-4, B-6, B-7
   fontes de, 25, 227
   fluoretada, 288
   funções da, 224, 230
   ingestão de proteína e, 318
   minerais na, 227, 246, 250-251
   na composição do alimento, 225
   necessidade dos bebês, 225
   perdas, rotas de, 225, 226
   pressão arterial e, 227-228
   purificada, 226
   recomendações de ingestão, 225, 226
   sede *versus* necessidade, 224
   tipos de, 226, 227
   volume sangüíneo e, 227-228, 229
   Veja também Desidratação; Equilíbrio líquido
Água da fonte, 226
Água de abastecimento público, 226
Água de poço artesiano, 226
Água destilada, 226
Água engarrafada, 226, 227
Água fluoretada, 288
Água mineral, 26, 246, 252
   Veja também Informações sobre nutrição, validade das; Mitos
Água mole, 227
Água natural, 226
Água purificada, 226
AI. *Veja* Ingestão Adequada (AI)
Alanina, 111
Alcalose, 119, 239
Alcalose metabólica, 239
Álcoois de açúcar, 61, 65

Álcool, 332-342
   absorção de, 333-334
   betacaroteno e, 198
   câncer e, 338, 340
   cérebro, efeitos no, 336-337
   ciclo TCA e, C-16 a C-17
   como diurético, 226
   consumo compulsivo, 339, 340
   deficiências de vitamina e, 150-151, 159, 338, 340
   desnutrição e, 338, 340
   doença cardíaca e, 130, 336-337, 340
   drogas e, 336
   efeitos, curto prazo, 338-339
   efeitos, longo prazo, 339-340
   estratégias pessoais para uso, 340-341
   estrutura de, 30, 332
   etanol, definição, 333
   fígado e, 333-335, 338
   gordura e, 335, 337, 340
   ingestão adequada, 332, 340
   metabolismo do, 334-337
   mitos relativos ao, 340, 341
   morte associada ao, 336, 339
   níveis sangüíneos, 336-337
   pressão arterial e, 227-228
   quantidade nas bebidas, 333-338
   quilocalorias no, 337, 338
   serotonina e, 50
   sites sobre, 342
Álcool desidrogenase, 333
   álcool e, 334, C-16
Álcool etílico. *Veja* Álcool
Alcoolismo, 333
   efeitos sobre a nutrição e, 337-338
   efeitos sobre a saúde, 340
   sinais de, 339
   sites sobre, 342
Aldosterona, 228
   equilíbrio eletrolítico e fluidos, 232
   funções, A-3, A-7
   regulação do volume sangüíneo, 227, 239
Alergias a alimentos. *Veja* Alergias
Alfacaroteno, 194
Alfatocoferol, 207, 220, C-9
   Veja também Vitamina E
Algas marinhas, 141, 246
Alimentos de origem vegetal
   qualidade da proteína, 124
   Veja também Frutas; Fitoquímicos; Hortaliças
Alimentos de quilocaloria vazia, 48
Alimentos funcionais, 91, 297, 299-301
   Veja também Fitoquímicos
Alimentos preparados, 105
Alimentos processados,
   cálcio, potássio, sódio, 238
   potássio, 238, 240
   sal/sódio nos, 238, 283
   vitamina E nos, 208
Alimentos,
   "poder curativo" dos, 297-302
   versus suplementos, 174, 189, 190, 221, 299
Alimentos, funcionais, 297, 299-302
Alitame, 61, 62, 64
Alta potência, 185
Amamentação,
   contaminantes ambientais, 104
   dietas vegetarianas, 141
   suplementos durante, 187
Ameixas e constipação, 25
Amêndoas, 103
Amenorréia,
   perda óssea e, 261

American Thyroid Association, 293
Amido, 34
   digestão e absorção, 11, 36-39
   efeitos, na saúde, do, 51-54
   estrutura do, 34, 35, C-2
   fontes de, 34
   glicose e, 33, 34
   ingestão recomendada de, 54-57
   nos rótulos, 56
   química do, 34, 35
   resistente, 35
   Veja também Carboidratos
Amidos resistentes, 35
Amilase, 37
Amilase salivar, 37
Amilopectina, 34, C-2
Aminoácidos, 110-111, 124
   absorção de, 113-115
   cetogênico, 123, 313, 317
   condicionalmente essenciais, 111
   decomposição da proteína do corpo, 121-123
   degradação ciclo TCA, 171, C-11 a C-14
   desaminação de, 122
   efeito poupador de proteína dos carboidratos e das gorduras, 121
   efeitos do álcool sobre, 334-335
   endógenos *versus* exógenos, 121
   enxofre e, 252
   essenciais, 111, 110, 124, 125, D-1
   estrutura de, 110, 310, C-4
   funções de, 116, 121
   glicogênicos, 123, 313, 317
   gliconeogênese, 315, 317
   hidrófilo *versus* hidrofóbico, 112
   limitantes, 124
   metabolismo energético, 121-123, 159, 171, 317-319
   na síntese protéica, 111-112, 123-124
   não-essenciais, 110, 122, 317
   PDCAAS, 124-125, D-1, D-2
   química de, 110-111, 112, C-4
   síntese de, 121, 159, 317, 319
   síntese de gordura, 123
   síntese de melanina, 122
   síntese de neurotransmissor, 122
   síntese de niacina, 122
   síntese de tiroxina, 122
   suplementos, 115, 133
Aminoácidos cetogênicos, 123, 313, 317
Aminoácidos de cadeia média, 71
Aminoácidos glicogênicos, 123, 313, 317
Aminopeptidases, na digestão de proteínas, 114
Amônia, 318, B-4
Anabolismo, 306, 307
Anaeróbico, definição, 312
Anemia, 117, 164
   causas de, 164, 173
   célula falciforme, 117
   deficiência de ferro. *Veja* Anemia ferropriva
   deficiência de vitamina B_{12}, 166-167, 168
   folato e, 164
   glóbulos vermelhos em, 117, 168, 274
   hemolítica, 208
   hopocrômica microcítica, 273
   "leite de cabra", 164
   macrocítica (megoloblástica), 164
   microcítica, 180
   na desnutrição, 128-129
   perniciosa, 167, 168

Anemia falciforme, 117, 134
Anemia ferropriva, 273
　desenvolvimento da, 23
　glóbulos vermelhos na, 474
Anemia hemolítica, 208
Anemia hipocrômica microcítica, 273
Anemia macrocítica (megaloblástica), 164
Anemia megaloblástica, 164
Anemia microcítica, 180
Anemia perniciosa, 167, 168
Anemia por deficiência de folato, 164
Anencefalia, 162
Angiotensina, 228, 229, A-3, A-6
Angiotensinogênio, 228
Anidrase carbônica, 279
Ânions, 229-231
　desnutrição e, 126
　osteoporose e, 130
　perda óssea e, 261
　Veja também Transtornos alimentares
Anormalidades genéticas. *Veja* Defeitos ao nascer
Antagonista, 159
Antiácidos, 24, 258
　cálcio e, 263
　critério para uso, 26-27
　folato e, 164-165
Antibióticos
　vitamina K e, 211
Anticoagulantes, 178, 211
Anticorpos, 120, 121
　Veja também Sistema imunológico
Antígenos, 120
Antioxidantes, 74, 175, 217-221
　betacaroteno como, 196
　como aditivos alimentares, 74
　doença cardíaca e, 219
　frutas e hortaliças, 220-221
　radicais livres e, 207, 217
　risco de câncer e, 219
Ânus, 2, 3
Apêndice, 2, 3, 5
Apendicite e fibra, 51-52
Apetite
　adoçantes artificiais e, 65
　álcool e, 337
　jejum/fome e, 328
　Veja também Fome (sensação)
Arabinose, 35, C-3
Arginina, 130
Ariboflavinose, 153
Arroz, beribéri e, 151
Arsênico, 290
Artérias, 15
　Veja também Aterosclerose; Sistema vascular
Artrite, 340
-ase (sufixo), 7, 37
Asfixia
　em bebês/crianças, 22
　prevenção de, 22-23, 28
　versus deglutição normal, 22
Aspartame, 61, 62, 63-64
Aspirina, 85, 165
Assistência nutricional. *Veja* Terapia dietética
Associação Dietética Americana (ADA), 98
Ataques cardíacos
　álcool e, 338
　Veja também Doença cardiovascular (DCV)
-ate (sufixo), 230, 310
Aterosclerose, 77
　antioxidantes e, 219
　arginina e, 130

colesterol e, 77
Veja também Doença cardiovascular (DCV); Colesterol
Atividade aeróbica
　metabolismo de glicose, 311, 313
Atividade de vitamina A, 194
Atividade física, benefícios da
　constipação e, 24
　osteoporose e, 263
Atletas,
　ingestão de gordura, 92
　Fluidos e eletrólitos para,
　necessidades de proteína, 130-131
　necessidades de sódio, 238
　Veja também Condicionamento físico; Atividade física
Átomos, propriedades dos, 30, B-1 a B-3
ATP (adenosina trifosfato), 307, 308
　estrutura de, C-9
　minerais e, 249, 250
　produto de glicólise, 311, 312, 313, C-15
　Veja também Ciclo TCA (Krebs)
ATP produzida, C-15
　vias, 311, 314, C-10
Avaliação do estado nutricional. *Veja* Avaliação nutricional
Avidina, 156
Azeite de oliva, 90, 103

B

Bactérias
　Agentes antimicrobianos
　botulismo, 25
　cáries dentárias e, 48-49
　Helicobacter pylori, 27, 167
　Lactobacillus bifidus, 465
　probióticos em alimentos, 297, 300
　úlceras e, 27, 167
　vitaminas produzidas por, 9
　Veja também Doenças de origem alimentar; Infecções; Flora intestinal
Baixo peso,
　densidade óssea e, 262-263
　Veja também Transtornos alimentares; Ganho de peso; Perda de peso
Bala. *Veja* Doces
Balanço nitrogenado, 122
Bases, 119, B-6
Bastonetes (da retina), 195
Batatas, 178
Bebês
　cálcio no sangue, 243
　defeitos ao nascer. *Veja* Defeitos ao nascer
　deficiência de ferro e, 272
　dietas vegetarianas e, 141-143
　gorduras (dieta), 86
　ingestão de água, 226
　mel e botulismo, 25
　necessidades de ferro, 142
　raquitismo, 204
　suplementos, 186, 210
　vitamina K, 186, 210
　vômito nos, 17, 23
　Veja também Amamentação; Crianças; Gravidez; Raquitismo
Bebida alcoólica. *Veja* Álcool
Bebida com alto teor alcoólico, 333, 338
Bebida destilada, 333, 338
Bebidas
　"bebidas saudáveis" para crianças, 204
　café, 27, 130
　colas, 250
　ingestão de líquidos e, 226

leite/bebidas de arroz, 127, 141
refrigerantes, conteúdo de açúcar de, 49
Veja também Álcool; Cafeína; Leite e derivados; Leite de soja; Água
Bebidas/leite de arroz, 127, 141
Beleza. *Veja também* Imagem corporal
Beribéri, 151
Betacaroteno, 193-194, 201
　alto consumo de, 198
　câncer e, 198, 220
　equivalentes de atividade de retinol (RAE), 199
　estrutura de, 194, C-5
　precursores de vitamina A, 194, 199
　vitamina E e, 188
　Veja também Carotenóides; Vitamina A
Betacriptoxantina, 194
Betaoxidação, 314
Bicarbonato, 8, 9, 18, 233, 239
Bile, 8
　absorção de vitamina e, 193
　circulação enteroepática, 81
　colesterol e, 80
　constipação e, 25
　digestão de gordura e, 19, 78-79
　emulsificação de gordura, 9, 11, 19, 80
Biodisponibilidade, 146
　aglutinadores e, 235
　de cálcio, 247
　de ferro, 140, 271, 276
　de folato, 162, 163
　de suplementos, 189
　de vitaminas, 146
　de zinco, 279
Bioflavonóides, 169
Biotina, 156, 158, 180
　ciclo TCA e, 171
　deficiência, 156
　estrutura da, C-8
　fontes alimentares, 158
　funções de, 156
　Ingestão Adequada (AI), 158
Boca, 2
　digestão de carboidratos, 11, 37, 38
　digestão de fibras, 11
　digestão de gorduras, 78, 79
　funções digestivas, 3, 4
　Veja também Cáries; Dentes
Bócio, 283, 284
Bociógenos, 283
Bolo, 4
Bomba de sódio-potássio, 231
Boro, 290
Botulismo, 25, 47
Bulimia nervosa, 23
　Veja também Transtornos alimentares

C

Cabelo, 252
Caboxipeptidases, 114
Cadeia de transporte de elétrons (ETC), 310
　citocromos, 269
　ferro na, 269
　reações da, C-14 a C-16
　vitaminas do complexo B e, 171
Café, 130
Cafeína,
　atividade atlética e,
　cálcio e, 242
　efeitos diuréticos, 227
Cálcio, 242-248, 253
　absorção de, 235, 244, 246, 264, A-6
　absorção de manganês, 276
　armazenagem de, 258

biodisponibilidade, 246, 247
coagulação sangüínea e, 210
deficiência, 202, 244, 247-248
dietas vegetarianas, 138-141
fontes alimentares, 244-246, 248
fontes de, 139, 140-141, 245, 253
funções de, 242, 248, 250
gravidez, lactação, 141
Healthy People 2010, 245, 247
hormônios que afetam, 243, 261, A-6
ingestão de água e, 227
ingestão pelas mulheres, 131
na formação dos dentes, 242
níveis sangüíneos, 243, A-6
necessidades do adolescente, 246, 260-261
nos ossos, 243, 244, 258-259, A-6. *Veja também* Osteoporose
osteoporose e, 130-131, 186, 237, 247, 260-261, 263
pressão arterial e, 242, 250
proteínas (dieta) e, 130-131
recomendações de ingestão, 244-245, 247, 248, 264
sites sobre, 254
suplementos, 186, 258, 263-264
toxicidade do chumbo e, 264, 290
toxicidade, 250
vitamina D e, 201, 243, 261, 263, A-6
Calcitonina, 119, 243, A-3, A-6
Canadá
fortificação do leite, 204
suplementos de óleo de peixe, 90
Câncer
açúcares nas membranas celulares, 41
adoçantes artificiais e, 61, 65
álcool e, 337, 340
antioxidantes e, 219
carne e, 91, 219
dietas vegetarianas e, 138
ferro e, 275
fibra e, 51-52, 275
fitoquímicos e, 52, 297-299, 300
folato e, 164
fumo e suplementos, 198, 220
gordura (dieta) e, 91-92
H. pylori e, 27
ingestão de água e, 227
ingestão de hortaliças/frutas, 139, 220
ingestão de vitamina e, 146-147, 220
pele, 205
proteínas (dieta) e, 129
produtos de soja, 298, 300
pulmão, cigarro e suplementos, 220
radicais livres e, 275
refluxo gastroesofágico e, 27
selênio e, 284
Veja também Tipos específicos
Câncer de mama
folato e, 164
gordura na dieta e, 91-92
ingestão de água e, 227
Câncer de pele, 204-205
Câncer de próstata, 91, 227
Câncer de pulmão, 220
Câncer em geral, 139
Câncer na bexiga, 62, 227
Câncer pancreático, 164
Capilares, 13, 15
Capsaicina, 298
Carboidrase, 7
Carboidratos (corpo). *Veja* Níveis de glicose no sangue; Glicose; Glicogênio
Carboidratos (dieta), 29-67
absorção de, 36-37, 39
ação poupadora de proteína dos, 42, 122

complexos, 30, 33-36
como substitutos de gordura, 95-96
consumo excessivo e, 325-326
desejos por, 50
digestão e, 9, 10, 11
disponível, 37
gordura produzida a partir de, 325-326
índice glicêmico, 45-46
indisponíveis, 37
ingestão recomendada de, 54-56
metabolismo de gordura e, 320, 321
no controle de peso, 29-30, 43, 49, 52-53
nos rótulos, 56, 96
serotonina e, 50
simples, 30-33. *Veja também* Açúcares
tipos de, 30-35, 36
uso pelo corpo de, 319
Veja também Dietas ricas em carboidratos; Dietas pobres em carboidratos; Amido; Doces
Carboidratos (química), 30-35
estrutura de, 30-35, C-1 a C-3
metabolismo de, 41-46, 309, 310-313, 314
tipos de, 30-35, 36
Veja também Metabolismo energético
Carboidratos complexos, 30, 33-36
Veja também Química
Carboidratos disponíveis, 37
Carboidratos indisponíveis, 37
Veja também Fibra
Carboidratos simples. *Veja* Carboidratos (dieta)
Carboidratos, indisponíveis, 37
Veja também Fibras
Carbono, 310, B-3
Cárie dos dentes. *Veja* Cáries
Cáries dentárias, 48
açúcar e, 47-48
cálcio e magnésio, 250
chumbo e, 290
flúor e, 287-288
sites, 57
substitutos de açúcar e, 66
vômito e, 23
Veja também Dentes
Carne de suíno, tiamina na, 151, 152
Carnes
Alternativas/substitutos, 56, 140
câncer, 91, 139, 219
colesterol nas, 89
como fonte de ferro, 269, 270, 276, 277
DNA e, 219
em dietas com baixo teor em gordura, 93, 94
gordura e doença cardíaca, 139
limitação do consumo de, 131, 139
niacina nas, 155, 156
proteínas nas, 124, 132
Carnitina, 169, 176
Caroteno, C-5
Carotenóides, 194
efeitos de, 298
precursor de vitamina A, 194
fontes alimentares de, 199, 298
tipos de, 194
Veja também Betacaroteno
Catabolismo, 306
Veja também Metabolismo energético
Catalisadores, 7, 118
Cátions, 229-231
CCK (colecistoquinina), 19, 79
Cegueira noturna, 197
Cegueira, 197-198
Veja também Visão

Células, A-2 a A-3
células adiposas, 86-87
células alfa (pâncreas), 44
células beta (pâncreas), 43
epiteliais e vitamina A, 196
estrutura das, 308, A-2, A-3
fluidos associados às, 225
glóbulos vermelhos, 208, 274, 327, A-3, A-6
metabolismo dentro das, 308
nos processos absorção, 13-14
vitamina A e diferenciação das, 196-197
Células adiposas
estrutura das, 87
lipase lipoprotéica, 87
Veja também Gorduras (organismo)
Células alfa (pâncreas), 44
Células beta (pâncreas), 43
Células caliciformes, 12, 13
Células da pele, 118
Células epiteliais, 196
Celulose, 35, C-2
Centro de Saúde Digestiva e Nutrição, 20, 28
Centro Nacional de Pesquisas, 264
Ceratomalacia, 198
Cereais matinais, 238
Cérebro
ácidos graxos ômega 3 e, 87
efeitos do álcool sobre, 336-337
fonte de energia para, 87, 315, 327
regulação do volume sangüíneo, 229
Veja também Hipotálamo
Ceruloplasmina, 285
Cerveja, 333, 338
Cetoácidos, 318, 319
Cetose, 42
carboidrato inadequado e, 42
consumo de álcool e, 335
efeitos adversos da, 328
jejum/fome, 87, 327-329
Chás, 300
Cheiro, percepção do, 4
Child, Julia, 107
China, 284
Chocolate, 50, 300
Chumbo
nos suplementos de cálcio, 264
toxicidade, 291
Cianocobalamina. *Veja* Vitamina B_{12}
Ciclamato, 61, 62, 64
Ciclo da uréia, C-16 a C-17
Ciclo de Cori, 333
Ciclo de Krebs. *Veja* Ciclo TCA (Krebs)
Ciclo do ácido tricarboxílico. *Veja* Ciclo TCA (Krebs)
Ciclo TCA (ciclo de Krebs), 310
Ciência da nutrição. *Veja* Pesquisa
Circulação enteroepática
de bile, 79, 81
de folato, 161
de vitamina B_{12}, 166
Circulação enteropancreática, 279, 280
Circulação sangüínea. *Veja* Sistema vascular
Cirrose, 333, 335
Cirurgia
Cisteína, 112, 252
Citocromo C oxidase, 286
Citocromos, 269
Citoplasma, 308, A-2, A-3
Citosol, A-2
Claudicação intermitente, 208
Cloreto, 239-240, 253
deficiência e toxicidade, 239

funções de, 239
perdas de, 232, 239
recomendações e ingestão, 239
Cloreto de sódio
conteúdo de sódio do, 237
formação de íons, B-5
iodo nas, 283
Metas, Healthy People 2010, 236
Veja também Cloreto
Cloro, estrutura atômica do, B-5
Clorofila, 200, 251
CoA. *Veja* Coenzima A
Coagulação sangüínea
ácidos graxos ômega 3, 90
cálcio e magnésio, 250
fibrina, 121, 210
processo de, 210
vitamina E e, 208
vitamina K e, 208, 209, 210
zinco e, 278
Cobalamina. *Veja* Vitamina B_{12}
Cobalto, 290
Cobre, 285, 286, 292
absorção e zinco, 279-280
deficiência, 286
funções do, 285, 286
recomendações de ingestão, 286
toxicidade, 286
Coenzima A (CoA), 310
estrutura da, C-7
formação da, 170
função da, 315, 156, 171
Coenzima Q10 (ubiquinona), 169
Coenzimas, 149, 309
ácido pantotênico e, C-7
folato e, 161
mecanismo de ação, 150
fosfato piridoxal (PLP), 159
vitamina B_6 e, C-7
vitaminas B e, 149, 159
vitaminas e ciclo TCA, 150, 154, 171
Co-fatores, 175, 309
Colacalciferol, 201, 204
Veja também Vitamina D
Colagenase, na digestão de proteína, 114
Colágeno, 118, 121, 175, 176
Colecistoquinina (CCK), 19, 25, 79
Colesterol (corpo), funções do, 77, 78
Colesterol (dieta), 88-89
colesterol no sangue e, 88-89
exógeno, 77
fontes de, 78, 89-90
ingestão nos Estados Unidos de, 92
risco de doença cardíaca, 105
recomendações para redução, 89-90, 93
sites sobre, 98
trajeto do depurador, 84
transporte de, 71
Colesterol (sangue)
ácidos graxos *trans* e, 89
"bom" *versus* "ruim", 84
colesterol na dieta e, 88-89
composição da lipoproteína, 82, 83
doenças cardíacas e, 84, 88, 219
endógeno *versus* exógeno, 77
fibra e, 36, 51
gorduras saturadas e, 88, 90, 105
margarina e, 94, 301
micoproteína e, 299
niacina e, 156
níveis, 88
produtos de soja e, 130, 139, 300
síntese de, 51, 77
testes de triagem, 130, 139, 300
Veja também Perfis lipídicos no sangue; HDL; LDL

Colesterol endógeno, 77
Colesterol exógeno, 77
Colesterol no sangue. *Veja* Perfis de lipídios no sangue; Colesterol (sangue)
Colina, 76, 169-170
Colina, Inositol e Carnitina, 169
armazenagem das, 160
efeitos psicológicos *versus* farmacológicos das, 155
estrutura das, 146, C-5 a C-9
Limite Superior Tolerável de Ingestão (UL), 148, 187
precursores, 146
solubilidade das, 147-148
solúveis em água. *Veja* Vitaminas, hidrossolúveis
toxicidade das, 148
sites sobre, 181, 191, 213
visão geral dos suplementos de, 185-191
Veja também vitaminas B; Deficiências; DRI; Interações de nutrientes; Toxicidade; Vitaminas específicas
Colite, 24
Cólon (intestino grosso), 2, 3
anatomia do, 10
dietas vegetarianas e, 138
digestão de carboidratos no, 37-38
diverticulite, 24, 25, 52
fibra e, 9, 11, 51
função de, 3, 5, 10, 11
Cólon/câncer colorretal
álcool e, 337
dieta vegetariana e, 138
fibra e, 51-53
Combinação Marasmo-*kwashiorkor*, 128
Combustível, 305
Complexo de Golgi, A-2, A-3
Complicações, 258
Comportamento
açúcar e, 49
violência e álcool, 338-339
Veja também Escolhas de estilo de vida
Composição corporal
água, 225-226
minerais, 235, B-4
Composição corporal. *Veja* Composto de composição corporal, definição, B-1
Veja também Fertilidade
Compostos organossulfurados, 298
Compras. *Veja* Compras de gêneros alimentícios
Concentração de soluto, 231
Concha de ostra, 258, 264
Condensação, 32, 73
Cones (da retina), 195
Consciência ambiental
mercúrio, 104
metais pesados, 176, 290-291. *Veja também* metais específicos
Veja também Chumbo
Conselho de Informações Alimentares Internacionais, 57, 98
Constipação, 24-26
e fibra, 25, 36, 51
nos idosos, 17
prevenção da, 25, 28
suplementos de ferro, 278
tratamento da, 25-26
Consumo compulsivo de álcool, 338, 339, 340
Contaminação por mercúrio, 104
Contaminantes,
na água mole, 227
nos suplementos de cálcio, 263-264
Veja também Contaminantes ambientais; Doenças de origem alimentar

Contraceptivos, 159, 165
Controladores de acidez, 24, 26-27
Controle de peso,
açúcar e, 48
adoçantes artificiais e, 65
carboidratos, 29-30, 42, 50, 52
dietas vegetarianas e, 138
fibra e, 53
índice glicêmico e, 45-46
proteínas (dieta) e, 131
"Corcunda de viúva", 259, 260
Córnea, 195
Corpos cetônicos, 42
Cérebro/nervos e, 87
formação de, 328, C-17
metabolismo de gordura e, 41-42, 87
Coumadin (warfarina), 178, 308
Cozinhar/preparo de alimentos
dicas para ingestão de pouca gordura, 92-94, 103
ferro dos utensílios, 227
gorduras *trans*, 90
minerais, 234, 246
niacina, 156
perda de nutrientes, minimização, 147
tiamina, 147, 151
uso de sal, 237-238
vitamina B_6, 160
vitamina B_{12}, 168
vitamina C, 178
vitamina E, 208
vitaminas e, 146, 147
sites sobre, 254
Veja também Planejamento dietético; Alimentos processados
Crescimento
bebês/crianças *vegan*, 142
deficiência de ferro e, 273
deficiência de zinco, 280
desenvolvimento dos ossos, 247, 263
desnutrição e, 128
fósforo e, 248
Hormônio do crescimento (GH), 119, A-4, A-6
proteína e, 117-118, 119
vitamina A e, 196
vitamina D e, 201-202, 203
Cretinismo, 283
Crianças,
asfixia em, 22
cálcio, 244-247, 260-261
comportamento das, 49
desnutrição em, 126-129
deficiência de ferro em, 272, 273
deficiência de iodo em, 282
deficiência de vitamina D em, 202-203
deficiência de zinco, 280-281
desnutrição protéico-energética (DPE), 126-129
diabete e obesidade, 44
dietas vegetarianas e, 141
doenças infecciosas e, 197, 280
gorduras (dieta), 86
leite para, 204, 245-246
massa óssea, 260-261, 263
necessidades de nutrientes das, 204
obesidade, 44
overdose de ferro, 187, 274
taxa de crescimento, E-6 a E-7, E-11 a E-13
toxicidade do chumbo, 291
toxicidade do ferro, 187, 274-275
vitamina A e, 197, 198
Veja também Adolescência

Criptas, 12
Cromo, 289, 292
Cromossomos, A-2, A-3
    Veja também DNA; Genética/genes
Curcumina, 298
Custos
    dos alimentos funcionais, 301
    dos suplementos, 185, 189
    Veja também Programas de assistência alimentar

D

Defecar/defecação, 24
    Veja também Constipação; Diarréia; Fezes
Defeitos ao nascer
    cretinismo e deficiência de iodo, 282-283
    folato e, 146, 162-163, 164
    síndrome de Down, 163
    vitamina A e, 198
    Veja também Defeitos do tubo neural
Defeitos do tubo neural, 162
    espinha bífida, 162, 164
    folato e, 163, 164
    sites sobre, 181
Deficiência de ferro, 272
    absorção de ferro e, 270
    avaliação de, 272
    sintomas de, 274, 278
Deficiência de lactase, 39
Deficiência protéica. *Veja* Desnutrição protéico-energética (DPE)
    deficiências de nutrientes e, 48
Deficiências
    álcool e, 150, 162, 334, 338, 340
    comportamento e, 274
    desnutrição energético-protéica (DEP), 126-129
    doença, distinção de, 174
    ingestão de açúcar e, 48
    leite/bebidas de arroz, 127, 142
    proteínas (dieta), 124
    sódio, 238
    suplementos para correção, 185
    Veja também Desnutrição; Avaliação nutricional; Nutrientes específicos
Densidade de nutriente,
    avaliação de alimentos para, 152
    de comidas açucaradas, 49
Densidade óssea, 258-265
    cálcio, 246, 263
    exame para, 259
    hormônios, 243-244, 261-262, A-6
    pico de massa óssea, 244, 247
    vitaminas e, 210, 261-262, 263
    Veja também Osteoporose
Dentes
Depressão, 86
Dermatite de pelagra, 155
Derrames
    potássio e, 411
Desaminação, 318
Desejos
    por açúcar/carboidratos, 122-123
    por substâncias não-comestíveis, 274
Desidratação, 224
    alta concentração de sal e, 238
    cloreto e, 239
    consumo de álcool e, 337
    diarréia e, 23
    dietas rica em proteínas, 318-319
    potássio e equilíbrio eletrolítico, 241
    sinais de, 225-226
    terapia de reidratação oral (TRO), 232
    vômito e, 23

Desnaturação, 112
Desnutrição, 126-127
    álcool e, 337-338, 340
    causas da, 126
    deficiência de vitamina A e, 198
    kwashiorkor, 127-128
    líquidos e reposição eletrolítica, 233-234
    marasmo, 127
    nas crianças, 128-129
    protéico-energética. *Veja* Desnutrição protéico-energética (DPE)
    reabilitação da, 129
    sintomas/sinais, 126
    sites sobre, 134
    tipos de, 127
    zinco e, 281
    Veja também Deficiências; Transtornos alimentares; Fome, crônica/mundial; Avaliação nutricional; *Status* nutricional
Desnutrição protéico-calórica (DPC). *Veja* Desnutrição protéico-energética (DPE)
Desnutrição protéico-energética (DPE), 126-128
    aguda, 126-128
    crônica, 126, 127
    kwashiorkor, 128
    marasmo, 127
    sites para, 134
    Veja também Desnutrição
Desoxitimidina quinase, 279
Dextrinas, 37
Dextrose, 31, 47
    Veja também Glicose
DHA (ácido docosa-hexaenóico), 85, 90, 104
DHF (diidrofolato), 161
Diabete tipo 1, 44
    causas da, 44
Diabete tipo 2, 44
    causas da, 44
Diabetes melito, 44
    desidratação e, 232
    diagrama do, 321, 324, C-11 a C-14
    fibras e carboidratos, 51, 53
    hipoglicemia e, 45
    índice glicêmico e, 45
    sites sobre, 57
    testes de laboratório para, 178
Diarréia, 24
    causa/tratamento, 23
    deficiência de magnésio, 251
    disenteria, 129
    equilíbrio ácido-base, 239
    equilíbrio líquido e, 129, 232, 240
    prevenção da, 28
Dieta Dash, 237, 242
Dieta mediterrânea
    composição da, 107
    doença cardíaca e, 90, 103, 106, 299
    saúde e, 106-107
Dietary Supplement Health and Education Act (lei sobre saúde e educação de suplemento dietético) de 1994, 190
Dietas
    Baixo teor calórico, 329
    baixo teor de gorduras. *Veja* Dietas, pobres em gorduras
    cetonicas, 42, 87, 327-329
    DASH, 237, 242
    intolerância à lactose, 40
    hiperprotéicas. *Veja* Dietas, rica em proteínas
    hipersódica e retenção de água, 229
    hipoglicemia e, 45

macrobióticas, 138, 143
    para doença renal, 131
    pobres em carboidratos. *Veja* Dietas, pobres em carboidratos
    ricas em carboidratos. *Veja* Dietas, ricas em carboidratos
    ricas em fibras, 51-54
    Veja também Dietas mediterrâneas; Tratamento da obesidade; Dietas vegetarianas; Perda de peso
Dietas cetônicas. *Veja* Cetose
Dietas com baixo teor de gordura
    análise de alimentos e, 93-97
    carnes nas, 93, 94
    deficiências dos ácidos graxos e, 86
    deficiência de vitaminas e, 146
    diretrizes, 102
Dietas hiperprotéicas
    controle de peso, 131
    doença crônica e, 130-131
Dietas macrobióticas, 138, 143
Dietas ricas em carboidratos, 51-53
Dietas vegetarianas, 138-143
    ácidos graxos ômega 3, 141
    benefícios para a saúde, 105, 138-139
    cálcio e, 140, 141
    câncer e, 139-140
    ferro e, 139, 140, 271, 276
    gravidez/lactação, 141
    idade e, 141
    para bebês e crianças, 141
    pirâmides alimentares para, 140
    proteína e, 124, 139, 140, 276
    sites para, 144
    suplementos para, 141, 185
    vitamina B_{12} e, 139, 141, 142, 168
    vitamina D e, 139, 141, 204
    zinco e, 139, 140
    Veja também Vegans
Dietistas do Canadá
    glicose no sangue e refeições balanceadas, 44-46
Diferenças de gênero
    concentração de álcool no sangue, 337
    intoxicação por álcool, 242
    perdas de ferro, 272
    recomendações de ingestão de ferro, 276
    sobrecarga de ferro, 275
    tipos de osteoporose, 259, 260, 261-262
Diferenciação (célula), 196
Difusão facilitada, 12, 38
Difusão simples, 12
Digestão, 1-11
    da fibra pela flora intestinal, 9, 11, 35, 37, 38
    de carboidratos, 8, 11, 36-38
    de gorduras, 11, 78-80, 79, 82
    de proteínas, 9, 11, 113, 114, 115
    deficiência de vitamina A e, 198
    gastrina e, 18
    músculos envolvidos na, 5-6, 7
    na boca, 4, 78, 79
    no estômago, 3, 4, 5, 7, 79-80
    nos intestinos, 3, 4-5, 6, 8-9, 13, 18, 79-80
    órgãos envolvidos na, 2-5, 11
    secreções da, 7-9, 10, 18-19
    sistema nervoso e, 17-18
    sites sobre, 20, 28
    Veja também Absorção; Sistema digestivo; Trato GI (gastrointestinal)
Digestibilidade de proteínas, 123
Diidrofolato (DHF), 161
Dióxido de carbono, 234, 320

Dipeptidases, 113, 114
Dipeptídeos, 111
Direção, álcool e, 337, 340
Disenteria, 129
Dissacarídeos, 32
  digestão/absorção de, 37, 38, 39
  estrutura dos, 32, 33
  química de, 32-33
  Veja também Intolerância à lactose; Dissacarídeos específicos
Dissociar, definição, 229-230
Distrofia muscular, 208
Distúrbios genéticos
  anemia falciforme, 117
  Doença de Menkes, 286
  Doença de Wilson, 286
  hemofilia, 210
Distúrbios psicológicos
  álcool como risco de, 340
  depressão, 86
Diuréticos
  álcool, cafeína e equilíbrio hídrico, 227
  magnésio e, 251
  potássio e, 240
  potássio e equilíbrio eletrolítico, 240
Diverticulite, 24, 25
Divertículos, 24, 25, 52
Diverticulose, 24, 25
DNA
  antioxidantes e, 219
  antioxidantes e câncer, 219
  cromossomos, A-2, A-3
  folato e, 161, 165
  fósforo e, 249
  nitrogênio no, 122
  no núcleo, 308
  radicais livres e, 218, 219
  síntese protéica e, 115, 116
  vitamina B_{12} e, 166
  Veja também Genética/genes; Genômica, nutricional
DNA polimerase, 279
Doces
  deficiência de nutrientes e, 48
  índice glicêmico dos, 45
  Veja também Açúcares
Doença
  crônica. *Veja* Doenças crônicas
  deficiências/desnutrição *versus*173
  Esôfago de Barrett, 27
  gastrointestinal, 22-28
  genética. *Veja* Distúrbios genéticos
  infecciosa. *Veja* Doença, infecciosa
  radicais livres e, 217
  sobrecarga de ferro e, 275
  suplementos e, 189
  úlceras pépticas, 27, 28
  Veja também Doenças de origem alimentar; doenças específicas
Doença cardiovascular (DCV), 88
  ácidos graxos saturados, 88, 89, 103, 105, 139
  açúcar e, 49
  ácidos graxos *trans*, 88
  ácidos graxos monoinsaturados e, 90, 103, 139
  amido e, 51
  álcool e, 130, 338, 340
  antioxidantes e, 219
  colesterol (sangue), 83, 89, 219
  colesterol (dieta), 105
  deficiência de cobre, 285
  deficiência de selênio e, 284
  dieta mediterrânea e, 90, 103, 107, 299
  dietas vegetarianas e, 138
  estratégias de redução de risco, 220-221

fatores genéticos, 49
fibra e, 51, 53, 139
fitoquímicos e, 298, 299, 300
folato e, 130, 164
frutas e hortaliças, 219, 299-300
fumo/consumo de tabaco, 130, 219
gorduras e, 84, 88, 90, 102-107
gorduras poliinsaturadas e, 90, 219
homocisteína e, 130
índice glicêmico e, 45
niacina e, 155
nozes e, 103-104
peixe/peixes gordurosos, 91, 104
produtos de soja e, 130, 300
proteínas (dieta) e, 129
reservas de ferro e, 275
sódio e, 228
vitaminas do complexo B e, 130
vitaminas e, 146, 207, 219
Veja também Aterosclerose; Hipertensão
Doença coronariana, 88
  Veja também Doença cardiovascular (DCV)
Doença da mama fibrocística, 208
Doença de Keshan, 284, 285
Doença de Menkes, 286
Doença de Wilson, 286
Doença do refluxo gastroesofágico (DRGE), 24
Doença dos rins, 334
  álcool como risco para, 340
  intoxicação da água e, 224
  proteínas (dieta) e, 130
Doença hemorrágica, 210
Doença infecciosa
  crianças e, 197, 282
  desnutrição e, 126, 126
  tuberculose, 159
  tuberculose e vitamina B_6, 159
  vitamina A e, 197, 198
Doenças crônicas,
  álcool e, 337, 340
  antioxidantes e, 217, 221
  dietas vegetarianas e, 143
  dieta mediterrânea e, 90, 103, 106, 296
  estresse oxidativo e, 218
  folato e, 164-165
  obesidade e, 44
  proteínas (dieta) e, 129-131
  recomendações dietéticas, 102
  Veja também Câncer; Doença cardiovascular (DCV); Diabete; Risco e prevenção de doenças; Hipertensão
Doenças infecciosas. *Veja* Doença, infecciosa
Dolomita, 258, 264
Dor, triptofano e, 133
DPE. *Veja* Desnutrição protéico-energética
DPE aguda, 126, 127
DPE crônica, 126, 127
DRI (Ingestão Dietética de Referência),
  açúcares, 50
  grandesdoses de nutrientes e, 148
  para gorduras, 92, 102
Drink, 332
Ducto pancreático, 3
Ducto toráxico, 17
Ductos colédocos, 3
Duodeno, 2, 3, 9

E

Edema, 119
  beribéri e, 151
  causas de, 119

dietas com alta concentração de sódio e, 228
toxicidade do sódio, 239
EDTA (etilenodiaminatetracético), 271
Efeito farmacológico dos nutrientes, 155, 185-186, 220
Eicosanóides, 85-86
Elastase, na digestão de proteína, 114
Elementos, B-1, B-2, B-3
Elétrons, 217, 218, B-1 a B-3
Eliminação obrigatória de água, 225
Elvjhem, Conrad, 155
EMS (síndrome miálgica eosinofílica), 133
Emulsificação
  ácidos biliares e, 9, 81
  digestão de gordura e, 9, 78, 79, 81, 91
  fosfolipídios e, 76
Emulsificantes, 8
Endocrinologia, A-3
Endopeptidases, 113
Enemas, 24, 25-26
Energia, B-1
  Aminoácidos (CoA) e, 121-123, 317-319
  carboidratos, simples, 30-33
  cérebro e glicose, 328
  corpos cetônicos, 42
  da glicose *versus* gordura, 29
  das fibras, 34-35, 37
  de ácidos graxos de cadeia curta, 9, 35, 37
  fotossíntese, 305
  ingestão de proteína *versus*, 131
  nas gorduras, 85-86, 87, 92
  necessidades. *Veja* Necessidades de quilocalorias (kcal)
  proteína usada para, 120
  Veja também Metabolismo energético; Quilocalorias (kcal)
Energia térmica (calor)
  ATP e, 308
Enriquecidos (alimentos), 91, 107
  Veja também Alimentos fortificados
Enterogastronas, 18
Enteropeptidase, na digestão de proteína, 114
Enteroquinase. *Veja* Enteropeptidase
Envelhecimento (idosos)
  constipação, 17
  deficiência de vitamina D, 202
  estresse oxidativo e, 218
  Instituto Nacional do Envelhecimento, 264
  massa óssea, 247, 258-266
  necessidades de água dos, 223-224
  radicais livres, 218
  sensibilidade ao sal, 236
  suplementos para, 185
  vitamina E e, 208-209
Enxofre, 252, 253
Enzimas, 118
  coenzimas e, 150
  das células intestinais, 9, 13
  digestão de, 9, 113
  digestão de carboidratos, 37-39
  digestão de gordura. *Veja* Lipases
  digestão de proteína e, 113, 114
  em suplementos, 189
  funções das, 18, 121, 308, 309
  gástricas, 8, 78
  intolerância à lactose e, 39-40
  mecanismo de ação, 118
  metabolismo de álcool/droga, 336
  metaloenzimas, 279, 287
  necessidade de cobre, 285
  necessidade de zinco, 278

pancreáticas. *Veja* Enzimas pancreáticas
radicais livres e, 219
renina, 228
salivares, 8
secreções digestivas, 8-9, 37, 38, 80, 114
Veja também Coenzimas; Enzimas digestivas
Enzimas digestivas, 7-8
carboidratos, 37-38
lecitinase, 77
lipase gástrica, 78
lipase lingual, 78
na saliva, 7-8
proteína, 113, 114
Veja também Lipases; Enzimas pancreáticas; Enzimas específicas
Enzimas pancreáticas
amilase, 37
carboidrases, 18
digestão de proteína, 114
lipases, 18, 79
secreção de, 8, 18-19, 38
zinco e, 280
EPA. *Veja* Ácido eicosapentanóico; Agência de Proteção Ambiental
Epiglote, 2, 3, 4
Epinefrina, 44
estresse, experiência do, 44
funções da, A-5
síntese de, 122
Equilíbrio (dietético), 247
Equilíbrio de cálcio, 243-244
Equilíbrio híbrido, 119
consumo de álcool e, 337
diarréia e, 23-24
grandes perdas do, 232
manter o, 19, 228, 229-230, 231
minerais/eletrólitos, 230-231, 235-239
reposição das perdas, 232
vômito e, 23
Veja também Eletrólitos
Veja também Equilíbrio hídrico
Equilíbrio hídrico, 224-227
Veja também Eletrólitos; Equilíbrio líquido
Equivalentes de atividade de retinol (RAE), 199
Equivalentes de folato na dieta (DFE), 162, 163
ingestão de açúcar, 50
recomendações de carboidrato, 53
recomendações de gordura, 91
Equivalentes de niacina, 155, 156
Equivalentes de tocoferol (TE), 207
Ergocalciferol, 201
Veja também Vitamina D
Eritrócito. *Veja* Glóbulos vermelhos
Eritropoietina, –A-3, A-6
Eructação, 24, 26, 28
Ervilhas. *Veja* Leguminosas
Esclerose múltipla, 204
Escolha de estilo de vida
expectativa de vida e, 106
hipertensão e, 139
problemas gastrointestinais e, 25, 27, 28
vegetarianos e saúde, 138-139
Escorbuto, 174, 177
Escore de aminoácidos corrigido pela digestibilidade da proteína (PDCAAS), 124-125, D-1
Escore de aminoácidos, D-1
Esfíncter cardíaco. *Veja* Esfíncter esofágico
Esfíncter esofágico, 2, 3, 4, 6, 7
Esfíncter pilórico, 2, 3, 4, 6, 18
Esfíncteres, 2, 3, 4, 7
Esôfago, 2, 3, 4

Esôfago de Barret, 27
Espécies reativas de oxigênio (ROS), 217
Espinha bífida, 162, 164
Veja também Defeitos do tubo neural
Esportes. *Veja* Atletas
Estado nutricional
suplementos e, 185
Veja também Deficiências; Avaliação nutricional
Esteatose, 235, 333
Esteróis, 77, 79
Estévia, 61, 64
Estômago, 2, 3
digestão de carboidratos, 37, 38
digestão de gordura, 78, 79
digestão de proteína, 11, 113-114
função do, 4, 5, 8, 11
gastrina e, 18
gastrite atrófica, 167
músculos do, 5, 6
pH do, 8, 9, 18
suco gástrico, 8
úlceras pépticas, 27, 28
Estresse
epinefrina e, 44
resposta hormonal ao, A-4, A-5
suplementos e, 189
vitamina C e, 176
Veja também Estresse oxidativo
Estresse oxidativo, 175, 218
efeitos do, 218
vitamina C e, 175, 177
Veja também Antioxidantes; Radicais livres
Estrogênio, A-3, A-7
estrutura dos, 4, 48
fitoestrógenos, 262, 297, 298
Modulador seletivo do receptor de estrógeno (Serm), 261
osteoporose e, 261
vitamina B_6, 159
Estudo dos Sete Países, 103
Estudos. *Veja* Pesquisa
Estudos de corte
bebidas à base de cola, 250
Etanol (álcool etílico). *Veja* Álcool
Etilenodiaminatetracético (EDTA), 271
Excesso, 323-324, 326
Excrementos, 9
Expectativa de vida,
dieta mediterrânea e, 106
peso corporal e,
Experimentos. *Veja* Pesquisa
Explosão oxidativa (*oxidative burst*), 176

F

Faculdade Americana de Gastroenterologia, 20, 28
FAD (flavina adenina dinucleotídeo), 153, 171, C-5
Fadiga, causas da, 173, 273
Falso negativo, 178
Falso positivo, 178
Família do repolho, 283
FAO (Organização para Alimentação e Agricultura), 51
Veja também OMS
Faringe, 2, 3, 4
Farinha de osso, 258, 264
Farinhas. *Veja* Grãos
Fast-foods, 107, 200
Fator intrínseco, falta do, 166-167
Fator MFP, 270, 277
Fatores antiescorbútico, 174
Fazendo compras no mercado
FDA (Food e Drug Administration), 185

adoçantes artificiais aprovados, 61, 65
órgão de controle de alimentos funcionais, 301
olestra nos rótulos de alimentos, 96
segurança alimentar, 191
suplementos, 190, 191
regras pa rótulos de proteína, 126
Feedback negativo, A-4
Feijão
perfil de aminoácidos, 125
Veja também Leguminosas
Fenilalanina, 63, 112
Fenilcetonúria (PKU), 63, 64
Fenól, 35
Fermentável (definição), 35
Fermento, 280
Ferritina da mucosa, 269
Ferritina, 269, 271, 273, 275
Veja também Infertilidade
folato e, 163, 164
iodo e, 282
peso de nascimento do bebê. *Veja também* Peso de nascimento
vitamina A e, 196
Veja também Defeitos ao nascer
Ferro, 269-278, 292
absorção a partir de suplementos, 277-278
absorção/biodisponibilidade de, 140, 276, 277
absorção de manganês e, 268, 286
absorção de zinco e, 279
absorção e cálcio, 264
absorção e vitamina C, 175, 178, 268, 271, 275, 278
absorção, inibição do, 271, 275, 281
absorção, mecanismo do, 269-272, 273
armazenamento, 269, 278
dietas vegetarianas, 139, 140
durante a gravidez/lactação, 141
ferroso/férrico, 269, B-6
fontes alimentares de , 276, 277, 278
funções do, 269, 272, 278
heme *versus* não-heme, 269-270
menstruação e, 186
metabolismo, 269, 272, 286
nos utensílios, 277
para bebês, 141
perdas de, 273
perdas sangüíneas e, 272
recomendações de ingestão, 276, 277
reciclagem, 271-272
suplementos, 186, 187, 190, 273, 278
toxicidade, 187, 274-275, 278
toxicidade do chumbo e, 291
transporte de, 120, 269, 271, 273, 278
Ferro contaminante, 277-278
Ferro heme, 270
Fezes, 9
Veja também Constipação; Diarréia
Fibra, 34-36, 53
absorção de cálcio, 244
absorção de ferro, 270, 275
absorção de mineral e, 20, 53, 269
absorção de zinco e, 279
apendicite e, 52
câncer e, 52, 275
colesterol e, 36, 51
constipação e, 25, 36, 52
diabete e, 12, 53
dieta, 36
digestão/fermentação da, 9, 11, 35, 37, 38
doença cardíaca e, 51, 53, 139
energia da, 35, 37
funcionais, 36
funções da, 9, 37, 38, 53

fontes de, 34, 53, 54-55
gomas, 35
ingestão excessiva de, 53-54
ingestão recomendada de, 54-57
insolúvel, 36, 53
na dieta de bebês, 142
níveis de glicose no sangue e45-46
no controle de peso, 52-53
nos pães/grãos, 55
nos rótulos, 56
quantidades nos alimentos, 55
química da, 34-36, C-2 a C-3
saciedade e, 37
saúde gastrointestinal, 52, 53
sites sobre, 57
solúvel/viscosa, 35, 51, 53
suplementos, 53
tipos de, 34-36
total, 36
Fibras insolúveis, 36, 53
Fibras solúveis, 35
Fibras viscosas, 51
Fibrina, 121, 210
Fibrose, 333, 335
Fígado (alimentos)
   toxicidade da vitamina A e, 200
Fígado (corpo), 3, 8, 16
   ácido láctico, 312
   álcool e, 334-336, 338
   armazenagem e reciclagem de ferro, 272
   armazenagem e uso de glicogênio, 34, 41, 43
   armazenagem de vitamina A, 194, 196, 200
   armazenagem de zinco, 280
   ativação da vitamina D, 201, 202
   bile e, 9, 19, 79, 82
   funções protetoras, 15-16
   glicose e, 34, 36, 39, 42, 312-313
   metabolismo de aminoácidos, 123
   nutrientes absorvidos no, 15, 16
   regulação da glicose no sangue, 41, 42, 43
   síntese de colesterol, 77
   síntese de uréia, 318
   trabalho metabólico do, 309
Fígado de urso polar, 200
Filoquinona, 210
Fitatos, 235
Fitoesteróis, 297, 301
Fitoestrógenos, 262, 298
Fitoquímicos, 297-299
   câncer e, 52, 297-299
   carotenóides, 194, 300
   como oxidantes, 219, 298
   degeneração macular e, 300
   doença cardíaca e, 298, 300
   efeitos dos, 298
   fontes alimentares de, 90, 298, 300
   ligninas, 35, 53
   nas nozes, 104
   osteoporose e, 262
   prevenção de doenças, 297, 299
   tipos de, 298, 300
   Veja também Alimentos funcionais
Flavina adenina dinucleotídeo (FAD), 151, 153, 171, C-5, C-9
Flavina mononucleotídeo (FMN), 151, C-9
Flavonóides, 297, 298, 299, 300
Flora intestinal
   biotina e, 158
   como protetora, 9
   digestão de fibra, 9, 11, 35, 37, 38
   intolerância à lactose e, 39, 40
   iogurte e, 93
   vitamina K e, 9, 209, 210

Fluido intersticial, 119, 224, 225
Fluido intracelular, 224
Flúor, 287-288, 292
Fluorapatita, 287
Fluorose, 288
Flushing induzido por niacina, 155
FMN (flavina mononucleotídeo), 151, C-9
Folato, 161-165, 180
   absorção/ativação, 161, 162
   abuso de álcool e, 337
   biodisponibilidade, 162, 163
   câncer e, 164
   circulação entero-hepática de, 161
   defeitos ao nascer e, 146, 163-164
   deficiência de, 162, 163, 164-165
   doença cardíaca e, 129, 164
   equivalentes dietéticos de folato (DFE), 162, 163
   estrutura de, 162, C-7
   em alimentos enriquecidos163, 164
   fontes de, 165, 166
   funções do, 161, 164
   gravidez e, 163
   RDA/recomendações, 162-163, 166
   suplementos, 163
   vitamina B_{12} e, 163, 165, 168
Fome
   cetose, 87, 328-329
   perda de tecido gordo e magro, 122, 252
   sintomas da, 329
   Veja também Transtornos alimentares; Jejum; Desnutrição
Food and Drug Administration (FDA). *Veja* FDA (Food and Drug Administration)
Formaldeído, 63
Fórmulas. *Veja* Fórmulas infantis
   com ferro, 277
   com folato, 163, 164
   pães/grãos, 163, 276
   para bebês, 141
   iodo no sal de cozinha, 283
   leite, com vitamina A, 199
   leite, com vitamina D, 153
   margarina, 301
   para *vegans*, 142
   vitamina D, 244
   Veja também Alimentos funcionais
Fórmulas de soja, 141, 142
Fórmulas infantis,
   soja, 141, 142
   substituindo "bebidas saudáveis", 204
Fosamax, 262
Fosfatase alcalina, 279
Fosfato piridoxal (PLP), 159, 170, 171, C-7
   Veja também Vitamina B_6
Fosfolipídios, 76-78, 249
   Veja também Lecitina
Fosfoproteínas, 249
Fósforo, 248-249, 250, 253
   absorção do, 248
   deficiência, 249
   fontes alimentares de, 249, 250
   funções do, 248
   magnésio e, 235
   recomendações de ingestão, 249-250
   toxicidade, 420t
Fotofobia, 90, 330n
Fotossíntese, 305
Frango. *Veja* Aves
Fraturas ósseas, 210, 246, 258, 262
Frutas
   antioxidantes nas, 220
   conteúdo de açúcar das, 47, 48, 56
   conteúdo de carboidrato das, 56
   conteúdo de fibras das, 55

índice glicêmico das, 45
ingestão de gordura e, 93, 94
ingestão e câncer, 139
fitoquímicos nas, 297-298, 300
nutrientes das, 220
secas, conteúdo de ferro, 139
sites sobre, 181
Frutos do mar *Veja* Peixes/frutos do mar
Frutose, 30, 31, 32, 37, 39
FSH (hormônio folículo-estimulante), A-4
FTC (Federal Trade Commission), 185, 191
Fumo/consumo de tabaco
   antioxidantes e, 219, 220
   betacaroteno e, 198, 220
   câncer e, 220
   folato e, 164
   osteoporose e, 263
   risco de doença cardíaca, 129, 219
   suplementos e risco de câncer, 219
   vitamina C e, 177
Fundação Nacional para Osteoporose, 264

G

Galactose, 31
   absorção da, 38, 39
   estrutura da, 32, 33, C-2, C-3
   na hemicelulose, 35
Ganho de peso,
   álcool e, 337
   proteínas (dieta) e, 123
Gases, intestinais, 26, 28
Gastrina, 18
Gastrite atrófica, 167
Genética/genes
   cromossomos, A-2
   erros de seqüenciamento, 116, 117
   expressão genética, 117
   lipoproteínas e, 83
   risco de osteoporose, 262
   síntese protéica e, 118
   sobrecarga do ferro, 275
   Veja também DNA
Genômica nutricional. *Veja* Genômica, nutricional
Veja
Genômica, nutricional
   lipoproteínas, 83
   síntese protéica e, 117-118
   Veja também Genética/genes
Geofagia, 274
GH (somatotropina), A-5
GHIH (somatostatina), A-5
Glândula pituitária, 229, A-3 a A-5
Glândula tireóide, 243, 283, 284
Glândulas, 8, 10, A-3 a A-7
Glândulas adrenais, 176, 228, A-5, A-7
Glândulas endócrinas, 8
   Veja também Hormônios
Glândulas exócrinas, 8
Glândulas gástricas, 8
Glândulas salivares, 3, 8
   digestão de carboidratos, 8, 11, 37
   digestão de gordura, 78, 79
   localização das, 8, 38
Glicerol, 73
   absorção de, 82
   estrutura do, 73
   glicose do, 315
   metabolismo do, 315, 316
Glicogênese, 42
   biotina e, 156
   glicerol e, 87
   proteínas/aminoácidos e, 42, 120, 121, 317, 327-328

Glicogênio, 34
　como armazenagem de energia, 31, 41, 43
　estrutura do, 34, C-2
　fígado e, 34, 41, 43
　glucagon e, 42, 43
　metabolismo de, 171
Glicolipídios, 41
Glicólise, 311
Glicoproteínas, 41
Glicose, 31, 41
　absorção de, 38, 39, 45-46. *Veja também* Índice glicêmico
　conteúdo energético da, 320
　conversão em gordura, 42, 314, 319
　estrutura da, 30-33, 323, C-1
　fígado e, 34, 36, 39, 42, 309, 313
　funções da, 40-41
　jejum, efeitos do, 323-325, 326
　química da, 31
　metabolismo da, 43, 310-314, C-15
　nos polissacarídeos, 34
　produzida a partir da gordura/glicerol, 87, 315
　produzida a partir de proteínas/aminoácidos, 42, 120, 121, 317, 327
Glóbulos vermelhos
　eritropoietina, A-3, A-6
　duração de vida dos, 271
　hemólise de eritrócitos, 208
　na anemia, 117, 168, 274
　necessidade de glicose dos, 315, 327
　normal, 117
　toxicidade do chumbo e, 291
　Veja também Anemia; Hemoglobina
Glossite, 156, 172, 173
Glucagon, 43
　funções do, 44, 119, A-5
　secreção do, 43-44
Glucocorticóides, A-4, A-5
Gluconato de zinco, 282
Glucose de milho, 47
Glutamato, folato e, 161, 162
Goldberger, Joseph, 155, 181
Gomas (fibra), 35
Gordura corporal. *Veja* Gorduras (organismo)
Gordura insaturada, 71
Gorduras (dieta), 57-108, 69
　absorção das, 14, 17, 82
　ácidos graxos insaturados, 71-75, 76, 107, C-3
　ácidos graxos saturados, 71, C-3
　alternativas para, 95-97
　armazenamento de, 86-87, 322
　benefício, para a saúde, das, 90-92, 102-103
　cálculo da quantidade diária individual, 97
　câncer e, 91
　constipação e, 25
　cozinhando com, 90, 94
　digestão das, 9, 10, 11 78-80, 81
　doença cardíaca e, 85, 88, 90, 91, 102-108
　emulsificação pela bile, 9, 19, 79, 80
　energia (kcal) nas, 87, 92, 97, 321-322
　excesso de alimentação e, 325, 326
　fontes de, 93-96
　fosfolipídios, 76-77, 80
　grau de saturação nos alimentos, 72, 94
　hidrogenadas, 96, 105
　ingestão recomendada de, 92-93
　"invisíveis", 95
　níveis de açúcar no sangue e, 46
　nos rótulos, 96, 97
　nas carnes, 80, 93, 105
　nas dietas vegetarianas, 140, 141
　no leite e derivados, 93
　obesidade e, 91
　poliinsaturadas. *Veja* Ranço dos ácidos graxos poliinsaturados, 73
　recomendações de ingestão, 92-97, 102-107
　recomendações para redução, 93-97, 106
　saturadas. *Veja* Gorduras saturadas
　sites sobre, 98
　transporte, 14, 81-83
　uso, pelo corpo, de, 319
　Veja também Ácidos graxos
Gorduras (lipídios no sangue). *Veja* Aterosclerose; Colesterol (sangue); Quilomícrons; HDL; LDL;; VLDL
Gorduras (organismo), 84-86
　álcool e, 337
　armazenagem de, 86-87
　barriga de cerveja/obesidade central, 337
　cálcio e, 242
　da glicose, 42, 87, 314, 319
　de aminoácidos/proteínas, 314, 319
　energia, uso para, 87
　funções das, 84-86
　gorduras na dieta e, 81, 87, 319
　jejum, efeitos do, 326, 327, 328
　quilocalorias (kcal) nas, 87
　tecido adiposo, 86-87
　Veja também Composição corporal; Índice de massa corporal (IMC); Obesidade; Sobrepeso
Gorduras (química), 69-79
　estabilidade das, 74
　esteróis, 77
　estrutura das, 69-78, 71-76, C-3
　feitas de proteínas, 123
　firmeza das, 73
　fosfolipídios, 76-77
　glicose produzida das, 87
　hidrogenação das, 74, 75, 96
　oxidação das. *Veja também* Oxidação de gorduras
　oxidação/ranço, 76-77
　Veja também Metabolismo energético; Metabolismo de gordura; Ácidos graxos
Gorduras artificiais, 95-96
Gorduras monoinsaturadas, 71
　fontes de, 72, 74, 90, 106
　risco de doença cardíaca, 89, 103-104, 139
Gorduras poliinsaturadas, 71
Gorduras saturadas, 71
　colesterol sangüíneo, 88, 90 105
　dietas vegetarianas e, 139
　estrutura das, 71
　fontes de, 72, 74, 88, 91, 105-106
　na dieta dos norte-americanos, 88
　nos rótulos, 96
　química das, 71, 74, C-3
　recomendações de ingestão, 88, 91
　riscos, para a saúde, das, 88, 89
　risco de doença cardíaca, 88, 90, 103, 105, 139
Gota, 178
Grãos
　conteúdo de carboidratos dos, 55, 56
　conteúdo de fibra, 55, 56
　enriquecimento com folato, 163, 164
　fortificados/enriquecidos, 276
　índice glicêmico dos, 45
　milho, 155
　proteínas, complementares, 124
　Veja também Pães

Gravidez,
　cálcio, 245
　consumo de álcool durante, 339
　consumo de peixe, 104
　dietas vegetarianas e, 141
　ferro, 272
　folato e, 162-164
　hormônios, A-6
　iodo na, 283
　suplementos durante, 186, 199
　vitamina A e,

H

HCl. *Veja* Ácido clorídrico
HDL (lipoproteína de alta densidade), 83
　composição da, 83
　função da, 83
　níveis sangüíneos, 89
　razão de LDL por, 83, 84
　risco de doença cardíaca, 84
　tamanho e densidade da, 84
Healthy People 2010
　água fluoretada, 288
　álcool, 333, 339, 341
　cálcio, 245, 247
　deficiência de ferro, 273
　fibra, 54
　ingestão de sódio, 236
　ingestão de gordura, 92
　osteoporose, 247
Helicobacter pylori, 27, 28, 167
Hematócrito, 273
Hemicelulose, 35, C-2 a C-3
Hemocromatose, 275
Hemofilia, 210
Hemoglobina, 112
　estrutura da, 112
　ferro na, 112, 269
　função da, 12, 269
　na anemia falciforme, 117
　na deficiência de ferro, 272
　precursor, 273
　zinco e, 286
Hemólise dos eritrócitos, 208
Hemorróidas, 24, 25, 53
Hemosiderose, 275
Hemossiderina, 271
Heparina, 178
Hereditariedade. *Veja* Genética/genes
Herpes, 113
Hesperidina, 169
Hexose, 30
Hidratação. *Veja* Desidratação
Hidrazida do ácido isonicotínico (INH), 159
Hidroeletrólitos, 230-232
　cloreto, 239-240
　equilíbrio/desequilíbrio, 229-232
　minerais, 229-231
　potássio, 240
　reposição de perdas, 232
　sódio, 236-239
　Veja também Equilíbrio líquido
Hidrofílico, 78
Hidrofóbico, 78
Hidrogenação das gorduras, 74, 75, 96, 105
Hidrólise, 7
　de ATP, 308
　de dissacarídeos, 32, 33
　de triglicerídeos, 78, 86
Hidroxiapatita, 242
Hidroxilisina, 175
Hidroxiprolina, 110, 175
Hiperceratose folicular, 372f
Hiperglicemia, 340
Hiperqueratinização, 198

Hipertensão,
ácidos graxos ômega 3, 90
cálcio e, 242
diuréticos, 240
magnésio e, 451
nos vegetarianos, 139
potássio e, 240
sensibilidade ao sal e, 237
sódio e, 227, 236-237
Hipoglicemia, 45, 340
Hiponatremia, 238
Hipotálamo
equilíbrio hídrico e, 224, 229
hormônios produzidos pelo, A-3 a A-5
localização do, A-4
Hipotireoidismo, 283
Histamina, 176
Homens
câncer de próstata, 91
disfunção sexual, 208
Veja também Diferenças de gênero
Homeostase, 17
cálcio, 242
glicose no sangue, 42, 43
sistema nervoso e, A-7, A-8
Veja também Equilíbrio ácido-base;
Eletrólitos
Homocisteína
abuso de álcool e, 338
doença cardíaca e, 130, 164
folato e, 164
Hormônio antidiurético. *Veja* ADH
Hormônio da insulina, 279, A5, A-6
Hormônio da paratireóide, A-6
Hormônio do crescimento humano. *Veja*
HGH
Hormônio folículo-estimulante (FSH), A-4
Hormônio inibidor da prolactina (PIH),
A-5
Hormônio liberador da corticotropina
(CRH), A-3, A-4, A-5
Hormônio liberador de GH (GHRH-R),
A-4
Hormônio liberador de TSH (TRH), A-5
Hormônio liberador do FSH/LH (FSH/
LH-RH), A-5
Hormônio liberador do hormônio
folículo-estimulante (FSH-RH), A-4, A-5
Hormônio liberador do hormônio
luteinizante (LH-RH), A-4
Hormônio luteinizante (LH), A-4
Hormônio tireoestimulante da tireóide
(TSH), 282, A-4, A-5
Hormônios, 18, A-3 a A-7
armazenagem de gordura e, 243
colesterol na síntese de, 77
equilíbrio de cálcio e, 243, A-6
enzimas *versus*, 7
funções dos, 118-119
gastrointestinais, 17-19, 20, 78, A-6 a
A-7
gravidez, A-6
lactação e, A-5
níveis de glicose no sangue e, 42-43
osteoporose e, 262
pressão arterial e, 227, A-6
proteínas como, 118
remodelamento ósseo, 243-244, 261
sistema nervoso e, 17-18
vitamina C e, 176
vitamina D, 201
Veja também Fitoesteróis; Hormônios
específicos
Hormônios pancreáticos
glucagon, 43, 44
insulina, 43

Hortaliças
antioxidantes nos, 220-221
conteúdo de carboidrato dos, 56
conteúdo de fibra dos, 55
cálcio e, 140, 246
câncer e, 139, 219
DNA e, 219
flavonóides nos, 299, 300
índice glicêmico, 45
ingestão de gordura e, 94, 95
nutrientes nos, 221
sites sobre, 181
vitamina A nos, 199, 200
Veja também Fitoquímicos

I
Idosos. *Veja* Envelhecimento (idosos)
Íleo, 5, 3
IMC. *Veja* Índice de massa corporal
Veja
Imunidade, 121
índice glicêmico dos, 45
Índice glicêmico, 45-46
Indigestão, 24, 26-28, 28
"Indigestão ácida", 26-27, 28
Indoles, 298
Indústria alimentícia (fabricantes de
alimentos)
ácidos graxos *trans*, 107
açúcar como aditivo, 46-47
aditivos, 271
adoçantes artificiais, 61-67
alimentos funcionais, 301
antioxidantes, 74, 179
emulsificantes, 77
hidrogenação de gorduras, 74
óleos tropicais, 73-105
sal/sódio nos alimentos processados,
238, 283
substitutos de gorduras, 94-96
uso da fibra, 35
substitutos de açúcar usados, 66-67
suplementos, 190
Veja também Fast-foods; Alimentos
processados
Infecções
disenteria, 129
Helicobacter pylori, 27, 167
sobrecarga de ferro e, 275
toxicidade do chumbo e, 291
zinco e, 279, 280
Infertilidade, 340
Informações sobre nutrição, validade das,
alimentos funcionais, 301
suplementos, 187-189
vitaminas impostoras, 169
Veja também Mitos
Ingestão de alimentos. *Veja* Apetite;
Histórico de dieta; Fome
Veja também Alergias
Ingestão de barro. *Veja* Pica
Ingestão Diária Aceitável (IDA), 61, 62, 65
Ingestão Dietética de Referência. *Veja* DRI
(Ingestão Dietética de Referência)
Ingestão Dietética Recomendada (RDA).
Veja RDA
INH (hidrazida do ácido isonicotínico),
159
Inibidores de protease, 298
Inositol, 169, 189
Insaturação, ponto de, 71
Instituto Nacional Americano de Diabetes,
Doenças digestivas e renais, 28
Instituto Nacional de Envelhecimento, 264
Insulina, 43
cromo e glicose no sangue, 289

estrutura da insulina, 112t
funções da, 43, 44, 119
hormônios afetados pela, A-4, A-5
ingestão de açúcar e, 49
zinco e, 278-279
Veja também Níveis de glicose no
sangue; Diabete
Interações de nutrientes
ácido fítico (fitato) e zinco, 280
betacaroteno e vitamina E, 188
cálcio e ferro, 264
cálcio e magnésio, 250
cálcio e manganês, 286
cálcio e sódio, 234, 237
cálcio e vitamina D, 202-203, 243, 244,
261, 263
cobre e zinco, 280
cálcio, potássio, sódio, 237, 238
ferro e ácido tânico, 271
ferro e fitatos, 271
ferro e manganês, 268, 286
ferro e oxalato, 271
ferro e vitamina C, 175, 178, 269, 275
ferro e zinco, 279
fibra e minerais, 20, 54
fibra e ferro, 271
folato e vitamina B_{12}, 164, 168, 170
iodo e selênio, 268
magnésio e fósforo, 235
minerais, 235
riboflavina e vitamina B_6, 170
soja e zinco, 140
suplementos e, 188
visão geral, 291
vitaminas B, 170-174
vitamina A e zinco, 280-281
vitamina C e cobre, 268
vitamina E e vitamina K, 188, 209
vitaminas lipossolúveis, 211
Veja também Interações nutrientes-drogas
Interações nutriente-medicamentos. *Veja*
Interações medicamentos-nutriente
Interações nutrientes-drogas,
anticoagulantes e vitamina K, 210
vitaminas lipossolúveis e óleo mineral,
25
folato e, 164
fósforo, 250
potássio e equilíbrio eletrolítico, 240
vitamina C e, 177, 178
Interações nutrientes-genes. *Veja*
Genômica, nutricional
Intestino delgado, 2, 3
absorção de lipídeos, 80, 82
anatomia do, 3, 4, 12
digestão de carboidratos no, 11, 37, 38
digestão de gordura, 11, 78, 79
digestão de proteína, 11, 113, 114
enzimas, 38, 114
equilíbrio do cálcio e, 243
funções absortivas, 11, 12-14, 39
funções digestivas, 6, 9, 11, 38
gordura e motilidade, 19
músculos do, 5, 6
peristaltismo, 5, 6, 17
pH do, 18
Veja também Flora intestinal
Intestino grosso, 2-3
Veja também Cólon
Intestino. *Veja* Cólon; Trato GI
(gastrointestinal); Intestino delgado
Intolerância à lactose, 39-40
diferenças étnicas, 40
fontes de cálcio, 246, 247
sites sobre, 57

Intoxicação alimentar. *Veja* Doença de origem alimentar
Intoxicação por água, 224
Intoxicação. *Veja* Doenças de origem alimentar; Chumbo; Toxicidade; toxinas específicas
Iodo, 282-283, 284, 292
  deficiência, 282, 284
  em algas marinhas, 141
  fontes alimentares de , 283, 284
  funções do, 282, 284
  recomendações de ingestão, 284
  selênio e, 268
  sites sobre, 293
  toxicidade, 141, 283
Iogurte, 40, 93, 297, 300
Íons, 229-230, 231, B-5, B-6
Irradiação (dos alimentos), 153
Irrigação do cólon, 24, 26
Isoflavonas, 298
Isoleucina, 124
Isomalte, 61, 65
Isotiocianatos, 298

J

Jejum
  corpos cetônicos e, 328
  efeitos do, 326-329
  metabolismo de gordura durante, 87
  metabolismo do álcool e, 333-334
  proteínas (corpo) e, 334
  Veja também Anorexia nervosa; Transtornos alimentares;
Jejuno, 2, 3

K

Kilocalorias. *Veja* Quilocalorias
*Kwashiorkor*127-2-129
  Veja também Desnutrição protéico-energética (DPE)

L

Lactase, 37, 39
Lácteos, 17
Lactitol, 61, 65
Lactobacillus bifidus, 300
Lactose, 31
  alimentos contendo, 32, 40
  estrutura da, 32, C-1
  os medicamentos, 40
Lactovegetarianos, 138, 140
Laetrile, 170
Laringe, 22, 24
Laticínios. *Veja* Leite e derivados
Lavoura. *Veja* Agricultura
Laxativos, 24, 25-26
LDL (lipoproteína de baixa densidade), 83
  ácidos graxos *trans*, 89
  composição da, 83
  danos dos radicais livres, 207, 219, 275
  defesa contra a doença cardíaca, 84, 219
  função da, 83
  gordura saturada de, 105, 106
  níveis no sangue, 88
  razão HDL por, 83, 84
  tamanho e densidade da, 83
Lecitina, 76-77, 169
Lecitinase, 77
Leguminosas,
  carboidrato nas, 56
  conteúdo de fibra das, 55
  índice glicêmico das, 45
  proteínas, complementares, 124
  Veja também Feijões; Produtos de soja

Leite acidófilo, 40
Leite de cabra, 164
Leite de soja, 139
Leite e derivados
  alternativas para, 127
  cálcio, 24-245, 246
  colesterol em, 89
  conteúdo de carboidratos, 56
  conteúdo de proteína, 132
  em dietas pobres em gordura, 93, 95
  enriquecidos com vitamina D, 153, 204, 244
  folato e, 164
  índice glicêmico do, 45
  ingestão de gordura e, 88, 92, 94, 105
  intolerância à lactose, 39-40
  leite acidófilo, 40
  leite de cabra, 164
  nas dietas vegetarianas, 139
  obesidade e, 242
  recomendações de ingestão, 244
  riboflavina no, 151-153
  sites sobre, 254
  suprir as necessidades de vitamina A, 199, 200
  Veja também Queijo
Leite humano. *Veja* Leite materno
  desnutrição e, 127
  em crianças, 127-128
  soluções, 129
Leite materno
  hormônios que afetam, A-5
Leite, soja, 139, 204
Leite, teor de gordura reduzida, 86, 89
Leptina
  densidade óssea e, 262
Leucotrienos, 85
Levulose, 47
Licopeno, 194, 298, 299
Ligação peptídica, 111
Ligações carbônicas, 30, 71, B-3
Lignina, 35, 53
Limite Superior Tolerável de Ingestão (UL),
  doses altas de nutrientes e, 148
  doses de suplemento, 187
Lind, James, 174
Linfa, 14, 17
Língua: glossite, 154, 156, 173
Linhaça, fitoquímicos de, 297, 298, 300
Lipase gástrica, 78, 79
Lipase hormônio-sensível, 87
Lipase intestinal, 79
Lipase lingual, 78, 79
lipase lipoprotéica (LPL), 87
Lipases, 7
  intestinais, 78, 79
  gástricas, 78, 79
  linguais, 78, 79
  lipoproteína (LPL), 87
  pancreáticas, 18, 80
  sensíveis a hormônios, 78
Lipídios, 68
  Veja também Gorduras; Lipoproteínas
Lipoproteína de alta densidade. *Veja* HDL
Lipoproteína de baixa densidade. *Veja* LDL
Lipoproteína de densidade intermediária (IDL), 83
Lipoproteína de muito baixa densidade. *Veja* VLDL
Lipoproteínas, 82-84
  Veja também Quilomícrons; HDL; LDL; VLDL
Líquidos extracelular, 119, 224, 225
Lisil oxidase, 286
Lisina, 124, 203

Lisossomas, A-2, A-3
LPL. *Veja* Lipase lipoprotéica
Lúmen, 2
Luteína, 194, 297, 300
Luz solar na síntese de vitamina D, 201, 204, 205

M

Macrominerais, 234
  Veja também Minerais principais
Magnésio, 250-252, 253
  absorção do, 235
  deficiência, 251, 252
  fontes alimentares de , 252
  fósforo e, 249
  funções do, 250, 252, 263
  recomendações de ingestão, 250-251, 252
  toxicidade, 252
Maltase, 37
Maltitol, 61, 65
Maltose, 32, 33, C-1
Manganês, 268, 287, 292
Manitol, 61, 65
Manobra de Heimlich, 22, 23, 24
Manose, 35, C-2
Manteiga, 74
Manteiga *versus* margarina, 88-89, 300-301
Marasmo, 127
  Veja também Desnutrição protéico-energética (DPE)
Margarina
  ácidos graxos *trans*, 88-89
  como alimento funcional, 301
  fonte de fitoesterol, 301
  para baixar o colesterol, 94
  vitamina D na, 204
Massa óssea. *Veja* Densidade óssea; Osteoporose
Mastigação, 37
Mastigação, 4
Matéria, B-1 a B-3
Matriz, 118
Mecanismo de ação, 218
  fitoquímicos como, 219, 298, 299
  fumantes e, 219
  selênio como, 284
  suplementos e, 190, 220-221
  vitamina C, 175, 176, 179, 207, 218, 219
  vitamina E, 207-208, 218, 219
  Veja também antioxidantes específicos
Mecanismos de *feedback*, 18
Medicamentos
  álcool e, 335-336
  aspirina, 165
  diarréia e, 23
  diuréticos. *Veja* Diuréticos
  efeitos farmacológicos das vitaminas, 155, 220
  herbais. *Veja* Medicamentos herbais/suplementos
  interações de nutrientes com. *Veja* Interações nutrientes-drogas
  lactose nos, 39
  laxativos, 25-26
  metabolismo de, 335
  para acne, 199
  para osteoporose, 262-263
  potássio e, 240
  queimação e, 26-27
  úlcera péptica e, 27
  suplementos de aminoácidos únicos como, 133
  versus alimentos funcionais, 300-301
  Veja também alimentos específicos

ÍNDICE REMISSIVO • IR-13

Medicamentos, terapia. *Veja* Medicamentos
Medicamentos, uso/abuso
   álcool e, 332, 336
   sites sobre, 342
   Veja também Abuso de álcool
Medula óssea, 271, 272
MedWatch (programa do FDA), 191
Mel, 47
   efeito laxativo, 25
   nutrientes no, 47
   risco de botulismo, 47
Melaços, 47
Melanina, 122
Membranas celulares, A-2
   açúcares e, 41
   estrutura celular e, 308
   estrutura das, 12, 76, A-3
   fosfolipídios nas, 76, 249
   radicais livres e, 219, 279
   osmose e, 231
   proteínas de transporte nas, 120
Membranas mucosas, 8, 269, 439
Menadiona, 286
   Veja também Vitamina K
Menaquinona. *Veja* Vitamina K
Menopausa, 260, 261
Menstruação/período menstrual
   amenorréia, 261
   ferro e, 186, 272
   TPM e vitamina B_6, 160
Metabolismo, 315-319
   anabolismo e catabolismo, 306, 307
   cálcio e remodelamento óssea, 261
   de álcool, 333-336, C-15, C-16
   de carboidratos, 41-46, 310-314
   de gorduras. *Veja* Metabolismo de gordura
   equilíbrio ácido-base e, 234
   ferro, 269, 272
   manganês e, 287
   oxigênio e radicais livres, 207
   oxigênio no, 312-313
   reações químicas básicas, 306-308
   tecido adiposo, 86-87
   vitaminas B e, 170-171
   vitaminas e, 149-150
   zinco, 278, 279-280, 281
   Veja também Metabolismo basal; Metabolismo energético; Metabolismo de gordura
Metabolismo anaeróbico, 312-313
Metabolismo de gordura
   ácidos graxos, 314-315, 316
   carboidratos e, 319
   corpos cetônicos e, 42
   equilíbrio ácido-base, 42
   jejum e, 87
   lipase lipoprotéica, 87
   metabolismo no fígado de, 309
   nas dietas de baixa caloria, 329
   oxidação/ciclo TCA, 321
   síntese de ácidos graxos, 314
   visão geral do, 86, 87, 314-315, 316
   Veja também Gorduras (química); Oxidação de gorduras
Metabolismo energético, 305-319, 324
   acetil-CoA. *Veja* Acetil-CoA
   aeróbico *versus* anaeróbico, 312-314
   água e, 224-225, 226
   álcool e, 333-336, C-16
   aminoácidos, 121-123, 315-319, 324, C-11, C-12
   anemia ferropriva, 273
   ATP. *Veja* ATP (adenosina trifosfato)
   carboidratos, 41-46, 311-314, C-10 a C-11, C-15

cadeia de transporte de elétron. *Veja* Cadeia de transporte de elétron (ETC)
ciclo TCA. *Veja* Ciclo TCA (de Krebs)
cobre e, 285
equilíbrio ácido-base e, 233
etapas finais do, 320-323
excesso, efeitos do, 323-324
fósforo, 248-249
glicose, 3114-314, 321, 324
glicerol, 314
gorduras. *Veja* Metabolismo de gordura; Oxidação de gorduras
hormônios tireoidianos e, 283
jejum, efeitos do, 327-329, 326
magnésio, 252
piruvato. *Veja* Piruvato
reações de oxirredução, B-7 a B-8
reações químicas básicas, 306-309
regulação hormonal do, A-5 a A-6
sumário do uso de nutriente, 319
tiamina, 149
vias centrais, 324
vitaminas e, 171, 176
vitaminas do complexo B e, 149
Veja também Quilocalorias (kcal)
Metais pesados, 176, 290
   Veja também metais específicos
Metaloenzimas, 279, 289
Metalotioneína, 279
Metano, B-3
Metanol, 63
Metionina, 124, 166, 252, 338
Micelas, 81, 82
Micoproteína, 299
Microminerais. *Veja* Minerais traço
Microvilosidade/microvilosidades, 12, 13
Milho e niacina, 155
Minerais, 234-256
   absorção dos, 189, 235
   absorção e fibra, 19, 54
   absorção e fitatos, 36
   avaliando alimentos quanto a, 152
   biodisponibilidade dos, 188, 235
   composição corporal, 234-235, B-4
   consumo de álcool e, 338
   interações de nutrientes, 235
   Limites Superiores Toleráveis de Ingestão (UL), 187
   líquidos e equilíbrio hidroeletrolítico, 229-232
   lista, 230, 235
   na água, 227, 251
   RDA e AI para,
   sites sobre, 191, 254, 293
   suplementos, 185-191
   transporte dos, 234
   visão geral dos, 234-235, 253, 291
   Veja também Eletrólitos; Interações com nutrientes
Minerais principais, 234-426
   234, 252-253
   lista, 230
   quantidades no corpo, 230, 235
   Veja também Minerais
Minerais traço, 260-296
   deficiências, 268, 292
   fontes alimentares de , 268, 292
   interações com nutrientes, 268
   pesquisa sobre, 290
   quantidades no corpo, 235, B-4
   suplementos de, 268
   toxicidade, 268, 292
   visão geral dos, 267-268, 292

Mioglobina, 269
Mirtilo, flavonóides e, 300
Mito
   "combinação de alimentos", 14
   sobre a lecitina, 76-77
   sobre o álcool, 340, 341
   sobre suplementos, 188, 189
   sobre suplementos de aminoácidos, 115
   sobre vitamina E, 208
   vitaminas impostoras, 169
   Veja também Informações sobre nutrição, validade das
Mitocôndrias, 312, A-2
   Ciclo TCA e, 308
   funções das, 308, 321, A-2
   oxidação de ácidos graxos, 314
   na estrutura celular, A-3
Moderação (álcool), 332
Modulador seletivo do receptor de estrôgenio (Serm), 261
Moléculas, B-1
Moleira, 206
Molibdênio, 289-292
Monoglicerídeos, 78, 81
Monossacarídeos, 31
   absorção dos, 36, 39
   em hemiceluloses, C-2 a C-3
   estrutura dos, 30-33, C-1, C-2
Monoterpenos, 298, 300
Mortalidade. *Veja* Morte; Expectativa de vida
Morte
   álcool e, 336, 338, 339
   por asfixia, 22
   por desidratação, 224, 225
   por doença cardíaca, 88
   por escorbuto, 174
   por infecções/desnutrição, 128
   por intoxicação por água, 224
   suplementos de ferro, 188, 275
Morte no berço. *Veja* Síndrome da morte súbita do lactente (SMSL)
Mothers Against Drunk Driving (MADD) (Mães Contra Dirigir Embriagado), 249
Motilidade, , 9
Movimento intestinais, 9, 23-26
   Veja também Constipação; Diarréia
Mucilagens, 35
Muco, 1198
Muco, 80
Mucosa/mucoso, 269
Mulheres
   ingestão de cálcio, 245, 263
   ingestão de ferro, 276
   perdas de ferro, 272, 273
Músculo/sistema muscular
   cálcio e, 243
   deficiência de magnésio, 253
   digestão e, 5-8
   do estômago, 5, 6
   exercício (atividade física) e, 118, 313
   ingestão de proteína e, 133, 314
   intestinal, 13
   glicogênio e, 34, 41
   metabolismo energético, 313
   mioglobina, 269
   potássio e, 240
   vitamina E e, 208
   Veja também Composição corporal; Treinamento com peso

N

NAD (nicotinamida adenina dinucleotídeo), 333, C-6
   Ciclo TCA e vitaminas, 170-172
   função da, 154

no metabolismo do álcool, 334, 335, C-16
Reações do ciclo TCA, C-13, C-14 a C-15
NADH, 333, 334, C-6
NADP, 155, C-6
Naftoquinona. *Veja* Vitamina K
Não-polissacarídeos, 35
Não-vitaminas B, 169
Narcótico, álcool como, 333, 336
Necessidade de quilocalorias (kcal)
  ingestão de proteína em porcentagem, 131
  recomendações de carboidratos, 54-56
  recomendações de ingestão de gordura, 92-94
Néfrons, 228
Neotame, 61, 64
Nervos/sistema nervoso
  álcool e, 335, 336
  deficiência de ferro/toxicidade, 278
  deficiência de magnésio, 252
  diagrama do, A-8
  fonte de energia para, 327
  funções do, A-7 a A-8
  hormônios GI e, 17-19
  sistema nervoso central, A-7 a A-8
  tiamina e, 150
  vitamina B_{12}, 165, 166
  vitamina B_6 e, 159, 160
  vitamina E e, 208
  Veja também Cérebro
Neurotransmissores, 122
  epinefrina. *Veja* Epinefrina
  niacina e, 155
  norepinefrina, 122
  serotonina. *Veja* Serotonina
  tirosina e, 122
  vitamina C e, 176
Niacina, 155-156, 180
  cozimento e, 156
  deficiência, 155, 156, 172
  estrutura da, C-6
  fontes alimentares de, 155, 156, 157
  funções da, 311, 154, 156
  precursor da, 122
  RDA/recomendações, 154-155, 157
  toxicidade, 155, 156
  triptofano, 122, 155, 159
Nicotinamida adenina dinucleotídeo. *Veja* NAD
Nicotinamida. *Veja* Niacina
Níquel, 290
Nitrogênio
  em compostos orgânicos, B-3
  estrutura atômica, B-3
  uréia e, 318, 319, C-16 a C-17
  utilização de proteína e, D-2
Níveis de álcool no sangue, 336-337
Níveis de glicose no sangue, 42-46
  cromo e, 289
  faixa normal, 42
  fibra e, 45
  glicogênio e, 41
  hipoglicemia, 45
  regulação de, 43, 119, 289
  Veja também Índice glicêmico; Insulina
Noradrenalina. *Veja* Norepinefrina
Norepinefrina, 122, A-5
Nozes, 103-104
NPU (utilização líquida de proteína), D-2
NúcleoA-2, A-3
Nutrição. *Veja* Dietistas
Nutrientes
  condicionalmente essenciais, 85, 169
  efeitos fisiológicos *versus* farmacológicos dos, 155, 185-186, 220

essenciais, 84-86, 124, 224
recomendações. *Veja* DRI; RDA
rendimento energético, 306
Veja também Nutrientes específicos
Nutrientes condicionalmente essenciais, 85, 169
Nutrientes essenciais
  ácidos graxos essenciais, 85-86
  água como, 223-224
  aminoácidos essenciais, 111, 123-124, 125
  essencialidade dos, 85, 169
Nutrientes produtores de energia, 306-307
Veja também Nutrientes específicos

O

Obesidade
  açúcar e, 49
  álcool e, 334, 337, 340
  cálcio e, 242-243
  diabete, tipo 2 e, 44
  em crianças, 44
  ingestão de gordura e energia, 92
  na juventude, 44
  Veja também Tratamento da obesidade; Perda de peso; Controle de peso
Obesidade central
  álcool e, 337
  cereais. *Veja* Pães; Grãos
Oldways Preservation and Exchange Trust, 144
Olean. *Veja* Olestra
Óleo de coco, 73, 74, 88, 105
Óleo de palma, 74, 88, 105
Óleo mineral, 24, 25, 26
Óleos, 3, 73, 94
  Veja também Gorduras
Olestra, 95
Olhos. *Veja* Visão
Oligossacarídeos, 33
Ômega, definição, 72
Onívoros, 138, 143
Opsina, 121, 195
Organelas, A-2
Organização Mundial da Saúde. *Veja* OMS
Organização para Alimentação e Agricultura. *Veja* FAO
Oriente Médio, deficiência de zinco no, 280
Osmose, 231
Ossos, 258-265
  cálcio e, 242-243, 245, 260-261
  colas e, 250
  como fonte dietética de cálcio, 245, 247
  cortical, 258, 259
  estrutura de, 118
  magnésio e, 250
  nutrientes requeridos pelos, 202, 263
  remodelagem de, 196, 242, 261
  resistência e flúor, 287
  silicone e, 290
  sites sobre, 264
  trabecular, 258, 259
  vanádio e, 291
  vértebras, colapso das, 259, 260
  vitamina D e, 202. *Veja também* Raquitismo
  vitaminas necessitadas pelo, 177, 196, 198, 261
  Veja também Osteoporose
Osteomalácia, 203, 206
Osteopenia, 261
Osteoporose, 247, 258-266
  atividade física e, 262-263
  cálcio e, 130-131, 186, 237, 246, 261, 263

fatores de risco, 130, 260-263
fraturas na bacia, 258
genética, 259, 262-263
hormônios e, 261-262
idade e massa óssea, 260, 261
medicamento para, 262
peso corporal e, 263
potássio e, 238
proteínas (dieta) e, 129
sites sobre, 264
sódio e, 237
terapia de reposição de estrógeno, 262
tipo I, 258, 259, 260
tipo II, 258, 259, 260
tipos de ossos, 259
vitamina A e, 198
vitamina D e, 202, 260-261, 263
Ovo-lactovegetarianos, 138, 210
Ovos
  colesterol nos, 89
  digestibilidade de proteína, 125
  enriquecido com ácidos graxos ômega 3, 90, 107
  ingestão recomendada de, 90
Oxalato/ácido oxálico, 235
  absorção de cálcio, 245
  absorção de ferro, 269
Oxaloacetato, 320, 321
Oxidação (dos nutrientes energéticos), 314
Oxidação de gorduras, 74
  carnitina e, 169
  ferro e, 275
  ingestão de carboidratos e, 320, 321
  metabolismo de ácido graxo, 314, 315, 323
  nas mitocôndrias, 314
  ranço, 73-74
  seqüência de reação, C-11
  vitamina E e, 208
  Veja também Corpos cetônicos
Oxidantes, 217, 219
Óxido nítrico, 217
Oxigênio
  estrutura atômica do, B-3
  estrutura molecular do, B-4
  metabolismo energético e, 320
  no metabolismo de glicose, 313
  radicais livres, 207, 217, 218
  toxicidade do chumbo e, 291
Oxitocina, A-5

P

Paba (ácido paraminobenzóico), 169
Pães
  cálcio nos, 246
  enriquecidos/fortificados, 277
  enriquecimento com folato, 164
  fibras nos, 56
  ingestão de gordura e, 94, 95
  integrais, 56
  rótulos, 56
  sem fermento e fitatos, 280
  Veja também Cereais matinais; Grãos
Pagofagia, 274
Pâncreas, 2, 3
Pancreatite, 19
  papel das mitocôndrias, 320, A-2
Parassimpático (sistema nervoso), A-7 e A-8
Paratormônio, 243, A-6
  função do, 261, A-6
  osteoporose e, 262
  vitamina D e, 202, 203
PDCAAS (escore de aminoácidos corrigido pela digestibilidade da proteína), 125, D-1

Pectinas, 35
Pedras nos rins, 178-180
	ingestão de água e, 226-227
	proteínas (dieta) e, 130
	vitamina C e, 178, 180
"Peito de pombo", 206
Peixes gordurosos
	ácidos graxos essenciais, 90-91
	benefício, para a saúde, dos, 92, 93
	colesterol nos, 89
	como fonte de cálcio, 245, 246
	contaminação, por mercúrio, dos, 104
	cozimento/manipulação seguros dos, 90-91
	doença cardíaca e, 90, 104-105
	durante a gravidez/lactação, 104
	ingestão de gordura e, 90, 91
	lipídios nos, 89-92
	lipídios no sangue e, 91
	nas dietas vegetarianas, 141
	Peixes/frutos do mar suplementos, 91
Pelagra, 155, 172
Pele
	acne, 199
	betacaroteno e, 198
	encontrando a causa de problemas, 173
	enxofre e, 252
	queratinização da, 198, 199
	vitamina A e, 195-196
	vitamina C e, 177
	vitamina D_3, 201
Pepsina, 113, 114
Pepsinogênio, 111
Peptidase, 111
Peptídeo inibidor gástrico, 19
PER (razão da eficiência protéica), D-1, D-2.
Perda de peso,
	carboidratos complexos, 52
	densidade óssea e, 262
	dietas que produzem cetose, 42
	gordura e, 88
	peixe e, 90
	proteínas (dieta) e, 131
Perdas imperceptíveis de água, 225
Perfis de lipídios no sangue, 88
	dietas vegetarianas e, 138
	método de amostra, 82
	níveis desejáveis, 89
	peixe/peixes gordurosos e, 90, 91
	Veja também Colesterol (sangue)
Peristaltismos, 5, 6, 17, 25
Peróxido de hidrogênio, 217, 218, B-8
Peróxidos, B-8
Peso corporal. Veja Peso (corpo)
Pesquisa,
	sobre alimentos funcionais, 301
Pessoas idosas. Veja Envelhecimento (idosos)
Pesticidas,
	cetose e, 3289, 233, B-6
	equilíbrio ácido-base, 234
	escala explicada, 9, 233, B-6
	no estômago, 8
	no intestino, 9, 10
	pH, 8, 233, B-6
	Veja também Equilíbrio ácido-base
Pica, 274
Pico de massa óssea, 244, 247
Picolinato de cromo, 289
Pigmento, 195
Pirâmides
	dietas vegetarianas, 139-140, 144
	ingestão de açúcar, 50
	ingestão de proteína e, 131
	sites sobre, 144
	Veja também Planejamento dietético

Piridoxal, C-6
	Veja também Vitamina B_6
Piridoxamina fosfato, C-7
	Veja também Vitamina B_6
Piridoxamina, C-6
	Veja também Vitamina B_6
Piridoxina, C-6
	Veja também Vitamina B_6
Piruvato, 310
	metabolismo de aminoácidos, 314-315, 317
	metabolismo de glicerol, 315, 316
	no ciclo TCA, 321
	produto da glicólise, 311, 314
	vitaminas B e, 170, 171
PKU (fenilcetonúria), 63-64
Placa bacteriana, 49
Placebo, 176
PLP (fosfato piridoxal), 159, 171
	Veja também Vitamina B_6
Pobreza. Veja Programas de auxílio alimentação; Status socioeconômico
Poliéster de sacarose, 95
Poliglutamato, 161, 162
Polióis, 61
Polipeptídeo, 111
Polissacarídeos, 33
	estrutura dos, 34, C-2, C-3
	não-amidos, 34-35
	Veja também Glicogênio; Amido
Poluição. Veja Contaminantes; Contaminantes ambientais
Poluição/contaminação da água
	água mole e, 227
Pontes dissulfureto, 112
Ponto de insaturação, 71
Pool de aminoácidos, 121
Potássio, 240-241, 253
	deficiência, 240, 241
	diuréticos e, 240
	fontes alimentares de, 241
	funções do, 240, 241, 263
	hipertensão e, 240
	nos alimentos processados, 238, 240
	osteoporose e, 237
	recomendações de ingestão, 240, 241
	toxicidade, 241
	transporte de proteínas 120
Prealbumina. Veja Transtiretina
Precursores (vitamina), 147, 193
	hormônios que ajustam, A-6
	minerais e, 238, 240, 242, 250
	nos vegetarianos, 138
	Pressão arterial
	regulação de, 227-228, 229
	Veja também Hipertensão
Pressão arterial alta. Veja Hipertensão
Pressão osmótica, 231
Probióticos, 297
Produção de alimentos. Veja Agricultura
Produtos de soja
	absorção de zinco, 140
	câncer e, 298, 300
	colesterol no sangue e, 130, 139, 300
	doença cardíaca e, 129
	fitoquímicos e, 262, 298, 300
	osteoporose e, 262
	proteína vegetal texturizada, 138, 140
	tofu, 138, 139, 141
	vitamina B_{12} e, 141, 168
Profissionais da Saúde
	fitoquímicos, 299
	nos rótulos de suplementos, 190
	Veja também Informações sobre nutrição, validade da
Progesterona, A-5, A-7

Prolactina, A-4, A-5
Prolina, 110
Pró-oxidantes, 178, 190, 217, 220
Prostaglandinas, 85, A-7
Proteases, 7, 113
Proteína de alta qualidade, 123, 124
Proteína de alta qualidade, 124
Proteína de referência, 124, 125
Proteína endógena, 121
Proteína exógena, 121
Proteína ligadora de retinol (RBP), 194, 279, E-18 a E-19
Proteína ligante de cálcio, 244
Proteína vegetal texturizada, 138, 140
Proteínas (corpo), 115-123
	balanço nitrogenado, 122
	efeito do álcool nas, 335
	equilíbrio ácido-base e, 233
	equilíbrio líquido e, 232
	enxofre e, 252
	formar os músculos, 133
	funções das, 112, 117-121
	jejum, efeitos do, 326, 327
	manifestação do gene e, 117
	proteína ligante de cálcio, 244
	síntese de, 115-117, 123-125, 195-196
	visão genética do metabolismo, 121-123
	vitamina A e, 195-196
Proteínas (dieta), 123-133
	alta qualidade, 123, 124
	balanço nitrogenado, 122
	cálcio e ossos, 263-264
	câncer e, 130
	complementares, 124
	dietas ricas em proteínas, 130, 318-319
	digestão de, 8, 11, 113, 114, 115
	digestibilidade das, 123, 125
	doença cardíaca e, 130
	efeitos, na saúde, das, 129-131
	energia (quilocalorias) nas, 322
	escore de aminoácidos, D-1
	escore de aminoácidos corrigido pela digestibilidade da proteína (PDCAAS), D-1
	exógenas, definição, 121
	gordura produzida a partir de, 325
	ingestão elevada de, 131, 325, 326
	nas dietas vegetarianas, 140, 142
	niacina e, 157
	origem vegetal versus animal, 124, 139
	osteoporose e, 130
	PDCAAS, 124-125
	padrão de proteína de referência, 124, 125
	qualidade das, 123-126, D-1 a D-2
	RDA/recomendações de ingestão, 131-132
	razão de eficiência protéica (PER), D-1, D-2
	regulamentação de rotulagem, 126
	suplementos, 133
	texturizadas de vegetais, 138, 140
	uso, pelo corpo, das, 319
	utilização líquida de proteína (NPU), D-2
	valor biológico das, D-1 a D-2
	Valores Diários, 126
	Veja também Aminoácidos; Desnutrição protéico-energética (DPE)
Proteínas (química), 109-114
	aminoácidos nas, 110, C-4
	desnaturação, 112
	estrutura das, 110-112
	glicogênicas, 42, 121, 317, 156
	metabolismo, no fígado, das, 309
	síntese das, 116, 195-196
	visão geral do metabolismo, 121-123
	Veja também Aminoácidos

Proteínas complementares, 124
Proteínas de transporte, 120
Proteômica, 115
Prótons, B-1 a B-3
Protoporfitina eritrocitária, 273
Protrombina, 210
Provitaminas, 146
PTH (hormônio paratireodiano). *Veja* Hormônio paratireodiano (PTH)
Publicidade, validade de
 laxativos, 25
 suplementos, 190, 217
 Veja também Informações sobre nutrição
Pufa. *Veja* Ácidos graxos poliinsaturados
Pulmões, 233, B-8

Q

Queijo, 40, 56
 Veja também Leite e derivados
Queilose, 154
Queimação, 24
 causa da, 8, 26-27
 prevenção, 28
Doença cardíaca. *Veja* Doença cardiovascular
Quelatos, 278
Queratina, 198, 220
Queratinização, 198
Quilimícrons, 14, 81, 82, 83
Quilocalorias (kcal)
 densidade de nutriente e, 48
 em alimentos com baixo teor de gordura, 96, 102
 em misturas para álcool, 338
 ingestão de açúcar e, 46-51
 na gordura corporal, 87
 na gordura, 87, 91, 97
 na lecitina, 76-77
 nas dietas vegetarianas, 142
 no álcool, 337, 338
 nos substitutos da gordura, 95
 substitutos de açúcar e, 66
 Veja também Energia; Densidade de energia; Metabolismo energético
Química, B-1 a C-17
 ácidos/bases. *Veja* pH
 átomos, propriedades dos, 30, B-1 a B-3
 "cadeias" carbônicas, 70-71, 310
 carboidratos, complexos, 30, 33-36, C-2 a C-3
 carboidratos, simples, 30-33, C-1 a C-3
 composição elementar do corpo, 235, B-2, B-3
 das proteínas, 111-113
 de ferro, 269, B-6
 dos aminoácidos, 110-111
 dos lipídios, 69-77
 elementos, tabela, B-2
 enzimas/coenzimas, 7-9, 150
 formação de íon, B-5 a B-6
 ligações, 70, 72, B-3 a B-4
 minerais, 234-235, 267-268
 radicais livres. *Veja* Radicais livres
 reações de oxirredução, B-7 a B-8
 visão geral das reações químicas, B-6 a B-8
 visão geral da reação metabólica, 306-309
 vitaminas, C-5 a C-9
 Veja também Metabolismo energético; Metabolismo
Quimo, 4, 5, 90
Quimotripsina, na digestão de proteína, 114
Quorn, 299

R

Raça/etnia
 intolerância à lactose e, 40
 osteoporose e, 262
 Veja também Afro-americanos/Negros
Radicais livres
 câncer e, 275
 cobre e, 285-286
 derivados de oxigênio, 207, 218
 doença e, 217-218, 219
 ferro agindo como, 271, 275
 reações em cadeia e danos, 218, B-8
 vitamina C e, 175, 176, 218, 219
 vitamina E e, 207, 218, 219
 zinco e, 278
 Veja também Antioxidantes; Estresse oxidativo
Radicais livres derivados de oxigênio, 217, 218
Radical hidroxila, 217, 218
Radical superóxido, 217, 218
RAE (equivalentes de atividade de retinol), 199
Raloxifeno, 261
Raquitismo, 202
 descrição, 203, 206
 em vegetarianos, 141
 luz solar e, 204
 ossos da cabeça, 206
 osteomalácia, 203, 206
Razão de eficiência protéica (PER), D-1, D-2
RDA/recomendações, 153
 na estrutura das coenzimas, 153, C-5
 vitamina B_6 e, 170
Reações conjugadas 308
Reações de luta ou fuga, A-5
 Veja também Epinefrina
Reações de oxirredução, B-7 a B-8
 reações do, 320-321, C-11 a C-14, C-15, C-16
Recursos de cálculo, final do livro, W
Redução (de oxigênio), B-7
Refluxo, 6, 24, 26-27
Refluxo gastroesofágico, 6, 24, 26, 27
Refrigerantes, conteúdo de açúcar dos, 49
Regulação de temperatura, A-7 a A-8
Regulamentações. *Veja* FDA (Food and Drug Administration)
Relaxina, A-5, A-6
Remodelagem (óssea), 196, 242
Renina, A-3
 regulação do volume sangüíneo, 229, A-6
 sensibilidade ao sal e, 236
Resfriados, 176, 282
Resistência muscular, vitamina B_6, 159
Resistência, músculo, 93
Resposta glicêmica, 45-46, 66
Restaurantes
 fast-foods, 107
Retardo mental
 cretinismo e deficiência de iodo, 283
 PKU (fenilcetonúria), 62, 64, 66
Retículo endoplasmático, A-2, A-3
Retículo endoplasmático liso, A-2, A-3
Retículo endoplasmático rugoso, A-2, A-3
Retina, 195
Retin-A, 199
Retinal, 194, 195, 197, C-5
Retinil ésteres, 194
Retinóides, 194
Retinol, 194, 195, 201, C-5
Reto, 2, 3, 5
 riboflavina e, 151

Riboflavina, 153-154, 180
 deficiência de, 153, 154
 destruição da, 147
 fontes alimentares de, 153-154
 funções da, 153-154, 320
Ribossomos, 116, 308, A-3
Rigidez por hipercalcemia, 244
Rins
 ação dos hormônios nos, A-5
 ativação da vitamina D, 202
 equilíbrio ácido-base e, 233, 236
 equilíbrio de cálcio nos ossos, 243
 excreção da uréia, 318, 320
 função nefrótica, 228
 líquido e equilíbrio hidroeletrolítico, 229-232
 metabolismo de aminoácido, 122
 regulação da pressão arterial, 228
 regulação do volume sangüíneo, 228, 229
 sódio e, 236
Risco e prevenção de doença
 alimentos funcionais e, 299-300
 álcool e, 333-334, 337-338, 340
 cálcio e, 130-131, 186, 243, 248
 condicionamento físico. *Veja* Atividade física, benefícios dos fitoquímicos, 219, 297-299, 300
 dietas vegetarianas e, 138-139
 doença cardíaca. *Veja* Doença cardiovascular (DCV)
 fumo. *Veja* Fumo/uso de tabaco
 hipertensão. *Veja* Hipertensão
 obesidade, 44
 osteoporose, 259-260
 suplementos e, 186, 189
 vitamina C e, 176, 177
RNA de transferência, síntese protéica e, 115, 116
RNA mensageiro, síntese protéica e, 115-116
RNA polimerase, 279
RNA, 116, 119, 122
Rodopsina, 195
Rosário raquítico, 202, 206
Rotulagem de alimentos. *Veja* Rotulagem
Rotulagem,
 adoçantes artificiais, 66
 alegações de propriedades de saúde, 189-190
 alegações de propriedades estruturais e funcionais, 190
 colesterol, 89. *Veja também* Perfis de lipídios no sangue
 conteúdo de fibra, 56
 conteúdo de açúcar, 46, 56
 conteúdo de gordura, 96, 97
 conteúdo de proteína, 126
 conteúdo do carboidrato, 55, 56
 deficiência de ferro, 273
 densidade óssea, 259
 de suplementos, 190
 diabete, 178
 glicose no sangue, 42
 lipoproteínas, 81, 88
 proteína, regulamentações do FDA, 126

S

Sacarase, 37
Sacarina, 61, 62
Sacarose, 31, C-1
 Veja também Açúcares
Saciedade, 37
SAF. *Veja* Síndrome alcoólica fetal
Sal (de cozinha). *Veja* Sódio; Cloreto de sódio

Sal, 229-230
  Veja também Eletrólitos
Saliva, 8, 38
Sangue
  ferro e, 271, 272, 273
  níveis de cálcio, 243
  pH de, 233
  Veja também Glóbulos vermelhos
Saponinas, 298
Sarampo, 128, 197
Saúde mental, 86
Secretina, 18
Sede224, 236
Segmentação (intestinal), 6
Segurança,
  asfixia, 22-23
  dos adoçantes artificiais, 61-65
  dos alimentos funcionais, 301
  dos substitutos de gordura, 95
  dos suplementos, 220
  Veja também Contaminantes; Doenças de origem alimentar; Toxicidade
Selênio, 284, 292
  deficiência de, 284, 285
  fontes alimentares de, 285
  iodo e, 268
  recomendações de ingestão de, 285
  toxicidade, 285
Sem açúcar (nos rótulos), 66
Sensações de sabor, 4
Sensibilidade ao sal, 236
Serotonina, 50
  funções da, 122
  precursor da, 122
  vitamina B_6, 159
Sexo. *Veja* Diferenças de gênero; Hormônios sexuais; Estrógenos; Progesterona; Testosterona
Simpático (sistema nervoso), A-7 a A-8
Síndrome de Down, 163
Síndrome de Wernicke-Korsakoff, 10, 333, 338
  recomendações, 51
  vitamina A e, 197
Síndrome do intestino irritável, 24
Síndrome do túnel do carpo, 160
Síndrome eosinofílica-mialgia (EMS), 133
Sistema de escolha canadense
  alimentos funcionais e, 301
  avaliação de alimentos, 152
  diretrizes de ingestão de açúcar, 50
  durante a gravidez, 141
  durante a lactação, 141
  ingestão de carboidrato,54-57
  ingestão de gordura e, 92-98
  ingestão de proteína, 129-132, 140
  índice glicêmico e, 45-46
  para crianças, 142
  para obesidade. *Veja* Tratamento da obesidade
  variedade, importância da, 142, 152
  vegetarianos, 138-144
  Veja também Terapia dietética
Sistema digestivo, 3, 4
  Veja também Digestão; Trato GI (gastrointestinal)
Sistema endócrino, A-3 a A-7
Sistema imunológico
  anticorpos, 120
  antígenos, 120
  efeito do álcool no, 334-335
  radicais livres e, 217
  vitamina C e, 176
  Veja também Alergias
Sistema linfático, 13, 14, 17
Sistema microssomal de oxidação do etanol (SMOE), 333, 336

Sistema nervoso autônomo, A-7 a A-8
Sistema nervoso central, A-7, A-8
  Veja também Cérebro; Nervos/sistema nervoso
Sistema nervoso periférico, A-7 a A-8
Sistema nervoso somático, A-7, A-8
Sistema reprodutivo, vitamina A e, 196
Sistema vascular, 14-16
  absorção de nutriente e, 14-16
  angiotensina e, 228
  entrega de oxigênio, 15
  nas vilosidades intestinais, 13
  renina e, 228
  vitamina C e, 177-178
  vitamina E e, 209
  Veja também Aterosclerose; Doença cardiovascular (DCV); Hipertensão
Sistemas circulatórios. *Veja* Sistema linfático; Sistema vascular
Sites
  abuso de droga, 342
  açúcares, 57
  adoçantes artificiais, 67
  álcool/alcoolismo, 334
  alimentos funcionais, 302
  anemia falciforme, 134
  cálcio, 254
  colesterol, 98
  cáries, 57
  defeitos do tubo neural, 181, 254, 293
  desnutrição, 134
  diabete, 57
  dietas vegetarianas, 144
  digestão e absorção, 20
  doenças ósseas, 264
  doença tireoidiana, 293
  espinha bífida, 181
  fibra, 57
  frutas, 181
  hortaliças, 181
  ingestão de gordura, 98
  iodo, 293
  "lactose intolerance", 57
  leite, 254
  MedWatch (FDA), 191
  osteoporose, 264
  problemas digestivos, 28
  pirâmide de dieta vegetariana, 144
  sobrecarga de ferro, 293
  sódio, 254
  suplementos, 191
  vitaminas, 181
Sites, doenças, tireóide, 293
Sites na Internet. *Veja* Sites
SMOE (sistema microssomal de oxidação do etanol), 333, 336
SMSL. *Veja* Síndrome da morte súbita do lactente
Sobrecarga de ferro, 352178, 269-270-274-277, 288
Sódio, 236-239, 253
  cálcio e potássio, 238, 239
  DASH – prova de sódio, 237, 242
  deficiência, 238, 239
  estrutura atômica do, B-5
  excesso de, 229
  fontes alimentares de, 238,239
  funções do, 236, 239
  hipertensão e, 227, 236
  nos alimentos processados, 238
  osteoporose, 237
  perdas de, 232
  proteínas de transporte e, 120
  recomendações de ingestão, 236, 238, 239
  retenção/reabsorção, 228, 229, 232
  sites sobre, 254
  toxicidade, 239

Soluço, 24, 26
Soluções eletrolíticas, 229-231
Solutos, 231
Somatostatina (GHIH), A-5
Somatotropina (GH), A-5
  Veja também Hormônio do crescimento (GH)
Sono, 133
Sorbitol, 24, 61, 65
Status socioeconômico
  deficiências de vitaminas B e, 172
  desnutrição e, 126
  Veja também Programas de auxílio alimentação
Substitutos da carne, 138, 140
Substitutos de gordura, 94-97
Substitutos de gordura, 95-96
Substitutos do açúcar, 66-67
Suco gástrico, 8
Suco pancreático, 8-9
Sucos digestivos, 7-9, 232
  Veja também Suco gástrico; Suco pancreático
Sucralose, 61, 64
Sulforafano, 300
Superalimentação
  metabolismo energético e, 323-326
  sensibilidade ao sal, 236
Superóxido dismutase (SOD), 286
Suplementos, 185-191
  alegações de propriedades estruturais e funcionais, 190
  alimentos *versus*, 173, 189, 190, 299
  alta potência, 177, 189
  aminoácidos, 113-115, 133
  antioxidantes, 217, 220-221
  argumentos a favor e contra, 185-188, 299
  betacaroteno, 188, 198
  cálcio, 186, 258, 263
  carnitina, 169
  doses médias, 187
  elementos-traço, 268
  enzimas, 189
  estévia, 64
  ferro, 186, 187, 273, 277-278
  fibra, 52
  folato, 164
  herbais. *Veja* Medicamentos herbais/suplementos
  interações de nutrientes e, 235
  informações erradas sobre, 188
  lecitina como, 76-77
  Limite Superior Tolerável de Ingestão (UL), 187
  MedWatch (programa do FDA), 191
  minerais, 185-188
  "naturais", 174
  orgânicos/natural, 189
  padrão de, 189, 190, 191
  padrões para, 189, 190
  para bebês, 210
  para vegetarianos, 139, 141
  peixes gordurosos, 91
  potássio, 240
  proteínas/aminoácidos, 133
  riscos associados aos, 220
  rotulagem dos, 190
  sites sobre, 191
  seleção de, 189, 263
  sobrecarga de ferro, 275
  tabletes de sal, 238
  toxicidade do ferro, 275
  toxicidade, 148, 187-188
  vitamina A, 197, 198

vitamina B$_{12}$, 168
vitamina C, 176, 177, 178, 275
vitamina D, 204
vitamina E, 220
vitamina K, 210
vitaminas, 185-188
vitaminas do complexo B, toxicidade das, 173
zinco, 282
Veja também Alimentos funcionais
Suplementos orgânicos, 189

T

Tabaco. *Veja* Fumo/consumo de tabaco
Tabletes de vitamina. *Veja* Suplementos
Tabletes minerais. *Veja* Suplementos
Tamanhos de porção. *Veja* Porções
Tampões, 119, 233
Taninos, 298
Taurina, 110
Tecido adiposo, 86
  estrutura celular, 86
  lipase lipoprotéica, 87
  Veja também Gorduras (organismo)
Tecidos epiteliais, 196
Tecnologia
Tempeh, 138, 139
Teor alcoólico, 332
Terapia de reidratação oral (TRO), 232
Terapia de reposição de estrogênio, 262
Terapia dietética
  para constipação, 24
  para síndrome do intestino irritável, 24
  Veja também Tratamento da obesidade
Teratogênico, 198
Testosterona, 262, A-5, A-7
Tetania por hipocalcemia, 244
Tetania, 253
Tetraidrofolato (THF), 161
THF (tetraidrofolato), 161
  tiamina e, 150, 152
Tiamina pirofosfato (TPP), 150, 171, C-5
Tiamina, 150-151, 152, 180
  cozimento e, 146, 151
  deficiência, 338, 150-151
  enxofre e, 252
  estrutura da, C-5
  fontes alimentares de, 151, 152
  fontes de, 151, 152
  funções da, 150, 171
  RDA/recomendações, 150, 151, 152
  síndrome de Wernicke-Korsakoff, 150, 333, 338
Tipeptídeo, 111 Óleos tropicais, 73, 105
Tirosina, 111, 122
Tiroxina (T4), 19, 122, 282, A-5, A-6
Tocoferol, 207, C-9
  Veja também Vitamina E
Tofu, 138, 139, 141
Tomates, 298, 300
Toxicidade,
  álcool, 332, 337
  chumbo, 290-291
  dosagem de suplemento, 148, 187
  função hepática e, 16
  laetrila e, 170
  mercúrio, 104
  metabólitos de aspartame, 163
  suplementos de aminoácidos e, 133
  suplementos de betacaroteno, 188, 198
  Veja também Contaminantes; Contaminantes ambientais; Doenças de origem alimentar; Pesticidas; nutrientes específicos
TPM (tensão pré-menstrual), 160
TPP (tiamina pirofosfato), 150, 171, C-5
Transaminação, 318, 319

Transferrina na mucosa, 269-271
Transferrina sangüínea, 269, 270
Transferrina, 270
  na absorção de ferro, 270
  na absorção de zinco, 281
  na deficiência de ferro, 272
  na sobrecarga de ferro, 275
  no transporte de ferro, 271
Transporte (nutriente),14, 15-16
  ativo, 12, 38
  difusão, 12, 38
  sistema linfático, 14, 17
  sistema vascular, 14, 15, 16-17
  Veja também Nutrientes específicos
Transporte ativo, 12, 70
Transtornos alimentares
  bulimia nervosa, 23
  dietas vegetarianas e, 142
Traquéia, 3, 22, 24
  Veja também Atividade física
Trato gastrointestinal. *Veja* Trato GI (gastrointestinal)
Trato GI (gastrointestinal), 2-14
  abuso de álcool e, 337
  anatomia do, 2-7, 11, 12-13
  benefícios, 9, 300
  digestão de carboidrato no, 18, 36-38
  digestão de proteína no, 115
  digestão de triglicerídeos no, 79
  especialização no, 14
  fibra e, 9
  fibra e carboidratos, 37, 38, 51
  flora intestinal e, 9, 37, 38
  folato e, 161, 162
  hormônios produzidos no, 17-19, A-6 a A-7
  líquidos e equilíbrio eletrolíticos, 232
  problemas com, 18, 22-28, 53, 95-96, 167. *Veja também* Doenças de origem alimentar
  promoção da saúde do, 52, 53
  secreções do, 7-9, 16-19
  sites sobre, 20, 28
  sistema linfático e, 14, 15, 17
  substituição celular, 118
  vitamina A e, 196, 198
  Veja também Absorção; Cólon; Digestão; Flora intestinal; Intestino delgado
Triacilgliceróis. *Veja* Triglicerídeos
Triglicerídeos, 73
  estrutura dos, 73-74
  funções dos, 84
  hidrólise dos, 78, 81, 87
  níveis no sangue, 88
  transporte dos, 82-84
  Veja também Gorduras; Ácidos graxos
Tripeptidases, 113, 114
Tripsina, na digestão de proteína, 114
Triptofano
  falta de gelatina, 124
  nas proteínas complementares, 124
  niacina e, 122, 154, 159
  serotonina e, 122
  síndrome miálgica eosinofílica (EMS), 133
  suplementos, 133
Trombina, 210
Tromboxanos, 85
TSH (hormônio estimulante da tireóide), A-4, A-5
Tuberculose e vitamina B$_6$, 159
Turnover protéico, 121

U

Ubiquinona (coenzima Q10), 169
Úlcera péptica, 24, 27, 28

Úlceras, gastrointestinais, 24, 27, 28
Unicef (Fundo das Nações Unidas para a Infância e a Adolescência), 197
United State pharmacopera (USP), 189
  Veja também Guia de Alimentação Diária
Uréia, 318
  excreção de, 122, 318, 320
  síntese de, 318, 319
Urina, 225, 228
  Veja também Uréia
Utensílio de ferro, 27
Utilização líquida de proteína (NPU), D-2
Uvas, 300

V

Valor biológico das proteínas, D-1 a D-2
Valores Diários (VD),
  cálculo de necessidades individuais, 97
  nos rótulos de alimentos, 97
  proteínas (dieta), 126
  recomendações de carboidratos, 53
  recomendações de gordura, 92, 97
Válvula ileocecal, 2, 3, 5, 6
Vanádio, 290
Variedade (dieta),
  nas dietas vegetarianas, 142
  para vitaminas e minerais, 152
Vasoconstritor, 228
Vasopressina, 228, A-3
  Veja também ADH (hormônio antidiurético)
Vasos sangüíneos. *Veja* Sistema vascular
VD. *Veja* Valores Diários (VD)
Vegans, 138
  adequação das dietas, 141, 142
  anemia perniciosa, 167
  dietas do bebê, 142
  fibra e inadequação da dieta, 53
  riboflavina e, 153
  vitamina B$_{12}$ e, 168
  vitamina D e, 204
  Veja também Dietas vegetarianas
Vegetarianos, 138
Veia hepática 16
Veia porta, 16
Veia subclava, 17
Veias, 5
  Veja também Sistema vascular; Açúcares; Cafeína; Cáries; Indústria alimentícia; Visão
Vértebras, deteriorização causada, 260
Vesícula biliar, 2
  anatomia do trato GI, 3
  digestão de gordura e, 9, 19, 78, 79
  Veja também Bile
Vilosidade/vilosidades, 12, 13, 14
Vinho, 333, 338
Violência e álcool, 339
Visão
  cegueira, 197-198
  cegueira noturna, 197
  opsina, 121, 195
  retina, estrutura da, 195
  vitamina A e, 195, 198
  vitamina E e, 208
  Veja também Cegueira
Viscoso (definição), 35
Vitamina A, 193-202, 212
  armazenagem, 196, 200
  atividade de, 194, 199
  deficiência, 196-198, 201
  estrutura da, C-5
  excesso na gravidez, 199
  fontes alimentares de, 199, 200, 201
  formas de, 194, C-5

funções da, 195, 196, 263
precursores, 194, 199
RDA/recomendações, 199, 201
suplementos, 196, 198
toxicidade, 198-199, 201
zinco e, 278-279, 280
Veja também Betacaroteno
Vitamina B_1. *Veja* Tiamina
Vitamina B_2. *Veja* Riboflavina
Vitamina B_3. *Veja* Niacina
Vitamina B_5, 170
Vitamina B_6, 159-160, 180
  antagonistas, 159
  consumo de álcool e, 338
  cozimento e, 160
  deficiência de, 159, 160
  estrutura da, C-6
  fontes alimentares de, 160, 161
  funções da, 159, 160
  RDA/recomendações, 159, 160, 161
  riboflavina e, 170
  TPM e, 160
  toxicidade, 160
  vitamina C e, 177
  vitamina C e, 177, 189
Vitamina B_{12}, 166-168, 180
  circulação enteroepática de, 167
  cobalto e, 290
  cozimento e, 168
  deficiência de, 167-168
  doença cardíaca e, 130
  fator intrínseco e absorção de, 166
  folato e, 164, 166, 167, 168
  fontes alimentares de, 166, 168
  funções da, 166, 168
  RDA/recomendações, 167, 168
  estrutura da, C-7
  dietas vegetarianas, 138-139, 141, 142
Vitamina B_{15}, 170
Vitamina B_{17}, 170
Vitamina C, 174-180
  absorção de ferro e, 175, 179, 269, 270-271, 275, 278
  anticoagulantes e, 178
  câncer e, 146
  como antioxidante, 175, 176, 207, 218, 219
  como prooxidante, 178
  cozimento e, 146, 153, 178
  deficiência de, 173, 177, 180
  doença cardíaca, 219
  esmalte do dente e, 189
  estresse e, 176
  estrutura da, C-8
  ferro e colágeno, 175
  fontes alimentares de, 179, 180
  funções da, 175, 179
  RDA/recomendações, 177,180
  suplementos, 176, 177
  toxicidade, 177-178, 180
Vitamina D, 201-205, 206, 212
  absorção de cálcio, 202, 244, 245, A-6
  AI/recomendações, 204-205, 206
  ativação da, 201, 202
  cálcio no osso, 260-261, 263
  cálcio nos músculos, 244
  crescimento ósseo, 202

deficiência de, 202, 203, 206
dietas vegetarianas, 138, 141
enriquecendo o leite com, 153, 204
estrutura da, C-8
formas de, 201
fontes alimentares de, 204, 206
funções da, 202
pigmentação da pele e, 205
síntese de, 78, 201, 202, 204, 205
toxicidade, 204, 206
Vitamina D_2, 201
Vitamina D_3, 201
Vitamina E, 207-209, 212
  betacaroteno e, 188
  deficiência de, 208-209
  doença cardíaca e, 146
  estrutura da, C-9
  fontes alimentares,209
  funções da, 207
  processamento por calor, 209
  propriedades antioxidantes, 207, 218, 219
  pulmões, proteção dos, B-8
  RDA/recomendações, 208, 209
  suplementos de, 220
  tipos de tocoferóis, 207
  vitamina K e, 362
Vitamina K, 209-210, 211, 212
  AI/recomendações, 211
  anticoagulantes e, 210
  deficiência de, 210, 211
  estrutura da, C-9
  flora intestinal e, 9
  fontes alimentares de, 211
  funções da, 209, 210, 264
  síntese de, 209, 211
  toxicidade, 211
  vitamina E e, 188
Vitamina P, 169
  vitaminas B e, 170, 171
Vitaminas, 146-184, 193-212
  absorção das, 12, 147, 188
  avaliação de alimentos quanto a, 151
  bactérias que produzem, 9
  biodisponibilidade das, 146, 188
  coenzimas e, 150
  cozimento e, 149
  destruição das, 146
  funções das, 146
  "impostoras", 169
  lipossolúveis. *Veja* Vitaminas lipossolúveis
  níveis de dose, efeitos dos, 147, 148
  visão geral das, 145-148, 149
Vitaminas do Complexo B, 149-173
  coenzimas e, 309, 150, 170, 171
  deficiências, 150, 172-173
  doença cardíaca e, 129
  fontes, 173
  metabolismo de energia e, 150, 170-171
  "não-vitamina B", 168-169
  toxicidades, 173
  Veja também Vitaminas B específicas
Vitaminas hidrossolúveis, 145-180
  fontes de, 147
  lista, 10n, 147
  sites sobre, 181

visão geral das, 148, 180
Veja também Vitaminas específicas
Vitaminas impostoras, 169
Vitaminas, lipossolúveis 193-212
  absorção das, 193
  armazenagem de, 147, 194
  fontes de, 148
  lista, 147, 194
  olestra e, 95
  óleo mineral e, 25
  resumo, 211
  sites sobre, 213
  viagem pelo sistema linfático, 193
  visão geral das, 148, 193, 211, 212
  Veja também Vitaminas específicas
Vitaminas solúveis em água. *Veja* Vitaminas hidrossolúveis
Vitaminas solúveis em gordura. *Veja* Vitaminas lipossolúveis
VLDL (lipoproteína de muito baixa densidade), 82
  lipoproteínas de densidade intermediária e, 82
  tamanho e densidade da, 83
  transporte da, 82
Volume sangüíneo, 227-228, 229
Vômito, 23, 24
  alcalose metabólica e, 239
  bala, 23
  deficiência de magnésio, 251
  equilíbrio ácido-base, 239
  líquidos e desequilíbrio eletrolítico, 233-234
  potássio e equilíbrio eletrolítico, 240
  recém-nascidos, 17, 23

W
Warfarina (Coumadina), 178

X
Xantofilas, 200
Xeroftalmia, 198
Xerose, 198
Xilitol, 61, 65
Xilose, 35, C-2

Z
Zeaxantina, 194, 300
Zinco, 278-281, 282, 292
  absorção de cobre e, 281
  absorção de ferro e, 281
  absorção do, 140, 279, 280
  armazenagem no fígado, 280
  biodisponibilidade, 279
  circulação enteropancreática de, 279-280
  deficiência de, 280-281, 282
  dietas vegetarianas, 138-139
  fontes alimentares de 281, 282
  funções do, 279, 282
  interações de nutriente, 280
  metabolismo do, 279-280
  RDA/recomendação de ingestão, 282
  suplementos, 282
  toxicidade,281, 282
  transporte do, 279-280

Este livro foi impresso na
LIS GRÁFICA E EDITORA LTDA.
Rua Felício Antônio Alves, 370 – Bonsucesso
CEP 07175-450 – Guarulhos – SP
Fone: (11) 3382-0777 – Fax: (11) 3382-0778
lisgrafica@lisgrafica.com.br – www.lisgrafica.com.br